约翰·霍普金斯
妇产科手册

The Johns Hopkins Manual of
Gynecology and Obstetrics

第 5 版

人民卫生出版社

图书在版编目（CIP）数据

约翰·霍普金斯妇产科手册/（美）克拉克·T. 强森（Clark T. Johnson）主编；张岩，孙笑主译. —北京：人民卫生出版社，2020

ISBN 978-7-117-29444-7

Ⅰ.①约… Ⅱ.①克…②张…③孙… Ⅲ.①妇产科病 – 诊疗 – 手册 Ⅳ.①R71–62

中国版本图书馆 CIP 数据核字（2019）第 296928 号

人卫智网	www.ipmph.com	医学教育、学术、考试、健康，购书智慧智能综合服务平台
人卫官网	www.pmph.com	人卫官方资讯发布平台

图字：01-2018-2414

约翰·霍普金斯妇产科手册
第 5 版

主　　译：张　岩　孙　笑
出版发行：人民卫生出版社（中继线 010-59780011）
地　　址：北京市朝阳区潘家园南里 19 号
邮　　编：100021
E - mail：pmph @ pmph.com
购书热线：010-59787592　010-59787584　010-65264830
印　　刷：河北新华第一印刷有限责任公司
经　　销：新华书店
开　　本：850×1168　1/32　印张：24
字　　数：836 千字
版　　次：2020 年 4 月第 1 版　2020 年 4 月第 1 版第 1 次印刷
标准书号：ISBN 978-7-117-29444-7
定　　价：98.00元

打击盗版举报电话：010-59787491　E-mail：WQ @ pmph.com
质量问题联系电话：010-59787234　E-mail：zhiliang @ pmph.com

约翰·霍普金斯
妇产科手册

The Johns Hopkins Manual of
Gynecology and Obstetrics

第5版

主　编　**Clark T. Johnson, Jennifer L. Hallock**
　　　　Jessica L. Bienstock, Harold E. Fox
　　　　Edward E. Wallach

主　译　张　岩　孙　笑

译　者（按姓氏笔画排序）

王芊芸　吕　涛　朱毓纯　孙　笑　杨　曦
张　岩　张梦莹　陈娜娜　尚晨光　胡　君
贾　芃　高雪莲　韩萌萌　曾　桢　徼晓兵
魏玉梅

人民卫生出版社

Clark T. Johnson, Jennifer L. Hallock, Jessica L. Bienstck, Harold E. Fox, Edward E. Wallach: The Johns Hopkins Manual of Gynecology and Obstetrics, ISBN: 978-1-4511-8880-6

本书提供了药物的适应证、副作用和剂量疗程，可能根据实际情况进行调整。读者须阅读药品包括盒内的使用说明书，并遵照医嘱使用。

约翰·霍普金斯妇产科手册（第5版）

张岩、孙笑　译

中文版版权归人民卫生出版社所有。

前言

我们目前正处于一个不可思议的变革时代。新的通信手段技术进步已经影响了医学和教育领域。电子和计算机科学的创新为诊断和治疗的方法奠定了过去难以想象的发展基础。这种能量的爆发不仅有益于生命长度和质量的改善，它也对快速、高效传播知识的需求产生了重大影响。在妇产科领域，我们见证了新的微创外科技术的引入。复杂的机器人设备现在是手术室的标准配置。新的诊断工具改变了我们对宫颈细胞学异常的处理，并引导我们关注导致宫颈癌的可传播病毒。体外受精研究不断进展的35年来，我们不仅有能力冻存胚胎，还可冻存卵子，这为怀孕和组建家庭开辟了新的途径。多亏了单精子胞浆内注射技术，很多过去被认为是不育的人现在有机会成为父亲。目前我们已经可以对某些遗传性疾病进行胚胎移植前精细到单个细胞程度的遗传学研究并进行产前诊断。自前一版《约翰·霍普金斯妇产科手册》出版以来，学科产生了极大的发展，很多前述的例子，都包含在这新的第5版中。

《约翰·霍普金斯妇产科手册》第1版最早于1999年出版。手册最初的概念来自时任约翰·霍普金斯大学教员、现任密歇根大学妇产科主任的Timothy Johnson。这本书的编写原则是：每一章的准备工作由住院医师执笔，并辅以该专业知识领域专家指导。多年来，通过团队的努力而诞生的这本手册一直是医务人员、医学生和相关专业从业者值得信赖的伴侣。这本手册结合了我们教职员工和住院医师的知识与技能，也见证了约翰·霍普金斯大学妇产科的同事情谊。

最令人兴奋和最具有意义的是，其中一位作为共同编辑的高年住院医师是Timothy Johnson的儿子Clark Johnson。Clark Johnson最近已经完成了他的住院医师培训，成为约翰·霍普金斯大学母胎医学部的研究员。由此，手册和Johnson家族的传统一直延续到了第5版。

Edward E. Wallach, MD

Harold E. Fox, MD, MSc

Jessica L. Bienstock, MD, MPH

（张岩　译）

5

编者名录

Abimbola Aina-Mumuney, MD
Assistant Professor of Gynecology and Obstetrics
Johns Hopkins University School of Medicine
Baltimore, Maryland

Janyne E. Althaus, MD, MA
Assistant Professor
Perinatal Outreach Director
Department of Gynecology and Obstetrics
Johns Hopkins University School of Medicine
Baltimore, Maryland

Kristiina Altman, MD, PhD
Assistant Professor
Department of Gynecology and Obstetrics
Johns Hopkins University School of Medicine
Baltimore, Maryland

Hannah Anastasio, MD
Resident Physician
Department of Gynecology and Obstetrics
Johns Hopkins University School of Medicine
Baltimore, Maryland

Cynthia Holcroft Argani, MD
Assistant Professor
Department of Gynecology and Obstetrics
Johns Hopkins University School of Medicine
Director, Labor and Delivery
Johns Hopkins Bayview Medical Center
Baltimore, Maryland

Jill Berkin, MD
Resident Physician
Department of Gynecology and Obstetrics
Johns Hopkins University School of Medicine
Baltimore, Maryland

Jessica L. Bienstock, MD, MPH
Professor
Residency Program Director
Vice-Chair for Education
Department of Gynecology and Obstetrics
Johns Hopkins University School of Medicine
Baltimore, Maryland

Meredith L. Birsner, MD
Clinical Fellow, Maternal Fetal Medicine
Department of Gynecology and Obstetrics
Johns Hopkins University School of Medicine
Baltimore, Maryland

Karin J. Blakemore, MD
Professor
Director, Maternal Fetal Medicine
Department of Gynecology and Obstetrics
Johns Hopkins University School of Medicine
Baltimore, Medicine

Irina Burd, MD, PhD
Assistant Professor
Department of Gynecology and Obstetrics
Johns Hopkins University School of Medicine
Baltimore, Maryland

Anne E. Burke, MD, MPH
Associate Professor
Director, Family Planning
Department of Gynecology and Obstetrics
Johns Hopkins University School of Medicine
Baltimore, Maryland

Dayna Burrell, MD
Assistant Professor
Department of Gynecology and Obstetrics
Johns Hopkins University School of Medicine
Baltimore, Maryland

Chi Chiung Grace Chen, MD
Assistant Professor
Department of Gynecology and Obstetrics
Johns Hopkins University School of Medicine
Baltimore, Maryland

Diana Cholakian, MD
Resident Physician
Department of Gynecology and Obstetrics
Johns Hopkins University School of Medicine
Baltimore, Maryland

Betty Chou, MD
Assistant Professor
Department of Gynecology and Obstetrics
Johns Hopkins University School of Medicine
Baltimore, Maryland

Veena Choubey, MD
Resident Physician
Department of Gynecology and Obstetrics
Johns Hopkins University School of Medicine
Baltimore, Maryland

Lauren Cobb, MD
Resident Physician
Department of Gynecology and Obstetrics
Johns Hopkins University School of Medicine
Baltimore, Maryland

Jenell Coleman, MD, MPH
Assistant Professor
Department of Gynecology and Obstetrics
Johns Hopkins University School of Medicine
Baltimore, Maryland

Mindy S. Christianson, MD
Assistant Professor
Department of Gynecology and Obstetrics
Johns Hopkins University School of Medicine
Baltimore, Maryland

Abigail E. Dennis, MD
Assistant Professor
Department of Gynecology and Obstetrics
Johns Hopkins University School of Medicine
Baltimore, Maryland

Christopher C. DeStephano, MD, MPH
Resident Physician
Department of Gynecology and Obstetrics
Johns Hopkins University School of Medicine
Baltimore, Maryland

Teresa P. Díaz-Montes, MD, MPH
Assistant Professor
Department of Gynecology and Obstetrics
Johns Hopkins University School of Medicine
Baltimore, Maryland

Cindy M. P. Duke, MD
Resident Physician
Department of Gynecology and Obstetrics
Johns Hopkins University School of Medicine
Baltimore, Maryland

Sonia Dutta, MD
Resident Physician
Department of Gynecology and Obstetrics
Johns Hopkins University School of Medicine
Baltimore, Maryland

Jill Edwardson, MD, MPH
Assistant Professor
Department of Gynecology and Obstetrics
Johns Hopkins University School of Medicine
Baltimore, Maryland

Robert M. Ehsanipoor, MD
Assistant Professor
Department of Gynecology and Obstetrics
Johns Hopkins University School of Medicine
Baltimore, Maryland

Amanda Nickles Fader, MD
Associate Professor
Director, The Kelly Gynecologic Oncology Service
Department of Gynecology and Obstetrics
Johns Hopkins University School of Medicine
Baltimore, Maryland

William Fletcher, MD
Resident Physician
Department of Gynecology and Obstetrics
Johns Hopkins University School of Medicine
Baltimore, Maryland

Harold E. Fox, MD, MSc
University Distinguished Service Professor
Director Emeritus
Department of Gynecology and Obstetrics
Johns Hopkins University School of Medicine
Baltimore, Maryland

Robert L. Giuntoli II, MD
Associate Professor
Department of Gynecology and Obstetrics
Johns Hopkins University School of Medicine
Baltimore, Maryland

Ernest M. Graham, MD
Associate Professor
Department of Gynecology and Obstetrics
Johns Hopkins University School of Medicine
Baltimore, Maryland

Isabel Green, MD
Assistant Professor
Department of Gynecology and Obstetrics
Johns Hopkins University School of Medicine
Baltimore, Medicine

Reinou S. Groen, MD, MPH
Resident Physician
Department of Gynecology and Obstetrics
Johns Hopkins University School of Medicine
Baltimore, Maryland

Amy H. Gueye, MD, MPH
Resident Physician
Department of Obstetrics and Gynecology
Johns Hopkins University School of Medicine
Baltimore, Maryland

Edith Gurewitsch Allen, MD
Associate Professor
Department of Gynecology and Obstetrics
Johns Hopkins University School of Medicine
Baltimore, Maryland

Jennifer L. Hallock, MD
Clinical Fellow, Female Pelvic Medicine and
Reconstructive Surgery
Department of Gynecology and Obstetrics
Johns Hopkins University School of Medicine
Baltimore, Maryland

Janice Henderson, MD, MA
Assistant Professor
Director of Fetal Assessment Unit—High-Risk
Obstetrics
Department of Gynecology and Obstetrics
Johns Hopkins University School of Medicine
Baltimore, Maryland

Nancy A. Hueppchen, MD, MSc
Associate Professor
Director, Medical Student Education
Department of Gynecology and Obstetrics
Assistant Dean for Clinical Curriculum
Johns Hopkins University School of Medicine
Baltimore, Maryland

Roxanne Marie Jamshidi, MD
Assistant Professor
Director, Johns Hopkins Women's Services at
Odenton
Department of Gynecology and Obstetrics
Johns Hopkins University School of Medicine
Baltimore, Maryland

Amelia M. Jernigan, MD
Resident Physician
Department of Gynecology and Obstetrics
Johns Hopkins University School of Medicine
Baltimore, Maryland

Clark T. Johnson, MD, MPH
Clinical Fellow, Maternal Fetal Medicine
Department of Gynecology and Obstetrics
Johns Hopkins University School of Medicine
Baltimore, Maryland

Dipa Joshi, MD
Resident Physician
Department of Gynecology and Obstetrics
Johns Hopkins University School of Medicine
Baltimore, Maryland

Jean M. Keller, PAC
Assistant Professor
Codirector, Johns Hopkins HIV Women's
Program
Department of Gynecology and Obstetrics
Johns Hopkins University School of Medicine
Baltimore, Maryland

Lisa Kolp, MD
Assistant Professor
Department of Gynecology and Obstetrics
Johns Hopkins University School of Medicine
Baltimore, Maryland

Katherine Latimer, MD
Resident Physician
Department of Gynecology and Obstetrics
Johns Hopkins Hospital
Baltimore, Maryland

Shari Lawson, MD
Assistant Professor
Medical Director, Johns Hopkins Women's
Services at Bayview
Department of Gynecology and Obstetrics
Johns Hopkins University School of Medicine
Baltimore, Maryland

Stephen Martin, MD
Resident Physician
Department of Gynecology and Obstetrics
Johns Hopkins University School of Medicine
Baltimore, Maryland

Virginia Mensah, MD
Resident Physician
Department of Gynecology and Obstetrics
Johns Hopkins University School of Medicine
Baltimore, Maryland

Lorraine A. Milio, MD
Assistant Professor
Department of Gynecology and Obstetrics
Johns Hopkins University School of Medicine
Baltimore, Medicine

Jamie Murphy, MD
Assistant Professor
Director of Obstetric Anesthesia
Department of Anesthesiology and Critical
Care Medicine
Johns Hopkins University School of Medicine
Baltimore, Maryland

Donna Neale, MD
Assistant Professor
Department of Gynecology and Obstetrics
Johns Hopkins University School of Medicine
Director
Center for Maternal and Fetal Medicine at
Howard County General Hospital
Baltimore, Maryland

Sarah Oman, MD
Resident Physician
Department of Gynecology and Obstetrics
Johns Hopkins University School of Medicine
Baltimore, Maryland

Lauren Owens, MD, MPH
Resident Physician
Department of Gynecology and Obstetrics
Johns Hopkins Hospital
Baltimore, Maryland

Silka Patel, MD, MPH
Assistant Professor
Department of Gynecology and Obstetrics
Johns Hopkins University School of Medicine
Baltimore, Maryland

Meghan E. Pratts, MD
Resident Physician
Department of Gynecology and Obstetrics
Johns Hopkins University School of Medicine
Baltimore, Maryland

Nina Resetkova, MD, MBA
Resident Physician
Department of Gynecology and Obstetrics
Johns Hopkins University School of Medicine
Baltimore, Maryland

Linda Rogers, CRNP
Nurse Practitioner
Department of Gynecology and Obstetrics
Johns Hopkins Bayview Medical Center
Baltimore, Maryland

Melissa L. Russo, MD
Clinical Fellow, Maternal Fetal Medicine
Clinical Fellow, Medical Genetics
Department of Gynecology and Obstetrics
Johns Hopkins University School of Medicine
Baltimore, Maryland

Andrew J. Satin, MD
The Dorothy Edwards Professor in
* Gynecology and Obstetrics*
Director, Department of Gynecology and
* Obstetrics*
Department of Gynecology and Obstetrics
Johns Hopkins University School of Medicine
Baltimore, Maryland

Stacey A. Scheib, MD
Assistant Professor of Gynecology and
* Obstetrics*
Department of Gynecology and Obstetrics
Johns Hopkins University School of Medicine
Baltimore, Maryland

Sara Seifert, MD
Resident Physician
Department of Gynecology and Obstetrics
Johns Hopkins University School of Medicine
Johns Hopkins Hospital
Baltimore, Maryland

Wen Shen, MD, MPH
Assistant Professor
Department of Gynecology and Obstetrics
Johns Hopkins University School of Medicine
Baltimore, Maryland

Sangini Sheth, MD, MPH
Resident Physician
Department of Gynecology and Obstetrics
Johns Hopkins University School of Medicine
Baltimore, Maryland

Khara M. Simpson, MD
Resident Physician
Department of Gynecology and Obstetrics
Johns Hopkins University School of Medicine
Baltimore, Maryland

Julie S. Solomon, MD
Resident Physician
Department of Gynecology and Obstetrics
Johns Hopkins University School of Medicine
Baltimore, Maryland

Katherine Ikard Stewart, MD
Resident Physician
Department of Gynecology and Obstetrics
Johns Hopkins University School of Medicine
Baltimore, Maryland

Linda M. Szymanski, MD, PhD
Assistant Professor
Department of Gynecology and Obstetrics
Johns Hopkins University School of Medicine
Baltimore, Maryland

Edward J. Tanner III, MD
Assistant Professor
Department of Gynecology and Obstetrics
Johns Hopkins University School of Medicine
Baltimore, Maryland

Kyle J. Tobler, MD
Clinical Fellow, Reproductive Endocrinology
* and Infertility*
Department of Gynecology and Obstetrics
Johns Hopkins University School of Medicine
Baltimore, Maryland

Cornelia Liu Trimble, MD
Associate Professor
Department of Gynecology and Obstetrics
Johns Hopkins University School of Medicine
Baltimore, Maryland

Jill H. Tseng, MD
Resident Physician
Department of Gynecology and Obstetrics
Johns Hopkins Hospital
Baltimore, Maryland

Berendena I. M. Vander Tuig, MD, MPH
Resident Physician
Department of Gynecology and Obstetrics
Johns Hopkins University School of Medicine
Baltimore, Maryland

Edward E. Wallach, MD
University Distinguished Service Professor Emeritus
Director Emeritus
Department of Gynecology and Obstetrics
Johns Hopkins University School of Medicine
Baltimore, Medicine

Chantel Washington, MD
Resident Physician
Department of Gynecology and Obstetrics
Johns Hopkins University School of Medicine
Baltimore, Maryland

Erika F. Werner, MD, MS
Assistant Professor
Department of Gynecology and Obstetrics
Johns Hopkins University School of Medicine
Baltimore, Maryland

Sarahn M. Wheeler, MD
Resident Physician
Department of Gynecology and Obstetrics
Johns Hopkins University School of Medicine
Baltimore, Maryland

Maryann B. Wilbur, MD
Resident Physician
Department of Gynecology and Obstetrics
Johns Hopkins University School of Medicine
Baltimore, Maryland

Abigail D. Winder, MD
Resident Physician
Department of Gynecology and Obstetrics
Johns Hopkins University School of Medicine
Baltimore, Maryland

Frank R. Witter, MD
Professor
Department of Gynecology and Obstetrics
Johns Hopkins University School of Medicine
Baltimore, Maryland

Irene Woo, MD
Resident Physician
Department of Gynecology and Obstetrics
Johns Hopkins University School of Medicine
Baltimore, Maryland

Emily S. Wu, MD
Resident Physician
Department of Gynecology and Obstetrics
Johns Hopkins University School of Medicine
Baltimore, Maryland

John L. Wu, MD
Resident Physician
Department of Gynecology and Obstetrics
Johns Hopkins University School of Medicine
Baltimore, Maryland

Melissa Yates, MD
Assistant Professor
Department of Gynecology and Obstetrics
Johns Hopkins University School of Medicine
Baltimore, Maryland

Howard A. Zacur, MD, PhD
Theodore and Ingrid Baramki Professor
Director, Reproductive Endocrinology
Department of Gynecology and Obstetrics
Johns Hopkins University School of Medicine
Baltimore, Maryland

目录

13

第一部分 女性保健

第1章 初级和预防保健

Hannah Anastasio and Silka Patel

妇产科医师因其面对不同生育阶段和年龄段的妇女而身份特殊,担任着给多数患者提供**初级保健和预防的角色**。初级保健医师的职责在于筛查、治疗某些疾病、提供咨询、进行免疫。此外妇产科医师应该对熟悉常见的非妇科疾病如:哮喘、过敏性鼻炎、呼吸道感染、胃肠疾病、泌尿道疾病、头痛、下背部痛和皮肤病。

筛查和治疗

- 65 岁以前死亡的女性中,大多数是可以避免的(表 1-1)。
- *一级预防*:在疾病发生前确定并控制疾病的危险因素。
- *二级预防*:早期诊断疾病,目的是防止或降低疾病发生后的病率和死亡率。
- 良好的筛查试验应符合以下几个条件:
  - 筛查的疾病对生活质量有显著影响。
  - 有可接受的治疗方法。
  - 疾病必须有一无症状期,在这一时期内筛查出该病病给予治疗可显著降低病率及死亡率。
  - 无症状期进行治疗的结果优于待症状进展后延误治疗的效果。
- 筛查试验应:
  - 进行筛查的检测费用合理、患者能接受。

1

表 1-1　美国各种族妇女的主要死因（2010）

	年龄					
	15~24 岁	25~34 岁	35~44 岁	45~54 岁	55~64 岁	65 岁以上
1	意外伤害	意外伤害	恶性肿瘤	恶性肿瘤	恶性肿瘤	心脏病
2	自杀	恶性肿瘤	意外伤害	心脏病	心脏病	恶性肿瘤
3	凶杀	自杀	心脏病	意外伤害	慢性呼吸系统疾病	脑血管病
4	恶性肿瘤	心脏病	自杀	肝病	脑血管病	慢性呼吸系统疾病
5	心脏病	凶杀	脑血管病	脑血管病	糖尿病	阿尔茨海默病

- 有相当的准确性，敏感性和特异性满意。
  - 敏感性：阳性者在患者中的比例。
  - 特异性：阴性者在非患者中的比例。

癌症

乳腺癌的筛查

- 乳腺癌是美国妇女最常见的恶性肿瘤，一生中的发病风险为 12%。美国妇产科医师学院（American College of Obstetricians and Gynecologists，ACOG）和美国癌症协会（the American Cancer Society，ACS），美国国家综合癌症网络（the National Comprehensive Cancer Network，NCCN）建议 40 岁以后每年乳腺钼靶检查，而美国预防服务工作组（U.S Preventive Services Task Force，USPSTF）推荐 50~74 岁每 2 年筛查一次。此外 ACOG 建议所有妇女应像高危人群自检一样定期常规的乳腺临床体检。
- ACOG 和美国妇科肿瘤协会建议对罹患乳腺癌和卵巢癌遗传易感性超过 20% 的患者进行遗传咨询、BRCA 检测：
  - 有乳腺癌并卵巢癌史的患者；
  - 患乳腺癌并有一位亲属罹患卵巢癌或绝经前乳腺癌；
  - 乳腺癌发病年龄 <50 岁；并有一位亲属患卵巢癌或男性亲属患乳

腺癌,任何年龄发病;

- 德裔犹太妇女 40 岁前罹患乳腺癌或患卵巢癌(任何年龄发病);
- 已有亲属存在已知的 *BRCA1* 或 *BRCA2* 突变者;
- 此外对对罹患乳腺癌和卵巢癌遗传易感性 5%~10% 的患者进行遗传咨询亦可获益:
  - 40 岁前罹患乳腺癌;
  - 原发性腹膜癌、卵巢癌或输卵管癌;
  - 一级和二级亲属患乳腺癌和卵巢癌,任何年龄发病;
  - 50 岁前罹患乳腺癌,并有一位亲属 50 岁前罹患乳腺癌;
  - 德裔犹太妇女 50 岁前罹患乳腺癌;
  - 罹患乳腺癌(任何年龄发病),并有 2 位以上亲属患乳腺癌(任何年龄发病);
  - 有一位亲属符合以上标准;
- 具有乳腺癌高危风险如 *BRCA1* 或 *BRCA2* 突变者,应进行预防性乳腺切除以降低乳腺癌发病风险。

肺癌的筛查

- 肺癌是第二常见的女性恶性肿瘤,占癌症死亡的第一位。2000 年美国有 95 784 个新发病例,70 387 个死亡病例。
- 高危因素包括:吸烟(与 90% 的肺癌相关)、放疗、环境毒素如:石棉和肺纤维化。
- 目前尚没有公认的可减少肺癌死亡的筛查手段(如:胸部 X 线、痰液细胞学、CT)。2011 年国家肺癌筛查试验首次提示对于无症状大量吸烟者(曾 >30 包 / 月)进行低剂量 CT 平扫可减低 20% 病死率。2013 年 ACS 推荐(简表)目前推荐对曾吸烟超过 30 包 / 月的 55~74 岁人群进行胸部低剂量螺旋 CT 筛查。医生应与患者就目前关于肺癌筛查的数据进行介绍讨论,以决定是否开始肺癌筛查。
- 吸烟对于女性的危害高于男性,但是很多肺癌筛查的早期研究并不包括女性。女性患者患周围型腺癌的比例更高,进行筛查可能结果不同。
- 戒烟包括避免被动吸烟,是避免肺癌唯一且至关重要的因素。

结直肠癌筛查

- 结直肠癌是美国第三位最常见癌症,在癌症相关死亡的死因中位列第三,年发病率为 38.9/100 000,大多数结直肠癌有较长的潜伏期,早期诊断的患者可治愈或易于治疗。

• 结直肠癌的危险因素包括:结直肠癌家族史、结肠息肉或结肠癌史、炎性肠病史、家族息肉病综合征和遗传性非息肉性结肠癌(hereditary nonpolyposis colon cancer,HNPCC)。高危患者应根据发病风险较早开始结肠镜筛查。

• HNPCC 患者应从 20~25 岁开始或从家族中结肠癌最小发病年龄前 10 年开始筛查。

• USPSTE 推荐所有年龄≥50 岁者都应进行结直肠癌筛查。美国胃肠学会建议非裔美国人的发病率高、发病早,应从 45 岁前开始筛查。

• 目前有多种筛查方案:如每 5 年行一次纤维结肠镜检查、每 10 年一次结肠镜检查、每 5 年一次钡灌肠双重造影、每 5 年结肠 CT 检查、每年检查一次便潜血(连续三次大便,每次 2 个标本)。美国多协会任务工作组 2008 年对于结肠癌的筛查指南支持前述各个方案;ACOG 推荐结肠镜检查但最终建议应根据患者接受性制定筛查模式。

子宫内膜癌的筛查

• 见第 46 章。

• 对于无症状妇女没有常规筛查方案。某些高危人群(如:子宫内膜增殖史或 HNPCC 患者)可进行筛查,如:行子宫内膜活检、盆腔超声、或二者皆有。所有的绝经后出血均应进一步检查。此外绝经前的肥胖妇女出现月经模式的明显改变应考虑行子宫内膜活检。

皮肤癌的筛查

• 黑色素瘤是第七位女性最常见癌症,高危因素包括:白种肤色、紫外线照射、尤其是幼年时晒伤。有 50~100 个痣或者先天大痣者发病风险增加(相对风险分别为 5~17 和 >100)。

• 目前尚没有皮肤检查意见一致的指南,ACOG 建议对高危患者进行监测。应对所有患者进行防晒和 UV 防护的教育。此外所有的外阴不典型病灶均应进一步检查(第 43 章)。

• 指南中的可疑病变区域包括:

  • 不对称

  • 边缘不规则

  • 色斑

  • 直径 >6mm

- 增大 / 颜色、形状或症状变化

卵巢癌的筛查

- 见第 47 章。
- 目前北美专家组没有推荐对卵巢癌进行常规筛查,但建议对所有妇女均应仔细询问家族史并每年行盆腔检查。
- 对于 *BRCA1* 或 *BRCA2* 突变的卵巢癌高危人群可以进行预防性双附件切除术降低卵巢癌风险。

宫颈癌的筛查

- 见第 45 章。
- 不论初次性生活时间,21 岁后应开始定期行巴氏(Papanicolaou,pap)涂片检查,美国癌症协会(American Cancer Society,ACS)和 ACOG 建议,连续三次检查正常后,可至少每 3 年检查一次,有 CIN2 以上病史、HIV 阳性或免疫抑制者和己烯雌酚暴露者除外。由于该年龄组人群人乳头瘤病毒(human papillomavirus,HPV)一过性无症状感染率高,不建议行 HPV 检测。30~65 岁的妇女应每 5 年进行联合筛查(细胞学和 HPV 检测)。也可以每 3 年仅行巴氏涂片(无 HPV 检测),但联合筛查更佳。如近 10 年筛查均阴性 65 岁之后不必继续筛查。曾行宫颈环形电切或冷冻治疗者应至少继续筛查 20 年。
- ACOG 和 USPSTF 均认为,对于因良性指征无 CIN2 以上病变者行子宫全切术后不必筛查宫颈癌。
- 根据美国阴道镜和宫颈病理协会指南,巴氏图片异常者进行诊治。
- 目前美国食品与药品管理局批准了 2 种疫苗作为宫颈癌的初级预防。Cervarix 针对高危型 HPV16 和 18 所致的宫颈癌,Gardasil 针对 HPV6、11、16、18 所致的生殖道疣和宫颈癌。ACOG 推荐在性生活开始前及性生活活跃人群(9~26 岁)进行免疫接种。进行免疫接种的妇女应和未进行接种的人群一样进行宫颈癌的筛查。

心血管情况

冠心病的筛查

- 冠心病(coronary heart disease,CHD)的发病率随年龄增长而增加,发病率 5%~15%。高危因素包括高血压、血脂异常、糖尿病、吸烟、早发型 CHD 家族史（男性一级亲属年龄 <55 岁或女性一级亲属年龄 <65 岁）。

• Framingham 危险评分为危险分层模型,预测 10 年 CHD 风险。全美胆固醇教育计划（the National Cholesterol Education Program,NCEP）成人治疗组Ⅲ（Adult Treatment Panel Ⅲ,ATPⅢ）调整变量包括:年龄、性别、低密度脂蛋白、高密度脂蛋白、血压、糖尿病和吸烟。USPSTF 建议无症状 CHD 低危患者（10 年风险 <10%）应检查静息心电图（electrocardiogram,ECG）、动态 ECG 和负荷 ECG。

阿司匹林对心血管病的初级预防

• USPSTF 强烈推荐 ATPⅢ和 Farmingham 危险评分为 CHD 高危患者给与预防性阿司匹林。应权衡预防 CHD 的获益与胃肠道、颅内出血的风险（A 级证据）。

• 小剂量（75~100mg/d）为较高有效剂量。

脂代谢异常的筛查

• 血脂异常是 CHD 的直接和修正危险因素,USPST 强烈推荐年龄 >45 岁者 CHD 风险增加,应进行空腹血脂检查（A 级证据）。20~45 岁的高危患者应进行筛查（B 级证据）,低危患者的筛查尚无一致观点（C 级证据）。推荐的筛查间隔为每 5 年一次,如果患者为血脂异常高危人群或既往存临界结果可考虑缩短间隔。

• 表 1-2 总结了 NCEP/ATPⅢ的治疗建议。胆固醇的控制目标水平取决于 CHD 危险因素的数目和程度。CHD 等危症包括周围动脉疾病、腹主

表 1-2　NCEP/ATPⅢ胆固醇治疗建议（2002）

风险分级	LDL 目标值（mg/dl）	开始改变生活模式的 LDL 水平（mg/dl）	开始药物治疗的 LDL 水平（mg/dl）
CHD 或相关风险	<100	≥100	100~130
2 个以上危险因素	<130	≥130	130~160
0~1 个危险因素	<160	≥160	≥190

NCEP,全美胆固醇教育计划（the National Cholesterol Education Program）;ATPⅢ,成人治疗组Ⅲ（Adult Treatment Panel Ⅲ）;LDL,低密度脂蛋白（low-density lipoprotein）;CHD,冠心病（coronary heart disease）

动脉瘤、糖尿病和症状性颈动脉疾病。CHD 其他危险因素（非等危症）包括吸烟、高血压（>140/90mmHg 或需要降压药）、低 HDL（<40mg/dl）、早发 CHD 家族史和年龄（男性 >45 岁、女性 >55 岁）。

• 改变生活模式包括：限制脂肪摄入（尤其是反式脂肪和饱和脂肪），增加膳食纤维、植物甾醇、减重和增加体育活动。

• 治疗血脂异常常用药物有胆酸结合树脂、斯汀类、烟酸、纤维酸衍生物、胆固醇吸收抑制剂。根据血脂异常的类型选择药物，斯汀类药物有心脏保护作用。

高血压的筛查

• 高血压：指血压 >140/90mmHg 或需要降压药治疗的血压升高。高血压是 CHD、充血性心衰、中风、主动脉瘤破裂、肾病和视网膜病变的首要危险因素。据报道高血压是世界范围内的头号死亡危险因素。

• 原发性高血压可能与：摄盐过多、肥胖、水果 / 蔬菜摄入不足、低钾、酗酒有关。继发性高血压包括慢性肾病、主动脉缩窄、嗜铬细胞瘤、库欣综合征、原发性醛固酮增高症、肾血管病、睡眠呼吸暂停和甲状腺疾病。

• 表 1-3 总结了美国高血压预防、诊断、评估、治疗家联合委员会（the Joint National Committee on Prevention, Detection, Evaluation, and Treatment, JNC）2003 治疗指南。

表 1-3　JNC-7 高血压治疗指南（2003）

血压分类	血压（mmHg）	药物治疗
正常	<120/80	否
高血压前期	（120~139）/（80~89）	有适应证时用药 [a]
高血压 1 期	（140~159）/（90~99）	
高血压 2 期	≥160/100	

JNC，美国高血压预防、诊断、评估、治疗家联合委员会（the Joint National Committee on Prevention, Detection, Evaluation, and Treatment）

• 改变生活方式包括予减重、减少饮食钠摄入量、控制酒精摄入、增加体育活动、摄入均衡控制高血压饮食（dietary approaches to stop hypertension, DASH）。

- 根据病情、禁忌选择药物,包括噻嗪类利尿药、血管紧张素转换酶抑制剂、血管紧张素Ⅱ受体阻断剂、β受体阻断剂、钙通道阻断剂)或联合用药。
- 高血压前期进行药物治疗指征包括糖尿病、慢性肾脏病,目标血压为 <130/80mmHg

感染性疾病

患性传播疾病的高危人群包括:有多个性伴侣、性传播疾病史、不坚持使用避孕套、性服务和吸毒。预防措施包括禁欲、减少性伴侣、屏障避孕。

HIV 筛查

- 2006 年 CDC 性传播疾病治疗指南建议采用决定知情不拒绝(opt-out)政策,对不论有无危险因素 13~64 岁的青少年和成人及所有孕妇筛查 HIV。

衣原体筛查

- 2006 年 CDC 性传播疾病治疗指南建议 25 岁以下所有性活跃的女性、有新/多个性伴侣的 25 岁以上妇女、高危行为的人群进行衣原体筛查(宫颈/阴道拭子或尿液检查)。见第 28 章。
- USPSTF 和 CDC 不建议对于低危非孕患者常规筛查乙肝、丙肝、淋病和梅毒。

代谢、内分泌和营养情况

糖尿病筛查

- 见第 12 章。
- USPSTE 建议对于血压持续 >135/80mmHg 的无症状人群筛查 2 型糖尿病。
- 正常血压成年人进行筛查的建议危险因素包括:年龄 >45 岁、肥胖、一级亲属患糖尿病、非白种人、妊娠期糖尿病、分娩过 >9 磅重的婴儿、运动少、血脂异常、多囊卵巢综合征和血管病变。
- 筛查项目包括:空腹血糖(fasting plasma glucose,FPG)、餐后 2 小时血糖或 75g 糖耐量试验(glucose challenge test,GCT)及糖化血红蛋白。

- 糖尿病 =FPG≥126mg/dl 或 GCT≥200mg/dl；症状人群随机血糖≥200mg/dl 或糖化血红蛋白≥6.5，典型症状包括：多尿、多饮、体重下降。
- 糖耐量受损 =FPG≥100~125mg/dl 或 GCT≥144~199mg/dl 或糖化血红蛋白 5.7~6.4。
- 糖耐量受损的人群应进行减重、饮食控制和运动咨询，对于高危肥胖患者进行药物治疗。
- 诊断糖尿病后，应评估视网膜病变、神经病变、神经病变、CHD、脑血管病变、周围动脉病变和牙病。

甲状腺疾病筛查

- 见第 12 章。
- USPSTF 不建议对无症状人群筛查甲状腺功能减退。ACOG 建议 50 岁以上妇女每五年筛查促甲状腺激素。对患自身免疫疾病和甲状腺疾病家族史者应考虑提早筛查。

营养筛查

- 2005 年美国农业食品部膳食指南推荐在基本膳食中选择多样化食物和饮料（如水果、蔬菜、全麦、脱脂或低脂乳制品及海产品）。此外建议限制摄入饱和脂肪和反式脂肪、胆固醇、添加糖、盐和酒精。特别建议包括：
  - 50 岁以上成年人补充维生素 B_{12}，强化食物或营养补充剂均可。
  - 妊娠期妇女和生育年龄妇女补充富铁和叶酸食物。计划怀孕的女性每天补充 400μg 以上叶酸。富铁食物最好和维生素 C 同时服用，以促进吸收。
  - 老年妇女、肤色黑、日晒少者应补充维生素 D600~800IU/d。绝经后女性建议每天摄入钙 1 200mg，富钙食物或营养补充剂均可。
- 非孕期成年妇女每天能量为 1 800~2 400kcal/d（7 534~10 046kJ/d），随运动量而变化。

肥胖的咨询

- 2007—2008 年国家健康和营养调查报告显示 35.5% 以上的成年妇女肥胖（体质量指数 body mass index，BMI≥30kg/m²）。估计 64.1% 美国妇女超重（BMI≥24kg/m²）或肥胖。
- 肥胖是 2 型糖尿病、高血压、不孕、心脏病、膀胱疾病、子宫癌、结肠癌的高危因素。

- 肥胖的筛查包括计算 BMI、测量腰围、评估相关高危疾病。
- BMI 评价体脂含量相关肥胖的标准。
- 消瘦 =BMI<18.5kg/m^2
- 超重 =BMI25~29.9kg/m^2
- 肥胖 =BMI≥30kg/m^2
  - I 度肥胖 =BMI30~34.9kg/m^2
  - II 度肥胖 =BMI35~39.9kg/m^2
  - III 度（病态）肥胖 =BMI≥40kg/m^2
- USPSTF 推荐对所有肥胖患者进行咨询和行为干预来改善饮食和体育运动。对某些患者可进行药物治疗，包括奥利司他、西布曲明，部分患者可行胃旁路手术。

其他疾病的筛查

骨质疏松的筛查

- 见第 42 章。
- 对 65 岁以上（或有高危因素 60 岁以上）和绝经后骨折患者应进行骨密度检查。双能 X 线吸收测定法（dual energy x-ray absorptiometry，DEXA）是测量骨密度标准方法。使用 T 值来判断患者的骨密度，T 值是和同龄同性别健康 30 岁人相比的相对值。
  - 骨质疏松的高危因素包括体重低（<70kg）、吸烟、骨质疏松家族史、长期服用皮质激素、坐着工作、饮酒或喝咖啡、制动、服用抗癫痫药、内分泌疾病（甲状旁腺功能亢进、甲状腺功能亢进、性腺机能减退、库欣综合征）、摄入钙或维生素 D 不足及脆性骨折。
  - T 值 –1.0~–2.5 时提示骨量减少。
  - T 值超过 –2.5 时提示骨质疏松。
- 连续骨密度检查间隔 >2 年。
- 治疗骨密度降低的治疗包括补钙、维生素 D、双膦酸盐及适度运动。
- 绝经后妇女每天钙摄入量 1 200mg，维生素 D 800IU。
- 骨折风险评估工具（the Facture Risk Assessment Tool，FRXA）根据 DEXA 结果建立预测 10 年发生骨折风险，其他一些危险因素可降低骨密度。FRAX 可用于进行药物干预的临床决策。

抑郁症的筛查

• 美国成年人中每年有 3 000 万人发生抑郁。女性一生中出现严重抑郁障碍的风险为 10%~25%；女性抑郁患者是男性的 2~3 倍。

• 促进女性发展为抑郁症的可能因素包括：围产期胎儿死亡、不孕或流产；身体或性虐待；无社会经济来源；无援助、被隔离和无助感；精神疾患家族史；幼年（10 岁前）丧失父母；吸毒史和绝经。

• 严重抑郁发作的诊断标准如下。9 种症状（SIG EM CAPS）中至少出现 5 种，且持续 2 周以上，方可诊断严重抑郁发作，其中至少有一种症状必须是抑郁情绪或丧失兴趣或快乐。伴有的症状必须对患者以前的功能水平产生影响。

• Sleep——睡眠，几乎每天失眠或睡得过多。

• Interest——兴趣，活动的兴趣或快乐明显下降。

• Guilt——自责，几乎每天都感觉自己没有价值或不恰当的自责。

• Energy——精力，几乎每天都感觉疲倦或没有精神。

• Mood——情绪，几乎每天情绪抑郁。

• Appetite——食欲，食欲或体重明显改变。

• Psychomotor——精神运动，几乎每天可见精神运动迟缓或激动。

• Concentration——集中力，思考、集中精力或决断的能力下降。

• Suicide——自杀，反复出现死亡或自杀的想法。

• 恶劣心境障碍指长期的抑郁情绪持续超过 2 年以上，且伴有 2 种以上的严重抑郁发作症状。

• USPSTF 建议成年人筛查抑郁。目前有多个抑郁自评量表。此外对感到抑郁患者直接进行自杀和杀人意愿的问卷是非常重要的。

• **心理治疗**：可单纯用心理治疗，或联合应用抗抑郁药。对于轻中度抑郁患者，心理治疗和药物治疗同样有效。常用的心理治疗方法包括改善人际关系、帮助妇女提高人际交往技能；认知行为治疗。

• **药物治疗**：包括 5-羟色胺再摄取抑制剂、选择性去甲肾上腺再摄取抑制剂和三环类抗抑郁药。严重、慢性抑郁患者或心理治疗 12 周以上无反应者应开始药物治疗。在服药治疗后会得到明显改善或完全治愈。

家庭暴力的筛查

• 见第 32 章。

• 健康方式包括评估家庭暴力，直接面谈、调查问卷或两种联合（最好患者单独进行）。

成瘾的筛查和咨询

• 2011 年国家吸毒和健康调查研究发现美国人中 8% 服用违禁药物、27% 纵酒、28% 吸烟。

• 所有患者应进行成瘾调查问卷,有多个筛查方法(如 CAGE 问卷、AUDIT-C、TWEAK、CARFFT 问卷)

• CAGE 问卷对于女性和少数人敏感性较差。ACOG 推荐了改良版 TACE 问卷,有 2 分以上为筛查阳性:

  • 耐受(Tolerance):喝多少会感到兴奋?(超过 2 杯计 2 分)

  • 恼火(Annoyed):你是否曾因被批评喝酒而感到恼火?(是 =1 分)

  • 戒除(Cut down):你是否曾想过应该戒酒了?(是 =1 分)

  • 醒眼酒(Eye opener):你是否曾早晨起来把喝酒作为第一件事来稳定情绪或者缓解宿醉?(是 =1 分)

• USPSTF 建议对戒酒进行咨询,15 分钟简短的咨询干预可减少有害的酗酒。

• USPSTF **强烈**建议筛查吸烟,并对戒烟进行咨询,1~3 分钟的咨询可显著增加戒烟率。

• 药物治疗包括尼古丁替代治疗、安非他酮和伐尼克兰。

咨询

• 常规健康访视是对患者进行健康相关行为咨询的理想时间。

• 医生简要咨询有几种技术,包括 5A 模式:

  • **A**ssess 评估问题

  • **A**dvise 建议改变

  • **A**gree 对行动达成一致

  • **A**ssist 协助改变自顾支持

  • **A**rrange 安排随访支持改变

• 了解患者是否准备就绪十分重要,估计约 80% 的人对生活模式改变没有准备。改变模式包括以下几个阶段:

  • **思考前阶段**:患者尚无改变行为的想法。咨询的目标 = 引导患者思考相关问题。

  • **思考阶段**:患者正在考虑做出改变("观望")。咨询的目标 = 找出患者态度的两面性并帮助患者决心改变行为。

- **准备**:患者已决定改变行为。咨询的目标 = 确定改变的成功策略。
- **行动**:患者正在改变行为。咨询的目标 = 提供某些旧态复萌的解决方法。
- **维持**:患者保证做出改变。咨询的目标 = 帮助患者遵守承诺维持改变的状态。

免疫接种

免疫接种是初级预防健康保健不可缺少的部分。患者的接种史应定期回顾并更新(图 1-1 和表 1-2)。

其他初级保健问题

- **泌尿系感染**:非复杂性膀胱炎,一线治疗方案为 3 日磺胺-甲氧苄啶治疗。其他供选方案包括氟喹诺酮类和呋喃妥因。如果非孕期患者有排尿困难,无尿培养仅尿液检查有白细胞和亚硝酸盐,可行经验性治疗。出现发热或脊肋角压痛时提示上尿路感染,需要更积极治疗。见第 15 章。
- **上呼吸道感染**:典型的病毒感染,上呼吸道轻度感染可休息、补水、保湿、非处方药物(止咳、解鼻充血)对症治疗。抗生素不是非复杂性上呼吸道感染的一线治疗。鼻窦炎症状超过 7~10 天或流脓涕、单侧牙、面部、上颌窦痛或初始治疗后症状加重提示继发细菌感染。患者有严重疼痛、发热、经一段时间观察不能缓解者应给予窄谱抗生素如阿莫西林、磺胺-甲氧苄啶、大环内酯类药物治疗 10~14 天。见第 14 章。
- **哮喘**:除了监测肺功能和减少接触过敏源原沙丁胺醇。轻度持续性哮喘可加用小剂量吸入性糖皮质激素或白细胞三烯阻断剂。中度持续性哮喘可予中剂量吸入性糖皮质激素 + 长效吸入性 β 受体激动剂或高剂量吸入性糖皮质激素。严重哮喘患者应就诊于肺病学家或过敏专家。见第 14 章。

提示：以下推荐需看脚注意事项注中的剂量、接种间隔和其他重要信息

成人免疫接种计划——美国（2013）

疫苗▼　　　　年龄组▶	19~21岁	22~26岁	27~49岁	50~59岁	60~64岁	≥65岁
流感[2]*						
破伤风，白喉，百日咳(Td/Tdap)[3]*	1剂Tdap代替Td，每10年强化一次Td			每年1剂		
水痘[4]*	2剂					
HPV(女)[5]*	3剂					
HPV(男)[5]*	3剂					
带状疱疹[6]					1剂	
麻疹、流行性腮腺炎、风疹(MMR)[7]*	1或2剂					
23价肺炎链球菌多糖疫苗(PPSV23)[8,9]	1或2剂			1剂		1剂
13价肺炎链球菌结合疫苗(PCV13)[10]*	1剂减灵多					
脑膜炎球菌[11]*	1剂或更多					
甲肝疫苗[12]*	2剂					
乙肝疫苗[13]*	3剂					

所有达到该年龄没有免疫者（如缺少免疫记录或没有既往感染史）

如有危险因素者推荐（如有医学指征、职业、生活习惯或其他指征）

无推荐

* 由疫苗损伤补偿项目支付

所有接种后显著临床反应应填入报至免疫接种不良事件上报系统(the Vaccine Adverse Event Reporting System,VAERS)。上报表格和填写VAER指南请查询www.vaers.hhs.gov 或致电800-822-7967。

疫苗损伤补偿项目有关信息和文件请查询www.hrsa.gov/vaccinecompensation或致电 800-338-2382。免疫接种损失事件可联系联邦索赔法院717 Madison Place, N.W., Washington, D.C. 20005；或致电 202-357-6400。

其他关于免疫接种中的信息，相关数据，禁忌证可查询 www.cdc.gov/vaccines 或致电 CDC-INFO 联系中心 800-CDC-INFO (800-232-4636)英语或西班牙语，8:00 a.m. - 8:00 p.m. 东部时间，周一至周五，假期除外。

商品名和商业来源的使用仅为明确特指，并不意味着美国卫生和人类服务部的认可。

图 1-1 美国不同年龄段成人免疫接种计划，2013

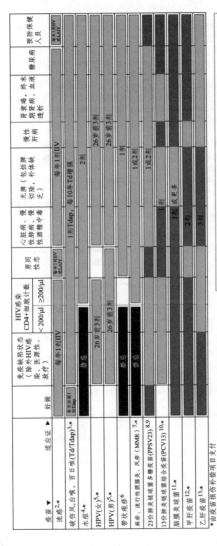

图 1-2 有合并症或其他指征承认免疫接种建议，2013

（张岩 译 高雪莲 审）

推荐阅读

American College of Obstetricians and Gynecologists. Practice bulletin no. 122: breast cancer screening. *Obstet Gynecol* 2011;118:372–382.

American College of Obstetricians and Gynecologists Committee on Gynecologic Practice. Committee opinion no. 482: colonoscopy and colorectal cancer screening strategies. *Obstet Gynecol* 2011;177:766–771.

American College of Obstetricians and Gynecologists Committee on Gynecologic Practice. Committee opinion no. 534: well-woman visit. *Obstet Gynecol* 2012;120:421–424.

American College of Obstetricians and Gynecologists Committee on Practice Bulletins—Gynecology. ACOG practice bulletin number 129: osteoporosis. *Obstet Gynecol* 2012;120:718–734.

American College of Obstetricians and Gynecologists; Society of Gynecologic Oncologists. ACOG practice bulletin no. 103: hereditary breast and ovarian cancer syndrome. *Obstet Gynecol* 2009;113:957–966.

American Diabetes Association. Diagnosis and classification of diabetes mellitus. *Diabetes Care* 2012;35(suppl 1):S64–S71.

American Gastroenterological Association. American Gastroenterological Association medical position statement on obesity. *Gastroenterology* 2002;123:879.

Centers for Disease Control and Prevention web site: http://www.cdc.gov/. Accessed February 10, 2013.

Chobanian AV, Bakris GL, Black HR, et al. The seventh report of the Joint National Committee on Prevention, Detection, Evaluation, and Treatment of High Blood Pressure. *JAMA* 2003;289:2560–2572.

Flegal KM, Carroll MD, Ogden CL, et al. Prevalence and trends in obesity among US adults, 1999–2008. *JAMA* 2010;303(3):235–241.

Levin B, Lieberman DA, McFarland B, et al. Screening and surveillance for the early detection of colorectal cancer and adenomatous polyps, 2008: a joint guideline from the American Cancer Society, the US Multi-Society Task Force on Colorectal Cancer, and the American College of Radiology. *Gastroenterology* 2008;134(5):1570–1595.

National Cholesterol Education Program Expert Panel on Detection, Evaluation, and Treatment of High Blood Cholesterol in Adults (Adult Treatment Panel III). Third Report of the National Cholesterol Education Program (NCEP) expert panel on detection, evaluation, and treatment of high blood cholesterol in adults (Adult Treatment Panel III) final report. *Circulation* 2002;106(25):3143–3421.

U.S. Department of Health and Human Services, Agency for Healthcare Research and Quality. U.S. Preventive Services Task Force (USPSTF): an introduction. Agency for Healthcare Research and Quality Web site. http://www.ahrq.gov/professionals/clinicians-providers/guidelines-recommendations/uspstf/index.html. Accessed February 10, 2013.

U.S. Department of Health and Human Services; U.S. Department of Agriculture. *Dietary Guidelines for Americans, 2010.* 7th ed. Washington, DC: U.S. Government Printing Office. http://www.dietaryguidelines.gov. Accessed February 10, 2013.

Wender R, Fontham ET, Barrera E Jr, et al. American Cancer Society lung cancer screening guidelines. *CA Cancer J Clin* 2013;63(2):107–117.

World Health Organization Collaborating Centre for Metabolic Bone Diseases. WHO Fracture Risk Assessment Tool (FRAX). World Health Organization Collaborating Centre for Metabolic Bone Diseases Web site. http://www.shef.ac.uk/FRAX/tool.jsp. Accessed February 10, 2013.

第2章 危重症监护

Emily S. Wu and Meredith L. Birsner

简介

患者需要集中的监护和衰竭器官的生理支持是入住重症监护室（ICU）的指征。集中监护的指征包括血流动力学不稳定、单或多器官衰竭、需要或可能需要呼吸支持或血管活性药物治疗、严重的疾病状态、重大手术后的围手术期监护。

心血管系统重症监护

心血管功能的重症监护可通过有**创血流动力学监测**的方法，监护的信息包括心脏功能、容量状态、组织灌注和动脉压。

- **动脉内监测**，大多数一般放置在桡动脉或股动脉，用于准确、持续测量动脉血压和方便留取动脉血气分析。动脉管线在血流动力学不稳定的患者中监测和准确给予血管活性药物方面至关重要。

- **肺动脉（PA）导管（Swan-Ganz PA 导管）**可用于测量和计算血流动力学指数。它通过锁骨下静脉或颈内静脉（更多选）放置，它有两个腔。近端的腔放置在上腔静脉或者右心房中，另一个腔位于管头处，其内含有一个气囊，可以通过右心房、右心室"漂流"到肺动脉。使用漂浮导管适应证包括：鉴别心源性肺水肿，严重心脏、肺脏、肾脏高危患者围手术期的液体管理，指导休克、肾衰或不明原因酸中毒患者的液体复苏，计算急性呼吸衰竭患者耗氧及肺动脉分流指数。除了其可能的用处，临床实验证实其带给患者的益处有限。可通过肺动脉漂浮导管测量得到的血流动力学指标包括：中心静脉压、肺毛细血管楔压、心脏指数、右心室舒张末容积、右室心搏做功指数、每搏指数、左心室每搏做功指数（LVSWI），全身血管阻力指数、肺血管阻力指数、动脉氧输送（DO_2）、混合静脉血氧饱和度（S_vO_2）、氧提取率（O_2ER）。与体表面积（BSA）相关的值被称为指数。

- **中心静脉压力（central venous pressure，CVP）**由位于上腔静脉或右房上方的近端导管测得，反映的是**右房压（right atrial pressure，RAP）**。

正常值是 1~6mmHg。当右房和右室之间无梗阻时,CVP=RAP= 右室舒张末压。它表现出一种可能受多种病理过程影响的复杂波形,最常被解读为容量负荷的指标,因此用于指导液体管理。但是,CVP 可能有误,它可根据患者的体位、胸廓压力(来自呼吸和通风环境)、心脏疾病而变化。

• **肺毛细血管楔压**(pulmonary capillary wedge pressure,PCWP)是 PA 导管楔于肺动脉分支处时测得的。正常值是 6~12mmHg。当左房和左室之间无梗阻时,PCWP= 左房压 = 左室舒张末压。与 CVP 相似,PCWP 可也会有误。左室舒张末压是在心室顺应性正常情况下,左室前负荷的反映,而在极度疾病状态下则不能反映。

• **心脏指数**(cardiac index,CI)等于心输出量(每搏排血量 × 心率)/BSA。正常值是 $2.4~4L/m^2$。心输出量经热稀释法测得。一个热敏电阻位于肺动脉导管末端,可测量通过近端的低温血流并计算出血流率(等效于心输出量)。

• **混合静脉血氧饱和度**(mixed venous oxygen saturation,S_VO_2)反映肺动脉血的氧饱和度和测量血液总的氧提取率。这个值下降意味着氧携带的减少或氧利用的增加,正常值是 70%~75%。

心衰

心衰可以分为右心衰及左心衰或分为收缩功能衰竭及全心衰竭。**心脏收缩衰竭**的病因是心室收缩功能衰竭。**心脏舒张衰竭**是心室舒张功能障碍而造成的心室不能充分充盈。两者可以通过舒张末期容积来鉴别,舒张末期容积在收缩性心衰中增加,而在舒张性心衰中降低。尽管射血分数在收缩心衰中降低,但是在舒张性心衰中常常无变化。

• 心衰常见的**病因**包括心脏缺血、高血压性疾病、心律失常、肺栓塞和心肌病。

• 在急性失代偿心衰中,患者多数常常表现出呼吸困难、端坐呼吸、呼吸急迫、心动过速和焦虑。查体可见外周循环不足、肺啰音、喘息、颈静脉压升高和周围水肿。

• 心衰的**辅助检查**包括 ECG、心肌酶、超声心动和胸片。关于在 ICU 中 BNP 诊断和监测心衰的作用,意见并不一致,但是 BNP 的阴性预测价值高故而非常有用。在重症患者中,有创血流动力学监测可用于监测和治疗。

• 存在一些高危因素,如高血压、心肌缺血、心律失常时,治疗应该注重改善系统功能、优化容量状态和贮备氧和。在患者渡过急性期后,应最先关注慢性心衰的治疗。

- 如果存在低氧,患者应该予以**吸氧**治疗并且头高位。有呼吸困难或肺水肿的患者考虑无创正压通气(noninvasive positive pressure ventilation, NIPPV)。
- 如果有液体负荷过重的表现,在监测每日体重、严格监测出入量和电解质的前提下应用**髓袢利尿剂**。
- 静脉应用**血管扩张药物**可用于减轻循环负荷,例如硝酸甘油、硝普钠或奈西立肽可用于**左心收缩功能衰竭**而无低血压表现的患者。如果这些患者有低血压表现,**正向肌力药物**例如:米力农或者多巴酚丁胺则更为合适。
- 总的来说,正向肌力药和利尿剂应用于舒张性心衰会适得其反。相对的,血管舒张药是更为普遍的选择。

急性冠脉综合征

急性冠脉综合征(acute coronary syndrome, ACS)包括**不稳定心绞痛**和伴或者不伴 ST 段抬高的心肌梗死(非 ST 段抬高的心肌梗死,即 on-ST segment elevation myocardial infraction, NSTEMI; ST 段抬高的心肌梗死,即 ST segment elevation myocardial infraction, STEMI)。造成冠脉梗阻的原因包括血栓形成或罂粟碱造成的心肌缺血、低氧和酸中毒。诊断依据患者的症状、ECG 的表现及心肌酶变化。

- 怀疑心肌缺血的患者应尽快采取如下治疗:吸氧、舌下含服硝酸甘油和嚼服阿司匹林(162~325mg)。阿片类药物用于减轻疼痛及缓解焦虑,可能对减少心肌损伤有帮助。
- 在发作小于 12 小时的 STEMI 患者中,可以立即采取再灌注治疗。
- 在评估风险及筛选适应证后,推荐初始采用经皮冠状动脉介入治疗(PCI),优于溶栓治疗。
- 接受再灌注治疗的患者应尽早接受负荷量噻吩吡啶如氯吡格雷治疗。是否应用抗凝治疗例如肝素取决于再灌注治疗的方案,也应在治疗中予以考虑。
- 根据患者的具体情况,在 STEMI 的 24 小时内应考虑其他的治疗例如:β 受体阻滞剂、血管紧张素转化酶(ACE)抑制剂。
- 在没有禁忌证的情况下,**不稳定心绞痛**和 NSTEMI 应该使用阿司匹林,二线治疗包括抗血小板药物例如:氯吡格雷、β 受体阻滞剂、抗血栓治疗和糖蛋白 Ⅱb/Ⅲa 抑制剂直到决定行血管再通。
- 如果患者有**心搏骤停**,应呼叫团队,尽早进行熟练的心肺复苏,对于心室纤颤和无脉性心室心动过速应该予以立即除颤。

心脏心律失常

• **心动过速**定义为心脏搏动每分钟大于 100 次。在妊娠期临界值更高为 120 次/分。心动过速的分类依据其起源和是否有规律节律。一般来说，起源于房室（AV）结以上的心动过速图形窄小，而低于房室结起源的则图形宽大。心血管搏动相关的心血管疾病患者应该立即同步复率并予以远期心脏周期支持的策略。在窄波形、QRS 波形态一致的患者中应考虑应用腺苷。

• **窄波形、心律齐**的心动过速包括窦性心动过速、房扑、房室折返性心动过速（AV nodal reentry tachycardia，AVNRT）。房扑房率一般在 250~350bpm，大多数以 2∶1 下传。房颤的治疗相似，在下文叙述。急性 AVNRT 可通过迷走神经刺激、腺苷或者钙通道拮抗剂终止。

• **窄波形、心律不齐**的心动过速包括房颤、多起源的房性心动过速（multifocal atrial tachycardia，MAT），和可变的房室阻滞下的房扑。**房颤**的药物治疗包括控制心率和预防血栓事件。药物控制心律或电转复是二线治理。房颤后快心室率患者中，Ⅳ代 β 受体阻滞剂和非二氢吡啶钙离子拮抗剂（例如：地尔硫䓬）可作为用药选择。

• **宽大、心律齐**的心动过速包括单一型态 VT 或非常规室上性心动过速。稳定的心动过速的像是 VT 的患者更好的治疗选择是电转复或抗心律失常治理。

• **宽大、心律不齐**的心动过速包括 VF、多形态的 VT 和非常规的房颤。

• **心动过缓**定义为心率低于 60 次/min。常见的原因包括电解质失衡、迷走神经张力增加、心肌缺血、心肌炎、心肌病和药物影响。持续心动过缓不平稳的患者的起始治疗是阿托品。如果失败，则可尝试经皮起搏、多巴胺或肾上腺素。

低血压和休克

休克是一种临床综合征，表现为因灌注不足细胞缺氧而造成的细胞损伤。在这种情况下会触发炎症反应导致重要器官功能不全，包括心动过缓、低血压、少尿及精神改变。在妇科恶性肿瘤的患者中，通常手术后发生休克的病因包括出血、肺栓塞、心肌梗死和感染。

• 并没有绝对的低血压值用于定义休克，但是收缩压（SBP）小于 90mmHg 或血压下降大于 40mmHg 可用于评估后续评估的基准线。

• Weil-Shubin 分类方法将休克分为四类：**低血容量性、心源性、梗阻性**

和分布性(不同类型休克的关键指标见表 2-1 所示)。因为患者可能有多种休克的表现,因此严格的分类很困难。

表 2-1　重症监护中不同病因血流动力学数值变化

	PCWP 或 CVP	CO	SVR	SvO₂
血容量下降	↓	↓	↑	↓
心源性	↑	↓	↑	↓
阻塞性				
填塞	↑	↓	↑	↓
肺栓塞	正常或↓	↓	↑	↓
分布性				
早期感染中毒性休克	↑↓	↑	↓	↑
晚期感染中毒性休克	↑↓	↓	↓	↑↓
神经源性休克	↓	↓	↓	↓

↑＝升高;↓＝降低;↑↓＝可升可降;CVP＝中心静脉压;PCWP＝肺毛细血管楔压;CO＝心脏输出;SVR＝全身血管阻力指数;SvO₂＝混合静脉血氧饱和度

- 治疗开始于初步诊断、纠正导致休克的可能病因及疾病进程。保证足够的灌注和充分的氧合是初步的治疗目标。

　　低容量性休克主要是血管内容量的丢失(例如:出血、鼻胃管(NG)吸出、腹泻)。**低容量性休克**可通过血容量丢失的容量和生理反应来分级(表 2-2)。当血容量丢失超过 30%~40% 时初始治疗为液体复苏。低容量性休克的治疗主要依靠扩容治疗。

表 2-2　根据血容量丢失程度的出血情况分类

指标	Ⅰ 级	Ⅱ 级	Ⅲ 级	Ⅳ 级
失血量(ml)	750	750~1 500	1 500~2 000	>2 000
失血量(%)	<15	15~30	30~40	>40
脉搏(次/分)	<100	>100	>120	>140

指标	Ⅰ级	Ⅱ级	Ⅲ级	Ⅳ级
仰卧位血压	正常	正常	下降	下降
尿量（ml/h）	>30	20~30	5~15	<5
精神状况	焦虑	躁动	意识模糊	昏睡

- **输血制品**是有显著出血和贫血患者的重要治疗手段。在大量输血时需密切监护患者的核心体温。血液病的医护将在这章的后续内容中讨论。
- **晶体液**在任何病房都是可获得到的，价格低廉，与应用胶体液相比使用风险小，因此晶体液是容量复苏的首选。乳酸林格液比普通的盐水酸中毒更少见，可减少由于大量补充晶体液所致的高氯性的代谢性酸中毒，但就扩容的效果而言，乳酸林格液与别的晶体液相比并无显著差别。
- **胶体液**扩容更贵，但是短时间扩容效果更佳，尽管其在最终生存益处方面并未显示优势。**5% 白蛋白**应用于 ICU 患者被认为安全，但是**羟乙基淀粉**应用与 ICU 患者中显示出更高的肾衰风险以及更高的死亡率，已经禁用。
- **血管活性药物**可与液体复苏共同使用。需要密切的监护以及可能需要有创性监测。去甲肾上腺素常用于严重低血容量性休克（表 2-3）。

心源性休克常发生于心肌收缩能力和功能下降。常见的病因有心肌梗死、充血性心力衰竭、心律失常和心瓣膜病。

- 治疗应着重在提高心肌功能。例如：正向肌力药可用于改善收缩功能，血管加压药可用于提高大动脉压力以改善心脏灌注。如果这些手段失败，则可能需要器械的辅助例如主动脉球囊反搏。
- 心源性休克的患者液体管理要非常谨慎。

阻塞性休克一般继发于血流的机械性梗阻（例如：心脏压塞，张力性气胸、大栓子肺栓塞、人工瓣膜血栓形成），少数原发于心脏疾患。

分布性休克可以是外周血管失紧张所致的相对容量不足造成。它包含了非常广泛的一组疾病情况，例如：感染性休克、其他系统炎性反应综合征（SIRS）（如外伤、手术、胰腺炎、肝衰）、过敏反应、神经源性休克（例如：脊髓损伤）、急性肾功能不全和中毒性休克综合征。

- 初始治疗与低容量性休克相类似。治疗目标是贮存和维持足够的血管内容量并在必要时增加血管活性药物。

表 2-3　重症监护时血管活性药的选择

药物	主要作用	剂量	机理	用于	注意事项
多巴酚丁胺	提高心收缩力，全身血管舒张	3~15μg/(kg·min)	强效 β₁ 受体阻滞，较弱的 β₂ 受体阻滞	主要用于失代偿的心力衰竭	副作用包括心动过速、室性心律失常。肥厚性心肌病禁用
多巴胺	低剂量：肾脏及全身血管舒张和利尿作用。中等剂量提高心肌收缩力，全身血管舒张。高剂量：全身血管收缩	1~3g/(kg·min) 或 3~10μg/(kg·min) 或 >10μg/(kg·min)	剂量依赖性拮抗多巴胺受体（低剂量）；β 受体（中等剂量）；外周 α 受体（高剂量）	可用于心源性及低血压性休克需要刺激心肌收缩及外周血管收缩时	低剂量可能性肾损伤。急性作用包括：快速心律失常、缺血性肢体坏死、升高眼内压、延迟胃排空
肾上腺素	剂量依赖性增加心输出量，增加外周血管阻力，舒张支气管平滑肌	0.3~0.5mg IM；2~8μg/min 输注	拮抗 β 受体（低剂量），拮抗 α 受体（高剂量）	过敏时可选择，心脏骤停进行高级生命支持时使用。雾化的消旋异构体可用于喉痉挛及严重的哮喘持续状态	闭角型青光眼及心肌缺血病时禁用。局部渗漏可致组织坏死

续表

药物	主要作用	剂量	机理	用于	注意事项
去甲肾上腺素	剂量依赖性增加全身血管阻力	0.2~5μg/(kg·min)	拮抗α受体和心肌β受体	感染性休克时作为升压药使用，可用于难治性低血压	强效的血管收缩可加速末梢器官损伤。溢出血管可导致局部组织坏死
硝酸甘油	低剂量静脉扩张，高剂量动脉扩张	1~50μg/min 或 >50μg/min	在内皮细胞代谢产生一氧化氮(NO)刺激cGMP产生导致平滑肌松弛。剂量依赖性的血管舒张	用于不稳定性心绞痛并增加失代偿心衰患者的心输出	起效及代谢快，可很快出现耐药。应用磷酸二酯酶禁用药者禁用
硝普钠	全身血管舒张	0.3~2μg/(kg·min)	在血流中释放一氧化氮，机制与硝酸甘油类似	用于快速控制严重的高血压及失代偿的心力衰竭	有氰化物蓄积的风险

- 另外是否增加其他的药物需要根据病因决定。过敏性休克需用肾上腺素。急性肾上腺功能不全需应用糖皮质激素。要处理潜在的问题。
- 感染和中毒性休克在本章晚些将讨论。

呼吸系统重症监护

重症监护的患者有时需要**呼吸支持**。

- **低氧性呼吸衰竭**的特点是动脉氧分压(PaO_2)<60mmHg 和（或）动脉氧饱和度(SaO_2)<90%。这种类型的呼吸衰竭通常与呼吸急促和低碳酸血症有关；因此在最初阶段 SaO_2 可能正常或升高。
  - 鉴别诊断包括：药物介导的低通气、急性神经肌肉功能不全、肺栓塞、心衰、慢性阻塞性肺疾病（COPD）、肺水肿、肺炎、肺膨胀不全和急性呼吸窘迫综合征。
- **高碳酸性呼吸衰竭**的特点是动脉二氧化碳分压($PaCO_2$)>46mmHg 且 pH<7.35，常与低通气相关。氧饱和度可正常。
  - 鉴别诊断包括：感染，癫痫发作，进食过量，休克，慢性神经肌肉疾病，电解质紊乱，心脏手术，肥胖，及药物介导的呼吸抑制。目前认为高碳酸血症是导致睡眠时高血压及术后心动过速的原因，这样的患者应避免药物过量并避免额外加用麻醉药物。
- 阶梯式的**呼吸衰竭评估**（如：低氧血症和高碳酸血症）开始于动脉血气分析及计算肺泡-动脉氧分压差。
  - **肺泡-动脉氧分压差** =$FiO_2(P_{atmosphere}-P_{H2O})-PaCO_2/RQ-PaO_2$。它是指肺泡氧分压与动脉血氧分压之间的差值。$FiO_2$ 是吸入氧气的浓度，RQ 是呼吸系数。假定患者在海平面水平呼吸室内空气，(FiO_2=21%)，肺泡-动脉氧分压差为 $148-1.2(PaCO_2)-PaO_2$。可使用以下公式预测肺泡-动脉氧分压差：年龄 /4+4。对于接受氧气支持治疗的患者，FiO_2 每增加 10%，则正常肺泡-动脉氧分压差值会增加 5~7mmHg。
    ○ 若肺泡-动脉氧分压差正常或无改变，对于因中枢或神经肌肉疾病导致低通气的患者应计算最大吸气压力(PI_{max})。PI_{max} 是气道关闭时，用最大努力吸气时所产生的压力。对大多数成年人来说，PI_{max} 应大于 80cmH$_2$O；但其可因年龄和性别而变化。
    ○ 如果 PI_{max} 正常，考虑药物介导的中枢性低通气。
    ○ 如果 PI_{max} 降低，考虑神经肌肉原因导致的低通气。

- ○ **当低氧血症时肺泡 – 动脉氧分压差增加**,通过测定混合静脉血氧分压(PvO_2)来确定通气 – 血流比(V/Q)失调。理想情况下应采用肺动脉血测定,但也可以使用上腔静脉血。肺动脉导管测定的正常值是35~45mmHg。
  - ○ 如果混合静脉血氧分压正常,考虑通气 – 血流比(V/Q)失调。
    - • $V/Q>1$,提示通气死腔增加,发生于肺栓塞,充血性心力衰竭,肺气肿以及正压通气导致肺泡膨胀过度时。
    - • $V/Q<1$,提示肺内分流,发生于哮喘,支气管炎,肺水肿,肺炎及肺不张时。肺内分流时的心脏输出分数被称为分流分数。正常情况下,分流分数<10%。当分流分数>50%时,补充给氧也不能提高PaO_2。
  - ○ 如果混合静脉血氧分压降低,提示全身氧供应 / 摄取(oxygen delivery/uptake,DO_2/VO_2)失衡。例如贫血、低心输出量或者高代谢。
- ○ **当高碳酸血症时肺泡 – 动脉氧分压差增加**,通过测定二氧化碳生成率(rate of CO_2 production,V_{CO_2})来确定代谢性与其他方面异常。可通过代谢测定仪测定,该仪器通过红外光测定呼出气体中的CO_2。V_{CO_2}的正常范围为90~130ml/($min \cdot m^2$)。
  - ○ 如果二氧化碳生成率增加,考虑进食(尤其为碳水化合物)过多、发热、脓毒血症以及癫痫发作。
  - ○ 如果二氧化碳生成率正常,考虑通气死腔增加(见上)以及呼吸减弱导致的低通气(如休克、多器官功能衰竭、使用神经肌肉阻滞剂、电解质紊乱、心脏手术),或中枢性的低通气(如:阿片制剂或苯二氮䓬类药物抑制、肥胖)。

急性呼吸窘迫综合征(ARDS)

- • 急性呼吸窘迫综合征是导致急性呼吸衰竭的主要原因,是原发疾病进展致极大量炎症过程的结果。其病理生理是弥漫性的肺内炎症激活,继发于炎症物质释放导致的内皮损伤,微血管血栓形成,肺纤维化,死亡率可高达50%~60%。易患因素包括脓毒血症,血制品输注,吸入性或化学性肺炎,肺炎,胰腺炎,多发或长骨骨折,颅内压增高,心肺分流术以及羊水栓塞。临床上,急性呼吸窘迫综合征的特征性表现为早期出现严重低氧血症,正常肺毛细血管静水压,以及弥漫性的肺内炎症损伤。
- • **诊断**是通过临床标准:急性发生,易患因素,胸片提示双侧肺浸润,

PaO_2/FiO_2 小于 200,肺毛细血管楔压小于 18mmHg 或没有临床左房高血压的表现。如果 $PaO_2/FiO_2<300$,则诊断为**急性肺损伤**。只有非常仔细的评价才能与重症肺炎,肺栓塞,及心源性肺水肿相鉴别。急性呼吸窘迫综合征可通过气管灌洗,灌洗液与血清蛋白比值升高(>0.7)及中性粒细胞浸润来证实。

* 急性呼吸窘迫综合征**治疗**的基础是支持治疗。在呼吸支持(如:机械通气)的情况下纠正潜在的紊乱状态。多个的临床研究显示低潮气量通气(<6ml/kg 理想体重),低水平的呼气末压力(PEEP),允许性高碳酸血症以及限制平台压(<30mmHg)可避免由于通气造成气压伤导致的破坏性的促炎症作用。稍低的氧饱和度(>88%)及氧分压(>55mmHg)是可以耐受的。急性呼吸窘迫综合征治疗的建议可在 www.ardsnet.org 网站获得。

氧疗

* **氧疗**可应用于很多患者来提高外周组织的氧合,但是应理智的选择。氧气可造成直接的细胞损伤,其病生理机制为:毒性自由基代谢产物增加,刺激外周血管收缩导致收缩期血流灌注减低,高浓度时直接损伤肺组织,并有负性肌力作用可降低心输出量。在抗氧化剂缺乏的重症患者,任何吸入氧浓度 >21%(室内空气)都可能有毒性作用。任何吸入氧浓度 >60% 持续超过 48 小时都可导致不可逆的损失,包括 ARDS。因而,氧疗只应在有组织氧供不足证据明确时使用,如氧分压 <60mmHg,氧饱和度 <50%,血清乳酸 >4mmol/L,或心指数 $<2L/(min \cdot m^2)$。并反复评估优化呼吸治疗。

  * **氧输送系统**可分为低流量(如:鼻导管,储氧或非储氧面罩)和高流量。

  * **鼻导管**将口咽和鼻咽部作为氧的存储场所(容积约为 50ml)。患者在正常通气方式下(潮气量 500ml,呼吸频率 20 次/min,吸/呼比为 1:2),氧流量每增加 1L,FiO_2 增加大约 3%~4%。过度通气,当分钟通气量超过系统峰流率时,FiO_2 会显著降低,导致氧储备耗竭,患者应吸入室内空气氧。氧流量超过 6L/min 后,不能再继续提高 FiO_2(约 45%)。

  * **无储氧气囊的面罩**的储氧能力为 100~200ml。为清除呼出气体,需要的最小氧流量为 5L/min。氧流量峰值为 10L/min,可达到的最大 FiO_2 为 60%。

  * **带有储氧气囊的面罩**储氧能力提高到 600~1 000ml。储氧气囊有两种。

- 部分重复呼吸型气囊可达到的 FiO_2 为 70%~80%。利用了存留在上呼吸道(解剖无效腔)中的前次呼出气体的最初部分,因而可以达到较高的 FiO_2。临近呼气终末阶段,呼气流速低于氧气流速,这部分含有较多 CO_2 的气体则不能进入储气气囊,因此保证了部分重复呼吸型气囊面罩的储气袋中含有较多的氧。
- 非重复呼吸型气囊可达到的最大 FiO_2 为 100%。这种面罩在使用过程中需要严格密封,可进行雾化治疗,但不能经口进食。储气袋中氧浓度为 100%。

- **高流量氧气面罩**可以超过吸气峰流率的气体流率提供恒定的 FiO_2,防止在低流量供氧时出现的氧浓度变化。这种面罩在慢性高碳酸血症的患者中较为有效,既可提供这些患者需要的持续恒定的 FiO_2,又可以避免二氧化碳潴留增加。可提供的最大 FiO_2 是 50%。

- **无创正压通气**(NIPPV)是除了有创(如气管内插管或气管造口术)插管外的另一有效的选择。不但已经成功地应用于治疗阻塞性睡眠呼吸暂停的患者,而且还适用于因轻度神经肌肉力弱,充血性心力衰竭/心源性肺水肿,及代谢失调的慢性阻塞性肺疾病导致的中度呼吸功能不全的重者监护患者。
  - 能够配合的无急诊插管风险的中度呼吸困难患者,呼吸窘迫患者,呼吸做功增加患者,高碳酸血症或低氧血症的患者可考虑使用无创正压通气。
  - 禁忌证包括:心跳或呼吸骤停或严重心功能不全,昏迷,癫痫样发作,潜在的气道阻塞,患者不能保证气道通畅及紧急情况。
  - 无创正压通气可通过口咽通气道,鼻导管,面罩;装置必须适当的贴合以避免漏气。吸入氧浓度应调定于需要的最小值,备用速度,压力支持和 PEEP 应调整至维持适当的潮气量(每次吸气 5~7ml/kg)。
  - 无创正压通气的并发症包括面部或鼻子压力性疼痛,胃胀,分泌物吸入或浓缩。

- **机械通气**应用于那些病情不能被上述方式控制的患者,如:呼吸窘迫及有心肺衰竭风险。机械通气更特异的指征是:有呼吸频率 >35 次/分;$PaO_2<60mmHg$;$PaCO_2>46mmHg$ 且 $pH<7.35$;缺乏呕吐反射。标准的正压通气模式为提供预设的容量的容量切换装置。其他通气模式,如:高频通气和成比例辅助通气不在本章阐述范围。通气

模式的选择一方面要看患者的耐受程度,但是一种模式是否优于另一种,很大程度上取决于应用者的个人偏好。

○ **辅助-控制通气**(assist-control ventilation,ACV)在这种通气模式下,患者每次自主启动的呼吸都是由通气装置的机械呼吸动作辅助进行的;当患者不能自主启动呼吸时,通气装置会根据预设的频率及潮气量"控制"患者的呼吸。呼吸急促的患者不适用于此种模式,可导致过度通气,呼吸性碱中毒和肺膨胀过度。呼吸肌力弱的患者适合使用辅助控制通气模式。

○ **间歇指令通气**(intermittent mandatory ventilation,IMV)按照预先设定的频率和潮气量进行通气,但允许患者在间歇期以自主的频率和潮气量自由呼吸,而不需要机械辅助。**同步** IMV 是指机械通气与自主呼吸完全同步,可防止发生呼吸性碱中毒和肺过度膨胀。非同步 IMV 在任意时间(包括患者在呼气时)都给予机械通气,因此没有太多优势。

○ **压力控制通气**(pressure-controlled ventilation,PCV)是一种压力切换的通气,可以随着呼吸进程,通过降低吸气气流率以恒定的气道压力控制呼吸。该模式下吸入容量可变,尤其是肺的顺应性改变时。PCV 最适用于肺功能正常伴有神经肌肉疾病的患者。

○ **反比通气**(inverse-ratio ventilation,IRV)是在 PCV 模式下设定延长吸气时间的通气模式。正常情况下吸呼比为 1∶2~1∶4。反比通气时,吸呼比倒置为 2∶1。虽然延长吸气时间防止了肺泡塌陷,但增加了过度通气和内源性 PEEP 的发生风险,进而导致心输出量减低。反比通气的主要指征是伴有顽固性低氧或高碳酸血症,且常规机械通气模式难以奏效的 ARDS 患者。

○ **压力支持通气**(pressure support ventilation,PSV)允许患者自主呼吸,并通过增加吸入气体以增加患者的吸气并维持恒定的吸气压力。PSV 通常作为撤机时的通气模式。

• **呼吸机管理**是一个持续且动态的过程,理想的目标是撤机和拔管。以下基础参数需要调整:模式,吸入氧浓度,潮气量,呼气末正压(PEEP)及压力支持。

○ 吸入氧浓度最初设定为 100%,然后逐渐降低到能够维持 PaO_2>60mmHg 或 SaO_2>90% 所需的最低水平。虽然氧疗可能有毒性,但对于急性呼吸窘迫的患者还是首先要纠正低氧血症。

○ 正常**分钟通气量**(呼吸频率 X 潮气量)为 6~8L/min。感染,炎症,及酸碱平衡紊乱需要加大通气量时分钟通气量可有较大变化。

- ○ 呼气末正压（PEEP）是指在呼气末保持气道内持续正压（即肺泡压高于大气压）。PEEP 防止了呼气末肺泡塌陷。
- ○ **外源性 PEEP** 装置可以在达到预先设定的压力时停止呼气。PEEP 通过促进气体交换提高 PaO_2，降低了氧中毒的风险，最终降低了 FiO_2。
- ○ **内源性 PEEP**（自发 PEEP）是通过增加每分通气量或缩短呼气时间以促进过度通气而产生的。自发性 PEEP 也常见于需要延长呼气动作的疾病，如哮喘。
- ○ 用呼气末正压有可能突发心血管衰竭，一旦发生，患者应立刻脱离呼吸机以便自由呼气。这个过程可能需要 30~60 秒，但可挽救生命。

- **撤机**是逐渐降低呼吸机参数设定至最低值（即 FiO_2<50%，IMV，PEEP，压力支持低于 5cm 水柱），或有 T 管通气，则可决定撤机。机械通气与并发症的发生直接相关，所以条件允许应尽快撤机。所有符合脱机条件的患者应每天停止镇静并进行自主呼吸训练。脱机的标准包括原发疾病治疗有效，神经系统功能正常（如：清醒，定向力正常）有完成指令的能力，患者气道通畅（见袖带试验，下文）及在最低氧疗支持时动脉血气正常。
  - ○ 气道开放性及呼吸机能评价可有助于决定患者能否撤机。患者不能耐受最低参数或神经系统反应减弱不能配合撤机可能不能脱离辅助通气。
  - ○ **袖带试验**可用于评价气道。将插管外套管放气塌陷，使气管内导管处于阻塞状态，同时要求患者通过管外空间呼吸。正常体型的患者应能通过一个正常型号的导管及其周围的空间进行呼吸。袖带试验结果异常的患者应延期撤机。
  - ○ **用力肺活量**应不低于 10ml/kg，多数至少应达到 1 000ml。因测量技术及患者配合程度不同每次测量时差异可以很大。
  - ○ **负力吸气**（NIF）范围是 -30~$-25cmH_2O$。测量闭塞性 NIF 时，测定结果与用力程度无关。正常人可产生负力吸气为 $-80cmH_2O$。
  - ○ **浅快呼吸指数**（RSBI 或 Tobin 指数）应小于 80，提示患者有能力持续拔除气管插管 24 小时。计算方法为将通气模式转换为持续气道正压通气并评价患者 1 分钟内的呼吸频率及潮气量。RSBI=f/TV。
    - **若患者 RSBI 小于 80，有 80%~90% 的可能可持续拔除气管插管。**

- 若患者 RSBI 大于 100,有 80%~90% 的可能需要持续气管插管。
- 若患者 RSBI 介于 80~100 之间,需要临床决定适合的拔管时机。
  ○ 拔管后应清除气道**分泌物**,并使用湿化氧气面罩。应鼓励患者进行咳嗽和规律的深呼吸。若患者需要再次气管插管,则再次插管后的 24~72 小时内不要尝试拔管。

液体及电解质

水电解质平衡紊乱常见于重症患者和产科疾病妇女或将进行重大妇产科手术的妇女。一些常见的原因列举于此。

低钠血症

- **低钠血症**定义为血钠水平 <136mEq/L。低钠血症是重症患者最常见的异常情况。可根据基础液体量进行分类并通过尿钠及渗透压进行进一步诊断(见图 2-1)。治疗包括治疗原发疾病,纠正钠离子不足。

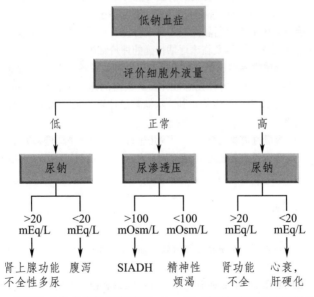

图 2-1 低钠血症的分类及诊断流程。SIADH:抗利尿激素分泌异常综合征(syndrome of inappropriate secretion of antidiuretic hormone)

- 快速纠正慢性或严重低钠血症可能导致大脑水中并升高颅压,导致大脑病理性脱髓鞘或中枢脑桥脱髓鞘。低钠血症可以通过以下方法纠正:
  - 第一步:计算钠离子的缺乏量。钠离子缺乏量=体液总量(TBV) × (需要的 Na– 实际 Na)。在女性中,TBW(L)=50% 去脂体重(Kg)。
  - 第二步:计算矫正缺乏两所需的晶体容量。容量的计算方法是 (钠缺乏量)/(替代液体中的 mEq)。3% 的 NaCl 含 513mEq Na/L。
  - 第三步:计算纠正 Na 输液比例,Na 例子浓度不能高于 0.5mEq/L/h。用血清钠离子评估补充反应。
    - 例如:一个 60kg 的女性血清钠水平为 120mEq/L,我们希望补充到 130mEq/L。计算钠离子缺乏量为 300mEq,需要 3% 的 NaCl 585ml,需要用 29ml/h 的速度输注超过 20 小时。

高钠血症

高钠血症定义为血钠水平 >145mEq/L。它是游离水缺乏的反应,可发生在呕吐、腹泻、过度利尿、糖尿病非酮症性高血糖计糖尿病尿崩症(第12章)时。输注高渗盐水和碳酸氢钠也可能导致医源性高钠血症。临床表现不一,可为心动过速,尿量减少,脑病,抽搐及昏迷。

- **治疗**大体上为使用晶体或胶体液补充容量及维持心输出量。治疗的基础是通过侵入性监测及临床评估精确的评价细胞外液量。
  - **低容量性高钠血症**需要迅速纠正血容量及钠盐丢失,并在接下来的48~72 小时之内补充总液体量。钠盐的速度不超过 0.5mEq/(L·h) 补充,以避免发生脑水肿。水缺乏量计算方法是 TBW × (Na$^+$–140)/140。
  - **等容量性高钠血症**可应用等张生理盐水治疗来缓慢补充水丢失。
  - **高容量性高钠血症**可通过肾脏的经肾排钠纠正。在一些病例中利尿治疗有效,但必须注意监测以避免低血容量及加重高钠血症。

低钾血症

低钾血症定义为血钾水平低于 3.5mEq/L。可由于以下原因引起:血液样本稀释后的假象(如在静脉输液处取血)、饮食钾摄入量下降、鼻饲患者补液不足、利尿治疗、腹泻或滥用泻剂。

- **临床表现:**严重低钾血症可出现肌无力和精神改变。可见心电图改变,如 T 波低平,QT 间期延长和 U 波。慢性低钾血症可导致肾小管功能障碍如肾小管浓缩功能异常、高磷酸盐尿和氮质血症。

- **治疗**包括治疗原发病(如碱中毒)和补钾。除非血钾水平严重低下、患者正在服用地高辛,或有心律失常发作,否则在钾离子耗竭不很严重的情况下,不要过急补钾。在这些特殊的情况下,补钾的目的是保持血钾在 4.0mEq/L。
  - 如果没有显著的体内总的钾丢失,一般情况下,无论口服或静脉每补充 10mEq 氯化钾,可提高血钾水平 1mEq/L。
  - 血钾水平的快速增加会引起心搏骤停,所以最大的静脉补钾速度为 20mEq/L 经中心静脉导管或 10mEq/L 经外周静脉。氯化钾溶液是高张的,所以输注前应稀释。
  - 低镁血症会导致顽固性低钾血症,所以补钾同时也应补镁。镁的水平反映的不是活性镁离子的水平,因此测定镁水平一般没有太大帮助,除非患者正在接受补镁治疗(如子痫)或存在严重肾功能不全。
  - 合并严重肾脏疾病的患者(如:GFR<25ml/min)补钾治疗时应连续监测血钾水平。服用排钾利尿剂的患者也应严密监测血钾水平。

高钾血症

高钾血症定义为血钾超过 5mEq/L。人体对高钾血症的耐受性差于低钾血症,高钾血症会有生命危险。其可由于以下因素造成:实验室检查异常(如标本溶血)、酸中毒造成细胞内外钾分布异常(如糖尿病酮症酸中毒、败血症)、肾功能不全、肾上腺功能不全,以及组织损伤(如:溶血、横纹肌溶解、挤压综合征、烧伤)。

- **临床表现**:在大多数患者并不明显。当血钾超过 6mEq/L 时,可有心电图改变。早期的心电图改变为 T 波高尖,特别是胸前导联,出现 P 波平坦、PR 间期延长。之后可出现 P 波消失、QRS 波宽大,最终出现室颤或停搏。
- **治疗**:对于无症状患者,无意中发现的任何高钾血症,都需立即复查,因为样本溶血造成的高钾血症并不少见。如重复测定的样本可信,而血钾水平仍旧升高,则应根据血钾水平和心电图变化进行高钾血症的紧急处理。
  - **葡萄糖酸钙**可以稳定心肌,但是它的作用只能维持 20~30 分钟。
  - **胰岛素 / 葡萄糖**可以协助将钾转入细胞内,从而降低血清钾离子浓度,可疑在 1~2 小时内降低 1mEq/L 的钾离子水平。
  - 聚磺苯乙烯钠(降钾树脂)是一种正离子交换树脂,利于钾从体内排出但是需要时间,需要多重剂量来起作用。
  - **排钾利尿剂**加强尿中钾离子的分泌,但是不能在肾衰竭或血流动力学不稳定的患者中应用。
- **紧急血液透析**在高钾威胁生命的病例中必要。

低钙血症

低钙血症定义为血钙低于 8.5mg/dl 或游离钙低于 1.1mmol/L。对于低蛋白血症的患者"正常"血钙就是低的,由于缺少与蛋白结合。低钙血症的原因包括甲状旁腺功能减退,低镁血症,碱中毒,输血,慢性肾功能不全,胰腺炎,一些药物(如氨基糖苷类、肝素)及败血症。
- **临床表现**包括腱反射亢进,感觉异常,强直,抽搐,低血压,心律失常,传导阻滞及室性心动过速。
- **治疗**是直接诊断及纠正原发病。有症状或游离钙低于 0.65mmol/L 应立即使静脉用氯化钙或葡萄糖酸钙纠正,最好通过中心静脉。

高钙血症

- **高钙血症**定义为血钙水平超过 10.5mg/dl 或游离钙超过 1.3mmol/L。90% 以上病因为甲状旁腺功能亢进或恶性肿瘤;严重高钙血症(如:总血钙超过 14mg/dl 或游离钙超过 3.5mmol/L)与肿瘤相关。其他病因包括:甲状腺毒症,噻嗪类利尿剂,及锂剂治疗。妇产科患者最常见高钙血症的机制是破骨细胞骨吸收作用增加而不是直接骨转移。
- **临床表现**不特异,但可以包括胃肠道(GI)(如恶性、便秘、肠梗阻、腹痛、胰腺炎),心血管(如:低血容量,低血压,高血压,短 QT 间期),肾脏(如多尿、肾结石)及神经系统(如嗜睡、谵妄、昏迷)异常。临床症状常在总血钙超过 12mg/dl 时出现。
- **紧急治疗**的目标是增加钙排泄及储存并调整游离钙水平至生理状态。
- 使用**等张盐水**水化可促进尿钠排出,进而促进尿钙排泄。
- **呋塞米**(40~80mg 静脉给予,每两小时一次),使尿量达到 100~200ml/h 可进一步促进尿钙排出。尿量增加要由等渗盐水补充,否则会造成低血容量,而削弱水化和利尿的作用。
- **降钙素**(鲑鱼降钙素 4U/kg 皮下或肌内注射,每 12 小时一次)可快速抑制骨重吸收,降低血钙水平,虽然效果不是非常明显。
- **氢化可的松**(200mg/d 静脉给药,每天分 2~3 次)可抑制淋巴瘤组织生长并降低骨钙释放。
- **帕米膦酸钠**(90mg 静脉持续点滴 2 小时)或**唑来磷酸盐**对于严重高钙血症有效,作用峰值时间为 2~4 天。

- **透析**更适合那些严重肾功能不全的患者。

酸碱平衡紊乱

评价酸-碱平衡紊乱的指标来自于动脉血气分析。这里分步骤介绍如何分析。

- 第一步：明确原发异常，评价 pH 值和**动脉二氧化碳分压**。pH 值和动脉二氧化碳分压任意一个指标不正常，就存在酸碱平衡紊乱。
- 如果 pH<7.36，则患者存在酸中毒。如果 $PaCO_2$>44 则为**呼吸性酸中毒**，如 HCO_3^-<22 则为**代谢性酸中毒**。
- 如果 pH>7.44，则患者存在碱中毒。如果 $PaCO_2$<36 则为**呼吸性酸中毒**，如 HCO_3^->26 则为**代谢性碱中毒**。
  - 如果 pH 值和 $PaCO_2$ 都不正常，则存在混合性异常。补偿性应答不会完全纠正原发的酸碱失衡，所以对应的与之抗衡的反应发生了。
- 第二步：**确定对于原发性酸碱平衡紊乱的代偿性反应**。见表2-4。

表2-4　酸碱平衡紊乱中的正常值及预期变化

原发异常	预期变化
代谢性酸中毒	预期 $PaCO_2=(1.5 \times HCO_3)+(8 \pm 2)$
代谢性碱中毒	预期 $PaCO_2=(0.7 \times HCO_3)+(21 \pm 2)$
急性呼吸性酸中毒	$\Delta pH=0.008 \times \Delta PaCO_2$ 预期 $pH=7.40-[0.008 \times (PaCO_2-40)]$
急性呼吸性碱中毒	$\Delta pH=0.008 \times \Delta PaCO_2$ 预期 $pH=7.40+[0.008 \times (40-PaCO_2)]$
慢性呼吸性酸中毒	$\Delta pH=0.003 \times \Delta PaCO_2$ 预期 $pH=7.40-[0.003 \times (PaCO_2-40)]$
慢性呼吸性碱中毒	$\Delta pH=0.003 \times \Delta PaCO_2$ 预期 $pH=7.40-[0.003 \times (40-PaCO_2)]$

正常值：pH=7.36~7.44；$PaCO_2$=36~44mmHg；HCO_3=22~26mEq/L

妊娠期正常值：pH=7.40~.45；$PaCO_2$=27~32mmHg；HCO_3=19~25mEq/L

ΔpH 为 pH 的变化；$\Delta PaCO_2$ 为 $PaCO_2$ 的变化；HCO_3^- 为碳酸氢根

- 在代谢性异常中,测量的 $PaCO_2$ 值高于实际的 $PaCO_2$,则同时存在**呼吸性酸中毒**。如果测量的 $PaCO_2$ 值低于实际的 $PaCO_2$,则**同时存在呼吸性碱中毒**。
- 在呼吸性异常中,如果 pH 变化大于 PCO_2 改变的 0.008 倍,则**同时存在代谢性异常**。
- 第三步:计算阴离子间隙。阴离子间隙 =$[Na^++K^+]-[Cl^-+HCO_3^-]$。白蛋白从 4g/dl 下降,每下降 1g/dl,则增加 2.5 的阴离子间隙。正常范围是 10~14mEq/L。如果存在阴离子间隙,不论是否存在其他异常,患者都存在阴离子间隙代谢性酸中毒。
  - **阴离子间隙正常的酸中毒的病因**(简记为 USEDCAR)有:尿流改道术(输尿管乙状结肠造瘘术 Ureterosigmoidostomy);输注生理盐水(肾功能不全时)(Saline administration);内分泌疾病(Endocrine disorder)(如:Addison 病;原发性甲状旁腺功能亢进症);腹泻(Diarrhea)或药物(Drugs)(使用螺内酯、氨苯蝶啶、盐酸阿米洛利);碳酸酐酶抑制剂(Carbonic anhydrase inhibitors);氯化铵(Ammonium chloride)或营养过剩(hyperAlimentation);肾小管酸中毒(Renal tubular acidosis)。
  - **阴离子间隙增加的酸中毒病因**(简记为 MUDPILES)包括:甲醇(Methanol);尿毒症(Uremia);糖尿病(酮症酸中毒)(Diabetes)或药物(二甲双胍)(Drugs);副醛(Paraldehyde);异烟肼(Isoniazid)或感染(Infection)或缺血(Ischemia);乳酸酸中毒(Lactic acidosis);乙二醇(Ethylene glycol);水杨酸盐(Salicylates)或饥饿(Starvation)。
- 第四步:如果存在阴离子间隙,则应该计算 Δ 阴离子间隙。Δ 阴离子间隙 =$(25-HCO_3)-$(阴离子间隙 -12)。如果大于 5,则同时存在非阴离子间隙代谢性酸中毒。
- 第五步:在不能解释的阴离子间隙代谢性酸中毒中计算渗透压间隙。渗透压间隙 = 测量 OsM− 计算 OsM。计算 OsM=$(2×Na+$ 葡萄糖)$/(18+$ 血尿素氮 $/2.8)$。
  - 增加的渗透压间隙可在摄入乙二醇、酒精、甲醇、异丙基酒精、甘露醇、山梨醇、副醛时可见到。
- **治疗**:应根据病情的严重程度及诊断。多数情况下,唯一需要的只是治疗原发病。对于严重酸碱平衡紊乱患者(如 pH<7.2 或碳酸氢根 <10mEq/L)的严重酸碱平衡紊乱,可考虑输注碳酸氢根。

肾脏衰竭

- **急性肾损伤(AKI)**可以根据 GFR 下降的值和导致的水、电解质代谢紊乱进行分类。严重程度可通过 RIEFLE 标准分类[风险(risk),损伤(injury),衰竭(failure),肾功能丢失(loss),终末期肾病(end-stage kidney disease)],肾功能不全的严重程度与总体死亡率有很高的相关性。

- 急性肾损伤的**鉴别诊断**按解剖分类。

- **肾前性**因素导致肾脏灌注减少是约 40% 急性少尿性肾衰竭病例的病因。

- 对于妇科和产科来说,最常见的原因为因出血,第三间隙液体(如:先兆子痫)或不适当的液体复苏导致的血容量减少。其他常见原因还包括:低血压,心衰,肾血管收缩(如:非甾体类抗炎药导致)及肾小球滤过压下降(如:血管紧张素受体拮抗剂所致)。

- 尿比重升高、钠分次排泄率(fractional excretion of sodium,FE_{Na})<1%、血尿素氮(blood urea nitrogen,BUN)/ 肌酐 >20、尿钠 <20mEq/L 均提示为肾前性。

- **肾性因素**,由于肾脏直接损伤或功能不全是 50%ICU 患者发生 AKI 的病因。原因包括:缺血 / 低血压损伤,炎症,败血症,造影剂,肌红蛋白尿及其他药物 / 毒素。可导致三种肾脏病理类型:急性肾小管坏死(ATN),急性肾小球肾炎和急性间质性肾炎(AIN)。

  ○ **急性肾小管坏死**是肾性肾功能不全最常见的原因,典型是由于任何原因肾低灌注所致。ATN 时肾小管和周围实质受损,但一般不损伤肾小球。受损的肾小管上皮细胞可脱落堵塞近端肾小管管腔,使肾小球滤过率降低。FE_{Na}>2%,尿素排泄分数 >50%,尿钠 >40mmol/L 或尿渗透压 <350mOsm/L,显微镜可见颗粒官星均支持急性肾小管坏死。

  ○ **急性间质性肾炎**是肾间质受炎症损伤的结果,可表现为非少尿性 AKI。它常常为抗生素诱导(例如:盘尼西林、氨基糖甙类和万古霉素)。AIN 患者尿镜检可见嗜伊红细胞和白细胞管型。

- **肾后性因素**由于尿路远端梗阻造成很少引起少尿,除非为孤立肾或双侧均存在梗阻现象(如:晚期宫颈癌)。

  ○ 梗阻可发生于集合系统(如:肾乳头坏死),输尿管(如:挤压,结石,肿瘤,肾乳头脱落,血块或血肿),尿道(如:结石,狭窄,血块或血肿)。

○ 辅助检查包括膀胱留置导尿管,泌尿系超声 / 影像及实验室对肾前性及肾性疾病的评价。

○ 早期治疗可避免永久性肾脏损伤。当双侧的肾后梗阻因素得以解除后,尿量将明显增加,称之为梗阻后利尿,此时容易发生电解质紊乱和血液浓缩。梗阻后过度膨胀的膀胱突然排空,可能会导致毛细血管出血、血尿甚至大出血。

○ 尤其在大的腹腔手术之后或晚期妇科手术患者中,**腹腔间隔室综合征**可能导致 AKI。急性无尿可能由于以下原因所致:增加的流出压力使得灌注压力降低出现急性无尿,直接肾脏实质受压以及回心血量不足所致的心输出量减少。

* **临床评价**需要回顾出入量和药物应用情况,分析尿液引流问题例如:导管堵塞,以及评估低血压、心脏功能不全、感染的症状和体征。

* **实验室检查**包括

  * **尿比重**(范围 1.003~1.030)在脱水的情况下测得,反映的是肾脏浓缩功能。给予甘露醇、葡萄糖和使用放射造影剂时,可造成尿比重假性升高。

  * **尿镜检**有助于确定肾实质病变,对肾前性疾病诊断没有帮助。镜检出现大量肾小管上皮细胞和颗粒管型是 ATN 的特征性病理表现。白细胞管型提示为间质性肾炎(肾盂肾炎)。红细胞管型提示为肾小球肾炎。色素管型提示为肌红蛋白尿。肾后性疾病患者检查时可发现集合系统病变、肾乳头坏死后引起的乳头破坏等表现。

  * **尿钠水平**最好通过 24 小时尿来测定平均值,不过也可以用随机的 10ml 尿液标本测定。尿钠 <20mEq/L 提示肾前性异常;在肾脏灌注不足时,钠的重吸收增加而排出减少。尿钠 >40mEq/L 提示钠重吸收受损,可能为肾性异常,但不能排除肾前性异常。肾前性和肾性异常同时存在,以及利尿剂治疗时,均可出现尿钠水平升高。老年患者存在不可避免的钠丢失,也使尿钠量增加到肾前性异常的水平。

  * **尿钠排泄分数**(FE_{Na})是钠从肾小球滤过并排泄入尿液中的分数。$FE_{Na} <1\%$ 提示肾前性因素,$FE_{Na} >2\%$ 提示肾性因素。这个指标对于分辨非少尿性肾功能不全很有用。计算这一分数是少尿时鉴别 AKI 肾前性和肾性原因的最可靠方法。FE_{Na} 通过以下方法计算:FE_{Na} 可通过如下公式计算:

[(尿钠／血钠)／(尿肌酐／血肌酐)] × 100

- **尿素排泄分数 (FE_urea)** 对于服用利尿剂的患者可能有所帮助。计算值 <35% 提示肾前性因素, FE_{urea}>50% 提示肾性因素。它可通过如下方法计算:

  [(尿尿素／血尿素)／(尿肌酐／血肌酐)] × 100

- **肌酐清除率 (Cl_Cr)** 最好通过 24 小时尿标本测得。本中心正常女性的肌酐清除率正常值为 72~110ml/min。肌酐清除率水平在 50~70ml/min 之间, 考虑存在肾功能受损, 在 20~50ml/min 之间为肾功能不全, 4~20ml/min 之间为肾衰竭。应注意, 孕妇血肌酐为 1.2mg/dl 时, 提示肾小球滤过率下降了大约 50%。计算公式如下:

  $$Cl_{Cr}(ml/min) = [尿肌酐(mg/dl) \times 尿量(ml)] /$$
  $$[血肌酐(mg/dl) \times 时间(min)]$$

- 急性少尿的**治疗**应有效的监测中心血流动力学情况并增加肾小球灌注。需要找出罗列出诱发因素。应尽可能少用肾毒性药物或减少全部计量的实际计量。监测电解质情况。

  - 如果有容量不足的证据, 容量的管理是首要应该关注的问题, 直到心输出量重新恢复。血流动力学有创监测中的患者, 根据心脏充盈压力 (CVP 和 PCWP), 心输出量 (用 CI), 和血压 (BP) 进行评估。

  - 没有证据表明小剂量 (肾脏剂量) 多巴胺和呋塞米有益。多巴胺甚至有可能增加肠道缺血的危险。

  - 低剂量的多巴胺 [5mg/(kg·min)] 传统用来在无尿性肾衰竭中提高收缩力, 尽管如此, 近来的研究表明多巴胺在这些情况下益处很小并且增加肠缺血的风险。

  - 类似的, 袢利尿剂常用于治疗无尿性肾衰, 但多个研究都表明不仅仅这没有益处, 反而可能对于病情严重的患者带来上海。如果应用袢利尿剂, 应保证有持续的灌注。极少数情况下, 会遇到 "呋塞米依赖" 的患者。虽然这种情况经常被讨论, 但是不常见, 大多数围手术期患者, 少尿多是由于血容量不足所致。在确定利尿剂缺乏引起的少尿之前, 应确保血容量和心输出量是充分的。

  - 保守治疗的 AKI 患者需要**肾替代治疗**。指征包括容量负荷过重、尿毒症、高钾血症、严重酸中毒和快速升高的血清肌酐。

血液学重症监护

贫血

- **贫血**的定义是女性血红蛋白浓度低于 12g/dl,男性低于 14g/dl,或者更低,在没有心血管疾病时患者耐受性都较好。
- 是否输血治疗取决于患者的临床状况,并且评估的合并症及远期出血的风险。有一个标志性研究比较了保守性输血标准(<7g/dl)及自由输血标准(<10g/dl),表明保守性组的合并症及 28 天的病死率更低。
- 但是预计围手术期失血的患者需要更高的血红蛋白水平,心脏缺血患者携氧力应更好,以及接受放疗的患者以便有更多的氧气形成自由原子团以产生更加疗效。
- 副作用包括血管内堆积枸橼酸盐所致的低钙血症,循环休克的患者高钾血症,输血反应,传染感染性疾病,和输血相关急性肺损伤(TRALI)。
- 由于**大量输血**时可能产生凝血功能异常,复苏方法包括联合输注红细胞(RBC),冰冻新鲜血浆(FFP),及血小板。三者理想的比例并无一致观点,一些机构的建议是红细胞:新鲜冰冻血浆:血小板的比例为 1∶1∶1。

血小板减少症

- 血小板减少征定义为血小板计数低于 140 000/µl。一般来说,当血小板不低于 50 000/µl,不会出现出血性合并症。
- 会导致血小板减少的药物包括:复方新诺明、盘尼西林、噻嗪类利尿剂、化疗辅助用药及肝素。**肝素诱导的血小板减少症(HIT)**是一种抗体介导的反应,常发生与开始肝素治疗的 4~10 天后。该病诊断标准是患者接受肝素治疗后血小板下降大于 50%。诊断 HIT 后,应停止肝素抗凝,换为来匹芦定、比伐芦定和阿加曲班抗凝。

弥散性血管内凝血

- 弥散性血管内凝血是同时激活血管内凝血及纤溶系统而导致的凝血功能异常,导致凝血物质和血小板的消耗。广泛的内膜损伤释放**组织因子**激活凝血纤维系统。临床上系统性出血的患者会同时存在广泛的微血管血循环。
- 实验室异常包括 PT、APTT 时间延长,D-二聚体升高。血小板计数及纤维蛋白原下降。周围血涂片显示破碎 RBC(即破碎红细胞)和大血小板的血小板减少症。

- 危险因素包括**感染、创伤、产科合并症、恶性肿瘤、肝衰竭和肾衰竭**。
- **治疗**为支持性,并且治疗困难。应找出所有刺激因素。**输血治疗**包括输注血小板、FFP 和(或)冷沉淀。但是这些帮助有限并且提供的血小板和凝血物质可能导致之后进一步的微血管血栓。

感染性疾病

败血症

- 败血症是一种临床综合征,是宿主对于感染的反映,包括血管扩张、补体激活、血流动力学失衡和微血管通透性增加。最终导致广泛的微血管和细胞损伤,从而促发了更多的炎症、多器官功能不全以及最终导致器官衰竭。表 2-5 罗列的是 SIRS、败血症、严重败血症和感染中毒性休克的定义。早期感染中毒性休克是分布性的,感染中毒性休克发展的后期会产生心源性休克,届时将出现低血压、酸中毒、缺血导致心肌功能抑制。另外,感染组织损伤和产科意外可能激活内源性凝血通路,随后出现血管内凝血和纤溶,导致弥漫新血管内凝血和大量出血。

表 2-5 败血症及相关疾病的诊断

SIRS	至少满足两项
	体温 >38℃或 <36℃
	心率 >90bpm
	呼吸频率 >20 次 / 分或 $PaCO_2$<32mmHg
	WBC>12 000/mm^3 或者 <4 000/mm^3 或 >10% 标准值
败血症	感染导致的 SIRS
严重败血症	败血症所致器官功能不全
败血症休克	严重的败血症中液体复苏难以纠正的低血压

SIRS= 系统炎性反应综合征;WBC= 白细胞

• 成功治疗败血症包括早期识别、积极但是恰当的液体替代、广谱抗生素，确定疾病来源并予以控制，并且加强支持治疗护理。表 2-6 是 Surviving Sepsis Campaign 制定的败血症存活策略包。这个败血症管理指南可以在 http://www.survivingsepsis.org 网站找到。

表 2-6　败血症存活策略包

在 3 小时内完成	1. 测量乳酸水平
	2. 在抗生素治疗前先行培养
	3. 应用广谱抗生素
	4. 在低血压或乳酸大于 4mmol/L 的患者中应用 30ml/kg 的晶体液
在 6 小时内完成	5. 应用血管升压药(对初始的液体复苏无反应的低血压者)使得平均动脉压(MAP)维持≥65mmHg
	6. 液体复苏(感染性休克)和初始乳酸 4mmol/L 后持续低血压： • 测量中心静脉(CVP)[a] • 测量中心静脉氧饱和度(ScvO$_2$)[a]
	7. 在初始测定乳酸水平后要重新评估[a]

[a] 指南中有质量的复苏目标包括：CVP≥8mmHg，ScvO$_2$ 70%，乳酸水平正常

• 败血症所致的低血压(低血压不论是否初始的液体复苏困难或者乳酸 >4mmol/L)开始 6 小时以内的初始复苏目标包括 CVP8~12mmHg，平均动脉压≥65mmHg，尿量 0.5ml/(kg·h)，中心静脉或者混合氧饱和浓度 70% 或者分别为 65% 以及纠正乳酸。

• 晶体液是初始的液体选择，如果需要显著大量的液体是考虑用白蛋白。目前的证据反对应用羟乙基淀粉。

• 如果需要增加静脉血管内压力，去甲肾上腺素是首要选择。肾上腺素是可作替代的选择。

• 诊断需要细菌培养，但是不能因此而延误抗生素治疗，采样后抗生素治疗应在 45 分钟内给药治疗，影像学检查有助于确定感染的来源。

• 广谱的抗生素应在识别出严重感染和感染中毒性休克后的 1 小时内开始应用。应该每天评估治疗方案，3~5 天后不应该再用经验性治疗。早

期应积极控制感染来源,应去除所有不必需的血管内装置。

- 其他治理包括免疫球蛋白和硒,但是现在已经不再推荐。关于重组活化蛋白 C 还有一些有限的证据,但该药物最近撤市了。
- **中毒性休克综合征**,发生于 <5/100 000 的生育年龄女性。链球菌感染中毒休克综合征(STSS)是由于金黄色葡萄球菌产生的毒素 1 所致。中毒休克样综合征(TSLS)是由于 A 族链球菌(GAS)产生的致热外毒素所致。两者都会产生严重、迅速的疾病进程,包括高热、低血压、不适、黏膜充血、皮肤发红和脱皮,以及腹泻。这与过长或超级能吸收的卫生棉条应用、手术床上和皮肤感染以及脓肿相关。STSS 更容易在健康人群中发生,而 TSLS 一般其前常有感染存在。血培养可以为阴性。
- STSS 的诊断标准包括如下:发热 >39.9℃,弥漫发烫红皮病并在 10~14 天进展到脱屑;尤其是手掌和脚底,低血压、收缩压 <90mmHg 或者静态平衡位;三个或更多的器官系统受累例如:GI(腹泻、呕吐),肌肉骨骼系统(严重肌痛、肌酶两倍以上升高),黏膜充血(口咽、结膜、阴道),肾功能不全(BUN 或者肌酐两倍升高),肝功能不全(胆红素、AST、ALT 两倍升高),血液系统异常(血小板 <100 000/ml),或者精神状态改变而无局灶发现。TSLS 的诊断类似但需要独立的 GAS 感染并且累及至少两个器官系统。
- 鉴别诊断包括落基山斑疹热、Stevens-Johnson 综合征、猩红热、病毒疹、药物反应、脑膜炎球菌血症、钩端螺旋体病和热射病。
- 治疗包括早期识别,如果能识别则清除 / 清创感染灶、抗生素、ICU 单元支持液体、氧气、必要时缩血管治疗。病死率为 5%~60%,取决于细菌负荷以及疾病的严重程度。
  - β 内酰胺制剂(例如:盘尼西林 G)对 GAS 有效,而 STSS 需要万古霉素、萘夫西林或者苯唑西林治疗。
  - 应用克林霉素可抑制蛋白代谢反应以抑制毒素。
  - 一些对治疗无迅速反应的患者,免疫球蛋白治疗可以用于控制抵消抗原超反应以及可能缩短疾病病程。

神经系统重症监护

- 为了增加患者的舒适性,在 ICU **镇静**和**疼痛控制**可解决或最小化压力介导的神经内分泌通路活化,增加交感张力。极度焦虑的患者应评估疼痛、焦虑和谵妄的存在情况。
- 最常见用于镇静的药物是氟哌啶醇、非阿片类麻醉剂、咪达唑仑、丙泊酚、地西泮和劳拉西泮。咪达唑仑和地西泮对于极度焦虑急性谵妄的患者最为合适但是在年龄较大的患者中应用应注意。当需有尽快唤醒患者需求时,丙泊酚是最有用,但是持续应用大于两天,则应该监测甘油三酯的水平。

• 减少镇静作用的长期作用,推荐每日逐渐减少或有间隔应用镇静药物。每个患者都应建立镇静的目标并规律调整。

• 有几种方式评价患者的镇静程度,包括镇静麻醉评分(sedation-analgesia scale,SAS)、Richmond 躁动镇静评分(Richmond Agitation Sedation Scale,RASS)、Vancouver 相互作用和镇定评分(Vancouver Interaction and Calmness Scale,VICS)、肌肉活动评分(motor activity assessment scale,MAAS),以及 Remsay 镇静评分法(remsay scale for scoring sedation)。这些评估系统是主观的,不过 RASS、MAAS、VICS 被证实也可以用于极度疾病状态的患者。

• 谵妄(delirium)是一种急性的、短暂的、混乱搏动状态,注意力不能持续维持为特征。近期的研究表明谵妄的存在与死亡风险相关。谵妄可能是低激活状态(运动减少,精神活跃度降低,注意力不集中),也可疑是高激活状态(斗志昂扬、激动),或混合性。

• 用 DELIRIUM 可以帮助记忆危险因素:药物(Drugs),电解质异常(Electrolyte),缺乏药物(或戒断)(Lake of drugs),感染(Infection),感知输入减少(Reduced sensory input),颅内疾病(Intracranial problems),尿潴留和粪便嵌塞(Urinary retention and fecal impaction),心肌疾病(Myocardial problems)。

• 评估瞻望的方法包括患者意识模糊评估单(CAM-ICU),重症监护谵妄筛查表(ICDSC),以及 NEECHAM 意识模糊量表(NEECHAM)。

• 治疗应该包括识别和治疗可能的病因。比较一致的治疗策略包括重新评估患者情况,重新建立正常睡眠-觉醒周期,取消应用加重谵妄的药物,提供听力辅助设备/眼镜,如果可能移除有创设施。如果应用了药物治疗,应避免使用苯二氮䓬类药物,抗精神类药物可以选用氟哌啶醇(每 6~12 小时应用 2~5mg)。

产科重症监护中的特殊情况

高血压、出血、败血症和心肺情况是产前及产后阶段重症监护中需要关注的方面。孕期的生理改变可能持续到产后阶段并且对于解释关键的监护数据中也很重要。

• 显著的**血流动力学改变**在孕期发生,包括血容量增加 40%~50%,心输出量增加 30%~50%，周围血管阻力下降，心率增加。对于产科患者进行有创血流动力学监测的数据有限。

- 尽管需要**心肺复苏**的情况少见，在心脏按压时移开左旋的子宫是增加心脏输出的基本。

- 当患者出现 ARDS 时，除了妊娠外其他常见病因包括：绒毛膜羊膜炎、肾盂肾炎、抗分娩治疗以及子痫前期。在此种情况下，妊娠期可能由于高通气导致的呼吸性碱中毒加重。此外，支持治疗和肺保护性通气类似与其他非妊娠期患者。

- 妊娠期的晶体渗透压下降高达 20%，治疗会增加心源性及非心源性肺水肿的风险，尤其是有心脏情况的女性。对于这些患者最重要的是仔细的液体管理。

- 在极度疾病的产科患者中，在临床情况进展后，应评估是否终止妊娠。如果妊娠状态加重疾病病情，所有保守治疗都难以奏效，应考虑终止妊娠。应该评估早产的风险以及母体维持妊娠的风险之间的平衡。

（吕涛　曾桢　译　张岩　审）

推荐读物

American Society of Anesthesiologists Task Force on Pulmonary Artery Catheterization. Practice guidelines for pulmonary artery catheterization: an updated report. *Anesthesiology* 2004;99:988–1014.

Anderson JL, Adams CD, Antman EM, et al. ACC/AHA 2007 guidelines for the management of patients with unstable angina/non–ST-elevation myocardial infarction: a report of the American College of Cardiology/American Heart Association Task Force on Practice Guidelines (Writing Committee to Revise the 2002 Guidelines for the Management of Patients With Unstable Angina/Non–ST-Elevation Myocardial Infarction). *Circulation* 2007;116:e148–e304.

Deakin CD, Morrison LJ, Morley PT, et al; Advanced Life Support Chapter Collaborators. Part 8: advanced life support: 2010 International Consensus on Cardiopulmonary Resuscitation and Emergency Cardiovascular Care Science with Treatment Recommendations. *Resuscitation* 2010;81(suppl 1):e93–e174.

De Backer D, Biston P, Devriendt J, et al. Comparison of dopamine and norepinephrine in the treatment of shock. *N Engl J Med* 2010;362(9):779–789.

Dellinger RP, Levy MM, Rhodes A, et al; Surviving Sepsis Campaign Guidelines Committee including the Pediatric Subgroup. Surviving Sepsis Campaign: international guidelines for management of severe sepsis and septic shock: 2012. *Crit Care Med* 2013;41:580–637.

Fan E, Needham DM, Stewart TE. Ventilator management of acute lung injury and acute respiratory distress syndrome. *JAMA* 2005;294:2889–2896.

Hébert PC, Wells G, Blajchman MA, et al. A multicenter, randomized, controlled clinical trial of transfusion requirements in critical care. *N Engl J Med* 1999;340(6):409–417.

Jaax ME, Greinacher A. Management of heparin-induced thrombocytopenia. *Expert Opin Pharmacother* 2012;13(7):987–1006.

Jacobi J, Fraser GL, Coursin DB, et al; Task Force of the American College of Critical Care Medicine of the Society of Critical Care Medicine, American Society of Health-System Pharmacists, American College of Chest Physicians. Clinical practice guidelines for the sustained use of sedatives and analgesics in the critically ill adult. *Crit Care Med* 2002;30(1):119–141.

Kellum JA. The use of diuretics and dopamine in acute renal failure: a systematic review of the evidence. *Crit Care* 1997;1(2):53–59.

Lappin E, Ferguson AJ. Gram-positive toxic shock syndromes. *Lancet Infect Dis* 2009;9(5):281–290.

Lindenfeld J, Albert NM, Boehmer JP, et al. Executive summary: HFSA 2010 comprehensive heart failure practice guideline. *J Card Fail* 2010;16:475–539.

National Heart, Lung, and Blood Institute ARDS Clinical Network. Higher versus lower positive end-expiratory pressures in patients with acute respiratory distress syndrome. *N Engl J Med* 2004;351:327–336.

O'Gara PT, Kushner FG, Ascheim DD, et al; American College of Cardiology Foundation/American Heart Association Task Force on Practice Guidelines. 2013 ACCF/AHA guideline for the management of ST-elevation myocardial infarction: a report of the American College of Cardiology Foundation/American Heart Association Task Force on Practice Guidelines. *Circulation* 2013;127(4):e362–e425.

Ricci Z, Cruz D, Ronco C. The RIFLE criteria and mortality in acute kidney injury: a systematic review. *Kidney Int* 2008;73(5):538–546.

SAFE Study Investigators. A comparison of albumin and saline for fluid resuscitation in the intensive care unit. *N Engl J Med* 2004;350:2247–2256.

Shafiee MAS, Bohn D, Hoorn EJ, et al. How to select optimal maintenance intravenous fluid therapy. *Q J Med* 2003;96:601–610.

Weil MH, Shubin H. Proposed reclassification of shock states with special reference to distributive defects. *Adv Exp Med Biol* 1971;23:13–23.

Yeomans ER, Gilstrap LC III. Physiologic changes in pregnancy and their impact on critical care. *Crit Care Med* 2005;33(10)(suppl):S256–S258.

Zeeman GG. Obstetric critical care: a blueprint for improved outcomes. *Crit Care Med* 2006;34(9)(suppl):S208–S214.

第 3 章 孕前咨询和产前保健

William Fletcher and Melissa L. Russo

孕前保健和咨询

孕前保健和咨询非常重要,可以在孕前发现影响妇女健康的因素:例如:医学、药物、行为、社会因素等,并在孕前开始干预,减少母儿患病率及死亡率。孕前评估提供了一个独特的机会可让女性发现潜在的不孕症或妊娠问题。孕前保健对于一些妇女尤其重要,如:孕前合并糖尿病、苯丙酮尿症、肾脏疾病等,或暴露于致畸药物(如:华法林,异维 A 酸),或有高危行为(如:吸烟、吸毒)。孕前咨询应强调健康的孕前生活习惯并确保注射最新的疫苗。应该整合到育龄妇女常规健康保健的访视中,因为在美国一半以上的妊娠都是非计划性妊娠。以下部分着重于强调孕期评估的主要领域。

医学评估

• 孕前保健(表 3-1)应包括对个人健康问题的全面评估。随着肥胖相关伴随疾病,如糖尿病、高血压发病率的增加,全面评估身体健康显得更为重要。这些问题应该在孕前尽可能地控制好,因为这些疾病可能对胎儿发育有严重的不良影响,对母亲也有不良作用。比如在糖尿病患者中,糖化血红蛋白越高,出生缺陷发生率越高,糖化血红蛋白大于 10.6% 的孕妇,发生出生缺陷的风险是糖化血红蛋白小于 8% 的孕妇的 8 倍。

表 3-1　孕前风险的评估:实验室检查

对所有女性的推荐	对某些女性的推荐
血红蛋白水平或红细胞压积	结核病筛查
Rh 因子	丙肝抗体
尿试纸测定(蛋白质和糖)	铅水平
官颈涂片(官颈癌)	水痘 IgG 筛查
淋球菌 / 衣原体筛查	弓形虫 IgG 筛查

对所有女性的推荐	对某些女性的推荐
梅毒检查 乙型肝炎表面抗原 风疹 IgG 人类免疫缺陷病毒筛查 违禁药物筛查(可提供)	巨细胞病毒 IgG 筛查 微小病毒 B19 IgG 筛查 对血红蛋白病、黑蒙性家族性痴呆、海绵状脑白质营养不良,囊状纤维病或其他遗传病有习惯性流产的夫妇进行染色体核型分析

• 对于母亲的医疗问题,评估疾病对胎儿的影响及妊娠加重原有疾病的潜在风险是十分重要的。

• 如果合并复杂的疾病,需要母胎医学专家提供咨询,如有指征需要多学科会诊。

妇科疾病及生育史

• 既往的妇科疾病和产科病史可能会揭示不孕症的潜在原因及再次妊娠发生的合并症。

• 月经史及避孕史可指导孕前咨询,同时可指导有复杂合并症的妇女的最适宜妊娠时机。

• 既往有性传播疾病感染史的妇女需要高度重视,因为这些妇女再次妊娠这些感染风险增加。这些感染包括:淋病、沙眼衣原体、梅毒、生殖道单纯疱疹病毒及艾滋病病毒。

• 对于前次不良妊娠结局,需讨论再次发生不良结局的风险。在一些病例中,有干预措施来降低在下次妊娠中再发风险。

• 识别已知先天性子宫发育异常很重要,因为这些异常可导致反复流产,胎先露异常或早产。

年龄

• 高龄(分娩时年龄大于 35 岁)可增加不孕、胎儿染色体非整倍体异常、妊娠期糖尿病、子痫前期、胎死宫内的风险。

• 妊娠前非常重要的是要告知患者高龄带来的风险,讨论可行的染色体非整倍体筛查方式和诊断方式以及可行的处理的选择。

家族史

- 患者的家族史可帮助明确再次妊娠遗传的风险。
- 孕前病史包括评价:先天性畸形家族史,染色体异常(如:唐氏综合征);智力发育迟缓,生长落后,遗传性疾病如血红蛋白病,囊性纤维化,血友病,复发性流产/胎死宫内/家庭中早期婴儿死亡,种族和血缘关系等。
- 携带者筛查:传统的遗传疾病筛查是对种族背景的夫妇进行筛查,可以使他们有机会在第一次怀有可能受累的胎儿之前接受相关的咨询。孕前确定为携带者时,可以在妊娠相关的感情之外告知患者妊娠所需承担的风险,还能够允许夫妻俩决定是否考虑妊娠,明确一旦妊娠后所需做的相关检查。拓展性的携带者筛查是可由患者选择,通过一次单独试验检测超过100种疾病。家族史可帮助识别一些特殊疾病发生的风险如:肌营养不良,脆 X 综合征,唐氏综合征这些疾病,应向这些疾病提供遗传咨询。可以介绍绒毛穿刺、羊水穿刺这些产前诊断方法。在一些情况下,遗传咨询可决定是否终止妊娠或使用辅助生殖技术降低疾病发生风险。

药物暴露评估

包括对处方药和非处方药、草药和补充添加药物的评估。一般来说,应该避免应用或停止使用美国 FDA 妊娠药物分类中的 X 和 D 类药物。对于其他药物,应该进行母体和胎儿风险-效益评估理解到不用特定药物的母亲的风险可能超过用药对胎儿的风险。有关生殖毒理学的问题可以参考网上数据库 REPROTOX(reprotox.org)。哥伦比亚妇女医疗中心的生殖毒理学中心是 REPROTOX 的赞助方之一,也提供临床咨询项目服务。美国许多州均有致畸剂热线或州政府资助项目;畸形学信息专家组织是获得该类信息很好的渠道,他们同时还提供其他资源(www.otispregnancy.org)。

- **异维 A 酸**是一种用于治疗严重囊性痤疮的口服药,有高度致畸性,可以导致颜面部的缺陷(小耳畸形,无耳畸形)。孕前应停止使用。
- **华法林**和维生素 K 拮抗剂,这些抗凝药物与可华法林胚胎病相关。因为肝素(普通肝素和低分子量肝素)不通过胎盘,需要抗凝治疗的妇女在孕前最好改用肝素,除了一些罕见病例。
- **抗癫痫药物:**服用抗癫痫药物的妇女,其子代患先天性畸形的风险增加,尤其是在妊娠早期应用时。丙戊酸与神经管缺陷(neural tube defects,NTD)、不良神经认知影响、颅面部、四肢和心脏畸形相关。卡巴西平暴露与面部畸形和指甲发育不全相关。较新的抗癫痫药物的资料仍然有限。对于有癫痫发作的孕妇,非常重要的是要使用致畸性小的药物。值得注意的是,若患者在使用抗惊厥药物期间意外妊娠,不要立刻停药,应换为其他药物,否则可导致癫痫发作。对于这些患者,应在孕期进行系统性胎儿超声检查,母血清 AFP 检测和胎儿超声心动等检查提供有用的信息。

• 锂剂与可导致心脏发育异常发病率增加相关,应该根据病情的严重性和频率决定是否继续使用。若孕妇早孕期摄入锂剂,建议胎儿行超声心动。**拉莫三嗪**是比锂剂安全性更高的情绪稳定药物,可治疗双向情感障碍类疾病。

• 选择性 5-羟色胺再摄取抑制剂是安全的;不过,妊娠早期应用帕罗西丁与心脏畸形风险增加相关,美国 FDA 指出晚孕期应用选择性 5-羟色胺再摄取抑制剂和新生儿持续肺动脉高压相关。孕期选择性 5-羟色胺再摄取抑制剂的应用应该个体化,平衡母亲抑郁和对胎儿潜在不良影响的风险。

营养评估

• **叶酸**补充可以减少神经管缺陷(neural tube defects,NTD)的发生风险。美国公共卫生服务机构推荐有可能妊娠的妇女每天补充叶酸 0.4mg。如果患有恶性贫血等禁忌证,以前分娩过 NTD 胎儿的妇女每天应补充叶酸 4.0mg。

• **体重指数**(body mass index,BMI)是指体重(kg)/ 身高 ^{2}(m^2),是目前首选评估营养状况的指标。体重过重(BMI>30)或过轻(BMI<20)的妇女都有发生不良妊娠结局的风险。

• **饮食习惯**:诸如斋戒、异食症、进食障碍和补充大剂量维生素等问题都在考虑之列。

• 美国的大多数妇女都可从常规饮食中摄入足够量的**维生素 A**,因此应该避免过多补充含有维生素 A 的维生素复合制剂。人类每天摄入的维生素 A 大于 20 000~50 000IU 时就会有致畸作用,畸形的类型与异维 A 酸所致畸形相似。

• 在孕前进行营养学和心理学咨询,对有厌食或暴食症的妇女会有帮助。

• 有胃旁路术手术史的妇女必须在咨询产科医师同时咨询营养专家以保证孕期获得足够的能量及营养。

药物使用评估

所有的患者都应询问酒精、吸烟和违禁药物应用。酒精是已知的致畸剂,且饮酒量和胎儿缺陷之间存在明确的剂量-效应关系,包括胎儿酒精综合征。吸烟是导致低出生体重的重要的可预防的原因。证据表明可卡因除可致畸之外,还会导致早产、胎盘早剥和宫内生长受限(intrauterine growth restriction,IUGR)。如果存在上述药物滥用需要进行有组织的恢复计划,实现行为方式的改变。只有通过孕前就诊,才有可能及时进行有关药物使用和妊娠的教育,告知受孕时使用某些物质可能导致的风险,对需要治疗的妇女进行干预的介绍。

- 吸烟:在美国,大约有 11% 的孕妇吸烟。烟草中的一氧化碳和尼古丁是对胎儿有不良影响的主要成分。吸烟可增加以下疾病的发生率:
  - 自然流产(风险是非吸烟者的 1.2~1.8 倍以上)。
  - 染色体正常的胎儿发生流产(可能性比非吸烟者多 39%)。
  - 胎盘早剥、前置胎盘和胎膜早破。
  - 早产(是非吸烟者的 1.2~1.5 倍以上)。
  - 低出生体重儿。
  - 婴儿猝死综合征。
- 孕前建议戒烟,然而孕期**戒烟**仍可以提高婴儿体重,尤其在孕 16 周之前停止吸烟者效果更明显。有前瞻性随机对照临床试验表明,实施强化减少吸烟项目通过与吸烟者频繁接触、密切监督,可帮助孕妇戒烟,并使婴儿出生体重增加。
  - 成功的戒烟干预重点在于强调戒烟的方法,而不仅仅是提供戒烟命令。
  - **尼古丁替代疗法**(咀嚼口香糖或皮肤药贴)对孕妇和胎儿都有不良影响。然而,尼古丁是吸烟中唯一的毒素;用尼古丁替代物戒烟可减少胎儿暴露在一氧化碳和其他的毒素中,可能改善妊娠结局。如果孕妇不能减少吸烟量,孕期咨询时可建议其使用尼古丁替代物作为辅助治疗。对于无法减少吸烟量的孕妇使用尼古丁替代疗法可能会使胎儿的风险更大。
- **酒精**:乙醇可以自由通过胎盘和胎儿血脑屏障,也是一种已知的致畸物。乙醇对胎儿的毒性与剂量相关但是并没有一个明确的最低剂量阈值。
  - 乙醇暴露对胎儿最危险的阶段为早孕的三个月,但整个孕期胎儿的脑发育均可能会有影响。
  - 虽然孕期偶尔饮酒未显示出对胎儿的危害,但还是应该告知孕妇,对胎儿无不良影响的饮酒量最低阈值还不明确。
  - **胎儿酒精综合征**表现为三个特点:生长迟缓、面部畸形和中枢神经系统(central nervous system,CNS)功能异常。面部畸形包括眼睑裂变短、低位耳、面中部发育不良、人中不明显、上唇薄等。胎儿酒精综合征的 CNS 异常包括小头畸形、智力发育迟缓和行为异常,如注意力缺陷障碍。孕期酒精滥用的孕妇分娩的婴儿比未嗜酒者的子代,更容易发生骨骼异常和心脏结构畸形。最常见的心脏结构畸形为室间隔缺损,其他畸形也有发生。

- **违禁药品使用:** 近年的数据显示4%的孕妇在孕期应用一些违禁药品。
  - **大麻:** 可改变大脑神经递质及化学物质,大麻可在身体中存在长达30天,增加了胎儿的暴露。吸食大麻比吸烟多产生五倍的一氧化氮,可能改变胎儿的氧合作用。大麻与可导致解决问题的技能如视觉记忆、分析、整合能力和轻微的学习与记忆缺陷相关。
  - **可卡因:** 可卡因对母亲的不良影响包括明显血管收缩引起的恶性高血压病、心肌缺血和脑梗死。可卡因可能有直接心脏毒性作用,而引发猝死。孕期使用可卡因的并发症有自然流产、胎死宫内、胎膜早破、先兆早产和早产、IUGR、羊水胎粪污染和胎盘早剥。可卡因有致畸性,可能引起宫内胎儿脑梗死、小头畸形和四肢短小。曾有报道,妊娠最初三个月使用可卡因,可导致生殖泌尿道畸形。母亲使用可卡因后出生的婴儿,有发生神经行为异常和定位、运动功能受损及神经行为控制异常的风险。
  - **阿片制剂:** 阿片制剂可增加胎死宫内、胎儿生长受限、早产和新生儿死亡率,这可能与阿片剂药物滥用者的危险行为有关。用美沙酮治疗可改善妊娠结局。麻醉药成瘾的新生儿可发生严重的,甚至是致命的戒断综合征。虽然成瘾者经美沙酮治疗后可稍降低临床明显戒断综合征的发生,但是一旦发生,病情还是很严重。新生儿戒断综合征表现为哭声高尖、喂养不好、肌张力高、震颤、易激惹、打喷嚏、出汗、呕吐和腹泻,有时有抽搐发作。静脉麻醉药成瘾者经常共用注射针头,可导致高的 HIV 感染率(大于50%)和肝炎。
  - **安非他命:** 为去氧麻黄碱晶体,是一种可以吸入、注射或喷剂的强力兴奋剂,可引起胎儿头围减小,并增加胎盘早剥、IUGR、胎死宫内的风险。但没有证据表明去氧麻黄碱有致畸作用。
  - 致幻剂:据报道,目前还没有证据表明,麦角酰二乙胺(lysergic acid diethylamide,LSD)或其他致幻剂可引起染色体的损伤。有关孕期使用幻致剂对新生儿可能的不良影响的研究很少,也没有 LSD 致畸作用的证据。

社会史

应该采集社会和生活方式史,以明确有无可能影响妊娠结局的危险行为和暴露,也应该明确影响妊娠计划的社会、经济和心理问题。

• 家庭暴力:女性在孕期所遭受的虐待可能比其他任何时间都要多。孕前被虐待的孕妇,大约 37% 在孕期遭受攻击,因而有可能发生胎盘早剥、产前出血、胎儿骨折,内脏器官破裂和早产。应告知被虐待的妇女可提供帮助的社区、社会和法律援助信息,并制定应对施暴伴侣的计划。见第 32 章。

• 保险覆盖和经济困难:许多妇女或夫妻都不知道保险公司为他们提供的母亲保险项目的基本条件和保险额度。有些妇女可能没有参加任何医疗保险。转诊医疗救助计划应该是孕前保健需要的一部分。

遗传咨询和检测

遗传咨询

遗传咨询、风险评估和干预措施都是针对胎儿的生物学父母亲的家族史、母亲年龄、种族、药物和环境的暴露、内科和产科病史而言的(表 3-2 和表 3-3)。通过分析三代家系可以最好的评估遗传性出生缺陷方面的信息。表 3-4 列举了主要的遗传方式。

表 3-2　以种族为基础的携带者筛查推荐

疾病	携带几率
东欧犹太人	
家族黑蒙性白痴	1/30
Canavan	1/40
囊性纤维病	1/29
家族性自主神经异常	1/30
地中海	
地中海贫血	1/50~1/20
镰状细胞贫血	1/50~1/30
欧洲高加索人	
囊性纤维病	1/29~1/25

疾病	携带几率
非裔美国人	
镰状细胞贫血	1/10
地中海贫血	1/75~1/30
囊性纤维病	1/65
亚洲人	
地中海贫血	1/50~1/20
囊性纤维病	1/90
西班牙人	
囊性纤维病	1/46
镰状细胞贫血	1/200~1/30
地中海贫血	1/75~1/30
法裔-加拿大人	
家族黑蒙性白痴	1/15
囊性纤维病	1/29

表 3-3　遗传咨询的指征

母亲在预产期时年龄≥35 岁
超声检查提示胎儿异常
妊娠早期血清/颈项透明带筛查结果异常
三联/四联筛查结果异常或甲胎蛋白检测结果异常
产前有致畸原暴露史
药物
放射线接触史
感染
遗传病家族史(包括染色体疾病、单基因遗传病和多因素遗传病)
出生缺陷
智力低下
癌症、心脏病、高血压、糖尿病和其他常见的疾病(特别是早年发作的疾病)
为某一种族的成员,这个种族中某种遗传性疾病很常见,能够进行适当筛查或产前诊断(例如:镰状细胞贫血、黑蒙性家族性痴呆症、海绵状脑白质营养不良、地中海贫血)。

续表

近亲结婚
不孕症
不育症
复发性自然流产
胎死宫内和新生儿死亡
婴儿、儿童或成年期有以下情况:
    生理缺陷
    发育和(或)生长延迟
    生殖器性别不明确或性发育异常

表 3-4 遗传的主要方式

遗传特征	再发风险	特性遗传性质	疾病
常染色体显性遗传	如果父母携带基因,子代50%发病	多代遗传,不同性别受累机会相同	软骨发育不全 急性间隙性卟啉病 成人型多囊肾 *BRCA1-BRCA2* 乳腺癌 家族性高胆固醇血症 家族性肥厚型心肌病 出血性毛细血管扩张 遗传性球形红细胞增多症 Huntington 舞蹈病 马方综合征 强直性肌营养不良 神经纤维瘤病 I 型 非息肉样结肠癌 成骨不全 结肠息肉病 结节性硬化症 血管性血友病 瓦登伯格综合征

遗传特征	再发风险	特性遗传性质	疾病
常染色体隐性遗传	如果双亲都是携带者,则子代发病率为25%	通常只见一代遗传。不同性别患病机会相同 受累儿童的父母可能存在近亲关系。受累子代的父母都是无症状携带者	白化病 海绵状脑白质营养不良 先天性肾上腺增生 囊性纤维病 半乳糖血症 家族性自主神经功能异常 Friedreich 共济失调 血色素沉着病 高胱氨酸尿症 枫糖尿病 苯丙酮尿症 镰状细胞病 黑蒙性家族性痴呆 地中海贫血 肝豆状核变性
X-连锁隐性遗传	如果母亲是携带者,儿子50%发病,女儿50%为携带者	不存在男性之间的遗传 杂合子女性通常不发病,但如X-染色体发生失活偏移,则可能发病,但程度不同	杜氏肌营养不良 G6PD 缺陷 血友病 A 血友病 B
	如果父亲为携带者,儿子不受影响,女儿100%为携带者	大部分散发的病例是由于染色体新的突变所致	Lesch-Nyhan 综合征 Menkes 综合征
X-连锁显性遗传	如果母亲患病,儿子50%发病,女儿50%发病	不存在男性间遗传 男性患病通常致命	低磷酸盐血症佝偻病 色素失调症Ⅱ型(IP2)

遗传特征	再发风险	特性遗传性质	疾病
X-连锁显性遗传	如果父亲患病，儿子不发病，女儿 100% 发病	受累的纯合子女性可能病情更严重	
线粒体遗传	由于线粒体的异质性，女性和男性的再发病的风险不同	线粒体 DNA 仅通过女性遗传，严重程度不同	Leber 遗传性视神经病 MELAS 肌阵挛型癫痫

BRCA1，乳腺癌 1 基因；*BRCA2*，乳腺癌 2 基因；MELAS，线粒体肌病、脑病、乳酸酸中毒和卒中综合征

- 辅助生殖技术，如：捐献卵子和精子、精子筛选和植入前基因诊断（preimplantation genetic diagnosis，PGD），都可以避免发生某些特定疾病的风险。其他选择有收养和避免妊娠。CVS 和羊膜腔穿刺术使早期诊断成为可能，使准父母们做好照料患儿的准备或有机会选择终止妊娠。
- 一般来说，需要产前筛查的人群可分为三组：普通的孕妇、有特定疾病的种族背景或有某一遗传病阳性家族史者，以及合并胎儿异常妊娠史的患者。美国国家社会遗传顾问协会（the National Society of Genetic Counselors，NSGC）呼吁对成年发作的遗传病的产前检查要谨慎，除非在孕期或儿童早期可采取相应的预防或治疗措施。

产前遗传学筛查

非整倍体异常是指染色体数目异常的情况。正常情况下，人体内每个体细胞都含有 46 条染色体（23 对）。不管母亲年龄大小，所有的孕妇都应该在妊娠 20 周前进行非整倍体异常筛查（表 3-5）。直到妊娠中期才进行产前保健的孕妇应该进行四联筛查和超声检查。早孕期孕妇应进行血清学筛查及颈后透明膜厚度筛查，或早中孕期联合筛查。

- **唐氏综合征**是活产儿中最常见的非整倍体疾病，这类患者体内多了一条 21 号染色体。21-三体综合征是母亲的染色体在减数分裂的复制和分裂时染色体不分离引起的。21-三体综合征的表现以智力低下、心脏畸形、肌张力过低和典型面容为特征。虽然随着母亲年龄的增长，唐氏综合征的

发生率增加（表 3-6），但是 70% 的唐氏综合征发生在年龄小于 35 岁的妇女，因为大部分妊娠都发生在较年轻的女性中。

表 3-5 产前遗传筛查检测总结

检测	检测项目	检测时间框	注解
早孕期检测	母亲年龄 母亲血清游离 β-hCG PAPP-A 胎儿超声 　NT 　胎儿鼻骨（+/−）	11~14 周	筛查 21-三体、13-三体、18-三体发生风险。评估胎儿鼻骨可提高检测率
四联筛查	孕妇年龄 孕妇血清 AFP β-hCG 游离雌三醇 抑制素 A	15~20 周	筛查 21-三体、18-三体及开放性神经管畸形
联合筛查	胎儿 NT PAPP-A 孕妇血清 AFP β-hCG 游离雌三醇 抑制素 A	早-中孕期	21-三体与早孕期联合鼻骨筛查的检测性一致（检出率95%）
序贯筛查	患者根据早孕期筛查结果决定是否进行侵入性诊断（如果结果阳性）或四联筛查（如果结果阴性）	早中孕期	允许患者决定进行检测的深度
孕妇血清 AFP	孕妇血清 AFP	中孕期	提供开放性神经管畸形的风险
胎儿游离 DNA	从母血中获得胎儿 DNA 进行分析	10~20 周	仅推荐染色体非整倍体高风险孕妇

表 3-6　活产儿的染色体异常 [a]

母亲年龄	唐氏综合征的风险	染色体异常的总体风险 [a]
20	1：1 667	1：526
21	1：1 667	1：526
22	1：1 429	1：500
23	1：1 429	1：500
24	1：1 250	1：476
25	1：1 250	1：476
26	1：1 176	1：476
27	1：1 111	1：455
28	1：1 053	1：435
29	1：1 000	1：417
30	1：952	1：385
31	1：909	1：385
32	1：769	1：322
33	1：602	1：286
34	1：485	1：238
35	1：378	1：192
36	1：289	1：156
37	1：224	1：127
38	1：173	1：102
39	1：136	1：83
40	1：106	1：66
41	1：82	1：53
42	1：63	1：42
43	1：49	1：33

母亲年龄	唐氏综合征的风险	染色体异常的总体风险 [a]
44	1∶38	1∶26
45	1∶30	1∶21
46	1∶23	1∶16
47	1∶18	1∶13
48	1∶14	1∶10
49	1∶11	1∶8

[a] 20~32 岁年龄段中不包括核型为 47,XXX 的染色体异常（没有相关的数据）

- 13 和 18-三体综合征是更加严重的疾病,可以引起严重的智力低下和多器官出生缺陷。大部分 13 或 18-三体的婴儿仅存活几个月。染色体均正常的夫妻,再发风险通常为 1%。

  早孕期筛查

- 早孕期筛查一般在孕 11~14 周进行,包括母亲年龄、颈项透明带厚度、母亲血清游离 β-人绒毛膜促性腺激素（β-human chorionic gonadotropin,β-hCG）和妊娠相关血浆蛋白-A（pregnancy associated plasma protein-A,PAPP-A）。

- 唐氏综合征的检出率为 89%,18-三体的检出率为 95%,假阳性率为 5%。

- 早孕期进行超声鼻骨筛查（在 70% 的 21-三体胎儿中缺失）可以使唐氏综合征的检出率达到近 95%,假阳性率为 5%。

- 早孕期筛查不包括开放性 NTD 的筛查。

  中孕期筛查

- **中孕期四联筛查**在妊娠 15~20 周进行,可以估计唐氏综合征、开放性神经管畸形和 18-三体综合征的患病风险。它用母亲血清甲胎蛋白（maternal serum alpha-fetoprotein,MSAFP）、β-hCG、游离雌三醇（unconjugated estriol,uE3）、二聚体抑制素 A（dimeric inhibin A,DIA）和母亲年龄相结合。

- 21-三体的检出率对于小于 35 岁孕妇为 75%,对于大于 35 岁的孕妇为 90%。另外,筛查的结果异常[AFP 和（或）hCG 升高]与围产期并发症的发生风险增加相关。

联合筛查

联合筛查应用联合早孕期和中孕期筛查调整胎儿患唐氏综合征与孕妇年龄的相关风险。

• 整合筛查在早孕期筛查颈部透明带和 PAPP-A，在中孕期筛查 MSAFP、雌三醇、hCG 和抑制素 A。在两次筛查完成后给出结果报告。该方法的检出率为 94%~96%，假阳性率为 5%；这与早孕期筛查结合鼻骨后进行风险评估的检出率相同。

• 序贯筛查是指在孕妇给予早孕期检测结果。如果存在高风险，患者可以选择进行侵入性检查，而低风险者仍然在孕中期进行筛查以获得较高的检出率。

胎儿游离 DNA 筛查

• 胎儿游离 DNA 随孕周增加，母体血循环中 DNA 含量增加。

• 游离 DNA 近年来变得可随时进行，目前仅推荐非整倍体染色体高危的患者应用，不应作为常规筛查。

• 该检测可从孕 10 周开始，可筛查 21、13、18-三体，主要是通过测定各种胎儿染色体提取的胎儿 DNA 的相对量。

• 这种筛查方法对 21 和 18-三体的检出率超过 98%，假阳性率很低，小于 0.5%。

• 高风险人群包括：母亲高龄，超声发现增加胎儿非整倍体染色体异常风险的相关表现，既往胎儿三倍体妊娠史，或之前筛查提示染色体非整倍体高风险。

• 和其他产前遗传学筛查方法一样，患者如果结果提示非整倍体风险增高，建议进行产前诊断，因为筛查的瑕疵其结果不能认为是诊断性的。

神经管缺陷的筛查

• NTD 是由于在胚胎发生早期，神经管未闭合或未能得到正常肌肉骨骼组织的覆盖而形成的结果。在最常见主要先天性畸形中，活产儿 NTD 发病率为 1~2/1 000，NTD 包括致死的无脑儿畸形和脊柱裂（脊膜脊髓膨出和脑脊膜膨出）等胎儿畸形，大多外科手术纠正的潜在风险。

　• 家族史增加了 NTD 的风险。如果夫妻一方为 NTD 患者，NTD 的复发风险为 2%~3%；如果同一对夫妻曾经生育过 NTD 患儿，则再发风险也是 2%~3%。但 90% 的 NTD 发生在没有家族史的家庭，因此美国国内要求所有孕妇都应进行 NTD 筛查。

　• MSAFP 是由胚胎卵黄囊、胎儿胃肠道和肝脏持续合成的一种胎儿糖蛋白。正常情况下，AFP 通过胎盘出现在母亲血清中。此外，少量的 AFP 可通过胎儿排尿、胃肠道分泌物和暴露血管的渗透作用进入羊水。妊娠第三个月末羊水中的 AFP（AFP in amniotic fluid，AFAFP）水平最高，然后随着孕期的进展缓慢下降。另一方面，母亲血清的甲胎蛋白（MSAFP）随着孕周增加而升高，直到 30 周。

- 胎儿开放性 NTD 或腹壁缺损时，有 95% 以上在羊水中和 80% 的母血中 AFP 升高超过大于中位数的 2.5 倍。
- MSAFP 水平升高也可能由于孕周计算错误、多胎妊娠、先天性遗传性肾病、特纳综合征合并水囊状淋巴管瘤、胎儿肠梗阻、畸胎瘤、IUGR 和胎儿死亡。闭合缺损不与 AFP 水平异常相关。
- 孕妇选择孕早期筛查或者 CVS 检查结果正常者，在孕中期仍然应该进行 MSAFP 检查筛查 NTD。
- MSAFP 升高的孕妇应该进行诊断性超声检查，以确定孕周并观察胎盘、确定是否为多胎妊娠、检测是否存在胎儿畸形。
- 孕周错误可能会导致对 AFP 水平结果的错误解释，因为 MSAFP 和 AFAFP 水平改变都与孕周相关。孕妇吸烟与 MSAFP 假阳性升高也相关。

产前诊断检测

- 基于遗传性年龄高风险，在美国，预产期年龄超过 35 岁孕妇的标准方法是绒毛穿刺或羊水穿刺。
- CVS 是采用导管（经宫颈）或细针（经腹）穿刺活检与胎儿同一受精卵形成的胎盘组织。CVS 通常在孕 10~13 周进行，但是经腹 CVS 可在孕中晚期均可进行。
  - CVS 提供的早期诊断和在孕早期终止妊娠的可能性，在心理和治疗方面均有优势。
  - 当校正混淆因素例如：孕周和孕早期自然流产率后，CVS 相关的流产率与孕中期羊膜腔穿刺相比无统计学差异。
  - 未致敏的 Rh 阴性孕妇，应该在 CVS 后给予 Rh 免疫球蛋白。
  - CVS 检查后，由于母体细胞污染或嵌合体而导致的细胞遗传学结果不明确的报告比羊膜腔穿刺后多。在这种情况下，为了明确结果需要进行羊膜腔穿刺随访，这将会增加检查的总费用和流产的风险。
  - 绒毛穿刺后胎儿肢体缺陷最早报道于 1991 年，这种不良结局与孕周相关，因此绒毛穿刺不推荐在孕 9 周前进行。

• **羊膜腔穿刺**抽吸少量的羊水,羊水中含有从胎儿膀胱、皮肤、胃肠道和羊膜脱落的细胞。这些细胞可以用于核型分析或其他遗传学检查。

- 羊膜腔穿刺通常在 15~18 周进行。
- 有 NTD 产科病史的患者,应该告知其有 2%~3% 复发风险,在孕中期行羊膜腔穿刺进行 AFP 测试以及在孕 18~20 周进行详细的超声检查评估胎儿解剖结构。
- 应该仔细选择羊膜腔穿刺部位,尽可能避免穿透胎盘,以免被胎儿血污染而使 AFAFP 假性升高。由于胎儿血污染而导致的假阳性结果可以通过乙酰胆碱酯酶测试明确(该酶在被胎儿血污染而引起 AFAFP 升高的病例中不存在)。
- 孕中期(16~20 周)羊膜腔穿刺的流产率估计在 1∶200 到 1∶500。其他并发症包括不常见的阴道点滴出血或羊水渗漏;多为一过性。
- 未致敏的 Rh 阴性孕妇在穿刺后应接受 Rh 免疫球蛋白治疗。

• **孕中期超声评价**:孕 18~22 周的超声检查应该包括系统的胎儿解剖检查和生长状况评估。

- 唐氏综合征的超声筛查,又称为**年龄校正超声风险检查**(age-adjusted ultrasound risk assessment,AAURA),用相关的特异标志物相似比校正孕妇的先天性风险。
- AAURA 筛查包括:颈褶增厚、胎儿肠管回声增强、肱骨和股骨短、肾盂扩张和心内回声强点。
- 尽管超声检查有助于诊断,但并不能明确诊断唐氏综合征。
- 超声检查检测非整倍体异常检测率,例如 18-三体或 13-三体较唐氏综合征更好,18 或 13-三体的重大结构异常的发生率更高。

常规产前保健

预产期的确定

首次产检需明确孕周及预产期是非常重要的,因为这对之后的妊娠很重要,也能影响分娩计划。从末次月经(last menstrual period,LMP)的第一天起到分娩,人类妊娠的平均时限为 280 天。40 个孕周是指停经周数(而不是受孕周数),而且假定月经周期为 28 天,排卵和受孕时间在第 14 天。

• **应用内格勒规律(Nagele's rule)进行临床推算**:预产期的推算方法为末次月经第一天所在的月份数减 3,天数加 7。

- 孕 11~12 周时用超声多普勒仪能听到胎心音。
- **超声推算**:孕 7~11[+6] 周时超声检查推算预产期是最准确的。如果 LMP 推算的预产期与超声检查推算的一致,(表 3-7),则可以依据 LMP 来推算预产期。

表 3-7　根据孕周超声检查推算孕周的准确范围

孕周(周)	超声测量内容	准确范围
<8	孕囊大小	± 10d
8~12	CRL	± 7d
12~14	CRL 或 BDP	± 14d
15~20	BDP/HC/FL/AC	± 10d
20~28	BDP/HC/FL/AC	± 2 周
>28	BDP/HC/FL/AC	± 3 周

AC:腹围;BDP:双顶径;CRL:头臀长;FL:股骨长;HC:头围;d:天数

- 孕 19~20 周用胎心听诊器能听到胎心音。初产妇大约在孕 19 周能感到胎动,而经产妇通常提前大约两周。

营养和体重增加

- 孕妇比非孕妇每天多需要 15% 的**热量**,根据孕妇的体重和活动量,约合每天大约需增加 300~500kcal。
- 孕期大部分**矿物质和维生素**的摄入量都应增加,所有这些营养素,都可通过均衡的膳食保证充足的供应。
- 母亲和胎儿都需要**铁**。因此,应鼓励孕妇多饮用富含铁的食物,也可以服用铁剂。每 150mg 硫酸亚铁、300mg 的葡萄糖酸亚铁或 100mg 富马酸亚铁中都含有 30mg 日基本需要量的二价铁元素。
- 孕期**钙**的需求量为每天 1 200mg。
- 美国医学研究所孕期推荐的体重增加总量是根据不同孕前体重指数(body mass index,BMI)而定的。
  - 如果孕妇孕前体重在正常范围,则建议总的体重增加量为 11.3~15.9kg。体重过轻的女性孕期可以增重 12.7~18.1kg。但超重的女性孕期体重增加应限制在 11.3kg 以下。

- 早孕期体重增加在 1.3~2.7kg,孕中、晚期每周体重增加 0.2~0.5kg。如果到中孕期孕妇的体重增加未达到 4.5kg,应仔细评估其营养状况。

体育锻炼

- 如果没有产科或内科合并症,孕妇进行适度体育锻炼,有助于在整个孕期和产褥期保持心血管系统和肌肉的健康。
- 孕前就坚持中等活动强度运动者应该孕期在接受范围内保持他们的活动强度。没有资料显示中等强度的有氧运动对胎儿和母亲有害。规律、高强度的运动在孕期的影响尚不清楚。
- 以下是孕期进行体育锻炼的禁忌证:妊娠期高血压疾病、未足月胎膜早破、既往有早产史或此次妊娠有先兆早产、宫颈机能不全或宫颈环扎术后、孕中、晚期持续阴道出血和 IUGR。
- 如果孕妇合并其他某些疾病,如慢性高血压或甲状腺功能亢进、心血管疾病或肺病,应仔细评估后决定是否适合进行锻炼。

免疫接种

- 没有证据表明无活性的病毒疫苗、细菌疫苗或破伤风免疫球蛋白对胎儿有危害,因此如果需要,可以使用这些制剂。需要注意的是活疫苗,最好是孕前进行免疫接种。
- 乙肝:妊娠不是接种 HBV 疫苗和注射乙肝免疫球蛋白的禁忌证。
- 有以下病史的女性,是 HBV 感染高危人群且需要在孕期进行 HBV 免疫接种:静脉吸毒、任何性传播疾病的急性发作期、多个性伴侣、在卫生服务和公共安全环境中有职业暴露、家庭中接触 HBV 携带者、职业暴露或居住在发育性残疾的机构、在血液透析中心职业暴露或因出血性疾病接受凝血因子浓缩剂治疗的患者。
- 破伤风、白喉、百日咳的联合类毒素是唯一孕期常规适用于易感孕妇的免疫生物制剂。目前美国疾病与预防控制中心的指南建议孕期所有的女性都给予(破伤风、白喉、百日咳)三联疫苗。
- 麻疹、流行性腮腺炎和风疹的单一抗原疫苗联合疫苗,包含有减毒活抗原,都应该在孕前或产后随访时接种。尽管有理论上的风险,但还没有因孕期不小心接种了风疹疫苗而导致婴儿患先天性风疹综合征的报道,不过还是应建议接受免疫接种的妇女至少在四周后再怀孕。没有证据表明家庭成员免疫接种后会传播该疾病。

• 到疫区或疾病流行地区的旅游者,可能需要进行**脊髓灰质炎、黄热病、伤寒或肝炎**的免疫球蛋白或疫苗接种。

• 在流感流行季节,孕妇应行**流感/H1N1疫苗**接种,特别是那些在慢性内科疾病患者的护理中心工作的妇女或者自身患有心肺疾病的妇女,因为她们的免疫力低下,或患有糖尿病。

• 对处于特殊情况存在感染高危因素的孕妇,应推荐**肺炎球菌疫苗**免疫接种。

• 母亲在分娩前5天至分娩后2天之内如果出现水痘,则其分娩的新生儿应接受水痘-带状疱疹免疫球蛋白(Varicella zoster immune globulin, VZIG)治疗。先天水痘综合征很罕见,但没有证据表明母亲使用VZIG可减少其发生率。VZIG可以用于治疗孕妇,防止孕妇发生水痘的并发症。水痘疫苗是减毒活疫苗,孕期禁止应用。

• HPV病毒重组疫苗目前不推荐在孕期应用。

性交

• 通常来说孕妇不必限制性生活,也不是早产的独立危险因素。应该告知孕妇妊娠期可能改变性生活的躯体感觉和性欲。

• 性交后子宫活动增加很常见。孕妇有早产风险、胎盘前置在孕晚期持续存在或血管前置,应建议避免性生活。

工作

• 大多数孕妇在整个孕期均可参加工作,不过孕期应避免提重物和过重体力劳动。

• 一般非常少见需要调整工作性质,除非工作对身体有危险。

• 如果工作强度过大,或需长时间站立,或操作工业机械,或存在其他不利环境因素,则可按需调整工作。

旅行

• 由于孕期长时间制动(例如坐位)会增加静脉血栓形成和血栓静脉炎风险。

• 孕妇每天开车尽可能不超过6小时,每开车两小时应该停下来行走10分钟来减少血流淤滞。

• 准备长时间乘坐汽车或飞机时应穿上弹力袜。

- 一定要系安全带;随着孕期进展,安全带应置于腹部之下。

恶心呕吐

- 恶心呕吐是孕期常见不适,85% 孕妇可出现此症状,常发生于早孕期。通常不治疗或治疗不足导致进展成妊娠剧吐。2% 的孕妇发生妊娠剧吐,妊娠剧吐是排除性诊断,可导致母胎发生严重不良结局,大多需要住院治疗。
- 一线治疗方案包括维生素 B_6 和抗敏安,难治的病例需要苯酰胺类、吩噻嗪类及 5 羟色胺受体拮抗剂等药物治疗。
- 对于保守治疗无效伴有体重丢失的患者可以考虑给予鼻饲管补充营养。

腕管综合征

- 孕期体重增加和水肿可压迫正中神经,导致腕管综合征。
- 腕管综合征表现为拇指、食指、中指和无名指掌桡侧的疼痛、麻木或者刺痛感。
- 压迫正中神经和用反射锤叩击腕关节(Tinel 手法)和前臂可加剧疼痛。
- 腕管综合征通常在孕晚期发生于年龄大于 30 岁的初孕妇,一般在分娩后 2 周内消失。
- 保守治疗即可,即夜间用夹板固定腕关节。如果病情严重,可在局部注射激素。

背部疼痛

- 体重增加过多可加剧背部疼痛。通过锻炼加强背部肌肉和放松股后肌群可以减轻背部疼痛。
- 许多孕妇采用妊娠期支撑带或者是母亲腹带有助于缓解下背部疼痛。
- 孕妇应该保持良好的身体姿势,穿低跟鞋。
- 物理治疗能有所帮助。

圆韧带疼痛

- 圆韧带疼痛是运动引起圆韧带痉挛而导致的腹股沟剧烈锐痛。痉挛一般为单侧,因为孕期子宫通常右旋,所以右侧发生的比左侧多。
- 孕妇有时会在夜间睡眠时忽然翻身后因圆韧带疼痛而醒来。

- 没有必要进行治疗,应该告知孕妇该症状在孕期常见,是一个良性不适。

痔疮

- 痔疮是直肠的静脉曲张,在孕期会变得肿胀和疼痛。
- 因为用力排便可加重痔疮,所以痔疮患者应避免便秘。饮水充足,增加纤维摄入可以软化大便。
- 分娩后痔疮可缩小,但一般不能完全消退。

实验室检查 / 感染检测

- 表 3-8 列出了孕期产检常规项目

表 3-8　常规产前化验检查

时间	检查内容
初次产科就诊	血型、Rh 血型、抗体筛查、全血细计数、风疹、血清梅毒检测 / 快速血浆反应素(STS/RPR)、HBsAg、HIV、血红蛋白电泳、尿培养和药敏、宫颈防癌涂片、淋病和衣原体检测;如孕周不确定为了早孕期筛查行超声检查
孕 11~14 周	早孕期筛查
孕 16~20 周	母体血清甲胎蛋白检测 / 四联筛查
孕 18~22 周	超声检查除外胎儿畸形
孕 24~28 周	血型、Rh 血型、抗体筛查、全血细胞计数、STS/RPR、葡萄糖筛查。如果是高危的孕妇,需复查 HBsAg、HIV、淋病和衣原体检测。
孕 36 周	B 族链球菌培养

CBC:全血细胞计数;HbsAg:乙肝表面抗原;Hgb:血红蛋白;
HIV:人类免疫缺陷病毒;MSAFP:母亲血清甲胎蛋白;RPR:快速血浆反应素;
STS:梅毒血清试验

- 首次产检孕妇需进行不同感染的实验室评估或她们明确暴露于某感染源,对特定感染进行检测。

- **风疹**：孕前筛查抗风疹病毒 IgG 可以确定哪些妇女对风疹病毒无免疫力，应对这一人群进行疫苗接种。在受孕前或产后进行风疹病毒疫苗接种。

- 推荐所有孕妇都需行**乙型肝炎病毒**（hepatitis B virus，HBV）筛查。有暴露 HBV 风险（如：HIV 和免疫低下人群）的妇女都应该进行咨询和疫苗接种。

- 患**结核病**（tuberculosis）风险者，应进行皮下注射结核菌素纯蛋白衍化物（purified protein derivative，PPD）检查；如果患者有卡介苗（BCG）疫苗接种史，仍应该进行 PPD 筛查，除非已有阳性皮肤测试结果。孕前可以根据指征对潜伏性结核感染进行治疗。

- **巨细胞病毒**：在新生儿 ICU、儿童看护机构或血液透析中心工作的妇女在孕前应进行巨细胞病毒（cytomegalovirus，CMV）筛查。

- **微小病毒 B19**：学校老师和儿童看护人员孕前应进行细小病毒 B19 IgG 检测。

- **弓形虫**：养猫和食用或处理生肉的人群增加了**弓形虫**感染的风险，但是对无高危因素的孕妇不建议做常规筛查。受孕前常规进行弓形虫的筛查可以确定体内有无抗体，主要使已经有免疫力的人放心；患者的猫也可以接受检查。

- **水痘**：如果没有阳性病史，则应进行水痘病毒 IgG 抗体的筛查。现在推荐所有未免疫的成人都应进行水痘带状疱疹病毒的疫苗接种。该疫苗为活病毒疫苗，应该在妊娠前接种。未免疫接种者在孕期可针对暴露后预防措施就诊咨询。

- **HIV**：所有妇女都应进行人类免疫缺陷病毒（human immunodeficiency virus，HIV）的咨询和检测。美国 CDC 推荐"opt out"策略以增加筛查的依从性。

（张梦莹　译　孙笑　审）

推荐阅读

American College of Obstetricians and Gynecologists Committee on Genetics. Committee opinion no. 545: noninvasive prenatal testing for fetal aneuploidy. *Obstet Gynecol* 2012;120:1532–1534.

American College of Obstetricians and Gynecologists Committee on Practice Bulletins—Obstetrics. ACOG practice bulletin no. 92: clinical management guidelines for obstetrician-gynecologists: use of psychiatric medications during pregnancy and lactation. *Obstet Gynecol*

2008;111(4):1001–1020.

American College of Obstetricians and Gynecologists Committee on Practice Bulletins. ACOG practice bulletin no. 77: screening for fetal chromosomal abnormalities. *Obstet Gynecol* 2007; 109(1):217–227.

Behnke M, VC Smith. Prenatal substance abuse: short- and long-term effects on the exposed fetus. *Pediatrics* 2013;131(3):e1009–e1024.

Bennett RL, Motulsky AG, Bittles A, et al. Genetic counseling and screening of consanguineous couples and their offspring: recommendations of the National Society of Genetic Counselors. *J Gen Couns* 2002;11(2):97–119.

Jack B, Atrash HK, eds. Preconception health and health care: the clinical content of preconception care. *Am J Obstet Gynecol* 2008;199(6)(suppl B):257–395.

Spencer K. Aneuploidy screening in the first trimester. *Am J Med Genet C Semin Med Genet* 2007; 145C:18–32.

第二部分　产科学

第 4 章　正常产程和分娩、手术助产及胎先露异常

John L. Wu and Betty Chou

　　定义：**产程**是指具有一定频率、强度和持续时间的反复子宫收缩，使宫颈进行性消失和宫口扩张的过程。

产程的分期

- **第一产程**从临产开始，至宫口开全结束。第一产程又分为潜伏期和活跃期（**表 4-1**）。
  - **潜伏期**从规律宫缩开始，至宫口开大速率增加之时结束。
  - **活跃期**的特征为宫口开大速率增加伴胎先露下降，通常以宫口开大 6cm 开始，以开全结束。活跃期又可分为以下阶段：
    - 加速期：为活跃期的开始阶段，此时宫口扩张速率逐渐增加，最终引起宫口迅速开大。
    - 最大加速期：为活跃期中宫口扩张较快的时期。
    - 减速期：活跃期即将结束时，宫口扩张速率往往减慢，最后宫口开全。
- **第二产程**定义为宫口开全至新生儿娩出的时间。
- **第三产程**定义为新生儿娩出至胎盘娩出的时间。

表 4-1 产程的分期

参数	初产妇	经产妇
第一产程潜伏期		
平均	6h	5h
第五百分位	21h	14h
第一产程（总）		
平均	10h	8h
第五百分位	25h	19h
第二产程		
平均	33min	9min
第五百分位	118min	47min
延长（无硬膜外麻醉）	2h	1h
延长（有硬膜外麻醉）	3h	2h
第三产程		
平均	5min	5min
延长	30min	30min
最大宫颈扩张速度		
平均	3.0cm/h	5.7cm/h
第五百分位	1.2cm/h	1.5cm/h
胎先露下降速度		
平均	3.3cm/h	6.6cm/h
第五百分位	1.0cm/h	2.0cm/h

• **第四产程**，或称为产褥期，指分娩后到妊娠期生理变化复旧的一段时间，通常至产后 6 周。在这一时期，生殖道恢复至孕前状态，可能恢复排卵。

分娩机转

分娩的主要运动是指头先露时胎头通过产道时的位置变化。

• **下降**：指胎头通过骨盆向盆底移动的过程。第一产程的减速期和第二产程中胎头下降的速度最快。

• **衔接**：指胎头的最宽径线降至骨盆入口平面以下。头先露时最宽径线为双顶径，臀位时为转子间径。

- **俯屈**：是一个被动的过程,俯屈使胎头以最小径线(枕下前囟径)通过母体骨盆。
- **内旋转**：指胎儿枕骨从原来的位置(通常为枕横位),向耻骨联合下方(枕前位)旋转的过程,少数情况下向骶骨前的空间旋转(枕后位)。
- **仰伸**：胎头以耻骨联合为轴,通过从俯屈到仰伸的旋转娩出。
- **外旋转**：胎头旋转和脊柱长轴平行,胎肩位于前后径上。
- **娩出**：胎儿前肩下降到达耻骨联合水平,胎肩在耻骨联合下娩出后,胎儿身体其他部分娩出。

正常产程和分娩的处理

初始评估

病史
- **年龄,产次(足月产、早产、流产和存活儿),估算孕周**
- 产程相关症状,包括:①宫缩出现的时间、强度和频率;②阴道流水;③阴道出血;④胎动
- 母体药物过敏史
- 用药情况
- 最后进食情况
- 回顾产前实验室和影像学检查,包括胎儿超声
- 既往内外科病史,妇科病史包括异常宫颈涂片和性传播疾病,产科病史包括出生体重和前次分娩方式,个人史包括吸烟/喝酒/违禁药品使用。

体格检查
- 母体生命体征(脉搏、血压、呼吸、体温)
- 核对孕周,在适当情况下,确认孕 24 周左右的胎儿能否存活
- 评估胎儿情况(胎心率)
- 宫缩的频率和强度
- 胎先露
- 估计胎儿体重(通过 Leopold 手法,步骤如下)
  - 第一步:触诊宫底以确定是胎儿的头部还是臀部,并确定宫高。
  - 第二步:触诊子宫的两侧壁,以确定胎产式(横产式或纵产式)及胎背和肢体的位置。
  - 第三步:触诊上下两极以确定胎位,评估活动度,胎儿体重和估计

　　羊水量。

- 第四步：从侧壁向中线触诊胎先露部位，评价与骨盆衔接的程度、胎儿额部的位置和俯屈程度。

- **无菌窥器检查**
  - 检查外阴、阴道和宫颈（尤其注意裂伤和瘢痕）
  - **评估有无破膜（后穹窿液池、pH 试纸和镜检看到羊齿状结晶）**
  - 如果有指征，行湿片检查，淋球菌/衣原体筛查、B 族链球菌（group B streptococcus，GBS）培养

- **消毒后阴道检查（指诊）**，如估计胎儿孕周小于 34 周胎膜破裂，则暂时不做阴道检查。此检查提供以下信息：
  - **宫口扩张程度**：以厘米为单位估计宫颈内口开大的程度，开大 10cm 即宫口开全。
  - **颈管容受**：指宫颈的长度，常用宫颈原长（约 4cm）的百分数表示（0% 或"长"指颈管长度没有缩短，100% 指仅可触及纸一样薄的宫颈）。
  - **胎先露位置**：指胎儿骨性先露部位的最低点和坐骨棘水平之间的估计距离，以厘米表示。坐骨棘水平定义为 S-0，坐骨棘以下 1cm 为 S+1，至会阴水平为 S+5。坐骨棘以上 1cm 标为 S-1，至骨盆入口水平为 S-5。
  - **骨盆测量**：阴道检查评价母体骨盆。
    ○ **对角径**：骶骨岬至耻骨联合下缘之间的距离。对角径≥11.5cm 即表明骨盆入口正常，足以分娩平均体重的胎儿。
    ○ **出口横径**：即坐骨结节间径，估测方法为将已知宽度的握紧的拳头置于会阴，结节间径≥8.5cm 表明骨盆出口正常。

- 根据骨盆的整体形状和骨性特点可将**骨盆类型**分成四种，女型骨盆和类人猿型骨盆是最适合阴道分娩的骨盆。

　入院后标准程序

- 常规的入院化验包括尿常规（尿蛋白和尿糖）、血常规、血型和抗体筛查。

- 对于未进行产前检查的孕妇，应筛查梅毒、乙型肝炎表面抗原、HIV、ABO 血型和抗体、尿培养和药敏试验、风疹病毒 IgG 抗体和血常规。

- 推荐开放静脉（套管针或持续输液）。

- 签署产程和分娩中处理措施及血制品的知情同意。

产程处理

• 应通过触诊、宫缩描计仪或宫内压力导管（如：有指征）的方式定期监测宫缩的强度和频率。

• 应通过间断听诊、持续电子多普勒监护或胎儿头皮电极（如：有指征）监测胎心率。

• 在及时发现产程进展异常的前提下应尽量减少阴道检查次数。

• 在美国最常见的阴道分娩的体位是膀胱截石位，虽然有些患者、医生和助产士也会选择其他体位，如：侧卧位、Sim 体位、半坐位或蹲位。

引产

• **指征**：如分娩与继续妊娠相比，对母儿两方面的利大于弊时，就有引产指征。如有阴道分娩的禁忌证则不应引产（表 4-2）。如妊娠 39 周之前选择性引产，应根据孕周估计**胎肺成熟度**。如果有引产的医学指征，有必要在胎肺成熟之前娩出胎儿，则不必做羊膜腔穿刺了解胎肺成熟度。引产时的宫颈条件与引产能否成功相关，如果 Bishop 评分（表 4-3）大于 8 分，则引产后阴道分娩的成功几率和自然临产者相近。Bishop 评分较低会增加引产失败率、产程延长发生率和剖宫产率。

表 4-2 引产指征和禁忌证

指征	禁忌证
• 胎盘早剥，绒毛膜羊膜炎，妊娠期高血压	• 血管前置或完全性前置胎盘
• 胎膜早破，过期妊娠，子痫前期，子痫	• 胎儿横位
• 母体合并症（如糖尿病、肾病、慢性肺病、慢性高血压）	• 感染：活动性 HSV，高病毒载量的 HIV
• 胎儿异常（如严重的胎儿生长受限、同族免疫血型不合）	• 盆腔结构畸形
• 胎死宫内	• 脐带脱垂
• >39 周的特殊选择性引产，如偏远地区保健困难，社会心理因素，急产史等。但只有宫颈条件允许的情况下才引产。	• 晚期宫颈癌

表 4-3 宫颈 Bishop 评分

参数	评分			
	0	1	2	3
扩张程度	闭合	1~2cm	3~4cm	5cm 以上
颈管容受	0~30%	40%~50%	60%~70%	80%+
先露位置	−3	−2	−1,0	>+1
质地	硬	中	软	−
宫颈位置	后位	中位	前位	−

- 如果 Bishop 评分低,可在引产前**促宫颈成熟**以软化宫颈。促宫颈成熟的方法有**药物和机械性方法**。
- **药物性方法引产和促宫颈成熟**
  - **低剂量催产素**可与机械性扩张联合使用。
  - **前列腺素 E_2**:研究表明在促进宫颈管容受和扩张方面,前列腺素 E_2 优于安慰剂,同时前列腺素 E_2 也增加子宫对催产素的敏感性。
    - **普比迪**:2.5ml 注射器内含 0.5mg 地诺前列酮的凝胶,每隔 6 小时向宫颈管内注射一次,24 小时内最多用 3 次。
    - **普贝生**:是含有 10mg 地诺前列酮的阴道栓剂,较普比迪释放缓慢(0.3mg/h),出现子宫过度刺激(10 分内大于 5 次宫缩)时可以随时取出。
  - **前列腺素 E_1**:对促宫颈成熟同样有效。
    - **喜克溃(米索前列醇)**:给药剂量为 25~50μg,每隔 3~6 小时一次,阴道给药。米索前列醇促宫颈成熟的作用不在其适应证内。
  - **副作用**:药物引产的主要副作用是子宫过度刺激。如为催产素,因其半衰期短,调慢输液速度或停止输液即可快速起效。如为普贝生,可以直接取出栓剂。必要时可以用 β-肾上腺素受体激动剂(如:硫酸沙丁胺醇)。前列腺素对母体的全身副作用有发热、呕吐和腹泻。
  - **禁忌证**:有子宫手术史或剖宫产史,对前列腺素过敏或有活动性阴道出血者禁用。青光眼或有严重肝肾功能损害的患者应慎用。

- **机械方法引产促宫颈成熟**
  - 剥膜
  - 人工破膜：胎先露紧贴宫颈时行人工破膜可以减低脐带脱垂的风险。
  - 宫颈放置球囊导管：24 号带有 30ml 球囊的 Foley 导尿管置于羊膜外腔。也可用更大容量的球囊导管或双腔球囊。
  - 吸水性扩张器（laminaria）

催产素的应用

- **指征**：催产素可用于引产和催产。出现产程延长或停滞和低张性宫缩乏力时，应考虑催产，加快产程。催产素应用的剂量现存争议，通常合理的起始剂量为 0.5~4mIU/ 分，每隔 20~30 分钟增加 1~2mIU/ 分。活跃期宫口开大可达到 1cm/h 则表明催产素剂量合适。如果放置了宫内测压导管，则每 10 分钟大于 180 蒙德维亚单位（Montevideo units，MVU）较合适。但是也有人认为以 250~275MVU 为界值，引产的成功率高而不良结局最少。

- **并发症**：催产素的副作用主要和剂量相关。最常见的副作用是子宫过度刺激和其导致的子宫胎盘低灌注和胎心率异常。出现子宫过度刺激时，减慢催产素的滴注速度或停用催产素都可缓解，必要时可应用 β-肾上腺素受体激动剂。快速静脉滴注催产素还可能引起低血压。催产素的结构与抗利尿激素相似，因此长时间输注可能会引起水中毒和低钠血症，还可增加产后子宫收缩乏力和产后出血的风险。

产程进展的评估

- Emanuel Friedman 医生关于正常产程的研究结果产生了广为应用的正常产程进展的指南（表 4-1）。
- 宫颈扩张和胎头下降低于第 5 百分位的属异常产程。
- **潜伏期延长**存在争议，因为难以测量潜伏期且不准确。一般说来，非引产情况下，初产妇超过 20 小时，经产妇超过 14 小时，即认为潜伏期延长。
- **活跃期**宫口扩张的速度初产妇 <1.2cm/h，经产妇 <1.5cm/h，则认为活跃期受阻。如果有足够宫缩（180~250MVU）的情况下，宫口无明显进展超过 2 小时则认为**宫口扩张停滞**。
- **第二产程**初产妇用力超过 2 小时，经产妇超过 1 小时，为第二产程延长。如果有硬膜外麻醉则延长 1 小时。第二产程用力超过 1 小时而胎头无明显下降,为胎头下降停滞。

- **第三产程**平均为 10 分钟,超过 30 分钟为第三产程延长。
- 催引产的产程的正常进展可能并不遵循 Friedman 曲线,需评价个体化的产程曲线,产程进展的定义也更自由。
- **异常产程**的原因有:
  - 产力:宫缩不足或产妇用力不够;
  - 胎儿:胎儿过大或不相称、胎先露或胎位异常;
  - 产道:骨盆过小或产道梗阻。
- 影响以上因素的医学情况和临床情况都是产程异常的**危险因素**。
  - 第一产程异常的危险因素:产妇年龄过大、糖尿病、高血压、胎膜早破、巨大儿(通常定义为 ≥4 000g 或 ≥4 500g)、硬膜外麻醉、绒毛膜羊膜炎、不良产史如围产儿死亡和羊水异常。
  - 第二产程异常的危险因素:第一产程延长、枕后位、硬膜外麻醉、初产、产妇身材矮小、胎儿体重过大以及宫口开全时先露过高。

异常产程的处理

- **人工破膜**:在活跃期行人工破膜能有效促进产程进展,虽然有增加绒毛膜羊毛炎的风险。
- **催产素催产**:催产素能缩短初产妇活跃期的时间。此外,有研究表明催产素能减少因产程停滞所行的剖宫产。
- **宫缩监测**:放置宫腔内压力导管能提供宫缩频率和强度的信息,并以此滴定催产素的用量,以最大可能地提高阴道分娩成功的机会。

胎心率评估

胎心率(fetal heart rate,FHR)或胎心曲线(fetal heart tracing,FHT)指南的解读见表 4-4。

- **基线胎心率**:在 10 分钟内胎心波动范围在 5bpm(次 /min)内的平均胎心率,持续至少 2 分钟的心率。
- **正常心率**:110~160bpm。
- **胎心过缓**:基线胎心率 <110bpm。胎心过缓的原因有胎头受压、母体缺氧和低体温。解读胎心过缓时临床胎心图形和胎心率同样重要。

表 4-4 胎心监护图形解读、分类和标准

三级胎心监护解读系统

Ⅰ类

Ⅰ类胎心监护图形同时包括以下各项：
- 基线率：110~160bpm
- 基线变异：正常
- 晚期或变异减速：没有
- 早期减速：有或无
- 加速：有或无

Ⅱ类

- Ⅱ类胎心监护图形包括所有不能归入Ⅰ类和Ⅱ类的监护。Ⅱ类图形代表很大一部分临床所见情况，包括以下情况：

基线率
- 胎心过缓，但不伴有变异缺失
- 胎心过快

基线变异
- 微小变异
- 变异缺失但没有频发减速
- 显著变异

加速
- 刺激胎儿不能诱发加速

周期性或阵发性减速
- 反复变异减速伴有基线变异微小或显著
- 延长减速 >2 分，<10 分
- 频发晚期减速伴正常变异
- 变异减速合并其他情况，如恢复慢、恢复过高或呈"双肩形"

Ⅲ类

Ⅲ类胎心监护图形包括：
- 胎心基线变异缺失合并以下情况中的一种：
  - 频发晚期减速
  - 频发变异减速
  - 胎心过缓
- 正弦曲线

- **胎心过快**:定义为基线胎心率 >160bpm。最常见的原因为母体发热或感染,不太常见的原因为胎儿心律失常,母体使用副交感阻断剂和交感兴奋剂。
- **变异**:是指胎心率每一跳和每一跳之间的瞬时变化,用胎儿头皮电极测量最为可靠。
  - **变异缺失**:胎心率没有变异;
  - **微小变异**:变异 ≤5bpm;
  - **正常变异**:变异 6~25bpm;
  - **显著变异**:>25bpm。
- **加速**:孕周 >32 周,加速是指胎心率(FHR)上升 >15bpm,持续至少 15 秒。孕周 <32 周,加速指上升 >10bpm,持续 10 秒。
- **反应型胎心曲线**指 10 分钟内有 2 次胎心加速。
- **正弦曲线**是指持续平滑的波状曲线,频率为 3~5 个周期/分。出现正弦曲线需要引起注意并进一步评价。应该考虑到胎儿贫血,麻醉药物如:吗啡、哌替啶、安那度尔和布托啡诺以及慢性胎儿窘迫。
- **减速**:FHR 下降低于基线。在某些缺氧的情况下,胎心减速的图形可用于鉴别缺氧的原因。
  - **变异减速**可出现于宫缩前、宫缩时和宫缩后(故称变异)。变异减速通常出现快,开始到最低点时间 <30s,然后恢复,形成特征性的"V"形。减速 >15bpm,持续 >15s 但 <2 分。变异减速通常由脐带受压引起。
  - **早期减速**减速幅度小且呈对称形,在宫缩最强时胎心率降到最低点,通常由胎头受压引起迷走神经反射所致。
  - **晚期减速**呈"U"形,减速过程缓慢,恢复亦缓慢,开始至最低点 >30s,在宫缩最强段之后胎心率达最低点,且在宫缩消失后胎心率也不能恢复到基线水平。通常由子宫胎盘灌注不足和胎儿相对缺氧所致。反复的晚期减速是不良征兆。
  - **延长减速**:持续 >2 分,但 <10 分。
  - **频发减速**:任意 20 分内 >50% 的宫缩伴有减速。
  - **偶发减速**:任意 20 分内 <50% 的宫缩伴有减速。

总体评价

- **I 类 FHT** 基线 FHR 110~160bpm,变异正常,加速可以有可以没有,不伴有晚期或变异减速。
- **II 类 FHT** 不能归入另外两类。

- **Ⅲ类 FHT** 需要引起注意,如缺乏变异、频发的变异减速和晚期减速、胎心过缓和正弦曲线,需要考虑终止妊娠。

可疑胎心监护图形的处理

- 研究显示,可疑的监护图形不一定和不良结局相关,而且电子胎心监护的使用导致剖宫产率的增加,却并未减少神经系统远期不良结局如脑瘫的发生。但是,已知的胎儿缺氧和酸中毒与异常胎心率图形的关系使胎心监护的解读成为产程处理的关键部分。

无创处理

- **吸氧**:如果胎盘交换充分、脐带血流没有受阻,则增加母体的氧供可以提高胎儿氧和能力。
- **母体体位**:左侧卧位能缓解妊娠子宫对下腔静脉的压迫,增加静脉回流,增加心输出量,升高血压,从而增加子宫血流。
- **停用催产素**:在胎心率和宫缩恢复正常前应停用。
- 当胎心率长时间缺乏变异时,可以使用**声振刺激**(vibroacoustic stimulation,VAS)或**刺激胎儿头皮**诱发胎心加速。若刺激可诱发胎心加速,则可以排除酸中毒并提示胎儿的平均 pH 值为 7.3 左右。相反,如果在胎心监护可疑的情况下,胎儿对 VAS 无反应,则有 50% 的可能存在酸中毒。

侵入性处理

- **人工破膜**:如果胎心外监护不足以监测胎心变化,如没有禁忌的临床情况,则应行人工破膜术以放置内监护。
- **胎儿头皮电极**:胎儿头皮电极直接连接到胎儿头皮上可用于记录胎儿心电图(fetal electrocardiogram,fECG)波形。胎儿凝血障碍及母体感染如:HIV、急性单纯疱疹病毒、乙型肝炎、丙型肝炎是胎儿头皮电极的禁忌证。
- **宫内测压导管和羊膜腔内灌注**:宫内测压导管是放置于羊膜囊内的导管,外端连接测压仪,通过测压仪表读数可以了解宫缩的强度和持续时间的定量数值。当羊水过少的孕妇出现频发变异减速时,可向羊膜腔内灌注室温的生理盐水以补充羊水量,但应避免导致子宫张力过大。
- **宫缩抑制剂**:子宫过度刺激时可使用 β-肾上腺素受体激动剂(如:特布他林,0.25mg 皮下注射或 0.125~0.25mg IV),其可能的副作用包括血糖升高和母儿心率加快。
- **母体低血压的处理**:硬膜外麻醉引起的交感神经阻滞或下腔静脉受压均可引起孕妇的低血压,从而导致子宫胎盘灌注不良和胎心率减速。处理措施包括静脉补液、左侧卧位和应用麻黄碱。

- **胎儿头皮血 pH**：胎儿头皮血 pH 测定可以了解胎儿酸碱平衡状态。pH≥7.25 为正常；7.20~7.24 为酸中毒前状态；间隔 5~10 分钟两次测定 pH<7.20 表明有胎儿酸中毒，应立即娩出胎儿。

辅助自然阴道分娩

辅助自然阴道分娩的目的是减少母体损伤，预防胎儿损伤和给予新生儿早期支持。

- **会阴切开术**：指切开会阴体以增大出口面积，利于胎儿娩出。阴道软组织难产、产钳或胎吸助产时有时需要行会阴切开。但预防性会阴切开会增加会阴重度裂伤的风险。
  - 可以垂直切开会阴体（会阴正中切），也可以和中线呈 45° 角切开（会阴斜侧切）。切开的长度应为会阴体长度的一半，阴道内的切口长度应为 2~3cm。切开过早可导致出血过多。会阴切开可以在放置产钳或胎吸之前或之后进行。
  - 和会阴斜侧切和不做会阴切开相比，会阴正中切有可能增加 3 度或 4 度裂伤的发生，但斜侧切的产妇需更多的产后镇痛。
- **胎头娩出**：控制胎头娩出的目的是防止娩出速度过快。如果胎头仰伸困难，则可以使用 Ritgen 手法，即从会阴处触及胎儿颏部，并向上施力。在胎头娩出后，再完成外旋转，胎儿枕部和脊柱则位于一条直线上。如果有脐带绕颈，则应将脐带滑过胎头或用双钳钳夹并从中间切断。应使用吸球将婴儿口鼻部的黏液和羊水吸净。
- **胎肩和胎体的娩出**：在胎头娩出清理呼吸道后，向下牵拉胎儿至前肩跨过耻骨联合下方后，向上牵拉胎儿，直至后肩娩出会阴。当胎肩娩出后，一手扶胎儿头和颈部，一手扶其脊柱助其娩出。

手术阴道产

对于第二产程有特殊指征的产妇，手术阴道助产是有效的代替剖宫产的手段。

产钳助产

- 根据产钳助产时胎头的位置将产钳分为：
  - **中位产钳**：胎头已衔接（但高于 S+2）

- **低位产钳**：S+2 或以下
- **出口产钳**：不用分开阴唇即可见胎儿头皮，颅骨已到达盆底，胎头已经拨露或着冠。枕部在前后径上，或手转儿头不超过45°。
- **指征**：没有绝对的产钳指征，包括以下：
  - 第二产程延长；
  - 产妇疲劳；
  - 产力不足；
  - 胎儿不耐受产程；
  - 母体情况需要缩短第二产程。
- **先决条件**：满足下述条件时方可使用产钳助产：
  - 胎头必须已经衔接；
  - 宫口必须开全；
  - 必须排空膀胱；
  - 必须清楚胎头的高低和胎方位；
  - 骨盆足够宽大；
  - 如果时间允许，应给予产妇充分的麻醉；
  - 如果是因可疑胎儿窘迫行产钳助产，应有能够进行新生儿复苏操作的人员在场；
  - 助产人员必须对使用的器械、正确的使用方法和可能的并发症有相当的了解和经验。
- **母体并发症**：子宫、宫颈或阴道裂伤，侧切切口延裂，膀胱或尿道损伤和血肿等。
- **胎儿并发症**：头皮血肿、擦伤、裂伤、面神经损伤，比较少见的还有颅骨骨折和颅内出血。

软杯胎吸助产

- 其适应证、禁忌证和并发症与产钳助产类似。
- 吸杯置于中间矢状缝后囟前方2cm处（俯屈点）。
- 吸引力为0.7~0.8kg/cm^2（500~600mmHg），助产时一手牵拉吸引器，另一手维持胎头俯屈位和吸杯的位置，只能在宫缩时牵拉，不能摇摆和扭转。
- 在宫缩间期可以降低吸引压力，但持续吸引时间不能超过30分钟。
- 胎龄小于34周或已知有血小板减少、血友病和 von Willebrand 病的胎儿应避免使用胎吸助产。

肩难产

肩难产的发生率占所有阴道分娩的 0.15%~1.70%,其定义为胎头娩出后胎肩嵌顿所致的难产。肩难产后继发于臂丛神经损伤和窒息的新生儿并发症和死亡率都会增加。当适当向下牵拉胎头未能娩出胎肩时应考虑肩难产。

- **巨大儿**:巨大儿和肩难产密切相关。与平均体重水平的胎儿相比,体重大于 4 000g 和 4 500g 的胎儿发生肩难产的危险分别高 11 和 22 倍。不过,有 50% 的肩难产发生在体重小于 4 000g 的胎儿。过期儿和巨大儿分娩时都有危险,因为晚孕期肩和头生长是不成比例的。
- 其他**危险因素**包括母体肥胖、巨大儿分娩史、孕前糖尿病和妊娠期糖尿病。第二产程延长或第一产程减速期延长者应警惕肩难产。

处理

- 对肩难产的估计和准备很重要。应请求帮助,因为在分娩的时候需要更多人手。应通知儿科医师到场。如果可能,也应通知麻醉医师到场。
- 发生肩难产时应标记时间,并在病历中记录发生肩难产至娩出的总时间。一旦确认为肩难产,则在胎肩娩出前不能牵拉胎头。绝对**不能**在宫底加压,因为只会进一步加重胎肩嵌顿。
- **McRoberts 法**:使产妇髋部高度屈曲外展,使腰椎变平、骨盆旋转,增加骨盆出口的前后径。
- **耻骨上加压法**是在耻骨上方垂直加压,以向前旋前肩利于解除胎肩在耻骨联合下的嵌顿。
- 其他联合应用的手法在临床特殊情况下根据医生的经验选用。以下各项手法的应用没有固定的顺序,且必要时可以重复使用。
  - **娩出后臂**:抓住骨盆后方的手,将后方的胎儿上肢屈曲,将其从胎儿胸前滑过,然后娩出,以给前肩更多的娩出空间。
  - **会阴切开**:能提供更多空间,如果对分娩或实施其他手法有帮助,应考虑会阴切开。
  - **Rubin 手法**:可以一手进入阴道,将胎儿前肩推至骨盆斜径上。此手法也可以从后方做。
  - **Wood 螺旋法**:一手从阴道将后肩转 180° 至骨盆前方,试着将其先娩出。

- **Gaskin 手法**：用于未麻醉患者，产妇翻身"四肢着地"，使前后肩翻转。
- 如以上手法均未能娩出胎儿，为确保胎儿存活可以采取以下更具侵入性和有创的操作。
  - **人为折断锁骨**：即使用拇指将锁骨向胎儿体外方向用力折断，以避免损伤肺和锁骨下组织。
  - 在极端情况下，可以使用 **Zavanelli 法**（即令胎头俯屈同时将其送回子宫，行急诊剖宫产）和**耻骨联合切开术**（即食指和中指置于耻骨联合后方，将尿道拉向侧方，切开耻骨联合中间的软骨部分）。

剖宫产

- **胎儿指征**包括：
  - 胎心监护异常；
  - 非头先露（异常胎先露）；
  - 胎儿畸形，如脑积水，不可能经阴道分娩；
  - 脐带脱垂；
  - 连体双胎。
- **母体**指征包括：
  - 下生殖道梗阻（如：巨大湿疣）；
  - 剖宫产史（不适合剖宫产后再次阴道分娩，或患者拒绝剖宫产后阴道试产）；
  - 既往子宫手术累及宫缩部位的肌层（如：古典剖宫产、穿透内膜的肌瘤剔除术）；
  - 前次阴道分娩盆底严重损伤；
  - 经腹宫颈环扎。
- **母体**和胎儿的共同指征包括：
  - 胎盘早剥；
  - 单纯疱疹病毒感染活动期；
  - 难产或头盆不称；
  - 前置胎盘或已知血管前置（绝对指征）。
- 应告知患者手术的一般**风险**，如疼痛、大出血可能需要输血、感染、损伤周围脏器等，同时死亡率的风险尽管很小，但还是高于阴道分娩。

剖宫产后阴道分娩（vaginal birth after cesarean section，VBAC）

* 如果没有阴道分娩的禁忌证，应告知剖宫产后再次妊娠可以尝试阴道分娩（trial of labor after previous cesarean delivery，TOLAC）。如前次剖宫产指征（如胎先露异常或胎儿不耐受产程等）不再发生，则 VBAC 的成功率较高（60%~85%），而前次诊断为难产者成功率较低（15%~30%）。应告知患者子宫破裂的风险（0.9%~3.7%）、试产失败和需要剖宫产的可能。两次剖宫产史者也可尝试 TOLAC，根据前次剖宫产的指征而定，但是有些医生会选择不提供 TOLAC。
* **禁忌证：**包括古典式或倒 T 形切口的剖宫产史，或有经过宫底部位的子宫手术史、子宫破裂史、骨盆狭窄、有内科或产科的阴道分娩禁忌证。
* 尝试 VBAC 时有可能需要用硬膜外麻醉和催产素。相关人员、备血和急诊剖宫产术的设施都必须齐备。子宫破裂最常见的征象为胎心监护异常，变异减速进展为晚期减速、心动过缓，甚至检测不到胎心；其他征象包括子宫或腹部压痛、先露消失、阴道出血和低血容量。

先露异常

正常先露是指纵产式时的头先露且胎儿颈部俯屈。所有其他的先露都称为异常先露，发生率占所有分娩的 5%。先露异常可以导致产程异常和对母儿的危险。

* **危险因素：**指子宫极性降低、胎儿活动性增加或降低、先露部梗阻于骨盆等。
  * **母体**因素：包括多产、盆腔肿瘤、子宫肌瘤、骨盆狭窄和子宫畸形。
  * **胎儿**因素：包括早产、多胎妊娠、羊水过多或羊水过少、巨大儿、胎盘前置、脑积水、（染色体）三倍体畸形、无脑儿和肌强直性营养不良。
* **臀先露：**胎头位于宫底时为臀先露。足月臀先露胎儿中重大先天畸形的发生率为 6.3%，而顶先露者为 2.4%。
  * **发生率：**孕周在 28 周以下时，臀先露占所有妊娠的 25%，32 周时占7%，足月临产时为 3%~4%。
  * **臀先露包括以下三种类型：**

○ **单臀先露**（48%~73%），为双侧髋关节屈曲，双侧膝关节伸直。
○ **完全臀先露**（5%~12%），双侧髋关节和膝关节均屈曲。
○ **不完全臀先露**，**或臀位足先露**（12%~38%），一侧或双侧髋关节伸直（图 4-1）。

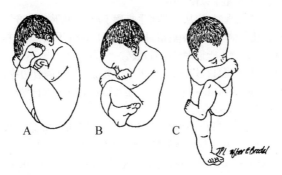

图 4-1　臀先露。（A）单臀先露；（B）完全臀先露；（C）不完全臀先露，单足

• 臀先露的风险包括脐带脱垂（臀位足先露者脐带脱垂的发生率为15%，完全臀先露为 5%，单臀先露为 0.5%）、胎头分娩受阻和脊髓损伤（如果胎儿颈部过度仰伸）。
• 完全臀先露和单臀先露者经筛选和协商可以考虑经阴道分娩。
• 剖宫产有增加母体病率和死亡率的风险。
• 臀位阴道分娩有增加胎儿窒息、脐带脱垂、产伤、脊髓损伤和死亡的风险。一般不建议计划性臀位阴道分娩，但经过仔细的病例筛选和评估也可以。
• 如果产妇为臀位且宫口已经开大即将分娩，那么在以下情况下可以试产：
  • 单臀或完全臀先露；
  • 估计胎儿体重 <3 800g；
  • 骨盆测量正常；
  • 胎头屈曲；
  • 可以随时进行麻醉；
  • 持续胎儿监护；
  • 儿科医师在场；
  • 有臀位阴道助产经验的产科医师在场。

- 臀先露时胎方位通常为骶横位或骶斜位。当拨露的时候（即胎儿股骨转子间径通过耻骨联合下方时），应考虑行会阴切开。
- 当胎儿脐部出现时，应将手指从外向内插入胎儿两大腿和腹部形成的夹角中间，向外侧施力娩出下肢（Pinard 手法）。然后将胎儿转至骶前位，用治疗巾包裹胎儿躯干以便牵引。
- 当肩胛骨出现时，应从背部将手指置于肩上，从胎儿前方滑下同时向下牵引肱骨，使每侧上肢从胸前滑过后娩出（Lovsett 手法）。娩右上肢时将胎儿逆时针旋转，娩左上肢时顺时针旋转。
- 如果胎头不能自行娩出，应向下牵引并加压于下颌骨边缘，保持胎头屈曲位（Mauriceau-Smellie-Veit 手法）。也可以用耻骨上垂直加压法，或应用派珀尔产钳（Piper forceps）。
- 双胎第二胎为臀位分娩时，分娩室内应配备超声设备。术者将手伸入宫腔，抓住双足，并尽量保持胎膜完整。将双足拽至阴道口，然后行人工破膜。抓住双足轻柔向下牵拉，使胎儿娩至肩胛骨。其后的助产手法同单胎臀位。
- 臀位阴道分娩**出头困难**时可以用以下方法解决：
  - **Dührssen 切口**是指在宫颈 2、6、10 点处切开，可以行 3 个切口以助胎头通过宫颈，但应避免 3 点和 9 点的位置，因为有可能损伤宫颈血管，引起出血。
  - 松弛剂（NO 或硝酸甘油）可以松解被困的胎头，以利于胎头俯屈和阴道分娩。
  - 如果胎儿不可能存活，则可以行穿颅术，方法为刺穿颅骨基底，之后吸出颅内组织。
- **外倒转术**
  - **指征**为足月持续性臀位。倒转的目的是避免臀位分娩。
  - **危险**包括脐血流受阻、胎盘早剥、胎儿窘迫、胎儿损伤、胎膜早破和胎母出血（总发生率为 0~1.4%）。最大的"危险"是外倒转失败。
  - 外倒转的**成功率**为 35%~86%，但是有 2% 的胎儿再次转回臀位。
  - **方法**：孕周至少为 36 周，在行外倒转之前必须行无应激试验且胎心正常，需要签署知情同意。具体方法为在腹部涂一定量的润滑油，然后从腹部握住胎头和胎臀，然后将其顺时针或逆时针旋转。此时超声对确认胎位和监测胎心很重要。应用宫缩抑制剂和腰麻或硬膜外麻醉，可能会增加成功率。在完成外倒转之后，应持续监测胎心直至胎心监护为反应型、没有减速、没有规律宫缩。Rh 阴性的孕妇在外倒转之后应给予 Rho(D)免疫球蛋白,因为外倒转可能会导致胎母出血。

- 导致倒转术失败的相关因素包括产妇肥胖、羊水过少、胎先露入盆位置太低、不全纵隔和胎背位于腹部后方。初产妇和前壁胎盘也会降低成功率。
- 外倒转的**禁忌证**包括试产和阴道分娩的禁忌证。已经破膜、晚孕期出血、羊水过少、多胎妊娠或已经临产者不宜行外倒转。
- **异常胎产式**
  - 胎产式指胎儿脊柱和母体脊柱之间的关系。纵产式是正常产式,而斜位或横位都是异常产式。异常产式的发生与多产、早产、骨盆狭窄和胎盘异常有关。
  - **发生率**占所有足月妊娠的 1/300,孕 32 周时的发生率小于 2%。
  - **风险**:异常胎产式最大的危险是发生脐带脱垂,因为异常胎产式时骨盆入口处不能被胎儿身体部位填充,而留有空隙。
  - **处理**:如果异常产式持续超过 35~38 周,可试行外倒转术。还需行超声检查除外重大畸形和胎盘种植异常。如果异常胎产式持续存在,应剖宫产分娩,术中可试着将胎儿转至头位后娩出。对于胎背朝下的横位或胎膜破裂的斜位以及子宫下段形成不良者,谨慎起见可行子宫纵切口。
- **异常姿势和俯屈不良**:正常情况下胎儿颈部应处于完全屈曲状态,故从部分屈曲至完全仰伸,都视为异常:
  - 胎儿颈部仰伸会导致**面先露**,先露为颏部。
    - 发生率为 0.14%~0.54%。60% 的面先露和胎儿畸形有关,其中无脑儿占 33%。
    - **诊断**:面先露的诊断依据有阴道检查、超声,或者四步触诊时在母体腹部的一侧同时触及胎背和胎头突出部位。
    - **风险**:围产儿死亡率为 0.6%~5%。
    - **处理**:只有颏前位才能经阴分娩。
  - 胎儿颈部部分俯屈导致**额先露**。
    - 发生率为 1/3433~1/670,额先露的原因和面先露相似。
    - **风险**:围产儿死亡率为 1.28%~8.00%。
    - **处理**:大部分能自行转至完全俯屈位。只有母体骨盆够宽大、胎儿较小、产程进展顺利时才能考虑经阴道分娩。
- **复合先露**指胎儿肢体降落到先露部位。

- 发生率为 1/1213~1/377,复合先露和早产相关。
- 风险:胎儿的风险有产伤和脐带脱垂。脐带脱垂的发生率为 10%~20%。先露的肢体可能出现神经或肌肉骨骼的损伤。
- 处理:不需要处理先露肢体。建议行持续胎心监护,因为有隐性脐带脱垂的可能。顶/上肢复合先露者 75% 能阴道自然分娩。如果有胎心监护异常、脐带脱垂或产程进展不良,则应行剖宫产。

(朱毓纯 译 孙笑 审)

推荐阅读

American College of Obstetricians and Gynecologists. Practice bulletin no. 115: vaginal birth after previous cesarean delivery. *Obstet Gynecol* 2010;116(2)(pt 1):450–463.

Cunningham FG, Leveno KJ, Bloom SL, et al. (Normal labor and delivery) and 18 (intrapartum assessment). *Williams Obstetrics*, 23rd ed. New York, NY: McGraw-Hill, 2009.

Hale RW, Dennen EW. *Dennen's Forceps Deliveries*, 4th ed. Washington, DC: American College of Obstetricians and Gynecologists, 2001.

Halpern SH, Leighton BL, Ohlsson A, et al. Effect of epidural versus parenteral opioid analgesia on the progress of labor: a meta-analysis. *JAMA* 1998;280(24):2105–2110.

Zhang J, Landy HJ, Branch DW, et al; Consortium on Safe Labor. Contemporary patterns of spontaneous labor with normal neonatal outcomes. *Obstet Gynecol* 2010;116(6):1281–1287.

第 5 章 **胎儿评估**

Sarahn M. Wheeler and Edith Gurewitsch Allen

产前胎儿监测是保健提供者使用多种形式密切监测子宫胎盘供血不足的风险,目的是发现子宫胎盘灌注不良相关的胎儿窘迫征象,避免胎儿缺氧、酸中毒和死亡。定期规律产前胎儿监护监测胎儿生长,指导产前管理,决定是否需要立刻终止妊娠或进行其他的紧急产科处理。非常重要的是产科医生需熟练掌握各种产前胎儿监测的方法,包括它们的局限性和局限性。

胎儿评估的方法

有许多方法来评估胎儿的健康状况,但没有一种单独的测试方法优于其他方法。每种方法都有其各自的优点(及缺点),而这些方法联合应用可以全面评估胎儿状态,帮助确定胎儿状况是否安全(表 5-1)。

表 5-1 产前胎儿监护方法的比较

产前监护方法	优点	缺点	影响因素
胎动	经济 无创 简单	需要孕妇参与 没有医生监督	
无激惹试验 (NST)	无创 简单	<32 周价值有限 敏感性低 假阳性率高	吸烟 母体药物 违禁毒品 / 硫酸镁 / 睡眠周期 / 早产
声震动刺激 (VAS)	无创 防止某些假阳性的 NST	<32 周价值有限 敏感性低	

续表

产前监护方法	优点	缺点	影响因素
官缩应激试验（CST）	特异性最高	禁忌证：早产 / 胎膜早破 / 前置胎盘 / 广泛子宫手术 不能用于早产儿 官缩过强	
生物物理相评分（BPP）	适用于早产儿	假阳性率高	倍他米松 孕妇低血糖
子宫动脉多普勒超声	比其他方法比较早预测胎儿窘迫	仅用于特定情况下	

胎动

- **胎动的母体评估（胎动计数）：**
  - 这是各种监护手段中最经济、创伤性最小的方法。
  - 不需要设备也不需要住院观察。
  - **目的：** 低危孕妇感到胎儿运动减少可用数胎动进行常规监测，也可以被用来作为更高危孕妇的监测方法，例如有胎死宫内史的孕妇。
  - **测试方法：** 孕妇在某一时段内计数自己胎动次数。当进行这个检测时，孕妇应采取左侧卧位以增加血流灌注，并在餐后进行以刺激胎儿，有描述行多次检测策略，所有的效果一致。
    - 为了采用 Cardiff 技术，孕妇早上醒来后就开始计数胎动，并记录感觉到连续 10 次胎动所需要的时间；超过 3 小时胎动小于 10 次督促患者进一步评估胎儿状况而打电话给他的医生。
    - 用 Sadovsky 技术，孕妇应数 1 小时胎动，为了确认为"可信的"，如胎动在 4 次或 4 次以上就认为是正常，然而第二个小时胎动大于 4 次也可以接受。如果 2 小时后，胎动仍不足 4 次，患者应该联系医生做进一步评估。
  - **异常结果的处理：** 观察到胎动减少后紧接着要做的胎儿评估测试是无激惹试验（nonstress test，NST）。

胎心监护

- **无激惹试验**
  - 不存在酸中毒或神经系统损伤的情况下,胎心率会在胎动时短暂随机加快。
  - 这些胎心的增加或者加速用胎心描记法可以监测到。
  - **测试方法**:NST 是一个无创的方法用来记录子宫活动同时的胎心率。NST 通过外部的胎心监护仪监测胎儿心率,胎心率用外接胎心率监测仪来监测,它应用超声评估胎儿心脏的运动,显示胎儿心率、的平均水平。子宫活动情况是通过外接的宫缩压力仪监测。
  - **测试结果标准**:NST 反应型是指 20 分钟内至少有 2 次胎心加速。孕 32 周前反应型 NST 指胎心加速超过基线心率 10 次且持续 10 秒以上。随着交感与副交感神经系统成熟,将使用更严格的诊断标准。如果孕周大于 32 周,胎心基线上升幅度至少高于基线心率 > 15 次 / 分,每次持续至少 15 秒(图 5-1)。如果 20 分钟内胎心基线无反应,为除外在监测期的 20 分钟内胎儿可能处于安静的睡眠状态则需要再延长监护 20 分钟。有许多其他因素可能影响胎心描记曲线(见下文)。

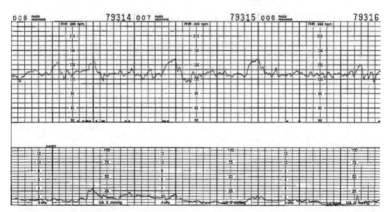

图 5-1 无激惹试验反应型。上图显示记录的胎心率,下图显示宫缩强度活动,有明显的几次胎心加速

- **优点和缺点**: NST 为反应型对于胎儿在其后的 72~96 小时甚至一周内发生死亡的低风险的高预测性, 依赖于胎儿检测的指征。NST 阴性预测价值大于 90%, 但阳性预测价值只有 50%~70%。因此 NST 适合排除而不是预测胎儿的不良情况。NST 假阳性率很高, 对一个"无反应型" NST 必须进一步进行胎儿健康的评估, 如生物物理相评分 (BPP)、声震动刺激 (VAS) 和宫缩应激试验 (CST)。

- **宫缩应激试验和催产素激惹试验** (oxytocin challenge test, OCT)
  - **目的**: CST 是设计用来评估胎儿对宫缩导致的短暂性子宫胎盘供血不足反应的方法。
  - **测试方法**: 孕妇采取左侧卧位, 腹部连接外监护探头。如果宫缩时间达 40 秒有三次或以上, 则无需外界刺激即可自发 CST。如果无自发宫缩, 可通过刺激孕妇乳头或静脉输入稀释的催产素溶液诱发宫缩, 宫缩需达到每 10 分钟内 3 次。
  - **测试结果标准**: CST 阳性是指一半以上的宫缩出现晚期减速 (图 5-2), 晚期减速是指在每次宫缩最强之后胎心降至最低点。CST 阴性是指没有出现晚期减速。如 CST 仅出现间歇性晚期减速结果

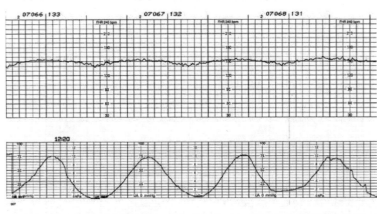

图 5-2 胎心监护示晚期减速。 在每次宫缩后 (下图) 均有轻微的胎心率下降 (上图), 提示子宫胎盘供血不足 (Original fetal monitor strip from Dr. Janice Henderson, Johns Hopkins Hospital, Department of Gynecology and Obstetrics, Division of Maternal Fetal Medicine.)

模糊,需进一步检查。一个"不充分"或者"不满意"的 CST 是指如果宫缩没有达到所需要求,如果宫缩过强引起胎儿异常反应,其原因在测试技术,应当重复测试或选择其他测试方法。

- **优点和缺点**:CST 是最耗费人力的一种胎儿监护方法,但它发现胎儿窘迫的特异性最高。其阴性结果的预测价值超过 99%。CST 的相对禁忌证包括早产、早产胎膜早破、前置胎盘和具有子宫破裂高危因素者。前次下段横切口剖宫产不是禁忌证。

声震动刺激

- **声震动刺激试验**(vibroacoustic stimulation test, VAS)
  - **目的**:VAS 对无反应型 NST 非常有帮助,可以降低由于胎儿睡眠导致的 NST 假阳性结果,可能减少检测的次数。
  - **测试方法**:测试时在孕妇腹部放置一个声源,比如人工喉。这个声音装置放在耻骨联合和脐部之间,对着胎儿发出短暂的突发声 5 秒,刺激胎儿运动和缩短产生胎儿心率加速的时间。避免在宫缩期刺激胎儿以防止胎心率减速。
  - **测试结果标准**:VAS 与 NST 联合应用,其解读类似 NST,见上文。

超声监测胎心

- **生物物理相评分**(BPP)
  - **目的**:BPP 使用超声观察同时结合 NST 用来预测急性和慢性组织缺氧。它对 72~96 小时胎儿死亡的阴性预测价值极佳,BPP 降低了围产期的发病率和死亡率。
  - **测试方法**:BPP 检查包括 5 个项目:胎儿呼吸运动,胎动,肌张力,超声评估羊水量,NST。如果 NST 无反应或者是任何一项缺如均为零分,所以只有偶数分是可能的,满分 10 分。所有项目特定的标准列在表 5-2 中。所有超声诊断的项目要求在 30 分钟内完成。
  - **测试结果标准**:评分 8~10 分表示胎儿情况良好,可按常规检查,继续等待观察;总分 6 分时要引起注意,需在 6~24 小时内重复 BPP,尤其是超过 32 孕周的胎儿。如果再次评分没有改善,则应依据孕周和具体情况,考虑终止妊娠;评分≤4 分者情况令人不安,须根据孕周和临床情况,考虑终止妊娠。评估时重点要考虑到 <34 周的早产儿的呼吸会减少从而影响判读 BPP 结果。

表 5-2 生物物理评分

生物物理项目	正常(2分)	异常(0分)
胎儿呼吸动作	一次持续30秒的呼吸动作	短于30秒的胎儿呼吸;没呼吸
胎动	至少有3次不连续的身体/肢体运动	2次或少于2次身体/肢体运动
胎儿肌张力	一次胎儿肢体或躯干的主动性伸展,然后回到屈曲状态	伸展体位,没有到屈曲位的运动或恢呈伸展位置,没有或者缓慢回复到屈曲状态;没有运动
无激惹试验	反应型	无反应型
羊水量	至少在两个垂直平面中,每个液池羊水深度都≥2cm	没有羊水或最大羊水深度<2cm

- 改良的 BPP
  - **目的**:改良的 BPP 包括 NST 和羊水指数(AFI),妊娠晚期通常联合使用 AFI 和 NST 来评估胎儿健康状况。AFI 是指子宫的四个象限中无游离脐带的羊水池垂直最大深度值的总和。通常来说,AFI 反映了胎儿的灌注情况,如果 AFI 下降,应考虑到胎盘功能不良的可能。
  - **测试结果标准**:结果正常包括 NST 反应型且 AFI>5 则,这两项中一项或两项异常检查结果异常,应该进一步评估。
- 多普勒血流测定
  - **目的**:是一种非侵袭的监测胎儿血管阻力的方法(图 5-3)。
  - **测试方法**:脐动脉血流可以使用即时超声记录,确认一个自由漂浮的脐带环,连续或脉冲波多普勒确认为动脉血流。该波形图像用来记录和分析。最常用的方法是测量脐动脉的收缩期与舒张期(S/D)比值,收缩期血流的存在比 S/D 比值更具有临床意义。S/D 的正常值随孕周不同而不同。宫内发育迟缓、胎儿缺氧和(或)酸中毒时,S/D 值会明显升高,而且 S/D 的升高与围产期病率和死亡率相关。收缩末期血流缺失或逆转是异常 S/D 比值的更极端的实例,在某些情况下需要尽快分娩。

- **优点和缺点:** 由于异常的脐动脉血流图像模式早于异常的胎心监护图形平均 7 天,因此仅限联合用于妊娠并发宫内发育迟缓、子痫前期和慢性高血压。
- **应用的指征:** 脐动脉多普勒血流监测不应用于胎儿发育正常的普遍人群的筛查。它适用于 IUGR,高血压或子痫前期的孕妇。在无并发症妊娠胎儿发育正常的孕妇中的多普勒应用正在持续探索。

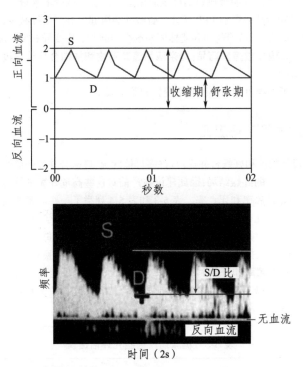

图 5-3　用多普勒血流测定来对脐动脉血流进行评估。上图示正常脐动脉结果,下图是一个典型正常的多普勒记录,S/D 比值反映胎盘床阻力,S:收缩期,D:舒张期

可能影响胎儿评估的因素

• **睡眠周期**：胎儿可能有 20~80 分钟的睡眠周期，其间胎心基线的长变异减少，胎心描记曲线类似于无反应型。为除外睡眠周期引起的 NST 无反应型，通常要延长监护时间（有时候要长于 80 分钟）或进行声震动刺激。

• **药物**：母亲服用某些药物后通过胎盘影响胎儿胎心率、胎动和羊水量。在分娩和分娩并发症处理时应用的许多药物会影响胎儿健康状况的测试。用于促早产儿胎肺成熟的糖皮质激素已证实会减少羊水量、使胎动和呼吸运动减少从而影响 BPP 评分。硫酸镁会引起胎心率变异减少，其他一些药物，如：毒品、镇静药和 β-受体阻断剂会引起胎心率变异和反应减少。

• **孕妇吸烟或违禁药品**：母亲应用违禁药物和抽烟会导致一过性胎心率变异减少。

孕妇**低血糖**可能会使胎心率变异和胎动减少。

胎儿检测的适应证

• **母体状况和妊娠合并症**：有许多母体状况、妊娠合并症和胎儿并发症都会增加不良的妊娠结局，因此建议在产前对这些高危妊娠进行胎儿监护以降低胎儿发病率和死亡率。表 5-3 和表 5-4 列举了一些需要产前胎儿监护的孕妇和胎儿医学指征、胎儿评估的方法、开始测试的孕周和监测频率。其他需要进行胎儿监测的指征是：慢性高血压、子痫前期、母亲肾脏疾病、狼疮、血红蛋白病、抗磷脂综合征、慢性早剥和单羊膜单绒毛膜双胎。

• **监测的频率和开始时间**：基于下面论及的胎儿可能存在的风险和疾病原因，每个孕妇和胎儿监护的指征所推荐的胎儿监测频率和开始时间不同。见表 5-3 和表 5-4。

表 5-3　糖尿病产前胎儿评估建议

糖尿病分类	推荐方法	建议开始的孕周	监测频率
孕前糖尿病	B 超和胎儿超声心动	18~20 周	一次
	胎动	26~28 周	每天

糖尿病分类	推荐方法	建议开始的孕周	监测频率
	B 超监测胎儿生长	28 周	每 4 周
	NST/BPP	32 周	2 次 / 周
妊娠期糖尿病 A1 级	胎动	28 周	每天
妊娠期糖尿病 A2 级	胎动	26~28 周	每天
	B 超监测胎儿生长	28 周	每 4~6 周
	NST/BPP 或改良 BPP	32 周	1~2 次 / 周

表 5-4 胎儿并发症产前胎儿监测推荐

指征	推荐检测方法	建议开始的孕周	监测频率
官内生长受限	脐血管多普勒	诊断时	1~2 次 / 周
	NST		每周 ~ 每天
	AFI		每周
	BPP		每周 ~ 每天
过期妊娠	NST	41 周	2~3 次 / 周
同种免疫	胎儿贫血者做 MCA 多普勒	16~18 周	每周
早产胎膜早破	NST/BPP	破水时	每天 ~2 次 / 周
妊娠期胆汁淤积症	NST	28~32 周	2 次 / 周
羊水过少	AFI	诊断时	每周
前次胎死官内史	胎动 /NST/AFI/ BPP	32 周或早于前次胎死官内孕周	每周 ~2 次 / 周

（张梦莹 译 孙笑 审）

推荐阅读

American College of Obstetricians and Gynecologists. Practice bulletin no. 9: antepartum fetal surveillance. *Int J Gynaecol Obstet* 2000;68(2):175–185.

Devoe LD. Antenatal fetal assessment: contraction stress test, nonstress test, vibroacoustic stimulation, amniotic fluid volume, biophysical profile, and modified biophysical profile— an overview. *Semin Perinatol* 2008;32:247–252.

Nageotte M. Antenatal testing: diabetes mellitus. *Semin Perinatol* 2008;32:269–270.

Turan S, Miller J, Baschat A. Integrated testing and management in fetal growth restriction. *Semin Perinatol* 2008;32:194–200.

第 6 章　产程和分娩期并发症

Veena Choubey and Erika F. Werner

不完全子宫破裂和子宫破裂

不完全子宫破裂的定义为子宫下段瘢痕的分离,未穿透浆膜,很少引起大量出血。**子宫破裂**是指子宫壁的完全分离,可能导致胎儿窘迫和严重的母体出血。

发生率

• 有一次或多次子宫下段横切口剖宫产史的患者子宫破裂的风险为0.2%~1.8%,而切口累及宫体的剖宫产史(古典式或"T"形切口)产妇的风险为4%~9%。古典式剖宫产史产妇的子宫破裂有1/3发生于临产前。

病因

• 显著增加风险的因素
  • 剖宫产史
  • 子宫穿孔史
  • 宫角妊娠切除史
  • 剖宫产史者应用前列腺素制剂引产
• 其他增加子宫破裂风险但非显著的危险因素
  • 胶原病
  • 经腹子宫肌瘤切除术穿透内膜

诊断和处理

• 33%~70% 的病例会表现为胎儿心动过缓。胎儿窘迫可能是灾难性子宫破裂的最早表现。在一些较为隐秘的病例中,则破裂可能单纯表现为胎先露升高或胎心听诊位置的改变。母体的症状和体征有低血压、子宫压痛、子宫形状改变和持续腹痛。

• 一旦怀疑子宫破裂,应立即行开腹探查术,娩出胎儿并修补子宫破口。再次妊娠足月子宫破裂的风险接近 22%,建议孕 36 周剖宫产提前分娩。

脐带脱垂

• **脐带脱垂**是指脐带低于胎先露且越过开大的宫颈内口(显性脱垂),或下降到胎先露水平的一侧(隐性脱垂)。当脐带受压时,胎儿的血流供应会中断。脐带脱垂总的发生率为分娩总数的 1/1 000~6/1 000。臀先露时发生率较高,略高于 1%,而臀位足先露或横位胎膜破裂时发生率可高至 10%~15%。

病因

• 危险因素有胎膜破裂、胎先露未衔接、先露异常(臀位、横位或斜位)、早产、多胎(第二个胎儿)、多产和羊水过多。

诊断

• 脐带脱垂常常会引起严重的延长的胎儿心动过缓,或持续性中到重度变异减速。显性脐带脱垂时,阴道检查可以触及脐带。

处理

• 如果在阴道检查时触及脐带,抬高先露部以免脐带受压,并应寻求其他人的帮助,将产妇转至手术室行急诊剖宫产。

• 在手术室应给予适当的麻醉,在行剖宫产之前应了解胎儿是否存活。

• 如果患者在到医院之前已经发生脐带脱垂,在进行剖宫产之前必须了解胎儿是否存活。

• 仰卧位,并且取约 45° 的头低足高体位或膝胸卧位有助于减轻对脱垂脐带的压迫,但是手必须在阴道内持续上推先露部。这不应该延误向手术室的转运。

• 起决定作用的因素是脐带脱垂至胎儿娩出的间隔。如果能迅速娩出胎儿,新生儿的预后较好。分娩时应留取脐带血气以评估缺氧的程度。

羊水栓塞

羊水栓塞是产科罕见的并发症,胎儿羊水、组织和碎片通过胎盘床进入母体循环,引发急性过敏反应。

发生率

• 单胎妊娠羊水栓塞的发生率为 1/20 000。

• 在美国死亡率为 25%，低于通常所说的 60%~80% 的死亡率。在美国，因羊水栓塞死亡的孕产妇占全部死亡孕产妇的 10%，幸存者中有很高比例遗留严重神经损伤。有报道新生儿的存活率为 70%。

病因和诊断

• 栓塞一词其实是误称，因为羊水栓塞的临床表现是过敏性休克的结果，而非肺栓塞。动物模型证实羊水可以引起肺血管痉挛。

• 危险因素包括引产、母体高龄、经产、子宫破裂、腹部创伤、胎盘早剥、糖尿病、宫颈裂伤和手术产。

• 羊水栓塞首先是一个排除性的临床诊断，是当患者在产程中或产程刚刚结束后突发严重低氧、休克和心血管衰竭时做出的诊断，产妇随后会很快出现发绀、出血、昏迷和 DIC。

• 鉴别诊断包括其他突发疾病，如肺栓塞、出血、药物反应、过敏、败血症和心肌梗死。

• 有帮助的实验室数据包括动脉血气分析、电解质、钙镁离子浓度、凝血功能和全血细胞计数。

• 产后尸解时在产妇肺血管中找到羊水成分（胎儿鳞状细胞、毳毛等）则可确诊。当然，没有发生羊水栓塞的产妇循环中也可以找到这些成分，因此这并非羊水栓塞的特异表现。

处理

• 约有 65% 的羊水栓塞发生于分娩前，有益于母儿的双重益处需要急诊分娩。

• 产妇应行气管插管和积极复苏。

• 需要给予静脉补液、正性肌力药物和升压药物维持正常血压。因为这些患者很出现 DIC 的风险高，所以必须有浓缩红细胞和新鲜冰冻血浆（fresh frozen plasma，FFP）备用。严重 DIC 可应用Ⅶ因子。但即使已经尽力抢救，孕产妇的病率和死亡率仍很高。

产后出血

产后出血（postpartum hemorrhage，PPH）的定义为：

• 阴道分娩估计出血量 >500ml 或剖宫产出血量 >1 000ml；

• 或产后和入院时的红细胞压积相差 10%；

- 或有失血过多的症状，或需要输注红细胞（表6-1）。

表 6-1 产后出血的病因

早期产后出血（产后 <24h）	晚期产后出血（>24h 至产后数月）
官缩乏力	感染
胎盘残留	胎盘部位复旧不良
下生殖道裂伤	胎盘残留
子宫破裂	遗传性凝血功能障碍
子宫内翻	孕前合并子宫疾病
遗传性凝血功能障碍	
胎盘植入	

发生率

- PPH 是全世界孕产妇死亡的首要原因，约占所有孕产妇死亡的25%，是美国妊娠相关死亡的第二大原因，占17%。

病因和处理

- 失血超过20% 时孕妇才会出现低血容量的症状（第2章）。迅速甚至预防性的行为是至关重要的。妊娠子宫的血流为 600~900ml/min，患者可以在短时间内变得不稳定。

- 大号套管针开放静脉通道。静脉液体复苏、给氧和交叉配血。给予这些初步处理后，必须明确出血的潜在原因并迅速处理原发问题。

- 一般来说，估计失血1~2L后，应考虑输血，预计出血不能控制或患者有症状时可提前输血。

- 大量出血时需要补充凝血因子（新鲜冰冻血浆、冷沉淀）和血小板。以前认为每输500ml 红细胞，凝血因子稀释10%，因此每输 4~6 个单位浓缩红细胞，需要输1 个单位新鲜冰冻血浆，以减少血液稀释，及与枸橼酸相关的凝血异常的出现。此外，当血小板少于 50 000/μl 时，或已输注 6~10 个单位红细胞时需要输血小板。最新的证据建议，持续出血或需大量输血（>8个单位浓缩红细胞）时，浓缩红细胞、FFP 和血小板 1∶1∶1 输注可以改善预后。术中直接按压主动脉可以降低脉压，并减少活动性出血，以利于进行有效止血措施前维持血流动力学稳定。

· 在一些出血合并 DIC 的极端病例中可以考虑Ⅶ因子输注。

宫缩乏力

· **宫缩乏力**（产后子宫张力过低不能起到止血作用），是 PPH 最常见的原因。

· 通常产后子宫收缩可压迫血管减少失血，宫缩乏力可以导致持续性快速失血。

· 宫缩乏力的危险因素包括子宫张力过大（例如：巨大儿、羊水过多和多胎妊娠），产程过长、催产、急产或绒毛膜羊膜炎，多产和使用宫缩抑制剂等。

· 处理宫缩乏力的第一步为**双手按摩子宫**促使充分子宫收缩，使子宫下段的血凝块排出。此方法联合缩宫素的使用，可以纠正大部分宫缩乏力。

· 如果持续宫缩乏力，可以给予**促宫缩药物**（表 6-2）。可以使用催产素、甲基麦角新碱和前列腺素。最近的资料表明直肠米索前列醇（800~1 000μg）可以促进子宫持续收缩。

· 如果持续宫缩乏力，产妇病情稳定可以转运到一个能做 X 线的房间，可考虑选择性**子宫动脉栓塞**。

表 6-2 治疗产后出血的促宫缩药物

药物	剂量	备注和禁忌证
缩宫素（催产素）	10~40U/L IV 120ml/h；10U IM	不能静脉推注 大剂量应用时有抗利尿作用，导致液体潴留
马来酸甲麦角新碱（甲基麦角新碱）	每隔 2~4h 0.2mg IM 另外可以每 6 小时 0.2mg PO，至少在非胃肠道给药 4 小时后才可以给口服	子痫前期、高血压和雷诺综合征的患者禁用 可能会导致恶心呕吐
15-甲基前列腺素 F2α 类似物（欣母沛）	每隔 15~90h 0.25mg IM（骨骼肌或子宫肌层），最多用 8 次	哮喘禁用 心、肝、肾疾病是相对禁忌证 可能会导致恶心、呕吐、心动过速、腹泻和发热

续表

药物	剂量	备注和禁忌证
前列腺素 E$_2$（地诺前列酮）	20mg 阴道或直肠给药，每 2h 一次	低血压患者禁用
前列腺素 E1 类似物（米索前列醇）	800~1 000μg 直肠给药	常导致发热 心、肾疾患者慎用

- 如果上述保守措施都无效，则需要考虑行腹正中纵切口**开腹探查术**。手术方法有多种，具体采用哪种方法取决于患者有无再次生育要求、出血的程度和医生的经验等等。
- **子宫加压缝合**对宫缩乏力很有效。最早的技术是 B-Lynch 缝合（图 6-1）。此后出现了多种加压缝合技术，包括联合垂直和水平缝合贯穿子宫前后壁。它们的止血效果相近。

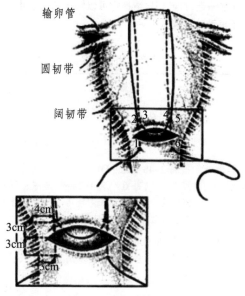

输卵管

圆韧带

阔韧带

图 6-1　B-Lynch 缝合

- O'Leary 法双侧子宫动脉结扎术能有效减少出血(图 6-2)。在确认输尿管走行之后，在膀胱子宫腹膜反折水平结扎子宫动脉的上行支。从子宫下段侧面，紧靠宫颈处进针，在子宫血管旁边的阔韧带无血管区出针。必要时还可以结扎子宫卵巢血管(近子宫角处)和骨盆漏斗血管。

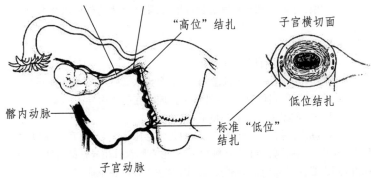

图 6-2　O'Leary 法双侧子宫动脉结扎

- **结扎髂内动脉**(髂内动脉 / 腹下动脉前支)，可显著降低子宫脉压促进止血。动脉仔细游离后，应在后支起点远端约 2cm 处用永久性缝线(如：丝线)结扎，此法可避免阻断臀肌的血供，并通过减少子宫侧支血供以止血。注意不要损伤易于破裂的腹下静脉，误扎附近的髂外动脉或损伤输尿管。这种方法不是总能成功(成功率 < 50%)，有较高的并发症发生率，需要较高的外科专业水平。
- **子宫切除术**一直是控制难治性子宫出血的有效方法。一旦需要，就不应延误，延误会增加死亡率。由于有大量失血、术后液体重新分布及可能需要机械通气支持，产后子宫切除的患者往往需要到重症监护室。

裂伤和血肿

- 如果在子宫收缩良好的状态下仍持续出血，则应考虑有无**子宫、阴道和宫颈的裂伤**，尤其对手术助产或行会阴切开的产妇。充分直视下检查(良好的灯光和暴露)对于发现裂伤很重要，检查时应给予充分麻醉。
- **外阴和阴道血肿**的隐性出血往往通过低血压和盆腔疼痛发现。不再进行性增大的血肿可以保守治疗,进行性增大的血肿需要清除。切口应足够大,血肿部位应充分清洗并结扎止血。建议逐层缝合,这样有利于止血和消灭死腔。阴道填塞(12~18 小时)可能有效。应给予广谱抗生素。如果外科处理失败可考虑动脉栓塞。

- 因腹膜后空间可积存大量血液,**腹膜后血肿**可以威胁生命。静脉造影 CT 可以确诊。可能表现为低血压、循环休克和侧腹部疼痛。如果腹膜后的出血已经处于稳定状态,可以采取保守治疗,让腹膜后血肿在原位起到压迫作用而止血。如果血肿进行性增大,则可能需行外科探查术或介入栓塞。

妊娠物残留

- **妊娠物残留**也可以引起 PPH。
- 危险因素包括副胎盘、胎盘异常、胎盘植入、绒毛膜羊膜炎和极早产。
- 怀疑妊娠物残留时,应钝性搔刮宫腔。在超声引导下用宽头的大号 "banjo" 刮匙,可以减少子宫穿孔的风险。
- *胎盘植入*时,子宫和胎盘之间的正常界限消失(第 9 章)。胎儿娩出后 30 分钟,如果胎盘仍未自然娩出,应考虑有胎盘种植异常的可能,应徒手探查宫腔,必要时应钝性搔刮宫腔。因为往往难以在不损伤子宫的情况下取出完整的胎盘,故如果应用促宫缩药物后出血已经控制,可以采取保守治疗。
- 胎盘异常引起出血时,也可将球囊导管(Bakri 球囊)置于宫腔内以压迫止血。此法可以完全止血,或使患者稳定以争取时间做进一步处理,如:子宫动脉栓塞。球囊可放置 12~24 小时。
- 开腹探查和产后子宫切除是治疗*胎盘植入*出血的有效措施。

凝血功能异常

- **凝血功能异常**也可以导致 PPH。
- 危险因素包括重度子痫前期、胎盘早剥、特发性 / 自身免疫性血小板减少、羊水栓塞、DIC、胎死宫内和遗传性凝血性疾病(如:von Willebrand 病)。
- 如果是凝血功能异常导致的产后出血,外科治疗不仅不能解决问题,反而会进一步增加出血,应该补充凝血因子和血小板。

子宫内翻

子宫内翻是指子宫内部翻出,宫底突出宫颈内口或突入阴道。如部分宫体翻出宫颈,则称为*不全内翻*;全部宫体翻出宫颈,称为*完全内翻*;如宫体已经超出阴道口水平,则称为*脱垂*。

发生率

• 子宫内翻的发生率约为 1/2 500。子宫内翻最常见于胎盘附着于宫底的产妇。

病因和处理

• 危险因素包括经产、产程延长、脐带过短、胎盘异常(如:植入)、结缔组织病和过度牵拉脐带。

• 建立足够的静脉通道,积极输液复苏,并做好 PPH 的准备,停用促进宫缩的药物,包括催产素。

• 应尝试手法复位内翻的子宫。

  • *Johnson* 手法复位时抓住内翻的宫底,经宫颈向头部上推至其正常位置。复位子宫的时候最好不要同时剥离胎盘,这样可以减少出血。在子宫复位之后,人工剥离胎盘。当然,如果胎盘阻碍了子宫复位,则先剥离胎盘再复位子宫。

  • 如果子宫复位困难,或子宫缩复环影响复位,可以使用松弛子宫的药物。最好使用硝酸甘油(50~100μg IV 或舌下含服,最多用三次),因为它起效快(30 秒),而半衰期短。其他可用的松弛子宫的药物有硫酸舒喘灵和吸入性全麻药(如:氟烷和异氟烷)。

  • 一旦子宫复位后应给予促宫缩药物。

  • 如果不能成功复位子宫,则需要行开腹手术。开腹除了从阴道帮助复位外,还可以通过牵引圆韧带复位,以及垂直切开子宫后壁下段和宫颈环,以复位子宫。

绒毛膜羊膜炎

绒毛膜羊膜炎指胎盘、绒毛膜和羊膜的炎症 / 感染。

发生率

• 足月分娩中的发生率为 1%~2%,早产分娩中的发生率为 5%~10%。

病因和诊断

• 危险因素有初产、产程延长、破膜时间过长、应用内监护、母体细菌性阴道病、感染未治疗和阴道检查次数过多。

- 绒毛膜羊膜炎是多种细菌的上行性感染,最常见的病原有解脲支原体、人型支原体、双道拟杆菌、加德纳菌、B组链球菌和大肠埃希菌。
- 通常为临床诊断。症状和体征有母体发热 >38℃而无其他明显感染灶、母体心动过速和胎儿心动过速、子宫压痛、羊水异味、脓性分泌物,还可能出现白细胞增多(典型者 >15 000,伴核左移)。
- 诊断不明确而临床条件允许的情况下,需要行羊膜腔穿刺,羊水培养阳性可确诊。羊水 WBC>30 细胞 /μl、葡萄糖 <15mg/dl、IL-6≥11.2ng/ml,或革兰氏染色阳性都提示感染。

处理

- 绒毛膜羊膜炎明确的处理方式是尽快娩出和清除宫内妊娠物。为了胎儿,产程中应使用抗生素。一旦诊断为绒毛膜羊膜炎,应引产,通常不经干预也会很快早产。如无禁忌应阴道分娩。
- 合理的抗生素方案包括:
  - 氨苄西林(2g IV q6h)加硫酸庆大霉素(首剂 2mg/kg IV,然后 1.5mg/kg IV q8h)用至分娩。如果行剖宫产,产后可以加用克林霉素或甲硝唑覆盖厌氧菌。
  - 对非过敏性青霉素过敏的患者,可以使用头孢唑啉(1g IV q8h)替代氨苄西林。
  - 如果患者对青霉素严重过敏,可以使用克林霉素(900mg IV q8h)或万古霉素(500mg q6h)替代氨苄西林。
  - 也可以使用单一药物:氨苄西林 / 舒巴坦(托西酸舒他西林片,3g IV q6h),哌拉西林 / 他唑巴坦(治星,3.375g IV q6h)或替卡西林 / 克拉维酸(替漫汀,3.1g q6h)。
  - 没有数据表明哪种方案更好。
  - 分娩时应告知儿科医师新生儿可能感染。
  - 产后应做胎盘的细菌培养,应用棉拭子在绒毛膜和羊膜之间蘸取培养,胎盘应送病理。脐带血也应送培养。
  - 产后不需使用抗生素,除非患者持续发热。
  - 剖宫产产妇术后应给予广谱抗生素,至少追加一剂(8 小时)。末次体温≥38℃继续使用 48 小时。经典的方案为庆大霉素和克林霉素,为广谱覆盖可加用氨苄西林(尤其肠球菌)。

产后子宫内膜肌炎

产后子宫内膜肌炎指内膜、子宫肌层和宫旁组织的感染。

发生率

• 其发生率在阴道分娩为 5%，剖宫产为 10%，社会经济地位低下的妇女发生率显著升高。

病因和诊断

• 危险因素有剖宫产、母体糖尿病、手取胎盘和绒毛膜羊膜炎的高危因素。

• 与绒毛膜羊膜炎类似，子宫内膜肌炎是阴道内部分正常菌群的上行性多重细菌性感染。

• 子宫内膜炎可能在产后立即出现，也可能在产后数天出现。

• 产后子宫内膜炎是临床诊断：间隔 2~4 小时两侧测体温 ≥38℃ 或单次体温 >39℃、子宫压痛、心动过速、阴道脓性分泌物以及其他相关表现，如动力性肠梗阻、盆腔腹膜炎、盆腔脓肿和肠梗阻。

• 由于受正常菌群的干扰且结果回报迟于临床需要，内膜的细菌培养往往没有意义。只有严重发热怀疑败血症时才有指征行血培养。

处理

• 合理的广谱抗生素使用方案包括：
   • 庆大霉素和克林霉素 +/– 氨苄西林，用至体温正常后 24~48 小时。
   • 单一用药：厄他培南、头孢曲松、头孢替坦、托西酸舒他西林片、他唑巴坦或替漫汀，目的是广谱覆盖多种菌。
   • 庆大霉素在分娩前 q8h 给药，有多项研究表明产后 5~7mg/（kg·d）的剂量是安全、有效和经济的。每日用药者不需监测血药浓度。

• 典型的子宫内膜肌炎在用药 48 小时后好转。静脉疗程结束后不需要继续口服抗生素。

• 如果持续发热或进展为败血症，需要考虑行血、尿培养、胸腹平片、盆腔检查盆 / 腹腔超声、CT 和 MRI。

• 有败血症表现时应考虑梭状芽孢杆菌、A 组链球菌和葡萄球菌。A 组链球菌是世界范围内围产期败血症的首要病原，但是在美国相对少见。出现高热、脱皮、弥漫性斑疹、多器官功能衰竭时应考虑感染中毒性休克。有些罕见的病例因为子宫肌坏死需要切除子宫。

盆腔脓毒性血栓性静脉炎

盆腔脓毒性血栓性静脉炎（septic pelvic thrombophlebitis，SPT）有两种：卵巢静脉血栓 / 血栓性静脉炎和盆腔深部脓毒性血栓性静脉炎。SPT 的发生率占所有分娩的 1/3 000~1/2 000，最常见于剖宫产后。

诊断和病因

• 如果在给予抗生素治疗子宫内膜炎 3 天后，患者仍持续高热，应怀疑 SPT。SPT 的发热往往呈峰型，而两次高峰之间患者常表现为正常，通常没有疼痛。由于孕期处于高凝状态且相对静脉淤滞状态，故易发生盆腔深静脉血栓。血栓继发感染后就形成感染性血栓，可以循环至肺。不到 2% 的患者影像学检查可见肺栓子。如果除外了其他原因引起的产后发热，应行盆腔超声、盆腹腔 CT 或 MRI 以定位脓肿和大的血栓。但是阴性结果并不能除外 SPT，SPT 在更大程度上是一种排除性诊断。血培养结果通常为阴性。

处理

• 由于 SPT 是一项排除性诊断，大部分持续发热的患者已经使用广谱抗生素，通常也覆盖了子宫内膜肌炎的典型病原。一旦怀疑 SPT，可考虑使用肝素或依诺肝素抗凝治疗。

• 肝素被认为可以消除小的脓毒血栓，而后者可能是间断发热的原因。肝素首剂通常为 5 000 单位，然后持续输注[常用 16~18μm/（kg·h）]，调整剂量使活化部分凝血酶原时间维持在正常值的 1.5~2 倍。也可以使用低分子肝素 1mg/kg q12h。

• 抗生素在患者体温正常 24~48 小时后可停用。肝素需要继续用多长时间还有争议，专家的意见从退热后 24 小时至 2 周不等。如果影像学检查已经明确有深静脉血栓或肺血栓，一般需要使用 6 个月华法林或依诺肝素抗凝治疗。

胎粪吸入

羊水胎粪污染占所有活产的 7%~20%，可增加新生儿呼吸系统疾病的发病率。羊水粪染的新生儿中,有 2%~10% 诊断为**胎粪吸入综合征**,死亡率达 12%。

病因和并发症

• 胎粪排出和胎儿酸中毒、胎心率异常和低 Apgar 评分相关。胎儿窘迫和缺氧刺激胎粪排出。但是合并羊水胎粪污染所分娩的新生儿大部分都正常健康。

• 胎粪吸入对肺组织有三大影响:①气道阻塞;②表面活性物质功能障碍;③化学性肺炎。

• 胎粪吸入综合征的危险因素有胎粪污染的羊水的黏稠度(中度或黏稠)、胎心监护异常、脐带以下有胎粪和低 Apgar 评分。

处理

• **羊膜腔灌注**不再应用于所有胎粪污染的病例。一项多中心大样本试验结果表明,对于稠厚的胎粪,羊膜腔灌注并不能降低中到重度胎粪吸入综合征的发生,也不能减少围产儿死亡和其他严重新生儿并发症的发生。

• 最新的新生儿复苏指南也不建议对羊水胎粪污染的婴儿常规进行产时吸引。一项多中心大样本试验的结果表明,在胎肩娩出前的深度吸引不能减少需要气管插管、胎粪吸入综合征、需要机械通气的发生率或总体死亡率。事实上,胎儿娩出后应尽量减少刺激,快速交给新生儿医师,没有活力的新生儿才需要行气管内吸引。

（朱毓纯 译 孙笑 审）

推荐阅读

Conde-Agudelo A, Romero R. Amniotic fluid embolism: an evidence-based review. *Am J Obstet Gynecol* 2009;201:445.e1–e13.

French LM, Smaill FM. Antibiotic regimens for endometritis after delivery. *Cochrane Database Syst Rev* 2004;(4):CD001067.

Mousa HA, Alfirevic Z. Treatment for primary postpartum haemorrhage. *Cochrane Database Syst Rev* 2007;(1):CD003249.

Tomacruz RS, Bristow RE, Montz FJ. Management of pelvic hemorrhage. *Surg Clin North Am* 2001;81(4):925–948.

Vain NE, Szyld EG, Prudent LM, et al. What (not) to do at and after delivery? Prevention and management of meconium aspiration syndrome. *Early Hum Dev* 2009;85:621–626.

Xu H, Hofmeyr J, Roy C, et al. Intrapartum amnioinfusion for meconium-stained amniotic fluid: a systematic review of randomised controlled trials. *BJOG* 2007;114:383–390.

You WB, Zahn CM. Postpartum hemorrhage: abnormally adherent placenta, uterine inversion, and puerperal hematomas. *Clin Obstet Gynecol* 2006;49:184–197.

第7章 妊娠并发症

Meghan E. Pratts and Janice Henderson

本章讨论了孕期常见的几种**产前并发症**,包括:

- 羊水异常(包括羊水过少和羊水过多)
- 宫内生长受限(intrauterine growth restriction,IUGR)
- 宫颈机能不全(cervical insufficiency,CI)
- 多胎妊娠
- 过期妊娠
- 胎死宫内(fetal demise in utero,FDIU)

羊水异常

- **羊水总量**(amniotic fluid volume,AFV)反映了胎儿液体产生和清除间平衡。

  - 早孕期,羊水来源于胎盘胎儿面、羊膜的跨膜转运和胚胎表面的分泌。
  - 中晚孕期,羊水来源于胎儿排尿和胎儿肺泡液体的渗出。孕16周时,平均羊水量为250ml,孕34~36周时约为800ml。
  - 羊水的清除主要通过胎儿吞咽和羊膜-绒毛膜表面吸收。
  - 测量羊水量最准确的方法是染色稀释或在切除子宫的同时直接测量。超声提供了一个无创性的工具来估计羊水量的(表7-1)。

表 7-1 羊水测量方法

诊断方法	解释	临床价值
最大羊水深度(maximum vertical pocket,MVP)	羊水过少≤2cm 正常 =2.1~8cm 羊水过多≥8cm	• 与染色实验显示正常妊娠的一致性为94% • 对于羊水量少者准确性稍差 • 不良事件的较好预测指标

续表

诊断方法	解释	临床价值
羊水指数（amniotic fluid index，AFI）——测量四个象限最大羊水深度的总和	羊水过少 <5cm 正常 =5.1~25cm 羊水过多 ≥25cm	• 与染色实验显示正常的妊娠的一致性为 71%~78% • 异常结果对不良事件的预测性不高 • 假阳性率高
主观评价——由有经验的超声检查者进行	主观结果	• 与染色实验显示正常的妊娠的一致性为 65%~70% • 发现异常羊水量几率很低
检查是否存在 2cm×2cm 羊水平面——超声筛查并确认至少存在一个 2cm×2cm 大小的羊水池	评价是否存在 2cm×2cm 的羊水池	• 与染色实验显示正常的妊娠的一致性为 98% • 羊水过多者存在此平面的几率 <10%

- **羊水过多**：指病理性羊水积聚，任何孕周的羊水量大于 2 000ml，或大于相应孕周的第 95 百分位，或足月时羊水指数（AFI）大于 25cm，都为羊水过多。
- 普通人群中羊水过多的发生率为 1%。
- 意义：羊水量轻度增加通常没有临床意义，但如羊水量明显增多，由于可能导致早产、胎膜破裂时脐带脱垂、伴随的疾病和先天畸形等，致使围产儿病率升高。羊水过多的患者在破膜的时候因为过度扩张的子宫宫腔内压力骤减，可能出现胎盘早剥。由于子宫过度扩张，产后易出现宫缩乏力，致产后出血，增加母体病率。重度羊水过多时，由于子宫过度膨胀压迫静脉和输尿管，导致严重的下肢水肿和肾积水。
- 病因：最常见的羊水过多的原因是特发性的（图 7-1），但是严重病例往往有明显的原因，很可能与一个可监测出的胎儿畸形有关。特殊原因包括：
  ○ **胎儿结构畸形**：合并颅骨缺失或无脑儿时，胎儿吞咽功能受损、抗利尿激素缺少导致多尿、裸露的脑膜存在液体渗出，导致羊水过多。消化道畸形也会导致羊水过多，包括直接的物理性梗阻和吸收减少。腹壁缺失者由于腹膜和肠壁的液体渗出，可以出现羊水过多。

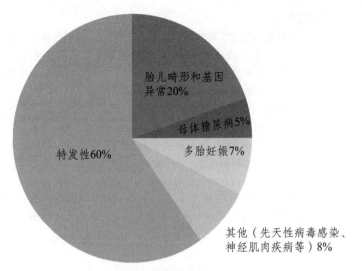

图 7-1　羊水过多的病因

- **染色体和基因异常**：羊水过多者染色体异常的发生率可高达35%。最常见的染色体异常是 13、18 和 21 三体。
- **神经肌肉疾病**：由于吞咽障碍，可导致羊水过多。
- **糖尿病**：是羊水过多常见的原因，通常与血糖控制不良和胎儿畸形有关。胎儿高血糖使液体通过胎盘界面渗入羊膜腔，同时也使胎儿多尿。
- **同种免疫作用**可能会导致*胎儿水肿*，从而引起羊水过多。
- **先天性感染**：如果除外了上述各种因素，则应筛查有无先天性感染，如弓形虫、巨细胞病毒和梅毒等。但是，这是羊水过多的罕见原因。
- **双胎输血综合征**（twin-to-twin transfusion syndrome，TTTS）：TTTS 时，受血胎儿会发生羊水过多，有时还合并*胎儿水肿*，而供血的胎儿会出现生长受限和羊水过少。
- **超声检查**对于了解羊水量、确定是否为多胎和有无胎儿畸形是必需的。如果发现胎儿畸形，应行**羊膜腔穿刺**取羊水进行染色体核型检验。
- **治疗**：首先应治疗原发病。轻到中度的羊水过多可采用期待疗法，等待自然临产或破膜。如果孕妇出现呼吸困难、腹痛或行动困难，则需要治疗。

- ○ **羊水减量**即通过羊膜腔穿刺抽取一定的羊水,减轻母体的不适症状。少量多次抽取羊水(总量 1 500~2 000ml,或抽至 AFI<8cm)和一次性大量抽取相比,较少引起早产。必要时可每隔 1~3 周重复一次羊水减量。不需要预防性应用抗生素。
- ○ **药物治疗**主要是通过吲哚美辛减少胎儿尿液生成。由于胎儿肾脏的血流量和肾小球滤过率(glomerular filtration rate,GFR)主要受前列腺素的控制,环氧化酶抑制剂吲哚美辛(25mg Q6h 口服)可以减少胎儿肾脏血流,从而减少胎儿尿液生成。吲哚美辛最大的副作用是可引起胎儿动脉导管早闭,所以治疗期间需要严密监测羊水量和动脉导管直径,一旦有动脉导管早闭的迹象就应停药。如果吲哚美辛每天的总用量 <200mg,则副作用较小。吲哚美辛只限于用于孕周 <32 周的孕妇,且持续用药不应超过 48 小时。利尿剂治疗羊水过多无效。

- **羊水过少的定义有多种,最常用的为 AFI<5cm,或者 AFI 低于相应孕周的第 5 百分位,或 MVP<2cm。**无论妊娠周数大小,羊水过少都会增加围产儿死亡率和病率,且以中孕期发现的羊水过少风险最大,此时出现的围产儿死亡率可达 80%~90%。羊水过少时,由于胎儿吸入终末肺泡的液体不足可导致肺发育不全。中、晚孕期持续羊水过少可导致 10%~15% 的病例遗留颅骨、面部和骨骼的畸形。脐带受压使产程中胎心率减速的发生率增加。
  - **病因:**羊水过少常见的临床原因有破膜、胎儿泌尿道畸形、过期妊娠、胎盘功能不全和使用减少胎儿尿液的药物。任何孕周出现羊水过少,都要考虑到破膜的可能。中孕期常见的原因中以肾发育不全和泌尿道梗阻较为突出,因为此时胎儿尿量开始对羊水量产生明显影响。胎盘功能不全可以同时导致羊水过少和胎儿生长受限。过期妊娠羊水减少的机制可能是胎盘功能老化(图 7-2)。
  - 需要行**超声检查**诊断羊水过少,并明确有无胎膜破裂,如果早产胎膜是否破裂不明确时,可以做棉垫染色检查(第 8 章)。
  - **治疗:**羊水过少的治疗措施有限。母体血管内液的状况和胎儿密切相关,因此,母体补液(静脉或口服)可增加羊水量。对于泌尿生殖道梗阻畸形引起的羊水过少,目前宫内尿液分流手术的效果很有前景。为了达到最好的疗效,尿液分流术应在出现肾脏发育不良之前进行,且手术孕周应尽早,以使肺脏有发育成熟的时间。近足月的羊水过少应行严密的胎儿监护。引产的指征包括足月或 34

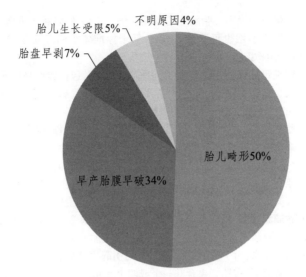

图 7-2　羊水过少的病因

周后胎儿监护异常。羊水过少不是试产的禁忌证。羊水过少的引产指征依据何种方法测量 AFV 尚无定论。MVP 可能优于 AFI，因为对于羊水过少，AFI 测量的假阳性率较高，因此增加引产率和剖宫产率，而并未改善新生儿结局。

胎儿生长受限

当估计胎儿体重低于相应孕周的第 10 百分位时，则考虑存在**宫内生长受限（intrauterine growth restriction，IUGR）**。虽然原因不明，大约 70% 的所谓的 IUGR 胎儿只是体格小于人群的正常值。病理性 FGR 的发生率在发达国家约为 4%~8%，在发展中国家约为 6%~30%。合并 FGR 的胎儿，其围产儿死亡率和病率升高 2~6 倍。匀称和非匀称 IUGR 病因不同。匀称性 IUGR，胎儿整体都小；非匀称性 IUGR，腹围比头围小的更多。对称性生长受限提示孕早期胎儿即受累，如：化学物暴露、感染或非整倍体。非对称性生长受限受累相对晚，如：胎盘功能不全。

- IUGR 的**病因**包括母体和胎儿两方面：
  - **母体体格瘦小和体重增加不足**：如果受孕时的体重小于 45kg，则该孕妇分娩小于胎龄儿的风险加倍。孕 28 周以后体重增长不足或体重不增也可造成 IUGR。低于标准体重的妇女孕期应增重 12.7~18.2kg。

- **慢性母体疾病**：孕妇存在的多种躯体疾病，包括慢性高血压、发绀性心脏病、孕前糖尿病、营养不良和胶原血管病等，都可能引起胎儿生长受限。子痫前期和吸烟也会导致 IUGR。
- **胎儿感染**：病毒感染，包括风疹病毒、巨细胞病毒、甲型肝炎病毒、微小病毒 B19、水痘和流感是 IUGR 最常见的病原。其他的致病原有细菌（李斯特菌）、原虫（弓形虫）和螺旋体（梅毒）。
- **染色体异常**，如 13 三体和 18 三体、Turner 综合征都常常和 IUGR 有关。21 三体一般不会造成严重的胎儿生长受限。
- **致畸源暴露**：任何能导致畸形损伤的物质都能引起胎儿生长受限。抗惊厥药物、烟草、毒品和酒精都可影响胎儿生长。
- **胎盘异常**：由于减少了胎儿血供，可引起生长受限。
- **多胎妊娠**：多胎妊娠合并一个或两个胎儿生长受限的几率为 12%~47%。

- **诊断**需依靠超声检查（表 7-2）。确定胎儿生长是否适度，首先需要确定孕周，最好在早孕期核实。孕 20 周以后如果发现宫底较相应孕周低 3cm 以上，应立即行超声检查。羊水过少往往和胎儿生长受限相关。

- **处理**一般根据孕周来确定。一般来说，如果在 32 周以前生长受限程度较为严重，低于第 3 百分位，建议行羊膜腔穿刺或脐血穿刺，做染色体核型检查和病毒学检查。即使没有考虑终止妊娠，也应做上述检查，因为这些信息对父母、产科医生和儿科医生制定分娩和新生儿处理计划时很有用。其他处理包括：

表 7-2　评价胎儿生长的超声检查参数

超声参数	优点	缺点
腹围	• 和胎儿体重相关性最好 • 对 IUGR 的敏感性高	• 不能区分对称型和非对称型 IUGR • 受检查者和胎儿体位的影响，数值变化范围较大
小脑横径	• 孕 24 周前与孕周相关 • 受生长受限的影响小	• 只在 24 周前相关 • 作为预测因子，不同文献报道的结果有争议

续表

超声参数	优点	缺点
HC/AC	• 对胎盘功能不全引起的生长受限诊断更准确	• 无特异性 • 不是所有 HC/AC 升高的胎儿都存在 IUGR
脐动脉多普勒	• 有助于区分单纯体格小和 IUGR • 有助于评价有发生不良事件风险的妊娠	• 对低危妊娠的作用不大 • 作为筛查工具的意义不大

- **>37 周的 IUGR**：分娩。
- **34~36 周之间的 IUGR**：如果在发现 IUGR 之前的几周内胎儿都没有生长（间隔适当的时间行超声监测生长），则分娩。
- **远离足月的 IUGR**：尝试保守治疗。应限制体力活动，保证足够营养，并开始胎儿监护。胎儿评估包括孕妇每天自数胎动，每隔 3~4 周一次超声检查了解胎儿生长情况，每周两次无激惹试验或胎儿生物物理评分。脐动脉多普勒血流如出现当收缩期 / 舒张期（S/D）的比值升高，或舒张末期血流消失或返流时，则提示胎儿状况不良（第 5 章）。
- **分娩**：对远离足月合并严重胎儿生长受限者，应权衡继续暴露于宫内环境和早产的利弊。阴道分娩并非禁忌，但是产程中出现胎儿不耐受的风险增加。生长受限的新生儿更易出现低体温和代谢异常，如低血糖。有数据表明，胎儿生长受限对认知功能有远期的不良影响，且为独立影响因素。

宫颈机能不全

宫颈机能不全（cervical insufficiency/incompetence, CI）发生率为 1/2 000~1/50。危险因素包括宫颈裂伤史、宫颈锥切史、多次人流的机械性扩张宫颈、宫内已烯雌酚的暴露和先天性宫颈畸形。

- 由于宫颈机能不全的诊断标准存在争议且各不相同，故发生率并不准确。较为合理的一个定义是在排除感染、胎盘早剥、宫缩和子宫畸形的情况下，宫颈无痛性开大。由于 CI 是一项除外性诊断，必须详细寻找其他诊断的可能。虽然患者和医师都难以忍受等待长时间后才行择期预防性治疗（如：环扎），但预防性宫颈环扎只对**三次或三次以上**因 CI 而中孕期流产的患者有效。超声显示漏斗状宫颈并不是宫颈环扎的充分指征，但是高危孕妇从孕 16~20 周开始连续多次超声检查可以早期发现需要治疗的患者（第10 章）。

- 诊断 CI 以及选择需要择期宫颈环扎的病例，是一项艺术和科学。
- 盆腔休息、子宫托和宫颈环扎都可用于预防 CI 引起的反复妊娠丢失，但是各种方法的有效性存在争议。在进行宫颈环扎*之前*，必须详细回顾患者病史和以前妊娠丢失情况，充分交待环扎的风险（如：早产胎膜早破、绒毛膜羊膜炎、早产和宫颈裂伤）和益处，并尽早筛查非整倍体和先天畸形（第11 章）。理想情况下，应在宫口扩张前行宫颈环扎。一旦宫口开大，可以行**挽救性环扎**。

  - McDonald 环扎法和 Shirodkar 环扎法都是从阴道操作的，通常孕12~14 周时进行。选择哪种方法取决于有效宫颈长度和手术者的经验/倾向。证据表明预防性抗生素和术后宫缩抑制剂并不能影响预后，但是临床普遍应用。选择性宫颈环扎的医源性妊娠丢失率为 1%~20%。挽救性或胎囊突出的宫颈环扎的并发症 >50%。在罕见的情况下，对于残留宫颈很短或没有的患者（通常由于大的宫颈锥切活检或宫颈切除），可以行经腹的宫颈环扎，随后必须行剖宫产。
  - 拆除环扎线的指征包括即将临产、胎膜破裂、有宫内感染的表现或已达孕 36 周。

多胎妊娠

美国的**多胎妊娠**约占所有分娩的 3%，而且由于辅助生殖技术（assisted reproductive technologies，ART）的发展这一数字在逐年增加。单卵双胎的发生率较为恒定，约为 4/1 000，而双卵双胎的发生率在某些情况下会升高，如：特定的家系、非裔美国人、促排卵和体外受精，且随孕妇的年龄、经产次数、体重、身高的增加而升高。如果没有辅助生殖药物的应用，三胎妊娠的发生率约为 1/8 000，而更多胎的妊娠则更罕见。多胎妊娠会增加母儿病率和死亡率；发达国家双胎的围产儿死亡率为每 1 000 例分娩 50~100 例，三胎为每 1 000 例分娩 100~200 例。

- 超声检查可以**确诊**，早孕期根据独立的孕囊确定绒毛膜性是最准确的。孕周较大时,超声显示分隔呈"双胎峰"征或"λ"征提示双绒毛膜性双胎,"T"字征提示单绒毛膜双羊膜囊双胎。如果子宫体积大于相应停经月份、可以听到多个胎心、触及多个胎体、hCG 和母血甲胎蛋白的水平高于相应孕周,或妊娠为辅助受孕,都应考虑到多胎妊娠的可能。

- **合子型、胎盘形成和死亡率**
  - **双绒毛膜 / 双羊膜双卵双胎**(占所有双胎的 70%~80%):双卵双胎是两个卵子受精的结果。每个胎儿有各自的胎盘,每个胎儿有各自完整的羊膜和绒毛膜。
  - **单卵双胎**(占所有双胎的 20%~30%):单卵双胎是单个卵子受精后卵裂的结果。卵裂的时间决定了胎盘胎膜的形成。
    - **双绒毛膜 / 双羊膜单卵双胎**(占所有双胎的 8%):如果卵裂发生于受精后 3 天内,则和双卵双胎一样,每个胎儿有独立的羊膜和绒毛膜。在所有单卵双胎中,双绒毛膜双胎围产儿死亡率最低(<10%)。
    - **单绒毛膜 / 双羊膜双胎**(占所有双胎的 14%~20%):如果卵裂发生于受精后 4~8 天,两个胎儿则共用一个胎盘,但是两个胎儿仍有独立的羊膜囊。单绒毛膜 / 双羊膜双胎的死亡率约为 25%。
    - **单绒毛膜 / 单羊膜双胎**(占所有双胎 <1%):卵裂发生于受精 8 天以后,则两个胎儿共用一个羊膜囊和胎盘,因为羊膜和绒毛膜在胚胎分裂前已经形成。如卵裂发生时间更晚,则会导致连体胎儿,但是很罕见。单羊膜囊妊娠有 50%~60% 的死亡率,且通常在孕 32 周之前死亡。
- **更多胎妊娠**胎盘异常更多见,单绒毛膜和双绒毛膜有可能同时存在。
- 多胎妊娠的**并发症较多见**。
  - **流产**:多胎妊娠的流产率至少是单胎妊娠的 2 倍。早孕期确诊的双胎妊娠中,最后分娩双胎比例不到 50%。
  - **先天异常和畸形**:双卵双胎的先天异常和畸形的发生率约为单胎的 2 倍,而三卵三胎则为单胎的 4 倍。单卵双胎发育缺陷的发生率约为 2%~10%,是双卵双胎胎儿畸形发生率的 2 倍。由于每增加一个胎儿,染色体异常的风险就会增高,因此根据胎儿数量的不同,建议孕妇需要行羊膜腔穿刺的年龄界限也不同(双胎为 33 岁,三胎为 28 岁)。
  - **恶心呕吐**:双胎妊娠较单胎更严重,原因不清,可能和高水平的 β-hCG 有关。

- **子痫前期**：多胎妊娠中子痫前期更常见，发生更早，且程度更重。大约 40% 的双胎和 60% 的三胎会受累。
- **羊水过多**：多胎妊娠中的发生率为 5%~8%，单羊膜囊双胎更多见。有报道双胎妊娠中孕 28 周之前急性羊水过多的发生率为 1.7%；其中围产儿死亡率接近 90%。
- **早产**：双胎妊娠早产的发生率接近 50%。双胎的平均分娩孕周为 36~37 周，三胎为 32~33 周。早产分娩中双胎占 10%，所有早产围产儿死亡中 25% 为双胎妊娠。大多数多胎早产新生儿死亡为孕周 < 32 周，出生体重 <1 500g 的新生儿（第 8 章）。
- **宫内生长受限**：IUGR 较常见，低出生体重和早产会同时增加新生儿病率和死亡率。
- **双胎生长不一致**指双胎估计体重相差 20% 以上，以占较大胎儿体重的百分数表示。原因包括 TTTS、双胎之一染色体或结构异常，或不同病毒感染和胎盘大小不对称。当体重相差大于 25% 时，胎儿死亡率增加 6.5 倍，新生儿死亡率增加 2.5 倍。
- 多胎妊娠易出现产后宫缩乏力和**产后出血**。
- **产程中的并发症**：与单胎妊娠相比，多胎妊娠产程中的并发症有先露异常、脐带脱垂、脐带缠绕、子宫收缩不协调、胎儿窘迫和急诊剖宫产。
- **双胎输血综合征**（twin-to-twin transfusion syndrome，TTTS）：单绒毛膜双胎有 20%~25% 发生 TTTS。50%~75% 的单绒毛膜双胎胎盘有血管吻合支。当这些吻合支内血流不平衡时，其中一个胎儿的血液就会持续输给另一个胎儿，导致受血胎儿高血容量、心衰和水肿，而供血胎儿则会发生低血容量、羊水过少和生长受限。
  - 由于受血胎儿羊水过多，常见的表现是在孕 20~30 周时发现子宫快速增长。如果超声提示单绒毛膜双胎，胎儿生长不协调，大胎儿合并羊水过多，小胎儿羊水少（"纸样儿"征或"多-寡"征），则可以做出 TTTS 的诊断。出现生长差异的时间和严重程度取决于动静脉分流的程度。胎儿水肿通常是预后不良的征兆。
  - 如果因为胎儿极不成熟而不能立即分娩时，可以考虑的措施包括，对受血胎儿反复进行羊膜腔穿刺羊水减量，对贫血的供血胎儿进行宫内输血，选择性减胎，和在胎儿镜引导下行胎盘吻合血管激光消融术。
- **多胎妊娠的产前处理**包括充足的营养（每天每个胎儿需要多摄入能

量 300kcal)，更频繁的产前检查，定期超声检查胎儿生长和宫内状况，如出现早产或其他产科并发症时应立即住院。对于多胎妊娠者，目前没有证据支持卧床或预防性使用宫缩抑制剂的作用。此外，预防性环扎和黄体酮治疗都不能将次早产的发生率，且环扎可能导致更差结局。

- **超声检查**：孕 23 周开始应每隔 3~4 周一次，监测每个胎儿的生长和检查有无生长差异。单绒毛膜双胎需要每隔 2 周行超声评估有无 TTTS。
- **胎儿监护**：除非有临床或超声检查的证据提示 IUGR 或存在生长不协调，双卵双胎一般不建议行无激惹试验(nonstress test，NST)。如果不同胎儿 NST 的结果不同，则应进一步检查，确定胎儿宫内情况。是否行宫缩应激试验尚有争议，因为有可能诱发早产而很少使用。
- **羊膜腔穿刺**：如果因胎儿情况有产前诊断的指征，则每个羊膜囊都需要行羊膜腔穿刺，指征包括遗传疾病或同种免疫。在从第一个羊膜囊内抽出羊水后，应注入靛胭脂 1~5ml，以确保两个羊膜囊都被穿刺取样。如果两个胎儿生长情况一致，则只要抽取其中一个羊膜囊检测胎肺成熟度。如果两个胎儿生长不一致，则应抽取较大胎儿的羊水，因为大胎儿的肺成熟时间往往晚于较小胎儿。
- **多胎妊娠减胎术**可用于减少更多胎妊娠的风险。因为三胎、四胎甚至更多胎儿会增加母儿的死亡率和病率，因此多胎减胎术可以降低母儿风险。减胎后的妊娠丢失率约为 5%~10%。**选择性终止妊娠**特指淘汰伴有结构或染色体畸形的一个或多个胎儿。
- **一胎胎死宫内的处理**需根据存活胎儿的情况和孕周决定。应每周行胎儿监护和检查母体凝血功能，直到确认存活胎儿肺已成熟。如果存活的胎儿出现异常，或有母体 DIC 的表现，当胎儿肺已经成熟时，应考虑娩出胎儿。如果合并 TTTS，一旦出现一胎胎死宫内，就应考虑娩出胎儿，尤其是孕周大于 28 周时。

- 双胎的最佳**分娩方式**仍有争议，必须针对不同病例具体分析。决定分娩方式时应考虑到双胎的先露、孕周、母儿并发症、产科医生的经验、有无麻醉和新生儿监护措施。
  - **双头先露**(43%)：70%~80% 能顺利阴道分娩。在第一胎娩出后至第二个胎儿娩出之间，建议对第二个胎儿行实时监测。
  - **第一胎头先露 / 第二胎非头先露**(38%)：如果不存在生长不一致，可以计划经阴道分娩。对第二个胎儿可以尝试进行外倒转或内

倒转和臀牵引。估计为非头先露的第二个胎儿体重如在 1 500~
3 500g 之间,可以考虑阴道分娩,其成功率 >96%。第二个胎儿如
体重小于 1 500g 时,目前没有充分的证据具体推荐哪种分娩方式。
- **第一胎非头先露**(19%):剖宫产将两个胎儿娩出。
- **胎头交锁**:很罕见,见于一臀一头的双胎,当第一个胎儿胎体已经
娩出,但是其颈部和第二个胎儿的颏部下方相交锁时,称为胎头交
锁。宫缩过强、单羊膜囊双胎或羊水量减少都可能会导致胎头交
锁的发生。

过期妊娠

过期妊娠,指从末次月经的第一天起计算,妊娠超过 294 天或 42 整周。
越来越多的证据表明,在过期妊娠前数周,围产儿的病率和死亡率就已明显
升高。过期妊娠的发生率约为所有妊娠的 7%~12%。超过 43 周的过期妊
娠占所有妊娠的 4%。过期妊娠的孕妇有 30%~40% 再次妊娠时会再发生
过期妊娠。

- **诊断**:必须依靠准确的孕周核对。以下标准中如果满足 2 条或以上,
则认为孕周可靠:末次月经时间确定;从末次月经计算停经 6 周内尿妊免试
验阳性;停经 10~12 周用超声多普勒可以闻及胎心;停经 20 周时宫底位于
脐平;停经 13 周前盆腔检查子宫大小符合孕周;停经 6~12 周超声以头臀长
核对孕周,或停经 26 周之前以双顶径核对孕周。为准确推算孕周,应尽可
能符合更多条标准。
- **病因**:常见的为孕周计算错误。过期妊娠的危险因素包括初产、前次
过期妊娠、胎盘硫酸酯酶缺乏、无脑儿、家族史和男性胎儿。
- 过期妊娠的**并发症**包括:
  - **过熟综合征**有以下表现:皮下组织减少、宫内生长不良、羊水粪染、
  羊水过少、缺乏胎脂和毳毛,以及皮肤脱屑。约 10%~20% 真正过
  期的胎儿会有上述表现。
  - **巨大儿**:过期妊娠时的巨大儿更多见。过期儿中体重 >4 000g 的胎
  儿是足月儿的 2 倍,因此过期妊娠分娩过程中由于分娩困难和肩难
  产导致的产伤也相应增加。
  - **羊水过少**:过期妊娠羊水过少较常见,可能是由于子宫胎盘的功能
  下降所致。羊水量减少可能增加产程中胎儿窘迫的发生和剖宫产
  的机会。

- 过期妊娠羊水胎**粪**污染和胎粪吸入综合征的发生率增加。
- **处理**：孕 40 周后（如：孕 41 周），孕妇应每日记录胎动（踢的次数），每半周一次胎心监护（NST），监测羊水量（AFI）。
- **最近，一项超过 380 万例分娩的大样本队列研究表明，39 周以后，继续期待发生胎死宫内的风险高于引产婴儿死亡的风险。**但是，孕 39~41 周为了预防一例胎儿死亡而需要引产的数量过于巨大，41 周前引产不符合成本效益。孕 38~41 周可以提供人工剥膜术，以增加自然临产率。除非宫颈已经成熟，否则常规于 41 周引产，因为目前的证据表明此时引产可以降低围产儿死亡率而不增加剖宫产的风险，但是加强胎儿监护至 42 周也是可以的。

胎死宫内

　　胎死宫内（fetal demise in utero，FDIU；或 intrauterine fetal demise，IUFD）指孕 20 周以后分娩前诊断的胎儿死亡。约 50% 的围产儿死亡为胎死宫内。在美国的所有死亡胎儿中，2/3 以上发生于孕 32 周之前，20% 发生于孕 36~40 周，约 10% 发生于 41 周以后。

- 如果孕妇主诉胎动消失数小时以上，则应怀疑胎死宫内。实时超声检查证实无胎心活动，则可确诊。
- 胎儿死亡可以分为产前死亡和产程中死亡（即死产）。未监护人群的产前胎儿死亡率约为 8/1 000，占所有胎儿死亡的 86%。
- 产前死亡的原因可大致分为以下几类：各种原因引起的慢性缺氧（30%），先天畸形或染色体异常（20%），妊娠并发症，如 Rh 同种免疫（<1%），胎盘早剥（20%~25%）；胎儿感染（<5%）；和特发性 / 不明原因死亡（25% 或更多）。
- **产前胎儿评估**并不能预防胎死宫内，但能明显降低胎死宫内的发生率。需要行产前胎儿评估的指征包括子宫胎盘功能不全、过期妊娠、需药物控制的糖尿病、需药物控制的高血压、胎死宫内史、IUGR、胎动减少和 Rh 疾病。
- **处理**：胎死宫内后包括期待治疗和积极处理。80% 的病例在 2~3 周内会自发临产。如果胎死宫内时间过长，孕妇精神压力过重，绒毛膜羊膜炎和 DIC 的风险亦增加，此时应引产。第二产程可尽早扩张和胎吸。胎死宫内的原因往往难以查明，可以检查的项目包括染色体、感染（TORCH）、母体甲状腺功能筛查和胎儿尸解。

（朱毓纯　译　孙笑　审）

推荐阅读

American College of Obstetricians and Gynecologists. ACOG practice bulletin no. 102: management of stillbirth. *Obstet Gynecol* 2007;113:748–761.

American College of Obstetricians and Gynecologists. Practice bulletin no. 134: fetal growth restriction. *Obstet Gynecol* 2013;121(5):1122–1133.

American College of Obstetricians and Gynecologists. Practice bulletin no. 144: multifetal gestations: twin, triplet, and higher-order multifetal pregnancies. *Obstet Gynecol* 2014;123(5):1118–1132.

American College of Obstetricians and Gynecologists. Practice Bulletin no. 146: management of late-term and postterm pregnancies. *Obstet Gynecol* 2014;124(2, pt 1):390–396.

Creasy RK, Resnik R, Iams JD, et al, eds. Intrauterine growth restriction. In *Creasy and Resnik's Maternal-Fetal Medicine: Principles and Practice*, 7th ed. Philadelphia, PA: Saunders Elsevier, 2009:743–755.

Creasy RK, Resnik R, Iams JD, et al, eds. Multiple gestation: clinical characteristics and management. In *Creasy and Resnik's Maternal-Fetal Medicine: Principles and Practice*, 7th ed. Philadelphia, PA: Saunders Elsevier, 2009:578–598.

Creasy RK, Resnik R, Iams JD, et al, eds. Multiple gestation: the biology of twinning. In *Creasy and Resnik's Maternal-Fetal Medicine: Principles and Practice*, 7th ed. Philadelphia, PA: Saunders Elsevier, 2009:53–65.

Creasy RK, Resnik R, Iams JD, et al, eds. Stillbirth. In *Creasy and Resnik's Maternal-Fetal Medicine: Principles and Practice*, 7th ed. Philadelphia, PA: Saunders Elsevier, 2009:718–731.

Nabhan AF, Abdelmoula YA. Amniotic fluid index versus single deepest vertical pocket as a screening test for preventing adverse pregnancy outcome. *Cochrane Database Syst Rev* 2008;(3):CD006593.

Robyr R, Quarello E, Ville Y. Management of fetofetal transfusion syndrome. *Prenat Diagn* 2005;25:786.

Rosenstein MG, Cheng YW, Snowden JM, et al. Risk of stillbirth and infant death stratified by gestational age. *Obstet Gynecol* 2012;120:76–82.

Silver RM, Varner MW, Reddy U, et al. Workup of stillbirth: a review of the evidence. *Am J Obstet Gynecol* 2007;196(5):433–444.

Snijders RJ, Nicolaides KH. Fetal biometry at 14–40 weeks' gestation. *Ultrasound Obstet Gynecol* 1994;4:34.

第 8 章 　早产与早产胎膜早破

Julie S. Solomon and Janyne E. Althaus

早产

早产(preterm labor,PTL):
- 是指妊娠 37 周前伴有宫颈改变的子宫规律收缩。
- 极早早产发生于妊娠 28 周前。

发生率和临床意义:

- 早产是发达国家新生儿患病率的首要原因(图 8-1)。
- 40%~50% 的早产儿是由早产引起的,其他的原因还有早产胎膜早破(preterm premature rupture of membranes,PROM)、胎盘早剥和有产科指征的分娩。2010 年美国新生儿 400 万,其中 480 000 或 12% 为早产。
- 短期的新生儿疾病包括:呼吸窘迫综合征(respiratory distress syndrome,RDS)、低体温、低血糖、黄疸、脑室内出血、坏死性小肠结肠炎、肺支气管发育不全、败血症和动脉导管未闭。
- 新生儿远期疾病包括:脑瘫、智力低下和早产儿视网膜病变。

病因

危险因素包括:
- **既往自然早产史:**
  - 这是早产最重要的危险因素,
  - 复发率是 17%~30%。
- **感染:**
  - 全身或者局部感染包括泌尿道感染,肾盂肾炎和细菌性阴道病,性传播感染,肺炎,阑尾炎和牙周疾病。
  - 25% 的早产是绒毛膜羊膜炎引起的。
    - 病原体包括脲支原体、人型支原体、阴道加德纳菌、链球菌和拟杆菌。

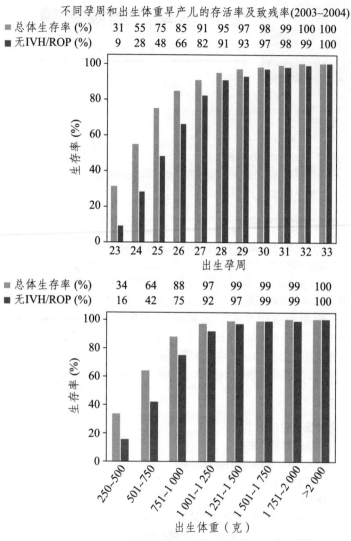

不同孕周和出生体重早产儿的存活率及致残率(2003–2004)

图 8-1　妊娠 23~33 周(上图)和出生体重 250~2 000g(下图)的早产新生儿结局。除了孕龄和出生体重,预后还受很多因素影响,预后以个体基础进行评估。脑室内出血(intraventricular hemorrhage,IVH)和早产儿视网膜病变(retinopathy of prematurity,ROP)只是两个可能出现的早产主要并发症

○ 内皮细胞释放的细胞因子包括白介素-1、白介素-6、肿瘤坏死因子-α 等细胞因子,这些细胞因子引发一系列前列腺素的生成反应,进而刺激子宫收缩。

- **子宫过度膨胀**:多胎妊娠和羊水过多。
- **缩短的宫颈**
- **宫颈操作史**
- **子宫畸形**:双角子宫、子宫肌瘤、双子宫。
- **妊娠中期或晚期阴道出血**:胎盘前置、胎盘早剥。
- 其他:焦虑,沮丧,压力性事件(离婚、分居、死亡),低教育水平,低社会经济地位,非裔美国人,孕妇年龄(小于 18 岁或大于 40 岁)

预防

任何有关于早产预防的讨论都应该注意到自然早产史是早产最重要的高危因素,不可忽视。

- 对孕妇进行宣教,及时发现早产的早期体征。
- 积极治疗感染,特别是泌尿道感染和下生殖道感染。
  - 值得注意的是,治疗一些感染如滴虫性阴道炎实际上增加了早产的风险。
    ○ 治疗感染可能不能降低风险,可能机制不是感染而是炎症引起。
    ○ 广谱抗生素并不能减少早产发生及降低新生儿患病率。
  - 患有绒毛膜羊膜炎应终止妊娠,早产不可避免。
  - 期待治疗过程中应使用广谱抗生素。
- 17-α 己酸羟基黄体酮补充治疗。
  - 剂量:
    ○ 每周注射 250mg 17-α 己酸羟基黄体酮
    ○ 每日使用 90~200mg 黄体酮阴道栓剂。
  - 黄体酮已被证实可以延长既往有早产史的孕妇的孕周。
  - 阴道黄体酮使用被证实可延长宫颈长度 <20mm 孕妇的孕周。
  - 建议从 16~22 周开始黄体酮治疗,可持续至 33~36 周。
  - 尚无证据支持黄体酮治疗用于活跃性的先兆早产。
- 宫颈环扎术
  - 有不同的环扎方法,也有许多不吸收环扎材料用于环扎手术(第7章)。
  - 环扎手术后如有指征可考虑应用黄体酮补充治疗,其累加效果现未经文献证实。

- 环扎手术的指征：
  ◦ 孕 24 周前宫颈长度 <25mm 同时既往有早产史的患者。
    ◦ 荟萃分析随机对照研究指出环扎可使这一部分人群受益。
    ◦ 宫颈长度 <25mm 但没有早产史的患者可选择阴道上黄体酮替代环扎治疗。
  ◦ 根据病史的宫颈机能不全
    ◦ 一般在 12~14 周进行环扎手术
    ◦ 这一部分人群环扎带来的益处证据不足。
  ◦ 孕中期宫颈明显扩张进行紧急环扎，为了防止进一步的扩张
    ◦ 这种干预所带来的益处证据不足
- 环扎术有很多局限性：
  ◦ 环扎的禁忌：感染、破膜，或早产活跃期
  ◦ 没有足够证据支持多胎妊娠进行环扎，风险可能超过带来的益处
  ◦ 扩大环扎指征和患者的选择范围循证医学推荐证据不足。
  ◦ 环扎，即使证据明确，可能只能给 1/3 病例带来益处。
- 经腹环扎术可考虑应用于经阴道手术失败的患者再次妊娠时应用。

筛查

- **前次自发性早产史是早产的最高危因素**
- 宫颈管长度（cervical length，CL）：
  - 宫颈管长度小于 25mm，为孕妇先兆早产或早产的高风险因素，可选择黄体酮治疗（宫颈管长度 <20mm）或环扎治疗（如果合并早产史）。宫颈管筛查特别适用于已知或可疑早产高危因素的孕妇（包括个人史）。
- 胎儿纤维连接蛋白（fetal fibronectin，FFN）：选择性辅助临床处理
  - 不适用于广泛筛查，但建议作为临床处理的辅助性筛查。
  - FFN 可以在妊娠 24~34 周之间具有先兆早产症状和体征时测定。
  - 阴道检查时应首先进行 FFN 检测，从后穹隆取样。
  - 如果取样之前 24 小时曾有阴道出血、胎膜已经破裂、同房史或者阴道检查史则 FFN 测定无意义。
  - FFN 对 7 天内无早产风险的阴性预测值为 99%。
  - FFN 对 7 天内发生早产的阳性预测值仅为 14%；阳性预测效果临床价值不高。

评估

• 根据末次月经、宫底高度、超声检查数据以及已有的产前检查记录确定最准确的孕周日期。

• **获取生命体征**

  • 体温超过 38℃或胎儿／母体心动过速可能提示潜在感染。

  • 低血压伴胎儿／母体心动过速可能提示胎盘早剥。

• **查体**

  • 宫底压痛可能提示绒毛膜羊膜炎或者胎盘早剥。

  • 肾区叩痛提示肾盂肾炎。启动持续胎心监测及宫缩压力计监测。

  • 胎心监护结果不佳可能提示绒毛膜羊膜炎，胎盘早剥或者脐带受压。

• **无菌窥器检查**（sterile speculum examination，SSE）应该包括

  • 肉眼观察：判断是否有出血、羊水液池、宫口扩张、胎膜膨出、宫颈脓性分泌物。

  • 如果需要，则进行 FFN 检测（在其他宫颈操作及取样前进行）。

  • 阴道液体 pH 试纸和羊齿状结晶试验可诊断胎膜破裂。

  • 是否伴有胎膜破裂的处理原则是截然不同的，因此即使没有相应的症状，也必须检查胎膜破裂与否。

    ◦ 正常阴道 pH 小于 5.5，羊水的 pH 值通常为 7.0~7.5。pH 结果大于 6.5 提示胎膜破裂。

    ◦ 当血液、精液、阴道毛滴虫、或其他感染（如变形杆菌感染），宫颈黏液或尿液污染样本时，可能出现假阳性试验结果。

    ◦ 阴道分泌物中羊齿结晶的存在提示胎膜破裂。血液污染可能导致羊齿状结晶试验假阴性。宫颈分泌物也会干扰羊齿状结晶试验结果。

      ◦ 羊水液池试验：让孕妇咳嗽或做 valsalva 动作，观察阴道中是否有明显的羊水液池。

      ◦ 肛门阴道周围 B 族链球菌培养（根据 GBS 结果决定是否需要抗生素治疗）。

  • 宫颈分泌物沙眼衣原体及奈瑟淋球菌培养。

  • 湿片检查：了解是否存在细菌性阴道病、滴虫或酵母菌感染。

  • 只有在除外胎膜早破后，才能指诊宫颈扩张和颈管消失的程度，以及胎先露的位置。

- **化验检查**：包括全血细胞分析、尿液分析（包括显微镜检）以及窥器暴露下进行的分泌物细菌或微生物培养。需在应用抗生素前进行微生物培养。
- **超声检查**：用以了解胎数、胎位、估计胎儿体重、孕周、胎盘位置、羊水指数和有无胎儿及子宫畸形，有指征时亦可同时经阴道测定颈管长度。
- **治疗**：治疗的主要目的是在排除感染和母体/胎儿分娩指征后，减少或停止子宫收缩以延迟分娩，并根据指南通过皮质激素及预防 B 族链球菌感染使新生儿结局最佳化。
- **补液**：脱水的患者可以首先给予口服及静脉补液，缓解先兆早产的宫缩，但随机试验结果表明补液并不能降低早产的发生率。应根据临床经验指导最初的治疗和决定是否住院。
- **卧床休息**：**历史上**是早产患者住院干预措施中最常用的方法，在可耐受后逐渐增加活动量。
  - 临床试验证实卧床休息并不能给预防早产带来益处，但却存在潜在的风险如下肢深静脉血栓的形成。
  - 任何认为卧床休息可疑预防早产发生或分娩的理论都是缺乏依据的。对于胎膜早破和胎位异常患者人群，卧床休息可能会帮助避免脐带脱垂。
  - 对于所有活动受限的患者，都应进行预防血栓治疗并提供物理治疗咨询。
  - 有限的证据表明长时间站立、繁重体力活动和性生活与先兆早产相关。但这些活动可能引起宫缩或使子宫敏感，但不是引起宫颈发生改变的宫缩的原因。
- **宫缩抑制剂**：
  - 目前尚无研究表明抑制宫缩超过 48 小时能够改善母儿结局。应用宫缩抑制剂对于极早先兆早产三级医院转运和进行皮质激素全疗程治疗和发挥最大效力提供时间。
  - 抑制宫缩的禁忌证有：胎儿状况不佳、绒毛膜羊膜炎、子痫或重度子痫前期、死胎、胎肺已成熟胎儿以及母体血流动力学不稳定。
  - 抑制宫缩的一线用药为硝苯地平，妊娠小于 32 周时为吲哚美辛（表 8-1）。
  - 同时应用多种宫缩抑制剂时应该避免肺水肿风险增加（吲哚美辛除外）。

表 8-1 早产常见宫缩抑制剂

药物	作用机制	剂量	禁忌	副作用	备注
吲哚美辛	前列腺素合成酶抑制剂——阻止前列腺素 F2α 的产生，F2α 可促进子宫收缩	首次剂量：50~100mg 口服或肛塞 维持剂量：25~50mg 口服或肛塞，4~6 小时一次，持续 3 天	溃疡病 肾病 肝功能异常 凝血功能障碍 羊水过少	羊水过少恶心 胃食管反流 呕吐 少见的血小板 功能异常	小于 32 周一线用药，避免孕 32 周以上使用（使胎儿动脉导管早闭合），避免使用超过 72 小时（引起羊水过少）
硝苯地平	钙离子通道拮抗剂——抑制平滑肌，钙离子进入	10~20mg 口服，6 小时 1 次	低血压 心衰 主动脉狭窄	低血压 潮热 头晕 眩晕 恶心	一线用药
特布他林	β-拟交感神经药物——舒张子宫平滑肌	0.25mg 皮下注射，每 20~30 分钟根据需要重复注射	心脏病 高血压 使用洋地黄类药物 甲亢 糖尿病控制不佳	心动过速 肺水肿 血糖升高 心律失常 心肌缺血 心衰	β2 肾上腺素能激动剂能减少宫缩，但并无文献报道其能改善围产期结局和降低早产率

续表

药物	作用机制	剂量	禁忌	副作用	备注
硫酸镁	肌肉神经接头处与钙离子拮抗，减少宫缩	首次剂量 4~6g 静脉注射，或 10g 肌注 维持剂量:2~4g/h 持续输注 治疗浓度 6~8mg/dl	重症肌无力 心脏传导阻滞 肾衰	呼吸抑制 肺水肿 心搏骤停 恶心呕吐 潮热 肌肉无力 低血压 反射减弱	系统性文献回顾分析没有发现硫酸镁预防早产的证据,1g 葡萄糖酸钙可用于解救镁中毒

- 预防 B 族链球菌感染治疗应一直持续到宫颈检查结果稳定和早产风险降低。不建议预防性抗生素，除非考虑进入活跃期。
- 胎膜完整孕妇给予经验性抗生素治疗可能会增加新生儿败血症的风险。
- 皮质激素：
  - 妊娠 24~34 周之间的孕妇应给予皮质激素促胎肺成熟，推荐剂量为倍他米松 12mg 肌内注射，24 小时后重复一次，共 2 次；或者地塞米松 6mg 肌内注射，每 12 小时重复一次，共 4 次。最佳起效时间为注射结束后 24 小时至 1 周。
  - 皮质激素的使用能够降低新生儿呼吸窘迫综合征、脑室内出血、坏死性小肠结肠炎的风险及新生儿死亡率。
  - 对于早期应用皮质激素治疗间隔 7 天以上者，在 28 到 34 周应用急救剂量（2 次）的皮质激素可带来潜在益处以及较小的新生儿风险。如仍存在马上的早产风险，通常在首次注射倍他米松至少两周后再次注射，特别是前次注射在 30 周前。
  - 序贯或额外的剂量不建议使用因为其可能引起生长受限或增加新生儿患病率。
  - 皮质激素可使母体血白细胞总数和血浆血糖水平的升高，因此如化验结果异常应考虑到可能与用药有关。如果孕妇合并糖尿病或可疑糖尿病，需监测血糖，防止血糖过高。这一效应大概会增加胰岛素需求量约 50%，在 2~3 天出现，持续约 5 天。
- 硫酸镁：可用于孕 24-32 周胎儿神经保护。

　　荟萃分析指出静脉输注硫酸镁可帮助降低新生儿死亡和脑瘫的发生率。荟萃分析中不同研究使用了不同的输注剂量：首剂 4g。之后 1g/h 持续 24 小时，或 2g/h 持续 12 小时。对于胎儿神经保护作用以上方法均可。我们一般推荐首剂 4g，之后 1g/h 持续 24 小时或持续到分娩。24 小时后进行再次评估，若早产短期内发生，则持续输注硫酸镁。此外，如孕 32 周前已停止输注硫酸镁，但发现早产不可避免，可重新输注硫酸镁。

　　胎儿监护没有统一的标准。

- 维持外部胎儿监护 / 宫缩压力计监测直到活跃的先兆早产缓解（例如：没有宫颈改变和极小宫缩）。
- 一旦先兆早产缓解，无须进一步连续监测。在病房内，我们通常每天检测 1~2 次胎心和生命体征，每周进行一到三次胎儿无应激试验。

根据孕周选择分娩方式。

- 对于胎儿小于 26 孕周或预计体重小于 750g 者,不管胎位是头位还是臀位,均应由熟练的接生人员提供阴道分娩。在此小孕周行剖宫产分娩没有显著益处。鉴于术后母亲病率和新生儿不良预后,应与患者协商由于胎儿窘迫而行剖宫产的风险和益处。应对于采用古典式剖宫产手术的风险和远期并发症进行协商。并仔细记录讨论结果,在孕周临近时再次讨论该问题。
- 对于臀位异常者,如胎儿大于 26 孕周或预计体重大于 800g 者,为了最小化新生儿病率,建议剖宫产终止。对于臀位,推荐剖宫产以避免后出头困难和相关的病率。

- 出院标准包括宫缩消失,宫颈检查结果稳定(没有宫口过度扩张,即大于 4cm、膜膨出或显著宫颈管消失),没有阴道出血,没有可疑胎膜破裂,能获得适宜的医院新生儿科支持治疗,能够遵从活动推荐(卧床休息和完全的盆腔休息),胎儿状况稳定(通常在出院日行胎儿无应激试验检测)。

早产胎膜早破(preterm premature rupture of membranes,PPROM)

早产胎膜早破是指在临产前羊膜和绒毛膜的自发破裂,即胎膜早破(premature rupture of membranes,PROM)或者在妊娠 37 周前的 PROM(PPROM)。PROM 或 PPROM 的潜伏期指胎膜破裂至临产的时间,足月时一般为 1~12 小时。

发病率和临床意义:足月 PROM 在妊娠中的发病率高达 19%,早产胎膜早破约占妊娠的 30%,约 30% 的早产与之有关。妊娠 26 周前的 PPROM 孕妇 50% 在一周内动产。妊娠 28~34 周发生 PPROM 时,50% 的孕妇会在 24 小时内动产,80%~90% 在一周内动产。

病因:危险因素包括宫内感染、PPROM 史、外伤、羊膜腔穿刺史和羊水过多。

诊断:

- 与前文所述的先兆早产诊断类似,仔细记录胎膜破裂的状况、特征和时间及流出液体的性状。
- 应仅行一次无菌窥器检查。如估计短期内不会分娩,则应避免阴道检查宫颈。阴道检查会缩短 PPROM 的潜伏期,并增加新生儿败血症的风险。
- 当临床高度怀疑 PROM 时,如果 pH 试纸、羊齿状结晶试验和羊水聚集试验阴性,应让患者静卧休息(几个小时)后复查。也可在 B 超引导下向羊膜腔内灌注靛胭脂检查。将卫生棉条或填塞物置于阴道内,通过羊膜腔穿刺针将染料注射入羊膜腔,经过一段时间后,取出棉条,观察有无蓝色液体从宫颈口流出。

治疗

PPROM 和先兆早产的治疗相似。

• 治疗目标首先是筛查潜在的绒毛膜羊膜炎或者胎盘早剥,如果确定存在该问题则应选择进行分娩。否则,应根据孕周需要适当延长潜伏期。如果胎头未入盆,应保证严格的卧床休息以避免脐带脱垂。

• 孕周小于 34 周的患者,如无感染的症状或体征,潜伏期应开始抗生素治疗以延缓先兆早产的发生。标准的潜伏期用药为:静脉**氨苄西林** 2g 和静脉**红霉素** 250mg 均每 6 小时一次,共使用 48 小时;之后改为口服阿莫西林 250mg 和红霉素 330mg 口服,均每 8 小时一次(或者 250mg 红霉素,每 6 小时一次),连用 5 天。青霉素过敏,如果过敏反应不重,可用头孢类药物替代阿莫西林,如果过敏严重(例如:血管性水肿),可用克林霉素或庆大霉素替代。整个潜伏期疗程为 7 天。

• PPROM 使用宫缩抑制剂通常是禁忌的,除非是在极早期胎肺不成熟,为使用皮质激素可以使用。如果怀疑绒毛膜羊膜炎,则抑制宫缩是禁忌的。

• 当孕妇和胎儿状况稳定后,应该每 8 小时监测一次胎心并每日进行胎儿监护。

• 妊娠 34 周之前者,应该根据以上潜伏期应用抗生素和皮质激素。

• 妊娠大于等于 34 周,进行引产或有产科指征时行剖宫产。

• 如果有绒毛膜羊膜炎或者胎儿状况不佳的证据,则应迅速分娩。

• 除非经靛胭脂卫生棉条检查阴性证实胎膜重新愈合,否则 PPROM 者应住院持续治疗到分娩。

(张梦莹　译　孙笑　审)

推荐阅读

American College of Obstetricians and Gynecologists Committee on Obstetric Practice; Society for Maternal-Fetal Medicine. Committee opinion no. 455: magnesium sulfate before anticipated preterm birth for neuroprotection. *Obstet Gynecol* 2010;115(3):669–671.

American College of Obstetricians and Gynecologists Committee on Practice Bulletins—

Obstetrics. ACOG practice bulletin no. 80: premature rupture of membranes. Clinical management guidelines for obstetrician-gynecologists. *Obstet Gynecol* 2007;109(4):1007–1019.

American College of Obstetricians and Gynecologists Committee on Practice Bulletins—Obstetrics. ACOG practice bulletin no. 127: management of preterm labor. *Obstet Gynecol* 2012;119(6):1308–1317.

American College of Obstetricians and Gynecologists Committee on Practice Bulletins—Obstetrics. ACOG practice bulletin no. 130: prediction and prevention of preterm birth. *Obstet Gynecol* 2012;120(4):964–973.

Berghella V, Hayes E, Visintine J, et al. Fetal fibronectin testing for reducing the risk of preterm birth. *Cochrane Database Syst Rev* 2008;(4):CD006843.

Crowther CA, McKinlay CJ, Middleton P, et al. Repeat doses of prenatal corticosteroids for women at risk of preterm birth for improving neonatal health outcomes. *Cochrane Database Syst Rev* 2011;(6):CD003935.

Garite TJ, Kurtzman J, Maurel K, et al; Obstetrix Collaborative Research Network. Impact of a "rescue course" of antenatal corticosteroids: a multicenter randomized placebo-controlled trial. *Am J Obstet Gynecol* 2009;200(3):248.e1–248.e9.

Goldenberg RL, Culhane JF, Iams JD, et al. Epidemiology and causes of preterm birth. *Lancet* 2008;371(9606):75–84.

Haas DM, Imperiale TF, Kirkpatrick PR, et al. Tocolytic therapy: a meta-analysis and decision analysis. *Obstet Gynecol* 2009;113(3):585–594.

Meis PJ, Klebanoff M, Thom E, et al; National Institute of Child Health and Human Development Maternal-Fetal Medicine Units Network. Prevention of recurrent preterm delivery by 17 alpha-hydroxyprogesterone caproate. *N Engl J Med* 2003;348(24):2379–2385.

Mercer BM, Miodovnik M, Thurnau GR, et al; National Institute of Child Health and Human Development Maternal-Fetal Medicine Units Network. Antibiotic therapy for reduction of infant morbidity after preterm premature rupture of the membranes. A randomized controlled trial. *JAMA* 1997;278(12):989–995.

Roberts D, Dalziel SR. Antenatal corticosteroids for accelerating fetal lung maturation for women at risk of preterm birth. *Cochrane Database Syst Rev* 2006;(3):CD004454.

第9章

孕晚期出血

William Fletcher and Cynthia Holcroft Argani

　　孕晚期出血,可以是点滴出血,也可以是大量出血,发生于2%~6%的妊娠中。鉴别诊断包括分娩、胎盘早剥(AP)、胎盘前置(PP)、血管前置(VP)、宫颈炎、性交后出血、外伤、子宫破裂和肿瘤引起的出血。其中胎盘早剥、胎盘前置、血管前置可以导致严重的母儿的发病率和病死率(表9-1)。

表 9-1　孕晚期阴道出血的诊断与处理的重要步骤

通过生命体征和实验室研究评估母亲血流动力学状态。确保患者有合理的静脉通路,如果有指征给予液体复苏。如果出血量多,明确血型并交叉配血。
通过持续性的胎儿外监测评估胎儿状况。
从患者处获得病史,包括出血的持续时间和严重程度,出血时是否伴有疼痛,是否有任何损伤。应该除外出血的其他来源,例如:直肠出血。
用超声评价胎盘位置和情况。
一旦通过影像学除外胎盘前置,就应该进行盆腔检查,同时评估患者的宫颈。
规划处理和(或)分娩的计划,考虑到患者的孕龄和血流动力学状态
考虑目前用药,如果合适,应给予倍他米松、Rh D 免疫球蛋白和 / 或硫酸镁保胎。

胎盘早剥

　　胎盘早剥是正常位置附着的胎盘由于母体子宫出血向底蜕膜延伸,提前从子宫壁剥离。

流行病学

• 所有的产前出血三分之一的中是由于胎盘早剥,发病率为1/225~1/75,随着母亲年龄的增加发病率也有所增加。

• 既往有一次胎盘早剥史的患者再次发生胎盘早剥的几率为5%~

17%。既往有两次胎盘早剥史的患者再次发生胎盘早剥的几率为 25%。

- 胎盘早剥导致胎死宫内后,下次妊娠发生胎死宫内的几率为 7%。

病因学

- 出血量与胎盘早剥的面积无相关性,可以少量出血,也可以大量出血。
- 不伴阴道出血的胎盘早剥容易延迟诊断和消耗性凝血功能异常。
- 底蜕膜的出血刺激引起强有力的、经典的强直性的子宫收缩,从而引起缺血性腹痛。
- 胎盘早剥与母亲高血压、高龄、经产、应用可卡因、吸烟、绒毛膜羊膜炎、早产胎膜早破、凝血功能障碍和外伤有关。很多病例是特发性的。
- 慢性高血压、并发先兆子痫或重度先兆子痫的患者发生严重胎盘早剥的几率为血压正常孕妇的 5 倍。降压治疗不能降低发生胎盘早剥的风险。
- 吸烟可以使胎盘早剥引起胎死宫内的风险高 2.5 倍。每天多吸 1 包烟,风险升高增加 40%。
- 宫内容积的迅速改变会导致胎盘早剥,如:胎膜破裂、羊水过多行治疗性羊水减量术或多胎妊娠分娩时。
- 胎盘早剥更常发生于附着于异常子宫表面,如黏膜下肌瘤或子宫畸形。
- 高同型半胱氨酸血症、莱登第五因子、血栓素 20210 突变(易栓症)与胎盘早剥风险升高相关。

并发症

- 大量母体失血会导致失血性休克(第 2 章)。
- 会发生母体弥散性血管内凝血(DIC),并可见于 10%~20% 发生胎死宫内的胎盘早剥中。
- 血管外的血液浸入子宫肌层(Couvelaire 子宫)会导致子宫收缩乏力和大量产后出血。
- 会发生胎儿缺氧,导致急性胎儿窘迫、缺血缺氧性脑病、早产和胎死宫内。轻度的慢性早剥会导致胎儿生长受限、重要的胎儿畸形或贫血(译者注:此处保留原文的意思,但我们并不完全理解和认为轻度的慢性早剥会导致胎儿畸形)

诊断

病史和物理检查

- 典型症状为晚孕期阴道出血和急性严重的腹痛。即使临床上轻度怀疑,也应该立即完善快速检查和密切监护。

• 应立即评价母体的生命体征、胎心情况和子宫张力。

• 标记记录宫底高度以发现持续性隐性出血。当胎盘边缘粘连时,血可以隐藏于子宫和胎盘之间。胎膜或者是胎儿本身可以堵塞宫颈内口,影响出血的精确估计。

• 除外胎盘前置和血管前置后,方可进行阴道检查。

• 超声对于胎盘早剥的诊断并不敏感,但大的胎盘早剥可以表现为胎盘下的低回声区。

• 用窥器进行阴道检查,评价阴道或宫颈是否有裂伤以及出血量。

实验室检查

• 全血细胞计数,包括血球压积和血小板(血小板小于 100 000/μl 提示严重早剥)。

• 血型和配血(强烈建议交叉配血)。

• 凝血酶原 / 部分活化凝血酶原时间。

• 纤维蛋白原(<200mg/dl 提示严重早剥)。

• 纤维蛋白降解产物。

• 当实验室结果未回报之前,可以考虑进行床旁凝血试验。如果血样在 6 分钟内没有形成血凝块或在 30 分钟内形成并溶解,提示 DIC 可能。

• Apt 试验是用于鉴别阴道出血来源于母体还是胎儿的。收集血块并溶解于水中使其释放血红蛋白。将 NaOH 与上清液混合。胎儿血红蛋白对溶液有抵抗性,因而保持粉色,而母体血红蛋白会发生氧化而呈现褐色。理论上而言,该定性实验可以用于鉴别血管前置,但脐带血管破裂后会在很短时间内发生胎儿窘迫,而且胎心监护具有很高的敏感性,从而使得该实验不那么必要。

• 用 Kleihauer-Betke 实验在母体循环中检测胎儿血红蛋白在胎盘早剥的诊断中没有意义。

处理

• 开放大号的静脉通路。

• 应该开始进行液体复苏,留置 Foley 尿管监测尿量[应该观察到至少 0.5ml/(Kg·h)或 30ml/h]。

• 密切监测母体生命体征,并持续进行胎心监护。

• Rh 阴性患者应注射 RhD 免疫球蛋白。

• 进一步处理取决于妊娠周数和母儿血流动力学的情况。

足月妊娠,血流动力学稳定

• 计划通过引产行阴道分娩,如有产科指征行剖宫产。

• 进行系列的血球压积检测和凝血检查。

• 考虑使用胎儿头皮电极进行准确、持续的胎儿监护,放置宫内压力导管来监测子宫静息压力。

足月妊娠,血流动力学不稳定

• 积极进行液体复苏。

• 必要时输注压缩红细胞、新鲜冰冻血浆和血小板。维持纤维蛋白原 >150mg/dl,血球压积 >25%,血小板 >60 000/μl。

• 一旦母体情况稳定,立刻进行急诊剖宫产,除非马上就能阴道分娩。

未足月妊娠,血流动力学稳定

• 82% 的患者在 20 周前出现胎盘早剥迹象的患者可以期待至足月妊娠。但在 20 周后发生胎盘早剥的患者中只有 27% 可以足月分娩。

• 在没有进入产程的情况下,未足月的胎盘早剥患者需要 24 周后进行一系列超声评价胎儿生长情况以及规律的产前检查来严密随访。皮质醇激素用于促胎肺成熟。如果出现母体病情不稳定或胎儿窘迫,如前所述应终止妊娠。否则,足月后可以进行引产。

• 进入产程的早产胎盘早剥当血流动力学稳定和胎儿平稳的情况下,可在选择性的罕见病例中可以使用宫缩抑制剂。32 周前应用硫酸镁可能会延迟分娩,从而为皮质醇激素的应用争取时间。相比特布他林和硝苯地平,更倾向于使用硫酸镁,因其很少会掩盖休克症状。吲哚美辛会影响血小板功能,因而应该避免使用。当母儿出现并发症时,在合理的复苏后应终止妊娠。

未足月妊娠,血流动力学不稳定

• 合理的复苏后应终止妊娠。

前置胎盘

前置胎盘是指胎盘组织位于或紧邻宫颈内口。根据胎盘的部位与宫颈内口的关系可以分为四类:

• 完全性前置胎盘:胎盘完全覆盖宫颈内口

• 部分性前置胎盘:胎盘边缘覆盖部分,而不是全部,宫颈内口。

• 边缘性前置胎盘:胎盘边缘紧邻宫颈内口。

• 低置胎盘:胎盘位置靠近宫颈内口(<2cm),但没有覆盖宫颈内口。

流行病学

* 总体而言,孕 20 周后前置胎盘的发生率为 1/300。随产次的不同,发生率有不同。初产妇的发生率为 0.2%,而多产妇的发生率为 5%。
* 中孕期约有 5% 胎盘覆盖宫颈内口。通常随着孕周的增加,胎盘会上移离开宫颈内口,宫颈的上 1/3 发展成为子宫下段。

病因学

* 胎盘前置最重要的危险因素是剖宫产史。1 次剖宫产史发生前置胎盘的几率为 1%。4 次以上剖宫产史发生前置胎盘的几率上升至 10%,比没有剖宫产史的患者风险升高 40 倍。子宫前壁的前置胎盘应注意除外胎盘植入。
* 其他危险因素包括高龄(尤其是 40 岁以上)、多产、吸烟、高海拔居住、男胎、多次妊娠史、刮宫史等。
* 这些危险因素提供了两种前置胎盘的形成假说:
  * 子宫上段子宫内膜的瘢痕促使胚胎于子宫下段着床;
  * 子宫胎盘的氧气交换减少导致胎盘面积增加,从而形成胎盘前置。

并发症

* 晚孕期为了准备分娩子宫下段形成会出现出血。胎盘剥离后菲薄的子宫下段不能充分收缩,从而使暴露的子宫血管出血。阴道检查或性交均有可能使胎盘与子宫下段分离。出血可以为点滴出血到大量出血。
* 前置胎盘增加其他胎盘形成异常的风险:
  * **胎盘粘连**:胎盘直接附着于子宫壁,而缺乏通常的介于中间的底蜕膜。没有子宫手术史的前置胎盘的患者胎盘粘连的发生率为 4%,但在有剖宫产史或子宫手术史的患者中,发病率上升至 25%。
  * **植入**:胎盘侵入子宫肌层,但未穿透浆膜层。
  * **穿透性胎盘**:胎盘穿透子宫壁,可能侵入膀胱或肠管。
* 前置胎盘患者发生胎儿先天性畸形的风险是正常人的 2 倍,包括神经管畸形、消化道畸形、心血管畸形和呼吸道畸形。没有确认有特殊综合征。
* 胎盘前置与胎位异常、早产胎膜早破、宫内生长发育受限、脐带帆状插入和前置血管相关。

诊断

病史和查体

• 70%~80% 的前置胎盘表现为急性无痛性阴道出血，通常出血为鲜红色。

• 首次出血通常发生于 34 周。大约 1/3 患者在 30 周前出现出血，另外 1/3 患者在 36 周后出血，10% 患者足月后出血。出血的次数与前置胎盘的严重程度及胎儿预后没有相关性。

• 应该进行完整的内科、产科问诊和手术史的采集，包括既往的超声资料。需要除外其他阴道出血的原因，如胎盘早剥。

• 应该评估母体生命体征、腹部查体、子宫张力和胎心监护。

• 阴道超声是诊断前置胎盘的金标准。胎盘位置距离宫颈内口必须小于 2cm 方可诊断，而腹部超声可能漏诊，尤其是当胎盘位于子宫下段后壁时，观察困难。患者排空膀胱有助于明确前壁前置胎盘。Trendelenburg 体位（仰卧位，取约 45° 的头低足高位）有助于诊断后壁前置胎盘。如超声怀疑胎盘植入，MRI 检查有助于确诊，尤其是对于后壁胎盘。

• 当诊断或怀疑前置胎盘，阴道检查是相对禁忌。轻柔的窥器检查可以用于评价阴道是否出血和量，但更多时候，通过观察外阴就可以估计出血量，从而避免加重出血。

实验室检查

• 全血细胞计数

• 血型和交叉配血

• 凝血酶原时间和部分活化凝血酶原时间

• Kleihauer-Betke 在 Rh 阴性患者时评估母胎出血。但对前置胎盘的诊断没有作用。

• Apt 实验（见前胎盘早剥章节）

处理

• 通常诊断前置胎盘但没有阴道出血的晚孕期患者应进行超声检查确认是否为持续性前置胎盘。严格禁止盆腔刺激（例如阴道内没有任何东西，包括性交或盆腔检查），避免使劲用力或锻炼。应该教育患者何时就医，并且每 3~4 周进行超声检查了解胎儿生长情况。

• 通常前置胎盘患者阴道出血者应住院观察血流动力学的稳定性，并持续母儿监护。根据上述要求进行实验室检查。孕 24~34 周之间应进行皮质醇激素的促肺成熟治疗。对于 Rh 阴性患者应注射 RhD 免疫球蛋白。

- 胎盘植入的处理很有挑战性。对于有剖宫产史的前置胎盘患者,可以在剖宫产同时行子宫切除术。在一些病例中患者强烈要求保留子宫、没有膀胱受累,选择性子宫动脉栓塞或子宫下段填塞就能起到很好的止血效果,产后 24 小时可以经阴道取出纱条。Bakri 球囊也可以用于帮助控制胎盘床的出血。

- 前置胎盘的特殊处理取决于孕周和母儿状态:

足月妊娠,血流动力学稳定

- 完全性前置胎盘患者足月后行剖宫产。

- 部分性或边缘性前置胎盘可以阴道分娩,并与患者充分知情告知出血和输血的风险。需要具备急紧急剖宫产的人员和设备。如在产程中母儿病情发生变化,建议急诊行剖宫产。

足月妊娠,血流动力学不稳定

- 对母亲进行液体复苏和输注血液制品来稳定血流动力学。

- 对于胎心监护可疑、母体出血危及生命、34 周后阴道出血有胎肺成熟证据的患者可行剖宫产。如母体情况稳定但胎死宫内或胎儿孕周 <24 周,可以考虑阴道分娩。

未足月妊娠,血流动力学稳定

- 孕 24~37 周之间未进入产程的前置胎盘患者可以期待治疗至足月或直到明确胎肺成熟时。

- 对于有阴道出血但血流动力学稳定的前置胎盘患者的处理目前没有统一的循证医学统一意见。通常,有过三次阴道出血的患者应住院观察直至分娩。对于单次阴道出血,建议如下:

- 入院观察卧床休息优先使用厕所直到病情稳定。

- 定期评估母体血球压积、坚持主动查血型和筛查。

- 对于少量持续性出血者,可以考虑输血使血球压积 >30%。

- 必要时使用皮质醇激素和 RhD 免疫蛋白。

- 胎心监护和超声评价有无宫内生长受限。

- 无须使用宫缩抑制剂,除非病情稳定为使用皮质醇激素促肺成熟。

- 羊水穿刺可用于评估胎肺成熟度。

- 在首次住院治疗后,如果阴道出血停止超过 48 小时、无其他并发症、并满足下列情况的患者可以出院:

- 患者在家可以卧床休息,可以坚持医疗保健。

- 有一个负责人的成年人随时在并且急诊情况下可以提供帮助患者居

住地与医院较近,并有可靠的交通工具。

* 对于未足月有宫缩的前置胎盘患者,很难判断是否临产。宫颈检查相对禁忌,20% 的胎盘前置患者有子宫收缩。当母儿病情稳定时,可以考虑使用硫酸镁抑制宫缩。但如果合并胎盘早剥,特布他林、硝苯地平和吲哚美辛禁用。

未足月妊娠,血流动力学不稳定

* 应该先进行适当的稳定和复苏,并迅速行剖宫产。

前置血管

前置血管是指脐带穿入胎膜,而不是胎盘中心区域。当血管穿行胎膜处位于胎儿先露下方、靠近宫颈内口处,则有发生血管破裂、导致胎儿出血的风险。当帆状胎盘插入点或者或副胎盘的血管位于宫颈内口时,也可发生前置血管。帆状胎盘多见于多胎妊娠。

流行病学

* 前置血管的发生率估计约为 1/5 000。
* 胎儿病死率在胎膜完整时高达 60%,在胎膜早破时高达 75%。

病因学

* 前置血管的病因不清。由于前置血管与帆状胎盘、多次妊娠相关,因此一项理论认为是滋养细胞生长和胎盘向更富血管的宫底移行的结果。由于最初在胎盘中央的脐带插入点变得边缘附着,因为一部分胎盘快速生长,另外一部分胎盘不生长。IVF 也可以是一个高危因素。

并发症

* 由于胎儿的循环血量较少,即使少量的胎儿出血都有可能使胎儿病率,甚至可能死亡。
* 胎膜破裂会导致迅速胎儿失血。

病史

* 患者通常表现为破膜后急性出现的阴道出血。
* 出血与胎心模式的急性改变相关。典型表现为胎心过快,随后出血胎心过慢和间断加速。通常仍有短变异,偶可见正弦波形。

诊断

- 经阴道超声与彩色多普勒联合使用,是最有效的产前诊断工具。
- 在一项研究中,产前明确诊断的胎儿生存率为97%,而没有产前诊断的胎儿生存率为44%。

处理

- 晚孕期前置血管引起的出血通常伴有急性和严重的胎儿窘迫,建议行急诊剖宫产。
- 产前诊断前置血管后,应在临产前、可控制的条件下择期于孕36~38周行剖宫产,从而降低胎儿病死率。如果有证据证实胎肺成熟,可以考虑提前终止妊娠。

（胡君 译 孙笑 审）

推荐阅读

Love CD, Wallace EM. Pregnancies complicated by placenta praevia: what is appropriate management? *Br J Obstet Gynecol* 1996;103(9):864–867.

Magann EF, Cummings JE, Niederhauser A, et al. Antepartum bleeding of unknown origin in the second half of pregnancy: a review. *Obstet Gynecol Surv* 2005;60(11):741–745.

McCormack RA, Doherty DA, Magann EF, et al. Antepartum bleeding of unknown origin in the second half of pregnancy and pregnancy outcomes. *BJOG* 2008;115(11):1451–1457.

Oyelese Y, Smulian JC. Placenta previa, placenta accreta, and vasa previa. *Obstet Gynecol* 2006; 107(4):927–941.

围产期感染

Stephen Martin and Andrew J. Satin

围产期感染包括一系列病毒、寄生虫及细菌等,可在孕期由孕妇传染给胚胎或胎儿。感染可发生于产前或产时,产前通过胎盘传播,而产时通过宫颈传播。TORCH 最初是常见围产期感染的首字母缩写,包括:弓形虫、"其他"、风疹病毒、巨细胞病毒和单纯疱疹病毒。这里广义的"其他",包括细小病毒、梅毒、B 族链球菌、肝炎和流感病毒,但不局限于这几种感染。

无症状或未诊断的母体疾病可导致严重的胎儿和新生儿患病和死亡。因此,明确这些围产期感染疾病的临床表现,诊断标准和处理很重要。

病毒

巨细胞病毒

流行病学

• **巨细胞病毒**(cytomegalovirus,CMV)感染是最常见的先天性感染,活产儿宫内感染发病率为 0.2%~2.5%。CMV 是一种普遍存在的 DNA 疱疹病毒。有大约一半的美国人 CMV 抗体呈血清学阳性。CMV 可通过唾液、精液,宫颈和阴道分泌物、尿液、乳汁或血液产品直接接触传播。可通过胎盘,产时或产后发生母婴垂直传播。美国每年估计有 40 000 名出生的婴儿感染 CMV。

临床表现

• **产妇感染**:具有免疫能力的成人感染 CMV 是典型的静息感染,但也可能有流感样症状,包括发热、不适、腺体肿胀等,罕见肝炎。初次感染后病毒处于休眠状态,周期性发作表现为病毒再次激活和消退。

• **胎儿先天感染**:大多数胎儿感染是由于母体反复的 CMV 感染,可导致大约 1.4% 的病例发生先天异常。既往已经获得的母亲的免疫力由于母亲的抗体使临床表现并不明显。受孕前或早孕期 CMV 血清学阴性的母亲在孕期有 1%~4% 的可能获得感染,血清转化为阳性后其胎儿传播率为30%。

- 大约90%先天巨细胞病毒感染的婴儿在出生时没有症状。但其中10%~15%的婴儿会在日后出现症状,包括发育迟缓、听力丧失和视力缺陷。
- 与复发感染不同,母体孕期初次感染CMV可导致新生儿发生严重后遗症,新生儿死亡率大约为5%,一些研究提示可高达30%。大约5%~20%的初次感染CMV的孕妇分娩的新生儿在出生时有明显的症状。孕早期与孕晚期感染的胎儿相比,前者发生后遗症的风险更高。
- 出生时最常见的临床表现有淤点、肝脾肿大或黄疸和脉络膜视网膜炎。这些症状的出现则组成了暴发性巨细胞病毒感染。婴儿会出现呼吸窘迫、嗜睡的表现,甚至抽搐。远期并发症有智力发育迟缓、运动障碍、听觉丧失以及视力丧失。

诊断

- **母亲感染**:孕期并不需常规进行CMV检测,但对于高风险的孕妇应建议进行检测,如做日间护理及从事卫生保健的人员,均应检测免疫球蛋白IgG和IgM。对于有单核细胞增多症样症状的患者也应检测CMV。CMV IgM阳性并不能帮助诊断发生感染的时间,因为仅75%~90%急性感染的孕妇IgM阳性,且急性感染后IgM持续阳性,在另一株再次感染或病毒激活后仍为阳性。抗CMV IgG高亲和力提示初次感染发生于六个月以前。而低亲和力提示初次感染发生于最近。
- 胎儿超声可发现小头畸形,脑室扩张,颅内钙化,羊水过少和宫内生长受限。羊膜腔穿刺术和脐血穿刺术取样行聚合酶链反应(polymerase chain reaction,PCR)DNA技术可用于诊断宫内感染

治疗

- 对胎儿CMV感染无有效的宫内治疗。因为无法预知后遗症的严重程度,所以和孕妇讨论是否终止妊娠的问题很困难。有限的研究提出高免疫球蛋白治疗CMV感染的可能性,但由于是个案使用,所以仍需进一步研究来确定该方法的受益高于风险。不推荐使用抗病毒药物治疗具有免疫能力的个体。大多数感染的胎儿不会出现严重后遗症。母乳喂养的益处高于经乳汁传染CMV的风险,因此鼓励母乳喂养。

预防

- CMV感染通过密切的个人接触或接触污染的体液传播。预防措施包括输血时只用CMV阴性血液制品、安全性行为和勤洗手。

水痘带状疱疹病毒

流行病学

• 据估计每 10 000 例妊娠中仅有 1~5 人初发水痘感染。不到 2% 的病例发生在成人身上,但这一组的死亡率占水痘带状疱疹病毒(VZV)的 25%。带状疱疹在育龄妇女中同样少见。

• 主要传播方式是呼吸道传播,但与水疱或破损的脓包直接接触也可致病。过去,几乎所有患者都是在成年之前被感染的,90% 是在 14 岁之前。随着水痘疫苗的出现,美国大部分人群是疫苗介导性免疫。

• 水痘的暴发流行多发生于春冬两季,潜伏期为 10~21 天。皮疹出现前的 24~48 小时传染性最强,可持续 3~4 天。皮损一旦结痂很少能分离出病毒。

临床表现

产妇感染:典型的瘙痒性皮疹开始为斑点,演变为丘疹,然后形成小水疱。成人初次水痘感染后的病情要比儿童严重,妊娠期感染尤其严重。孕期水痘带状疱疹病毒特殊的并发症为水痘性肺炎,孕期发生水痘性肺炎如不进行特异的抗病毒治疗,则孕产妇的死亡率可达 40%,经过抗病毒治疗,死亡率为 3%~14%。相反,带状疱疹感染(水痘复发)在年长者及免疫受损的患者更常见,对胎儿的影响较小。

• 先天感染:胎儿感染水痘带状疱疹病毒可发生于宫内,产时或产后。宫内感染少见引起先天性畸形如皮肤结疤、短肢缺陷、指趾畸形、肌萎缩、生长受限、白内障、脉络膜视网膜炎、小眼异常、皮质萎缩、小头畸形和精神运动性阻滞。

• 母亲在妊娠 20 周前初次感染水痘者,胎儿先天畸形的发生风险估计低于 2%,12 周前风险 <0.4%。孕 20 周后的感染可能导致出生后的疾病。症状从典型的水痘,良性病灶到致命的弥散性感染,或在出生后数个月到数年的带状疱疹。如果孕妇感染发生在分娩前的 5 天之内,则病毒可血液跨胎盘转播,引起严重的婴儿疾病,婴儿死亡率高达 25%。孕妇出疹后至少需要 5 天才能产生足够的抗体通过胎盘并转运给胎儿起到保护作用。对感染水痘的孕妇,尤其是近足月时感染者,应严密观察;延迟分娩可使胎儿从被动免疫中获益,如果母亲在分娩后 3 天内发生水痘,则非常重要的是新生儿需要接受免疫球蛋白治疗。由于母体抗体可转运至胎儿,孕期带状疱疹感染由于母体抗体的转运不会发生胎儿后遗症。

诊断

• 临床诊断:通常见到孕妇出现临床典型的皮肤病变(称为水痘),即可诊断水痘带状疱疹的感染。全身性的水疱疹好发于头和耳部,进而扩散至面部、躯干和四肢,也常累及黏膜。小囊泡和脓包会发展至结痂,然后愈合并可遗留疤痕。带状疱疹表现为单侧发生水疱,通常沿皮神经走形分布。

• 实验室检查:通过皮损处削刮的碎屑检查,发现多核巨细胞可确诊。可对皮损处脱落的细胞行免疫荧光抗体染色法,如检测到水痘-带状疱疹抗原,则可快速诊断。

• 超声检查:详细的超声检查是评价与水痘感染相关的胎儿主要肢体异常和生长发育异常最好的方法。羊水 PCR 检测联合超声检查可以评估胎儿宫内感染和先天性综合征的风险。

处理

• 妊娠期间水痘的暴露:暴露于未结痂皮损患者的孕妇应在 24~48 小时内检测 IgG 的滴定度。如 IgG 阳性表明其先前有免疫力,如 IgG 阴性则表明为易感者。

• 水痘带状疱疹免疫球蛋白:水痘带状疱疹免疫球蛋白(VZIG)可用于暴露于病毒 72 小时内的易感妇女(如:水痘 IgG 阴性的孕妇)以降低严重的母体感染,VZIG 的肌内注射量为 125U/10kg,最高剂量 625U。然而,孕妇注射 VZIG 不会改善和预防胎儿感染。

• 通常来说,孕妇与非孕妇的病程相似,应该给予补充液体和镇痛药等支持治疗。此外,在症状出现 72 小时内开始口服阿昔洛韦,已被证明可加快病灶愈合,缩短发热时间,减少进展为肺炎的可能性。阿昔洛韦的致畸率较低,已被美国妇产科医师学会推荐使用。

• 水痘性肺炎是显著增加死亡率的医学急症。患者需住院给予静脉注射阿昔洛韦。患水痘性肺炎的孕妇在妊娠中、晚期注射阿昔洛韦可降低孕产妇的病率与死亡率。用药剂量为 10~15mg/kg,静脉(intravenous,IV)给药,每 8 小时 1 次,连续 7 天,或口服 800mg 每天 5 次。患水痘性肺炎的孕妇一般避免使用保胎药物,分娩需有产科指征。

预防

• 产前咨询对于预防水痘带状疱疹感染很重要。美国 FDA 于 1995 年批准减毒活菌疫苗的使用,并推荐给所有 1~12 岁的儿童接种一次该疫苗,无水痘病毒感染史的青少年和成年人应接种 2 次,相隔 4~8 周。接种后82% 的成年人和 91% 的儿童的血清抗体转为阳性。不推荐在妊娠期间接种疫苗,但母乳喂养的母亲可应用。

细小病毒 B19

流行病学

• 细小病毒 B19 是单链 DNA 病毒主要通过呼吸道分泌物传播,也称为传染性红斑或者是第五疾病。大多数发生在学龄儿童。30%~60% 的成人已经获得了对细小病毒 B19 的免疫(IgG)。细小病毒 B19 的暴发好发于隆冬到春季的月份。孕期患病率约为 3.3%,在教师,护理工和家庭主妇中发病率最高。

临床表现

• 母体:成年人可出现典型临床特征:一种红色斑疹和面部红皮病,因此具有典型的"掌掴"样脸部表现。红斑也可能覆盖躯干和四肢。受感染的成年人通常表现出急性关节肿胀,通常累及对称的周围关节。关节炎可能很严重且多为慢性。一些病例报道也可能出现发烧、不适、肌痛和头痛的全身症状。但也有一部分成年人表现为完全无症状的感染。细小病毒 B19 首先影响快速分裂的细胞,并对原始红细胞有细胞毒性。它还可能引发慢性贫血患者(如:镰细胞贫血或地中海贫血)发生再生障碍性贫血危象。

• 先天性:大约 1/3 的孕妇感染后病毒经胎盘传播与胎儿感染相关。而胎儿红细胞前体感染可能会导致胎儿贫血,如果贫血严重,可引起非免疫性胎儿水肿。水肿可导致胎儿快速死亡或自然缓解。在轻度到中度水肿的情况下,约有三分之一自然缓解;在严重水肿病例中这一比例下降。如果孕妇在妊娠的 18 周之前发生感染,则发生胎儿严重疾病的可能性会增加;但即使感染发生在妊娠晚期,仍有发生胎儿水肿的可能。孕 18 周后胎儿产生的 IgM 可能对抗感染有一定作用,从而使胎儿存活。妊娠 20 周前孕妇感染后,胎儿死亡的总体发生率为 6%~11%,而妊娠 20 周后感染者胎儿死亡率低于 1%。细小病毒 B19 感染与特异性先天畸形并没有直接关系。

诊断

• 当局部地区暴发疫情或有家庭成员被感染时应被列为可疑对象。儿童是细小病毒 B19 感染最常见的传播者。

• 暴露过第五疾病的孕妇,如出现临床症状,或已知有慢性溶血性贫血病史并出现再生障碍性危象,应测定细小病毒 B19 的免疫球蛋白滴度。细小病毒 B19 IgM 于发病 3 天后在血液中出现,其水平在 30~60 天内达到高峰,可以持续 3~4 个月。细小病毒 B19 IgG 通常在发病 7 天后可被检测出并可持续数年。如孕妇近期有病毒接触或超声检查发现胎儿水肿,则可行羊水 PCR 检测有无胎儿感染。

治疗

• 对于细小病毒 B19 感染,目前尚无特别有效的抗病毒治疗。经验性治疗包括对细小病毒 B19 感染的免疫低下患者静脉注射 γ-球蛋白,伴再生障碍性危象的患者出现病毒血症时也应给予同样治疗。

• 细小病毒 B19 感染胎儿骨髓,可能会导致严重的胎儿贫血。当发现孕妇被感染后,应进行胎儿动态超声监测来发现胎儿征象如水肿等。尽管胎儿水肿通常在孕妇感染后的 6 周内产生,但也有在 10 周时发生的。胎儿大脑中动脉(middle cerebral artery,MCA)多普勒检查可以预测胎儿贫血。每周一次或两周一次的超声评估可能有用。

• 如果超声怀疑严重的胎儿贫血,那么胎儿血红蛋白水平可以通过经皮脐静脉取样来确定。宫内输血可纠正胎儿贫血和水肿。可以进行一次或多次宫内输血治疗。

预防

• 建议勤洗手,避免和已感染者接触。

风疹病毒

流行病学

• 尽管在美国已经进行了广泛的免疫接种计划,但美国国家疾病控制中心(Center for Disease Control,CDC)报告仍有 10%~20% 的成年人仍易感风疹病毒。而美国每年报告的病例数仍然极低,每年发生的先天性风疹病例不到 10 例。这种疾病在世界许多地区仍地方性流行,而这些地区的人体内风疹抗体阳性提示活动性感染。

临床表现

该疾病在皮疹出现 1 周前及皮疹出现 4 天内具有传染性,最具传染性的一段时间发生在斑丘疹出现的前几天。潜伏期从 14~21 天不等。直接接触被感染者的鼻咽分泌物可传播病毒。

• 孕妇感染:感染风疹后出现的斑丘疹通常持续 3 天;出疹前可能出现全身淋巴结肿大(特别是耳后及枕骨部分),而后发展为皮疹,短暂性关节炎;全身无力和头痛。典型的孕期风疹的病情同样很轻,通常没有症状。大多数受感染婴儿的产妇报告孕期没有出疹史。

• 先天性感染:孕妇病毒血症后会引发 25%~90% 的胎儿感染。胎儿感染的后遗症依孕周而不同,孕妇在孕 12 周内感染,则婴儿出现临床症状的可能性会高达 90%;如感染发生在妊娠 13~14 周,发生风险可能性会降至54%;如果感染发生在中孕末期,则风险降至 25%。先天性风疹综合征可能累及多个器官。最常见的表现包括感觉神经性耳聋、发育落后、生长迟缓、心脏畸形和眼部缺陷。

- 出生时没有症状暴露的婴儿 1/3 可能会出现晚期病变,包括糖尿病、甲状腺疾病和性早熟等征象。广义的风疹综合征(进展性全脑炎和 1 型糖尿病)甚至可能会在 20 或 30 多岁时发生。

诊断

- 感染通过血清学确认。样本应该在接触病毒后当时尽可能迅速地收集,2 周后、必要时 4 周后。急性期与恢复期的血清样本都应检测;如滴度上升 4 倍及以上或血清抗体转阳则指示急性感染。如果首次检查血清IgG 阳性,则对胎儿几乎没有威胁。初次感染风疹后将获得终生免疫,再次感染风疹时一般为亚临床感染,很少并发病毒血症,也很少导致先天性感染的婴儿。孕 22 周后胎儿血中的 IgM 可作为产前诊断的依据。因为 IgM是不能通过胎盘的,所以胎儿血液内如出现 IgM 抗体,则表示已经有胎儿感染。

处理

- 如果孕妇有风疹暴露,推荐行血清学评估。如果确诊为初次感染,应告知孕妇胎儿感染的潜在风险包括胎儿感染的高比率,与孕妇讨论终止妊娠的选择。如果孕妇选择继续妊娠,则应注射免疫球蛋白,以期改善孕妇风疹感染的临床症状。但这种人类免疫球蛋白并不能预防感染或病毒血症的发生,对胎儿也没有保护作用。

预防

- 风疹病毒的血清学检测应作为所有孕妇产前常规检查的一部分。风疹的临床病史并不可靠。如果孕妇未曾免疫,应当在分娩后接种疫苗。因为风疹疫苗是一种减弱活病毒,因此,由于理论上可能致畸,应避免孕期注射。美国 CDC 坚持记录接种疫苗对胎儿的影响,到目前为止尚无接种后先天性风疹综合征的个案的报告。虽然如此,美国 CDC 建议接种疫苗 28 天后再怀孕。

流感病毒

流行病学

近年来一般人群中流感病毒感染的病例逐年增加。暴发的模式是由病毒的抗原特性变化及其对病毒传播性和传染性的影响决定的。在怀孕期间,生理变化使妇女更容易感染流感,更有可能出现严重的感染导致重大的发病率及死亡率。

临床表现

• 孕妇感染:妊娠期流感的临床表现与一般人群相似。症状包括发烧、咳嗽、流涕、喉咙痛、肌肉痛和头痛。在 1918 年、1957 年和 2009 年的大流行期间,与一般人群相比,孕妇的死亡率不成比例的升高。

• 胎儿感染:有证据表明,大流行性流感感染可能增加自然流产、早产和低出生体重胎儿的风险。然而,目前没有很好的研究。

治疗 / 预防

抗病毒治疗还没有得到很好的研究,但可以用于暴露后化学预防和治疗流感。奥司他韦每天 75 毫克,连用 10 天,扎那米韦每天 10 毫克是目前常用剂量。CDC 一个网站提供最新的治疗建议:http://www.cdc.gov/flu/antivirals/index.htm。此外,其他治疗方法是用退热剂和液体来支持治疗。CDC 和 ACOG 建议可在怀孕任意期间使用三价灭活流感疫苗。

甲型肝炎病毒

流行病学

• 美国每年大约有 20 万人感染**甲型肝炎病毒**(hepatitis A virus,HAV),孕妇感染率大约 1:1 000。HAV 主要通过粪-口途径传播,不经尿或其他体液分泌。从甲肝病毒流行的地方移民过来的或去这些地方旅游(比如:东南亚、非洲、中美洲、墨西哥和中东)方的孕妇患病风险最高。

临床表现

• 孕妇感染:感染后的症状包括不适、疲乏、厌食、恶心和腹痛,典型的腹痛发生于右上腹或上腹部。体格检查可见黄疸、上腹部压痛以及肝脏肿大。

• 先天感染:目前还没有 HAV 在围产期传播的资料。

诊断

• 如果患者出现黄疸,而且有完整的疫区的旅游史,则提示 HAV 的诊断。实验室检查可见肝功能指标(AST 和 ALT)显著升高和高血清胆红素血症。凝血功能异常和高氨血症,提示肝脏严重受损。HAV IgM 抗体阳性,则可确诊。有过病毒接触史者,其体内将长期存在 IgG 抗体。

治疗

• 与感染者有密切个人接触或有性关系的个体推荐给予单次 HAV 免

疫球蛋白肌内注射。

• HAV 治疗是支持性治疗,目前没有治疗 HAV 的抗病毒治疗。治疗期间应减少活动量,注意避免上腹部的发生外伤。伴有病毒导致的肝性脑病、凝血功能异常或过度衰弱的患者应住院治疗。

预防

• HAV 疫苗(灭活的病毒疫苗)可在妊娠期使用。任何到过疫区的人员都应接种疫苗(两次注射间隔 4~6 个月)。

乙肝病毒

流行病学

• 在北美,乙肝病毒(hepatitis B virus,HBV)最常见的传播方式是通过静脉注射或性接触传播。美国每年大约有 43 000 例新确诊的患者,据估计慢性携带者也有 220 万。孕妇急性 HBV 患者的比例为 1~2/1 000 次妊娠,慢性 HBV 的比例为 5~15/1 000 次妊娠。全球范围内母婴传播是引起慢性 HBV 感染的一个重要原因。母婴传播可发生在产前、产时或产后,HBeAg 阳性的妇女垂直传播率最高。如果不给新生儿进行预防性干预,这类患者产褥期的垂直传播率高达 90%。

• **自然病程**:HBV 共包含三种主要抗原。其中 HBV 表面抗原(HBV surface antigen,HBsAg),HBV 核心抗原,HBeAg。几乎所有的急、慢性乙肝患者血清内都可检测到 HBsAg。乙肝病毒核心抗原(HBV core antigen,HBcAg)构成病毒的中间部分(核衣壳),HBcAg 只有在病毒复制的活跃期才在肝细胞中存在,血清中检测不到。乙肝病毒 e 抗原(HBV e antigen,HBeAg)是一种由原核蛋白加工而成的分泌产物,血清检测出 HBeAg 则提示血清中病毒复制活跃,传染性强。HBeAg 的存在通常与血清中 HBV DNA 的高水平和 HBV 传播率更高有关。针对这些病毒抗原的循环抗体的产生是对感染的反应。

临床表现

• **孕妇感染**:娠期 HBV 的临床表现与非妊娠期临床表现相似。HBV 的前驱症状通常是非肝病症状,如:皮疹、关节痛、肌肉痛,偶尔出现明显关节炎。仅少数患者有黄疸症状。成年人中,95%~99% 的急性患者病例可完全治愈,患者可产生保护水平的抗体,剩余的 1%~5% 的患者则成为慢性感染者。这些患者临床上无症状,通常肝功能检测正常。尽管如此,他们仍有检测到的 HBsAg 的水平。据报道,慢性 HBV 携带达 5 年以上者肝硬化的发病率为 8%~20%。急性乙型肝炎孕产妇的死亡率为 1%。在妊娠期,免疫、代谢和血流动力学的生理改变可能会使一些无症状的患者暴露出其潜在的肝脏疾病。

* **胎儿感染**:母婴传播可发生于孕期任何时间,但主要发生于分娩期。HBsAg 及 HBeAg 血清阳性的孕妇(表明病毒复制活跃),其垂直传播率高达 90%。然而,如果母亲是 HBsAg 阳性、抗 HBV 表面抗体阳性,且乙型病毒 DNA 阴性,则传播风险为 10%~30%。垂直传播的几率还与母亲感染的时间有关。如母亲感染发生在孕早期,则 10% 的新生儿血清学阳性;如母亲感染在孕晚期,则新生儿的感染率为 80%~90%。无论感染发生在宫内或产时,HBeAg 阳性的新生儿则有 85%~90% 的可能发展为慢性乙肝病毒感染并出现肝脏相关的后遗症。乙肝免疫球蛋白在婴儿出生后的预防接种减少了 5%~10% 的传播。但如:先天畸形、宫内生长受限、自然流产和胎死宫内与 HBV 的感染不相关。

诊断

* 依靠血清学确诊
* HBsAg 一般在临床症状出现前 1~10 周急性暴露后就在血清中出现,完全康复后 4~6 月在血清中检测不到,HbsAg 持续超过 6 月则表示慢性感染。
* HBsAg 消失随后会出现 HbsAb,大多数患者 HbsAb 永久存在,获得长期免疫。
* 在病毒活跃复制期可检测到 HBeAg,HBeAg 消失和抗 HBcAg IgG 抗体的出现表示传染性降低。抗 HBsAg IgG 抗体的存在表示机体获得了免疫力或康复。
* 如果患者在 HBsAg 阴性的情况下检查时,如出现抗 HbsAg IgM 也可确诊 HBV。

治疗

* 急性乙肝感染需住院支持治疗,一般属自限性疾病,1~2 周内症状会消退。HBV 的治疗选择包括抗病毒核苷类似物和聚乙二醇干扰素。这些疗法具有致畸性理论性风险,但已证明是安全的。
* 目前美国 CDC 建议应在首次产检时对孕妇进行 HBV 普查。血清学阳性的患者应检测血清转氨酶以确定是否为慢性的活动性肝炎。
* 暴露于 HBV 的妇女应接受 HBV 免疫球蛋白(HBIG)的被动免疫,并接受重组 HBV 疫苗,最好是在对侧手臂。HBIG 在预防孕妇 HBV 感染方面的有效率为 75%。
* HBV 感染产妇分娩的新生儿应在分娩后 12 小时内注射 HBIG,HBIG

的注射应严格按照标准的三针免疫程序接种,HBIG 和 HBV 疫苗结合在一起可阻断 85%~90% 的垂直传播。

• 产程中,如已知母亲为 HBV 感染者,则应避免侵入性胎儿监护手段的使用(如:胎儿头皮电极或胎儿头皮血取样等)。

预防

• 建议生育年龄的所有妇女接种乙肝疫苗,最好在孕前接种或在常规妇科检查时接种,孕期使用也同样安全。

丙型肝炎病毒

流行病学

• **丙肝病毒**(hepatitis C virus,HCV)的传播与 HBV 相似,可通过经皮的血液感染而很少通过性接触感染。静脉吸毒者、接受血液制品者 HCV 的感染率显著上升。由于血液制品对 HCV 的大范围筛查,现在通过输注血液制品造成的传播较过去大大减少,低于 1/1 000 000。

临床表现

• **孕妇感染:**急性 HCV 潜伏期 30~60 天,75% 的患者感染后无症状,不论何种途径获得感染或最初感染的严重程度怎样,至少 50% 的急性 HCV 患者发展为慢性感染,其中大约 20% 最终发展为慢性活动性肝炎或肝硬化。感染了人类免疫缺陷病毒(human immunodeficiency virus,HIV)会加重病情和引发严重肝损伤。与 HBV 抗体不同,HCV 抗体不具有保护作用。HCV 在妊娠期可引起急性肝炎,但如不进行肝功能检查和 HCV 抗体检测,则可能不会被发现。

• **胎儿感染:**垂直传播的可能性与产妇血清 HCV 病毒 RNA 的滴定度成正比。有 HCV 病毒血症的妇女,其传播率大约为 2%,如果孕妇同时感染了 HIV,则垂直传播的几率有可能达 19%。孕期 HCV RNA 高水平和母婴垂直传播相关。目前还没有方法或技术能够预防产前传播。如果病毒经胎盘传播到胎儿,则新生儿发生急性肝炎以及可能患慢性肝炎或成为病毒携带者的风险增加。到目前为止,还未发现畸形综合征与该病毒相关。

诊断

• 应行血清学检查测定 HCV 抗体,但因为从感染后到出现血清反应阳性需要将近 1 年的时间,HCV 病毒 RNA 在感染和慢性疾病感染后不久可通过 PCR 检测发现,可用于量化病毒复制活跃程度(表 10-1)。

表 10-1　肝炎血清学检验结果的临床意义

意义	抗 HAV IgM	HBsAg	HBeAg	抗 HBcAg IgG	抗 HBcAg IgM	抗 HBsAg IgG	抗 HCV IgM/IgG
急性甲型肝炎	+	-	-	-	-	-	-
急性乙型肝炎	-	+	+	-	+	-	-
慢性乙型肝炎,活跃复制期	-	+	+	+	-	-	-
慢性乙型肝炎,静止期	-	+	-	+	-	-	-
乙型肝炎,恢复	-	-	-	-	-	+	-
HBV 疫苗后	-	-	-	-	-	+	-
急性或慢性 HCV 感染	-	-	-	-	-	-	+

HAV:甲型肝炎病毒;HBcAg:乙型肝炎核心抗原;HBeAg:乙型肝炎 e 抗原;HBsAg:乙型肝炎表面抗原;HBV:乙型肝炎病毒;HCV:丙型肝炎病毒;IgG:免疫球蛋白 G;IgM:免疫球蛋白 M;+:阳性;-:阴性

处理

• 由于目前还没有已知的可预防垂直传播的方法,预防母体感染是主要的处理。对孕妇进行 α 干扰素的治疗还没有经过很好的研究,而且通常认为是禁忌的。在分娩过程中,应避免像胎儿头皮电极或胎儿头皮采血这样的侵入性操作。在几项研究中显示,长时间的胎膜破裂增加了病毒的传播。根据疾病预防控制中心的指南,孕妇感染丙型肝炎并不是母乳喂养的绝对禁忌证。

单纯疱疹病毒(herpes simplex virus,HSV)

流行病学

• Ⅰ 型 HSV 主要引起非生殖道的疱疹感染和近 50% 的生殖器病损。Ⅱ 型 HSV 一般在生殖道复发。活产婴儿在围产期内感染 HSV 的几率约为 1/7 500。妊娠是否对 HSV 感染的复发率或宫颈局部病毒脱落的频率有影响目前仍存在争议。妊娠期无症状病毒脱落的发生率在初次发病后为 10%,而再次发病后为 0.5%。

• 孕妇初次 HSV 感染多来自于与感染病毒的黏膜或皮肤的直接接触,一般是性接触。

• 尽管胎儿可以通过胎盘传播和宫颈病毒上行性感染,但最常见的感染方式是分娩时与母体生殖道感染病损处的直接接触。

临床表现

• 孕妇感染:初次感染症状可很轻微,甚至没有症状或比较严重。但暴露以后 2~10 天后可在宫颈、阴道和外阴部位会出现小水疱。肿胀、红斑和疼痛和局部淋巴结肿大很常见。伴随病毒的脱落,病损通常持续 1~3 周。约 50% 患者在初次暴发 6 个月内会反复,此后将不定期地发作。病毒脱落持续小于 1 周者,复发时的症状通常会比较轻。孕期初次感染不会引起自然流产,但可能增加妊娠后半期的早产发病率。胎儿感染:胎儿感染通常是孕妇的孕期初次感染的结果。因孕妇复发性感染引起的传播非常罕见,占胎儿感染中的 1% 以下。最常见的传播方式是在分娩过程中直接接触阴道分泌物。在分娩过程中,病毒的脱落是传播的最有力的预测因子,5% 的新生儿会被感染。总之先天性感染非常罕见,一旦感染,几乎都有症状。大多数最终发展为弥散性或神经系统疾病。局部感染一般结局好,但弥散性感染的婴儿,即使在接受治疗的情况下,死亡率也达 60%。并发弥散性感染后存活的婴儿中,至少一半会发生严重的神经及眼部后遗症。

诊断

• 可疑 HSV 时,可从病损处取得样本拭子进行组织培养和免疫荧光检测或 PCR 研究。必须等待 7~10 天组织培养才能分离出病毒。组织培养敏感性为 95%,特异性也很高。血清学检测的诊断价值有限,因为单次抗体的滴度对于病毒脱落没有预测性,初次感染后 IgG 抗体不一定呈阳性。可从小水疱基底部刮取的碎屑用 Tzanck 涂片或巴氏涂片技术进行染色。对 HSV DNA 进行 PCR 诊断既敏感又快速。

治疗

• 有生殖器疱疹史的孕妇应当在分娩时进行仔细的会阴检查。如果目前没有 HSV 的体征或症状,可以经阴道分娩。如孕妇临产和近足月胎膜早破时处于生殖器 HSV 活动期,则无论破膜时间长短,均是剖宫产指征。有证据表明,臀部、大腿和肛门部位 HSV 复发时,宫颈的病毒脱落率较低,因此可以经阴道分娩,不过有医师建议有上述情况时,应当在分娩时对病损部位进行遮盖。孕期可使用阿昔洛韦治疗 HSV 感染,但研究表明盐酸伐昔洛韦(valacyvlovir hydrochloride,Valtrex)效果更好,且由于每天只需服用两次而更易于接受。对于孕期感染频繁发作的孕妇,可考虑在孕晚期每天一次或两次口服 500mg 伐昔洛韦用以抑制病毒。

预防

• 在日常安全性行为咨询中应建议工具避孕,避免孕妇原发感染。

原生动物

弓形体

流行病学

• 美国孕期急性弓形体感染的发生率估计为 0.2%~1%。活产婴儿的先天弓形虫体发生率为 1/1 000~8/1 000。感染的病原体是卵囊,由猫的消化道排出。传播途径包括食入未煮熟的或生的、含有弓形体包囊的肉;如猫被弓形虫感染,其粪便可污染食物和水,当进食上述食物或水时,或者在处理猫的粪便污染的材料过程中,也可感染。美国大约 1/3 的妇女携带有弓形体抗体。

临床表现

• **孕妇感染**:因为高达 90% 弓形体感染的孕妇是无症状的,所以急性弓形体病的特异症状很少见。有可能出现单核细胞增多样综合征,包括疲劳、不适、宫颈淋巴结病、咽喉痛以及不典型的淋巴细胞增多。弓形体在传播阶段,可发生胎盘感染和继发胎儿感染。

• **胎儿感染**:孕早期的传播率大约为 15%,孕中、晚期的传播率大约分别为 30% 和 70%。早期传播后胎儿的发病率和死亡率较高,如:早孕期感染,则围产儿死亡的风险为 11%,孕中期和孕晚期感染时的围产儿死亡率分别为 4% 和 0%。感染后的新生儿一般会有所表现,包括低出生体重、肝脾增大、黄疸和贫血,失明、精神运动和智力障碍等后遗症也很常见。10%~30% 的婴儿有听力丧失,20%~75% 的婴儿发育延迟。脉络膜视网膜炎也经常发生,但约 90% 的患先天性弓形虫的婴儿在出生时并无症状。

诊断

• 在美国弓形体病不是常规筛查项目。因为大多数的急性弓形体病的女性患者都无症状,所以多会在受感染的婴儿出生时,才会考虑到本病的可能。已经出现急性弓形体病症状的孕妇应尽早检测 IgM 和 IgG 的滴度(表 10-2)。

表 10-2 弓形体血清学检测结果的临床意义

IgM*	IgG	临床意义
+	–	可能为急性感染;数周后重新测定 IgG 滴度
+	+	可能为急性感染
–	+	很久以前感染过
–	–	易感染;但目前未感染

IgG:免疫球蛋白 G;IgM:免疫球蛋白 M;+:阳性;–:阴性
*IgG 滴度可保持在升高的水平达 1 年

• IgM 阴性可除外急性或者新近感染,但如血清学检测过早,机体还没发生免疫应答反应抗体滴度尚未开始升高时,也可出现阴性结果。如结果阳性,则较难于解释,因为 IgM 的抗体滴度在感染后 1 年多仍可保持在升高的水平。IgG 转为阳性在重复测试中也很有用。

• 羊水标本行 PCR 检验,是确诊先天感染的最好方法。

• 最常见的超声影像结果包括双侧脑室增宽,颅内和肝内病变、胎盘回声增强,有时可见心包和胸腔积液。

治疗

• 孕期确诊弓形体病后,如仍选择继续妊娠,则必须立即开始治疗,对婴儿的治疗还要持续到出生后 1 年,甚至更长的时间,以减少发生后遗症的风险。关于抗生素的有效性存在争议,但主流的治疗方法是螺旋霉素、**乙胺嘧啶和磺胺嘧啶**。

• **螺旋霉素**:螺旋霉素减少了胎儿感染的发生率,但不一定会降低感染后病情的严重程度。对于在孕晚期之前发生急性感染的孕妇,推荐使用螺旋霉素治疗,并在整个孕期坚持应用。若羊水 PCR 检测弓形体阴性,则单独应用螺旋霉素即可;如果结果为阳性,应加用乙胺嘧啶和磺胺嘧啶。螺旋霉素的使用剂量为 500mg 口服,每天五次,或者 3g/d,分次服用。

• **乙胺嘧啶与磺胺嘧啶**:这两种药物可协同治疗弓形虫。用量为乙胺嘧啶口服,25mg/d,磺胺嘧啶每天口服 1g,每天四次,持续 28 天。同时肌内注射或口服亚叶酸 6g,每周三次,防止药物中毒。因为乙胺嘧啶可能有致畸性,因此不推荐在孕早期使用。足月后的治疗方案中不含有磺胺嘧啶。

预防

• 孕妇要食用充分煮熟的肉品、准备肉食后要洗手、要仔细清洗水果和蔬菜,避免接触猫的垃圾盒子。

细菌

B 组链球菌

流行病学

• B 组链球菌(group B streptococcus,GBS)是一种革兰氏阳性细菌,在美国 5%~40% 的孕妇可从其阴道和 / 或直肠内分离出 B 组链球菌,新生儿的感染可以通过宫内上行途径或胎儿出生时通过产道而传播,垂直传播率高达 72%,但足月新生儿的侵袭性疾病罕见。早产儿更易发生侵袭性疾病,且病率和死亡率较高。

临床表现

• **孕妇感染**:GBS 是孕妇尿道常见病原体。孕妇感染有时会造成 5%~29% 无症状菌尿或 1%~5% 急性膀胱炎。若治疗不当,无症状菌尿和急性膀胱炎均会进展为肾盂肾炎迫使住院治疗。孕妇感染 GBS 还与胎膜早破、早产、绒毛膜羊膜炎、菌血症、产后子宫内膜炎以及剖宫产术后伤口感染有关。

- **胎儿感染**：婴儿 GBS 定植 75% 来自于母亲生殖道的污染，1%~2% 婴儿 GBS 定植者会发展为早发型 GBS 感染（出生后 7 天内的感染），病死率 11%~50%。早产儿和 / 或低出生体重新生儿比足月儿风险高一些。造成新生儿早发型 GBS 感染的孕妇高危因素包括早产、胎膜早破超过 18 小时、产时体温≥38℃或≥104℉或前次分娩婴儿 GBS 感染史。

- **晚发型 GBS 感染**是指在出生后 7 天或更久发生的感染，每 1 000 例活产中有 0.5~1.8 例受到影响。这可能是由于母婴传播，医院或社区接触导致。晚发型疾病的死亡率约为 10%。

- 所有定植的新生儿中，发生脑膜炎者占 85%，但婴儿也可以表现为无局部症状的菌血症。其他临床症状包括肺炎、骨髓炎、蜂窝织炎和脓毒症。在脑膜炎幸存者中，有 15%~30% 会留有神经系统后遗症。

诊断

- GBS 定植可通过培养或基于 DNA 的快速检测进行检测。在直肠肛门阴道用单个拭子收集的样本进行培养是金标准，样本收集后必须立即放入 Todd-Hewitt 培养基或选择性血琼脂上进行接种用以抑制竞争性微生物的生长。培养的最主要限制是时间。24~48 小时才能得到结果。如果马上分娩做处理就会很困难。目前检测特异性的多糖抗原是随时可行的快速诊断方法。这种方法容易操作，通常比培养更便宜，并且短时间内出结果（通常 1 小时）。对那些 GBS 大量定植者敏感性很高。但和细菌培养相比其敏感性要低且假阴性率较高，因此阻碍其在产科临床的广泛应用。基于 DNA 的快速检测方法同样具有极好的敏感性。

治疗

- 未并发下尿路感染时可用氨苄西林或青霉素。肾盂肾炎患者需住院治疗，如果患者 24~48 小时内无发热或其他症状，则可出院，出院后仍需继续口服抗生素 10 天。

- 美国妇产科医师学会推荐，在妊娠 35~37 周时通过留取阴道下段及直肠的拭子进行 GBS 的普遍筛查。应当接受治疗的患者包括：筛查阳性者、曾生育的婴儿 GBS 感染、尿定植（>10 000 集落形成单位 /ml）或本次妊娠 GBS 感染、孕 37 周前 GBS 状态不明的分娩、足月胎膜破裂超过 18 小时且 GBS 状态不明，或伴有绒毛膜羊膜炎体征应在产时给予抗生素治疗，治疗 GBS 的药物应选用青霉素，起始剂量是 500 万单位静脉点滴，之后每四小时 250 万单位静脉点滴。如果在分娩前至少 4 小时开始，预防是最有效的。对于青霉素过敏的患者，如果过敏症状轻微，如有皮疹，可以使用头孢菌素，但应避免出现更严重的过敏反应，可能导致过敏性休克。生殖道培养结果应该对克林霉素或红霉素的敏感性进行评估。如果培养结果显示耐药或者不知敏感性,患者出现严重的青霉素过敏则应当使用万古霉素。

围产期感染的后遗症

表 10-3　围产期感染的母儿表现

感染	母亲疾病	胎儿超声发现	先天性疾病
弓形体	通常无症状,可出现单核细胞增多样表现	非特异性但也可包括颅内钙化或脑室扩大	出生时通常无症状,先天性弓形体三联征:脉络膜视网膜炎、脑积水、颅内钙化
风疹	斑丘疹、全身淋巴结肿大、低热、不适	增加了自然流产、胎死宫内和胎儿宫内生长受限的风险,无特异超声表现	感觉神经性耳聋、白内障、青光眼、动脉导管未闭、外周肺动脉狭窄、精神发育迟缓,发育延迟。出生时典型的紫癜样皮肤损伤称"蓝莓松饼"病变。
CMV	可无症状或出现发热、不适和淋巴结肿大。肝炎罕见	可见小头畸形、肝脾肿大、颅内钙化。超声正常不能排除感染	出生时近 90% 无症状,有症状感染包括淤点、肝脾肿大或黄疸、脉络膜视网膜炎和抽搐。
HSV	通常局限在宫颈、阴道和外阴部位的囊泡样病损,播散性疾病很少见	无	绝大多数新生儿出生时表现正常,随之病发展出现以下三种表现类型之一:皮肤、眼睛或嘴的局限病损;局限性的中枢神经系统病变;播散性的多器官病变。
水痘	前驱症状包括低热、不适和肌痛,随即出现"水痘"疱疹。孕期水痘肺炎发病率上升。	可包括肢体发育不全、指趾畸形、足内翻、小头畸形和宫内生长受限	皮肤结疤、白内障、脉络膜视网膜炎、霍纳综合征、小眼畸形、眼球震颤、低出生体重、大脑皮质萎缩、精神发育性阻滞和肢体发育不全。

续表

感染	母亲疾病	胎儿超声发现	先天性疾病
细小病毒B19	脸部两颊的红色斑疹"掌掴"样表现、关节炎和罕见的再生障碍性贫血	胎儿贫血可引起胎儿非免疫性水肿,早孕期感染可导致胎儿脑积水、唇腭裂、心脏病变和视力障碍。	无特异的先天性综合征
GBS	通常无症状但可引起泌尿道感染	无	早发型感染可表现为全身性败血症、肺炎或脑膜炎,迟发型感染通常表现为菌血症,而无局灶性病变。

CMV:cytomegalovirus,巨细胞病毒;HSV:herpes simplex virus,单纯疱疹病毒;GBS:Group B Streptococcus,B组链球菌

（张梦莹　译　孙笑　审）

推荐阅读

American College of Obstetricians and Gynecologists. ACOG practice bulletin. Perinatal viral and parasitic infections. Number 20, September 2000. (Replaces educational bulletin number 177, February 1993). *Int J Gynaecol Obstet* 2002;76(1):95–107.

Centers for Disease Control and Prevention. Perinatal group B streptococcal disease after universal screening recommendations—United States, 2003–2005. *MMWR Morb Mortal Wkly Rep* 2007;56(28):701–705.

Corey L, Wald A. Maternal and neonatal herpes simplex virus infections. *N Engl J Med* 2009;361(14):1376–1385.

Lin K, Vickery J. Screening for hepatitis B virus infection in pregnant women: evidence for the U.S. Preventive Services Task Force reaffirmation recommendation statement. *Ann Intern Med* 2009;150(12):874–876.

Malm G, Engman ML. Congenital cytomegalovirus infections. *Semin Fetal Neonatal Med* 2007;12(3):154–159.

Sharma D, Spearman P. The impact of cesarean delivery on transmission of infectious agents to the neonate. *Clin Perinatol* 2008;35(2):407–420.

Winn HN. Group B streptococcus infection in pregnancy. *Clin Perinatol* 2007;34(3):387–392.

第 11 章　先天性异常

Jill Berkin and Melissa L. Russo

先天性异常是新生儿病率和死亡率的最常见原因之一,根据美国疾病预防与控制中心的数据,先天性异常占所有活产儿的 3%,以及所有儿科住院患者的 25%。出生缺陷可涉及一个孤立的或多个器官系统,多发异常可形成一个综合征。出生缺陷的病因包括基因、环境或未知病因,已知有许多危险因素与先天性异常发生率增加相关。

病因学

 * 先天性异常的病因可以是染色体,家族性,多因素或特发性等引起。因此获得全面的家族史及筛查低风险人群是很重要的。
 * 遗传因素包括:染色体异常如三体(如:唐氏综合征);缺失(如:DiGeorge 综合征);或单体(如:Turner 综合征);单基因病如 Noonan 综合征,Smith-Lemli-Opitz 综合征;以及多因素疾病如:先天性心脏病、唇腭裂和关节弯曲都是由于多个基因和环境因素相互作用的结果。
 * 非遗传性/环境因素:包括致畸剂如:酒精、特定的药物如:维 A 酸和华法林,以及一些违禁药物;母体营养缺乏,母体疾病状况如:糖尿病;以及母体感染如巨细胞病毒或梅毒感染(第 10 章)。
 * 90% 的先天性异常婴儿其母亲不存在风险因素(表 11-1)。

表 11-1　发生先天异常的高危因素

1. 分娩孕妇的年龄 ≥35 岁
2. 孕前糖尿病
3. 暴露于已知的致畸剂
4. 曾分娩畸形儿
5. 已知遗传异常的个体或家族病史(如:平衡易位、突变或非整倍体)
6. 血清学筛查异常
7. 多胎妊娠
8. 辅助生殖技术

筛查和评估

- 鉴于先天性异常可造成较高的新生儿病率和死亡率,目前推荐所有的孕妇在孕早期进行胎儿染色体异常的筛查,孕18~22周时进一步进行解剖结构超声检查。由有经验的医生进行详细的超声检查可以检测出80%的胎儿异常,可以有全方位的治疗选择:期待疗法、宫内治疗、进一步检查(如:染色体核型,微阵列检测和/或病毒检测)和终止妊娠。

- 处理先天异常时必须考虑胎儿、母亲和家庭。治疗和预后应该与整个家庭详细讨论。多学科协作非常重要,可能需要咨询许多其他专业的专家,如:母胎医学、遗传学、新生儿学、小儿外科、泌尿科、神经外科学的专家,以及社会工作者和丧失亲人咨询顾问等。整个保健计划必须及时、无偏倚并且注重患者及其家庭关心的问题。

- **超声**:可以用于诊断许多主要的异常、超声其他的临床价值在于确定实际的妊娠周数、胎盘的位置、测量羊水量和评估胎儿生长状况。

- 胎儿解剖畸形的最佳检测时间是妊娠18~20周。在这一时间段,器官形成已经完成,颅骨骨质的骨化还不会使声波模糊,各部分结构足够大适合精确测量同时又足够小可以在同一个超声窗口显示。而且如果发现异常,仍有时间进一步遗传性检查,如果需要可以终止妊娠。

- 超声筛查的解剖结构如下:
  - **头部**:需测量**双顶径和头围**,这两个径线应在同一视野进行测量,选择的平面为丘脑和透明隔腔平面。应对头颅内结构进行检查,包括评估脑室结构、小脑直径及小脑延髓池。
  - **脊柱**:应在各个平面对脊柱进行横切面、矢状面、冠状面的扫描,筛查神经管畸形(neural tube defects,NTD)。
  - **心脏**:需看到四腔心平面,左右室流出道。如可疑异常,需行胎儿超声心动图检查。
  - **腹部**:应在可见到胃和脐静脉的平面中测量**腹围**。脐带进入胎儿腹部的部位正常、未见羊水内肠管游离环,则可除外腹壁缺陷。还应检测双肾、肾盂及膀胱的位置,结构以及梗阻的证据。
  - **肢体**:**四肢**应从躯干端观察到末端,同时测量肱骨和股骨长度。要观察到双手的开合,双足要注意其外观及姿势是否正常。

- 一些超声软指标可在染色体非整倍体胎儿中出现,特别是21三体。这些指标包括:NT增厚,肾盂扩张,心脏点状强回声(超声上可见胎儿心脏内小光点),肠管回声增强,长骨偏短。染色体非整倍体风险随超声指标异常数目的增多而增大,之前的报道给出了每个独立指标的似然比。

染色体异常引起的先天性异常

在许多特异性染色体综合征中,有许多特征性的异常的发现可帮助产前诊断。常见的非整倍体异常和相关发现如下(表 11-2A,B)

表 11-2A　常见染色体异常的表现

染色体异常	产前超声特点	新生儿临床特点
21 三体(唐氏综合征)	短股骨 / 肱骨	肌张力减退
	手指弯曲	扁平脸
	第一、二趾间间隔明显	睑裂上挑
	心脏点状强回声	耳朵小
	肠管回声增强	颈褶增多
	肾盂扩张	通贯手
		小指指骨发育不全
X 单体(Turner 综合征)	水囊状淋巴管瘤	发际低
	手 / 脚水肿	颈蹼
		身材矮小
		盾状胸
		乳头发育不良且相距较远
		性腺发育不良
		主动脉缩窄
三倍体	严重 IUGR	
	囊性胎盘	
	脑室扩张	
	并指	
	心脏异常	
	肾脏异常	

表 11-2B　常见非整倍体异常的表现

染色体异常	新生儿表现
13 三体（Patau 综合征）	前脑无裂畸形；心脏畸形；眼距过窄；异常的眼、鼻、腭；异常的耳，脐膨出，多囊肾，桡骨发育不全，皮肤发育不全，多指
18 三体（Edwards 综合征）	IUGR；心脏畸形；枕骨突出；耳朵畸形；睑裂窄；小嘴；食指和小指紧握中指和无名指，马蹄肾；桡骨发育不良；半椎体；肛门闭锁。

21 三体（唐氏综合征）

• 是可存活胎儿最常见的非整倍体异常，发病率约为 1:660 到 1:800。21 三体是存在额外的一条 21 号染色体。染色体不分离的频率随孕妇年龄增大而增加。

• 唐氏综合征可以是所有细胞均含有三条 21 号染色体（发病率 94%）；21 三体嵌合体即仅有一些体细胞含有异常数目的 21 号染色体（发病率 2% 到 3%）；唐氏综合征的第三种病因是孕妇染色体含有平衡异位，额外的 21 号染色体附着于其他染色体上传给胎儿。

• 心脏强回声光点不是胎儿超声心动的指征，因为这不是结构异常，但应该积极寻找其他唐氏综合征的指标并讨论妊娠期潜在增加风险。如果怀疑唐氏综合征，推荐行胎儿超声心动，因为这些胎儿发生先心病的风险增加。

• 唐氏综合征的儿童有不同程度的智力障碍。在产前咨询中，非常重要的是需要和孕妇讨论一些疾病和疾病的严重程度不能在产前预测或通过遗传检测发现。

13 三体综合征和 18 三体综合征

• 13 三体综合征常常由于 13 号染色体在减数分离过程中原发性不分离造成，核型为 47XY/XX，+13。13 三体综合征总是致命的，大约有 50% 的婴儿在生后第一个月内就会夭折，90% 于生后 1 年死亡。对于存活的病例，有多发畸形及严重智力障碍。

• 18 三体综合征最常见的原因是 18 号染色体减数分离过程中原发性不分离造成，产生的核型为 47XY/XX，+18。通常这些婴儿的预期寿命非常有限。

Turner 综合征

• Turner 综合征(X 单体)通常的基因型是 45,XO,有些患者为嵌合体,如:45,XO/46,XX,导致不同临床特点。这些个体可有一定程度的学习障碍。

三倍体

• 三倍体是指存在一整套额外的单倍体(即 69 条染色体)。大部分病例为 69,XXY(60%)或 69,XXX(37%)。只有 3% 为 69,XYY。三倍体通常是致命性的,一般在出生后几个月内死亡。

常见特殊的先天性异常

先天性心脏病

先天性心脏病是最常见的出生缺陷之一(表 11-3),其发生与许多已知因素有关,包括:孕妇的糖尿病、接触致畸物和遗传因素如染色体 22q11 微缺失(DiGeorge 综合征)。早已发现先心病与染色体非整倍体异常相关。发现染色体异常合并先心病的产前发生率大约 16%~45%,生后为 5%~10%。两者之间比例的差异源于染色体异常的胎儿在产前已死亡。唐氏综合征患儿的心脏畸形发病率超过 50%,13 三体综合征和 18 三体综合征的患儿中,心脏畸形的发生可能超过 90%。

表 11-3　最常见的先天性心脏缺损

名称	心脏缺陷发生率[a]	表现
左心发育不良综合征	2%~4%	左心室小,主动脉闭锁,二尖瓣发育不良
心内膜垫缺损 / 房室隔缺损	2%~7%	心脏四腔扫描平面中"十字架十字交叉"样征象缺失
室间隔缺损	20%~40%	左右心室间异常连通,引起血液分流

续表

名称	心脏缺陷发生率[a]	表现
永存动脉干	1%~2%	单一动脉干骑跨
大动脉完全转位	2.5%~5%	主动脉起始于右心室,而肺动脉始于左心室
右心室双流出道	1%~2%	室间隔缺损,两个大动脉均起自右心室
法洛四联征	3%~7%	室间隔缺损,主动脉骑跨,肺动脉狭窄,右心室肥大

[a] 总和未到100%;很小的心脏缺陷未列其中

• 先心病的**产前诊断**率随着超声分辨率的增加及胎儿超声心动应用得到了提高。任何标准心脏扫描平面中发现异常时,以及任何先天性心脏病高危胎儿(糖尿病母亲的胎儿,早孕期暴露于致畸剂,及先心病儿的分娩史),都应做胎儿超声心动检查。一些先心病需要在孕期进行更高级别的监测以便及时发现宫内胎儿心脏衰竭,胎儿宫内水肿提示不良预后。

心脏畸形的患儿,其心脏功能的异常一般在出生后从胎儿转换为新生儿血液循环模式后才有所表现。一些常见的缺损,如:室间隔缺损、主动脉缩窄,产前超声和胎儿超声心动可能会漏诊。

• 处理:先天性心脏病的处理取决于病变的类型。产前处理应包括遗传咨询,告知先心病与染色体或基因异常的关系,选择产前诊断如羊水穿刺,咨询儿科心脏外科医生生后可能的手术干预。大多数的心脏缺损都可以通过手术矫正,但可能需分期进行。基于先心病的复杂性,推荐在三级医院分娩。

神经管缺陷:

神经管缺陷是大脑和脊柱的先天性结构异常,是发生率第二的先天性结构异常。

NTD 是由于在妊娠 3~4 周时神经孔未闭合导致的,发生率 0.1%~0.2%。NTD 的主要类型有无脑畸形和脊柱裂(表 11-4)。脊柱裂可以是闭合的也可以是开放的,有不同类型。NTD 风险因素包括 NTD 家族史、糖尿病患者血糖控制不好、接受过抗癫痫药物治疗和营养不良或体内低叶酸储备。

表 11-4　神经管缺陷的类型

	无脑畸形	脊柱裂
超声表现	头顶颅骨缺失,端脑和脑髓缺失 羊水过多	脊椎裂开有或无软组织覆盖,柠檬征,小香蕉征
并发症		Arnold-Chiari Ⅱ型畸形 脑室扩张
结果	致命	取决于病变的平面:缺损位置越高结局越差 累及腰/骶部:可能出现肠道,膀胱,运动,神经功能异常。

- 预防:孕前补充叶酸(每天 0.4mg)可以显著降低 NTD 的发生率。既往妊娠时胎儿发生过 NTD 的妇女,建议孕前每天补充 4.0mg 叶酸。
- 产前筛查:所有孕妇中孕期应进行母体血清 AFP 检测。NTD 孕妇血清中 AFP 浓度可增加 89%~100%。超过正常值 2.5 倍以上定义为异常水平。
- 产前诊断:可借助于超声及羊水中 AFP 和乙酰胆碱酯酶水平进行确诊。产前超声可显示背部椎体的裂开及脑脊髓膜小囊。其他颅内表现包括"柠檬头"即前额隆起,双侧颞骨塌陷,和"香蕉征"即受压小脑。脑室扩张也是 Arnold-Chiari Ⅱ型畸形的常见伴随表现。
- **处理**:NTD 的孕妇应在三级医院分娩,新生儿科及神外科可随时提供干预。推荐足月分娩。分娩方式是个人化。然而,对这些胎儿,剖宫产并不能改善预后。对于何时进行手术干预,脊髓脊膜膨出研究试验最近比较了产前治疗及生后闭合性治疗,产前发现并行宫内外科治疗可以改善预后但是增加了早产的风险及分娩时子宫静止性破裂的风险。

脑积水和脑室扩张

脑积水是椎管内脑脊液的病理性增加。脑积水可由脑脊液产生超过了吸收引起,或脑实质的原发性萎缩导致。大多数病例继发于不同水平的梗阻。

脑室扩张是增大的脑室的描述性词汇,可继发于许多不同的病因。病因包括梗阻,脑脊液再吸收障碍、脑室发育不良,或大脑结构发育异常,脑萎缩引起的破坏性空洞,胎儿非整倍体异常,遗传性的 X 连锁性脑积水,感染:如 CMV、弓形虫。脑室扩张少见病因为脑出血。如果考虑诊断脑出血应筛查新生儿同种免疫性血小板减少症(第 19 章)。

• 产前诊断:超声发现脑室增大即可诊断。胎儿双顶径可随或不随增大的脑室而增加。评估脑室大小的方法是在横断面测量侧脑室的直径。如果平均直径大于 10mm,表示存在脑室扩张,伴随脑室增宽发生的畸形发生率为 54%~84%。因此,进一步超声检查确保无其他部位的畸形非常重要。处理:孕期发现脑室扩张应明确病因。包括羊水穿刺行染色体核型分析、L1CAM 突变 DNA 分析和病毒检测。多学科会诊应包括胎儿医学专家,遗传咨询专家,儿科神经外科医生及新生儿医生。一些病例需考虑终止妊娠。脑室扩张的孕妇需在三级医院分娩,以保证需要时可获得神经外科的处理。分娩方式个体化,如没有明显的胎头增大,可经阴道分娩。明显的胎头增大可阻碍阴道分娩,可考虑提前分娩。

• 预后:脑室扩张患儿的预后取决于病因、严重程度和合并的其他畸形。脑室扩张的程度和长期的不良预后并无显著关联。

先天性膈疝

先天性膈疝是指胚胎发育时横膈膜的融合失败,膈疝使得腹腔内容物突出到胸腔。这个疝入物导致了一个占位效应阻碍正常肺部的发育,导致肺发育不良和持续性的肺高压,显著增加了新生儿的病率和死亡率。大约 2 000~3 000 个新生儿中有 1 例先天性膈疝,疝多为单侧,多发生于左后侧。

• 产前诊断:60%~90% 的先天性膈疝可通过超声或胎儿核磁发现。超声检查可见胸腔疝囊内的腹腔内容物(胃、小肠和 / 或肝脏);还可能观察到纵隔移位,羊水过多,和异常的心轴。40% 的病例可合并其他结构异常,最常见的异常为先心病,肾脏异常,中枢神经系统异常及胃肠道异常。

• 处理:孕期处理包括系统超声来排除无合并其他异常,同时行超声心动。先天性膈疝可能是继发于染色体异常和一些基因综合征,需进行羊水穿刺染色体核型分析及 array,是否终止妊娠可根据孕周及患者及家属的选择进行讨论,多学科团队包括新生儿医生,小儿外科医生,母胎医学医生,遗传咨询专家来帮助孕妇和她的家人决定治疗方案。分娩必须选择有体外膜式氧合(extracorporeal membrane oxygenation,ECMO)设备能对新生儿提供支持治疗的机构。

• 预后:近年来,膈疝患儿的结局有了很大改善,这得益于通气设备的改进和 ECMO 的使用。总体生存率现已经超过 80%。

先天性肺囊腺瘤（CCAM）和肺隔离症（BPS）

在鉴别胎儿胸部占位中先天性肺囊腺瘤和肺隔离症是两种常见的先天性肺发育异常。先天性肺囊腺瘤是肺组织囊性发育异常，而肺隔离症是无功能的肺组织，不与支气管树相通，这两种异常可独立存在或同时存在。两者的区别是先天性肺囊腺瘤具有典型的肺部血供而肺隔离症的血供来自于异常的系统血管。

- 产前诊断可发现这两种疾病。在先天性肺囊腺瘤，产前超声提示肺部肿瘤，可以是囊性或实性，同时缺少体系统血流。在肺隔离症超声可见高回声的三角区域肺组织，彩色多普勒观察到体系统的血流供应，BPS 其他超声影像发现包括胸腔积液、纵隔移位、水肿和羊水过多。

- 处理：这两种疾病的孕期处理包括系统超声除外其他畸形。对这两种畸形应进行胎儿超声心动检查因为这两种疾病先心病发生率升高。CCAM 与染色体异常的相关性尚不确定，但仍提供羊水穿刺除外染色体异常。对于 BPS，应行羊水穿刺检查染色体核型，因为已发现 BPS 合并染色体异常。这些胎儿分娩应在三级医院，产前咨询母胎医学专家、小儿外科医生和新生儿医生。孕期应由母胎医学专家进行超声的严密监测，及早发现病情进展或转归，或并发症如水肿等。如生后持续存在，可行外科手术治疗。

- 预后：CCAM 和 BPS 的胎儿预后一般较好，CCAM 手术切除的新生儿的远期预后很好。BPS 的远期预后取决于病变的位置（胸腔内 vs 胸腔外）以及肺发育不良的程度。

腹裂和脐膨出

腹裂和脐膨出是两种经典的可在产前宫内发现的腹壁缺陷。腹裂是独立的腹壁缺陷，膨出的腹部内容物没有膜包覆盖。脐膨出是一种腹部缺损，腹膜和羊膜覆盖在疝出的腹腔内容物。这两种腹壁缺陷的区别见表 11-5。

- 产前筛查：中孕期血清 AFP 检测，这两种疾病的血清 AFP 水平均升高。

- 产前诊断：两种畸形都可产前超声检查中发现。腹裂和染色体异常发生的风险并没有相关性。脐膨出多合并其他畸形及染色体异常。脐膨出的病例应进行羊水穿刺行胎儿核型和基因监测。此外，脐膨出病例先心病的风险增加，应进行胎儿超声心动检查。

表 11-5 脐膨出和腹裂

	脐膨出	腹裂
与脐带附着部的关系	脐带进入疝囊中心	脐带附着于缺陷的左侧
体检表现	缺陷表面覆盖羊膜腹膜;大小不一;可能包括肠管 +/- 肝脏	缺陷表面无膜覆盖;大小不一;疝内容物通常为小肠 +/- 肝脏;
合并其他畸形	常见;发生率达 45%	通常都是孤立发生;增加 IUGR 风险,肠道闭锁发生率 10%~15%
染色体异常	染色体异常的发病率可高达 30%,与 Beckwith-Wiedemann 和其他综合征相关	与染色体问题不相关

• 处理:孕期处理包括不断的超声评估随访疝出腹腔内容物的量和类型,多学科会诊包括母胎医学专家,遗传咨询专家,新生儿医生,小儿外科医生。需在三级医院分娩保证提供新生儿最佳的处理。大多数胎儿可经阴道分娩,除非存在其他产科指征。

• 预后:腹壁缺陷新生儿的预后取决于是否为单发异常,是否合并其他畸形以及是否存在潜在的染色体异常。

肾脏畸形

先天性肾脏畸形可在产前诊断,包括:肾缺如,多囊肾发育不良,婴儿多囊肾和继发于输尿管肾盂连接部梗阻和出口梗阻引起的肾盂扩张。

• **肾缺如**:可为单侧或双侧。单侧肾缺如:患儿可以正常生活。而另一侧有功能的肾脏可能代偿性肥大。一部分单侧肾缺如的患者可出现对侧膀胱输尿管反流。**双侧肾缺如:在孕 18 周后诊断,因为胎儿肾脏直到 18 周后才对羊水的形成起主要作用**,在超声检查中这样的胎儿双肾和膀胱不能显示。常引起严重羊水过少或无羊水,继而又可引起致死性的严重的肺发育不全。

• **多囊肾发育不良**(multicystic dysplastic kidney disease,MCKD):是一种严重的肾发育不良畸形,特点为肾脏体积增大,其内存在许多大且不相通的囊腔,间隔的区域超声显示回声增强。因为肾脏的体积增大,而且有多发的囊肿,故通常产前超声可以发现。MCKD多为单侧,在几乎一半的病例中,对侧肾脏有其他畸形,严重程度决定了整体的预后。MCKD多合并其他非生殖泌尿系统畸形和一些遗传性综合征。产前咨询时推荐羊水穿刺。单侧的MCKD,推荐请小儿泌尿科会诊。双侧多囊肾发育不良与导致严重的羊水过少相关,羊水过少继发肺发育不全,为致死性的。

- **多囊肾肾病包括两种弥漫侵及双侧肾脏的遗传性病变。**这种所谓的婴儿型多囊肾是常染色体隐性遗传,又称常染色体隐性遗传多囊肾病(ARPKD)。通过产前诊断及新生儿表现,隐性多囊肾病变更为常见。特点为双侧、肾脏体积增大,回声增强。可表现为羊水过少。常染色体显性遗传多囊肾病(ADPKD)在产前很少发现。这种疾病在30~40岁时才出现临床症状。超声提示肾脏增大伴有多囊。此这类多囊型肾病的患者也可以合并肝囊肿,胰腺囊肿,颅内动脉瘤。推荐对父母同行肾脏超声来评估常染色体显性遗传多囊肾病。围产儿病率或死亡最主要原因是肺发育不良。常染色体隐性遗传多囊肾(ARPKD)在新生儿进行积极干预,1年的生存率为82%~85%。如果新生儿在生后第一个月存活,之后可存活多年。

- **输尿管肾盂连接部(UPJ)梗阻**是最常见的引起新生儿肾盂扩张的病因。UPJ梗阻导致尿液从肾盂进入输尿管受阻。大多数为单侧,双侧预后更差。单侧病变孕期无特殊处理,但是双侧病变,胎儿泌尿系支架置入可能是必要的。梗阻性泌尿系统总的染色体异常发生的风险增加。因此,应行羊水穿刺检查染色体核型。同时应咨询小儿外科医生或儿科泌尿医生。孤立的UPJ梗阻,预后较好。

- 膀胱出口梗阻可影响整个泌尿系统和肺发育。在男婴中,最常见的引起膀胱出口梗阻的病因是后尿道瓣膜(posterior urethral valves,PUV)。在女婴中,最常见的病因是尿道闭锁。产前超声表现为增大的膀胱及双侧肾积水。在PUV患儿中,膀胱壁显著增厚,同时尿道可出现特异性的钥匙孔外观,该病和染色体异常相关,对于膀胱出口梗阻者推荐羊水穿刺检查染色体核型。一些病例中行宫内干预治疗也许是有帮助的,但经常会出现严重不可逆的肾损伤。产前应咨询儿科泌尿外科医生。预后取决于羊水量。羊水过少的程度决定了肺发育不良的程度并最终影响胎儿的预后。

胶原和骨骼发育异常

胶原/骨骼发育异常可在产前诊断。最常见的可在产前诊断的骨骼发育不良包括:软骨发育不全,致死性侏儒症,成骨不全症(表11-6)。超声表现包括四肢短小,小于相应孕周 3~4 个标准差,同时合并颅骨、脊柱、胸部异常。对于选择进一步处理取决于超声的表现,如 Ⅱ 型成骨不全症和致死性侏儒症均为致死性疾病。

表 11-6　骨骼发育异常

类型和基因突变	表现	结局
软骨发育不全 FGFR3	四肢近端短小;额部隆起;"领圈"征:股骨干骺交界处呈圆形	智力正常 伴发疾病包括: 关节问题 颅颈连接处问题 梗阻性睡眠呼吸暂停 中耳功能异常 驼背
致死性侏儒症 FGFR3	四肢严重短小,扁平椎骨,胸部狭窄,听筒型股骨——Ⅰ型,四叶草型头颅——Ⅱ型	通常致死
成骨不全症 COL1A1 COL1A2 CRTAP/LEPRE1	骨折,长骨不规则,成角畸形;颅骨成骨不全,肋骨形态不规则。	Ⅱ型围产期致死 不同类型严重程度及特征不同

（张梦莹　译　孙笑　审）

推荐阅读

Adzick NS, Thom EA, Spong CY, et al. A randomized trial of prenatal versus postnatal repair of myelomeningocele. *NEJM* 2011;364(11):993–1004.

Allen LD, Sharland GK, Chita SK, et al. Chromosomal anomalies in fetal congenital heart disease. *Ultrasound Obstet Gynecol* 1991;1:8–11.

American College of Obstetricians and Gynecologists Committee on Practice Bulletins. ACOG practice bulletin no. 77: screening for chromosomal abnormalities. *Obstet Gynecol* 2007;109(1):217–227.

Barboza JM, Dajani NK. Prenatal diagnosis of congenital cardiac anomalies: a practical approach using two basic views. *Radiographics* 2002;22:1125–1138.

Centers for Disease Control and Prevention. National Center on Birth Defects and Developmental Disabilities. Centers for Disease Control and Prevention Web site. http://www.cdc.gov/ncbddd/index.html. Accessed November 13, 2014.

Copel JA, Cullen M, Green JJ, et al. The frequency of aneuploidy in prenatally diagnosed congenital heart disease: an indication for fetal karyotyping. *Am J Obstet Gynecol* 1988; 158:409–413.

Cuckle HS, Malone FD, Wright D, et al. Contingent screening for Down syndrome—results from the FaSTER trial. *Prenat Diagn* 2008;28(2):89–94.

Cunningham FG, Leveno K, Bloom SL, et al. Fetal imaging. In Cunningham FG, Leveno K, Bloom SL, et al, eds. *Williams Obstetrics*, 23rd ed. New York, NY: McGraw-Hill, 2010:349–373.

Cunningham FG, Leveno K, Bloom SL, et al. Prenatal diagnosis and fetal therapy. In Cunningham FG, Leveno K, Bloom SL, et al, eds.*Williams Obstetrics*, 23rd ed. New York, NY: McGraw-Hill, 2010:287–311.

Gabbe SG, Niebyl JR, Simpson JL, et al. Prenatal genetic diagnosis. In Gabbe SG, Niebyl JR, Simpson JL, et al, eds. *Obstetrics: Normal and Problem Pregnancies*, 6th ed. Philadelphia, PA: Saunders, 2012:210–236.

Laurence KM, James N, Miller MH, et al. Double blind randomized controlled trial of folate treatment before conception to prevent recurrence of neural tube defects. *JAMA* 1988; 260:3141–3145.

Leschot NJ, Verjaal M, Treffers PE. Risks of midtrimester amniocentesis: assessment in 3000 pregnancies. *Br J Obstet Gynaecol* 1985;92:804–807.

Malone FD, Canick JA, Ball RH, et al; First- and Second-Trimester Evaluation of Risk Research Consortium. First-trimester or second-trimester screening, or both, for Down's syndrome. *N Engl J Med* 2005;353:2001–2011.

Nyberg DA, Souter VL, El-Bastawissi A, et al. Isolated sonographic markers for detection of fetal Down syndrome in the second trimester. *J Ultrasound Med* 2001;20:1053–1063.

Rhoads GG, Jackson LG, Schlesselman SE, et al. The safety and efficacy of chorionic villus sampling for early prenatal diagnosis of cytogenetic abnormalities. *N Engl J Med* 1989; 320:609–617.

Taipale P, Hiilesmaa V, Salonen R, et al. Increased nuchal translucency as a marker for fetal chromosomal defects. *N Engl J Med* 1997;337:1654–1658.

第 12 章

妊娠期内分泌疾病

Clark T. Johnson and Lorraine A. Milio

糖尿病

糖尿病(diabetes mellitus,DM)是美国最常见的妊娠期并发症,发生率约 7%。和 2 型糖尿病相似,妊娠期糖尿病(gestational diabetes mellitus, GDM)的发生率也逐渐增加。妊娠合并糖尿病的孕妇中,90% 为 GDM。

- 妊娠合并糖尿病分为孕前糖尿病(妊娠前诊断者)和妊娠期糖尿病(妊娠期诊断者)。孕前糖尿病可以分为 1 型、2 型(表 12-1)。约 0.5%~1% 的孕妇合并孕前糖尿病。

表 12-1　1 型与 2 型糖尿病比较

1 型	2 型
病理生理学为胰岛素绝对缺乏	病理生理学为胰岛素抵抗
患者易于发生严重低血糖及糖尿病酮症酸中毒(DKA)	患者可能发生高渗性昏迷(HONK), DKA 罕见
相对低的血糖(<200mg/dl)可能发生 DKA	HONK 发生于高血糖(>500mg/dl)时
早期容易发生慢性微血管病变	生育年龄阶段较少发生微血管病变

- 妊娠期间糖代谢的改变为在孕期给孕妇及胎儿提供充足的营养。
  - 孕妇的空腹血糖低于非孕期(55~65mg/dl),而游离脂肪酸、甘油三酯及酮体浓度增加。孕期母亲需要保留一部分葡萄糖供胎儿消耗,而自身会利用其他的营养成分代替来获取能量,因此妊娠期的孕妇实际上处于一种相对饥饿的状态。
  - GDM 与 2 型糖尿病相似,胰岛分泌增加不足以拮抗母体靶器官胰岛素敏感性的下降。孕期代谢增加也增加胰岛素的清除。这些变化与雌激素、孕激素、皮质醇、泌乳素、人类胎盘催乳素的作用有关。

筛查和诊断

* **诊断：**孕前 DM（1 型和 2 型）是在受孕前诊断的，其诊断依据是糖尿病的诊断标准，即空腹血糖≥126mg/dl，或者随机血糖≥200mg/dl（表 12-2）。典型的症状包括多饮、多尿和多食。**体征**包括体重减少、高血糖、持续尿糖及酮症等。

表 12-2　非孕期患者的糖尿病筛查

1. 糖化血红蛋白（GHbA1c），GHbA1c≥6.5%（采用 NGSP/DCCT 标化的方法），或者

2. 空腹血糖（Fasting plasma glucose，FPG）≥7.0mmol/L（126mg/dl）。空腹血糖的定义是至少 8 小时没有热量的摄入，或者

3. 75g 葡萄糖耐量试验（oral glucose tolerance test，OGTT），服糖后 2 小时血糖≥11.1mmol/L（200mg/dl）。这个检验应该像世界卫生组织所描述的，所应用的糖负荷应该包含相当于 75g 葡萄糖溶解在水里），或者

4. 伴有典型的高血糖或高血糖危象症状，同时任意血糖≥11.1mmol/L（200mg/dl）。

基于 1，2 或 3 可以诊断或复查以明确

NGSP，国家标准化糖化血红蛋白检测；DCCT，糖尿病和并发症控制试验

* **筛查：**无论既往史、高危因素及实验室化验结果，对所有孕妇的 GDM 筛查均是标化的。筛查通常在妊娠 24~28 周进行，如果有较强高危因素如肥胖，糖尿病家族史或 GDM 病史等，可以在首次产检时进行筛查，不是所有孕妇均需要进行筛查或血糖检测（表 12-3）。

* **高血糖与不良妊娠结局（HAPO）研究提示进行性高血糖与不良妊娠结局相关后，使近年来 GDM 筛查获得了更多的关注。多年来，两步法的筛查 / 诊断流程广泛应用。筛查时，**孕妇口服 50g 葡萄糖（无特殊饮食要求），测定服糖后 1 小时的血糖水平。测定前无需空腹或饮食准备。若以≥140mg/dl 为界值，可检出 80% 的 GDM。若以≥130mg/dl 为**界值，可检出 90% 的 GDM。如果糖筛查结果超过 200mg/dl，则诊断为 GDM。**

* 如果患者血糖水平等于或超过糖筛查界值，则应进行 3 小时 GTT 检查进行诊断，即正常进食碳水化合物后禁食 8 小时，空腹将 100g 葡萄糖溶

于水中口服后测定血糖值(表12-4)。如果两项或两项以上血糖达到或超过该标准,则诊断为 GDM。GTT 正常但有明确的高危因素者,建议在妊娠32~34 周复查 GTT。GDM 的分型依赖于治疗方法和血糖控制水平。

表 12-3　妊娠期糖尿病的风险评估

低风险

年龄小于 25 岁

非 2 型糖尿病告发种族(西班牙裔、非洲裔、美国本土、南亚或东亚或太平洋岛血统)

BMI<25,出生体重正常

无异常血糖史

无不良产科史

无 1 级亲属糖尿病史

高风险

严重肥胖

2 型糖尿病家族史

GDM 病史、糖代谢受损或糖尿

低危患者,没有高危因素的患者可不行糖耐量试验

表 12-4　根据 OGTT 结果的不同 GDM 诊断标准

服 100g 葡萄糖后的时间 (小时)	O'Sullivan 标准 (修订后)	Carpenter 和 Coustan 的标准
空腹	≥105	≥95
1	≥190	≥180
2	≥165	≥155
3	≥145	≥140

血浆血糖的单位为 mg/dl

• 基于 HAPO 研究,2010 年国际妊娠与糖尿病研究协作组(IADPSG)建议普遍筛查,即应用一步法所有人均进行 75g,2 小时 GTT 进行 GDM 的筛查 / 诊断。在这个模式下,如果任意一项结果达到或超过阈值即可诊断

（空腹 =92mg/dl，1 小时 =180mg/dl，2 小时 =153mg/dl）

- 该诊断流程被美国糖尿病学会（ADA）采纳。然而，问题在于应用该诊断标准时 GDM 的发生率约 17%~18%，而对不良妊娠结局的改善的效果和激增的诊断为 GDM 的孕妇如何平衡。2013 年，国家儿童健康与人类发展中心指出并无足够证据支持应对所有孕妇进行 GDM 的筛查。

- White 分级中 A 级为 GDM，A1 级为单纯饮食控制达到血糖控制满意，A2 级需要加用其他治疗。

糖尿病相关的胎儿并发症

- **胎儿和新生儿并发症** GDM 和孕前糖尿病患者胎儿和新生儿并发症发病率均增加，而孕前糖尿病及血糖控制不满意者发生率更高。胎儿血糖水平接近于母体，且胎儿高血糖和低血糖均有重要影响。

- **自然流产** 合并孕前 DM 的患者自然流产发生率为 6%~29%，其发生与血糖控制不满意及受孕前后 HbA1C 的升高有关。1 型或 2 型糖尿病胎儿丢失风险相同，而 1 型糖尿病胎儿丢失原因主要为先天畸形，2 型糖尿病胎儿丢失原因则主要为死胎，出生窒息和绒毛膜羊膜炎。当血糖控制良好时流产风险并不增加（HbA1C<6%）。

- **先天畸形**是孕前 DM 患者围产儿死亡最常见的原因，其发生率与 HbA1C 的高水平相关。DM 妊娠时，约 30%~50% 围产儿死亡的死因是胎儿畸形。一般认为母体高血糖是导致先天畸形的主要原因，约 6%~10% 的糖尿病胎儿合并重要先天畸形（第 11 章）。同时，如果受孕到早孕期血糖和 HbA1C 正常时先天畸形发生率并未增加。

  - **心血管畸形**：心血管系统异常是糖尿病妊娠时最常见的先天性畸形，包括**心脏大血管转位、心房或心室间隔缺损、左室发育不全、内脏反位、主动脉畸形及复合畸形**。是非糖尿病者发病率的 5 倍。

  - **骶骨发育不全 / 尾骨退化**：与糖尿病胎儿病变关系最密切的唯一的一种先天性畸形就是骶骨发育不全 / 尾骨退化，这种罕见的畸形在糖尿病患者妊娠中的发生率增加 400 倍。

  - **中枢神经系统（CNS）**：研究发现 CNS 畸形的发生将增加 10 倍，包括**无脑儿、前脑无裂畸形、开放性脊柱裂、小头畸形、脑膨出和脊髓脊膜膨出**。

  - **胃肠道（GI）**：胃肠道系统畸形包括**气管食管瘘、肠道闭锁和肛门闭锁**。

  - **泌尿生殖（genitourinary，GU）系统**：GU 畸形包括**双肾缺如**（Potter

综合征)、多囊肾及重复输尿管。

- **羊水过多**是糖尿病孕妇常见的并发症,据报道发病率为 3%~32%。DM 孕妇羊水过多的发生率是非糖尿病孕妇的 30 倍。糖尿病是羊水过多已知的第一位病因,其次依次为胎儿中枢神经系统(central nervous system, CNS)及胃肠道系统(gastrointestinal, GI)畸形。但 DM 导致羊水过多的机制并不清楚,可能与胎儿糖负荷增加、吞咽减少、胎儿胃肠道梗阻及继发于高血糖的胎儿多尿有关。羊水过多可增加围产期病率及死亡率,部分与羊水过多时先天性畸形和早产的发生率增高有关。

- **巨大胎儿**指估计体重大于 4 000g 或 4 500g 或超过第 90 百分位的胎儿或新生儿。巨大儿在糖尿病妊娠的发生率明显高于非糖尿病(20%~42% vs.8%~14%)。母亲糖尿病是胎儿发展为巨大儿最显著的独立高危因素。由于胎儿的高胰岛素血症导致胎儿皮下脂肪堆积,使胎儿呈现腹围增加及头围/腹围比值降低的特征性糖尿病性巨大儿。巨大儿的病率及死亡率均明显增加,胎儿发生胎死宫内、肥厚型心肌病、血管内血栓形成、新生儿低血糖和产伤的风险增加,而 DM 孕妇的剖宫产率也比较小胎儿的剖宫产率明显升高。足月妊娠的糖尿病孕妇,肩难产发生率增加三倍,当可以巨大儿时,则更会担心肩难产的发生。巨大儿锁骨骨折、面瘫、Erb 麻痹(上臂丛麻痹)、Klumpke 麻痹、膈神经损伤及颅内出血等的发生率都明显增加。

- **宫内生长受限(IUGR)**合并微血管病变的糖尿病孕妇可能合并宫内生长受限。糖尿病孕妇的胎盘可能发生病理性改变,包括异常成熟绒毛的纤维素样坏死,胎儿主动脉的增殖性动脉内膜炎。尽管存在广泛变异,但产科学家发现血糖控制良好也可能发生,推断这种不可逆性变化发生在妊娠极早期。

- **晚孕期血糖控制欠佳**将增加胎死宫内的风险。可能的原因为脐带血栓和胎盘梗死。

- **肩难产**　巨大胎儿使肩难产的发生风险增加 3 倍。如果发生肩难产,糖尿病的新生儿更容易发生臂丛神经损伤。糖尿病性巨大胎儿经阴道分娩,臂丛神经损伤的风险为 2%~5%。

- **新生儿低血糖**　25%~40% 的糖尿病孕妇的新生儿在生后最初的几小时内会发生低血糖,其血糖最低点一般在生后 24 小时。孕期血糖控制不满意和分娩时血糖升高,使新生儿低血糖的发病风险增加。新生儿低血糖的发病机制如下:是孕期母体明显的高血糖刺激宫内胎儿的胰腺,使胎儿胰岛细胞肥大和 β 细胞增生,分娩后葡萄糖不再通过胎盘转运,则新生儿就胰岛素分泌过多。新生儿低血糖的临床体征包括发绀、痉挛、颤抖、淡漠、大汗及微弱或高声调的哭闹。严重的或长时间的低血糖将导致神经系统后遗症甚至死亡。当新生儿血糖低于 40mg/L 便需要治疗。

• **新生儿低钙血症和低镁血症**：矿物质代谢异常在糖尿病母亲的婴儿中常见，这种改变主要与母亲的血糖控制水平相关。

• **新生儿红细胞增多症**：糖尿病母亲的婴儿中 33% 伴有红细胞增多症（血球压积大于 65%）。宫内慢性缺氧导致促红细胞生成素合成增多，从而使红细胞生成增多。同时血糖升高又可能导致早期红细胞破坏增加，继而加速红细胞的生成。

• **新生儿高胆红素血症和黄疸**　相同孕周情况下，与非糖尿病母亲的新生儿相比，DM 母亲的新生儿高胆红素血症及黄疸更常见。新生儿高胆红素血症及新生儿黄疸的发生是由于糖尿病母亲血糖控制不良时，使宫内胎儿肝脏成熟延迟造成的。

• **新生儿呼吸窘迫综合征（RDS）** 是糖尿病母亲的胎儿胎肺成熟延迟所致，其机制可能是胎儿高胰岛素血症抑制了肺泡表面活性物质的生成和分泌，而肺泡表面活性物质是肺部扩张的主要成分。

• **胎儿心脏瓣膜肥厚或心肌肥厚** 约 10% 糖尿病母亲的新生儿有心脏肥厚性改变，而孕期血糖控制不满意和心肌病发生风险增加强烈相关。另有报道认为新生儿心脏间隔肥厚是良性病变，但如婴儿合并败血症或先天性心脏结构畸形时，肥厚性病变会明显增加新生儿的患病率和死亡率。

糖尿病的孕妇并发症

• 合并糖尿病时孕妇并发症增加。

• **酮症酸中毒（DKA）** 是可能危及母儿生命的代谢急症。与非妊娠患者相比，妊娠患者可能在更低的血糖水平时（低于 200mg/dl）发生 DKA，而且发病快速。虽然经过适当治疗后极少发生孕产妇死亡，但据报道孕妇发生过一次 DKA 后，胎儿的死亡率为 30%~90%。50% 的 DKA 病例是因为其他疾病引发的，如感染；其余的病例中，有 20% 是由于误餐和（或）漏用胰岛素所致的；还有 30% 没有明确诱因。孕前 DM 的患者，产前应用激素促胎肺成熟治疗后，可能促成或加速 DKA 的发生。

• **病理生理**：DKA 是胰岛素相对或绝对缺乏和抗胰岛素激素过多引起的。由此导致的高血糖和尿糖引发渗透性利尿，从而使尿钠、尿钾和体液丢失。胰岛素的缺乏增加了脂解作用，因此使脂肪酸在肝脏发生氧化，最终形成酮体，并发展为代谢性酸中毒。

• **诊断**：DKA 的症状和体征包括腹痛、恶心呕吐、烦渴、多尿、低血压、深快的呼吸及精神异常（表现为从轻度困倦到重度嗜睡不等）。酮症酸中毒的定义指在患者高血糖的情况下，血浆碳酸氢盐浓度低于 15mmol/L 且动脉 pH<7.3。DKA 的诊断包括以下客观指标：孕妇高血糖、酸重度、尿酮体阳性及血清酮体阳性。由于孕期生理性呼碱，DKA 可能导致 pH 值增高。

• **处理**：最初的治疗包括大量静脉补液并静点胰岛素和检测血糖。钾和碳酸氢钠的补充也是必要的。每 4 小时监测电解质和血糖直至 DKA 缓解（图 12-1）。

• **低血糖** 约 45% 的 1 型 DM 患者因发生严重的低血糖需要急诊救治或住院治疗。孕期血糖控制不满意或有症状者，则增加了其低血糖的发生风险。早孕期妊娠剧吐也可能使 DM 患者易于发生严重的低血糖。早孕期严重低血糖可能致畸，但其对胎儿发育的不良影响尚不十分清楚。

• **症状**：低血糖的症状包括恶心、头痛、出汗、震颤、视物模糊或复视、虚弱、饥饿、意识模糊、感觉异常及木僵。**诊断**：需仔细询问病史、典型症状，血糖 <60mg/dl 则可确诊。

• **治疗**：一旦明确诊断，就可给予甜的饮料或糖块，15~20 分钟后复测血糖，应间断重复监测血糖，直至 >70mg/dl。其后，应给患者携带口服的复合碳水化合物，或者令其定时进餐或加餐。如果患者不能口服，可以立即静脉推注 1 支 10% 的葡萄糖，同时开始静脉输液（5% 葡萄糖加乳酸林格液或生理盐水）。

• **Somogyi 现象**是指低血糖发作后反应性的高血糖现象，是因为对抗调节激素的释放引起的。其表现是在相对短的时间内（如凌晨 2:00~6:00），血糖水平出现较大的差异，可以伴随或不伴随症状。治疗方法是在该特定时间范围内（如：凌晨 2:00~6:00）减少胰岛素用量。如果 Somogyi 现象发生，应处理低血糖并维持血糖稳定。

• **黎明现象**是指黎明的时候血糖升高，可能是对生长激素的反应。治疗方法通常是增加睡前胰岛素的用量。鉴别这两种现象的方法是测定凌晨 3:00 血糖水平，如果是低血糖，则可能是 Somogyi 现象，应减少睡前胰岛素用量；如果血糖正常，则说明患者治疗适度；如果是高血糖，则可能是黎明现象，睡前胰岛素应该加量。

• **进展期微血管病变或动脉硬化性疾病** 部分糖尿病患者会发生进展期微血管病变或动脉硬化。应详细询问病史并仔细查体，了解有无**心肌缺血、心脏衰竭、外周血管病变**或**脑缺血**。对合并孕前 DM 的孕妇（年龄超过 30 岁）应常规行 ECG，如果有临床指征还应行超声心动检查，并请心内科会诊。糖尿病患者合并心肌缺血或糖尿病心肌病时，孕妇的死亡率升高，因此

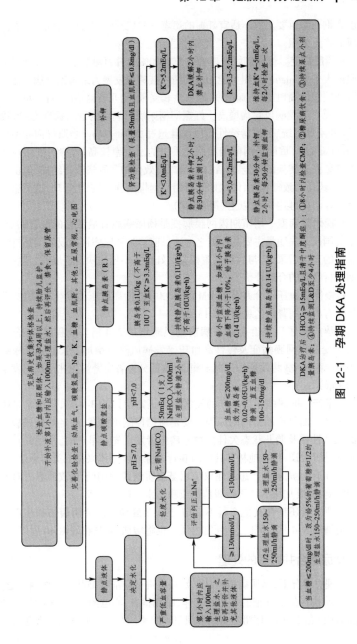

图 12-1　孕期 DKA 处理指南

孕前咨询非常重要。对不适宜妊娠的患者,一旦受孕,应考虑为保证患者的健康而终止妊娠。

- **肾脏病变** 糖尿病妊娠患者中 5%~10% 合并肾脏病变。进展期肾病血肌酐大于 1.5mg/dl,妊娠可能加重病情发展甚至发展为终末期肾病。糖尿病肾病使慢性高血压、子痫前期、胎儿生长受限、胎儿宫内情况不良、早产及围产儿死亡等发病风险均增高。妊娠期糖尿病肾病新的诊断标准为:20 周后,除外泌尿系统感染,持续性蛋白尿且超过 300mg/24h。当肌酐清除率低于 50ml/min 时,重度子痫前期和胎儿丢失的发生率较高。治疗:妊娠前选择血管紧张素转换酶抑制剂(ACEI)可以有效保护肾脏病改善结局,但由于 ACEI 类药物的致畸作用,妊娠期间禁用。据报道,通过强化管理,这类患者的胎儿存活率可达 90% 以上(第 15 章)。
- **视网膜病变** 增殖期视网膜病变是糖尿病患者最常见的血管病变,也是美国成人失明最主要的原因之一。目前认为糖尿病视网膜病变是持续高血糖的直接后果,并与病程长短相关。妊娠并不加速病情进展,但建议在孕期进行病情的合理评价。
- **慢性高血压** 合并孕前 DM 的孕妇中慢性高血压的发生率增加,尤其是伴有糖尿病肾病的患者(第 13 章)。
- 孕前糖尿病患者合并**子痫前期**风险增加 2~4 倍。病程延长,合并肾脏病变及视网膜病变及慢性高血压等发病风险将增加。长期患糖尿病(>20 年)者近 1/3 将发展为先兆子痫,对这部分患者应警惕先兆子痫的发生(第 13 章)。
- **早产** 糖尿病孕妇早产的发病率为正常孕妇的 3~4 倍,且通常是医源性早产。而早产率升高的原因主要是血糖控制不满意、患者对糖尿病管理的依从性差及胎儿状态欠佳。糖尿病患者发生先兆早产时,常用的宫缩抑制剂是硫酸镁,特布他林和其他的 β-肾上腺素能受体兴奋剂类禁忌使用。
- 对于 34 周前早产患者建议应用**糖皮质激素**,但由于糖皮质激素对血糖的影响,需要加用 5~7 天口服药物或胰岛素以控制血糖。
- 糖尿病还将使其他产科不良结局如:**3 度和 4 度会阴裂伤**和**伤口感染**风险增加 3~4 倍。同时,胎死宫内风险也将增加,尤其在妊娠 40 周以后。

糖尿病合并妊娠的处理

- 理想情况下,糖尿病患者计划妊娠应进行孕前咨询并维持血糖平稳。初次孕前检查包括详细的病史和查体,眼底检查,心电图(大于 30 岁,吸烟及高血压)和 24 小时尿蛋白定量和肌酐清除率。疑为心血管疾病者建议超声心动检查及咨询。HbA1C 可以帮助评价近期（8~12 周）的血糖控制及评估胎儿畸形的风险。HbA1C>9.5% 胎儿畸形风险 >20%，在胎儿器官形成时期进行严格血糖控制（HbA1C<6.0%）可以将畸形风险降至非糖尿病水平。早期的营养咨询和建议也是有益的。

- **血糖控制目标**见表 12-5
  - 早孕期应该采用家庭血糖仪开始持续严密监测血糖。建议记录空腹及每餐后 1 小时（2 小时）血糖。
  - 餐后血糖控制与新生儿低血糖、巨大胎儿、胎死宫内及新生儿并发症等更为相关。如果血糖控制满意可以每 1~2 周监测一次血糖。

表 12-5　血糖控制的目标

血糖控制的目标	
空腹	60~90mg/dl
餐前	<100mg/dl
餐后 1 小时	<140mg/dl
餐后 2 小时	<120mg/dl
睡前	<120mg/dl
清晨 2:00~6:00	60~90mg/dl

GDM 的处理

- **GDM 首要的处理**为饮食控制和运动。如果血糖控制不满意，需要加用口服降糖药或胰岛素。
  - 新诊断为 GDM 的孕妇后首先要进行控制糖水化合物摄入 3 天，包括控制三餐和三次加餐。
  - 研究显示适度运动可以有效降低 GDM 患者的血糖水平。没有并发症（如：早产等）的孕妇，建议其在孕期保持健康的、有相对稳定活动量的运动。
  - **口服降糖药**　对于单纯饮食控制不满意的 GDM 患者，格列本脲是目前获承认的可替代胰岛素的临床用药。格列本脲的作用机制主要是增加组织对胰岛素的敏感性。通常以睡前 2.5mg 或 2.5mg Bid 为起始剂量，用药频率和剂量取决于血糖水平。最大剂量及最低剂量分别为 10mg Bid 和 1.25mg。格列本脲的副作用包括低血糖、恶心、胃灼热及皮肤过敏反应等。二甲双胍也是安全有效的药物，二甲双胍治疗的患者中约一半需要加用胰岛素治疗。

- **胰岛素治疗**可以提高 GDM 患者血糖控制效果。不同类型胰岛素联合应用可以覆盖白天和夜间(图 12-2)。

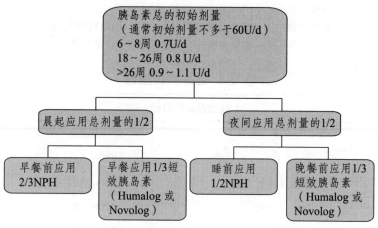

图 12-2　妊娠期间胰岛素治疗的初始剂量计算方法

- 中性鱼精蛋白(neutral protamine Hagedorn, NPH)胰岛素晨起或睡前应用,作用峰值在给药后 5~12 小时。
- 短效胰岛素(Humalog 或 Novolog)作用峰值为 2~4 小时,5~15 分钟起效。
- **胎儿监测**　GDM-A1 型患者妊娠 40 周前胎死宫内的风险并没有增加,因此,产前处理与正常孕妇相同。GDM-A2 型患者的产前检查项目与孕前 DM 患者类似(自妊娠 32~34 周开始每周两次 NST/BPP)。妊娠 34~36 周时行超声检查估计胎儿大小。所有 GDM(A1 和 A2 型)孕妇都应在预产期前分娩。

孕前糖尿病的处理

- **孕前糖尿病的处理**
- 糖尿病孕妇建议每天摄入 1 800~2 400kcal 热量,包括蛋白质 20%,碳水化合物 60% 和脂肪 20%. 每天摄入碳水化合物 180~210g 已被普遍建议。建议糖尿病合并妊娠孕妇分餐为每日三餐和三次加餐。建议孕前及孕早期进行营养咨询。

- 如果血糖控制满意患者可以维持孕前**胰岛素的用量**。血糖控制目标与 GDM 和孕前糖尿病相同（表 12-5）。
  - 美国糖尿病学会（American Diabetes Association, ADA）建议妊娠合并糖尿病孕妇及考虑妊娠者应用胰岛素控制血糖。应用口服降糖药物（除格列苯脲）或 70/30（中效 / 短效）预混胰岛素者建议改为中效和超短效胰岛素。1 型糖尿病患者 50%~100% 在妊娠后半期需要增加胰岛素用量。2 型糖尿病患者妊娠期间可能需要双倍胰岛素剂量。
  - 胰岛素泵可以进行持续皮下注射。但由于妊娠期间严重的致死性低血糖的发病风险增加,泵的剂量必须小心调整。建议患者谨慎选择。
- **胎儿评估**　孕前糖尿病的胎儿评估和监测依据孕周不同而不同。
  - **早孕期**:行超声检查确定孕龄,记录胎儿发育情况。
  - **中孕期**:建议检测孕妇血清 AFP 的水平以筛查胎儿神经管畸形（可以根据孕妇要求单独筛查或作为非整倍体筛查的一部分,见第 11 章）。建议 18~20 周进行超声检查以除外结构畸形。对孕前糖尿病患者建议 19~22 周进行胎儿超声心动图检查。
  - **晚孕期**:对所有糖尿病孕妇,32~34 周开始建议改为每 2 周将进行一次产前检查,合并其他疾病或血糖控制不满意者建议 28 周开始。28~30 周建议超声检查以评价胎儿生长发育,34~36 周建议复查。对微血管病变者建议及早评价或进行胎儿脐带动脉多普勒血流监测以评价有无 IUGR（第 5 章）。

分娩

- **分娩时机**　选择分娩时机时应考虑的因素包括:母亲的血糖控制水平、是否有并发症、估计胎儿体重、胎儿宫内状态（由产前胎儿检查决定）及羊水量。对血糖控制满意的 DM 患者,可在妊娠 39~40 周引产。

- **产程和分娩过程中血糖控制**　产程中必须保证良好的控制产妇的血糖（血糖≤110mg/dl）,在产程及分娩过程中,持续静脉点滴葡萄糖加胰岛素是有效控制血糖的最佳办法。择期引产的前一天的晚上,应给予患者原有的胰岛素剂量,引产当天清晨,应停用胰岛素。应每 1~2 小时监测一次血糖,并根据血糖检查结果调整胰岛素用量及液体种类。可以在液体中加用短效胰岛素,使血糖水平控制在 70~110mg/dl 之间(表 12-6)。

- **分娩方式**取决于产科指征,如果估计胎儿体重大于 4 500g,则应剖宫产终止妊娠,否则可以引产。

表 12-6 产程和分娩过程中小剂量持续胰岛素静点

血糖(mg/dl)	胰岛素剂量(U/h)[a]	液体(125ml/h)
<60	0	单次 D50 或 D5NS
60~100	0[a]	D5NS
101~140	1.0[b]	D5NS
141~180	1.5[b,c]	D5NS
181~220	2.0[b,c]	D5NS
>220	2.5[b,c]	生理盐水

[a] 1 型 DM 患者当血糖 >60mg/dl 时需要给予一次基础胰岛素用量
[b] 根据需要增加剂量
[c] 除逐渐增加静脉点滴中的胰岛素剂量外,可能需要一次性给予胰岛素
D5NS:5% 的葡萄糖 + 乳酸林格液

糖尿病的产后随访

- 糖尿病患者的**产后处理**与糖尿病的类型及严重程度相关。
- GDM 患者产后无需立即进行检查。多数真正的 GDM 产后恢复迅速,但其发展为 2 型糖尿病的风险增加(10 年内约为 20%~50%)。产后 6~8 周建议进行糖耐量试验(表 12-7)。30%~50% 的 GDM 患者以后妊娠可能复发。GDM 孕妇发展为 2 型糖尿病风险增加 7 倍,应建议其产后进行体重控制,健康饮食,运动和每年评价血糖情况。

表 12-7 产后糖耐量试验的界值

服 75g 葡萄糖后的时间	非糖尿病	糖耐量受损	显性糖尿病
空腹	<100	100~125	≥126
2 小时	<140	140~199	≥200

注:血浆葡萄糖水平的单位 mg/dl

• 孕前糖尿病,产后应同非孕期一样进行血糖监测(餐前及睡前)。妊娠晚期胰岛素剂量要减半,口服降糖药物也应减量。剖宫产术后需要每4~6小时监测一次血糖以调整胰岛素,直至术后24小时。应将血糖控制在 <180mg/dl 以利于伤口愈合,同时要避免过度控制导致低血糖的发生。

甲状腺疾病

甲状腺疾病在育龄妇女中十分常见。妊娠发期间生率为3%~4%,但仅有1/10患者临床表现严重。

妊娠期间甲状腺激素

• 甲状腺激素水平在妊娠期间将发生变化(表12-8)。

表 12-8　正常妊娠和合并甲亢或甲减时的实验室检查结果

实验室检查	正常妊娠	合并甲亢	合并甲减
甲状腺激素刺激激素	没有变化	下降	增加
T_4 结合球蛋白水平	增加	没有变化	没有变化
总 T_4 水平	增加	增加	下降
游离 T_4 水平	没有变化	增加	下降
总 T_3 水平	增加	增加或无变化	下降或无变化
游离 T_3 水平	没有变化	增加或无变化	下降或无变化
T_3 树脂摄取	下降	增加	下降
甲状腺放射性碘摄取	增加	增加或无变化	下降或无变化

• **总 T3 和 T4 水平增加的原因**:hCG 刺激促甲状腺激素刺激激素(thyroid-stimulating hormone,TSH)受体。早孕期,血清总 T4 增加 2~3 倍而 TSH 可能下降,但这是由于雌激素刺激肝脏使得甲状腺结合球蛋白水平(TBG)增加使得具有活性的游离 T3(fT4)和游离 T4(fT4)百分比增加而并非真正的甲亢。因此,血清 fT4 对妊娠期间甲状腺功能测定更具有特异性。游离 T4 指数可以作为 fT4 检测的间接指标,但直接测定 fT4 更好。

- **血清 TSH 水平**是原发性甲状腺功能减退的更好指标,因为 TSH 不与蛋白结合,不通过胎盘,因而不受妊娠影响。如果 TSH 正常而游离 T_4 水平低,则可能是中枢性下丘脑-垂体受损引起的继发性甲状腺功能减退。
- **甲状腺**:血管和腺体增生可引起甲状腺中度增大。但正常妊娠时不应出现甲状腺肿大或结节,一旦出现,应考虑为病理情况并行全面检查。
- 妊娠期间**甲状腺检查**的指征(表 12-9),但没必要作常规筛查。
- 图 12-3 描述了甲状腺试验的流程。

表 12-9　妊娠期间检查甲状腺功能的指征

甲状腺疾病治疗期间
甲状腺增大或结节
甲状腺功能亢进或低下的病史
颈部放射性治疗史
甲状腺功能异常胎儿的分娩史
1 型糖尿病
自身免疫性甲状腺疾病的家族史
胎死官内

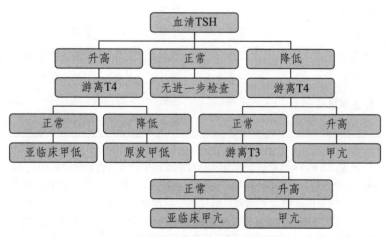

图 12-3　甲状腺试验方法

- 抗 TSH 受体抗体的检查指征为特定情况下(表 12-10)。IgG 抗体可透过胎盘影响胎儿的甲状腺功能。TSH 刺激性免疫球蛋白(TSI)受到刺激使得 TSH 受体的阻遏性抗体(TRAb)抑制胎儿甲状腺功能。而这些抗体处于高滴度时将导致新生儿的甲亢或甲减。

表 12-10 妊娠期间 TSH 受体抗体的检查指征

Graves 病(TSI)

  既往妊娠时胎儿或新生儿甲亢

  射频消融束后甲状腺功能正常,并出现下列情况

    胎儿发育迟缓

    胎儿宫内生长发育受限

    超声偶发的胎儿甲状腺肿

超声偶发的胎儿甲状腺肿(TRAb)

新生儿先天性甲减(TRAb)

TSI,TSH 刺激性免疫球蛋白(TSH receptor-stimulating Immuoglobulin);TRAb,TSH 受体的阻遏性抗体(TSH Receptor-blocking Antibodies)

某些类型的甲状腺疾病

- **甲状腺功能亢进**包括 Graves 病,妊娠剧吐,妊娠滋养细胞疾病,卵巢甲状腺肿,毒性甲状腺肿,亚急性甲状腺炎,TSH 分泌型垂体肿瘤,转移性滤泡细胞癌及无痛性淋巴细胞性甲状腺炎。妊娠期甲状腺功能亢进(甲亢)的发病率大约为 1/500。甲亢病情控制不好容易使母亲发生子痫前期、甲状腺危象、或充血性心力衰竭,胎儿易发生早产、胎儿生长受限和胎死宫内。
  - **临床症状和体征:**包括率加快、眼球突出、甲状腺肿大、甲松离,非肥胖孕妇孕期体重增加不明显。表 12-10 为正常和甲亢诊断试验的结果。
- **Graves 病**是甲亢的主要原因(90%~95%)。Graves 病是一种自身免疫性疾病,可产生过多的甲状腺刺激抗体(thyroid-stimulating antibody,TSA),而 TSA 的功能与 TSH 相似,可刺激甲状腺功能体积增大、功能增强。其他导致甲亢的原因还有毒性甲状腺腺瘤、毒性多结节甲状腺肿大、亚急性甲状腺炎、分泌 TSH 的垂体肿瘤、转移性滤泡细胞癌和无痛性淋巴细胞性甲状腺炎。
- **妊娠剧吐**早孕期初期随着 hCG 水平的逐渐增加,促甲状腺激素刺激

激素(thyroid-stimulating hormone,TSH)水平降低,游离 T_4(free thyroxine,fT_4)水平增加。但在中孕期不存在生理性甲状腺功能亢进状态。剧吐很少与临床典型的甲亢相关,也不见以常规进行甲状腺试验检查。

甲亢的治疗

• **治疗**包括丙基硫氧嘧啶(propylthiouracil,PTU)或他巴唑和 β-受体阻滞剂。治疗的目的是使用最小剂量的 PTU,达到代谢控制的效果,因为 PTU可通过胎盘,所以可能会引起胎儿甲状腺功能减退和甲状腺肿。

  • PTU 可以阻断甲状腺及外周组织中 T4 向 T3 的转化,尽管与甲巯咪唑胎盘透过性接近,但传统意义上还是优于甲巯咪唑。两种药物无颗粒白细胞的风险均 <0.5%,血小板减少、肝炎、血管炎的风险均 <1%。由于乳汁透过性低口服 PTU 者可以进行母乳喂养。

    ○ 初始剂量如下:每天 300~400mg(8 小时 1 次),最大剂量为每天1 200mg,规律监测 fT4(每 2~4 周)以维持 fT4 在正常范围内。

  • 甲巯咪唑也可以在妊娠期应用。剂量为每天 15~100mg(每 8 小时1 次)。已经有研究证实该药与胎儿表皮发育不全无关。

  • **β-受体阻滞剂**可用于改善合并甲亢的孕妇的临床症状。盐酸普萘洛尔是应用最为广泛的一种 β-受体阻滞剂。因为 β-受体阻滞剂是通过外周作用降低机体对甲状腺激素的反应,因而起效较 PTU快很多。用药时必须监测其副作用。β-受体阻滞剂可降低心室功能,引起肺水肿。治疗的目的是将母亲的静息心率降到 100 次 / 分以下。

  • I^{131} 放射性治疗在妊娠期间是禁忌的。

• **外科处理**:当药物治疗失败时,在妊娠期任何阶段都可以行甲状腺次全切除术。外科手术前应维持药物治疗,以保证良好的预后。

• **甲状腺危象**是妊娠合并甲亢的孕妇危重情况,发生率小于 1%。由于T_4 的远期效应,心衰更常见。被妊娠相关的一些情况会使心衰加剧,例如子痫、贫血或感染。体温会高于 39.5℃、心动过速、脉压增大和易激动。在进行甲功测定的同时应立即开始治疗。

  • 甲亢危象需要立即进行一系列的标准的治疗。血中 fT3 和 fT4 测定用于确定诊断,但同时应开始治疗,以免延误。初步治疗包括吸氧、降热毯、退热药及筋脉输液。适当的时机应进行胎儿监测。

    ○ PTU 600~800mg 顿服,然后每 4~6 小时口服 150~200mg 用于阻断激素合成和转化。

    ○ 复方碘溶液每 8 小时一次,每次 2~5 滴,用于阻断甲状腺激素的释放。

○ 地塞米松 2mg 静脉或肌内注射,每 6 小时一次至 24 小时用于降低激素释放和外周组织的转换。

○ 出现症状时给予普萘洛尔。

○ 每 6~8 小时给予普萘洛尔 30~60mg 用于缓解神经紧张。

甲状腺功能减退

• **甲减:**因为甲状腺功能减退(甲低)患者常伴有不孕,所以妊娠合并甲状腺功能减退的患者并不常见。常见的病因包括 Hashimoto 甲状腺炎,亚急性甲状腺炎,放射性治疗史及碘缺乏。

• 5% 的 1 型糖尿病患者妊娠期间将并发甲低,而产后甲状腺功能紊乱可达 25%。妊娠期间甲低的并发症包括先兆子痫、胎盘早剥、贫血及产后出血。

• 胎儿的并发症包括 IUGR、呆小症(生长受限和神经精神缺陷)及死胎。治疗满意的甲低孕妇的胎儿将不会发生甲状腺功能异常。

• 美国最常见的甲低的原因为 Hashimoto 慢性自身免疫性甲状腺炎,病因为抗甲状腺微小抗球蛋白抗体。世界范围内甲低最常见的原因为碘缺乏。

• **症状和体征:**在分娩前,患者可能无症状或表现为不成比例的体重增加、乏力、虚弱、怕冷、脱发、黏液水肿改变和皮肤干燥。表 12-10 为甲减的实验室检查结果。

• **治疗:**无论患者是有症状的,还是仅仅甲状腺功能试验的异常结果符合甲低的标准,都应进行治疗防止发生不良后果。T_4 替代治疗取决于患者的病史和实验室检查结果。合理的 T_4 替代治疗可以使妊娠和胎儿的发育正常化。

• 甲低的治疗药物是左甲状腺素,起始剂量为 50~100µg/d。用药几周内应根据随访检测的甲状腺功能试验结果增加剂量,治疗的目标是缓解症状,并使实验室指标恢复到正常范围。最初可以每 4~6 周检查 TSH,治疗期间用药剂量可能增加。稳定的患者可以每三个月进行一次实验室检查。

结节性甲状腺疾病

• 无论何时候发现,都应进行相应检查。如果发现甲状腺结节,应该行超声检查的评价和针吸组织活检。如果诊断为甲状腺癌,外科手术是主要的治疗方式,而且不能因妊娠推迟手术,但放射性治疗应推迟到产后。

甲状旁腺疾病

甲状旁腺疾病由于胎儿骨骼正常发育的需要,妊娠期钙需要量增加。一般鼓励孕妇在整个妊娠期每天摄入 1 000~1 300mg 的钙和 200IU 维生素 D。胎儿钙摄入增加,血容量增加,肾小球滤过率和胎盘钙转运的增加,钙排泄增多,也促进了母体钙水平的降低。但是离子钙水平在妊娠期没有显著变化。

- **血清钙血水平受激素调节**
  - **甲状旁腺激素**(parathyroid hormone,PTH)增加骨钙动员、肾脏钙的重吸收和肠源盖的吸收(间接活化维生素 D 的活性)。PTH 整个孕期都在增加,并抑制雌激素对骨骼的作用。
  - **甲状旁腺激素相关多肽**(parathyroid hormone related peptide,PTHrP)由胎盘产生,同 PTH 动员母体钙类似,胎儿甲状旁腺由胎盘钙转运和活化。
  - **降血钙素**(Calcitonin)由甲状腺的滤泡旁细胞产生,并降低血钙水平。

甲状旁腺功能亢进

- **甲状旁腺功能亢进**产生高钙血症。最初的症状包括乏力、抑郁、肌无力、恶心呕吐、便秘和腰背部疼痛。伴肾功能受损时,可以出现多饮、多尿。疾病进展后还可以出现骨骼疼、骨折和肾结石。妊娠期间症状加重,但高钙血症危机出现在分娩后。产儿并发症包括先兆子痫、死胎、早产、新生儿手足抽搐和新生儿死亡。
  - 高钙血症的**鉴别诊断**包括甲状腺毒症、高维生素 A 和维生素 D 血症、家族性低尿钙高血钙症、肉芽肿性疾病和恶性疾病。
  - **实验检查**包括血清游离钙增高和血清磷水平降低,有时也可能发现 PTH 的升高与血清钙的水平不成比例。可能会有 ECG 异常(如:心律失常)。建议行超声检查明确疾病的部位。如果须行放射性检查确定病变部位,则放射剂量应当降到最低。
  - **外科治疗**:主张中孕期行甲状旁腺腺瘤的外科切除术。保守治疗可以用口服磷治疗虽然药物治疗不能有效延缓手术的进行,但疾病严重者,建议在外科治疗前先行药物治疗。

甲状旁腺功能低下

- **甲状旁腺功能低下**罕见,通常是甲状腺手术时切除了甲状旁腺所致的医源性疾病。包括乏力、嗜睡、感觉异常、肌肉痉挛、易激惹和骨痛。Trousseau 征(即低钙束臂征,测量血压的袖带在充气后达收缩压以上压力维持数分钟后,出现手足痉挛)或 Chvostek 征(即低钙击面征,轻叩面神经后,出现上唇颤搐)可能阳性。婴儿可能发生骨骼去矿质化、骨膜下吸收和囊性纤维性骨炎。
- 低钙血症的**鉴别诊断**包括甲状旁腺切除史或甲状腺外科手术,放射性碘治疗史或反射性治疗后,维生素 D 缺乏,低镁或高镁血症,自身免疫性疾病(如 Addison 病,慢性淋巴细胞性甲状腺炎),饮食紊乱,肾衰竭,DiGeorge 综合征和假性甲状旁腺功能低下(如:PTH 抵抗)。
- **实验室评价**包括实验指标表现为低钙、低 PTH 和高血磷。1,25-二羟维生素 D 降低,心电图显示 Q-T 间期延长。
- **治疗**包括维生素 D(5 万 ~15 万 IU/d)和钙(1 000~1 500mg/d)替代治疗和低磷饮食。妊娠期间治疗剂量可能增加,产后减低。分娩期间母体葡萄糖酸钙充足可预防新生儿手足抽搐。急性症状性低钙血症可以静脉注射葡萄糖酸钙。

垂体疾病

垂体疾病孕期并不常见,但垂体激素失调可导致无排卵性不孕。

- **垂体激素**释放受下丘脑调控。垂体前叶(腺垂体)分泌 ACTH,TSH,泌乳素,GH,FSH,LH 和内啡肽。垂体后叶(神经垂体)包括下丘脑的神经末梢保护终端,分泌催产素和抗利尿激素(ADH)。
- 妊娠期,垂体腺将增大两倍。催乳素在此激素作用下使血清中泌乳素水平升高,而胎盘促肾上腺皮质激素释放激素(CRH)使 ACTH 释放增加。妊娠期 LH 和 FSH 分泌降低。垂体 GH 和 TSH 降低而胎盘 GH 和 hCG 增加。妊娠期 ADH 也可能增加,胎盘抗利尿激素加速退化,使血浆浓度更低(5~8mmol/kg)。
- 垂体功能失调的**鉴别诊断**包括肿瘤、梗死、自身免疫/炎症疾病、感染、浸润、脑外伤、偶发或家族性基因突变、手术或放疗史、下丘脑损伤及空蝶鞍综合征。

泌乳素瘤

* 泌乳素瘤：生育年龄女性最常见的垂体肿瘤。泌乳素增加导致闭经、泌乳、无排卵月经和不孕。肿瘤体积增大和压迫，可导致头痛、视野变化和尿崩症（DI）。
* 垂体微腺瘤定义为≤10mm且妊娠期间极少（<2%）发展为巨腺瘤>10mm。约1/3之前未治疗的巨腺瘤在妊娠期间出现症状。
* 初步诊断依靠病史、体检及头颅CT或MRI。由于正常妊娠也可能导致泌乳素升高，因此此妊娠期间无需进行血清泌乳素的检查。微腺瘤患者每次产检都应询问有无症状，如果出现视野变化应进行MRI检查。微腺瘤患者通常可安全度过孕期。分娩后肿瘤体积会自行减小消退。大腺瘤患者通常会伴随视力障碍、头痛和多尿（尿崩症）等症状。
* 治疗多巴胺受体激动剂用于治疗有症状的泌乳素瘤，机制为使下丘脑的多巴胺对泌乳素抑制剂的活性减小。溴隐亭（选择药物，每天2.5~5mg）或卡麦角林（每周0.5~3mg）可以缩小肿瘤并降低血清中泌乳素的水平。除外出现症状或肿瘤较大者妊娠期间患者应停用上述药物。药物治疗无效需要进行经蝶窦腺瘤切除术，如药物和手术治疗都失败，建议行放射治疗。

肢端肥大症

* 肢端肥大症是由于垂体腺瘤过多分泌生长激素导致的。症状包括面容粗糙，下巴突出，大脚，铲样手，月经不调，头痛，视力变化，多汗，关节痛及腕管综合征。女性患者通常不孕，伴有高泌乳素血症和无排卵。肢端肥大症的患者可能妊娠，但很罕见。一旦肢端肥大症患者妊娠，疾病本身对母儿并没有危害或致畸作用。但妊娠时可能合并碳水化合物抵抗，高血压及心脏异常。实验室检查提示血胰岛素样生长因子1（IGF-1）水平升高及糖耐量试验时GH不受抑制（正常情况下口服100g糖GH分泌受抑制）。妊娠期间可以靠胎盘GH分泌水平诊断。头颅CT或MRI检查可以进行肿瘤定位。治疗方法外科手术切除、放射性治疗及药物如溴隐亭治疗，或者应用新的生长激素GH受体激动剂。

尿崩症

* 尿崩症（diabetes insipidus, DI）是由于水代谢失衡引起的。中枢型DI是由于垂体肿瘤、肉芽肿瘤、感染、创伤及席汉综合征使ADH/血管加压素

释放降低造成的。肾源性 DI 多发于男性,极少由于激素变化引起。精神性
DI 原因是大量水的消耗。当 ADH/ 血管加压素代谢增加时可能导致亚临床
DI。病毒性肝炎、先兆子痫、HELLP 综合征及妊娠期急性脂肪肝可能导致
恶化性或急性 DI。DI 的主要临床特点为多尿(>3L/d)和烦渴。

• **诊断**:患者限制饮水后,依旧出现严重多尿和低渗尿(尿比重小于
1.005),则可诊断尿崩症。dDAVP 注射可以纠正中枢性 DI,并可以用于血浆
渗透试验诊断中枢性 DI。头颅 CT 或 MRI 用于识别有无垂体损伤。

• **治疗**主要是给予合成的 ADH/ 血管加压素,每日 10~25μg 喷鼻。妊
娠期间可能需要加量。

其他垂体疾病

• **席汉综合征**是由于大量产后出血或淋巴细胞性下垂体炎导致垂体坏
死而引起的。临床表现为心动过速、低血压、低血糖、不能泌乳、厌食、恶心、
嗜睡、无力、体重下降、色素脱失、眼周水肿、血球正常性贫血和 DI。近 4%
的产后出血的患者合并轻度的垂体功能失调,但席汉综合征可能发生于 20
年后。诊断方法为刺激垂体激素分泌的检查(如:注射下丘脑释放激素)。
随即进行血中激素检查不能有助于诊断。

• **淋巴细胞性下垂体炎**是垂体的自身免疫过程,可导致淋巴细胞和浆
细胞浸润,破坏垂体实质。患者通常表现为头痛、视觉改变和其他垂体功能
低下的症状。实验室检查提示泌乳素正常和甲低。头颅 CT 和 MRI 可能提
示垂体肿块。大约有 25% 的患者伴有其他自身免疫性疾病(如:甲状腺炎、
肾上腺炎)。如果症状严重需要保守性手术治疗时建议激素替代治疗。炎
症过程是典型的自限性的。

肾上腺疾病

肾上腺疾病并非妊娠所致,却存在于妊娠期间。妊娠对肾上腺的影响
较大。妊娠开始时血清促肾上腺皮质激素水平降低,但随着妊娠的进展,
其水平和血浆中的肾素(血管紧张素和醛固酮)都显著升高。皮质醇清除
率降低,导致晚孕期血清中总的和游离的皮质醇水平增加。妊娠期间肾
素 / 血管紧张素 II 水平增加刺激刺激醛固酮产生,中孕期肾素活化达到
高峰。妊娠期间雄激素水平增加 5~8 倍,而脱氢表雄酮硫酸盐(DHEA-S)
降低。

库欣综合征

• 长期接触糖皮质激素即可发生**库欣综合征**,糖皮质激素可以是外源性类固醇激素的使用(例如治疗系统性红斑狼疮、哮喘或结节病),也可能是内源性肾上腺皮质醇分泌增多(如垂体促肾上腺皮质激素生成增多、肾上腺增生或者肾上腺肿瘤等)。非促肾上腺皮质激素依赖性的库欣综合征在妊娠期间更为常见(达到 50%)。

• **症状和体征**包括满月脸、水牛背、向心性肥胖、高血压、乏力、水肿、皮纹、皮肤易发生青紫、心衰或妊娠期糖尿病。

• **诊断**依靠实验室检查。发现血清皮质醇升高(没有昼夜变化),同时地塞米松抑制试验正常,则可诊断库欣综合征。建议行头颅或腹部 CT 和(或)MRI 确定诱发病因的部位。

• **治疗**妊娠期治疗库欣综合征高血压的处理非常重要。如果确诊为垂体疾病,则可能需要外科手术治疗。建议外科切除肾上腺的腺瘤,因为妊娠合并肾上腺腺瘤时母体的病率高于妊娠合并肾上腺增生。对原发性肾上腺增生的患者,美替拉酮(metyrapone)可以用于阻断皮质醇的分泌。美替拉酮可以通过胎盘并影响胎儿肾上腺皮质激素的合成。

• **预后**尽管本病围产期孕产妇并发症如高血压、糖尿病、先兆子痫、心脏疾病及死亡风险均增加,而围产儿并发症包括胎儿宫内生长受限、早产、死胎及新生儿死亡风险也增加,但通过早期检测和严密治疗,患者预后好转。

高醛固酮症

• **高醛固酮症**是由肾上腺醛固酮瘤或癌(约 75%)或双侧肾上腺增生(约 25%)引起的。临床症状包括高血压、低血钾及乏力。实验室检查结果为血清或尿中醛固酮水平升高,血浆肾素水平降低。MRI 可以识别并定位肾上腺肿瘤。有效的治疗方法为中孕期腹腔镜下瘤切除术。药物治疗主要为控制血压,螺内酯在孕期禁用,通常以钙通道阻滞剂或贝他受体阻滞剂替代以控制血压。

嗜铬细胞瘤

• **嗜铬细胞瘤**是嗜铬细胞的一种罕见的肿瘤。90% 的肿瘤发生在肾上腺髓质,10% 发生在交感神经节。10% 的肿瘤是双侧的,10% 的肿瘤为恶性。它与髓质性甲状腺癌和甲状旁腺功能亢进(MEN2 型)相关。

- 妊娠期确诊的嗜铬细胞瘤患者,母亲的死亡率约为 10%,胎儿的死亡率达 50%。如果是在产后才诊断该肿瘤,则母亲的死亡率会增加到 55%。胎儿生长受限是本病的常见并发症,新生儿出生后通常不会有其他风险。分娩前未做出诊断者,产后母亲死亡率增加到 50%。

- 嗜铬细胞瘤患者的**症状和体征**与慢性高血压相似,包括阵发性或持续性高血压、头痛、视觉改变、心悸、出汗、腹痛和焦虑;有时也伴有低血糖和体位性低血压。**鉴别诊断**包括先兆子痫和其他高血压性疾病。

- **诊断**有以下几项可以诊断:尿中未结合的去甲肾上腺素、肾上腺素及其代谢产物的增加;3-甲基肾上腺素(metanephine)(最敏感和特异的底物)增加;24 小时尿中香草扁桃酸(vanillylmandelic acid,VMA)增加。推荐行腹部 CT 或 MRI 确定肿瘤部位。

- 根治性**治疗**为肾上腺切除术。建议 24 周前进行外科手术或剖宫产手术后。药物治疗建议静脉给予盐酸酚苄明(一种长效的 α-肾上腺素能阻滞剂 10~30mg 每天 2~4 次)或甲基磺酸酚妥拉明(短效的 α-肾上腺素能阻滞剂)。如给药后持续存在心动过速或心律失常,则给予 β-阻滞剂(如:普萘洛尔 20~80mg 每天 4 次),并严密监护。为避免出现产程和分娩过程中的儿茶酚胺脉冲分泌,建议剖宫产终止妊娠。

肾上腺机能不全

- **肾上腺机能不全**可以由以下几种因素引起:原发性自身免疫性疾病(Addison 病),继发性垂体功能衰竭或外源性皮质激素使用导致肾上腺功能抑制。原发性肾上腺功能衰竭可引起所有皮质激素的耗竭,而继发性肾上腺功能衰竭仅会导致糖皮质激素水平显著降低。肾上腺机能不全的治疗不会产生对胎儿或新生儿的不良反应。

- **症状和体征**包括全身性的低血压症状、乏力、厌食、恶心和皮肤变黑,低血糖也常常出现。妊娠可以加剧 Addison 病引起的肾上腺机能不全。

- **鉴别诊断**包括特发性自身免疫性肾上腺炎,结核病,组织胞浆菌病,坏死性出血症,渗透性肿瘤。其他自身性免疫性疫病如 Hashimoto 甲状腺炎,卵巢早衰,1 型糖尿病和 Graves 病等。

- **诊断**:原发性肾上腺机能不全血浆皮质醇水平低下和 ACTH 刺激试验异常则可诊断,即静脉 0.25mg ACTH 后 1 小时内血浆可的松水平未增加,则可确诊。

- **治疗**包括氢化可的松(每天早晨 20mg 和每天晚上 10mg),或泼尼松(每天早晨 5mg 和每天晚上 2.5mg)长期维持替代治疗。盐皮质激素替代治疗可加用醋酸氟氢可的松（0.05~0.1mg/d），应用时需严密有无液体超负荷。产程中和分娩时以及其他应激状态下（如重症感染时），需给予应激剂量的皮质醇（如：100mg iv Q8h）。

（魏玉梅 译 孙笑 审）

推荐阅读

American College of Obstetricians and Gynecologists Committee on Practice Bulletins. ACOG practice bulletin no. 30: clinical management guidelines for obstetrician-gynecologists: gestational diabetes. *Obstet Gynecol* 2001;98:525–538.

American College of Obstetricians and Gynecologists Committee on Practice Bulletins. ACOG practice bulletin no. 32: clinical management guidelines for obstetrician-gynecologists: thyroid disease in pregnancy. *Obstet Gynecol* 2001;98(5, pt 1):879–888.

American College of Obstetricians and Gynecologists Committee on Practice Bulletins. ACOG practice bulletin no. 60: clinical management guidelines for obstetrician-gynecologists: pregestational diabetes mellitus. *Obstet Gynecol* 2005;105:675–685.

Cooper MS. Disorders of calcium metabolism and parathyroid disease. *Best Pract Res Clin Endocrinol Metab* 2011;25(6):975–983.

De Groot L, Abalovich M, Alexander EK, et al. Management of thyroid dysfunction during pregnancy and postpartum: an Endocrine Society clinical practice guideline. *J Clin Endocrinol Metab* 2012;97(8):2543–2565.

de Valk HW, Visser GH. Insulin during pregnancy, labour and delivery. *Best Pract Res Clin Obstet Gynaecol* 2011;25(1):65–76.

Dhulkotia JS, Ola B, Fraser R, et al. Oral hypoglycemic agents vs insulin in management of gestational diabetes: a systematic review and metaanalysis. *Am J Obstet Gynecol* 2010;203(5): 457.e1–457.e9.

HAPO Study Cooperative Research Group. Hyperglycemia and adverse pregnancy outcomes. *NEJM* 2008;358:1991.

HAPO Study Cooperative Research Group. Hyperglycemia and Adverse Pregnancy Outcome (HAPO) study: associations of maternal A1C and glucose with pregnancy outcomes. *Diabetes Care* 2012;35(3):574–580.

Karaca Z, Kelestimur F. Pregnancy and other pituitary disorders (including GH deficiency). *Best Pract Res Clin Endocrinol Metab* 2011;25(6):897–910.

Lekarev O, New MI. Adrenal disease in pregnancy. *Best Pract Res Clin Endocrinol Metab* 2011; 25(6):959–973.

Metzger BF, Gabbe SG, Persson B, et al. International Association of Diabetes and Pregnancy Study Groups recommendations on the diagnosis and classification of hyperglycemia in pregnancy. *Diabetes Care* 2010;33:676–682

Nicholson W, Baptiste-Roberts K. Oral hypoglycaemic agents during pregnancy: the evidence for effectiveness and safety. *Best Pract Res Clin Obstet Gynaecol* 2011;25(1):51–63.

Schnatz PF, Thaxton S. Parathyroidectomy in the third trimester of pregnancy. *Obstet Gynecol Surv* 2005;60(10):672–682.

第 13 章　妊娠合并高血压疾病

Veena Choubey and Frank R. Witter

妊娠合并高血压疾病定义

高血压疾病孕期发生率是 5%~10%。

- **高血压**是指至少相隔 6 小时但不超过 7 天之内的两次血压(blood pressure,BP)升高,收缩压≥140mmHg 或舒张压≥90mmHg。

- 慢性高血压:指孕前或妊娠 20 周前诊断的高血压,或者孕期首次发现的血压升高且持续至产后 12 周。

- **妊娠期高血压**:以前称为妊娠诱发的高血压(pregnancy induced hypertension)或一过性高血压,是指孕期或产后 24 小时内出现的 BP 升高,但没有慢性高血压史,也没有子痫前期的其他体征或症状。如血压≥160mmHg/110mmHg,且持续 6 小时以上则诊断为重度妊娠期高血压。

- 子痫前期:已知既往血压正常者在妊娠 20 周后开始出现血压升高和蛋白尿,称为子痫前期。滋养细胞疾病和多胎妊娠合并子痫前期可能在孕 20 周前出现。

- 轻度子痫前期诊断标准如下:
  - 两次测量 BP≥140/90mmHg,且至少相隔 6 小时,但不超过 7 天。
  - 蛋白尿≥300mg/24h,或任意两次尿样试纸检测尿蛋白≥30mg/dl(1+)。随机尿蛋白:一些研究者提出用肌酐比例取代 24 小时尿定量,在偏低和偏高的范围内显示出较好的预测价值。
    - 子痫前期的患者尿蛋白的水平由于肾血管痉挛常随时间有较大的波动。目前已经了解随机尿和 24 小时尿的差异。诊断子痫前期最好是采用 24 小时尿蛋白。

- 重度子痫前期诊断标准如下:
  - **BP**:卧床休息时测量收缩压高于 160mmHg 或舒张压高于 110mmHg,或
  - **蛋白尿**≥5g/24h,即使伴随轻度升高的 BP。尿液试纸检测≥3+ 也可诊断;或
  - BP 升高(轻度或重度)伴随下列任何一项症状、体征、实验室结果:

- 先兆子痫的**症状**包括以下：
  - 大脑或视觉障碍：包括持续头痛、视物模糊或视觉有盲点，视网膜脱落引起的失明；
  - 肝功能异常或胎盘早剥所引起的上腹部、右上象限，或持续下腹部疼痛；
  - 恶心、呕吐；
  - 肺水肿引起的呼吸困难；
  - 少尿，血尿，或 1 周内体重增加 >5 磅；
  - 胎动减少或消失。
- 子痫前期**查体阳性体**征包括以下：
  - 血压升高（坐位或半卧位使手臂基本与心脏在同一水平测量）
  - 非依赖性或全身水肿
  - 肺水肿，肺部检查可及干湿啰音
  - 不明原因的上腹部或右上腹第四象限压痛，可能继发于肝脏水肿
  - 子宫压痛或迟缓差，继发于胎盘早剥
  - 少尿：24 小时尿小于 500ml。
- 子痫前期**实验室检查**包括：
  - 诊断性蛋白尿（之前已经描述过）
  - 血细胞比容下降——继发于 HELLP 综合征（溶血，肝酶升高，血小板降低）的严重溶血
  - **微血管性溶血性贫血迹象**：外周涂片有异常发现、胆红素水平升高或乳酸脱氢酶升高或血清结合珠蛋白降低
  - 血细胞比容增加：继发于第三间隙液体增加，血管内容量减少
  - 血清尿酸升高至 5mg/dl 以上
  - 血肌酐升高至 1.2mg/dl 以上。孕期肌酐通常下降，因此即使轻微升高要需引起重视需要进一步评估。
  - 血清转氨酶升高（ALT>70IU/L）
  - **血小板减少**：血小板计数小于 100 000/L
  - 原发性凝血障碍、肝脏合功能障碍导致凝血酶原和部分凝血酶原时间延长，或者是胎盘早剥导致 DIC
  - 凝血障碍或胎盘早剥导致纤维蛋白原减少，纤维蛋白降解产物增多，或二者同时存在子痫前期的胎儿表现包括：宫内生长受限，羊水过少，或子宫胎盘灌注不足的其他征象
- **慢性高血压合并子痫前期**：指在慢性高血压的基础上发生的子痫

前期。区别慢性高血压病合并子痫前期和慢性高血压病情恶化通常很难,尤其是有基础蛋白尿者,总之,诊断需要有基础尿蛋白的显著增加、血压的恶化或症状的进展。

- HELLP(Hemolysis,elevated liver enzymes and low platelet)综合征:子痫前期患者符合下列条件时,则称为 HELLP 综合征。
  - 溶血:指外周涂片有锯齿状红细胞和裂红细胞等异常表现,间接胆红素(>1.2mg/dl)和 LDH 升高(>600IU/L),或血清结合珠蛋白水平降低。
  - 血小板减少:HELLP 综合征患者都具有的一项是血小板计数 < 100 000/μl
  - 肝功能检测指标升高(比如转氨酶)比正常值上限升高 2 倍以上。
  - 注:患者可能不存在高血压(12%~18% 的病例)、或存在轻度高血压(15%~50%)或重度高血压(50%),也可没有蛋白尿(13%)。
- **子痫**:通常指子痫前期伴惊厥和 / 或不明原因的昏迷,但没有高血压(16%)或蛋白尿(14%)时也可发生子痫。

慢性高血压

慢性高血压增加合并子痫前期、早产、胎盘早剥和 IUGR 的发生风险。见第一章有关常规高血压分级和治疗。

- **妊娠期慢性高血压病鉴别诊断包括以下各项:**
- 90% 的慢性高血压是原发性高血压所致。
- 其他病因也表现为血压升高,包括肾脏疾病;如肾上腺疾病(原发性醛固酮增多症、先天性肾上腺增生、库欣病和嗜铬细胞瘤);甲状腺功能亢进;新发生的胶原血管病,系统性红斑狼疮;主动脉缩窄;慢性梗阻性睡眠呼吸暂停;应用可卡因。
- 慢性高血压病情恶化时很难与在此基础上发生的子痫前期鉴别。如果发生抽搐、血小板减少、肺水肿、不明原因的溶血或肝酶升高,应诊断为慢性高血压合并子痫前期,动态监测血压和尿蛋白也有助于诊断。
  - 24 小时尿钙检测会有帮助,因为子痫前期患者的 24 小时尿钙低于妊娠期高血压患者。
  - 24 小时尿钙值低于 195mg 预测子痫前期的灵敏度是 86%,特异度是 84%。

- **应当在早孕期收集慢性高血压的以下信息：**
  - 首次诊断史、病因学、持续时间和目前及既往的治疗情况。
  - 完整的医疗史包括心血管疾病的危险因素（比如：吸烟、高血脂、肥胖、糖尿病）和并发症（如：头痛、胸痛史、心肌梗死、中风史、肾脏疾病）。
  - 完整的血管活性药物应用情况（如：拟交感神经胺类、鼻黏膜收缩药物、减肥药）。
  - 基础的全血细胞计数、血清肌酐、血清尿素氮、尿酸和血清钙水平
  - 基础的 ECG（如：6 个月内未做过）如存在左心室肥大的证据，有指征行超声心动检查。
  - 基础的 24 小时尿蛋白。
- **治疗针对疾病的严重程度和并发症的临床表现采取不同的处理**
  - 轻度高血压通常保守治疗。
    - 每天钠摄入量低于 2.4g；多吃水果蔬菜，鼓励减少全脂和饱和脂肪的摄入。
    - 戒烟戒酒。
    - 轻度活动限制，因为子宫胎盘血流量的减少会增加子痫前期的发生危险。
    - 孕 18~20 周开始超声检查，之后每 4~6 周检查一次，了解胎儿生长情况；如果高血压严重或者恶化，需要**药物治疗**，并且需要严密监测胎儿健康宫内状况。接受降压药物治疗的患者必须进行产前胎儿监护，妊娠 28 周开始，每周或每两周一次行 NST 或生物物理相评估和血压监测（如果合并严重高血压或者怀疑胎儿生长受限可能需要更早开始）。
  - 对孕期慢性高血压或持续血压升高的患者治疗如下：
    - **拉贝洛尔**是非选择性的 α1-受体和 β-受体阻滞剂，拉贝洛尔可以单独使用，但可以与肼屈嗪或利尿剂一起使用。初始剂量通常为 100mg，每天 2 次，可每天增加剂量 100mg，两次，每两到三天增加一次，最大剂量不超过 2 400mg/d。有 Ⅰ 度以上心脏传导阻滞患者禁用。孕期使用 β 受体阻滞剂有可能轻度增加胎儿宫内生长受限的机会。
    - **硝苯地平**是一种孕期常用的钙离子通道阻滞剂，成分持续释放，应用方便。一项多中心前瞻性研究表明早孕期应用钙离子拮抗剂未发现增加致畸风险。硝苯地平初始剂量通常为 30mg/d，如果

7 天内作用不明显可增加剂量至 60mg,最大剂量不超过 90mg/d。警惕硝苯地平同时应用硫酸镁,有理论上引起神经肌肉阻断的风险,但回顾性研究并不支持这一理论。

- 甲基多巴:是交感神经的中枢抑制剂,可降低全身血管阻力,已经证明是孕期可安全使用,副作用包括肝脏损害,所以以最少三个月要检查一次肝功。开始口服剂量是 250mg,一日三次,最多不超过每天 3g,剂量调整至少间隔 2 天。
- 肼屈嗪:是一种直接外周血管扩张剂,可与甲基多巴或 β-受体阻滞剂联合使用。肼屈嗪可引起狼疮样综合征,但通常只有使用剂量 >200mg/d 且长期使用才会出现。开始使用的剂量为,每天 4 次,每次 10mg,可增加剂量,但最多每天不超过 200mg。
- 噻嗪类利尿剂抑制肾脏重吸收钠离子和氯离子,一篇大的荟萃分析研究指出没有出现不良妊娠结局。然而,利尿药所引起的血容量的降低理论上可增加胎盘灌注不足的风险,故利尿剂并不能成为一线用药。氢氯噻嗪初始剂量通常为 12.5~25mg/d,每隔 2~3 周逐步增加剂量至 50mg/d。不推荐子痫前期、子宫胎盘供血不足或宫内生长受限孕妇使用利尿剂。应用噻嗪类利尿剂会增加血清尿酸值,会降低诊断子痫前期的准确性。
- 血管紧张素转换酶抑制剂(ACEI)抑制血管紧张素 I 转换为血管紧张素 II。孕中晚期禁用 ACEI,因为它可能引起严重的胎儿畸形和新生儿肾脏功能衰竭、肺发育不全导致胎死宫内。早孕期是否致畸尚不确定。血管紧张素拮抗剂孕期禁用,因其对血管紧张素-肾素系统的作用相似。

• 严重高血压:持续的收缩压≥160mmhg 或舒张压 105~110mmhg 需立即应用静脉降压药物,包括拉贝洛尔或肼屈嗪阻止高血压急症引起的不良心血管事件发生。进一步讨论见"子痫前期"和抗高血压治疗。

• 分娩:分娩时机要根据患者个体化决定。通常情况下,不需要降压药治疗的患者可在 38~39+6 周终止,需要降压药物治疗的患者应在 37~39+6 周终止。对于难以控制的高血压,在 36~37+6 周终止。

妊娠期高血压

妊娠期高血压是孕期高血压最常见的原因,初产妇的发生率为 6%~7%,经产妇为 2%~4%。多胎妊娠或既往有子痫前期史者发生率增加。妊娠期高血压诊断得越早，则发展为子痫前期的比例越高。孕 30 周前诊断者有 50% 会发展为子痫前期。

- 预后和治疗依据孕周和病情严重程度来决定。
  - **轻度妊娠期高血压**：若在妊娠 37 周后出现血压升高，其妊娠结局与血压正常孕妇相近；不过引产和剖宫产的比例会增加。
    - 若 <37 周，严密监测防止其发展为重度妊娠期高血压和子痫前期和胎儿生长受限。
    - 若 >37 周（足月），宫颈条件好的患者应终止妊娠，否则应严密观察至 37~38+6 周分娩。
  - **重度妊娠期高血压**，尤其孕早期母儿病率较高，与轻度子痫前期患者相比更是如此。风险包括胎盘早剥，早产和小于胎龄儿（small for gestational age，SGA）。
    - 当血压≥160/110mmHg，首要的处理是降压。治疗目的是缓慢地使收缩压和舒张压降低到轻度高血压范围，以维持子宫胎盘灌注。
    - 如药物治疗效果欠佳，则患者必须收住产科病房严密监护。

子痫前期

子痫前期**在**健康初产妇和经产妇中的发生率分别为 2%~7% 和 1%~5%，双胎妊娠（14%）和有子痫前期史（18%）的孕妇发生率更高。子痫前期是导致孕产妇死亡率第三大原因，超过 17% 的孕产妇死于子痫前期，也是新生儿病率和死亡率的主要原因。

- 子痫前期危险因素：包括
- 初产妇
- 多胎妊娠
- 肥胖
- 既往慢性高血压（15%~50%）
- 系统性红斑狼疮
- 血栓形成倾向
- 孕前糖尿病（10%~36%）
- 肾脏疾病
- 子痫前期或子痫病史
- 前次不良妊娠结局

- 子痫前期或子痫家族史或心血管疾病史
- 葡萄胎妊娠
- 经由辅助生殖技术受孕
- 18~24 周多普勒检查发现子宫血流异常

- **病理生理学**　子痫前期的发生必须有滋养层组织,但不一定有胎儿的参与(如葡萄胎),目前提出的病理机制包括受损的滋养层细胞分化和侵入、妊娠免疫应答和胎盘或内皮细胞异常。这些一过性后果和相关的重要改变正在研究中。

- **预防**　子痫前期最好的预防方法是早期评估、减低风险和完善母亲健康状况。患有子痫前期的孕妇在孕中期复发率高达 65%。子痫前期高危患者(早发或严重宫内受限史),小剂量阿司匹林治疗可降低子痫前期、围产期死亡率,早产,和小于胎龄儿的发生率。补充鱼油、钙或维生素 C 和维生素 E,以及早期降压治疗都没有作用。

- **诊断**　子痫前期诊断依据症状、体征、包括血压升高和异常的实验室数据。

- **处理**:妊娠期高血压、子痫前期以及子痫决定性处理即为分娩。

  - **轻度子痫前期**:通常轻度子痫前期孕妇足月时即可通过分娩终止妊娠治疗。
    - 如果妊娠 <37 周,通常首选待治疗,没有明确制定需要卧床休息、应用降压药物和住院治疗。目前没有大样本随机对照试验关于轻度子痫前期处理的研究。
    - 必须密切观察母婴状况,但还没有监测和监测频率的标准。
    - 胎儿监护包括每 3~4 周做一次超声波检查胎儿生长情况以及 AFI,子宫动脉多普勒速度测量以及每周 1~2 次 NST/BPP 检查。
    - 产妇监护包括每周 1~2 次 BP 检查和评估,定期进行 24 小时尿蛋白、血清肌酐、血小板计数和血清转氨酶检测以评估病情是否进展为重度子痫前期。
    - 如果妊娠 >34 周,已经临产并有进展、难以控制的高血压,胎儿监护异常或存在胎儿宫内生长受限,则应尽快终止妊娠。

  - **重度子痫前期**:首要的问题就是要评估产妇的状态并稳定病情。
    - 妊娠 ≥34 周时,有指征终止妊娠。当然不需要所有患者都需要立即剖宫产。
      - 已临产或宫颈条件好的产妇,可以阴道分娩。但产程和分娩过程中必须持续监护母儿的情况,每小时需要仔细计算出入量并进行评估。

- 妊娠 24~34 周之间,如果口服降压药可以控制好血压、胎儿监测安全且没有诊断宫内生长受限,则可以期待治疗。
  - 在给予硫酸镁和静点降压药物的同时予倍他米松促胎肺成熟。
  - 需要监测液体状况。
  - 每天监测全血细胞计数、血小板和肝功能。
  - 胎儿监护至少每周做一次 NST/BPP 检查,并指导患者监测胎动。
  - 下列情况是分娩的指证:IUGR、NST 无反应、子痫、神经功能缺损、肺水肿、右上腹痛、24 小时尿量 <500ml、肌酐水平 >1.5mg/dl、DIC、HELLP、胎盘早剥或无法控制恶化的血压。
- 妊娠≤24 周者,期待治疗与孕妇发病率高和不良围产结局有关。
- 重度子痫前期合并 IUGR 的期待治疗与胎儿死亡风险上升相关(围产儿死亡率 5.4%)。

- **预防发子痫发作**:所有子痫前期患者都需要在产时和产后 24 小时预防子痫发作,某些重度子痫前期患者可能需要在分娩前后更长时间内进行预防。
  - 硫酸镁(magnesium sulfate,$MgSO_4$),是一个用来预防发作的药物,已证实硫酸镁可使发展为子痫的风险降低 50%。
  - 作为预防,负荷量是 15~20 分钟静脉注射 4g。
  - 维持剂量为静脉注射 2g/h(如果患者出现少尿,肾功能不全,或血肌酐升高应下调剂量)。
  - $MgSO_4$(50% 的溶液)也可以于臀上部肌内注射。负荷量为每侧臀部 5g(共 10g),维持剂量为每四小时一次注射 5g,两侧臀部交替进行。治疗浓度范围和监测与静脉注射相同。
  - 硫酸镁治疗子痫发作的浓度取决于实验室指标。通常情况下镁的治疗剂量为 4~6mEq/L。给予负荷量后 4 小时应检查一次镁离子浓度,然后根据需要或者是有症状提示硫酸镁重度则每 6 小时检测一次。
  - 多尿是早期停止预防抽搐作的一个有用的指标,如果 2 小时排尿等于或超过 100ml 提示子痫前期缓解,不会或很少发生并发症。
  - 应每小时检查一下患者有无镁中毒的症状和体征:
    - 镁浓度达 8~10mEq/L 时膝反射消失

- 12mEq/L 时呼吸抑制或停止
- 如果 >12mEq/L 精神状态发生改变,随后会有心电图(electo-cardiogram,ECG)改变和心律失常。
- 如镁离子重度发展,应立即检查患者生命体征,停药并检查血镁浓度。可缓慢静脉注射葡萄糖酸钙,注射剂量为1g,注射时间不少于 3 分钟。还可应用利尿剂(呋塞米,甘露醇)。

○ 苯妥英(大仑丁)　苯妥英是预防子痫发作的二线药物,在大规模随机临床试验中明确显示,MgSO₄ 在预防子痫发作方面的作用优于苯妥英。但如果伴有重症肌无力的患者,MgSO₄ 是禁忌证。
　　○ 根据孕妇体重给予负荷剂量。<50kg 的负荷剂量是 1 000mg,50~70kg 的负荷剂量是 1 250mg,而 >50kg 的负荷剂量是1 500mg。
　　○ 负荷剂量中最初 750mg 的给药速度为 25mg/min,剩余药量的给药速度为 12.5mg/min。如果患者心律正常,且治疗之前没有心脏病史,以此滴速给药时则不必行 ECG 监护。
　　○ 给药后 30~60 分钟后应检测血清苯妥英浓度。
　　○ 治疗浓度应 >12μg/ml,12 小时内重复检测。
　　○ 如果检验浓度 <10μg/ml,应追加 500mg 负荷量,30~60 分钟后再检测苯妥英浓度。
　　○ 如果浓度在 10~12μg/ml,可以再追加 250mg 负荷量,30~60分钟后再检测苯妥英浓度。

- 降压治疗:收缩压≥160mmhg 舒张压≥105mmHg 的患者都需要降压治疗。妊娠期严重高血压患者的紧急处理时,应使血压有控制的降低,以免降低子宫胎盘灌注。
　　○ 使收缩压降到 140~155mmHg、舒张压降到 90~100mmHg 是合理的,且使舒张压降低更为重要一些。
　　○ 用于急诊处理的有效的降压药包括:
　　　○ 肼屈嗪:
　　　○ 起效时间为 10~20 分钟,药效可持续 4~6 个小时。
　　　　- 开始治疗时 5mg 静脉推注,可每 20 分钟重复推注一次,最大剂量可增加到 20mg。
　　　○ 盐酸拉贝洛尔:起效时间为 5~10 分钟,药效可持续 3~6 个小时。孕妇患 I 度以上心脏传导阻滞时禁用拉贝洛尔。

- 开始治疗时 20mg 静脉推注,可以持续静脉点滴或间断性静脉推注。
- 静脉推注为每 10 分钟一次,剂量为 20,40,80,80 和 80mg,最大剂量可达 24 小时 300mg。
- 持续滴注方案为:开始时 0.5mg/(kg·h),然后每 30 分钟增加 0.5mg/(kg·h),最高浓度为 3mg/(kg·h)。
- **液体管理**:子痫前期患者因为血渗透压降低,毛细血管通透性增加,第三间隙液体增多导致循环容量降低。这些异常也增加了肺水肿的发生风险。对于出现肺水肿的患者可应用利尿剂,或应用于子痫前期的患者中。
  - 少尿是指 4 小时内尿量少于 100ml。如果肺部情况良好,可一次给予 500ml 晶体液治疗;若无效,可再给 500ml。如果给予 1L 液体后仍无反应,继续给药则应在中心血流动力学监测的指导下进行(第 2 章)。
  - 中心静脉压监测与肺毛细血管楔压不是在所有情况下都有相关性,因此可能需要使用 Swan-Ganz 导管来指导液体管理阻止突发性肺水肿发生。
  - 通常产妇分娩后 12~24 小时会进入多尿期。肾脏功能严重受损时,可能需要 72 小时或更长的时间后,才会进入多尿期。
- **母体并发症**:严重的子痫前期母体并发症需要严密监测,包括肾衰(急性肾小管坏死)、急性心衰、肺水肿、血小板减少、DIC 和脑血管事件。
- 围产期结局:严重的子痫前期有较高的围产期患病率及死亡率,胎儿死亡率可从 5%~70% 甚至更高。

HELLP 综合征

HELLP 综合征通常是非特异性的主诉:全身乏力、腹痛、呕吐、气短和出血。

- **鉴别诊断**:由于 HELLP 综合征的临床表现不特异,故应与其他疾病鉴别:
  - 妊娠急性脂肪肝(acute fatty liver of pregnancy,AFLP)
  - 血栓性血小板减少性紫癜(Thrombotic thrombocytopenic purpura,TTP)

- 溶血性尿毒症综合征（hemolytic-uremic syndrome，HUS）
- 特发性血小板减少性紫癜（idiopathic thrombocytopenic purpura，ITP）
- 系统性红斑狼疮（systemic lupus erythematosus，SLE）发作
- 抗磷脂抗体综合征
- 胆囊炎
- 暴发性肝炎（不论何种原因引发）
- 急性胰腺炎
- 弥散性带状疱疹

- **处理**与重症子痫前期相同。根据血小板降低的水平可在分娩前给予血小板输注。在 34 周以前的 HELLP 患者进行严格选择，为了完成倍他米松的促肺治疗而给予短时间的期待治疗是可能的。但目前没有研究证明这种方法可以改善围产结局。

子痫

产科发生抽搐时同时既往无抽搐史，应考虑为子痫。发达国家的孕妇子痫的发生率为 1/2 000~1/3 500。子痫前期患者的子痫发生率为 1%。实际上所有的子痫患者之前均是子痫前期。

- **病理生理学：**子痫抽搐的病因尚不明确。人们认为当患者的平均动脉压超过大脑自我调节的上限水平时即可发生子痫，导致脑水肿和颅内压增高。

- **临床表现：**子痫可发生在产前、产时或产后。子痫抽搐多发生于产后 48 小时内，但文献报道的发作时间最晚在产后 3~4 周。患者可能伴有高血压和蛋白尿，但少部分患者两者都不具备。

- **处理：**子痫是产科急症，需立即治疗。包括以下几方面：
  - 采取措施适当进行 ABC（气道 airway、呼吸 breathing 和循环 circulation）治疗以避免发生窒息。
  - 硫酸镁控制抽搐的剂量为 4~6g 静脉注射，如果患者在给予负荷量后发生子痫发作，可再次推注 2g 硫酸镁。
  - 应用硫酸镁治疗顽固性抽搐时，可静脉注射苯妥英、巴比妥酸盐（如：异戊巴比妥）或苯二氮䓬类（如：劳拉西泮）。
  - 子痫持续状态用劳拉西泮治疗，静脉注射，剂量为 0.1mg/kg，速度为 ≤2mg/min，子痫持续状态患者需要用插管治疗以纠正缺氧、酸中毒和保持呼吸道安全通畅。

- 保护患者免受伤害的措施包括床旁栏杆应升起和采取适当的体位。
- 控制重度高血压(见上文药物治疗)。
- 患者病情稳定后终止妊娠:
  - 在子痫急性发作期,通常会发生胎儿心动过缓,但 3~5 分钟内大多会自行恢复,所以不必因胎儿心动过缓而立即终止妊娠。让胎儿出生前在子宫内从母体子痫发作、缺氧和高碳酸血症的影响下恢复到正常状态对胎儿是有利的。但是,如果胎儿心动过缓持续超过 10 分钟,则应可疑胎盘早剥。
  - 因此应随时做好紧急剖宫产的准备,以应对母儿病情的急剧恶化。

- **结局:**围产结局与病情严重程度相关,在美国,子痫的围产儿死亡率为 5.6%~11.8%,导致围产儿死亡的原因有极早孕周早产、胎盘早剥和 IUGR。发达国家的孕产妇死亡率为 <1.8%,资源匮乏国家为 14%,产妇的并发症有吸入性肺炎、大出血、心脏衰竭、颅内出血和一过性或永久性失明。

- 子痫罕有长期的神经系统后遗症。如果子痫发作发生的较晚(超过分娩后的 48 小时)或者临床有神经系统的体征,则需行电脑断层扫描(computed tomography,CT)或磁共振(magnetic resonance imaging,MRI)检查了解中枢神经系统的影像。子痫前期的体征和症状多于产后 1~2 周内消失,大约 25% 的子痫患者再次妊娠时发生子痫前期,而子痫的复发率是 2%。

(张梦莹 译 孙笑 审)

推荐阅读

American College of Obstetricians and Gynecologists. ACOG practice bulletin no. 125: chronic hypertension in pregnancy. *Obstet Gynecol* 2012;119(2, pt 1):396–407.

American College of Obstetricians and Gynecologists Committee on Practice Bulletins—Obstetrics. ACOG practice bulletin no. 33: diagnosis and management of preeclampsia and eclampsia. *Obstet Gynecol* 2002;99:159–167.

Haddad B, Kayem G, Deis S, et al. Are perinatal and maternal outcomes different during expectant management of severe preeclampsia in the presence of IUGR? *Am J Obstet Gynecol* 2007;196:237.e1–237.e5.

National High Blood Pressure Education Program. Working Group report on high blood pressure in pregnancy. *Am J Obstet Gynecol* 2000;183(suppl 1):S1–S51.

Sibai B. Diagnosis, prevention and management of eclampsia. *Obstet Gynecol* 2005;105:402–410.

Sibai B. Expectant management of severe preeclampsia remote from term: patient selection, treatment and delivery indications. *Am J Obstet Gynecol* 2007;196:514.

Spong CY, Mercer BM, D'alton M, et al. Timing of indicated late-preterm and early-term birth. *Obstet Gynecol* 2011;118(2, pt 1):323–333.

第 14 章　妊娠期心肺疾病

Stephen Martin and Ernest M. Graham

心脏疾病

孕前无心脏疾病的妇女妊娠期合并**心脏疾病**的概率为 1%~4%。妊娠会引起循环系统生理的重大变化,美国国内的心血管疾病仍是非产科原因的孕产妇病率的主要原因。

妊娠期血流动力学改变

- 妊娠期、产程中、分娩时和产褥期都有明显的**血流动力学改变**。这些改变开始出现在孕 5~8 周,孕中后期达高峰。正常妊娠时孕妇常感觉乏力、呼吸困难、活动能力下降、外周水肿和颈静脉充盈。由于血流速度增快,大部分孕妇可闻及生理性收缩期心脏杂音。反映循环容量增多的生理性第三心音(S3)也常常可闻及。在管理合并心脏病的孕妇过程中,应考虑到孕期心血管系统的重大变化。
  - **血容量**:正常孕期血容量增加 40%~50%,部分与雌激素介导的肾素-醛固酮轴激活导致水钠潴留相关。因为血容量的增多较红细胞数增多(20%~30%)更明显,故血红蛋白浓度下降,致生理性贫血,孕 24~26 周达峰。
  - **心输出量**:孕 20~26 周时心输出量较基础水平增加 30%~50%,在中孕期末达高峰,随后维持平台水平,直至分娩。心输出量的变化与以下因素相关:①血容量增加导致的心脏前负荷增大;②外周血管阻力下降导致的心脏后负荷减小;③母体心率增加 10~15 次/分。每搏输出量在早、中孕期增加,但在晚孕期由于子宫对腔静脉的压迫而下降。双胎妊娠心输出量较单胎增加 20%。由于黄体酮升高使外周血管阻力下降,早、中孕期血压轻微下降。
- **产程和分娩**:在产程和分娩过程中,血流动力学的波动非常显著。每次宫缩都会使 300~500ml 的血液进入母体循环。每次宫缩时每搏输出量增加,并且因此导致心输出量额外增加 50%。因为母体疼痛和紧张,全身的平均动脉压也升高。分娩时的失血可进一步加剧血流动力学的改变。

- **产后**:产后即刻,子宫复旧导致自体输血,使心输出量显著增加。此外,腔静脉压迫解除,由此带来的回心血量增加导致了心输出量的大幅增加和短暂的多尿。产后3~4周血流动力学状态恢复至孕前基础水平。

妊娠期心脏疾病

- **症状和体征**:妊娠期心脏疾病的症状和体征与妊娠时常见的症状和体征有重叠,包括乏力、气短、端坐呼吸、心悸、水肿、收缩期心脏杂音和第三心音。
- **评估**:心脏疾病的评估包括详尽的病史和体格检查。无创检查包括心电图(electrocardiogram,ECG)、胸片和超声心动图。ECG可以显示心电轴左偏,尤其在晚孕期由于子宫压迫横膈上移时。室性期前收缩较常见。常规胸片用于了解心脏扩大和肺血管凸出的情况。超声心动图可评价心室功能和结构病变,对诊断孕期心脏疾病很有价值。轻度瓣膜反流和心腔增大等多种超声心动图改变在孕期都是正常现象。

孕前合并心脏疾病患者的处理

- **受孕前**:可能情况下,孕前患有心脏疾病的妇女在受孕前应进行咨询,包括孕期母体和胎儿的风险以及母体远期发病率和病死率。人们通常把纽约心脏学会(New York Heart Association,NYHA)的心功能分级(表14-1)作为预测结局的指标。NYHA Ⅲ级和Ⅳ级的妇女,死亡率高达7%,病率超过30%,对这些妇女应强烈建议其避免怀孕。目前证实,由以下四个因素构成的风险指数可精确预测母体心脏不良事件和新生儿并症的发生可能性:①既往心脏事件;2 紫绀或心功能分级较差;3 左心梗阻;4 系统性心室功能异常。有两项及两项以上危险因素者,心脏事件的风险接近75%。

表14-1 纽约心脏学会(NYHA)的心功能分级

NYHA分级	症状
Ⅰ	日常生理活动不受限或无症状,如走路或爬楼后无气短。
Ⅱ	日常活动有轻度症状(轻度气短和(或)心绞痛)或轻度受限。
Ⅲ	有症状,活动明显受限,甚至低于日常的活动也受限,如短距离步行(20~100m),休息时才无症状。
Ⅳ	活动严重受限,甚至休息时也有症状。大多卧床。

- **受孕后**：如果患者已经妊娠，仍需尽早进行心脏检查。如果妊娠可能严重威胁母体安全，应和患者商量终止妊娠。整个妊娠过程中需要严密观察充血性心力衰竭（congestive heart failure，CHF）的症状和体征，并且最好同时由围产医生和心脏科医生共同监护和随访。孕妇每次就诊应包括如下检查内容：①心脏检查和心脏系统性回顾；②记录体重、血压和脉搏；③外周水肿的评估。

- **孕期**：孕期最常见的心脏并发症为心律失常和 CHF。如果患者症状加重，则可能需要住院、卧床休息、利尿或者纠正潜在的心律失常。有时会需要在妊娠期间行外科矫正术；可能情况下，这种外科手术应在中孕早期施行，以避开胎儿器官形成期，但应在孕期出现较为显著的血流动力学改变之前。孕期也是高凝状态，如果有指征需要抗凝治疗。

心内膜炎的抗生素预防

- 2007 年，美国心脏病协会（American Heart Association，AHA）关于预防感染性心内膜炎（infective endocarditis，IE）的新指南较前做了明显改动。指南不建议应用抗生素来预防风险日益增加的感染性心内膜炎，因为 IE 的原因是日常活动中频繁发生的随机菌血症，而不是特殊的牙科、胃肠道、泌尿生殖道操作引起的菌血症。是否预防性使用抗生素现基于操作是否是引起不良预后的高危因素，对于泌尿生殖道操作的患者不建议常规预防性使用，除非用于有泌尿生殖道感染高危因素的患者，预防伤口感染和败血症。阴道分娩和子宫切除的患者不建议常规使用抗生素预防 IE（第 26 章）。

特殊类型的心脏病

心肌病

- **心肌病**：心肌病的病因可能有遗传性、特发性、心肌炎或毒素。心肌病在妊娠期表现为 CHF 的症状和体征，包括胸痛、呼吸困难、夜间阵发性呼吸困难和咳嗽。超声心动图可见心室扩大和心室功能下降。心脏均匀性扩大，充盈压升高和心输出量降低。最终，发展为心力衰竭并且常常难以治疗。5 年生存率大约 50%；因此即使患者是无症状的，仔细的孕前咨询也是很重要的。

  - **肥厚性心肌病**，可能合并或不合并左室流出道梗阻，是一种常染色体显性疾病，可以有不同的表型，孕期的发病率为 0.1%~0.5%。大多数肥厚性心肌病的患者在孕期较为平稳，经过孕前 NYHF 心功能分级风险评估筛选，以及多科专家治疗后，孕期较少出现并发症。但是由于孕期循环负荷过重，患者仍可能不能耐受。并发症有收缩功能下降引起的肺水肿、心肌细胞排列异常引起的心律失常、心功能下降、产科并发症和胎儿不良结局。孕期应继续使用β受体阻断剂,治疗呼吸困难可使用利尿剂。

- **围产期心肌病**是一种在妊娠最后一个月或产后5个月内发生的不明原因的扩张性心肌病,特点为左室收缩功能下降,左室射血分数(EF)<45%。发病率大约为1/1 300~1/15 000。危险因素包括孕母高龄、多产、多胎妊娠、黑种人、肥胖、营养不良、妊娠期高血压(HTN)、子痫前期、产前保健差、母乳喂养、剖宫产、低收入状态、家族史和滥用药物、酒精、可卡因。最常见的主诉为呼吸困难、咳嗽、端坐呼吸、夜间阵发性呼吸困难和咯血。检查和诊断需完善ECG、超声心动图、实验室检查如脑利钠肽。
  - 幸存的患者中,大约50%左室功能可恢复正常。本病的病死率为25%~50%,其中半数死于发病后1个月内,大多数死于产后3个月内。预后取决于发病时的左室功能。围产期心肌病致死的原因包括渐进性CHF、血栓栓塞事件和心律失常。
  - 药物治疗包括:限制水盐摄入,药物治疗包括地高辛、利尿剂、血管舒张剂和抗凝剂;卧床可能引起血栓栓塞。对于极其严重的病例,甚至可考虑心脏移植。对于孕期确诊的患者,在产程中和产后至少24小时内应予有创性的心脏监护。产程中应给予患者持续吸氧,并使用硬膜外麻醉镇痛,第二产程应手术助产缩短时间。剖宫产应基于产科指征。为预防和处理可能自体输血诱导的肺水肿,产后应立即入ICU进行持续监护。

瓣膜疾病

- **二尖瓣脱垂**(mitral valve prolapse,MVP)是女性最常见的先天性心脏病,造成母儿不良结局者罕见,是女性二尖瓣反流最常见的原因。
- **二尖瓣反流**(mitral regurgitation,MR)患者一般可以很好耐受妊娠。药物治疗包括:利尿剂用于少见的肺淤血和血管扩张剂治疗高血压。腱索破裂可以导致二尖瓣**反流**急性加重,这时需要外科修补。患有严重二尖瓣反流的妇女,建议其在受孕前进行手术修补。严重病变的患者在产程中可能需要中央监护。
- **主动脉瓣反流**(aortic regurgitation,AR):主动脉瓣反流可能发生在风湿性心脏病、先天性双瓣型主动脉瓣或主动脉瓣畸形、感染性心内膜炎或结缔组织病的患者。一般情况下主动脉瓣反流患者可很好耐受妊娠。药物治疗包括利尿剂和血管扩张剂。但患有严重主动脉瓣反流的患者,最好在怀孕前应行手术修补。和二尖瓣**反流**一样,孕期手术治疗只用于 NYHF 分级Ⅲ~Ⅳ级病情控制困难的患者。

- **主动脉瓣狭窄**(aortic stenosis, AS):孕期主动脉瓣狭窄的最常见原因是先天性两瓣式瓣膜。左室功能尚可的轻度主动脉瓣狭窄患者多可耐受妊娠。病情重但无症状者可以保守治疗,即卧床休息、吸氧和使用β受体阻滞剂。但中重度主动脉瓣狭窄可显著增加妊娠的危险,应建议患者在孕前矫正。呼吸困难、心绞痛或晕厥等症状常常在孕中期晚期或孕晚期早期变得较为明显。两瓣式主动脉瓣的患者主动脉夹层的风险增加,应严密随访。夹层的危险因素有孕期主动脉根部扩张 >40mm 和主动脉根部增宽。此类患者可使用β受体阻滞剂。

  - 严重的有症状的主动脉瓣狭窄的患者,应在进入产程和分娩前应施行经皮主动脉内球囊瓣膜成形术,但此操作对母儿都存在风险。重度 AS(EF<40%)在早孕期应建议其终止妊娠后再行外科纠正。腰麻和硬膜外麻醉有扩张血管的效应,故这类患者在产程和分娩时不建议使用。由于这种疾病的主要特征是后负荷固定,因此需要足够的舒张末期容积以保证足够的充盈压,才能维持心输出量,所以必须严格护理,预防由于失血、区域麻醉或其他药物的应用导致低血压、心动过速和低灌注的发生。患者需给予足够的液体,并保持左侧卧位以增加静脉回流。凡合并二尖瓣狭窄(mitral stenosis, MS)的孕妇,在产程和分娩时均推荐应用肺动脉导管行血流动力学监测。

- **肺动脉瓣狭窄**(pulmonic stenosis, PS):常合并其他先天性心脏畸形,孕期合并单一肺动脉瓣狭窄很罕见。发绀型先天性心脏病和非发绀型相比,更不能耐受妊娠。超声心动图引导下的经皮瓣膜切开术是治疗肺动脉瓣狭窄的潜在方法。

- **二尖瓣狭窄**(mitral stenosis, MS):生育年龄女性所见的二尖瓣狭窄主要源于风湿热。中重度 MS 的患者在孕晚期和 / 或产程或分娩时常常会出现血流动力学恶化。血容量增加和心率加快可导致左房压升高,并最终引起肺水肿。宫缩时更多地血液被排挤到体循环,使产程变得尤其危险。中到重度二尖瓣狭窄的治疗可谨慎应用利尿剂和β受体阻滞剂。为保证子宫胎盘灌注,应避免使用大量的利尿剂。心脏选择性的β受体阻滞剂,如:美托洛尔和阿替洛尔,可以预防并治疗心动过速以保证收缩期充盈,同时预防肾上腺素阻滞剂对心肌活性的不良作用。必须和心脏科医生共同管理这些患者。重度 MS 并 NYHF 分级Ⅲ~Ⅳ级的患者在孕期应行经皮球囊瓣膜切开术。

- 伴有二尖瓣狭窄的孕妇一旦发生房颤,则可能引起快速的心功能失代偿。地高辛和 ß 受体阻滞剂可减慢心率,利尿剂可减少血容量和左房压。有房颤和血流动力学改变恶化时,可立即应用电复律,安全有效。房颤的发生增加了卒中的发生风险,故需要应用抗凝剂。
- 大多数二尖瓣狭窄的孕妇可以阴道分娩,但有 CHF 症状的或中到重度二尖瓣狭窄的孕妇在产程中、分娩时和产后数小时内,应采用漂浮导管监测血流动力学变化。在血流动力学改变方面,与全身麻醉相比,这些患者更容易耐受硬膜外麻醉。

先天性心脏疾病

- 在孕期,有**先天性心脏病**的孕妇发生心血管事件的风险增加,如肺水肿和有症状持续的心律失常[室上性心动过速(SVT)和室性心动过速(VT)]。危险因素包括心衰史、NYHF 分级Ⅲ级、肺动脉瓣下心室射血分数减低、严重肺动脉瓣反流和吸烟。这些患者新生儿不良预后的风险也增加,包括早产、胎儿生长受限、呼吸窘迫综合征和脑室内出血。宫内死亡和新生儿死亡的风险分别约为 12% 和 4%。此外,这些患有心脏病异常的孕妇所生的儿童发生先天性心脏疾病的风险增加,总体约 3%,而患常染色体显性遗传的单基因病的孕妇其孩子发病率可达 50%(如马方综合征)。由于各种先天性心脏病的差异较大,每个患者需要个体评估,是否能耐受孕期的血流动力学变化。
- **轻危病变**包括小面积室间隔缺损(ventricular septal defects,VSD)、房间隔缺损(atrial septal defects,ASD)、两瓣式主动脉瓣不伴有梗阻、主动脉瓣关闭不全或扩张。这些患者接近正常生理,妊娠增加的风险很小,只需常规保健。
- **中危病变**包括修补后的法洛四联症不伴有明显的肺动脉关闭不全或狭窄、以解剖右心室为系统性循环心室的复杂先心病和轻度的左侧瓣膜狭窄。
- **高危病变**包括艾森曼格综合征、严重肺动脉高压、严重 AS 或左室流出道梗阻、马方综合征伴主动脉扩张 >45mm 和左室射血分数 <40% 伴有左室功能下降的症状,由于心脏失代偿和死亡风险增加,这些患者不能妊娠。中危及高危病变的患者应在三级保健中心随访,由围产医生和心脏科医生共同处理先天性心脏病的患者。
- **法洛四联症**的特点包括右室流出道梗阻、室间隔缺损、右室肥厚和主动脉骑跨。这些特点最终导致右到左分流和发绀。如果以上缺损未经纠正,患者很少活过儿童期。在发达国家,几乎所有的病人都能接受外科治疗,故而有良好的生存率(85%~86% 存活至 32~36 岁)和生活质量。接受过外科手术的患者通常能够耐受妊娠,但是这些患者发生右心衰和心律失常的风险增加。

- **主动脉缩窄**:重症的主动脉缩窄一般在婴儿期会得到纠正。孕期的外科纠正手术仅在出现夹层时施行。有研究提示有主动脉缩窄病史者患子痫前期、妊娠期高血压和早产的风险增加。主动脉缩窄与其他心脏疾病如小动脉瘤相关。主动脉缩窄患者的婴儿中 2% 亦患有其他心脏疾病。主动脉缩窄以固定的心输出量为特征,因此,与 AS 一样,患者的心脏无法通过加快心率来满足妊娠期对心输出量需求的增加,并且需要严格护理以避免出现低血压。

- **间隔缺损**:患有单纯的继发孔型房间隔缺损(atrial septal defect,ASD)或者单发室间隔缺损(ventricular septal defect,VSD)的年轻女性往往可以很好的耐受妊娠。ASD 是最常见的成人先天性心脏病。如不合并肺动脉高压,ASD 患者一般的工作生活通常不受影响,而 ASD 的并发症诸如房性心律失常、肺动脉高压和心衰等,往往到 50 岁以后才会出现,因此很少出现在生育年龄的妊娠期。VSD 常常可自行愈合,如果缺损较大可行手术修补,因此妊娠期很难见到严重的 VSD。罕见情况下,可遇到缺损未经纠正的患者发生显著的左到右分流,发生肺动脉高压、右心衰竭、心律失常和反向分流等。父母患有 VSD 者的后代,VSD 的发病率是 4%;不过,较小的 VSD 在产前很难发现。

- **动脉导管未闭**(patent ductus arteriosus,PDA):如果 PDA 患者仅有少到中度的分流,或者肺动脉压正常,则 PDA 不会额外增加母体心脏并发症的发生风险。中度至大量分流的 PDA 会引起循环容量增加、左心衰和肺动脉高压。因此,PDA 较大的和有并发症的患者不建议其怀孕。

- **艾森曼格综合征**(Eisenmenger's syndrome):原发的左到右分流引起肺动脉闭塞和肺动脉高压后,最终导致右到左分流,则称为艾森曼格综合征。艾森曼格综合征患者如出现发绀,则孕期的孕产妇死亡率为 50%,胎儿死亡率更在 50% 以上,此外,30% 的胎儿会出现宫内生长受限。由于艾森曼格综合征增加了孕产妇死亡率,因此一旦受孕,建议其终止妊娠。如果继续妊娠,围产期必须给予特殊关注。患者必须接受漂浮导管监测,注意避免低容量的发生。产后死亡多发生于产后 1 周内;但也有产后 4~6 周死亡的报道。

- **马方综合征(Marfan syndrome)**是纤维蛋白基因的一种显性常染色体遗传病,其特征为结缔组织薄弱。心血管系统的表现可能包括主动脉根部扩张和夹层、二尖瓣脱垂和动脉瘤。孕前应进行遗传咨询。根据 2 010 美国心脏病学会(ACC)/AHA/ 美国胸外协会的指南,主动脉根部 >40mm 的患者为高危。如果患者的心血管系统受累不明显,并且其主动脉根部直径小于 40mm,则妊娠的风险小于 1%。如果心血管系统严重受累或者其主动脉根部直径大于 40mm,则妊娠并发症和主动脉夹层的发生率明显升高。患者监测包括规律的体格检查及随访超声心动。应避免高血压的出现。马方综合征患者自孕中期至分娩应考虑应用 ß 受体阻滞剂,尤其是主动脉根部扩张者。产程中采用区域麻醉是安全的。产程中患者应采取左侧卧位的姿势,第二产程应行手术阴道助产,如有产科指征则行剖宫产。

- **特发性肥厚性主动脉瓣下狭窄**是一种常染色体显性遗传病,表现为继发于室间隔肥厚的左室流出道梗阻。对此类患者建议进行遗传咨询。在左室舒张末容积增大时,患者的病情会好转,因此在妊娠初期循环血量增加时,患者一般情况良好。孕前无症状者孕期疾病很少进展。但晚孕期,全身血管阻力的下降和回心血量的减少会加重流出道的阻塞,这可能导致左室衰竭和左房扩张引发的室上性心律失常。在产程中需牢记以下几项治疗要点:①正性肌力药可加重梗阻。②降低外周血管阻力的药物应禁用或慎用。③应监测心律,出现心动过速应立即治疗。④患者产程中应保持左侧卧位,第二产程应手术助产缩短时间。

- **大动脉转位(transposition of the great arteries,TGA)**的特点是动静脉的连接正常而心室和动脉的连接异常,主动脉由前方的右心室分出,而肺动脉由后方的左心室分出。Senning 手术(使用心房和房间隔组织)和 Mustard 手术(使用外部组织如心包膜)通过隔断重新引导心房血流,使氧合的肺静脉血流入连接体循环的右心室,而脱氧合的体循环静脉血流入连接肺循环的左心室。长期随访表明 80% 的患者可存活至 28 岁,其中大部分为心功能 I 级。Senning 或 Mustard 术后的患者妊娠有可能出现心律失常(VT、SVT 和房扑)、心衰、NYHF 分级恶化、严重产科并发症(65%)和胎儿死亡率增加（11.7%）。

- **先天性房室传导阻滞**：尽管此类患者可能需要起搏器，但往往能较好耐受妊娠，在怀孕期间也不需要特殊处理。

心律失常

- **房性和 / 或室性早搏**不会导致母儿的不良结局，不需要抗心律失常治疗。妊娠期的**房颤**和**房扑**很少见。地高辛和 ß 受体阻滞剂可以控制心率，且较为安全。电复律可在孕期任何阶段安全实施。其他类型的心律失常应在心内科医师的帮助下治疗。没有心脏基础病的患者发生的非持续性心律失常最好不治疗，或者用改变生活方式和饮食治疗（如：减少吸烟、咖啡因摄入和应激）。严重的、威胁生命且合并异常折返通路的心律失常应在妊娠前行消融治疗。如果必须在孕期进行药物治疗，应使用效果确定的药物，如：ß受体阻滞剂。人工起搏、电除颤及电复律应对胎儿没有影响。

缺血性心脏病

- **缺血性心脏病**在孕期不常见，但足以致命。危险因素包括高血压、易栓症、糖尿病、吸烟、输血、产后感染和年龄 >35 岁。前壁心肌梗死（myocardial infarctions，MI）最常见。大约 67% 的孕期心肌缺血发生于孕晚期，如果在孕 24 周内发生心肌梗死，则建议终止妊娠，因为母体死亡率高。如果在急性梗死发生后 2 周内分娩，其病死率将达到 50%；若在急性梗死 2 周后分娩，则生存率明显提高。

  - **ST 段抬高的 MI 首选的再灌注治疗为冠脉成形术**。孕妇急性心肌梗死的药物治疗与非孕期相比稍有改动。产后短时间内使用溶血栓药物会使母体出血风险增加至 8%，但小剂量阿司匹林和硝酸盐类药物孕期应用是安全的。尽管 ß 受体阻滞剂可能会轻微减少胎儿的生长，但孕期可安全使用。短期应用肝素与母体和胎儿的不良预后无关。血管紧张素转换酶（angiotensin-converting enzyme，ACE）抑制剂和他汀类药物孕期禁用。肼屈嗪和硝酸盐类可代替ACE 抑制剂。

妊娠期心血管药物

- **孕期**最常用的心血管药物及其可能的副作用见表 14-2。
- **抗凝药**：孕期有些情况需要应用或持续使用抗凝药物。在具体分析每种药物对母体和胎儿的影响后，选择哪种抗凝药物取决于患者和医生。孕期最常用的三种抗凝药是普通肝素（unfractionated heparin，UFH），低分子肝素（low molecular weight heparin，LMWH）和华法林。

表14-2 妊娠期心血管药物

药物	用于	副作用	妊娠期风险分类	哺乳期安全性
腺苷	心律失常	无报道	C	无资料
胺碘酮	心律失常	IUGR, 早产, 甲减, 新生儿QT间期延长	C/D	不建议
ACE抑制剂	高血压	羊水过少, IUGR, PDA, 早产, 肾衰, 新生儿低血压, 贫血, 骨骼肌肉异常	C(早孕期) D(中晚孕期)	不建议
β受体阻滞剂(拉贝洛尔, 美托洛尔, 普萘洛尔)	高血压, MI, MS, 肥厚性心肌病, 心律失常, 甲亢, 马方综合征	胎儿心动过缓, 低出生体重, 低血糖, 呼吸抑制	C/D	是
地高辛	心律失常, CHF	低出生体重, 早产	C	是
地尔硫䓬	心肌缺血, 宫缩抑制	资料少	C	是
磷酸丙吡胺	心律失常	资料少	C	是
利尿剂	高血压, CHF	胎盘灌注减少, 胎儿低血糖, 血小板减少, 低钠血症, 低钾血症	C	是
氟卡尼	心律失常	资料少	C	是
普通肝素	抗凝	母体骨质疏松, 出血, 血小板减少	C	是

续表

药物	用于	副作用	妊娠期风险分类	哺乳期安全性
肼屈嗪	高血压	未见报道	C	是
利多卡因	心律失常，麻醉	新生儿 CNS 受抑制	B/C	是
LMWH	抗凝	出血	B	资料少
硝苯地平	高血压，宫缩抑制	胎儿窘迫和母体低血压	C	是
硝酸盐类	高血压，MI，肺水肿	资料少	C	无资料
普鲁卡因胺	心律失常	资料少	C	是
肼屈嗪	心律失常	资料少	C	无资料
奎尼丁	心律失常	早产，流产，(微弱的催产素效应)	C	是
硝普钠	高血压，主动脉夹层	胎儿硫氰酸盐中毒	C	无资料
索他洛尔	心律失常，高血压	资料少	B	是
维拉帕米	心律失常，高血压，宫缩抑制	资料少	C	是
华法林	抗凝	华法林胚胎病变，胎儿 CNS 异常，出血	D/X[a]	是

[a] 华法林根据美国食品药品监督管理局（FDA）为 D 类，根据其生产厂商为 X 类。ACE：血管紧张素转换酶；IUGR：宫内生长受限；MI：心肌梗死；MS：二尖瓣狭窄；LMWH：低分子量肝素；CHF：充血性心力衰竭；CNS：中枢神经系统；PDA：动脉导管未闭

- **普通肝素(unfractionated heparin,UFH)**不能通过胎盘,对胎儿是安全的。但应用 UFH 可引起母体骨质疏松、胎盘子宫连接处出血、血小板减少(heparin-induced thrombocytopenia,HIT)和血栓形成,旧代机械瓣患者中血栓栓塞性事件的发生率较高(12%~24%)。由于孕期处于高凝状态,因此为了达到需要的 APTT 值,往往需要较大剂量的普通肝素。剖宫产前至少 4 小时应停用注射用的肝素。普通肝素可用硫酸鱼精蛋白解救。

- **低分子肝素(LMWH)**较普通肝素可发挥更有效的作用并且导致 HIT 的可能性较小,更易于掌握和监测,发生骨质疏松和出血的风险亦相对较小。LMWH 不通过胎盘,对胎儿安全。对母体骨密度的影响尚不确定。当低分子肝素用于抗凝治疗时,在清晨给药后 4 小时,抗因子Ⅹa 水平即可检测出,其后可调整剂量使抗因子Ⅹa 水平维持在 0.7~1.2U/ml。尽管有数据支持患有深静脉血栓的孕妇可应用低分子肝素,但尚无数据支持低分子肝素用于有机械瓣膜孕妇,并且几项小样本研究显示严重并发症增加。

- **华法林**,是维生素 K 的拮抗剂,可自由通过胎盘屏障而危及胎儿。华法林致胚胎病变(胎儿骨骼和软骨发育异常)的发生率估计为 4%~10% 之间;孕 6~12 周期间应用华法林的致病风险最高。每天华法林的应用剂量 <5mg 时,重大胚胎异常的发生率可以降低。孕期任何阶段使用华法林都会造成胎儿中枢神经系统(CNS)异常。在分娩前数周就应停用华法林并改用肝素制剂,以避免胎儿出血。对于使用机械瓣膜的患者,和肝素相比,华法林可以降低母体血栓性并发症的风险(2%~4%)。治疗这样的高危患者应平衡预防血栓和致畸的风险。有学者建议机械瓣膜预防性治疗在早孕期用肝素制剂,然后换用华法林,至孕期最后数周再换回肝素。

呼吸系统疾病

孕期生理变化

- 妊娠期机械和生化方面的改变都可能会影响母体的呼吸功能和气体交换,最显著的变化就是妊娠子宫对横膈位置改变的机械效应,和循环中增多的黄体酮对通气的影响。通常认为黄体酮可增强呼吸中枢对二氧化碳的灵敏度。

• 增大的腹腔导致横膈位置的升高,可引起功能残气量(functional residual capacity,FRC)减少,即静息状态时正常呼气末时的肺容积减小,这种变化通常发生于孕期后半期。尽管横膈位置发生变化,但横膈的活动度未受影响,因此仍可维持肺活量。妊娠期气道功能是正常的,FEV1(第 1 秒用力呼气量)和 FEV1/FVC(forced vital capacity,用力肺活量)是正常的。静息每分通气量增高 50% 以上,潮气量增加 40%。用力呼气容量和呼气流速峰值没有改变。由于孕期每分通气量增加,动脉血二氧化碳分压(PCO$_2$)下降,但这一变化通过肾脏碳酸氢盐的排放代偿,动脉血氧分压(PO$_2$)轻度升高。孕期氧消耗增长 15%~20%,这通过增加心脏输出量实现。由于 PCO$_2$ 的下降,因此动脉血 pH 轻微升高,使得正常妊娠时存在轻微的呼吸性碱中毒。

特殊疾病

哮喘

• **哮喘**是孕期最常见的慢性病,大约 3%~12% 的妊娠者合并哮喘。重度哮喘的患者在孕期病情易恶化,病情加重最常见于孕 24~36 周,通常由病毒性呼吸系统感染和未遵医嘱吸入皮质激素所诱发。有症状的中度哮喘患者的婴儿易出现低出生体重。每次就诊时,都应进行肺部检查、峰流速值测定,并了解出现的症状。应鼓励戒烟。另外,患者应该在家监测峰流速值,并且在症状可能加重前开始治疗。对于哮喘患者和所有孕妇,推荐接种流感疫苗。每天都有中度哮喘症状的患者,其婴儿更易出现低出生体重。

  • 由于哮喘的加重可能非常严重,所以妊娠期应更积极治疗。由于担心哮喘药物可能造成胎儿畸形,孕妇会倾向于减少用药,必须告知她们与病情加重引起的不良围产结局相比,孕期哮喘药物是相对安全的。
  • **吸入性皮质激素**包括倍氯米松、氟替卡松、布地奈德、氟尼缩松和曲安西龙,用于治疗所有重度患者的持续哮喘。这些药物可少量吸收入血循环,在局部保留活性,有效预防病情恶化。应告知患者吸入激素和全身/口服激素的副作用是不一样的,以确保患者依从性。
  • **口服激素**用于哮喘急性发作,而其他药物无效时。急性期可用氢化可的松 100mg IV 每 8 小时一次或者甲泼尼龙 125mg IV 每 6 小时一次,之后改为口服泼尼松并逐渐减量。
  • **ß 拟交感神经类**药物可通过舒张支气管平滑肌来控制哮喘发作,可以和吸入性激素联合应用控制症状。短效药物可安全用于孕期,但关于长效药物的资料有限。

- **抗胆碱能药物**,例如:雾化吸入的异丙托溴铵或格隆溴铵等,均可用于治疗严重的哮喘。副作用有心动过速。
- **色甘酸钠和白三烯拮抗剂**可用于轻度持续性哮喘,或作为重度哮喘的辅助治疗。
- **茶碱类药物**为磷酸二酯酶抑制剂,很少用于哮喘,只作为中重度哮喘治疗最后的选择。孕晚期茶碱的清除增加,因此此时应重新确定茶碱的血药浓度。
- **急性加重**:在急性加重期需要住院观察或治疗时,应给予患者40%浓度的湿化氧气和ß拟交感神经类药物。应拍摄胸片。可根据需要加用抗胆碱能药物和吸入性或口服激素。哮喘患者若PCO_2升至40mmHg以上或出现缺氧,应行气管插管。
- **分娩期加重**:产程中的哮喘发作很少见,可能与产程中内源性皮质激素生成增多有关。在妊娠期接受长期激素治疗的患者,在进入产程和分娩期时应给予应激剂量激素。尽量避免气管内全身麻醉,因为会增加支气管痉挛和肺不张的发生率。

囊性纤维化

- **囊性纤维化**(cystic fibrosis,CF)是一种上皮细胞氯离子转运异常和腺体分泌异常为特征的常染色体隐性遗传病,在2 500例活产中约有1例CF。毛果芸香碱电离子透入疗法发现汗液中氯离子浓度升高,或者发现囊性纤维化跨膜转运调节(CFTR)基因的突变,则可确诊。由于治疗手段的进步,患有CF的妇女生存期延长,中位生存年龄已达29岁,有些能够活到生育期。
- CF患者怀孕并不影响其长期生存率,也不影响总的病情严重程度和母体存活率。提示预后不良的因素有:肺活量低于预测值的50%、肺心病和肺动脉高压。患者可能表现出胰腺功能不全如:糖尿病,吸收不良和肝硬化。孕期应提早筛查糖尿病。
- 应提供遗传咨询和产前筛查。孕期要每月监测肺功能,积极治疗肺部感染。分娩期应严密监测液体和电解质平衡。由于汗液中钠离子浓度增加,患者很容易在产程中发生低血容量。总体上,70%~80%的CF孕妇都可顺利分娩健康新生儿。
- 由于患者乳汁中的钠浓度可能显著升高,因此在决定母乳喂养前应检测乳汁的钠浓度。如果钠离子明显升高,应禁止母乳喂养。

结核病

- **结核病**(tuberculosis,TB)是一项全世界的公共卫生问题,在都市地区的发病率也很高。

- TB 的筛查方法为纯蛋白衍生物(purified protein derivative,PPD)的皮下接种。疾病复发时 80% 的 PPD 结果呈阳性,但如果患者曾接种过卡介苗(Bacille Calmette-Guerin,BCG),PPD 结果可能终生阳性。如果 PPD 阳性或怀疑患结核病,应在腹部屏蔽情况下行胸片检查,最好在孕 20 周后进行。有其他的筛查方法,但尚未广泛采用以取代 PPD。

- 结核分枝杆菌培养阳性或抗酸杆菌染色实验阳性则可确诊 TB。痰标本可在雾化吸入生理盐水后留取,且应连续 3 天留取清晨第一口痰液进行检查。如果痰抗酸杆菌染色阳性,在最终培养和药敏结果尚未得到时,应立即开始抗菌治疗。

- 孕期标准治疗包括异烟肼(isoniazid,INH)、补充维生素 B6、乙胺丁醇和吡嗪酰胺。由于对胎儿第Ⅷ对颅神经有损害,孕期禁用硫酸链霉素。除非 INH 和乙胺丁醇都无法应用,否则利福平在孕期也禁用。对于 35 岁以下没有自觉症状、PPD 阳性但胸片阴性的患者,推荐应用 INH 预防性治疗 6~9 个月。

- 如果患者在过去 2 年内 PPD 转阳,则在妊娠早孕期后应开始 INH治疗。如果转阳的时间不确定或者超过 2 年,应在产后开始 INH治疗。因为 INH 有肝毒性,故不推荐用于 35 岁以上患者的预防性治疗。一旦经过治疗,TB 对妊娠没有影响,妊娠也不会改变 TB 的病程。

(朱毓纯　译　孙笑　审)

推荐阅读

Cunningham FG, Leveno KJ, Bloom SL, et al., eds. Cardiovascular disease. In *Williams Obstetrics*, 23rd ed. New York, NY: McGraw-Hill, 2010.

Cunningham FG, Leveno KJ, Bloom SL, et al., eds. Pulmonary disorders. In *Williams Obstetrics*, 23rd ed. New York, NY: McGraw-Hill, 2010.

Easterling TR, Stout K. Heart disease. In Gabbe SG, Niebyl JR, Simpson JL, eds. *Obstetrics: Normal and Problem Pregnancies*, 5th ed. Philadelphia, PA: Elsevier, 2007.

Whitty JE, Dombrowski MP. Respiratory diseases in pregnancy. In Gabbe SG, Niebyl JR, Simpson JL, eds. *Obstetrics: Normal and Problem Pregnancies*, 5th ed. Philadelphia, PA: Elsevier, 2007.

Wilson W, Taubert KA, Gewitz M, et al. Prevention of infective endocarditis: guidelines from the American Heart Association. *J Am Dent Assoc* 2007;138:739–760.

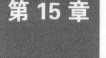

第 15 章　妊娠期泌尿生殖道的评价和肾脏疾病

Katherine Ikard Stewart and Robert M. Ehsanipoor

肾脏和泌尿道疾病

妊娠期肾脏生理

- 在正常妊娠过程中,肾脏系统发生许多生理性改变。此外,妊娠子宫体积越来越大,对肾脏系统有很大的影响。
- **结构改变**:妊娠期间,肾脏的长度约增加 1~1.5cm,体积增大 30%,集合系统的体积增加超过 80%,右侧扩张更明显。
  - 生理性的轻度右侧肾积水最早出现于孕 6 周。肾脏大小通常在产后一周内恢复正常,但肾脏积水和输尿管积水可能至产后 3~4 个月才会恢复到孕前状态。因此,所有选择性肾盂造影都建议延迟至产后 12 周后进行。
  - 这些结构改变在无症状菌尿和泌尿系感染的情况下增加了肾盂肾炎的风险。
- **肾脏滤过**:孕期血容量增加导致肾血浆血流(renal plasma flow,RPF)增加 50%~80%,进而引起肾小球滤过率(glomerular filtration rate,GFR)增加。受孕后一个月即可见 GFR 增加,在孕早期结束时也达到峰值,较孕前增加 40%~50%。
  - GFR 升高增加了肌酐清除率。因此,孕期的肌酐清除率应根据 24 小时尿量来计算,而不能根据年龄、身高和体重的公式来计算。
  - GFR 的增加也可降低孕期血清尿素氮和肌酐的水平(分别为 8.5mg/dl 和 0.46mg/dl),因此,妊娠期肌酐水平虽看似"正常",而实际上提示可能存在肾脏损害。
- **肾小管功能**:孕期肾小管重吸收下降,导致电解质、葡萄糖、氨基酸和蛋白质排出增加。
  - 肾脏排出的钙增加与胃肠道钙吸收增加相平衡,故孕期即使在人血白蛋白减少使总钙水平下降的情况下,离子钙仍能维持稳定。
- 孕期血浆钠离子浓度会下降 5mEq/L 而出现生理性低钠血症。产后 1~2 个月血钠离子浓度会恢复至孕前水平。
- 尿葡萄糖排出增加 10~100 倍,故正常孕期尿糖阳性。尿糖增加会增加孕妇菌尿和泌尿道感染(urinary tract infections,UTI)的风险。
- 肾脏碳酸氢盐重吸收降低,以代偿孕期呼吸性碱中毒,使血清碳酸氢盐水平下降约 5mEq/L。
- **肾功能的常规检查:**每次产前检查的时候都应检查尿蛋白。如果尿蛋白 1+,应立即留取清洁尿液做培养,同时行镜检。如果蛋白尿持续存在但尿培养阴性,则需要进一步评估,可包括留 24 小时尿蛋白或者行随机尿蛋白与肌酐的比值。尿蛋白超过 150mg/d 为异常。
  - 患者有慢性高血压、糖尿病、孕前肾脏病史或可能存在尿蛋白的其他疾病,应该在孕早期行基础的 24 小时尿蛋白定量。
  - 如果血清肌酐持续高于 0.9mg/dl,应怀疑有无内在肾脏疾病,应该考虑是否有并发症和进一步评估。当妊娠期肾脏活检结果会改变分娩前的处理措施时,建议行肾脏活检。

孕期泌尿道疾病

泌尿道感染(UTI)

- 孕期 UTI 很常见,原因包括输尿管和肾盂积水引起的尿液淤滞、膀胱受压和水肿导致的膀胱损伤、膀胱输尿管反流、尿葡萄糖排出增加都会增加感染的风险。对于有两次或以上泌尿道感染或妊娠期肾盂肾炎诊断的患者,应给每天给予抑菌治疗直至分娩。
  - **无症状性菌尿(asymptomatic bacteriuria,ASB)**指除远端尿道外的泌尿道存在细菌,但没有感染症状或体征的状态。ASB 和早产及低出生体重相关,孕期需要治疗。孕期 ASB 的发生率为 2%~7%,如果不进行处理,20%~30% 的孕妇会发展为肾盂肾炎;如治疗,则可使发生肾盂肾炎者降为 3%。因此所有孕妇第一次产前检查时都应行尿液培养筛查菌尿。镰状细胞贫血特质的孕妇患 ASB 的危险性升高 2 倍,所以在早、中、晚孕期都应筛查菌尿。
    - 如果清洁尿培养细菌≥100 000 菌落/ml 或导尿尿培养细菌≥100 菌落/ml,应立即开始治疗 ASB。
    - 75%~90% 的感染为大肠杆菌所致,其余常见病原体有*克雷伯菌、变形菌、假单胞菌、肠道杆菌*和凝固酶阴性的*葡萄球菌*。

- 初始治疗一般凭经验用药，可根据尿培养结果的敏感性进行修改。治疗 1~2 周后应重复尿培养，且每一个孕期（早、中、晚）都应复查一次。如果 2 个或更多的疗程之后菌尿仍持续存在，应考虑在之后的妊娠期进行抑菌治疗。

- **急性膀胱炎**：妊娠妇女的发生率约为 1%~3%。症状包括尿频、尿急、尿痛、血尿和耻骨上不适。经验性治疗和 ASB 的治疗方案是一样的。如果可能，在应用抗生素治疗前应该留尿培养。

- **尿道炎**：通常由*沙眼衣原体*引起。当临床出现急性膀胱炎的症状，但尿培养阴性时应考虑尿道炎。可能同时伴有黏液脓性宫颈炎。治疗可夫妻同治，使用阿奇霉素 1g 单次口服。治疗 3~4 周后复查是否治愈。

肾盂肾炎

- **急性肾盂肾炎**：在整个孕期的发生率约为 1%~2%，是孕期感染中毒性休克的首要原因。并发症包括早产、早产胎膜早破、菌血症、败血症、急性呼吸窘迫综合征和溶血性贫血。孕期肾盂肾炎处理的关键在于及时的诊断和治疗。

  - 主要症状有发热、寒战、腰部两侧疼痛、恶心和呕吐，有时出现尿频、尿急或排尿困难。

  - 诊断主要依据临床表现。入院时应查尿培养、全血细胞计数（CBC）、血肌酐和电解质。肾盂肾炎者血培养不作为常规检查，建议危重患者进行检查。

  - 治疗包括静脉广谱抗生素、补水和退热治疗。头孢唑啉或者是头孢曲松钠是常用的药物，与氨苄西林加庆大霉素效果相等。对青霉素过敏者可用克林霉素加庆大霉素，在孕期氟喹诺酮类药物通常禁止使用。

  - 妊娠合并肾盂肾炎明显增加患急性呼吸窘迫综合征的风险。应该密切监测呼吸系统的症状，必要时提供呼吸支持。

  - 热退后 48 小时后改为口服药物是合理的，应根据药敏性决定抗生素谱。口服抗生素治疗应该持续至完成一个为期 2 周的抗生素疗程。之后应在随后的妊娠期间该启动抑菌治疗（表 15-1），鉴于复发率约为 20%。

  - 如果给予抗生素治疗 48 小时后症状无好转，应重新检查抗生素剂量和药敏，再次重复尿培养。应行肾脏超声以了解有无解剖畸形、肾脏结石和肾内或肾周脓肿。

表 15-1　治疗 UTI 和无症状性菌尿的抗菌药物谱

单剂量

阿莫西林,3g

氨苄西林,2g

头孢菌素,2g

呋喃妥英,200mg

磺胺类,2g

复方新诺明,320/1 600mg

短疗程(3~7 天)

阿莫西林,250~500mg tid

氨苄西林,250mg qid

头孢菌素,250~500mg qid

呋喃妥英,100mg bid

磺胺类,1g,随后 500mg qid

复方新诺明,320/1 600mg bid

抑菌治疗

呋喃妥英,100mg qhs

氨苄西林,250mg po qd

复方新诺明,160/800mg qd

tid:一天三次;qid:一天四次;bid:一天两次;qhs:睡觉时;po:口服;qd:每天一次

肾脏结石

• **肾脏结石**,当孕妇出现急性腹痛或腰痛时应考虑此诊断,孕期的发病率为千分之 0.3~4。尿钙排泄的增加、尿潴留及脱水是妊娠期肾脏结石发展相关的危险因素。

   • 诊断主要靠临床。典型的症状包括腰部绞痛、血尿和脓尿。经过补水超过半数的患者能自发排出结石,且过滤患者的尿液可以直接观察到。应该行肾脏超声检查除外梗阻,但肾脏结石导致的梗阻必须和妊娠生理性的肾脏积水相鉴别。如果患者的诊断仍不确定,而超声结果为阴性,则可行磁共振尿路成像和 CT 平扫,以协助诊断。

   • 初始治疗包括静脉补液和镇痛。患者躺着患侧朝上,这能减轻孕期子宫对患侧的压力。将近 75% 的石头能自行排出,积极治疗相应感染。外科手术指征包括肾功能损害、梗阻、迁延性严重疼痛或者是出现败血症征象。体外冲击波碎石孕期禁用。

肾小球疾病

- **肾小球病** 肾小球疾病是由许多疾病引起的,它的临床表现可以从无症状到肾衰竭。为了区分这些患者定义临床综合征,最常见的是肾炎和肾病综合征。最终诊断需要肾活检。然而,因为潜在的风险,除非活检结果会改变治疗方案,肾活检才能在孕期进行。

- **急性肾炎综合征**
  - 急性肾炎综合征通常表现为高血压、血尿、尿红细胞管型、脓尿和轻中度的蛋白尿。
  - 病因包括链球菌感染后的肾小球肾炎、狼疮肾炎、IgA 肾病、膜性增生性肾小球肾炎、心内膜炎相关性肾炎、抗肾小球基底膜病、肺出血-肾炎综合征、韦格纳综合征、变应性肉芽肿性血管炎。
  - 肺出血-肾炎综合征、韦格纳综合征、变应性肉芽肿性血管炎、Henoch-Schonlein 紫癜、冷球蛋白血症,也可表现为严重咯血伴肾小球肾炎的肺肾综合征。

- **肾病综合征**
  - 肾病综合征的特点为严重蛋白尿 >3.5g/d、高血压、水肿、高脂血症和微量血尿。除了脂肪管型外,尿液中也存在极小的细胞或管型。
  - 病因包括微小病变、局灶性节段性肾小球硬化常继发于 HIV、膜性肾小球肾炎、糖尿病肾病、丙肝、系统性红斑狼疮和淀粉性变性。
  - 肾小球疾病孕期常见的并发症有早产、胎儿宫内生长发育迟缓(IUGR)、胎死宫内、母体高血压、子痫前期和肾功能受损。

慢性肾病

- **慢性肾病**孕期的发病率 <0.2%,它的定义是肾功能受损或肾脏损害三个月或更长时间。导致慢性肾病最常见的原因为糖尿病、高血压、肾小球肾炎和多囊肾。

- 肾脏损害的程度是妊娠结局的最主要决定因素,肾脏损害程度可以分为*轻度*(血清肌酐 <1.5mg/dl)、*中度*(血清肌酐 >1.5mg/dl,<3.0mg/dl)和*重度*(血清肌酐 >3.0mg/dl)三类。一般来说,轻度肾功能损害的患者在孕期很少出现病情恶化,但中到重度肾功能损害者在孕期最容易出现不可逆的肾功能恶化。慢性肾脏疾病伴高血压控制欠佳会显著增加母儿的潜在风险。因此,除了糖尿病或结缔组织病等其他原发病可能恶化肾脏疾病之外,控制血压也是非常重要的。

- **妊娠并发症**:慢性肾病会增加围产儿死亡、IUGR、子痫前期 / 子痫和早产的发生率。母亲和胎儿的结局取决于基础肾功能的严重程度和是否合并其他疾病。

- **产前处理**应包括以下内容：
  - 尽早明确妊娠诊断和准确核对孕周。
  - 鼓励孕前咨询和计划妊娠。
  - 基础的实验室检查，包括血清肌酐、电解质、BUN、24 小时尿蛋白定量和肌酐清除率、尿常规和尿培养。有临床指征时动态监测母亲的肾功能。
  - 根据疾病严重程度，增加产前检查次数。
  - 动态超声监测胎儿生长情况。
  - 孕晚期行产前胎心监护。

肾脏透析

- 在**透析**的生育年龄女性患者中每年有大概 1% 怀孕，其中有 40%~75% 最终分娩活婴。自然流产和妊娠并发症的发生率很高。这些婴儿往往都是早产儿，通常母体并发严重高血压或子痫前期。这些患者发生 IUGR、羊水过多、早产胎膜早破、胎心监护可疑和胎盘早剥的风险也增加。透析明显增加妊娠的母体风险，包括严重的高血压、心脏病和死亡，推迟妊娠在肾移植之后可能会更好。
  - 通过透析使尿素氮水平维持在 50mg/dl 以下，可以改善新生儿预后。这通常增加透析的频率为每周 5~7 天。
  - 必须控制血压，尤其是透析时，以避免胎儿窘迫。
  - 还应注意监测并纠正电解质平衡，比如应注意调节碳酸氢盐浓度以避免碱中毒。超滤的目标很难准确设定，需要考虑胎儿胎盘的生长和孕期血浆容量的增长。
  - 孕 24 周后透析时建议持续行胎儿监护，以评价胎儿对血流动力学改变能否耐受。
  - 由于肾衰和妊娠的共同作用，贫血很常见。需要通过输血或使用更高剂量的促红细胞生成素使血红蛋白维持在 10~11g/dl。

肾移植

- **肾移植**后，约有 5%~12% 的生育年龄患者能妊娠。肾移植术后纠正了终末期肾病引起的激素异常，故患者可以很快恢复周期性排卵和规律月经。这些患者的妊娠并发症包括由于使用免疫抑制剂感染的发生率增高、高血压、子痫前期、早产、早产胎膜早破和 IUGR。
  - 移植患者一般建议接受活体移植术后 1 年，接受死体移植术后 2

年再备孕。

- 与良好结局相关的因素包括：血清肌酐 <1.5mg/dl、控制良好的血压、蛋白尿 <500mg/d、近期没有急性排斥反应、免疫抑制维持正常水平和移植肾超声下的正常表现。
- 环孢素和他克莫司是常用的免疫抑制剂药物，在孕期很安全。定期监测药物水平和肾功能能有效避免潜在毒性。
- 妊娠期最好避免使用霉酚酸酯和西罗莫司，它们与胎儿的不良影响相关。备孕的患者有条件的情况下将这些药物转为他克莫司或环孢素。
- 分娩方式取决于产科指征。对于大多数患者，盆腔内移植物并不会梗阻产道，因此仍首选阴道分娩。如果有剖宫产的指征，则推荐预防性应用抗生素，并要密切注意伤口愈合情况，以减少感染并发症。此外，应知道移植肾的部位以免手术损伤，但通常如果采用标准剖宫产操作步骤，移植肾不会在易损伤的区域。

（韩萌萌 译 孙笑 审）

推荐读物

American College of Obstetrics and Gynecologists Task Force Report on Hypertension in Pregnancy. *Hypertension in Pregnancy*. Washington, DC: American College of Obstetrics and Gynecologists, 2013.

Cunningham FG, Cox SM, Harstad TW, et al. Chronic renal disease and pregnancy outcome. *Am J Obstet Gynecol* 1990;163:453–459.

Macejko AM, Schaeffer AJ. Asymptomatic bacteriuria and symptomatic urinary tract infections during pregnancy. *Urol Clin North Am* 2007;34(1):35–42.

Nevis IF, Reitsma A, Dominic A, et al. Pregnancy outcomes in women with chronic kidney disease: a systematic review. *Clin J Am Soc Nephrol* 2011;6(11):2587–2598.

Vidaeff AC, Yeomans ER, Ramin SM. Pregnancy in women with renal disease. Part I: general principles. *Am J Perinatol* 2008;25(7):385–397.

Vidaeff AC, Yeomans ER, Ramin SM. Pregnancy in women with renal disease. Part II: specific underlying renal conditions. *Am J Perinatol* 2008;25(7):399–405.

第 16 章

妊娠期胃肠道疾病

Christopher C. DeStephano and Abimbola Aina-
Mumuney

妊娠期胃肠道生理与解剖

　　孕期胃肠道的解剖学和生理学改变可能会影响胃肠道疾病的诊断。由于妊娠增大的子宫改变胃肠道器官的位置、特征及胃肠道症状的程度。本章着重于妊娠期的正常改变和与之相对的与病理状态。

肝脏疾病

妊娠期肝脏生理

　　• 由于子宫增大至上腹部,肝脏向右后方移位。其位置的改变使查体时可触及的肝脏估计体积变小。因此,孕期一旦触及肝脏即视为异常,并应行相应的进一步检查。表 16-1 总结了妊娠期肝功能化验的变化,其中一些在非孕期患者出现考虑为异常。

表 16-1　妊娠期肝功能化验的变化

碱性磷酸酶	升高
转氨酶	无变化
胆红素	无变化
白蛋白	降低
激素结合蛋白	升高
脂质	升高
纤维蛋白原	升高
凝血时间 / 活化凝血酶原时间	无变化

妊娠特有的肝脏疾病

妊娠期胆汁淤积

* **妊娠期肝内胆汁淤积**（intrahepatic cholestasis of pregnancy，ICP）在美国的发生率为 1/1 000，但有很重要的遗传和地域的差异。发病的危险因素有 ICP 个人史或家族史、多胎妊娠和慢性丙型肝炎病毒感染。发病原因可能为胆汁酸清除障碍。其并发症有早产、胎粪性肠梗阻和胎死宫内。这些并发症的随孕周增加发生风险都会增加，无论是否有临床症状。胎死宫内的原因不明，且在足月前很少发生。

  * **诊断**通常首先依据临床，并经实验室检查证实。主要症状是严重瘙痒，尤其是手掌和足底，夜间加重。其他常见的主诉还有厌食、不适、脂肪痢和尿色加深。15% 的患者会出现黄疸，分娩后可以快速消失。通常不会出现发热、腹痛、肝脾肿大和慢性肝病时可见的皮肤红斑。本病通常在孕晚期发病，典型者发病晚，80% 在孕 30 周之后，偶有孕中期发病者。

  * **鉴别诊断**包括子痫前期、病毒性肝炎和胆囊疾病。

  * **实验室检查**可见血清总胆红素升高，转氨酶升高，总胆汁酸（>10~14μmol/L）。胆酸升高超过鹅去氧胆酸，从而导致了胆酸/鹅去氧胆酸的比例高于无 ICP 孕妇。实验室异常发生在出现瘙痒的平均三周之后。血清碱性磷酸酶和转氨酶中度升高，而血清 γ 谷氨酰转肽酶、人血白蛋白和凝血酶原时间正常。

  * **治疗**主要是在分娩前减轻症状的针对性治疗。苯海拉明、局部润肤剂和地塞米松（12mg/d，共 7 天）可以减轻瘙痒。熊去氧胆酸［8~10mg/（kg·d）］是最有效的治疗，可以通过促进胆汁酸的排出而降低母体血清胆汁酸并减少瘙痒。考来烯胺（8~16g，每日 2~4 次）减少肠道对胆盐的吸收，对于轻中度症状者是有效的，但不能改善实验室指标。如果长期使用考来烯胺需要定期查脂溶性维生素（A、D、E、K）和凝血酶原时间。如果凝血酶原时间延长，在凝血酶原时间恢复正常之前，应每天给予维生素 K 10mg。

  * 足月 ICP 有 3% 发生胎死宫内，建议行产前胎儿监护，虽然有时候 NST 反应型也会发生胎死宫内。应该在孕 38 周前终止妊娠。当胆汁淤积严重时，孕 36 周无论胎肺是否成熟都应考虑分娩。

  * 肝内胆汁淤积症再次妊娠时的复发率约为 70%，且再次发病时更严重。在这些病人中服用含雌激素的口服避孕药可导致胆汁淤积。

妊娠期急性脂肪肝

• **妊娠期急性脂肪肝**（acute fatty liver of pregnancy, AFLP）并不常见，孕期发生率为 1/10 000。通常发生于初产妇孕晚期。其相关因素有多胎妊娠、男性胎儿、和胎儿线粒体基因突变导致长链 3-羟脂酰-辅酶 A-脱氢酶缺失。患者常表现有恶心、呕吐、上腹痛、厌食、黄疸和乏力。腹腔内出血和精神状态的改变可能提示病情已进展至 DIC 或肝衰竭。化验结果显示低血糖、转氨酶升高至 1 000IU/L，白细胞增多，血小板减少，凝血功能异常，抗凝血酶Ⅲ显著减少，代谢性酸中毒、高尿酸血症和肾衰。处理方法为密切的支持性治疗，尽快终止妊娠。可选择密切监测母儿状况下的引产或剖宫产。产后 1 周肝功能通常恢复正常，并在之后的妊娠复发罕见的。

与妊娠不直接相关的肝脏疾病

肝炎

• **急、慢性肝炎**　见第 10 章。

肝硬化

• **肝硬化**会引起代谢和激素紊乱，通常导致不排卵、闭经和不孕。肝硬化患者自发流产的发生率为 30%~40%，早产发生率为 25%，新生儿死亡率为 18%。母体死亡率估计为 10%，但对于孕期门脉高压致胃肠道出血的患者可高至 50%。预后总体较差，孕前肝功能异常和门脉高压的患者母儿预后差。

  • 食道静脉曲张出血是最常见的并发症，肝硬化孕妇中的发生率为 18%~32%。为了降低门静脉压力和急性出血的风险，应该考虑使用 β 受体阻滞剂如：普萘洛尔。对于非孕期患者，治疗急性出血的主流方法主要为内镜下结扎曲张静脉。当内镜无法控制出血时需要进行门静脉减压分流。如果不能进行内镜检查，可以使用球囊压迫来控制严重出血。其他并发症包括腹水、细菌性腹膜炎、脾动脉瘤、门静脉血栓、门静脉高压、肝性脑病、产后出血和死亡。

  • 由于剖宫产术中和术后并发症多，故这类患者更适合阴道分娩。但是对于门脉高压的患者，第二产程反复用力会增加曲张静脉出血的风险。建议第二产程尽早产钳助产。

布-加综合征

• **布-加综合征**（Budd-Chiari syndrome）：是肝静脉的阻塞性疾病，增加肝静脉窦压力，可引起门脉高压和肝脏坏死。其特点为腹痛伴急性腹水和肝脏肿大。病因多为先天性血管畸形、骨髓增生异常和血栓性疾病。在产科，此病多见于产后。肝脏多普勒超声探及静脉阻塞及评价血流方向和程度,即可作出诊断。急性期治疗包括选择性溶栓和对于门脉高压的患者进行外科分流或经颈静脉肝内门体分流术(TIPS)。慢性布-加综合征的治疗为抗凝。

胆总管囊肿

- **胆总管囊肿**很罕见,发生率为 1/100 000。通常表现为腹痛、黄疸和腹部触及包块。增大的子宫压迫可致囊肿破裂,可引起胆管炎。通常建议外科治疗。

胆囊疾病

胆石症

- 妊娠期**胆石症**的发病率为 10%,多为临床静止症状。孕期黄体酮促进平滑肌舒张引起胆汁淤积,而雌激素水平升高促进结石生成,从而促进胆囊结石形成。患者主诉的典型症状为饭后间断性右上腹不适。孕期无症状的胆石症不需要治疗。

- **有症状的胆石症和急性胆囊炎** 见第 21 章。

其他胃肠道疾病

妊娠剧吐

- **妊娠剧吐**是指孕期恶心和呕吐的严重形式,特点为难治性呕吐、脱水、碱中毒、低钾血症,体重下降通常超过孕前体重的 5%。其发生率占妊娠的 0.3%~2%,在孕 8~12 周时最为严重。妊娠剧吐的病因有多种因素,目前认为与激素、神经、代谢、毒素和精神因素有关。

  - 虽然通常说"晨吐",但是有 90% 的孕妇在一天中任一时间段出现恶心(无论是否有呕吐)。早孕反应出现的时间为孕 5~6 周,通常在孕 16~18 周缓解,有 15%~20% 的孕妇持续至晚孕期,有 5% 持续至分娩。

  - 对于真正妊娠剧吐的患者,持续呕吐会导致血浆容量减少和红细胞压积升高,以及代谢紊乱,包括尿素氮升高、低钠血症、低钾血症、低氯血症和代谢性碱中毒。全套的检查包括盆腔超声检查是否为多胎妊娠和葡萄胎,以及甲状腺功能评价有无甲亢。一部分妊娠剧吐的患者有一过性良性甲亢,由于结构类似于促甲状腺激素(TSH)的人绒毛膜促性腺激素(HCG)刺激甲状腺增生,有动物实验证明它是一种弱促甲状腺激素,通常随着妊娠的继续而自行缓解。

- **治疗**应根据症状的严重程度而定,通常静脉补液和止吐治疗就足够了。顽固呕吐、需要纠正电解质紊乱和出现严重低血容量的患者需要住院治疗。在给葡萄糖之前应给予维生素 B_1(100mg qd,im 或 iv)预防 Wernicke 脑病。可能情况下,应缓慢的尝试少量进食清淡食物。如果药物和支持治疗无效,建议提供心理咨询。
  - 没有特别针孕期治疗治疗恶心和呕吐的药物,但是以下药物是临床证明有效的:
    - 维生素 $B_6$10~25mg,口服(po),一日三次(tid)
    - 琥珀酸多西拉敏 12.5mg,一日三次,与维生素 B_6 10~50mg 同服。最近在美国包含 10mg 琥珀酸多西拉敏和 10mg 维生素 B6 的缓释片可以用,用量早上两片,中午晚上各一片。
    - 盐酸甲氧氯普胺(胃复安)5~10mg po 或 iv,tid
    - 盐酸异丙嗪(非那根)12.5~25mg,一日四次(qid)
    - 普鲁氯嗪(康帕嗪)10~50mg po、iv 或 im,tid 或 qid;
    - 盐酸昂旦司琼(枢复宁)4~8mg po、iv,tid
    - 甲泼尼龙(美卓乐)16mg po 或 iv,tid,共三天,用于孕 10 周以后的顽固性患者。理论上,在早期和中孕期早期应用此药有唇腭裂的风险。
  - 在严重的情况下,需要延长静脉补液的时间,可以启动胃管进行肠内营养或肠外营养。肠外营养的并发症是常见和严重的。经外周置入导管(PICC)的并发症较中心插入导管的并发症少,但并发症发生率接近 50%。潜在的并发症包括气胸、血胸、臂丛神经损伤,血栓栓塞,导管性脓毒症。血行感染的比例高达 1/3,导致菌血症或真菌血症是孕期最常见和很严重的并发症。避免继发于维生素 K 缺乏症的胎儿颅内出血的风险,除了标准的静脉营养配方外,还应补充维生素 K。由于这些风险,强烈建议在肠外营养之前优先开始肠内营养。

胃酸反流

- **胃食管反流性疾病**(gastroesophageal reflux disease,GERD)及其胃灼热感症状"烧心"在孕期很常见,因为胃的位置改变,食管下段括约肌功能减弱(由于黄体酮水平升高)和下段食管内压力减低。其发生率为 30%~50%,但是在某些特定人群可达 80%。症状在早孕期末出现,并随孕周的增加而加重和频繁。危险因素有多胎妊娠和孕前 GERD 史。
- **治疗**主要是用药物中和或减少反流。治疗轻症患者的关键在于改变生活方式。夜间抬高床头、避免在睡前 3 小时内进食、少食多餐等都可以帮缓解症状。建议调整饮食,包括减少脂肪、巧克力和咖啡因的摄入。烟酒可加重 GERD,建议所有病人戒烟戒酒。

- 症状仍持续的患者可以使用非处方抗酸药物(如碳酸钙)或硫糖铝 1g po tid。可以使用 H2 受体阻滞剂,如:雷尼替丁 150mg po bid。质子泵抑制剂(如:奥美拉唑)和促动力药物(如:甲氧氯普胺)通常有效,必要时也可使用。如果药物治疗不成功、症状严重,可以考虑行内镜检查。

消化道溃疡疾病

- **消化道溃疡疾病**(peptic ulcer disease,PUD)孕期不常见。孕期的激素改变会减轻 PUD 的病情和症状。
  - 孕期的治疗和 GERD 类似,包括改变饮食结构、避免使用非甾体类消炎药和使用 H2 受体阻滞剂或质子泵抑制剂。PUD 患者应避免使用吲哚美辛类保胎药物。诊断幽门螺杆菌感染通常伴随着那些活动性溃疡的患者,治疗幽门螺杆菌应选择四环素以外的药物。

炎症性肠病

- **炎症性肠病**(inflammatory bowel disease,IBD)包括**溃疡性结肠炎**和**克罗恩病**,常见于生育年龄。IBD 增加早产、新生儿低体重和胎儿生长受限的风险。没有证据表明怀孕会影响疾病活动;然而,怀孕期间疾病活动期者往往无法在孕期得到缓解。
  - **治疗**主要通过药物,通常用柳氮磺胺吡啶和糖皮质激素。因为柳氮磺胺吡啶可能会影响肠道对叶酸的吸收,故孕期应用时需补充叶酸。免疫抑制剂,如:硫唑嘌呤、6-巯基嘌呤、环孢素和英夫利昔单抗,用于治疗更加严重的 IBD。有限的经验表明,这些药物在孕期是安全的。甲氨蝶呤和霉酚酸酯在孕期不能使用。抗生素,尤其是甲硝唑和头孢类药物,对肛周脓肿和瘘有效。治疗腹泻的药物,如:盐酸地芬诺酯(Lomotil)、盐酸洛哌丁胺胶(Imodium)和白陶土果胶制剂(Kaopectate),关于其安全性的资料有限,但似乎并不明显致畸。外科治疗只用于 IBD 的严重并发症。
  - **分娩方式**的选择受 IBD 病情活动和既往手术史的影响。多数合并 IBD 孕妇可以经阴道分娩,除非伴严重的会阴疾病或者既往结肠直肠手术。在这种情况下,应进行结直肠外科会诊。阴道手术助产或会阴侧切术能尽可能地避免过度会阴损伤。如果有活动性肛周疾病,则应考虑剖宫产,因为伤口并发症和瘘的形成的风险。

胰腺炎

- **胰腺炎**是造成孕期腹痛的一个不常见原因,发生率为 1/1 000~1/3 800 次妊娠。

  - **临床表现**通常为中上腹部或左上腹疼痛,并放射至后背,伴恶心、呕吐、肠梗阻和低热。孕期胰腺炎最常见的诱因是胆石症。因为增大的子宫叠加肠道气体的影响,超声检查对评价孕期急性胰腺炎的作用有限。
  - **治疗**包括静脉补液、镇痛和禁食。大多数胆石症引起的胰腺炎患者孕期采用药物治疗有效。外科治疗见第 21 章。

急性阑尾炎

- **由于妊娠期的变化,阑尾炎对妊娠患者可能是一个具有挑战性的诊断**。详见第 21 章。

（韩萌萌　译　孙笑　审）

推荐读物

Bacq Y, Sentilhes L, Reyes HB, et al. Efficacy of ursodeoxycholic acid in treating intrahepatic cholestasis of pregnancy: a meta-analysis. *Gastroenterology* 2012;143(6):1492–1501.

Brites D, Rodrigues CM, Oliveira N, et al. Correction of maternal serum bile acid profile during ursodeoxycholic acid therapy in cholestasis of pregnancy. *J Hepatol* 1998;28(1):91–98.

Holmgren C, Aagaard-Tillery KM, Silver RM, et al. Hyperemesis in pregnancy: an evaluation of treatment strategies with maternal and neonatal outcomes. *Am J Obstet Gynecol* 2008;198(1):56.e1–e4.

Kenyon AP, Piercy CN, Girling J, et al. Obstetric cholestasis, outcome with active management: a series of 70 cases. *Br J Obstet Gynaecol* 2002;109(3):282–288.

Ogura JM, Francois KE, Perlow JH, et al. Complications associated with peripherally inserted central catheter use during pregnancy. *Am J Obstet Gynecol* 2003;188(5):1223–1225.

Russo-Stieglitz KE, Levine AB, Wagner BA, et al. Pregnancy outcome in patients requiring parenteral nutrition. *J Matern Fetal Med* 1999;8(4):164–167.

第 17 章 妊娠期合并自身免疫性疾病

Katherine Latimer and Donna Neale

　　自身免疫性疾病的特点是产生自身抗原的抗体。许多医学上的未解之谜之一是,胎儿从遗传角度上来说部分对母体来说是外来物,可以植入并存活于整个孕期。本章旨在回顾妊娠期间常见的自身免疫性疾病,包括他们的管理问题和药物治疗。

病理生理学

妊娠和妊娠后细胞因子环境

　　在孕期,为了允许胎儿在母体生长,母体免疫系统会发生一些变化。传统教义认为妊娠能够从正常的主要的促炎症反应(Th1)模式转换为抗炎症反应(Th2)模式。这种转换被认为能保护抗原不同的胎儿不被母体排斥。最近的研究表明,在妊娠的免疫变化并非如此简单而是表现为促炎症和抗炎症之间的不断的相互作用。因为母体免疫系统发生的变化,自身免疫疾病在妊娠与非妊娠患者的表现是很不同的。此外产后转回到有力的促炎症状态在产后的这段时间会影响疾病的活动。这些变化的临床应用有助于解释 Th2 细胞驱动的疾病的恶化如系统性红斑狼疮和 Th1 细胞驱动的疾病的改善,如:类风湿性关节炎、多发性硬化症,孕期自身免疫性甲状腺炎产后病情加重风险增加。

妊娠期自身抗体

　　母体免疫球蛋白 G(IgG)穿过胎盘,而免疫球蛋白 M(IgM)或免疫球蛋白 A(IGA)不能通过。值得注意的是,即使存在经胎盘转运的抗体,胎儿后遗症有很大不同,从没有影响到永久性残疾,这是由于患者抗体滴度的个体差异和亲和力不同,此外胎儿因素如抗原分布,阻断或抑制因素也不同。分娩后,新生儿的自身抗体滴度在 1~3 周内迅速下降,因此新生儿疾病往往具有自限性。

常见的管理问题

• 孕期初诊时应注意基础功能或者残疾,近期病史,以及症状的加重。理想状态上说,患者应该在着手妊娠时病情处于稳定期或缓解状态。当存在抗 Ro,抗 La 或抗磷脂抗体时,应该检测抗体滴度。C3/C4 水平也可能有帮助。每次产检时都应该询问患者是否有病情加重的症状。一般情况下,患者表现出一种自身免疫性疾病,应仔细评估其他自身免疫病,因为这些经常共存。

  • 抗 Ro 和抗 La 抗体出现在系统性红斑狼疮和干燥综合征疾病,偶尔出现在硬皮病、混合性结缔组织病(MCTD)中。如果存在,应在孕 22 周时进行胎儿超声心动图检查。在孕 16~18 周 M 型超声的 PR 间期测量,每周重复评估胎儿是否存在心脏传导阻滞的可能。如果发现,予母体地塞米松可能有助于保护胎儿心脏组织免受进一步损伤。
  • 基础肾功能:因为很多自身免疫疾病会影响肾脏,应确定基础肾脏功能。例如:系统性红斑狼疮、硬皮病、混合性结缔组织病和血管炎均可引起肾功能不全。妊娠期肾危象有很高的发病率高和死亡率。高危患者在妊娠早期应仔细评估 24 小时尿蛋白和肌酐作为基础功能。有严重的已知的肾脏疾病(血清肌酐 >2.5mg/dl)的患者一般不建议妊娠。

妊娠期并发症

• 一些自身免疫性疾病,包括系统性红斑狼疮、硬皮病、混合性结缔组织疾病,皮肌炎 / 多发性肌炎,抗磷脂综合征,和自身免疫性大疱性疾病,使患者发生胎儿宫内发育迟缓(IUGR)的风险增加。每四周进行一次超声监测生长发育情况。存在胎儿宫内生长受限(IUGR),应该做序贯性的胎儿多普勒超声检查。

• 子痫前期的风险增加:即使既往没有肾脏病史的患者,也应该做基础 24 小时尿蛋白定量及肌酐清除率。对于高危患者,至少每三个月都要序贯性地进行这一套相关化验。

• 胎死宫内的风险增加:通常建议产前胎心监测从孕 32 周开始,除非有证据提示在这个时候以前母体 / 胎儿存在危险。

• 早产的风险增加：孕 34 周前胎儿检查结果欠佳或提示母体自身疾病恶化的患者应该在应用倍他米松 / 地塞米松。

妊娠期用药

一般来说，免疫抑制药物是治疗自身免疫病的基础用药。孕期药物的应用必须与对胎儿的影响相平衡。产后恢复期应用免疫抑制剂可禁止母乳喂养。

• 糖皮质激素如：**泼尼松**和甲泼尼龙常是一线用药。一般认为妊娠时是安全的。

• **非甾体抗炎药（NSAID）**通常在孕早期之后应用到孕 32 周，考虑到胎儿肾脏发育不良，胎儿动脉导管过早关闭，及羊水过少的发生。如果在孕期应用，考虑用短脉冲疗程。

• **小剂量阿司匹林**（81 毫克）在孕期应用是安全的。在大多数情况下，在孕 36 周停用；然而，在高危孕妇如有症状的抗磷脂抗体综合征，可以在整个孕期持续应用。

• 免疫抑制剂**硫唑嘌呤**和抗疟药**羟化氯喹**用于多种自身免疫病，通常被认为是相对安全的。

• 由于安全性资料有限，单克隆抗体**利妥昔单抗**和免疫抑制剂**霉酚酸酯**很少应用。

• **环磷酰胺**是一种烷化剂，用于治疗严重的血管炎和其他自身免疫性疾病。由于致畸的风险，在孕早期禁止使用。

• 妊娠期间不应使用**甲氨蝶呤**。它是一种抗代谢药 / 抗叶酸药物，与自然的神经管缺陷、自然流产以及其他重大的先天性畸形相关。孕前接受甲氨蝶呤治疗的患者应在孕前开始补充叶酸。

• **降压药**：当自身免疫性疾病与高血压相关时，孕期用药时应重新评估。如果可能的话，应用血管紧张素转换酶（ACE）抑制剂的患者，由于对胎儿肾功能的影响，应换药如拉贝洛尔、硝苯地平、肼屈嗪或甲基多巴。

妊娠期常见疾病

• **系统性红斑狼疮**（systemic lupus erythematosus，SLE）是一个慢性的多系统自身免疫性疾病，通常影响 20~39 岁女性患者。症状包括关节炎、光敏性皮疹、脱发、皮肤黏膜病变，肾功能不全、Raynaud 现象，肺损害，胃肠道（GI）的疾病，神经系统症状，心包炎和血液系统异常。自身抗体包括抗核抗体（ANA）、抗 RO、抗 LA、抗 Sm、抗 dsDNA 抗体和抗磷脂抗体。

- 红斑狼疮与不良产科结局相关，包括胎儿宫内发育迟缓，早产，死胎和自然流产。活动性狼疮性肾炎对产妇风险最大。
- 疾病非活动性至少 6 个月后才能怀孕。
- 三分之一会在孕期病情加重，应该予羟氯喹、小剂量**泼尼松**、静脉甲泼尼龙脉冲式或硫唑嘌呤。大剂量泼尼松和环磷酰胺应在必要时应用于病情加重的患者。
- 狼疮发作与子痫前期（PEC）很难区分，因为两者都可能导致蛋白尿、血小板减少、高血压或高尿酸血症。转氨酶异常支持 PEC。一般来说，狼疮加重期间，补体水平会下降。可能存在红细胞管型尿。
- 新生儿狼疮综合征是罕见的，其特征是皮肤、血液系统和其他系统性红斑病变，有时在出生一个月内出现先天性心脏传导阻滞。在以后的妊娠中，再次出现新生儿狼疮的风险约为 25%。

- **抗磷脂综合征**
- 抗磷脂（APL）抗体干扰凝血、血栓形成和补体途径。
- 诊断需要符合至少一项的临床标准（表 17-1），检测狼疮抗凝物，抗心磷脂抗体（IgG 和 IgM）和抗 β2-GPI 抗体（IgG 和 IgM）阳性，两次至少间隔 12 周。值得注意的是，1%~5% 的健康个人能检测 APL 抗体阳性。

表 17-1　诊断抗磷脂综合征的临床标准

血管栓塞	任何组织或器官发生一次或多次临床动脉、静脉或小血管的血栓
病态妊娠	一次或多次不能解释的 10 周以上形态正常胎儿的胎死宫内，超声或者胎儿的直接检查
	一次或者多次的 34 周以前由于严重的先兆子痫或者是胎盘功能不足导致的形态正常胎儿的早产
	三次或更多次不可解释的 10 周以前的连续的自然流产，除外母体的解剖或激素异常和双亲染色体因素

- 孕妇出现静脉或动脉血栓形成、胎儿宫内发育迟缓、胎儿丢失、子痫前期和妊娠高血压的风险增加。

- 美国妇产科医师协会的专家意见根据不同的既往史应用药物管理方面有所不同。在产前和产后 6 周内,患者应该:
  ○ 有血栓病史者应该预防性应用肝素;
  ○ 没有血栓病史者应该临床监测或者预防性应用肝素;
  ○ 复发性流产者应该预防性应用肝素和小剂量阿司匹林。
- 由 APL 抗体引起的新生儿血栓形成是罕见的。受累的婴儿中,胎儿因素如血栓形成或早产儿通常会增加风险。
- **自身免疫性甲状腺疾病**
  - Graves 病涉及刺激甲状腺抗体,可结合促甲状腺激素(TSH)受体,导致功能亢进和潜在的甲状腺毒症。
  - 桥本甲状腺炎是多种自身抗体破坏甲状腺,如抗甲状腺过氧化物酶抗体。虽然胎盘可以转移自身抗体,但罕见胎儿甲状腺功能受影响报道。大多数母体的自身抗体并不会导致胎儿甲状腺功能异常。未经治疗的母体疾病可能产生严重后果(第 12 章)。
- **I 型糖尿病**(第 12 章)。
- **类风湿关节炎**:类风湿关节炎是一种慢性多发性关节炎,病因不清,主要特点晨僵,受累关节活动度减小。诊断是根据症状和实验室检查,如类风湿因子、抗环瓜氨酸肽抗体(抗 CCP 抗体),或红细胞沉降率(ESR)升高。在孕期,50% 至 90% 的患者症状缓解,但是,多达 90% 将在产后病情加重,尤其是前 3 个月。目前没有严重的胎儿不良反应。基础治疗包括非甾体类抗炎药、小剂量阿司匹林(ASA),糖皮质激素,可能使用羟氯喹。
- **干燥综合征**是一种慢性炎症性疾病,泪腺和唾液腺功能降低和潜在的腺体外症状。自身抗体通常包括 RO、La、ANA、类风湿因子(RF)和潜在核糖核蛋白(RNP),SM,抗心磷脂抗体和狼疮抗凝物。治疗口干可调整饮食,定期补液和定期牙科护理。人工泪液可用于治疗干眼症。腺外症状可能需要免疫抑制治疗。
- **硬皮病(Sc)**是一种慢性炎症性疾病,包括几乎全身皮肤受累的皮肤变硬或硬化。患者有不同程度的肺纤维化、高血压、肾功能不全,胃肠道运动障碍和对心脏和肌肉骨骼的影响。
  - 妊娠不是病情加重的明确影响因素。然而,当发生肾危象时病率很高。发生高血压和胎儿宫内发育迟缓的风险增加。
  - 妊娠加重胃肠动力障碍。质子泵抑制剂(PPI)可能有用。
  - 当出现会阴 / 宫颈受累时影响阴道分娩,可能增加肩难产的风险。
  - 皮肤症状可应用抗组胺药和洗剂。

- **皮肌炎 / 多发性肌炎**：肌炎特异性自身抗体被认为能引发这些炎症性肌病。肌酶升高，肌电图有助于诊断，活检可以明确诊断。治疗包括糖皮质激素和 / 或硫唑嘌呤。皮肌炎（DM）具有皮肤特征性改变，其中 15% 与恶性肿瘤有关。它增加胎儿宫内发育迟缓、围产儿死亡的风险。疾病活动期与不良预后相关。

- **混合性结缔组织病**是一种自身免疫性疾病，与抗 U1RNP 相关，特点是系统性红斑狼疮，硬皮病，类风湿性关节炎、肌炎的症状的结合体。其他自身抗体有时与疾病相关，包括抗 dsDNA、Sm、和 RO，患者表现为高度可变性，主要表现为 SC 或肌炎样的特点者，一般预后较差。治疗是针对疾病的特点，包括先前提到的自身抗体治疗。系统性红斑狼疮的特征通常是激素敏感型，而表现为硬皮病特点的则对激素不敏感。

- **重症肌无力**是由 IgG 介导的乙酰胆碱受体或肌肉特异性的酪氨酸激酶神经肌肉接头受损，导致面部、口咽、眼睛、四肢和呼吸肌收缩肌功能减弱。
  - 出现危象可危及生命的，尤其是口咽或呼吸道受累时，在妊娠早期和产后更可能发生。
  - 可疑感染时应及时治疗，降低出现危象的风险。
  - 孕期增大的子宫增加劳累基线和呼吸困难。
  - 分娩是可能的，因为平滑肌不受影响。在第二产程过度用力导致的疲劳可能需要阴道手术助产。
  - **硫酸镁能引发**危象，苯妥英会加重无力感。预防癫痫通常用左乙拉西坦或丙戊酸。
  - 溴吡斯的明（一种抗乙酰胆碱脂酶），糖皮质激素和硫唑嘌呤用于治疗。血浆置换或静脉注射免疫球蛋白（免疫球蛋白）在危象需要应用。
  - 治疗的药物及母亲抗体均可通过胎盘。在罕见的情况下，胎儿的运动受到抑制，发展为先天性多发性关节挛缩综合征。在分娩后 10%~20% 的婴儿出现短暂的新生儿症状。

- **多发性硬化症**是中枢神经系统的一种自身免疫性疾病，主要特征是脱髓鞘、炎症和轴突变性。涉及的细胞类型包括 TH17 细胞和炎性 T 细胞和 B 细胞。该病包括复发缓解型和进展型。神经系统症状，因所涉及组织的不同可表现为衰弱感、视觉和感觉丧失等。
  - 多发性硬化症妊娠的研究表明，患者较少在孕期复发，趋向于产后加重。

- 女性膀胱受累更容易发生尿路感染(UTI)。
- 静脉注射**甲泼尼龙**可用于急性发作的治疗。有限的数据表明,在孕期继续使用那他珠单抗和醋酸格拉替雷是安全的。同样的,服用β干扰素的患者胎儿出生体重稍低,早产发生率增加,而不增加胎儿畸形风险。
- **免疫性血小板减少性紫癜**见第19章。
- **自身免疫性溶血性贫血**
  - 冷凝集素病是由红细胞多糖成分的IgM(很少IgA或IgG)抗体引起的。低温时症状很突出。血红蛋白快速下降可能导致流产或死胎。胎儿的影响罕见,因为抗体通常是IgM抗体,不穿过胎盘。治疗是支持性的,包括保暖衣物。严重病例可应用利妥昔单抗。很少需要血浆置换。如果必须输血,液体应该加热。
  - 温凝集素病是由于IgG抗体引起的,可能与SLE、病毒感染、结缔组织病或免疫缺陷有关。当IgG抗体穿过胎盘时,胎儿的影响通常是轻微的。产妇治疗选择包括糖皮质激素和硫唑嘌呤。脾切除可以缓解病情,静脉注射丙种球蛋白用于治疗难治性病例。新生儿出现短期Coombs试验阳性,很少需要输血或血浆置换。
- **自身免疫性中性粒细胞减少症**的特点是粒细胞特异性抗体和绝对嗜中性粒细胞计数(ANC)小于1 500细胞/L。它通常是在儿童期明显,成年后缓解。已有书面记录受累孕妇抗体可通过胎盘。对新生儿的短期影响是轻微的,但可能会发生严重的感染。
- **血管炎综合征**涉及血管损伤,往往通过免疫复合物。妊娠相对罕见,资料仅限于小量病例和报告。
  - 结节性多动脉炎(PAN)是一种坏死性血管累及小中型动脉,特点是神经病变、高血压、胃肠疾病和肾衰竭。治疗包括糖皮质激素、环磷酰胺和血管紧张素转换酶抑制剂。在妊娠期间,用药必须被重新评估(见药物之前的讨论)。30%的病例合并乙型肝炎,需要抗病毒治疗。虽然罕见,但在怀孕期间诊断的PAN可能有毁灭性后果,其死亡率大于50%。
  - 韦格纳肉芽肿(Wegener granulomatosis)是坏死性肉芽肿性血管炎,主要累及肺、耳鼻喉、肾损害。治疗包括糖皮质激素、环磷酰胺、利妥昔单抗或硫唑嘌呤。
  - 大动脉炎是一种累及大血管的血管炎,包括上主动脉及其分支。怀孕前进行手术可提高生存率。多数相关病例报告提示胎儿结局良好,而母体不良事件发生率变化广泛。基础功能、腹主动脉受累情况和产前护理可以解释这些差异性。高血压风险高,应该积极地加以管理。有创监测可能是必要的。

- 过敏性紫癜是累及小血管的血管炎,在儿童期主要特点是腹痛、血尿、紫癜、关节炎。支持治疗,妊娠结局通常良好。
- 白塞病(Behcet disease)是一种系统性血管炎,特点是眼部葡萄膜炎、口腔和会阴部溃疡。此疾病孕期通常稳定,早期流产率比较高。
- **自身免疫性大疱性疾病**
  - 在寻常型天疱疮里存在抗桥粒芯糖蛋白的 IgG 抗体导致在皮肤黏膜出现表皮内的大疱。在轻型变异中,落叶型天疱疮没有黏膜受累。治疗包括全身应用糖皮质激素和偶尔应用硫唑嘌呤。难治性病例应用利妥昔单抗和静脉注射免疫球蛋白治疗。
  - 大疱性类天疱疮(BP),位于基底膜的半桥粒 IgG 抗体导致表皮下大疱。妊娠期发作时,称为妊娠性类天疱疮或妊娠疱疹。产后和随后的妊娠可能发生恶化。母体治疗包括局部应用皮质类固醇和抗组胺药。难治性病例应用全身性治疗。
  - 高抗体滴度的妇女中有胎死宫内的病例的报道。因此,孕妇滴度升高时应立即积极母体处理。
  - 由于胎死宫内、早产和胎儿宫内发育迟缓的风险,应该进行产前胎儿监护。
  - 新生儿大疱性疾病发生率为 3%~40%。可行支持性治疗,因为随着母体抗体滴度降低,损伤回退。
- 自身免疫性肝炎有不同程度的表现,从无症状到肝功能衰竭。自身抗体包括抗核抗体(ANA),人抗白蛋白抗体(AAA),和 I 型抗平滑肌抗体(ASMA)和抗肝肾微粒体抗体(AKLM-1)和 II 型抗肝胞液抗体(ALC-1)。尽管增加早产、低出生体重和胎死宫内的风险,但有可能出现良好的妊娠结局。常见的治疗方案选择包括糖皮质激素和硫唑嘌呤。

（韩萌萌　译　孙笑　审）

推荐阅读

American College of Obstetricians and Gynecologists. Practice bulletin no. 132: antiphospholipid syndrome. *Obstet Gynecol* 2012;120(6):1514–1521.

Baer AN, Witter FR, Petri M. Lupus and pregnancy. *Obstet Gynecol Surv* 2011;66(10):639–653.

Chaouat G. The Th1/Th2 paradigm: still important in pregnancy? *Semin Immunopathol* 2007;29(2):95–113.

Cunningham FG, Leveno KJ, Bloom SL, et al., eds. Connective-tissue disorders. In *Williams Obstetrics*, 23rd ed. New York, NY: McGraw-Hill, 2010.

Cunningham FG, Leveno KJ, Bloom SL, et al., eds. Neurological and psychiatric disorders. In *Williams Obstetrics*, 23rd ed. New York, NY: McGraw-Hill, 2010.

Hoftman AC, Hernandez MI, Lee KW, et al. Newborn illnesses caused by transplacental antibodies. *Adv Pediatr* 2008;55:271–304.

Seo P. Pregnancy and vasculitis. *Rheum Dis Clin North Am* 2007;33(2):299–317.

第 18 章 妊娠期神经系统疾病

Sarahn M. Wheeler and Irina Burd

多种神经系统异常可合并妊娠。应对这些神经系统症状时,由于妊娠期间可使用的安全药物有限,且需分娩期间最大限度降低放射性影像学检查的影响,产科医生面临诸多挑战。此外,对于孕前已经患有某些神经系统疾病的孕妇,产科医生也需精通其相关治疗,能够处理其在妊娠期间可能出现的特有并发症。本章节将系统讲述常见神经系统疾病及其症状,并对它们在妊娠期间的处理进行阐述。

头痛

- 头痛是妊娠期常见主诉
- 虽然大部分引起头痛的原因是良性的,但产科医生必须仔细询问病史,并进行体格检查,明确头痛需要完善的相关辅助检查(表 18-1)。

表 18-1 需要进一步完善头痛辅助检查的病史和查体

病史	查体
突发或急性发作	中毒表现
之前或同时出现的感染	发热
劳累时发作	精神状态欠佳
免疫抑制	视神经盘水肿
环境暴露因素	任何局部或单侧体征
止痛药物治疗后不缓解	假性脑膜炎

- 若发现重要症状或体征,应该完善诊断性辅助检查并请神经科会诊。

影像学检查 / 诊断

- 具有头痛相关特性者应该考虑腰椎穿刺(lumbar puncture,LP)、磁共振成像（magnetic resonance imaging, MRI）和头颅计算机断层扫描（computed tomography, CT）。

- MRI 对胎儿不会造成放射性影响，是孕期影像学检查的常见选择。然而，MRI 比较贵，且通常不能随时进行。
- 头部 CT 适用于非妊娠期女性，相对较便宜且通常在大多数机构可以随时进行。尽管头颅 CT 对胎儿造成一定放射性影响，它的剂量通常为 0.05rad，而胎儿只有暴露超过 5rad 才会显著增加发生不良结局的风险，如胎儿畸形或流产（图 18-1）。因此，与其他临床检查比较，头颅 CT 检查的诊断价值，应权衡利弊。
- 妊娠不是腰穿的禁忌，如有临床指征时应该进行。

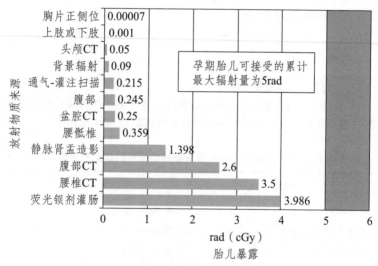

图 18-1　不同影像学检查胎儿暴露的辐射量

引起头痛的常见产科因素

- 孕 20 周至产后 12 周之内发生的头痛都需要与**子痫前期**进行鉴别，患者需监测血压和评价蛋白尿情况。如果高度怀疑子痫前期，需要进一步完善 24 小时尿蛋白定量及其他相关实验室检查（第 13 章）。
- 产后的头痛特别是与姿势相关的头痛考虑是否由硬膜外术后疼痛。虽然对乙酰氨基酚、非甾体抗炎药物、咖啡因通常可以起到很好的治疗，但当出现保守治疗效果欠佳时的难治性头痛时,应请麻醉科评估是否需自体血填充。

偏头痛

- 虽然慢性偏头痛患者症状在孕期大多可以得到改善,偏头痛仍是孕期头痛的重要原因之一。
- 大约 2% 的偏头痛患者在孕期首次发病。
- **典型的偏头痛症状**包括有搏动性的单侧头痛、恶心、呕吐、对光和声音敏感。有些患者会有先兆症状,如视野改变或变弱,被称为有先兆的偏头痛。
- **偏头痛的孕期治疗**:很多非孕期的药物和非药物治疗方法在孕期一样可以使用。
  - **急性症状的处理**:许多药物可以治疗急性偏头痛发作,见表 18-2。

表 18-2 孕期急性偏头痛治疗方法选择

一线疗法	
对乙酰氨基酚	大量证据证实在孕期可安全使用
	价格低廉
	可与其他药物一起使用
	为避免肝毒性,每日最大剂量为 4g
咖啡因	孕期每日最大安全剂量为 200mg
	可与对乙酰氨基酚合用
甲氧氯普胺	对合并恶心的头痛缓解效果明显
	可能引起肌张力障碍
二线疗法	
NSAID/阿司匹林	由于可能的致畸性,早孕期不适用
	中孕期可安全使用
	由于可能导致导管关闭过早、血小板功能障碍、羊水过少,晚孕期使用时间应限制在 48 小时以内

续表

三线疗法	
阿片类药物	应短时间应用,过大剂量长效使用可能会导致母亲及胎儿依赖
	可能导致便秘,加重偏头痛相关的恶心、呕吐
	阿片类药物与致畸不相关
严重症状	
曲普坦类	研究表明曲普坦类药物与出生缺陷无相关性
	晚孕期使用会轻度增加子宫收缩乏力、产后出血的风险

- **慢性症状的处理**:孕期反复偏头痛期可以使用 β 受体阻滞剂和钙离子通道拮抗剂进行预防治疗。患者应了解,长时间使用 β 受体阻滞剂可能会导致轻度的胎儿生长受限、新生儿一过性胎儿心动过缓或高胆红素血症。
- **难治性症状的处理**:选择性 5-羟色胺再摄取抑制剂、5-羟色胺去甲肾上腺素再摄取抑制剂、三环类抗抑郁药通常比较有效,尤其是针对合并抑郁症的病人。
- 虽然大多数治疗偏头痛的药物在孕期是安全的,但是有几种值得注意的例外。麦角胺可能导致高张性子宫收缩,在孕期禁用。异美汀可能会限制子宫血流循环,通常也避免使用。

紧张性头痛

- 这是头痛的最常见原因。
- 患者感到头部发紧或有张力,放射至颈部。
- 发作的频率通常并不因为妊娠而改变。
- 治疗:非药物治疗包括热疗、按摩、休息、压力管理通常有帮助。对乙酰氨基酚是一线药物,NSAID 是二线药物。肌松剂也是可以选择的辅助药物。在罕见情况下,阿片类药物应该也可以应用,疗程有限。

丛集性头痛

- 通常是反复发作的、单侧头痛,伴有自主神经症状,如:鼻塞、流泪、脸部浮肿、眼睑水肿。

- 反复发作的头痛在男性中更常见。
- 治疗:氧疗是孕期或非孕期的一线治疗方法。鼻内吸入利多卡因和曲普坦类药物也是有效的辅助性疗法。

腕管综合征

- 通常临床诊断,症状包括正中神经分布部位的疼痛和麻木。
- 孕期由于腕管部位水肿压迫正中神经,妊娠期妇女发生腕管综合征风险升高。
- 症状通常在晚孕期发现,可以持续长达产后一年。
- 保守措施的治疗如护腕通常比较有效。极个别情况需要注射糖皮质激素或者手术治疗。

慢性神经系统疾病

多发性硬化

- 多发性硬化(multiple sclerosis,MS)是自身免疫性脱髓鞘疾病,表现为反复发作可缓解的神经系统异常。
- 加重时的常见症状包括视神经炎、非对称性麻木、肢体无力或共济失调。
- 现阶段关于多发性硬化患者是否适宜妊娠并无明确推荐。
- 妊娠期间多发性硬化患者可能有不同表现。
  - 多发性硬化产时与降低病情加重的风险相关,而产后病情加重的风险增加。
  - 综合来看,妊娠并未改变该疾病的长期病程。
  - 很多常见的治疗 MS 的药物是致畸的,由于致畸的考虑和减少分娩期病情加重的风险,通常建议患者停止缓解病情药物的使用。
  - 孕期病情急性加重时通常使用糖皮质激素。
- 传统观点认为,MS 是脊髓麻醉的禁忌,而现阶段更多的数据表明,MS患者的麻醉护理和脊髓麻醉应个人化。

癫痫

- 很多控制癫痫的药物是致畸的,因此孕前应将药物降低至最低剂量甚至停药。

• 丙戊酸、卡马西平、苯巴比妥和拉莫三嗪是常见的抗癫痫药物,均可增加神经管缺陷的风险。最近资料认为,使用单一药物导致发生严重先天性缺陷的风险并没有以往认为的那样高(图 18-2)。

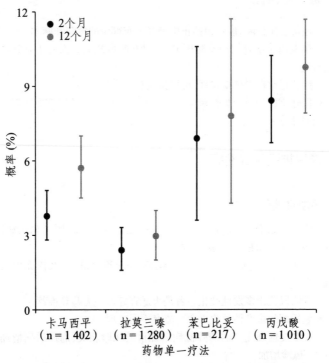

图 18-2　生后 2 个月和 12 个月新生儿发生重大畸形率与宫内不同抗癫痫药物暴露的关系

• 癫痫患者备孕时或孕期应每日补充 4mg 叶酸,预防胎儿神经管缺陷。
• 妊娠并不会影响癫痫发生的频率。然而,一个复杂的因素是孕妇会经常由于害怕药物的致畸性而不用药。
• 孕期癫痫的发作可能会导致胎儿缺氧。胎心监护可以在癫痫发作后的长达 30 分钟反映胎儿是否有缺氧问题。不能仅凭借胎心监护这一单一指标决定是否需急诊剖宫产。

- 癫痫的发生必须与子痫前期做鉴别,尤其是在孕晚期(第 13 章)。

脊髓损伤

既往脊髓损伤患者孕期并发症通常与损伤的脊髓平面有关。

- 低位脊髓(T11 及以下)损伤患者更容易感知阵痛。孕期并发症大多为反复的泌尿系感染和褥疮。
- 中位脊髓(T5~T10)损伤患者通常分娩时无痛感。这类患者必须严密监测,避免不能及时发现临产甚至分娩。可以让患者在家使用宫缩监护器,或者指导患者手摸宫缩。临近足月时应每周检查宫颈管长度。
- 高位脊髓(T5~T6)损伤患者伴有**自主神经异常反射**,可能导致交感神经过度兴奋,危及生命。患者可表现为严重高血压、意识丧失、头痛、鼻充血、脸部红斑、出汗、汗毛竖立、心动过缓、心动过速、心律失常等。有时很难和子痫前期相鉴别。为了避免这一并发症对这类患者进行硬脊膜外麻醉时,麻醉平面最高到 T10。若发生急性自主神经异常反射,拉贝洛尔、硝苯地平可用于控制血压,若无法完全除外子痫前期,硫酸镁被认为也可以起到一定作用(虽然不是一线药物)。

重症肌无力

- 重症肌无力(MG)是自身免疫性疾病,由于自身产生抗乙酰胆碱受体抗体,表现为肌肉无力。
- MG 分为两种:
  - **眼肌型重症肌无力**仅表现为眼睑和眼外肌无力。
  - **全身性肌无力**累及眼、延髓、四肢和呼吸系统。
- 40% 的患者孕期症状加重,常发生在早孕期和刚刚分娩后。
- 治疗:
  - 乙酰胆碱酯酶抑制剂是孕期和非孕期一线药物。
  - 糖皮质激素、咪唑硫嘌呤、环孢素是二线药物,孕期可安全使用。
- 药物相互作用:
  - MG 患者孕期很难管理,这是由于很多药物可能会加重病情,包括麻醉药物、抗生素,甚至包括缩宫素和硫酸镁。
  - MG 患者禁用**硫酸镁**。若发生子痫前期,左乙拉西坦或丙戊酸可以用于预防抽搐。
- 产时需注意:
  - 由于第一产程仅由平滑肌调节,故这一过程并不受影响。MG 仅影响骨骼肌。

- MG 会影响第二产程,患者由于用力可能会感到乏力。随时有感觉随时使劲或行助产手术可以最低程度避免患者乏力。
- 对胎儿的影响:
  - 抗乙酰胆碱受体抗体 IgG 可以通过胎盘,导致胎儿也出现 MG。
  - MG 患者胎儿可能出现吞咽能力下降导致羊水过多、胎动减少、呼吸运动减少。
  - 由于胎动受影响,MG 患者胎心监护难以出现加速,无应激试验并不准确,而宫缩负荷试验是有效的。
  - 产后部分胎儿可能发生短暂肌无力,最长持续至生后 3 个月,发生概率最多 20%。
  - 大多数研究表明母亲为 MG 患者的新生儿远期发生 MG 的概率与母亲未患病的胎儿相比并无显著增加,虽然这部分数据仍然有限。

产后神经挤压损伤

- 危险因素包括:巨大胎儿、硬膜外麻醉、第二产程延长、腿部支架位置异常。
- 第二产程中用力时间过长或屈大腿时间过长可能导致产后神经损伤,尤其对于第二产程使用硬膜外麻醉的患者。
- 表 18-3 为常见的神经麻痹及其损伤机制。

表 18-3　常见产后神经麻痹及损伤机制

损伤神经	机制	表现
腓神经	– 产时膝关节屈曲时间过长 – 腿架造成腓骨小头压力 – 用力时脚掌压力过大	足部无法背屈,如:足下垂。
股神经	屈大腿髋部屈曲时间过长	股四头肌无力,无法屈曲髋关节。大腿前部和中部感觉缺失。
股外侧皮神经	长时间压迫	单发的感觉障碍,通常为外侧大腿感觉麻痹。

• 大多数孕妇产后可以完全康复，物理治疗是有益的。

（王芊芸　译　孙笑　审）

推荐阅读

Boonmak P, Boonmak S. Epidural blood patching for preventing and treating post-dural puncture headache. *Cochrane Database Syst Rev* 2010;(1):CD001791.

Contag SA, Bushnell C. Contemporary management of migrainous disorders in pregnancy. *Curr Opin Obstet Gynecol* 2010;22:437.

Coyle, PK. Pregnancy and multiple sclerosis. *Neurol Clin* 2012;30(3):877–888.

Estresvag JM, Zwart JA, Helde G, et al. Headache and transient focal neurologic symptoms during pregnancy, a prospective cohort. *Acta Neurol Scand* 2005;111:233.

Ferrero S, Esposito F, Biamonti M, et al. Myasthenia gravis during pregnancy. *Expert Rev Neurother* 2008;8(6):979–988.

Osterman M, Ilyas AM, Matzon JL. Carpel tunnel syndrome in pregnancy. *Othop Clin North Am* 2012;43(4):515–520.

Pasto L, Portaccio E, Ghezzi A, et al. Epidural analgesia and cesarean delivery in multiple sclerosis post-partum relapses: the Italian cohort study. *BMC Neurol* 2012;12:165.

Pearce CF, Hansen WF. Headache and neurological diseases in pregnancy. *Clin Obstet Gynecol* 2012;55(3):810–828.

Signore C, Spong CY, Krotoski D, et al. Pregnancy in women with physical disabilities. *Obstet Gynecol* 2011;117(4):935–947.

Tomson T, Battino D. Teratogenic effects of antiepileptic drugs. *Lancet Neurol* 2012;11(9): 803–813.

Toppenburg KS, Hill DA, Miller DP, et al. Safety of radiographic imaging during pregnancy. *Am Fam Physician* 1999;59:1813–1818.

Wong CA, Scavone BM, Dugan S, et al. Incidence of postpartum lumbosacral spine and lower extremity nerve injuries. *Obstet Gynecol* 2003;101:279.

第 19 章　妊娠期血液系统疾病

Nina Resetkova and Linda M. Szymanski

贫血

• 美国疾病控制和预防中心对**贫血的定义**为血红蛋白（Hgb）或红细胞比容（Hct）低于同孕龄健康参考人群的第 5 百分位。

• 经典的定义为早孕期和晚孕期血红蛋白低于 11.0g/dl，中孕期低于10.5g/dl（图 19-1）。

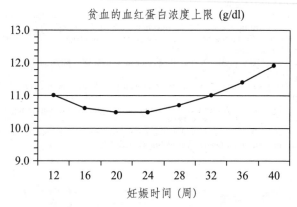

贫血的血红蛋白浓度上限 (g/dl)

图 19-1　贫血的阈值，定义为低于同孕周合理铁补充下血红蛋白水平的第五百分位

• 贫血有种族差异，非洲裔美国妇女和白人妇女相比 Hgb 和 Hct 偏低。医学研究所建议将非洲裔美洲人 Hgb 的值降低 0.8g/dl，Hct 降低 2%。

贫血的常见类型

• 贫血的类型根据平均红细胞体积（mean red blood cell volume，MCV）可以分为正细胞性、小细胞性和大细胞性贫血（表 19-1）。

表19-1 根据平均红细胞体积(MCV)确定的贫血分类

小细胞性(MCV<80fl)	正细胞性(MCV80~100fl)	大细胞性(MCV>100fl)
缺铁性贫血	早期缺铁性贫血	维生素B_{12}缺乏
地中海贫血	急性失血	叶酸缺乏
慢性疾病性(晚期)贫血	镰状细胞贫血	药物导致(齐多夫定)
	慢性疾病性贫血	酒精依赖
铁粒幼细胞性贫血	感染(骨髓炎,HIV,支原体,EB病毒)	肝病
铅中毒		骨髓增生异常综合征
铜缺乏	骨髓疾病	
	慢性肾功能不全	
	甲状腺功能减退	
	自身免疫性溶血性贫血	

孕期生理性贫血

- **孕期生理性贫血**:孕期血浆容量增加(25%~50%)和红细胞数量的增加(10%~25%)不成比例,因此血液稀释,红细胞比容下降3%~5%。这些变化从孕6周时开始出现,到产后6周恢复正常。

缺铁性贫血

- **缺铁性贫血**:缺铁性贫血是孕期最常见的一种贫血,占所有贫血病例的50%~75%。

  - **诊断**是基于一些隐匿出现的症状,如:无力和疲乏,严重者可出现舌炎、口腔炎、反甲(指甲外表面凹陷)、异食症、产热功能受损和胃炎。

  - **实验室检查**:如果出现小细胞贫血,需要检查铁代谢情况(表19-2)。血清铁蛋白水平是铁缺乏最敏感和特异的指标。血清铁蛋白<10~15ng/ml(或μg/L)通常提示缺铁性贫血,血清铁蛋白<12ng/ml为经典的诊断标准。

  - **治疗**:虽然孕妇维持正常的铁水平很重要,但是孕期补充铁剂预防和治疗贫血的益处尚无足够的证据。CDC目前推荐每天补充元素铁(30mg)预防贫血。如果已经出现了贫血,则元素铁的剂量应增加至60~120mg/d。一片325mg的硫酸铁含有65mg的铁元素,一片300mg的葡萄糖酸铁含有34mg的铁元素。ACOG指南建议缺铁性贫血的妇女补充铁剂。如果口服铁剂疗效欠佳或患者不耐受,或严重贫血,则可以考虑静脉补充铁剂。如果 Hgb<6g/dl,胎儿氧合异常可危及胎儿健康,此时有母体输血指征。

表 19-2 不同类型贫血的实验室检查

贫血的类型	血清铁	血清铁蛋白	总铁结合力
缺铁性贫血	↓	↓	↑
慢性疾病性贫血	↓	↑	↓或不变
铁粒幼细胞性贫血	↑	↑	↓
地中海贫血	不变	不变	不变

总铁结合力:total iron binding capacity,TIBC

血红蛋白病

- **血红蛋白病**:是血红蛋白分子(HbA)中珠蛋白部分遗传异常,可以是质量或数量的异常,质量异常可以导致结构异常,如:镰状细胞贫血;数量异常可以导致结构正常的珠蛋白链的数量减少,如:地中海贫血。正常血红蛋白的组成为 HbA 占 96%~97%,HbA2 占 2%~3%,胎儿血红蛋白(HbF)<1%。

镰状细胞病

- **镰状细胞病(sickle cell disease,SCD)**是一组涉及镰状细胞血红蛋白(HbS)的血红蛋白病,包括镰状细胞病(通常称为"镰状细胞贫血")、镰状细胞血红蛋白 C(HbSC)和镰状地中海血红蛋白(HbS-Thal),其中 HbS 纯合子(HbSS)是最常见的表型,主要见于撒哈拉沙漠以南的非洲、南美和中美、沙特阿拉伯、印度和地中海国家。大约 1/500~1/600 的非洲裔美国新生儿患有 SCD,为常染色体隐性遗传病。患者可表现为溶血性贫血、反复疼痛危象、感染、和一个以上的器官系统梗死。HbS 是 β 珠蛋白链第 6 位点的缬氨酸代替了谷氨酸而形成的。变化后的 HbS 脱氧后溶解性降低,易于形成僵硬的聚合物,并扭曲成镰刀状。含有这些 HbS 的细胞会发生血管外溶血,引起严重的慢性贫血,也可能滞留于微血管内导致血管阻塞、缺血和梗死。这一系列反应最终导致血管阻塞危象,临床上可表现为严重疼痛、发热、器官功能异常和组织坏死。感染、缺氧、酸中毒、脱水和精神应激都可以诱发血管阻塞危象。严重的并发症之一为急性胸痛综合征,是 SCD 患者住院和死亡的首要原因。急性胸痛综合征的表现为呼吸症状、新的肺浸润和发热。

- **诊断**:镰状细胞病的贫血为正细胞正色素性贫血,血红蛋白浓度为 6~10g/dl,红细胞比容为 18%~30%。网织红细胞计数升高至 3%~15%。乳酸脱氢酶升高,结合珠蛋白降低。外周血涂片可能看到镰状细胞、靶形细胞和 Howell-Jolly 小体。血红蛋白电泳可以确诊。HbS 占血红蛋白总量的 85%~100%,没有 HbA,但 HbA2 正常,HbF 中度升高(通常 <15%)。由于红细胞破坏增加,可以出现黄疸,表现为未结合胆红素升高。

- **治疗**:羟基脲可用于减少细胞内的镰状化,但是由于动物实验表明其有致畸性,因此不建议孕期应用。需要积极应用抗生素治疗感染。严重贫血者可输血。疼痛危象的治疗有吸氧、输液和镇痛。治疗方面主要的争议在于最严重的病例是否进行预防性血液置换。此外,还应考虑到输血的风险。输血的好处是可以增加 HbA 的水平,从而增加氧和能力,减少携带 HbS 的红细胞。如果输血,应在主要和次要抗原表型配血后,给予去白浓缩红细胞。

- **孕期注意事项**:因为孕期代谢需求增加、血液淤滞且处于相对高凝状态,所以 SCD 的患者在孕期更易发生镰状化。SCD 患者孕期常见的并发症自然流产、宫内生长受限,以及胎儿宫内、低出生体重、子痫前期和早产的发生率增加。此外,SCD 患者患泌尿系感染(urinary tract infection,UTI)、菌尿、肺部感染和梗死以及疼痛危象的风险增加。由于 UTI 的风险增加,早、中、晚孕期至少做一次尿培养和相应的治疗。患 SCD 的妇女在孕前应接种肺炎球菌疫苗,补充叶酸 1~4mg/d。只有在缺铁的时候才需要补充铁剂。胎儿监护的频率根据病情严重情况而定。病情较重者,需要自孕 32 周起每周两次行胎儿监护,全面了解胎儿情况,并需每月一次超声监测胎儿生长。所有的非洲裔美洲人都应行血红蛋白电泳评价携带情况。如果患者和胎儿的父亲都是血红蛋白病的携带者,则应进行遗传咨询,可提供羊膜腔穿刺和绒毛膜活检(chorionic villus sampling,CVS)等产前诊断方法。产后,患者应尽早下床,穿弹力袜,避免血栓栓塞性疾病。

- **避孕**:含左炔诺孕酮的宫内节育器(IUD)和单纯孕激素的避孕药对 SCD 患者是较好的避孕方法。目前没有发现很好的 SCD 患者口服避孕药方面的对照研究,但是小剂量的复合型口服避孕药对有些 SCD 患者是很好的选择。含铜宫内节育器因为有增加出血的风险,故其使用有争议,但通常它仍被认为是一种安全和有效的避孕方法。单一孕激素的片剂,如甲羟孕酮以及屏障类工具也是推荐的避孕方式。醋酸甲羟孕酮避孕针（迪波普维拉，Depo-Provera）可能减少疼痛危象的发作次数。

镰状细胞特质

- **镰状细胞特质（HbAS）** 在非洲裔美洲人（1/12 或 8%）中常见，在地中海、中东、印度、加勒比海和中南美洲血统的人群中也有一定的流行。有镰状细胞特质的妇女与普通人群相比患泌尿道感染的风险加倍，尤其在孕期，因此在早中晚孕期都应筛查。母亲镰状细胞特质不会直接影响胎儿的健康。孕妇的性伴需要筛查是否为镰刀细胞携带者，因为如果性伴为镰状细胞特质，则胎儿有 1/4 的风险患 SCD。

地中海贫血

- **地中海贫血** 为包括一组可以导致严重的小细胞低色素性贫血的遗传性血液疾病。结构正常的 α 和 β 珠蛋白链的生成数量减少或缺失，会引起 α 和非 α 链的比例失调，分别导致 α 和 β 地中海贫血（表 19-3）。多余的珠蛋白链会形成聚集体，导致无效造血和 / 或溶血。临床表现可能多样，从无症状至输血依赖性贫血，甚至死亡都有可能。这两种疾病都是常染色体隐性遗传。

- **α 地中海贫血** 主要集中于东南亚、非洲、加勒比和地中海地区，它是由于第 16 号染色体上的 α 基因一个或全部缺失造成的。过多的 β 珠蛋白形成 β 珠蛋白四聚体，称为 HbH。因为胎儿血红蛋白也需要 α 链，因此母亲合并 α 地中海贫血会累及胎儿。

- **β 地中海贫血** 主要集中于地中海、亚洲、中东、加勒比和西班牙裔。已经报道的 β 地中海贫血的基因变异有 200 多种（多数为点突变），位于第 11 号染色体。这些基因缺陷的结果有两种：β^0，即 β 链的完全缺失；β^+，即 β 链合成减少。

  - **诊断**：地中海贫血通常为小细胞低色素性贫血，MCV<80fl，和缺铁性贫血类似，但是临床表现和实验室检查却有很大不同。
  - **实验室检查**：总体上讲，地中海贫血，尤其是杂合子，常被误诊为缺铁性贫血，但是地中海贫血患者补铁后贫血得不到纠正。不伴有铁缺乏的小细胞性贫血提示为地中海贫血，需要进一步检查，包括电泳和铁代谢。如果为小细胞贫血，而红细胞分布宽度正常，伴轻度贫血或不伴贫血，且不存在铁缺乏或除外 β 地中海贫血，则应考虑为 α 地中海贫血。家系研究对于 α 地中海贫血的诊断常常很有帮助。确诊需要靠分子遗传学检查，如定量 PCR。定量血红蛋白电泳有助于诊断 β 地中海贫血，HbA2 升高（>3.5%）也应怀疑 β 地中海贫血。

表 19-3　地中海贫血的表现

	基因型 [a]	实验室 / 临床表现	特点
α 地中海贫血			
静息型携带者	-α/αα	正常或轻度小细胞	无症状，25%~30% 的非裔美洲人
α 地中海贫血携带者	--/αα（亚洲） -α/-α（非洲）	轻度小细胞低色素性低血红蛋白；Hgb 电泳正常	无症状性贫血，铁剂治疗无效。两种基因型临床表现相同，缺失基因的位点决定了子代病情的严重程度（--/αα 的胎儿有 HbH 或水肿的风险）
HbH 病	--/-α	中到重度小细胞低色素性贫血（Hb 8~10g/dl），网织红细胞↑（5%~10%），HbH=2%~40%；HbA2↓，HbF 正常；血清铁正常；外周血涂片见 Heinz 小体；脾大，骨骼异常	妊娠，感染和氧化性药物可以加重贫血；长期输血，脾切除和铁螯合剂治疗；可能合并胆石症
水肿胎儿 "Hb Bart 病"	--/--	显著贫血（Hb 3~10g/dl），有核红细胞增加，Hb Bart 80%~90%；HbH 10%~20%；无 HbA。水肿，心衰，肺水肿，短肢畸形，尿道下裂	一般通过孕期超声可发现水肿胎儿；常导致死亡；宫内输血可能增加存活机会

续表

	基因型 [a]	实验室/临床表现	特点
β地中海贫血			
轻型β地中海贫血	β0/β β+/β	无症状或轻度小细胞性贫血（Hb 8~10g/dl）。HbA2↑,HbF↑,HbA↓	杂合子;对恶性疟有抵抗力;常被误诊为缺铁性贫血
遗传性β地中海贫血	β+/β	轻度或没有贫血;嗜碱性颗粒;红细胞正常或↑;无脾肿大,MCV 60~正常	
中间型β地中海贫血	不一定,2个β突变(至少1个是轻度的)	轻中度贫血;明显的脾肿大,骨骼畸形,生长延迟,铁超负荷	临床诊断;从无症状至症状很严重;在生命后期出现症状;不需要长期输血
重型地中海贫血"Cooley贫血"	β0/β0 β+/β+	Hb低至2~3g/dl,MCV<67fl,网织红细胞↓HbF↑↑,HbA2不定,无 HbA HbF↑,HbA↑,HbA2不定;脾肿大;骨骼改变(造血↑增加);严重铁超负荷	纯合子;严重程度取决于珠蛋白的产量(β+/β0更严重-没有珠蛋白);当6~9个月HbF转变为HbA时出现症状,可能存活至30~50岁;年轻时死于感染或心脏并发症

[a] 基因型:β和δ——为每个单倍体的单个基因。α基因可以复制,每个单倍体产生两个基因,二倍体则产生四个基因

- **妊娠和地中海贫血**
  - 孕妇如为地中海贫血的携带者或是地中海贫血,并不需要特殊处理。
  - 诊断地中海贫血或有高危因素者应进行孕前咨询,知晓有关产前诊断的信息。如果夫妻双方都是携带者,则应在早孕期行 CVS DNA 水平的检测,对于受累的夫妇也可进行种植前基因诊断。
  - 带有 HbH 的妇女可以成功妊娠,产妇的预后和贫血的严重程度相关。
  - 妊娠可能加重贫血,必要时输血,且增加子痫前期、充血性心衰和早产的发生风险。
  - 虽然有成功妊娠的报道,但重型和中间型 β 地中海贫血妊娠的信息较为有限,这些妇女需要严密内科评价和随访。
  - 如果脾脏已经切除,则应接种肺炎球菌、流感嗜血杆菌和脑膜炎球菌疫苗。
  - 由于叶酸缺乏,地中海贫血可能会增加中枢神经管畸形的风险,因此建议受孕前后应补充叶酸 4mg/d。只有铁缺乏时才需要补充铁剂,否则会造成铁超负荷。
- 贫血的地中海贫血孕妇需要行**产前胎儿监护**。
  - 推荐定期行超声检查评价胎儿生长,并行非应激试验评价胎儿宫内安危。
  - 超声也可以发现水肿胎儿,但是通常用于较大孕周时。受累及的胎儿的处理方包括胎儿宫内输血,水肿胎儿的宫内输血已经取得成功。

巨幼细胞贫血

- **巨幼细胞性贫血**是 DNA 合成受损导致无效造血的结果。
  - 巨幼细胞贫血在不发达的地区是一个较大的问题,主要由饮食缺乏叶酸引起。非孕期叶酸的需求为 50μg/d,而孕期增至 800μg/d。苯妥英、呋喃妥英、甲氧苄啶和酒精都会减少叶酸的吸收。
  - 孕期巨幼细胞贫血患者的病因中,维生素 B_{12} 缺乏较少见,多是因长期素食或以下原因引起的肠道吸收减少所致,如:热带口炎性腹泻、局部回肠炎、治疗肥胖的胃肠道切除术后或慢性贾第鞭毛虫病等。
  - 孕期的巨幼细胞贫血可以导致不良结局。动物研究表明巨幼细胞贫血可能和胎盘早剥、子痫前期、IUGR 和早产相关。叶酸缺乏也和开放性神经管畸形有关。

- **诊断**：巨幼细胞贫血通常进展缓慢，易发生于晚孕期。除了一般的贫血症状、皮肤粗糙和舌炎，还可以出现食欲和体重下降。由于存在血小板减少或白细胞减少，也可出现出血或感染。

- **实验室检查**
  - 红细胞、白细胞和血小板的大细胞正色素性贫血。
  - 外周血涂片可见中性粒细胞分叶过多、椭圆形的大红细胞和Howell-Jolly 小体。
  - 诊断叶酸缺乏时应以红细胞叶酸水平为标准，因为细胞内叶酸更能反映体内总的贮藏水平，而血清叶酸水平浮动很大。

- **治疗**：治疗前明确是哪种物质缺乏很重要。
  - 叶酸缺乏可以每天补充 1mg 叶酸治疗。在治疗 7~10 天内，白细胞和血小板计数就应恢复正常，但血红蛋白多在治疗数周后逐渐恢复正常。
  - 如果贫血是缺乏维生素 B_{12} 引起的，则补充叶酸也许会改善贫血，因此而掩盖了维生素 B_{12} 缺乏，但可能会导致神经管缺陷。维生素 B_{12} 缺乏的治疗方法为肌注维生素 B_{12}，有些患者可能需要终生每月注射一次（1mg）。

血小板减少

血小板减少：指血小板小于 150 000/µl，孕期发生率为 10%。临床体征，如淤斑、易擦伤、鼻出血、牙龈出血和血肿等，在血小板不低于 50 000/µl 时一般不常见，而当血小板低于 50 000/µl 时，手术出血风险也增加。只有血小板 <20 000/µl 时才会有自发出血的风险。而血小板 <10 000/µl 会出现严重出血。根据病情和病因的不同，血小板减少可能会引起严重母儿病率和死亡率，但也可能与此无关。孕期的许多因素都可以引起血小板减少。

妊娠期血小板减少

- **妊娠期血小板减少**，又称为妊娠偶发性或特发性血小板减少，孕期发病率为 8%，孕期轻度血小板减少的病例超过 75% 为此病。常出现于孕晚期，且不会引起胎儿血小板减少。孕期血小板减少可能与血液稀释和孕期血小板生理性代谢加快有关。妊娠期血小板减少可在产后 2~12 周自行缓解，再次妊娠可以复发，但复发率尚不清楚。

- **诊断**：妊娠期血小板减少是一个排除性诊断，因此，首先应详细询问病史除外其他病因。应注意了解孕前的血小板计数和所有前次妊娠的实验室检查数据。
  - 诊断需满足以下 3 个标准：①轻度血小板减少（70 000~150 000/μl）；②没有血小板减少的病史，但孕期血小板减少病史除外；③没有出血症状。
  - 没有特殊的诊断性检查可以鉴别妊娠期血小板减少和轻度特发性血小板减少性紫癜（ITP）。许多妊娠期血小板减少的患者存在血小板相关 IgG 和血清抗血小板 IgG，因此采用血小板抗体检查难以和 ITP 区别。
- **处理**：妊娠期血小板减少不需要任何处理。妊娠期血小板减少的患者母儿出血及出血相关并发症的发生风险并未增加。
  - 应密切监测血小板，以防低于 50 000。
  - 应记录正常的新生儿血小板计数。妊娠期血小板减少患者的子代约 2% 有轻微的血小板减少（>50 000/μl），但婴儿一般不会发生严重的血小板减少。
  - 产后再次评估血小板计数，确认是否恢复正常。如果血小板持续减少，应考虑患者转诊到血液科进行评估。

HELLP 综合征

- **溶血、肝酶升高和血小板减少（HELLP）综合征**是母体血小板减少最常见的病理性原因。重症子痫前期孕妇中约有 10%~20% 会发生 HELLP 综合征，且在子痫前期发病过程中常出现较早。血小板在产后 24~48 小时达最低点，但是通常不会低于 20 000/μl。如果患者在产后血小板严重减少，则应考虑血浆置换和（或）激素治疗。皮质激素除在 34 周前应用可以改善新生儿预后外，也可改善孕产妇的结局。产前应用糖皮质激素，可以在短期内暂时升高血小板。小样本安慰剂对照研究表明，产后继续使用激素并未降低孕产妇病率。

特发性血小板减少性紫癜（idiopathic thrombocytopenic purpura，ITP）

- ITP 是孕期最常见的自身免疫病，发生率为 1/1 000~2/1 000 次妊娠，占孕期相关血小板减少的 5%。ITP 是早孕期血小板减少最常见的原因。血小板抗体直接针对血小板表面糖蛋白，可增加网状内皮系统（主要是脾）

对血小板的破坏,超过了骨髓合成血小板的速度,导致血小板减少。ITP 的病程通常不会受到妊娠的影响。

- **诊断**:根据病史、体格检查、全血细胞计数和外周血涂片可以做出诊断。ITP 患者在孕前就容易出现淤点、淤斑、鼻出血、和牙龈出血的症状,ITP 也是一种排除性诊断,没有诊断性试验。如果血小板轻度减少,则 ITP 很难与妊娠性血小板减少相鉴别。检测到血小板相关抗体,与 ITP 是符合的,但并不能以此诊断 ITP,因为妊娠性血小板减少和子痫前期的患者也可存在这些抗体。血小板抗体的敏感性较低(49%~66%)。但如果血小板相关性抗体阴性,则 ITP 的可能性很小。如果血小板 <50 000/μl,或有潜在的自身免疫性疾病,或有血小板减少病史,则更可能为 ITP。和妊娠期血小板减少相比,ITP 的血小板减少出现更早。表现如下:
  - 持续性血小板减少(血小板计数 <100 000/μl,可伴有或不伴有外周血图片见大血小板)。
  - 骨髓检查巨核细胞正常或增加。
  - 应排除继发性母体血小板减少(如:子痫前期、HIV 感染、系统性红斑狼疮和药物)。
  - 无脾肿大。

- **产前处理**:根据美国血液学会,对于成人 ITP 的新诊断需要检测艾滋病毒和丙型肝炎。孕期任何时候血小板 >50 000/μl,或早、中孕期血小板 30 000~50 000/μl,均不需要常规治疗。如果血小板计数小于 10 000/μl,或中、晚孕期为 10 000~30 000/μl,或孕妇有出血,则需要治疗。治疗方法目前有两种:糖皮质激素和静脉注射免疫球蛋白(IVIG)。
  - 激素可以抑制抗体的产生,减少抗体结合的血小板在脾脏的滞留,并影响抗体和血小板的作用。
    - 治疗方案为口服泼尼松起始剂量 1~2mg/(kg·d),然后逐渐减量至最小剂量,以维持一定的血小板计数(通常 >50 000/μl),且副作用能够耐受。患者通常在 3~7 天起效,75% 的病例在用药 3 周内起效。1/4 的患者可以完全缓解。
    - 也可以用大剂量的糖皮质激素,如:甲基强的松龙,1~1.5mg/kg,静脉分次用药,很少通过胎盘,通常在 2~10 天内见效。
    - 糖皮质激素的副作用有增加妊娠期高血压和妊娠期糖尿病的风险。
  - 另一种治疗方法是大剂量静脉注射 γ 球蛋白(IVIG)[400mg/(kg·d) 用 5 天,或 1g/(kg·d) 用 2 天]。IVIG 可能的作用机制为延长 IgG

包被的血小板被母体网状内皮系统清除的时间。80% 的患者在用药数天内即缓解，可持续 3 周。应用 IVIG 治疗的最大问题在于其价格昂贵且患者使用不方便。

- 对于血小板小于 10 000/μl 且有出血的患者，如果激素和 IVIG 治疗均无效，就可选择在中孕期行脾切除术。脾切除后 75% 的患者能缓解。但是孕期的资料有限。脾切除后应进行肺炎球菌、*流感嗜血杆菌*和脑膜炎球菌的免疫接种。

- 免疫抑制治疗有争议，通常也不被采用，因为虽然免疫抑制治疗在非孕期有很好的疗效，但是在孕期对胎儿发育可能有潜在危害。各种治疗方法都有副作用，但治疗的目的是在尽量少地干预下，增加血小板计数，并使其达到安全水平（>20 000~30 000/μl），还需要牢记：安全的血小板水平不一定是正常的血小板水平。应告知 ITP 的孕妇避免使用非甾体类消炎药、水杨酸类药物和避免外伤。

- **产时处理：**近足月时，需要更积极的处理，以增加血小板计数，使产妇在产时和硬膜外麻醉过程中保持良好的止血状态。血小板计数大于 50 000/μl 时，无论阴道分娩、剖宫产还是区域麻醉，都是安全的，但也有人建议血小板应大于 100 000/μl 以避免硬膜外血肿。如果患者有出血，则阴道分娩前血小板小于 10 000~20 000/μl 时，可以预防性输注血小板；如为剖宫产，小于 50 000/μl 时可以输血小板。剖宫产时应在手术切口的同时输入血小板。一个单位富集血小板约可以升高 5 000~10 000/μl。因为循环中存在抗体，输注的血小板半衰期更短。

新生儿血小板减少

- 母体患有 ITP 时，其血小板 IgG 抗体可以通过胎盘，引起胎儿或**新生儿血小板减少**。大约 10%~15% 的新生儿会出现严重的血小板减少（血小板计数 <50 000/μl）。一般认为母体血小板计数（或母亲体内的血小板抗体）和胎儿血小板计数不相关。能够预测胎儿是否存在血小板减少的最可靠的指标，是其年长的同胞出生后发现血小板减少。但胎儿血小板计数很难准确估计，即使采用胎儿头皮血或经皮脐带血穿刺也做不到。对于 ITP 患者，新生儿血小板计数通常在出生后下降，生后 48~72 小时达最低水平。通知儿科医师，密切监测新生儿血小板计数，对于预防新生儿颅内出血（neonatal intracranial hemorrhage，ICH）的严重后遗症很重要，虽然很罕见。有人建议在产时留取脐带血检查血小板计数。

- **分娩方式：**由于 ICH 常发生于产后新生儿期，而非产时，且很难准确了解胎儿的血小板计数，故目前没有根据胎儿血小板计数决定分娩方式方面的建议。最近对美国围产医学专业医生的一项调查显示，多数倾向于不采用侵入性检查评估胎儿血小板，支持试产，但目前没有随机对照研究针对这些新生儿的不同分娩方式进行比较。多年以来，人们多认为如果胎儿血小板小于 50 000/μl，则 ICH 的风险明显增加；而且还认为剖宫产较阴道自然分娩对胎儿的创伤性小，因此对有严重胎儿血小板减少的 ITP 患者，建议行剖宫产。但是没有证据表明剖宫产能降低 ICH 的发生。剖宫产应只在有产科指征时进行。

血栓栓塞性疾病

血栓栓塞性疾病和母亲与胎儿/新生儿的不良结局有关。**静脉血栓栓塞疾病**（venous thromboembolism，VTE）包括**深静脉血栓**（deep vein thrombosis，DVT）和**肺栓塞**（pulmonary embolism，PE）。

- 孕妇患 VTE 的风险比同年龄非孕妇女 4~5 倍。
- VTE 的发生率占所有分娩的 0.76/1 000~2/1 000。美国 VTE 占所有孕产妇死亡的 9%。
- 孕期 VTE 80% 为 CVT，20% 为 PE。
- 大约 1/2 的 DVT 发生于产前，且似乎早中晚孕期发生概率相等。
- PE 更常见于产后。
- 剖宫产后血栓栓塞的风险高于顺产（高 3~5 倍）。

VTE 的高危因素

- 妊娠本身即是一种高凝状态。纤维蛋白原、凝血因子和纤溶酶原激活抑制因子-1（PAI-1）水平升高，游离蛋白 S 水平下降，纤溶活性下降。此外，VTE 风险随妊娠期解剖结构的变化而增加，包括增加了静脉淤血和增大的子宫压迫下腔静脉和盆腔静脉。
- 孕期 VTE 最重要的危险因素为 VTE 病史。母体的一些内科并发症，如心脏病、SCD、狼疮、肥胖、糖尿病和高血压，也增加 VTE 风险。其他危险因素包括外科手术、VTE 家族史、卧床或长期制动、吸烟、年龄 >35 岁、多胎妊娠、子痫前期和产后感染。
- 易栓症可以是遗传性的也可以是获得性的。
  - 有潜在易栓症的妇女，妊娠可能会诱发不良事件。
  - 潜在易栓症可以影响子宫胎盘血供，从而导致胎死宫内、严重

IUGR、胎盘早剥和重度早发型子痫前期,但是这仍有争议,最近的研究不能确定血栓形成和这些不良妊娠结局之间的因果关系。

- **遗传性易栓症**(表 19-4)
  - 遗传性易栓症使孕产妇血栓栓塞性疾病的发生率增加 8 倍。
  - 孕期患血栓性疾病的孕产妇中,一半以上存在遗传性易栓症。
  - 抗凝血酶缺陷、V 因子 Leiden 突变是最常见的遗传性易栓症。V 因子 Leiden 和凝血酶原 G20219A 的纯合子和复合性杂合子突变,都可增加静脉血栓形成的风险。

表 19-4　遗传性易栓症和孕期 VTE 的风险

易栓症	比值比
V 因子 Leiden 突变 纯合子	34.4
凝血酶原 G20210A 突变 纯合子	26.4
V 因子 Leiden 突变 杂合子	8.3
凝血酶原 G20210A 突变 杂合子	6.8
蛋白 C 缺乏	4.8
抗凝血酶缺乏	4.7[a]
蛋白 S 缺乏	3.2
甲基四氢叶酸还原酶(MTHFR)C677T 纯合子	0.74
V 因子 Leiden 突变 + 凝血酶原 G20210A 突变(复合杂合子)	88.0
抗磷脂抗体综合征	15.8

[a] 可能估计偏低。有报道认为增加 25~50 倍

- **获得性易栓症**
  - 包括持续性抗磷脂抗体综合征(APS)(狼疮抗凝物和抗心磷脂抗体)。反复妊娠丢失的妇女 APS 占 15%~17%。
- 不建议所有孕妇常规筛查易栓症,筛查的指征仍有争议。ACOG 也不再建议有反复胎儿丢失、胎盘早剥、IUGR 或子痫前期的患者行易栓症检查。有以下情况是需考虑行易栓症检查(表 19-5):

表 19-5　易栓症相关检查

基本检查(ACOG 推荐)

活化 C 蛋白抵抗筛查(由于 V 因子 Leiden 突变,95% 阳性),如阳性检查
V 因子 Leiden 突变(PCR)

凝血酶原 G20210A 基因型

抗凝血酶功能试验(活性)

蛋白 C 活性

蛋白 S 活性和游离和总的抗原水平

其他检查(ACOG 未建议)

活化部分凝血酶原时间(aPTT)

稀释山蝰毒素时间(dRVVT)

抗心磷脂抗体(IgG 和 IgM)

狼疮抗凝物

4G/4G PAI-1 突变(DNA)(如果条件不允许,可定量检测血浆 PAI-1 蛋白
水平)

MTHFR 突变筛查和 / 或快速血浆同型半胱氨酸水平

ANA(如果早发型先兆子痫)

检验时应避免血栓事件,非孕期,除 DNA 检测外不用抗凝剂

- 孕期 VTE(产后检查)或没有与非复发危险因素如制动时间过长
  相关的 VTE。
- 个人或家族有 VTE 病史(一级亲属 50 岁前患 VTE,而无其他危
  险因素)。
- 反复胎儿丢失的妇女可以筛查 APS(三次流产均发生在妊娠 10
  周之前或一次流产发生在孕龄超过 10 周,胎儿形态正常)。

VTE 的表现和诊断

DVT

• 超过 70% 的孕期 DVT 发生于髂股静脉,这也是较为容易栓塞的部
位,且主要见于左侧。孕期的生理性改变,类似于 DVT 的表现,因此孕期
DVT 诊断尤其困难。此外,许多患者没有症状。如果出现症状,则最常见的
有小腿或下肢水肿、疼痛或压痛、发热和红斑。Homan 征(被动足背屈时出
现小腿疼痛)阳性的概率 <15%,且只有 <10% 的患者可触及条索。髂静脉
DVT 的症状包括腹痛、背痛和整个下肢水肿。临床怀疑 DVT 的孕妇中,最

终确诊率小于 10%。

- **静脉复式成像**，包括加压超声、彩色和光谱多普勒超声，已经取代静脉造影，成为诊断的金标准和最常用的非侵入性诊断方法，对于有症状的近端 DVT 诊断的敏感性为 97%，特异性为 94%。如果检查深静脉系统无异常，则一般不太可能存在有临床意义的血栓。其局限性在于对于无症状性疾病的敏感性较差，且难以发现髂静脉血栓。

- **磁共振成像**：对非孕期患者的研究表明，其检测盆腔和近端 DVT 的敏感性为 100%，特异性为 98%~99%，检测膝盖以下 DVT 的准确性也很高。

- **D-二聚体**是诊断 DVT 敏感的指标，但是不特异，因为 D-二聚体的水平随着孕周增加而升高，所以其检测不能用于诊断孕期 DVT。如果临床怀疑 DVT 的可能性低，那么 D-二聚体结果正常可以让人放心。

　　肺栓塞

- **肺栓塞**（pulmonary embolism，PE）仍然是发达国家孕产妇死亡的首要原因。产后短期内 PE 的风险最高，尤其是剖宫产术后，致死率可达 15%。PE 最常见的来源是下肢 DVT，发生于近 50% 的近端 DVT 患者。突发性呼吸困难、胸痛、咳嗽、呼吸过速和心动过速是 PE 的典型症状，但在孕期这些症状也都常见。但是，由于 PE 的后果严重，且妊娠期的发病率不断升高，临床医生必须提高警惕。**诊断**应从详细地问病史和体格检查开始，然后做一系列诊断性检查以除外其他可能的疾病，如：哮喘、肺炎和肺水肿。

- 首先应行动脉血气分析（arterial blood gas，ABG）、心电图和胸片。ABG 的正常范围在孕期有所变化，需使用孕期校正后的正常值。超过半数的有明显 PE 的孕妇肺泡-动脉梯度正常。

- 胸片有助于除外其他疾病，也可以配合通气灌注（ventilation-perfusion，V/Q）扫描分析病情。孕期因可疑 PE 而进行放射性检查的危险远比漏诊 PE 所带来的风险小得多。

- **肺血管造影**是诊断 PE 的金标准，但价格昂贵，且为侵入性操作。

- CT 肺血管成像（CTA）已经逐渐成为孕期可疑 PE 的推荐影像学检查。CTA 更易实施、更方便、更合算，与 V/Q 扫描相比对胎儿的放射性剂量更小。CTA 也有助于检查引起患者症状的其他疾病（如：肺炎、主动脉夹层）。作为一项新技术，多层 CT 肺血管成像可以看见更细的肺部血管分支，以提供更准确的诊断。

- **V/Q 扫描**曾经是 PE 首先要做的诊断性检查。此项非侵入性操作的结果可以分成低度可疑、中度可疑和高度可疑 PE。高度可疑的结果（节段性灌注缺损，而通气正常）可以诊断 PE，当检查前高度

怀疑 PE 时其阳性预测值大于 90%。由于很大一部分结果为中度
可疑,所以 V/Q 扫描的应用受到限制。当放射性示踪剂排泄至膀
胱时,对胎儿的放射危害最大。因此,在检查结束后应立即多次排
空膀胱,减少对胎儿的影响。如果产后哺乳,则 V/Q 扫描后 2 天内
不能哺乳。

- 如果检查结果不支持诊断,则建议行**双下肢静脉超声**评估有无
  DVT。如果证实存在 DVT,则可以诊断 PE,如果未发现 DVT,建议
  在准备长期抗凝治疗之前,进一步做**动脉造影**,或 1 周后重复下肢
  静脉超声。

- 根据疾病控制与预防中心的资料,无论在孕期什么时期,<5rad
  (0.05Gy)的放射剂量不会对健康造成明显影响。孕 16 周后,如果
  剂量 <50rad,不会引起先天异常。如产前接受放射剂量 0~5rad,
  儿童期发生癌症的风险为 0.3%~1%。所有诊断 PE 的检查其放
  射剂量均远小于增加先天畸形的水平。正侧位胸片的放射剂量
  <0.001rad。和 CTA(0.000 3~0.013 1rad)相比,V/Q 扫描对胎儿的放
  射剂量稍高(0.064~0.08rad)。肺血管造影如果经股动脉,放射剂量
  约为 0.2~0.4rad,经肱动脉则 <0.05rad。CTA 对母体的放射剂量大
  于 V/Q 扫描。

VTE 的治疗

- 可疑 VTE 时,只有排除其他诊断后才可以开始用普通肝素(unfrac-
  tionated heparin,UFH)或低分子肝素(low-molecular-weight heparin,LMWH)
  抗凝治疗,直至除外此诊断。虽然上述药物有可能引起子宫胎盘连接处出
  血,但是都不通过胎盘,不致畸,也不会引起胎儿出血,这些药物也不会通过
  乳汁分泌。虽然 UFH 是预防和治疗孕期 VTE 的标准治疗,最近的循证医
  学指南推荐使用 LWMH。治疗 VTE 应使用弹力袜和抬高下肢。

- 治疗 VTE 时应根据体重调整 LMWH 的用量(表 19-6)。LMWH 的
  优点在于出血性并发症更少,HIT 的发生率低,骨质减少的风险
  小,血浆半衰期长,量效关系易预测。由于孕期肾脏清除率增加,
  LMWH 的低谷期在孕期延长,故人们关心一天两次给药与单次给
  药(即预防性或治疗性)相比是否更合适。但是没有关于比较两种
  用药方案的数据。此外,近期的数据表明每日单次用药治疗急性
  VTE 已经足够。LMWH 水平的监测仍有争议。使用 LMWH 时不
  能用 APTT 监测疗效,因为 APTT 可能一直正常。在注射 LMWH4

小时后可以监测抗因子 Xa 的活性水平,治疗目标为维持抗因子 Xa 在 0.6~1.0U/ml(如果每日单次给药,参考值稍高);但不建议更频繁的监测,除非患者体重极低或极高。如果在药物浓度波谷期检测(如用药后 12 小时),则目标水平为 0.2~0.4U/ml。目前的指南未给出确切的监测方法,但是一些专家倾向于定期监测浓度(每 1~3 个月)。

表 19-6　孕期预防血栓给药方案

预防性抗凝

　LMWH

　　依诺肝素 40mg SC q24h

　　依诺肝素 30mg SC q12h[a]

　　达肝素 5 000U SC q24h

　　亭扎肝素 4 500U SC q24h

　UFH

　　UFH 5 000U SC q12h

　或

　　早孕期:UFH 5 000~7 500U SC q12h

　　中孕期:UFH 75 000~10 000U SC q12h

　　晚孕期:UFH 10 000U SC q12h(除非 APTT 升高)

中间剂量

　LMWH

　　依诺肝素 40mg SC q12h

　　Dalteparin 5 000U SC q12h

　UFH

　　UFH SC q12h;调整剂量至抗因子 Xa 目标水平为 0.1~0.3U/ml(用药后 4 小时)

治疗性剂量(根据体重调整)

　LMWH

　　依诺肝素 1mg/kg SC q12h(或依诺肝素 1.5mg/kg SC q24h)

　　Dalteparin 200U/kg SC q24h 或 100U/kg SC q12h

　　Tinzaparin 175U/kg SC q24h

　UFH

　　UFH SC q12h;调整剂量使用药间期(用药后 6 小时)APTT 达目标值(1.5~2.5 倍)

续表

产后抗凝（4~6 周）

华法林目标 INR 值为 2.0~3.0，初始时与 UFH 或 LMWH 重叠至 INR≥2.0 达 2 天

预防性 LMWH 或 UFH

ᵃ 鉴于 LMWH 的孕期药物动力学改变，有些专家推荐一天两次更合适，但是缺乏比较数据。此外体重极高或极低者可能需要不同剂量。SC，皮下注射

- **UFH**：UFH 可以静脉给药（intravenously，IV）也可以皮下注射（subcutaneously，SC）。病情不稳定者（如大面积肺栓塞伴低氧，或广泛髂股静脉受累）及明显肾损害的患者（即肌酐清除率 <30ml/min），初始治疗用静脉 UFH 更好。初始负荷量（通常 80U/kg）和维持量［通常 18U/(kg·h)］给药的目标是达到用药间期（用药后 6h）aPTT 达理想值（aPTT 值为正常的 1.5~2.5 倍）。检测抗因子 Xa 水平可有助于评估肝素剂量（目标水平 0.3~0.7U/ml）。很多仪器都有滴定肝素的标准方案。IV 治疗应至少持续 5 天，然后继续用调整剂量的肝素皮下注射给药或用 LMWH。如果持续用 UFH，应每隔 1~2 周复查一次 APTT。由于孕期Ⅷ因子和纤维蛋白原增加，孕期 APTT 对肝素的反应下降，因而维持治疗水平的肝素剂量较非孕期有所增加。孕期使用 UFH 的顾虑在于可能发生出血、骨质减少和血小板减少。UFH 使用时大出血风险约为 2%；使用肝素 1 个月以上者，30% 会出现骨密度减低。非孕期肝素诱导血小板减少（heparin induced thrombocytopenia，HIT）的发生率为 3%，如果血小板低于 100 000/μl，或下降至基础值的 50% 以下，应考虑到 HIT 的可能。典型的 HIT 出现于用药后的 5~10 天内。25%~30% 发生 HIT 的患者是在开始应用肝素后短期内（24 小时内）出现的，这和近期用过肝素有关。ACOG 建议检查基础血小板水平，用药后第 5 天检查一次血小板，治疗 2 周内定期复查。其他学者建议用药 24 小时监测血小板变化，然后用药最初 2 周内每隔 2~3 天复查一次，或最初 3 周内每周复查。如果出现了 HIT，但还需要继续抗凝治疗，则建议用达那肝素钠（因子 Xa 抑制剂，目前美国尚未应用）或阿加曲班（直接凝血酶抑制剂）。
- **华法林**能通过胎盘，故可能致畸，也可能引起胎儿出血。华法林在

孕 6 周内应用可能是安全的,但在 6~12 周则有增加骨骼系统胚胎病的风险,包括点状骨骺、鼻骨和肢体发育不良。孕晚期暴露于华法林的胎儿中,有 1/3 出现中枢神经系统损伤、出血或眼部异常。产后及哺乳期妇女可以使用华法林,因为它不进入母乳。它可在机械性心脏瓣膜妇女的产前使用,因为克赛和肝素都不能提供合理的抗凝。

- 有抗凝药使用禁忌的患者可以考虑使用暂时的**下腔静脉滤网**。滤网可以在引产或选择性剖宫产前 1 周内放置,产后取出。

孕期血栓的预防

产前

- 关于孕期 VTE 预防性抗凝治疗的资料有限。应对孕妇进行危险分层,根据临床情况评估。虽然推荐建议各不相同,但都认为 VTE 的高危患者在整个孕期和产后用 UFH 或 LMWH 治疗是有益的,推荐至少在产后使用预防性治疗。

分娩时

- 仔细计划分娩可以使母体出血的风险降到最低。如果可能,使用抗凝治疗的患者应尽量择期引产或择期剖宫产,以便于在适当的时候停药。使用治疗剂量时,在择期引产和择期剖宫产前 24 小时应停用 LMWH。在 LMWH 最后一次用药 24 小时内不能给予硬膜外麻醉或腰麻。通常建议在孕 36~38 周时将 LMWH 换成 UFH。如果患者在应用皮下注射 UFH 的过程中自然临产,且 APTT 正常,则可以行区域麻醉。如果 APTT 明显延长,则可用鱼精蛋白解救,每 100U UFH 给鱼精蛋白 1mg。如果患者为 VTE 极高危人群,则开始时就使用静脉注射的 UFH,在预期分娩前 4~6 小时停用。当预防性使用 LMWH 每日一次时,在最后一次用药 12 小时后可以行区域麻醉。此外,LMWH 至少应在拔除硬膜外置管 2~4 小时后才能再次使用。

产后

- 剖宫产后 12 小时,阴道分娩后 4~6 小时可以继续抗凝。如果有产后出血高危因素,则应选择静脉 UFH,因为消除快,且可用鱼精蛋白拮抗。如果已确认充分止血,可使用华法林,起始时应和 UFH 和 LMWH 重叠使用使 INR≥2.0 持续 2 天,INR 目标值为 2.0~3.0。DVT 抗凝治疗时,至少应用至产后 6 周;而 PE 的抗凝治疗至少用至产后 4~6 个月。
- 有 VTE 史或血栓高危因素的孕妇的避孕方法:
  - 由于含雌激素避孕药有潜在形成血栓风险,建议仅使用孕激素或非激素的避孕方法。安全期、避孕套、单纯孕激素药片、左炔诺孕酮的含宫内节育器、含铜宫内节育器或输卵管结扎或阻塞可考虑作为 VTE 高危患者的避孕方法。

（陈娜娜 译 孙笑 审）

推荐阅读

American College of Obstetricians and Gynecologists. ACOG practice bulletin no. 6: clinical management guidelines for obstetrician-gynecologists: thrombocytopenia in pregnancy. *Int J Gynaecol Obstet* 1999;67(2):117–128.

American College of Obstetricians and Gynecologists. ACOG practice bulletin no. 124: inherited thrombophilias in pregnancy. *Obstet Gynecol* 2013;122(3):706–717.

James A; American College of Obstetricians and Gynecologists Committee on Practice Bulletins—Obstetrics. ACOG practice bulletin no. 123: thromboembolism in pregnancy. American College of Obstetricians and Gynecologists. *Obstet Gynecol* 2011;118(3): 718–729.

James AH. Thromboembolism in pregnancy: recurrence risks, prevention and management. *Curr Opin Obstet Gynecol* 2008;20:550–556.

Marik PE, Plante LA. Venous thromboembolic disease and pregnancy. *N Engl J Med* 2008;359: 2025–2033.

Rogers DT, Molokie R. Sickle cell disease in pregnancy. *Obstet Gynecol Clin North Am* 2010; 37(2): 223–237.

Rosenberg VA, Lockwood CJ. Thromboembolism in pregnancy. *Obstet Gynecol Clin N Am* 2007;34:481–500.

Sukenik-Halevy R, Ellis MH, Fejgin MD. Management of immune thrombocytopenic purpura in pregnancy. *Obstet Gynecol Surv* 2008;63(3):182–188.

第20章 同种异体免疫

Berendena I. M. Vander Tuig and Karin J. Blakemore

妊娠期同种异体免疫是母体针对胎儿红细胞或血小板抗原产生抗体的过程。胎儿的免疫系统会破坏表面覆盖这些抗体的红细胞或血小板,导致贫血或血小板减少症。未行交叉配血的输血或者母胎出血(fetomaternal hemorrhage,FMH)后,异体的或胎儿血液成分进入母体形成抗体。未治疗的同种异体免疫由于溶血性贫血(胎儿水肿)或新生儿同种异体免疫血小板减少症(neonatal alloimmune thrombocytopenia,NAIT)可导致严重的胎儿和新生儿病率和死亡。

红细胞同种异体免疫

有临床意义的红细胞抗原同种异体免疫的总发生率大约为25/10 000例活产,最常见的抗原为Rh D抗原。母亲的血型通常被描述为ABO+或ABO-,表示存在(+)或不存在(-)Rh D抗原。Rh系统中其他的红细胞抗原包括C,c,E,e。其他重要的红细胞抗原包括ABO血型抗原和50余种其他次要抗原,只有其中一部分与红细胞同种异体免疫有关(表20-1)。

表 20-1 血型抗体和新生儿溶血性疾病的发生率

新生儿溶血疾病的发生率	抗体
常见	c,K1,E
不常见	e,C,Ce,Kpa,Kpb,cE,k,s,Fya
少见	S,U,M,Fyb,Coa,Dia,Dib,Jka,Jkb
不发生	Lea,Leb,P1,N

Rh D 同种异体免疫

病理生理

• 不同种族Rh血型的发生率也不同,高加索人有15%,非洲裔美国人和西班牙裔美国人有 8% 为 Rh(−)。Rh(−)率最高的人群是西班牙的巴斯克人(30%),最低的是美洲土著人(1%)。

- Rh− 女性暴露于 Rh D 抗原引起免疫反应,产生抗 D 免疫球蛋白(immunoglobulin,Ig)M 和 IgG,并导致记忆 B 细胞在重新暴露于抗原时产生 IgG,这一过程称为 Rh 致敏。

- 在妊娠期间,Rh(+)胎儿的红细胞成为母体 IgG 的靶细胞,母体 IgG 能通过胎盘,Rh+ 胎儿红细胞被结合溶解后即发生胎儿贫血。

- 胎儿对贫血的反应包括红细胞生成素合成和血细胞生成增加。由于溶血的速度大于红细胞生成的速度,更多的不成熟胎儿红细胞出现在血液循环中,形成胎儿成红细胞增多症,可能发生髓外造血。

- 如果不治疗贫血,最终将导致胎儿水肿(hydrops fetalis)。病理生理并不完全明确,但考虑是由于贫血导致心衰、由于肝外髓外造血导致门静脉高压,肝脏蛋白合成减少,导致低蛋白血症。

- FMH 伴 Rh+ 胎儿红细胞通过胎盘进入母体循环是 Rh 致敏的主要原因。

  - 即使血量仅有 20μl 或者更少就足以产生免疫反应。

  - FMH 最常发生于分娩时。剖宫产分娩、多胎分娩、胎盘早剥、前置胎盘出血或人工剥离胎盘可能增加 FMH 的量。

  - 胎儿红细胞抗原在妊娠 38 天即存在,因此妊娠早期的一些事件理论上都可以引起同种异体免疫,包括异位妊娠、自然或选择性流产或先兆流产。

  - 侵入性操作如绒毛穿刺、羊膜腔穿刺、胎儿血穿刺或外倒转术也可以引起 FMH 和同种异体免疫。

  - 母体创伤也可能导致 FMH 和同种免疫。

预防

- 在 1960 年研制的注射用抗 D 免疫球蛋白(RhoGAM)可预防 Rh D 同种异体免疫,它是从针对 Rh D 抗原的集合的无菌的人 IgG 抗体制造出来的。

- 在抗 D 免疫球蛋白(通常称为 RhoGAM)出现之前,Rh− 妇女怀有 Rh+ 胎儿在第一次妊娠中有 17% 出现抗体。

- 现在,经过常规筛查和应用 RhoGAM 之后,只有 0.1%~0.2% 的 Rh− 妊娠妇女产生抗 Rh D 抗体。

- RhoGAM 通过与进入母体循环的胎儿红细胞结合而避免同种异体免疫的发生,然后,母体的免疫系统清除胎儿细胞。母体 B 细胞不产生免疫反应,不发生记忆应答。

- 在美国,RhoGAM 在妊娠 28 周给予一次,在产后如确认新生儿血型为 Rh+ 再给予一次。
- RhoGAM 标准剂量为肌内注射 300μg。
- 妊娠早期微量(50μg)的 RhoGAM 肌内注射就足够了,因为胎儿循环量较小。
- 每 10μg RhoGAM IgG 可以"中和"1ml 胎儿血液,所以标准剂量的免疫球蛋白可以保护进入母体血液循环中的 30ml 胎儿血。当导致母胎出血的事件发生之后,通过 Kleihauer-Betke(KB)试验对 FMH 进行量化,可以指导额外 RhoGAM 应用剂量。对于分娩 Rh+ 婴儿的所有 Rh– 母亲进行产后 KB 检测可以保证足够的免疫球蛋白量。
- RhoGAM 半衰期是 24 天,但是母体中抗体存在达 12 周仍能检测出来。

未致敏 Rh– 患者的处理

- 孕妇通过间接 Coombs 试验筛查抗体,来判断母亲血清是否暴露于 Rh+ 细胞。
- 无凝集反应表示母体血清中无循环抗体,说明未致敏状态(表 20-2)。

表 20-2　抗体筛查阴性未致敏 Rh– 女性应用 RhoGAM 的指征

妊娠早期自然流产或选择性流产

先兆流产 [a]

异位妊娠

羊膜腔穿刺、胎儿血取样或绒毛活检

妊娠中、晚期出血(如:前置胎盘或胎盘早剥)

腹部外伤

胎死宫内

孕 28 周常规预防

外倒转术

分娩 Rh+ 婴儿

[a] 美国推荐使用,临床证据有限。Rh+ 妇女和已经致敏的 Rh– 妇女不需要 RhoGAM

- 如果间接 Coombs 试验筛查阳性（即凝集发生），实验室需区分是致敏状态，还是妊娠早期注射 RhoGAM 的反应。

- Rh− 孕妇在首次产前检查时应进行筛查，如未致敏不需要干预，如已致敏，见"已致敏 Rh− 患者的处理"。

- 常规 28 周进行抗体筛查，如筛查阴性，则需给予标准剂量的 RhoGAM。如患者致敏，见"致敏 Rh− 患者的处理"。

- 分娩后产妇和新生儿同时筛查：
  - 如果新生儿是 Rh−，不需要 RhoGAM。
  - 如果新生儿是 Rh+，母亲抗体一直是阴性，则注射标准剂量的 RhoGAM，并且根据需要进行 KB 检查以评估是否需要增加 RhoGAM 剂量。
  - 如果新生儿是 Rh+，母亲抗体阳性，则不需要 RhoGAM 治疗，该产妇下一次妊娠应作为 Rh 已致敏给予处理。
  - 如果可疑，就给予 RhoGAM。给予致敏者 RhoGAM 引起的风险与永久致敏引起的后果相比可以忽略。

Rh− 致敏患者的处理：

- 任何抗体滴度 >1 ∶ 4 的 Rh− 患者都应认为是已致敏的。
  - **准确的孕周**对于其他检查的说明和合适的宫内干预时机很关键。
  - 如果父亲绝对明确，**需要确定父亲血型**以确定胎儿不会遗传 Rh D 抗原。之前通过检测紧密相连的 *RHC/E* 基因，从人口资料计算其概率，确定父亲 Rh D 的杂合性，虽然现在还在用，但现在定量聚合酶链反应（PCR）技术可随时进行。
    - 如果父亲是 Rh D 抗原的杂合子，胎儿有 50% 的机会出现 Rh+。
    - 如果父亲是 Rh D 抗原的纯合子，胎儿会是 Rh+，将存在危险。
    - 如果父亲是 Rh−，则不需要进一步的测试。
    - 如果不能确定亲生父亲或者无法检测，胎儿应该被假定为 Rh+。
  - **母体抗体滴度的动态检测**：每月检测直到 24 周，然后每 2~4 周检测一次。
    - 多数 Rh 致敏的女性体内会有一个长时间的低水平 D 抗体滴度。除非抗体滴度达到*临界浓度*，否则胎儿没有贫血的风险。
    - 所谓临界浓度是指抗体水平的绝对值在 1 ∶ 8~1 ∶ 16，或者滴度增加一倍以上，如从 1 ∶ 2 增加到 1 ∶ 8。检测需在同一实验室进行。

- 滴度表示的是阳性 Coombs 的最大稀释度,1∶8 的滴度表示 1 份血清稀释成 8 份。需注意有些实验室的报告只有分母值(即滴度为 1∶2 报告为"2")。
- 一旦母体的抗体滴度超过这一临界水平,无论滴度值为多少,胎儿在接下来的妊娠期都存在风险。
- 第一次受累的妊娠,滴度与胎儿状况有很好的相关性。在随后的妊娠中,滴度预测性减低。
- 一旦母血抗体水平达到所谓的临界水平且父亲的抗原状态未知或为杂合子时,科采用羊膜腔穿刺或胎儿无创 DNA 测定胎儿血型。
  - 羊膜腔穿刺
    - 应用聚合酶链反应检测羊水细胞中的胎儿血细胞基因型,假阴性率达 1.5%。
    - 父亲和母亲的血样应和羊水同时送验。
    - 羊膜穿刺术尽可能避免穿过胎盘,因为母胎输血会使同种免疫加重。如果发现胎儿是 Rh+,母亲血样应该检测有无 Rh 假基因,一些人,特别是非洲后裔,表型是 Rh−,但有部分 Rh D 基因。如果这些序列部分传给胎儿,羊水细胞分析最终可能错误地鉴定胎儿为 Rh+。
    - 如果胎儿是 Rh−,应该用 PCR 分析父亲血样。偶尔,自发的基因重组也会使胎儿检测结果被错误地标识为 Rh−,而事实上胎儿可能继承了父系的 D 抗原。
    - 如果胎儿是 Rh−,父亲的血样无法获得,则需每 4~6 周重复检测母亲的抗体滴度。如果抗体滴度没有上升,有理由认为胎儿确实为 Rh−。如果抗体滴度升高,应怀疑胎儿实际上可能是 Rh+ 并进行相应处理。
  - 游离胎儿 DNA
    - 妊娠 38 天后,胎儿 DNA 可在母体循环中发现。
    - 在欧洲,通常胎儿游离 DNA 已经被用作胎儿红细胞血型的诊断工具。
    - 获得母体的血液样本,使用反转录酶 PCR 技术扩增 Rh D 外显子。如果母体是 Rh−,这些外显子不会出现在母体血中。
      - 如果结果提示胎儿是 Rh D+,结果毋容置疑。
      - 如果没有发现外显子,必须确认胎儿 DNA 的存在。

- 如果发现了 Y 染色体,说明胎儿是男性,Rh– 结果肯定。
- 如果没有 Y 染色体,必须进行 SNP 分析,SNPs 分析中 92 个中有超过 6 个与母体不同,被假定为胎儿 DNA,即认为胎儿是女性,Rh(–)结果肯定。
- 如果 SNP 分析中少于 6 个有不同者,则结果不确定。建议在 4~6 周内重复测试,或应用羊膜腔穿刺术来确定胎儿抗原。

- 胎儿大脑中动脉(middle cerebral artery,MCA)多普勒检查作为羊膜腔穿刺的非侵入性替代方法可以动态观察胎儿贫血。多数医疗中心每 1~2 周做一次多普勒检查,以检测是否有进展的贫血。可以从孕 16~18 周开始进行多普勒检测。
  - 严重贫血时,血液黏稠度下降,所以大脑中动脉血流峰速增加。另外,贫血胎儿会尽快将血液分流到大脑,这种现象称为“大脑保护”,也会增加血流速度。
  - 收缩期流速峰值如果大于中位数(MoM)1.5 倍,提示临床显著贫血。
  - MCA 多普勒的敏感性为 88%,特异性为 87%,阳性预测值为 53%,假阴性率为 98%。
  - MCA 多普勒必须由正规培训有经验的医生操作。
  - 妊娠 35 周后和胎儿输血后,MCA 多普勒检查的可信度降低。
- 羊膜腔穿刺也可以用于随访胎儿贫血。1961 年,Liley 证明胎儿溶血后羊水中胆红素水平与在 450nm 分光光度计测量的吸收峰值(OD_{450})直接相关。这一测量值与胎儿状况相关性很好。大部分医疗中心自 24~26 周开始,进行一系列的羊膜腔穿刺检查,OD450 的趋势图比单一测量值更可靠,因此应该绘制系列测量值曲线。
  - Liley 曲线有三个预测区(图 20-1):
    - 1 区:胎儿未受累,或仅为轻度受累;10~14 天后重复进行羊膜腔穿刺。
    - 2 区:胎儿正处于轻度到中度溶血。位于 2 区上部(>80%)是进行胎儿血液检查的指征。下部(<80%)应该在 10~14 天重复检查。
    - 3 区:胎儿贫血,如果不进行干预治疗,7~10 天内胎儿死亡的可能性很高。应进行胎儿血液检查。

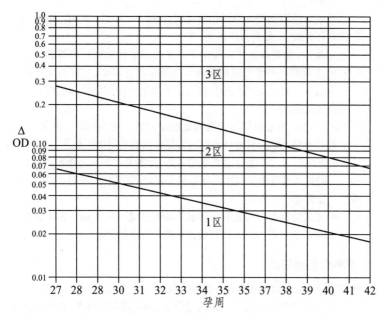

图 20-1　Liley 曲线描述了 Rh 致敏的程度。ΔOD：450nm 时的光密度

- ○ 如果样本暴露于光照或母亲应用糖皮质激素,则可使 ΔOD450 值下降。
- ○ Queenan 曲线是由 Liley 曲线衍生而来,应用于孕周较小者。
- 胎儿血液取样通过肝内静脉或经皮脐带血检测(percutaneous umbilical blood sampling,PUBS)可以直接获取胎儿血样。PUBS 常在 18~35 周进行,只有在 MCA 多普勒或 ΔOD450 检测值较高时应用。18 周之前,胎儿的解剖结构和脐带很难显示。
  - ○ 若取样时发现胎儿贫血,可进行宫内输血,一旦发现胎儿贫血一般需进行多次宫内输血。
  - ○ PUBS 只能在有专业培训人员和如果发生并发症 NICU 能够治疗早产的新生儿的医疗机构中进行。
- 严重的红细胞同种免疫的患者应从 28~32 周开始,对胎儿每周进行无应激试验和 / 或生物物理检查。
- 分娩时间个体化,美国妇产科学会建议,对于轻度的胎儿溶血,分娩时间在 37~38 周或如果确认胎儿肺发育成熟可更早。如果严重致敏需要多次侵入性操作者建议分娩时间为 32~34 周。单纯同种异体免疫，不是剖宫产指征。

- 出生后，受累新生儿可能由于新生儿溶血性疾病而出现继发性贫血或黄疸。轻者可应用输注红细胞来治疗贫血，光疗治疗高胆红素血症。对于更严重的病例可以采用静脉注射免疫球蛋白或者是新生儿换血疗法。

- 既往已经致敏孕妇与初次致敏的孕妇处理时不同的。通常来说，胎儿或婴儿的同种异体免疫随着妊娠次数的增加而加重。

  ○ 如果患者之前生育过受累的婴儿（即胎儿水肿或需要宫内输血），则抗体滴度由于与胎儿状态没有很好的一致性，故对于以后的妊娠管理没有意义。

  ○ 父亲的血型和胎儿的抗体状态如前所述已经明确。如果胎儿是 Rh+，从妊娠 16~18 周开始评估胎儿贫血情况。

其他红细胞抗原

- 红细胞 Rh 复合体中其他的红细胞抗原包括 C,c,E,e。

  - 如果母亲被其中任意一种抗原致敏，则处理方法与 Rh D 同种异体免疫的处理基本相同。

- Kell 血型是最常见的较弱的红细胞抗原。目前至少已经发现 7 种不同的 Kell 家族的抗原，最常见的是 K。

  - Kell 同种异体免疫通常由于母亲之前的输血产生。

  - 与其他红细胞抗原不同，抗 Kell 抗体可以引起溶血和抑制胎儿红细胞生成素的产生和红细胞的生产。

  - △OD450 和系列滴度检测无意义，系列 MCA 多普勒检查可以指导临床治疗。

- 还有许多其他的红细胞抗原簇（表 20-2）。不是所有的抗原均引起胎儿贫血，应根据特定抗原处理不同。

血小板同种异体免疫

新生儿同种免疫性血小板减少症（NAIT）也称为胎儿同种异体免疫血小板减少症（fetal alloimmune thrombocytopenia，FAIT）或母胎同种异体免疫血小板减少症（fetomaternal alloimmune thrombocytopenia，FMAIT）。NAIT 的总发生率为 1∶1 000~2∶1 000，尽管由于种族不同而有不同。目前已发现 15 种血小板抗原,导致不同严重程度的疾病。的所有 NAIT 病例中超过 80% 是由血小板抗原的抗体 HPA-1a（HPA-1）引起,它还累及 90% 的严重病例。

病理生理

- 其致敏过程与红细胞同种异体免疫类似。
- 在大多数严重病例中,抗体介导的胎儿血小板破坏可以引起胎儿颅内出血（intracranial hemorrhage,ICH）或内脏出血。
- 内皮细胞表面抗原与同种异体抗原是一样的;出血可能是胎儿毛细血管走形受到了免疫介导破坏而加重。
- 母体抗体转移到胎儿可能发生在妊娠早期。
- 首次致敏妊娠的胎儿可能出现严重的 NAIT 后遗症。
- 患有 NAIT 的胎儿 10%~20% 会出现 ICH。25%~50% 的患儿可以通过超声在宫内发现。大约有 14% 的病例中胎儿在宫内死亡。

NAIT 的诊断

- 当临床怀疑可能存在 NAIT 时,应迅速进行诊断。目前没有 NAIT 的常规筛查试验。
- 存在如下情况需进行 NAIT 的评估:超声检查宫内有胎儿出血,出生后检查新生儿有血小板减少,之前妊娠出现 NAIT 或胎儿出血,或母亲的姊妹曾患 NAIT,HPA-1a 阴性。
- NAIT 的诊断如下:首先检测母亲抗血小板抗体,如果抗原特异性抗体在母血中存在,就应该同时检测母亲和父亲血小板基因型来评估不一致抗原,即使抗原特异性血小板抗体在母血中未检出,但父亲的血小板基因型的不一致也有助于确认 NAIT 的诊断。血小板抗体并不总是一直存在与母体血液中,可能仅间断存在。
  - 如果父亲血小板特异抗原的基因型为杂合子,而母亲缺乏该基因型,那么胎儿患 NAIT 的风险有 50%（每一个不一致的抗原）。应该检测胎儿血或羊水中血小板的基因型。
  - 如果父亲血小板特异抗原的基因型为纯合子,而母亲缺乏该基因型,那么所有的妊娠都存在风险。
  - 如果母亲和父亲的基因型相同,那么妊娠受累的风险很低。
- 胎儿 / 新生儿血小板减少症的鉴别诊断包括特发性血小板减少性紫癜（idiopathic thrombocytopenic purpura,ITP）。ITP 病例中,母体的血小板也受影响,出现血小板减少。

NAIT 的治疗

- 各个医疗中心对有 NAIT 风险的妊娠治疗各不相同。没有一致的合适的治疗方案。
  - 母亲抗体滴度检测没有意义,不能指导治疗。
  - 目前最好的非侵入性治疗为注射用免疫球蛋白 G(intravenous gamma immune globulin,IVIG)伴或不伴皮质类固醇注射。皮质类固醇通常在应用 IVIG 后胎儿血小板减少持续存在的病例中保留应用。如果上一个孩子有严重新生儿血小板减少的历史,无论是否合并有颅内出血,从 12 周开始给予每周的注射用免疫球蛋白 G 直至整个孕期。
  - 胎儿血液检测是有 NAIT 风险的妊娠中确定胎儿血小板数量的唯一方法。如果一个患者在上次妊娠中合并了严重的 NAIT,我们通常在 22~28 周间进行胎儿血液检查,对于血小板减少严重的胎儿输注经抗原筛选的血小板。可使用脐带血穿刺术或肝内静脉(IHV)血液取样。IHV 是首选,因为减少穿刺部位持续出血的风险。此外,IHV 与脐带血穿刺比较可以避免穿过胎盘,降低 FMH 的风险,因此降低了进一步致敏的风险。
    ○ 如果同时合并了贫血或急性操作相关的出血,在进行胎儿血取样时也需要准备红细胞血制品。
    ○ 如果胎儿血小板减少很严重,由于血小板的半衰期很短,因此可能需要每周输血直至分娩。
    ○ 通常采用胎儿超声评估胎儿生长及寻找胎儿宫内出血的证据。
- 如果其他的禁忌证推荐阴道分娩。除了存在常见的产科指征外,剖宫产分娩没有益处。分娩时机个体化,与胎儿状况相关。对于严重的病例,许多中心在分娩前完成胎儿血小板计数,并在引产前考虑输血。在分娩时,一个完整的血细胞计数通过脐带血获得。
- 分娩后,新生儿血小板数目在生后头几天达到最低点,然后随着母亲抗血小板抗体的消失逐渐改善。
- 血小板数目小于 30 000/ml 的足月婴儿和血小板数目小于 50 000/ml 的早产儿应输血小板加或不加 IVIG。
- 如果出生时血小板少于 50 000/ml,需进行头部超声以除外 ICH。
  在随后的妊娠中复发率很高(85%~90%),胎儿受累更严重,发病时间更早。

（陈娜娜　译　孙笑　审）

推荐阅读

Aina-Mumuney AJ, Holcroft CJ, Blakemore KJ, et al. Intrahepatic vein for fetal blood sampling: one center's experience. *Am J Obstet Gynecol* 2008;198:387.e1–387.e6.

Althaus J, Blakemore KJ. Fetomaternal alloimmune thrombocytopenia: the questions that still remain. *J Mat Fetal and Neonatal Med* 2007;20(9):633–637.

American College of Obstetricians and Gynecologists. ACOG practice bulletin no. 75: management of alloimmunization. *Obstet Gynecol* 2006;108(2):457–464.

American College of Obstetricians and Gynecologists. ACOG practice bulletin no. 4: prevention of RhD alloimmunization. *Int J Gynaecol Obstet* 1999;66(1):63–70.

Blakemore KJ, Baumgarten A, Schoenfeld-Dimaio MSW, et al. Rise in maternal serum alpha-fetoprotein concentration after chorionic villus sampling and the possibility of isoimmunization. *Am J Obstet Gynecol* 1986;155(5):988–993.

Bowman, JM. The management of Rh-isoimmunization. *Obstet Gynecol* 1978;52(10):1–16.

Calhoun DA, Christensen RD, Edstrom CS, et al. Postnatal diagnosis and management of alloimmune hemolytic disease of the newborn. UpToDate Web site. http://www.uptodate.com/contents/postnatal-diagnosis-and-management-of-alloimmune-hemolytic-disease-of-the-newborn. Accessed January 4, 2012.

Cunningham FG, Leveno KJ, Bloom SL, et al, eds. Diseases and injuries of the fetus and newborn. In *Williams Obstetrics*, 23rd ed. New York, NY: McGraw-Hill Medical, 2010: 618–625.

Goldsby RA, Kindt TJ, Kuby J, et al. *Immunology*, 5th ed. New York, NY: WH Freeman, 2002.

Moise KJ Jr. Management of pregnancy complicated by Rhesus (Rh) alloimmunization. UpToDate Web site. http://www.uptodate.com/contents/management-of-pregnancy-complicated-by-rhesus-rh-alloimmunization. Accessed November 20, 2012.

Moise KJ Jr. Management of rhesus alloimmunization in pregnancy. *Obstet Gynecol* 2002; 100(3):600–611.

Moise KJ Jr. Overview of Rh(D) alloimmunization in pregnancy. UpToDate Web site. http://www.uptodate.com/contents/overview-of-rhesus-rh-alloimmunization-in-pregnancy. Accessed November 30, 2012.

Moise KJ Jr. Prevention of Rh(D) alloimmunization. UpToDate Web site. http://www.uptodate.com/contents/prevention-of-rh-d-alloimmunization. Accessed January 9, 2013.

Moise KJ Jr, Argoti PS. Management and prevention of red cell alloimmunization in pregnancy. *Obstet Gynecol* 2012;120(5):1132–1139.

Paidas MJ. Prenatal management of neonatal alloimmune thrombocytopenia. UpToDate Web site. http://www.uptodate.com/contents/prenatal-management-of-neonatal-alloimmune-thrombocytopenia. Accessed March 26, 2012.

Peterson JA, McFarland JG, Curtis BR, et al. Neonatal alloimmune thrombocytopenia: pathogenesis, diagnosis and management. *Brit J Haematol* 2013;161(1):3–14

Risson DC, Davies MW, Williams BA. Review of neonatal alloimmune thrombocytopenia. *J Paediatr Child Health* 2012;48(9):816–822.

第 21 章	**妊娠期外科疾病和创伤**

Emily S. Wu and Nancy A. Hueppchen

总论

· 妊娠女性有五百分之一需要进行非产科的外科手术。

· 妊娠期外科疾病的诊断和处理目标为提供有效的治疗和成功继续妊娠。

· 由于妊娠期的生理变化,妊娠期的诊断可能比较困难;症状和体征可能不典型。

· 对于任何干预措施,一定要考虑和讨论对胎儿可能的危害。同样,也要考虑和讨论如果干预延迟对母亲可能造成的危害。

· 妊娠期非产科外科手术的风险包括先兆早产(preterm labor,PTL)、早产和胎儿的丢失。总体来说,妊娠期外科手术发生早产风险为9%。

妊娠期的生理和解剖变化

· 妊娠期子宫使腹部器官向头部移位,使双侧附件结构进入腹腔。

· 子宫对下腔静脉的压迫使静脉回流减少,可能引起仰卧位低血压综合征。如果可能的话,妊娠期患者手术时应尽量选择左侧卧位。

· 妊娠期血容量增加、红细胞压积下降、血压相对降低,因此对急性失血的判断变得困难。

· 低蛋白状态使孕妇易于发生水肿。

放射性诊断技术与孕期患者

· 妊娠不应该阻止关键诊断所必要的影像学检查。

· 多个专业机构一致认为,5rad以下剂量的放射线不会增加胎儿恶性肿瘤、畸形或流产的风险。直到10rad的潜在效果很微弱以至于无法在临床上检测或者从背景风险中进行识别,在妊娠8~15周风险最高(表21-1常用影像学检查估计胎儿暴露剂量)。

· 放射性碘对比检查在妊娠期的评级为B级。虽然它可以通过胎盘而对胎儿的甲状腺产生潜在危害,尤其在妊娠10~12周。ACOG推荐妊娠期

298

避免放射性碘对比检查;在需要进行对比检查的病例中, ^{123}I 或者 ^{99m} 锝(妊娠分级 C)应该用来代替 T^{131},新生儿应该在出生后第一周进行甲状腺功能检查。

表 21-1　常用放射性检查的估计接受剂量

检查	单次剂量(rad)	达到 5rad 以上的次数
颈椎或四肢 X 线	<0.000 1	>50 000
胸部正侧位	0.000 2	25 000
腹部平片(单视图)	0.1~0.3	17~50
小肠检查或钡灌肠	0.7	7
头颅 CT	0	无限
胸部 CT(包括肺栓塞流程)	0.02	250
腹部 CT	0.4	12.5
腹部和盆腔 CT	2.5	2

- 对比剂碘海醇、碘帕醇、碘酞酸盐、碘佛醇和甲泛葡胺似乎并不致畸,哺乳期妇女,母乳喂养应该是安全的,但是母亲可选择在 24 小时内放弃母乳喂养。
- 钆对比剂会增加妊娠丢失、胎儿骨骼和内脏异常的风险,在妊娠期应用时,应非常谨慎的充分考虑风险和益处。

孕期外科疾病的处理

- 无论哪个孕周,妊娠并不是有指征外科手术的禁忌。最佳手术时机是孕中期。
- 早孕期手术因为可能破坏黄体,而增加自然流产的风险。晚孕期手术可能导致先兆早产,而且术野暴露困难。
- 择期手术可推迟至分娩之后。
- 推荐在术前和术后孕周适宜情况下进行胎心监护。
- 术中应考虑以下因素:左侧卧位、避免子宫操作、保证孕妇最佳氧合状态,避免血压波动过大。

- 术中不推荐常规进行胎心率监测但如果胎儿存活,电子胎心监测可行,获得孕妇的同意,如有胎儿指征可以进行干预,对胎儿窘迫的潜在干预不会影响已经计划的手术。
- 在标准浓度下,目前使用的麻醉剂对于任何孕周均无致畸作用。
- 目前的资料不支持术中使用宫缩抑制剂。

急性阑尾炎

- **急性阑尾炎**为妊娠期最常见的外科并发症,在所有分娩中的发生率为 1/1 700。尽管妊娠期阑尾炎的发生率并未增加,但妊娠期更容易发生阑尾穿孔,尤其是在晚孕期。阑尾穿孔的发生率在妊娠期为 43%,在非妊娠患者中为 4%~19%。这可能是由于妊娠期诊断延迟以及患者不愿意进行手术。

- **临床表现**:包括厌食、恶心、呕吐、发热、腹痛、反跳痛,白细胞增多伴杆状核粒细胞增多。中孕期和晚孕期疼痛可能是弥散的而不是局限性位于右下腹疼痛。
  - 盲肠后阑尾可能引起右侧腹或后背痛。
  - 患阑尾炎的孕妇 70% 出现反跳痛、腹肌紧张和牵涉痛,尽管妊娠期这些症状并不典型。
  - 阑尾炎的有些特征与正常妊娠的表现相似,例如白细胞增多和后背痛。但是,杆状核粒细胞增多能够有助诊断,仔细的体格检查可以排除肌肉骨骼痛。

- **鉴别诊断**:包括宫外孕、肾盂肾炎、急性胆囊炎、胰腺炎、肺栓塞、右下叶肺炎、先兆子痫累及肝脏、盆腔炎性疾病、先兆早产、胎盘早剥、肌瘤变性、圆韧带疼痛、附件肿物扭转、卵巢囊肿和绒毛膜羊膜炎,其中最经常被误诊为肾盂肾炎。

- **诊断评估**:妊娠早中期超声检查最准确,妊娠晚期让患者保持左侧卧位可能有助于发现阑尾。可能需要 MRI 或 CT 以观察和评估阑尾情况。

- **治疗**:
  - 妊娠期阑尾炎会增加孕产妇和围产儿的病率和死亡率。因此不要将手术推迟至扩散性腹膜炎表现之时。如果患者动产才可以推迟手术。
  - 动产时出现阑尾破裂时,剖宫产可能较合适。如果患者病情稳定、在分娩末期阑尾破裂无败血症,可以进行阴道分娩。
  - 所有病例在围手术期都需应用二代头孢菌素、广谱青霉素或三联

　　抗生素治疗(氨苄西林、庆大霉素、克林霉素),在腹膜炎、穿孔或阑尾周围脓肿病例中,抗生素治疗一直持续到术后体温正常 24~48 小时后。

- **腹腔镜**:诊断不明确时可行腹腔镜检查帮助确诊(例如:患者有盆腔炎疾病史),尤其是早孕期。因为孕 12~14 周后可能增加进入腹腔时子宫穿孔的风险,因此建议使用开放式腹腔镜技术。

- **开腹探查术**:如果临床高度怀疑为阑尾炎,则无论孕周大小,均有开腹探查的指征。阑尾炎穿孔或全腹膜炎病例首选开腹探查术。

- **宫缩抑制剂**:术前术后宫缩抑制剂的应用尚未广泛研究,故仅在有产科指征时使用。

- **产科并发症**:妊娠期阑尾炎的产科并发症包括 PTL(10%~20%)、自然流产和孕产妇死亡。对于无并发症的阑尾炎,胎儿丢失率大约 5%。阑尾穿孔增加胎儿丢失率达 20%~25%,且母亲的死亡风险达 4%。

急性胆囊炎:

- 急性胆囊炎是妊娠期常见的外科并发症,发生率为 1/1 000。孕期胆囊容积增大、胆囊排空延迟和肠道蠕动减慢,因此容易发生胆石症。孕前存在的胆结石很少会引发急性胆囊炎,但是,由于孕激素使胆囊收缩功能下降,大约 3%~10% 的孕妇有无症状性胆石症。胆石症是妊娠期胆囊炎的主要病因,约占所有病例的 90% 以上。

- **临床表现**:包括厌食、恶心、呕吐、发热和轻度的白细胞数升高。症状可能局限于侧肋部、右侧肩胛或肩部。Murphy 征孕期少见或可能已移位。

- **鉴别诊断**:包括妊娠期急性脂肪肝、胎盘早剥、胰腺炎、急性阑尾炎、HELLP 综合征(溶血、肝酶升高和血小板下降)、胃溃疡、右下叶肺炎、心肌梗死和带状疱疹。

- **诊断**:包括病史和体格检查、实验室检查(白细胞计数、血清淀粉酶和总胆红素水平)及右上腹部超声检查。孕期也可行 MR 胆管造影术和内窥镜逆行胰胆管造影术(endoscopic retrograde cholangiopancreatography,ERCP)检查。

- **治疗**:
  - 保守治疗包括禁食、静脉补液、镇痛和胎儿监护。可以考虑短疗程应用吲哚美辛以减轻炎症和缓解疼痛。
  - 如果症状持续 12~24 小时或感染发展,有必要应用抗生素治疗。
  - 抗生素需要覆盖肠道革兰氏阴性菌群,经典的用法包括哌拉西林 /

他唑巴坦或头孢曲松加甲硝唑。

- 在更严重病例中有行 ERCP 括约肌切开术或经皮胆囊切除术的报道。
- 约 25% 的病例需要手术治疗,手术治疗的指征有保守治疗失败、同一孕期内复发、可疑穿孔、败血症或腹膜炎。
- 早期胆囊切除术即使在无并发症的病例中也可以降低住院时间和早产发生率;有些治疗中心很快就进行手术。
- 尽管腹腔镜胆囊切除术可以在孕期各个阶段进行,如果可能的话尽量安排在孕中期手术。
- 如果怀疑胆结石性胰腺炎应术中行进胆管造影术。在胎儿器官发育完成后是安全的。

- 妊娠期急性胆囊炎的并发症包括:坏疽性胆囊炎、胆囊穿孔、胆总管结石病和胆囊肠道瘘。严重的并发症如上行性胆管炎和胆结石性胰腺炎可以引起 15% 孕妇死亡和 60% 的胎儿丢失。

肠梗阻:

- 妊娠期肠梗阻最常见的病因是肠粘连(60%)或肠扭转(25%)。
- 保守治疗包括:禁食、静脉输液和鼻胃管吸引。如果病情进展为急腹症则应进行手术治疗。

卵巢扭转和黄体破裂

- 附件肿块在其血管蒂部扭转时会发生扭转。妊娠期这些病例的发生不成比例(占所有扭转的 1/4)。引起附件扭转的常见原因有黄体囊肿、皮样囊肿、其他肿瘤和促排卵。
- **临床表现**:包括急性疼痛(通常是单侧)伴或不伴出汗、恶心和呕吐。可能会触及附件包块。
- **鉴别诊断**:包括急性阑尾炎、宫外孕、子宫肌瘤变性、憩室炎、小肠梗阻、盆腔炎性疾病和胰腺炎。
- **诊断**:包括病史和体格检查,多普勒超声检查可以看到囊肿并除外宫外孕,观察卵巢的血流情况。
- **保守治疗**适用于黄体囊肿破裂且血流动力学稳定的患者。黄体囊肿多在孕 16 周左右可自然消退。
- **手术治疗**的指征为急腹症、扭转或梗死。
- 持续存在的囊肿、直径大于 6cm 的囊肿或囊肿内有实性部分时,可能需要手术治疗。在妊娠期附件肿块的治疗常应用腹腔镜手术。

- 如果在孕 10 周内卵巢黄体破裂,术后可以应用黄体酮以预防流产。
- **并发症**:包括附件梗死、化学性腹膜炎和先兆早产。

乳房肿块和妊娠

- 美国孕妇的乳腺癌发生率约为 1/3 000。孕期患者诊断较晚。出现症状和确定诊断平均延迟 5 个月的时间。
- 诊断与非妊娠患者相似。
  - 在腹部放射防护的条件下行**乳房造影**在孕期是安全的;但是假阴性率为 50%。
  - 乳腺超声检查通常可以区分实性和囊性乳腺包块,而避免了接触放射线,但也可能产生假阴性结果。
  - 临床怀疑乳腺肿块时,即使影像学检查为阴性,不管是否妊娠都应该进行活检。细针穿刺抽吸和组织芯活检在孕期是安全的。
- 孕期患者的治疗应避免外照射和激素治疗。
  - 化疗可以在妊娠早期后进行,但是应告知患者化疗对胎儿的影响。
  - 妊娠期应避免应用甲氨蝶呤、他莫昔芬和蒽环类药物。
  - 可以讨论中止妊娠。但是妊娠早期中止妊娠对于存活率没有明显益处。

减肥手术后妊娠

- 目前生育年龄的女性进行减肥手术越来越常见。
- 减肥手术后,怀孕应该推迟 12~24 个月,这段时间体重减少的最快。减肥的患者往往吸收不良,比如:空肠吻合术,口服避孕药有很高失败率。
- 有限的研究表明减肥术后妊娠胎儿的不良妊娠结局没有增加。与其他肥胖孕妇相比,减肥手术后妊娠的孕妇发生妊娠期糖尿病、先兆子痫和巨大儿等并发症可能更少见,但是与普通人群相比发生概率更大些。
- 行胃束带手术的患者,在妊娠期需要进行束带调整。
- 应该给行减肥手术的患者有关营养目标和风险的合理建议。应监测维生素和矿物质有无缺乏,包括维生素 B_{12}、叶酸、维生素 D、铁和钙,并给予合理的治疗。如果不缺乏,也应该在早、中、晚期进行血常规、铁、铁蛋白、钙和维生素 D 的检测。推荐补充叶酸、维生素 B_{12}、钙、维生素 D 和铁剂。
- 减肥手术的并发症,如吻合口漏、肠梗阻、束带侵蚀,可能表现为恶心、呕吐和腹痛。

- 应避免使用非甾体类抗炎药。

妊娠期创伤

发生率和病因:所有妊娠女性中 6%~7% 孕期都曾受过创伤,是妊娠中非产科孕妇死亡的首要原因,占 40%~50%。妊娠期创伤主要原因包括机动车交通事故(50%)、摔倒(20%~30%)、身体受虐待(10%~20%)、枪支暴力(4%)、性侵犯(2%)和热损伤/烧伤(1%)。

- 在孕早期,子宫大部分都在骨性盆腔的保护中。
  - 创伤的并发症包括先兆早产和早产、胎膜早破、胎盘早剥、子宫破裂、母胎出血伴同种异体免疫风险、直接胎儿损伤、胎儿死亡和母亲膀胱破裂。
- 在孕期创伤病例中,有 6% 出现胎盘早剥。
- 胎儿损伤包含包括由钝性盆腔创伤或贯通伤引起的颅骨骨折和颅内出血。
  - 母胎出血的发生率占创伤病例的 9%~30%。体征包括胎儿心动过速、胎儿贫血和胎儿死亡。
  - 由于存在母胎出血的风险,所有的 Rh 阴性血型孕妇在创伤后如果合适,都应该接受抗 D 免疫球蛋白预防治疗。

孕期创伤的评估

- 孕期创伤的评估与非孕期相同。应首先稳定孕妇的情况,同时进行初步检查、供氧,并开放静脉通道。如果需要的话,应尽早行气管插管,以维持胎儿氧供和降低母体误吸风险。
- 初步评估
  - 如孕周大于 20 周,应使孕妇处于左侧卧位,如为仰卧位,则应在右侧臀下垫一楔形垫,以避免妊娠子宫压迫下腔静脉。
  - 应用较粗的套管针开放两条静脉,给予估计出血量 3 倍的晶体液。
  - 如估计出血量超过 1 升应输血。因为孕期血容量增加,所以孕妇可能失血量达到 1 500ml 时才会变得不平稳。
  - 如果可能应避免应用血管加压药物,因为可降低子宫胎盘灌注。但如有指征还是应该应用,如出现心源性或神经源性休克时。见第 2 章。
- 在病情初步稳定后行进一步评估检查。

- 应进行全身查体,尤其是腹部和子宫的情况。
- 应评估胎儿健康状况并通过超声估计孕周。
- 应根据孕周用多普勒胎心仪或持续胎心监护评估胎心率,放置分娩力仪检查宫缩情况。
- 胎儿监护的最初四个小时内,如果宫缩每小时超过四次和 / 或出血 Kleihauer-Betke(KB)试验阳性则有可能提示胎盘早剥的发生。四个小时的胎儿监护中,宫缩每小时少于四次和 KB 试验阴性则与不良结局增加不相关。
- 进行盆腔检查以评估出血、胎膜早破和宫颈改变情况。

- **诊断**
  - 如有指征且患者病情稳定应行 CT 检查。不应由于妊娠而延迟检查。
  - 超声检查可以筛查腹部损伤和评估胎儿孕周和是否存活。妊娠期超声对腹内创伤诊断的敏感性是 61%~83%,特异性为 94%~100%。
  - 孕期行诊断性腹腔灌洗(diagnostic peritoneal lavage,DPL)较非孕期危险,但病率小于 1%。通常,CT 和超声检查就足够,不必行 DPL 检查。
  - 实验室检查包括血型和抗体筛查、交叉配血(以备需要)、全血细胞计数、KB 试验、凝血功能检测、尿常规和毒理学筛查(包括血液酒精浓度)。如果有肉眼血尿或者是镜下血尿应考虑有盆腔损伤。
  - 剖宫产:如孕妇病情稳定,在出现胎儿窘迫、胎盘早剥、子宫破裂或临产后骨盆不稳定或腰骶部骨折时,可考虑剖宫产,但也要综合考虑孕周、胎儿状况和子宫受损的程度。
  - 宫缩抑制剂:创伤后宫缩抑制剂的应用一直有争议,但并非禁忌。应用宫缩抑制剂会引起心率加快(β 兴奋剂)、低血压(钙通道阻断剂)、感觉异常(硫酸镁)等症状而可能使临床评估更为复杂。
  - 创伤后胎儿监护方案在各个医疗机构中都不同,还没有经过严格的评估。我们通常在任何创伤后都进行监护 2~4 小时。如果能检测到宫缩则持续监护 24 小时;如果损伤非常严重、疼痛显著、阴道出血或胎儿监护结果不佳也需要延长观察时间。

具体的创伤处理

钝击伤

- 车祸是造成钝击伤的最常见原因。孕妇乘车时应系好安全带,固定腰部的安全带应跨过骨盆,而不应放在宫底。肩部安全带应该跨过胸部。

- 并发症包括腹膜后出血(孕期较非孕期常见,因为孕期盆腔血管明显扩张)、胎盘早剥、先兆早产、子宫破裂。
  - 大约 38% 的严重钝击伤和 3% 轻度钝击伤病例会发生胎盘早剥。
  - 小于 1% 的创伤病例会发生子宫破裂,通常由于高能量直接腹部撞造成。这通常会造成胎儿死亡。
  - 发生骨盆骨折时更容易发生以上并发症。与非孕期患者相比,骨盆骨折伴腹膜后出血在孕期较非孕期引起出血显著增加。
  - 造成腹腔内出血的最常见原因是脾破裂。
  - 孕期钝性创伤造成的直接胎儿损伤 <1%。
- 胎儿死亡最常见于孕妇死亡者,多见于严重的损伤、从汽车中飞出和孕妇头部受伤者。

贯通伤

- 孕期的贯通伤最常见原因是枪伤和刺伤。
- 此时应首优先考虑孕妇的安危,而不是胎儿,如孕妇已经不能维持正常生命体征,则应考虑行濒死剖宫产。
- 腹部枪伤后胎儿的死亡率高达 71%。对枪击伤的所有入口和出口部位的应采用放射学或 CT 进行彻底评估以确定子弹的位置。
- 腹部刀刺伤的预后好于枪伤。刀刺伤腹部后胎儿的死亡率高达 42%,CT 可能有助于确定损伤的范围。
- 腹部贯通伤可以行开腹探查术。母体指征行开腹探查术不能作为剖宫产指征,除非存在胎儿分娩的指征或者妊娠子宫妨碍进行腹腔内探查。
- 有指征的患者应该考虑预防性注射破伤风疫苗。

热损伤 / 烧伤

- 烧伤后母儿的结局取决于烧伤的程度、母亲年龄、基础健康水平及胎儿的孕周。如果烧伤面积大于体表面积的 50%,则死亡率超过 60%~70%。通常,如已经足月或近足月孕妇广泛性热损伤死亡率与烧伤面积成正比。

妊娠期心肺复苏

- 胎儿的存活率会因孕妇血液循环恢复而提高。
- 孕妇心脏骤停的原因包括创伤 / 出血、肺栓塞、羊水栓塞、脑卒中、孕妇心脏疾病、麻醉并发症和突发性肺水肿。
- **标准复苏方案**:应遵循标准化的复苏方案,而不应因妊娠有任何改动。

- 在行胸外按压时,只要不影响胸部按压的质量就把子宫推向左侧。
- 根据复苏方案给予相应的药物。不应拒绝加压药物,因为胎儿结局取决于母体的成功复苏。
- 尽早进行气管插管以减少误吸。
- **濒死剖宫产或急诊剖宫产** 除非复苏无效而且胎儿尚存活,一般罕见需要进行濒死剖宫产或急诊剖宫产。妊娠的后半期可通过增加静脉回流和心输出量改善对母体的复苏效果。
- **濒死剖宫产的决定**应该在心脏骤停 4 分钟以内决定,并在 5 分钟内完成分娩以达到最好的结局。如果分娩延迟超过 10~15 分钟,胎儿可能死亡。
- **濒死剖宫产**应在床旁立即进行。不需要无菌环境。一般在中线用手术刀作竖直切口一直到子宫。子宫切开术也采用中线竖直切口。在胎儿和胎盘分娩后,采用连续锁边缝合子宫。整个过程中应持续行 CPR。如果母体可能存活,则应预防性给予广谱抗生素。
- 有报道母体心脏骤停后,胎儿可存活达 35 分钟,因此只要胎儿有任何存活迹象,都应尽快实施分娩。
- 但如果孕妇为脑死亡,则不必行紧急分娩,除非有胎儿窘迫的迹象。
- 详细记录濒死剖宫产情况和指征至关重要。

(陈娜娜 译 孙笑 审)

推荐阅读

American College of Obstetricians and Gynecologists. ACOG committee opinion no. 299: guidelines for diagnostic imaging during pregnancy. *Obstet Gynecol* 2004;104:647–651.

American College of Obstetricians and Gynecologists. ACOG committee opinion no. 474: nonobstetric surgery in pregnancy. *Obstet Gynecol* 2011;117:420–421.

American College of Obstetricians and Gynecologists. ACOG practice bulletin no. 105: bariatric surgery and pregnancy. *Obstet Gynecol* 2009;113:1405–1413.

Brown HL. Trauma in pregnancy. *Obstet Gynecol* 2009;114(1):147–160.

Dietrich CS, Hill CC, Hueman M. Surgical diseases presenting in pregnancy. *Surg Clin N Am* 2008;88:403–419.

Parangi S, Levine D, Henry A, et al. Surgical gastrointestinal disorders during pregnancy. *Am J Surg* 2007;193(2):223–232.

Uzoma A, Keriakos R. Pregnancy management following bariatric surgery. *J Obstet Gynaecol* 2013;33(2):109–141.

Wang PI, Chong ST, Kielar AZ, et al. Imaging of pregnant and lactating patients: part 1, evidence-based review and recommendations. *AJR Am J Roentgenol* 2012;198(4):778–784.

第 22 章

产后保健和母乳喂养

Meghan E. Pratts and Shari Lawson

产后保健

产后的即刻处理包括生命体征监测、疼痛处理与缓解和注意观察有无并发症的发生。要特别注意剖宫产的产妇,因为是术后的患者。由于人们产后并发症降低,故应注重教育。需要关注的重要问题包括产妇的产后自我护理、恰当的性生活和体育锻炼,母乳喂养及婴儿的护理和营养等。

常见产后并发症

* **产后出血**:产后出血的定义有多种:①阴道分娩时估计失血量 >500ml,剖宫产分娩时失血量 >1 000ml;②入院至产后期间,产妇的红细胞压积改变达到 10%;③产妇因失血过多出现临床症状需输红细胞。发生在产后 24 小时内的产后出血称原发或急性产后出血;产后 24 小时后(至产后 6 周)发生的称继发或晚期产后出血。阴道分娩的产后出血发生率约为 4%,剖宫产为 6%。

* **产褥病率**:产后 24 小时后,至少有两次体温超过 38.0℃且相隔≥4 小时,则称为产褥病率。常见原因包括乳房肿胀、肺不张、泌尿道感染和子宫内膜炎,药物反应(特别应用米索前列醇)和伤口感染。其他不太常见的产后发热的原因还包括妊娠产物的残留(特别是阴道出血量比正常情况多的患者),盆腔脓肿,感染性血肿、肺炎(尤其是当病人接受全身麻醉时),卵巢静脉血栓形成,感染性盆腔血栓性静脉炎。所有的母体发热都应向新生儿室报告。

  * 泌尿道感染在妊娠期和导尿术后均易发生,应根据临床检查结果考虑尿培养。

  * 阴道分娩的产妇子宫内膜炎的发生率为 1%~3%,而剖宫产术后子宫内膜炎的发生率是阴道分娩的 10 倍多。子宫内膜炎的临床表现有发热、子宫宫底压痛、全身不适、恶露臭味等,通常是由生殖道的革兰氏阳性需氧菌(A 族和 B 族链球菌、肠球菌),革兰氏阴性需氧菌(大肠杆菌)和厌氧菌(消化链球菌、消化球菌、类杆菌)等多重

微生物感染引起的。10%~20% 的患者可能发生菌血症。子宫内膜炎患者需要静脉抗生素治疗，并且一直持续到患者临床症状缓解，并且体温降至正常后 24~48 小时。美国妇产科医师学会（ACOG）推荐初始治疗选用庆大霉素（每 8 小时 1.5mg/kg）和克林霉素（每 8 小时 900mg），如果经过初始治疗后患者仍持续发热，可再加用氨苄西林（每 4~6 小时 2g）。有医生治疗一开始就选用三种抗生素。一旦患者体温正常至少 24 小时且症状改善后，就没有必要继续用口服抗生素。抗生素治疗子宫内膜炎起效通常很快。如果经过 48~72 小时的抗生素治疗，患者仍然持续发热，则需要进一步检查评估。

- 感染性盆腔血栓性静脉炎（septic pelvic thrombophlebitis, SPT），SPT 罕见，更常见于剖宫产术后。即使在已使用适量抗生素治疗的情况下，患者仍呈现弛张热。在高热期间，患者没有疼痛感。通常行影像学检查检查有无脓肿形成，但与 SPT 有关的盆腔栓子在行 CT 或 MRI 检查时，不一定有影像学改变，因此 SPT 都是根据临床检查和除外其他病因而诊断。尽管仍存在争议，但建议进行持续抗生素治疗和增加肝素抗凝治疗。

- **高血压**：坐位状态下，有两次或两次以上血压 ≥140/90mmHg 且相隔至少 6 小时时，则为高血压。即使没有产前并发症的产妇，在产后也可能出现子痫前期或子痫，所以应特别注意观察产妇的产后血压。任何时候如果发现血压 ≥140/90mmHg，则需重复测量血压、检查尿蛋白、评估有无子痫前期的症状和体征。对于产前发生了子痫前期的患者，通常期待产后自然排尿增多，血压恢复正常。但子痫前期引起的血压升高有时能一直持续到产后 6 周，所以仍需要进一步的评估与治疗。

产后免疫接种

- 应根据指征，产后可以进行甲肝和乙肝、风疹、麻疹、百日咳和水痘疫苗免疫接种。

  - **Rh D 免疫球蛋白**：未曾致敏的 Rh 阴性产妇，如分娩的婴儿为 Rh 阳性，即使在产前注射了 Rh 免疫球蛋白，在分娩后 72 小时内也应再次注射 Rh 免疫球蛋白 300μg。如果存在母胎产前过度出血的实验室证据，可能还需增加剂量。血库应进行玫瑰花结实验或者 Kleihauer-Betke 实验以评估母胎血液混合量，并计算所需增加的 Rh D 免疫球蛋白剂量。

  - **风疹疫苗**：对风疹病毒无免疫力的产妇在分娩后出院前应注射麻

疹腮腺炎风疹(measles-mumps-rubella,MMR)疫苗。由于对风疹病毒无免疫力的产妇,通常亦缺乏对麻疹病毒的免疫力,所以现在认为注射单一的风疹疫苗并不合理,而注射 MMR 联合疫苗成本-效益更高。母乳喂养不是进行 MMR 免疫接种的禁忌证,而且在接种后应鼓励母乳喂养。

出院

- 如果产妇没有发生并发症,则阴道分娩后 24~48 小时或剖宫产术后 24~96 小时就可以出院。符合如下条件的产妇可以出院:
  - 生命体征平稳且正常。
  - 宫底坚硬,且子宫体积有所缩小(不合并肌瘤的子宫在产后 24 小时内应恢复至孕 20 周大小)。
  - 恶露的量和性状正常——色红,量少于最大月经量,而且正在逐渐减少。
  - 尿量充足。
  - 可以通过坐浴、冰袋冰敷和镇痛药缓解会阴疼痛。
  - 剖宫产切口或会阴切口愈合佳且没有感染迹象。
  - 产妇可以随意进食、饮水、活动和排泄。
  - 确定产妇不存在医疗或心理问题而影响出院。
  - 产妇已掌握了正确的自我护理和新生儿护理。
  - 已告知避孕问题。
  - 已给予必要的免疫接种和注射 Rh 免疫球蛋白。
  - 已安排好母婴的随访。
  - 已告知新生儿营养需要问题。

产后随访

- 一般产妇在产后 4~6 周随访,如果产褥早期发现某些特殊问题,则可能需提早随访,如高血压的产妇应在出院后一周内复查血压并做简单评估。进行免疫防疫状况回顾,如果未在产后即接种则应进行疫苗接种。以下为产后常规随访的其他重要内容:

体格检查
- 血压、乳房、腹部和盆腔检查(包括阴道伤口愈合评估)。
- 产后 2 周,不合并子宫肌瘤者,一般在腹部触及不到子宫。
- 产后 6 周,不合并子宫肌瘤者,子宫大小应恢复到非孕期的 1.5~2.0 倍。

- 产后 6 周,恶露应该基本干净。
- 如果仍有恶露,应该产后 10~12 周复查。若仍有阴道流血,则需做包括人绒毛膜促性腺激素测定等检查。

性生活和避孕

- 有关避孕方面见本章母乳喂养部分和第 31 章。
- 若会阴伤口已愈合,阴道流血明显减少,重新开始性生活是安全的。
- 明显的性生活困难则需进行检查。

抑郁症筛查

- 评估精神健康状况;考虑进行抑郁症筛查。
- 如果有诊断抑郁症的依据,应考虑抗抑郁治疗,同时应将患者转诊到精神科。如果开始抗抑郁的药物治疗,还应该对患者的个人史和家族史是否有双向情感障碍进行筛查。
- 应测定甲状腺激素释放激素评估是否存在产后甲状腺功能低下。

产前并发症

- 子痫前期的患者应除外慢性高血压和肾病综合征。
- 妊娠期糖尿病的产妇应该在产后随访时进行糖尿病筛查。因为她们潜在非孕期糖尿病的风险增加。

母乳喂养

乳喂养指南

- 美国儿科学会(American Academy of Pediatrics,APA)建议婴儿出生后的前 6 个月,应完全母乳喂养,部分母乳喂养(加辅食)应至少达 12 个月。见表 22-1。
- 世界卫生组织(World Health Organization,WHO)推荐部分母乳喂养应持续至少两年或更长时间。
- 应鼓励产妇分娩后尽可能早期开始母乳喂养。分娩后一小时内开始母乳喂养的产妇,其成功率高于一小时后开始者。
- 新生儿出生后需要每 2~3 小时喂养一次,每次吃饱为止。产后的第一天,每侧乳房每次哺乳的时间至少 5 分钟,之后的几天内逐渐增加哺乳的时间,这样可使乳汁排出最满意,同时又避免吸吮导致的乳头疼痛。
- 即使婴儿无哺乳需求,每 4 小时也要唤醒喂养一次。经常哺乳可使母亲乳汁分泌充足,防止乳房过度肿胀,并使新生儿黄疸的发病率降至最低。

表 22-1 母乳喂养的益处

对新生儿的益处

母乳喂养为婴儿提供优质营养。

乳汁中营养成分根据婴儿的发育需要不断变化(比如:分娩后短时间内分泌乳汁中含有较多的蛋白质和矿物质,随后分泌的乳汁中则含较多的水分、脂肪和乳糖)。

初乳中含大量的分泌型免疫球蛋白 A,母乳喂养的新生儿可从母亲那里获得抵抗感染的被动免疫力。

母乳可以促进巨噬细胞和白细胞的吞噬作用,增强婴儿的细胞免疫力。

母乳中含有双歧因子,可促使双歧乳酸杆菌的增殖,减少导致腹泻的致病菌的增殖。

可降低早产儿细菌性脑膜炎、菌血症、腹泻、呼吸道感染、坏死性小肠结肠炎、中耳炎、泌尿道感染和迟发性败血症的发生率和严重程度。

美国母乳喂养婴儿的死亡率降低 21%。

母乳中的蛋白质是种属特异的(人类)蛋白质,母乳喂养延迟了异体蛋白的摄入,也延迟并减少对外界环境中变态原引起的变态反应。

可能降低婴儿湿疹的发生率和严重程度。

对母亲的益处

增强母儿感情。

乳汁分泌的同时伴催产素释放,从而促进子宫收缩,加速子宫复旧,减少产后出血量。

降低发生卵巢癌、绝经前患乳腺癌的风险,而且这种风险与哺乳的时间长短相关。

降低发生骨质量疏松症和绝经后髋关节骨折风险。

费用低于人工配方奶喂养。

因为哺乳期产妇处于闭经状态,可延长距离下次妊娠的间隔时间。

- 刚开始哺乳时,乳房可有轻微不适,若乳房疼痛,则应寻找原因,注意纠正哺乳姿势。开始哺乳时应适用疼痛较轻的一侧乳房,并不断改变哺乳姿势以转换乳头受力部位,在把婴儿抱离乳房之前,应先让婴儿停止吸吮。乳头疼痛涂凡士林软膏缓解。

- 哺乳妇女每天需要的能量比非哺乳妇女多 500~1 000kcal。哺乳妇女缺乏镁、维生素 B_6、叶酸、钙和锌的风险增加。应鼓励产妇继续服用产前服用的多种维生素补充剂。母乳喂养不能为早产儿或大于 6 个月的婴儿提供足够的铁,所以这些婴儿需要补铁。母亲缺铁时婴儿同样需要补充铁剂。

• 不哺乳的产妇产后三天会出现乳房肿胀,引起不适,可以通过束胸、冷敷缓解,同时应避免刺激乳头。

• 健康人类 2020 年的目标是全球 81.9% 的健康母亲产后立即进行母乳喂养,哺乳至 6 个月的达 60.6%,哺乳至 12 个月的达 34.1%。

母乳喂养禁忌证

• 乳腺本身结构异常可能导致哺乳困难或无法哺乳,其中包括管状乳腺、乳腺组织发育不良、乳头的真正内陷(非常罕见)和外科手术切断乳腺腺管。

• **以下是母乳喂养的绝对禁忌证**

  • 母亲吸毒,包括过量嗜酒。

  • 婴儿患有半乳糖血症。

  • 母亲人类免疫缺陷病毒感染在发达国家是母乳喂养的禁忌证,但在发展中国家,母乳喂养的好处大于 HIV 的传播风险。

  • 母亲患有未治疗的活动性结核病或感染了人类 T 淋巴细胞 I 型或 II 型病毒。但母亲可挤出乳汁喂给婴儿,或在完成治疗方案后开始母乳喂养。

  • 母亲患有未治疗的活动性水痘是母乳喂养的禁忌证。如果婴儿已注射了水痘带状疱疹病毒免疫球蛋白,而且母亲的感染病灶未累及乳房,则婴儿可以食用挤出的乳汁。母体在出现皮疹后的 5 天内可产生抗体,此时母乳喂养可给婴儿提供被动免疫力,故有利于婴儿。

  • 乳房有活动的疱疹病损。

  • 母亲正在接受放射性同位素诊断或治疗,或者有放射性物质接触史。

  • 母亲正在服用抗代谢药物或正接受化疗。

非母乳喂养禁忌证

• 足月婴儿有先天性和后天性巨细胞病毒感染,但其他方面都健康。因为乳汁中含有母体的病毒抗体(和病毒),故母乳喂养的婴儿一般情况良好。

• 母亲患有甲型或乙型肝炎而婴儿已注射过免疫球蛋白和接种过肝炎疫苗可进行母乳喂养。患乙型肝炎母亲应建议特别注意其乳头上或周围有破损皮肤时避免哺乳。

• 患丙型肝炎母亲可以哺乳。目前尚无丙型肝炎母乳传播的证据。同样,应建议不要在乳房皮肤出血或破损时哺乳。

哺乳期用药

• 哺乳期禁用几乎所有的抗肿瘤药物、甲状腺毒性药物和免疫抑制剂
(表22-2)。一般来说,母亲在接受抗生素治疗时是可继续哺乳的。虽然几
种主要的抗惊厥药都能够通过乳汁分泌,但只要婴儿没有出现过分安静的
情况,一般不需要停药(表22-3)。美国儿科学会的网页中(www.pediatrics.
org)有很多关于哺乳期用药的信息。

表 22-2 哺乳期禁忌药物

药物	禁忌原因
甲磺酸溴隐亭	抑制泌乳
可卡因	新生儿可卡因中毒
麦角胺	新生儿呕吐、腹泻、抽搐
锂	新生儿体内的药物浓度达到母体的10%
苯环利定	可能的致幻剂
放射性元素	进入新生儿血循环
环磷酰胺	有可能使新生儿中性白细胞减少和免疫抑制,对新生儿生长的影响不明确,可能致癌
盐酸阿霉素	同"环磷酰胺"

表 22-3 哺乳期经典常用药物(在应用时被哺乳婴儿没有已知的变化)

卡托普利	黄体酮
依那普利	舒马曲坦
氢氯噻嗪	华法林

哺乳期避孕

• 生殖能力的恢复:非哺乳妇女产后恢复排卵的时间平均为45天
(25~72天),而哺乳妇女为190天(图22-1)。哺乳期闭经在产后最初6个月

避孕的成功率为 95%~99%。严格的哺乳标准指白天每 4 小时哺乳一次和晚上每 6 小时一次。额外添加的食物量不应超过哺乳总量的 5%~10%。

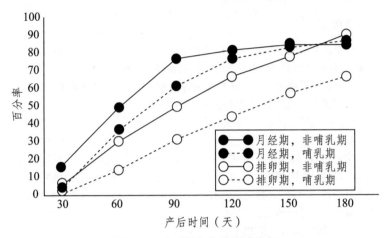

图 22-1　产后月经和排卵的恢复

• 哺乳期避孕：仅含孕激素的避孕药（如小药粒、孕激素针剂、皮下埋植剂和左炔诺孕酮宫内节育器）均不影响母乳质量，还可能会增加母乳量。所以这些避孕方式是产后立即应用的首选激素类避孕方式。乳汁中可以到孕激素，但是没有证据表明孕激素对婴儿有不良影响。含有左炔诺孕酮的宫内节育器（曼月乐）或者是依托孕烯埋植剂是仅含单一孕激素避孕效果最佳的避孕方式。而且可以在产后立即埋植或产后第六周随访时放置，并不会影响乳汁的质量和产量。

• 非激素避孕方法：（例如：避孕套、铜制宫内节育器、绝育手术等方法避孕，对乳汁的产生没有影响，也是哺乳母亲比较推崇的避孕方式。

• 含有雌激素的雌孕复合型口服避孕药（oral contraceptive pills, OCP）可减少乳汁分泌量和持续时间。ACOG 建议如果选择雌孕激素复合型避孕药，至少应该在产后 6 周才可以开始，而且必须在母亲哺乳已经充分建立起来，婴儿的营养状况良好的情况下服用。如果患者拒绝采用其他方法避孕，或者再次妊娠的风险很高，一些医生会在哺乳已经建立良好的情况下更早的开始使用 OCP。2011 年，美国疾病控制与预防中心修改了指南，对于没有静脉血栓形成高危因素的其他女性，产后 21 天即开始口服雌孕激素复合型避孕药是有利的。目前 WHO 推荐在全世界范围内最早在产后 6 个月才能开始使用雌孕激素复合型避孕药。美国食品和药品管理局则建议在婴儿完全断奶前不要使用复合雌孕激素避孕药。

乳腺炎

- 哺乳期妇女的乳腺炎发病率为 1%~2%，一般发生在产后的 1~5 周。临床表现为乳房局部疼痛、红肿、硬块，通常伴随发热、寒战和不适。
- 40% 的乳腺炎是因金黄色葡萄球菌感染引起的，其他常见的致病菌包括 B 组溶血性链球菌、大肠杆菌和流感嗜血杆菌。
- 治疗包括持续哺乳、非甾体抗炎药和抗生素。一般开始时的抗生素选用双氯西林，500mg 口服每天 4 次共 10 天。乳腺炎患者应不断挤出感染侧乳房的乳汁，以保证乳房完全排空。如果使用抗生素 48 小时后没有改善，应改用更广谱的抗生素，如头孢氨苄或氨苄西林并加用克拉维酸钾（安美汀）治疗。持续的乳腺炎，特别是由脓肿形成证据时，需要考虑耐甲氧西林金黄色葡萄球菌感染的可能性。
- **鉴别诊断**如下（表 22-4）：
  - **乳管阻塞**：表现为乳房上有压痛的肿胀，通常不伴有全身症状；热敷和按摩乳房可缓解。如果未能及时缓解，乳管阻塞会逐渐变成积乳囊肿，囊肿内最初是乳汁，可能逐渐变稠成乳酪样物质，难以排出。这时如果保守治疗失败，可能还需超声波治疗或针刺抽吸治疗。

表 22-4　产后乳房疼痛的诊断

临床表现	乳房肿胀	乳腺炎	乳腺管阻塞
起病	逐渐	起病急	逐渐
位置	两侧	单侧	单侧
肿胀	整个乳房	局部	局部
疼痛	整个乳房	较剧烈，局部	局部
全身情况	好	欠佳	好
发热	无	有	无

- 乳房肿胀：通常发生在产后 2~4 天，表现为两侧整个乳房的压痛，伴有低热。用手或手掌挤出乳汁后热敷乳房、继续哺乳即可缓解。
- 炎症性乳腺癌：一种罕见的乳腺癌，表现为乳房压痛和乳房皮肤的改变。
- 乳房脓肿：为一坚硬、有压痛、边界清的肿块。乳腺超声检查可以帮助诊断，需切开排脓治疗。

乳汁分泌减少

产后第一周末，正常的乳汁分泌量约为每天 550ml。在产后 2~3 周，乳汁的分泌量逐渐增加到每天大约 800ml，分泌高峰时每天 1.5~2.0L。单纯母乳喂养的新生儿在出生后的一周可能会丢失出生体重的 5%~7%。如果体重下降超过 7% 或丢失过快，应考虑母乳喂养是否充足。足月产婴儿体内的糖储备可以保证婴儿自身最初的营养需要，因此如无医学指征，一般不需添加辅食。频繁哺乳和良好的母体营养状况可以帮助乳汁储备。希恩综合征（产后垂体坏死）的产妇会因催乳激素水平低而导致缺乏乳汁。希恩综合征临床表现为嗜睡、食欲缺乏、体重下降和不能泌乳（见第 12 章）。

（陈娜娜　译　孙笑　审）

推荐阅读

American College of Obstetricians and Gynecologists. ACOG committee opinion no. 361: breastfeeding: maternal and infant aspects. *Obstet Gynecol* 2007;109:279–280.

American College of Obstetricians and Gynecologists. ACOG practice bulletin no. 76: postpartum hemorrhage. *Obstet Gynecol* 2006;108:1039–1047.

Centers for Disease Control and Prevention. Update to CDC's U.S. Medical Eligibility Criteria for Contraceptive Use, 2010: revised recommendations for the use of contraceptive methods during the postpartum period. *MMWR Morb Mortal Wkly Rep* 2011;60:878–873.

French L, Smaill FM. Antibiotic regimens for endometritis after delivery. *Cochrane Database Syst Rev* 2012;(8):CD001067.

Schanler RJ, ed. *Breastfeeding Handbook for Physicians*. Elk Grove Village, IL: American Academy of Pediatrics, 2006.

Truitt ST, Fraser AB, Gallo MF, et al. Combined hormonal versus nonhormonal versus progestin-only contraception in lactation. *Cochrane Database Syst Rev* 2010;(12):CD003988.

第23章

妊娠期人类免疫缺陷病毒感染

Sangini Sheth and Jenell Coleman

1981 年,美国疾病预防与控制中心(the Centers for Disease Control and Prevention,CDC)首次报道,在既往健康的男性同性恋者中发现了不常见的机会性感染。1982 年,CDC 报道了首例获得性免疫缺陷综合征(AIDS)的母婴垂直传播。目前,全世界估计有 3 400 万感染者,其中半数为女性。大约 2/3 感染者位于撒哈拉沙漠以南的非洲。2011 年,美国新增人类免疫缺陷病毒(HIV)感染病例 49 273 例,HIV 的发病率达到 15.8/100 000。新发 HIV 诊断者在育龄妇女中的数量增加最快。2007 年,CDC 报道 HIV 位居 25~44 岁黑人女性的主要死因第三位。每年,美国约 21% 的新发病例为女性,其中 2/3 的处于生育年龄。

在多数发达国家随着高活性抗反转录病毒治疗(highly active antiretroviral therapy,HAART)的广泛应用,HIV 感染者的寿命得以延长并健康的生活。随着治疗手段的改进,发病率有所下降,生存率得到了提高,显著降低了围生期传播。近期资料显示自从 HAART 疗法的广泛应用后,HIV 阳性妇女的生育率提高了 150%。本章主要概括了 HIV 感染孕妇孕期保健内容,使读者了解这一领域的快速发展动态以及最新常规的相关信息。

HIV/AIDS 的病理生理

• HIV 是一种 RNA 病毒,属于反转录病毒家族(核糖核酸脱氧核糖核酸病毒)和慢病毒属亚家族。

• 美国 HIV 感染中最常见的是 HIV-1 型;

• 而与 HIV1 相关的 HIV-2 主要在非洲西部流行。HIV-2 的毒力较 HIV-1 弱,传播率低,潜伏期长,感染时病毒载量低,与 HIV-1 相比较少会发展为 AIDS。HIV-2 最早在美国的西非洲裔移民中发现。

• 目前,估计 2/3~3/4 美国新 HIV 感染女性是通过异性性接触感染。

• 如果没有任何干预措施,在活产婴儿中,HIV 的母婴垂直感染率为

14%~42%,发生率也取决于不同地点。

- HIV 感染后导致辅助性 T 细胞数量进行性下降。
- T 淋巴细胞表面的 CD4 受体是 HIV 病毒的对接蛋白,它的出现表明辅助性 T 细胞亚基已经受到了攻击。
- 病毒融合和进入细胞时也有其他辅助受体(CXCR4 和 CCR5)参与。
- 感染可引起 CD4 细胞功能受损,并使 CD4 细胞耗竭,导致免疫缺陷,随之发生机会致病菌感染。
- HIV-RNA 水平(病毒载量)反映病毒复制活性,并且可以由此跟踪病情及疗效。高病毒载量预示疾病快速进展。

咨询和检查

- 美国妇产科医师协会(The American College of Obstetricians and Gyne-cologists,ACOG)和 CDC 推荐每个孕妇都进行 HIV 检测:
  - 除孕妇拒绝检查外,此项应作为产前常规检查;
  - 对生活在 AIDS 高发地区的孕晚期孕妇、高危孕妇和早孕期拒绝检查的孕妇在应进行 HIV 检测;
  - 作为一种快速的筛查方法,适用于所有 HIV 状态未知的面临分娩的孕妇,或者所有在孕早期检测阴性但存在高危因素(性传播疾病确诊,服用违禁药品,卖淫,贩毒、多个性伴侣,性伴侣 HIV 阳性,HIV 的症状/体征,或居住在 HIV 高发/流行地区),和在孕晚期未检查者。
- 由于各国规定各不相同,了解自己国家在孕期 HIV 检测的相关规定是非常重要的。
- 研究表明 HIV 检测的接受程度与检测方法有关。
  - 一种方法为 HIV 广泛的测试前咨询,且病人必须同意接受测试后方可实施测试,其检测率较低。而另一种方法为拒绝检测前进行 HIV 相关信息咨询,包括测试原理、预防、干预、治疗的可能性等,并确定拒绝检测。
- 大多数患者在初次感染后 1 个月之内检测为阳性,但血清转阴需要 6 个月以上。
- 最常用的 HIV 筛查试验是血清酶联免疫吸附试验(enzyme-linked immunosorbent assay,ELISA),阳性患者或结果不确定者再行 Western 印迹分析。快速免疫吸附试验是很有效的,大约 5~20 分钟获得结果。快速试验的用的样本有血液、血浆、血清、唾液。许多简单的床前或办公室快速检测法是临床实验室改进增补法,这些方法的敏感度和特异度能够比得上 ELISA HIV 检测法。阳性预测值随血清阳性率的降低而降低,快速 HIV 检测的阳性结果必须由 Western 印迹来确定。

- 恰当的检测后咨询是必要的,咨询的主要问题包括:
  - 安全性行为在防止 HIV 及其他性传播疾病传播方面的意义,后者包括含有 HIV-1 耐药株的双重感染;
  - 对其他可能在围产期感染的子女进行 HIV 筛查;
  - 如果患者吸毒,应鼓励戒毒;
  - 鼓励告知性伴侣,对因此问题而出现的家庭暴力提供援助。

妊娠期 HIV 感染的处理

妊娠前

- 应该与育龄期女性常规讨论妊娠意愿和有效的避孕信息。目前数据显示,超过 50% 的 HIV 阳性妇女是意外妊娠。在 HIV 阳性青少年中,意外妊娠高达 83%。
- 对于合并 HIV 疾病的孕妇,主要的目的是降低围产期传播的风险,使孕妇健康处于最佳状态。最理想的是在孕前咨询阶段就确定治疗计划,除外潜在致畸药物。根据病毒载量和 CD4 计数对免疫缺陷程度进行评价。为了降低 MTCT 的风险,抗病毒治疗的女性应该在孕前实现 HIV-1RNA 病毒载量无法测出的水平。
- 满足开始应用 HAART 标准的女性应该在孕前就开始药物治疗。如果暂时不满足 HAART 治疗标准的女性通常可以在中孕期再开始。依法韦仑不应该有妊娠可能的女性或孕早期使用。
- 建议注射合理的疫苗(最好在孕前)包括:流感疫苗、肺炎球菌疫苗、甲肝、乙肝及破伤风疫苗。如果 CD4 细胞计数大于 200,则在孕前注射风疹和水痘疫苗。
- 应告知女性孕前戒烟、戒酒和戒毒的重要性。
- 血清学结果不一致夫妇想要怀孕者应该转诊至专家进行咨询。应该强调安全妊娠选择的筛查和咨询取决于感染性伴的性别。

产前

- 美国大约 19% 的 AIDS 是由药物注射引起的。非注射用毒品(如:可卡因)也与 HIV 的传播有关,而非法药物的应用也增加了垂直传播率。

* 所以应该限制危险因素的来源。家庭暴力的筛查至关重要,约 2/3 的 HIV 感染妇女会长期或有时遭遇家庭暴力。

* 强调精神健康是首要的,大约 50% 的 HIV 阳性妇女会出现抑郁,是 HIV 阳性男性或普通人群的两倍。对妊娠期 HIV 阳性的妇女应进行筛查并适当处理。精神健康状态能够影响其药物治疗的依从性。

* 垂直传播的危险因素包括:
  * 高血浆或产道病毒载量
  * HIV 首发感染或进展性 AIDS
  * 低 CD4 计数
  * 性传播及生殖系统感染
  * 胎盘早剥、绒毛膜羊膜炎
  * 药物滥用
  * 侵入性胎儿监测或评估(胎儿头皮血取样、绒毛活检、羊膜腔穿刺)
  * 破膜时间过长
  * 早产
  * 会阴侧切
  * 器械助产
  * 母乳喂养

治疗

* **妊娠期抗反转录病毒治疗**　每个妊娠妇女无论 T 细胞个数和病毒载量是多少,都应进反转录病毒治疗来降低 MTCT(表 23-1)。女性应该被告知 HAART 的好处及可能存在的风险。推荐联合抗反转录病毒的药物使用,必须强调其规律服用。

表 23-1　抗反转录病毒治疗和围产期传播率

治疗分类	垂直传播率(%)
未治疗	20~30
齐多夫定单药治疗	10
双重治疗	4
HAART	1~2

HAART,高活性抗反转录病毒治疗

- 初步评估包括：
  - 既往HIV相关病情,优势CD4细胞计数趋势,HIV病毒载量的历史。
  - 目前的CD4细胞计数及HIV病毒载量。
  - 全血细胞数量和肝功能检查的基础数据。
  - 对丙型病毒肝炎和结核感染的筛查。
  - 在开始或更改HAART(高效抗反转录病毒治疗)用药谱的时候需要对所有HIV-1 RNA病毒载量超过抗药性研究阈值以上的那女性进行抗药性研究。
  - 对发生机会性感染风险高的女性,应该采取恰当的预防措施(表23-2)。

表23-2　机会性感染的一级预防

机会性感染	适应证	建议
肺囊虫属(之前称为卡氏肺囊虫)肺炎	CD4<200	每天应用复方新诺明(首选); 氨苯砜50mg每日两次或100mg每日一次; 喷他脒气雾剂每四周300mg(考虑早孕期使用,在晚孕期,肺部不能达到药物浓度)
弓形虫脑炎	CD4<100	每天应用复方新诺明(首选);或乙胺嘧啶每周50mg+氨苯砜每天50mg+甲酰四氢叶酸每周25mg; 或氨苯砜200mg+乙胺嘧啶75mg+甲酰四氢叶酸25mg,都每周应用
弥漫鸟分枝杆菌复合体	CD4<50	阿奇霉素每周1 200mg或利福布汀300mg每周口服(注意与抗转录病毒相互作用,排除活动性肺结核)

以CD4计数作为预防机会性感染的指征,治疗可在妊娠期开始或维持。关于治疗和二级预防、长期维持应咨询艾滋病专家

- 对于有CD4计数高和低病毒载量的女性,如果在妊娠早期不进行抗病毒治疗,可能被延迟直到孕中期。一些证据提示,更早的开始抗反转录病毒(ARV)药物治疗可能更有效地抑制病毒,减少HIV垂直传播的风险。
- 对于具体患者在决定选择治疗方案时应从以下几方面考虑：
  - 患者既往和现在抗反转录病毒药物治疗和病毒抗药性。患者为了

自己的健康接受 ARVs 者不应该在孕期中断治疗。只要患者能耐受,病毒抑制有效,现有的 HAART 就应该继续。

- 孕期用药的安全性和毒性(需同时考虑母亲和胎儿)
- 并发症与药物禁忌
- 患者对治疗的依从性
- 在咨询 HIV 专家时,专家应选择药物的合适用法。
- 为尽可能的抑制病毒复制,同时减小垂直传播和新的抗药性变异的风险,必须严格遵守治疗方案。孕期不推荐使用齐多夫定单药,除了以下情况:
- 高 CD4 计数及低病毒载量(<1 000),患者拒绝或不能耐受 HAART 治疗。所有孕妇,无论 CD4 计数及病毒载量水平,均需要考虑使用联合方案。

目前抗反转录治疗药物可分为五类:

- 核苷反转录抑制剂(NRTI)
- 非核苷反转录抑制剂(NNRTI)
- 蛋白酶抑制剂(PI)
- 进入抑制剂
- 整合抑制剂

妊娠期高活性抗反转录病毒治疗

- 高活性抗反转录病毒治疗(highly active antiretroviral therapy,HAART)(表 23-3 和表 23-4)是包含至少来源于两种不同疾病药物的 3~4 种药物的联合治疗,孕期 HAART 应用可以显著降低垂直传播的风险。经典的方案包括两种核苷反转录抑制剂(nucleoside reverse transcriptase inhibitors,NRTIs)加上一个升压蛋白酶抑制剂(protease inhibitor,PI)或者对于从来没有接受过 AVR 药物的孕妇给予非核苷反转录抑制剂(NNRTI)。

NRTI

- 在孕期 HIV 药物治疗应用的研究最广泛者。基于孕期大量安全的临床经验和预防围产期传播的有效性研究,对从未接受过 ARV 治疗的孕妇更推荐 NRTI 联合齐多夫定和拉米夫定。
- 妊娠不改变药物动力学,对母体 / 胎儿安全性考虑:
- 乳酸酸中毒和肝细胞脂肪变性,长期应用可能有较为严重的线粒体毒性。
  ○ 这些并发症与长期应用 NRTI 有关,尤其是联合应用去羟肌苷和司他夫定。

表 23-3 怀孕时反转录病毒治疗的潜伏期和临床期数据

抗反转录病毒药物	FDA 怀孕分类	通过胎盘	长期动物致癌性研究	动物致畸性研究
核苷及核苷酸类似物反转录酶抑制剂				
阿巴卡韦（赛进，ABC）	C	是（大鼠）	阳性（肝的恶性和非恶性肿瘤，甲状腺，包皮和阴蒂腺体）	阳性（胎儿全身水肿和骨骼肌畸形）
去羟肌苷（惠妥滋，ddI）	B	是（人类）	阴性	阴性
恩曲他滨（FTC）	B	是（小鼠和兔）	阴性	阴性
拉米夫定（3TC）	C	是（人类）	阴性	阴性
司他夫定（d4T）	C	是（恒河猴）	阳性（肝脏膀胱肿瘤）	阴性
去羟肌苷加（Viread）	B	是（人类）	阳性（肝脏腺瘤）	阴性
扎西他滨（ddC）	C	是（恒河猴）	阳性（胸腺淋巴瘤）	阳性（脑积水）
齐多夫定（AZT）	C	是（人类）	阳性（非侵袭性阴道上皮肿瘤）	阳性（胎儿再吸收）
非核苷反转录酶抑制剂				
地拉韦啶（Rescriptor）	C	未知	阳性（肝细胞腺瘤，癌）	阳性（室间隔缺损）
依法韦仑（Sustiva）	D	是（猴子，大鼠，兔子）	阳性（肝细胞腺瘤，癌，女性肺泡细支气管腺瘤）	阳性（无脑畸形，无眼畸形和小眼畸形）
奈韦拉平（维乐命）	B	是（人类）	阳性（肝细胞腺瘤，癌）	阴性

续表

抗反转录病毒药物	FDA怀孕分类	通过胎盘	长期动物致癌性研究	动物致畸性研究
蛋白酶抑制剂				
氨普那韦（Agenerase）	C	极轻/可变（人类）	阳性（肝细胞腺瘤，癌）	阴性（但成骨缺损和胸腺延长）
阿扎那韦	B	极轻/可变（人类）	阳性（肝细胞腺瘤）	阴性
地瑞拉韦（Prezista）	B	未知	未完成	阴性
呋山那韦（lexiva）	C	未知	阳性（良恶性肝肿瘤）	阴性（使用氨普那韦时成骨缺损）
茚地那韦（佳息患）	C	极轻（人类）	阳性（甲状腺腺瘤）	阴性（助骨增加）
洛匹那韦/利托那韦（克力芝）	C	是（人类）	极轻/可变（人类）	阳性（肝细胞腺瘤，癌）
甲磺萘非那韦片	B	极轻/可变（人类）	阳性（甲状腺滤泡腺瘤和癌）	阴性
利托那韦（诺韦）	B	极轻（人类）	阳性（肝腺瘤和癌）	阴性（但隐睾症）
沙奎那韦（复得维）	B	极轻（人类）	阴性	阴性
替拉那韦（Aptivus）	C	未知	进行中	阴性（骨化作用和体重降低）

续表

抗反转录病毒药物	FDA怀孕分类	通过胎盘	长期动物致癌性研究	动物致畸性研究
融合抑制剂				
恩夫韦肽(fuzeon)	B	未知	未完成	阴性
马拉维若(Selzentry)	B	未知	进行中	阴性
整合酶抑制剂				
雷特格韦(Isentress)	C	是(大鼠)	进行中	阴性(肋骨增加)

以CD4计数作为预防机会性感染的指征,治疗可在妊娠期开始或维持。关于治疗和一级预防、长期维持应咨询艾滋病专家

表 23-4 抗反转录病毒药物的妊娠期药代动力学、毒性和用药推荐

抗反转录病毒药物(缩写)(商品名)	妊娠期药代动力学	妊娠期注意事项	妊娠期用药原理
核苷类逆转录酶抑制剂——推荐药物			
首选药物 齐多夫定(AZT,ZDT)(Retrovir)	妊娠期间改变不明显,有效剂量不变	没有人类致畸的证据;已证明短期耐受良好的安全性	在联合疗法中首选NRTI
拉米夫定(3TC)(Epivir)	妊娠期间改变不明显,有效剂量不变	没有人类致畸的证据;已证明短期耐受良好的安全性	由于妊娠期联合应用拉米夫定与齐多夫定的广泛经验,所以拉米夫定与齐多夫定是NRTI推荐的双重主力药物

续表

抗反转录病毒药物（缩写）(商品名)	妊娠期药代动力学	妊娠期注意事项	妊娠期用药原理
替代药物			
阿巴卡韦（ABC）(Ziagen)	妊娠期间改变不明显，有效剂量不变	没有人类致畸的证据；非妊娠女性的高敏反应发生率 5%~8%。开始使用前应进行 HLA-B*5701 的检测并为阴性	是 NRTI 主力药物的替代性 NRTI
恩曲他滨（FTC）(Emtriva)	孕晚期水平轻度下降，无需增加剂量		是 NRTI 主力药物的替代性 NRTI
替诺福韦（TDF）(Viread)	孕晚期药时出现曲线下面积偏低，但波谷水平足够	肾脏毒性风险——监测肾脏功能；没有人类致畸的证据；临床研究提示长期应用会伴有骨质丢失（重要性尚不明确）	是 NRTI 主力药物的替代性 NRTI，慢性 HBV 携带的女性首选联合 3TC 或 FTC
特殊情况下的应用			
地达诺新（ddl）(Videx EC)	妊娠期间改变不明显，有效剂量不变	与普通人群比较早孕期和之后的暴露出生缺陷的风险增加——临床相关性不明确；乳酸血症，存在潜在致死风险，在妊娠女性中同时使用 ddl 和 d4T 时显著	需要空腹时使用，存在潜在毒性——只能在替代性 NRTI 不能使用的特殊情况下作为首选；不能和 d4T 一起使用

续表

抗反转录病毒药物（缩写）（商品名）	妊娠期药代动力学	妊娠期注意事项	妊娠期用药原理
司他夫定 (d4T)(Zerit)	妊娠期间改变不明显，有效剂量不变	没有人类致畸的证据。孔酸血症，存在潜在致死风险，在妊娠女性中同时使用 ddl 和 d4T 时显著	只能在替代性 NRTI 不能使用的特殊情况下作为首选；不能和 ddl 或 d4T 一起使用
扎西他滨 (ddc)(HIVID)	不推荐		
非核苷类反转录酶抑制剂			
首选药物 奈韦拉平 (NVP)(Viramune)	妊娠期间改变不明显，有效剂量不变	没有人类致畸的证据。增加肝毒性皮疹的风险（通常有皮疹相关和潜在致死风险）在 CD4 细胞计数 >250/μl 的女性中第一次开始治疗时	奈韦拉平只能在受益超过风险的 CD4>250/mm^3 妊娠女性中使用
特殊情况下的使用 依法韦仑 (EFV)(Sustiva)	晚孕期的药时曲线下面积下降，但通常超过目标性暴露，推荐剂量不改变	FDA 妊娠期药物分级为 D，灵长类动物的研究表示早孕期应用有无脑儿、无眼畸形和腭裂畸形显著增加的报道	EFV 不应用于计划妊娠的女性或是性生活活跃且没有采用有效的避孕措施者。应考虑其他的替代方案。如果早孕女性产前检查时发现应用 EFV 已经有了病毒抑制，则可以考虑继续应用 EFV

续表

抗反转录病毒药物 （缩写）（商品名）	妊娠期药代动力学	妊娠期注意事项	妊娠期用药原理
依曲韦林（ETR）（Intelence） 利匹韦林（RPV）（Endurant）	资料不足		
蛋白酶抑制剂			
阿扎那韦（ATV） （Reyataz） 首选药物	妊娠期标准剂量可能会导致血浆浓度的下降。一些专家建议对所有的妊娠女性在中孕期和晚孕期增加剂量。ATV 包括增加 TDF 或 RTV 受体阻滞剂时的剂量	没有人类致畸的证据	优先推荐 PI 在联合 ARV 方案中使用。应该联合低剂量 RTV 推进
洛匹那韦/利托那韦 （LPV/r）（Kaletra）	考虑孕晚期增加剂量从每次两片，每天两次改为 3 片 1 次，产后回归标准剂量。一些旧的胶囊资料提示在晚孕期使用标准剂量血药浓度偏低。一天一次的 LPV/r 的剂量不推荐在孕期使用	没有人类致畸的证据。已证明短期良好耐受的安全性	新药片的药代动力学研究尚在进行，没有足够的资料对孕期剂量进行肯定性的推荐
利托那韦（RTV）（Norvir）	孕期水平偏低	没有人类致畸的证据。足量使用时的经验有限，应该只能用于低剂量的推动	应该被用于低剂量 RTV "激动剂"与第二 PI 联合

续表

	抗反转录病毒药物（缩写）(商品名)	妊娠期药代动力学	妊娠期注意事项	妊娠期用药原理
替代药物的使用	地瑞那韦 (DVR)(Prezista)（必须结合低剂量的RTV激动剂）	PK数据孕期有限	人类孕期的安全数据有限	当首选或其他替代药物不能使用时可以使用，与低剂量的RTV激动剂结合使用
	沙奎那韦 (SQV)(Invirase)（必须结合低剂量的RTV激动剂）	有限数据建议1 000mg SQV胶囊/100mg RTV每天两次可以导致妊娠女性足够的药物浓度	人类孕期的安全数据有限。耐受性好，已证明短期安全性	必须结合低剂量的RTV激动剂。基线ECG需要根据PR和/或QT延长的风险进行确定。之前存在心脏传导系统异常者当慎重
特殊情况下的使用	茚地那韦 (IDV)(Crixivan)（必须结合低剂量的RTV激动剂）	没有RTV激动剂浓度不够	没有人类致畸的证据	只有在首选或其他替代方案由于药物负担不能使用时才使用，每天两次，有胃结石的风险，必须与低剂量的RTV激动剂结合
	膦沙那韦 (FPV)(Lexiva)	孕晚期1 250mg bid 药物浓度可变（孕期不能使用750mg tid的剂量）	没有人类致畸的证据，耐受性好，已证明短期安全性	如果女性需要治疗时而其他方案不可使用时可以考虑使用
数据不足	替拉那韦 (TPV)(Aptivus)			

注：没有足够的证据可推荐病毒进入抑制剂和整合酶抑制剂

    ○ 临床显示并发症包括全身乏力、虚弱、恶心/呕吐、腹痛、肝功能异常,能够导致多器官功能衰竭。

- 可能导致妊娠期并发症如妊娠期急性脂肪肝、HELLP综合征等。晚孕期因每月监测LFTS及电解质,彻底评估新症状,监测乳酸水平。
- NRTI的线粒体毒性可能与罕见的神经系统缺陷有关,使用齐多夫定的患者常合并贫血,应监测血红蛋白及血球压积,并补充叶酸及铁。
  - ○ 服用齐多夫定后MCV增加并不表示叶酸及B_{12}缺乏。

蛋白酶抑制剂

- 目前使用低剂量利托纳韦来达到最合理的药代动力学。在未接受ARV患者中更推荐蛋白酶抑制剂(protease inhibitors,PI)是洛匹那韦和阿扎那韦。

- 通过胎盘的量很少。
- 药物的交互作用很常见,药物都会标明与之有交互作用的药物。
- 在研究的人群中,与非孕患者相比,孕期的血清药物浓度较低。
- 对母体/胎儿安全性的考虑
  - 高血糖/糖尿病。一般人服用PI会增加患糖尿病的风险,但不会增加妊娠期妇女得糖尿病的风险。24~28周建议进行标准血糖筛查。
    并且正在考虑对服用PI进行抗反转录病毒治疗的妇女在妊娠前就行早期筛查,或者有糖耐量受损高危因素的妇女也行早期筛查;
  - 早产。对于服用抗反转录病毒药物,尤其是PI,是否会导致早产,目前尚有争议。最近,对在美国和欧洲的14个临床研究做的meta分析显示,与未进行治疗的患者相比,服用抗反转录病毒药物没有增加早产的风险。

两种核苷反转录抑制剂(nonnucleoside reverse transcriptase inhibitors,NNRTI)

- 最常用的为奈韦拉平(Nevirapine NVP)和依法韦仑(efavirenz EVF),半衰期长。

  - 如产后不在继续使用NNRTI,在停药后的一段时间内,血浆内仍有NNRTI散布。应用NVP停药后,药效仍旧可持续3周,这增加了NNRTI出现抗性的风险。如果在妊娠期使用NNRTI而在分娩后终止,在最终使用NNRTI来降低发生抵抗性的风险时的药效大约持续7天。另外一种选择是NNRTI于分娩前3~4周停药,由PI来代替,不过对此的研究很少。

- 对母体/胎儿安全性的考虑:当对 CD4 细胞数 >250/ml 的妇女使用 NVP 时,症状性肝毒性增加了 12 倍,有报道死于暴发性肝功能衰竭的病例。
  - 大多数案例一般发生在治疗最初的 18 周之内,发病突然。接受奈韦拉平治疗且 CD4 计数较高的妊娠妇女发病机会小。首次接受奈韦拉平治疗且 CD4 计数 >250/ml 的妇女不应采用 NVP 结合治疗方案,除非明确表明利大于弊。
  - NVP 多药治疗开始后,建议撤销临床和实验室监测。
  - 小剂量 NVP 用于围产期预防没有表明能够发生肝毒性的报道。
- 此外,奈韦拉平治疗的患者,药物性皮疹的发生率可能高达 17%,还有报告发生严重的过敏伴 Stevens-Johnson 综合征。200mg NVP 每天一次改为每天两次可能会减少疾病的发生。
- 依法韦仑(EFV)为妊娠期 D 类药物。
- 在灵长类有严重的致畸作用,在人类有导致神经管缺陷的副作用。
- 在性活跃、未长期采取避孕措施的 HIV 阳性妇女禁用,在妊娠期尤其妊娠早期禁用。
- 然而,如果一个女性当她怀孕时在服用 EFV,只要 EFV 作为抗病毒谱的一部分能提供有效的病毒抑制作用。
- 在孕早期可不必停药。

进入抑制剂和融合抑制剂

- 关于妊娠期使用这些新型药物的资料很少。

产时

- HAART 联合用药者应该在产时继续治疗。
- 不管产前的治疗方案是什么或者是否有齐多夫定抵抗,都应静脉应用齐多夫定。HAART 治疗,病毒载量 <400 拷贝数/ml 或者是病毒载量未知的孕妇临近分娩应给予静脉应用齐多夫定,无需考虑产前的药物选择或分娩方式。对于产前药物已经包含口服齐多夫定时,一旦接受静脉应用齐多夫定时,应该停止口服。
- 对于已经进行 HAART,病毒载量 <400 拷贝数/ml 者临近分娩者无需静脉给予齐多夫定,在分娩期无论是哪种分娩方式 HAART 治疗都应该继续。
- 对于将近分娩病毒载量 >1 000 拷贝数/ml 的孕妇建议 38 周行择期剖宫产术。如果计划剖宫产分娩,则在剖宫产前至少 3 小时静脉应用齐多夫定,以确保治疗性血清药物水平。

• HIV 快速试验阳性的孕妇应该在临产时立即开始应用静脉齐多夫定。在产后,CD4 细胞 /HIV RNA 病毒载量应该和同 HIV 抗体试验。

• 对于使用联合抗反转录病毒方案的女性单次应用 NVP 并不能降低母婴传播率。

产后

• 产后是否继续 ARV 治疗取决于许多因素,需要由患者和她 HIV 初级保健提供者共同决定:

 • CD4 计数:随机对照试验数据提示对于那些 CD4 计数 <500 细胞 /mm³ 的女性治疗是有益的。有更多的数据提示 CD4 计数 >500 细胞 /mm³ 治疗临床疗效可能有效。多中心研究(PROMISE study)探索对产后高 CD4 计数终止结合 ARV 谱治疗的风险和疗效正在进行时。

 • 患者偏好;

 • 伴侣 HIV 情况;

 • 依从性欠佳病毒抗药性的风险;

 • 药品毒性;

 • 治疗费用。

• 新生儿生后 6~12 小时应该接受齐多夫定治疗持续 6 周。产前没有接受 ARV 药物治疗的女性所分娩的婴儿(产时接受或未接受母体预防治疗)应该在接受 6 周齐多夫定治疗,出生后一周内在出生时、生后 48 小时、生后 96 小时配伍三次 NVP。没有研究显示对于产前接受 ARV 治疗,但是在临近分娩病毒载量很高,以剖宫产终止妊娠的母亲分娩的新生儿加用 ARV 是否有益处。婴儿母亲近分娩期阴道分娩者给予齐多夫定联合 NVP 治疗。如果分娩时不确定母亲的 HIV 情况,推荐行母亲及新生儿的快速 HIV 抗体试验,如快速试验阳性的新生儿应该接受齐多夫定和 NVP 的预防治疗。

围产期 HIV 传播和分娩方式

• 证据不支持对于病毒载体 <1 000 拷贝数 /ml 联合治疗的患者进行剖宫产。

• 对于分娩期或者是破膜、病毒载体 >1 000 拷贝数 /ml 的患者是否行剖宫产术证据尚不明确。分娩方式应该根据破膜后时限、产程的进展、HIV 病毒载量、现有抗反转录病毒治疗和其他临床因素来选择分娩方式。对于一些患者需要对于阴道分娩者采用促宫缩治疗来缩短产程时限。

• HIV 感染的妇女实施选择性剖宫产时并发症(大多数是感染性的)的发生率比阴道分娩者高,但比紧急剖宫产的并发症低。与无感染者比较剖宫产术后的并发症更多,尤其是低 CD4 计数者。对于有垂直传播危险因素的妇女来说,剖宫产带来的并发症不会超过给患者带来的潜在好处。

• 需要更多的研究来明确早产胎膜早破或产程中新诊断的 HIV 感染的患者的最佳处理方案(表 23-5)。

表 23-5 美国基于临床方案的治疗推荐方法

临床方案	检测	治疗
HIV 感染的孕妇过去接受过抗反转录病毒治疗,现在没有治疗	所有的抗逆转率病毒治疗史;症状反应轻微,可在治疗前进行病毒耐药性检测	根据病史和病毒耐药试验进行高效抗反转录病毒治疗; 分娩时静脉注射齐多夫定和进行高效抗逆转录病毒治疗; 给产后 6 周婴儿使用齐多夫定; 除非满足继续治疗的条件,产后母亲停止高效抗反转录病毒治疗
HIV 感染的孕妇分娩前没有接受抗反转录病毒治疗		对母体:分娩时静脉注射齐多夫定; 对婴儿:齐多夫定联合其他药物 6 周; 分娩后继续高效抗反转录病毒治疗
高效抗反转录病毒治疗的 HIV 感染妇女合并妊娠	如果检测到病毒血症,则做抵抗性检测	若成功控制病毒血症则继续治疗(EFV 除外); 产时静脉齐多夫定,分娩期间继续高效抗反转录病毒治疗; 产后婴儿使用 6 周齐多夫定治疗; 分娩后继续高效抗反转录病毒治疗
抗反转录病毒治疗的 HIV 感染妇女合并妊娠	治疗前做抵抗性检测,若病毒控制欠佳则立即治疗	初始高效抗反转录病毒治疗(妊娠早期 EFV 禁忌); 若可行则使用齐多夫定; 产时静脉齐多夫定,分娩期间继续高效抗反转录病毒治疗; 产后婴儿使用 6 周齐多夫定治疗; 分娩后继续高效抗反转录病毒治疗

- 早期数据提示母体低 CD4 细胞计数和胎膜早破超过 4 小时,传播风险增加。然而,近期数据显示,胎膜早破的时限并不增加 MTCT 的比率,如果患者已经进行了 HAART、病毒低载量产时齐多夫定药物治疗。

- 一般来说,应该避免人工破膜术、胎儿的头皮电极监测、阴道分娩手术操作以及会阴切开术。

- 由于子宫收缩乏力可能与抗反转录病毒药物有相互作用,促进子宫收缩的药物应该用来处理产后出血。

  - 蛋白酶抑制剂是细胞色素酶 P3A4 的抑制酶,因此如果没有其他可替代药物可以选择,甲基麦角新碱益处超过风险,就应该应用。当必须使用时应给予最低剂量。

  - CYP3A4 酶诱导剂,例如:NVP、EFV、依曲韦林,可能使甲基麦角新碱疗效减低,需要格外的促进宫缩药物。

资源有限地区的治疗方案

- 资源匮乏地区 HIV 阳性女性的治疗与以上所推荐的方案可能会非常不同。因药物有限、卫生基础建设低下、人工喂养选择少,以及可用的实验室检查较少,不能总能这些推荐的治疗方案。

产后避孕

在产褥期是一个宣传安全性生活,提供广泛的家庭计划服务的重要时期。避孕咨询,应该在产前保健的开始就与有效的产后避孕应用相联系。

- HIV 感染女性应该考虑双重保护措施,如避孕套和其他有效的避孕方式。

- 长效可逆避孕方式(LARC),例如:注射剂、埋置物、宫内节育器均可作为选择。

- 在药代学研究中发现口服避孕药与抗反转录病毒药物有相互作用。正在进行一些研究,来探索关于如果已知药物相互作用的临床意义和可替代的避孕方式。

- 关于应用激素类避孕药可能会增加 HIV 垂直传播的风险已发表的结果是有争议的,但是世界卫生组织和 CDC 建议,没有其他禁忌证的 HIV 女性可以用激素类避孕药。

合并感染病毒性肝炎

一些 HIV 女性合并感染乙肝病毒或丙肝病毒。推荐产前筛查,对于筛查结果阴性女性应该予乙肝疫苗。对于慢性乙肝女性应该检查甲肝病毒抗体,如筛查阴性,应该给予甲肝系列疫苗。

乙型肝炎合并 HIV 感染

- 建议 HIV 合并 HBV 感染的孕妇的处理需要咨询专家。
- 妊娠期不建议使用干扰素 α 和聚乙二醇干扰素。
- 需要 HAART 或 HBV 治疗的慢性乙型肝炎妇女应接受三药治疗:去羟肌苷家二元 NRTI 主链 + 拉米夫定或恩曲他滨。这些药物强有力的对抗 HBV 病毒。三药治疗可以预防药物耐受。对于不需要治疗和将服用抗反转录病毒药物用来预防围产期传播的妇女来说,当抗病毒治疗开始时可能会出现肝酶的升高,这是因为免疫重构综合征导致 HBV 疾病免疫调节的加重。
- 尤其是 CD4 细胞计数低的女性。乙型肝炎可能进一步增加 PI 和 NVP 的肝毒性。乙型肝炎合并 HIV 感染的妇女应被告知预示出现肝毒性的迹象和症状。
- HBV 可能会增加某些药物的肝毒性,特别是 PI 和 NVP,应建议 HIV/HBV 合并感染的女性注意肝毒性的体征和症状。
  - 开始治疗后,肝功能检测 2 周一次,之后一月一次。
  - 产后停用 ARV 可能导致乙肝病毒感染加重;如果怀疑 HIV 和 HBV 加重,应该监测肝功能和重新开始治疗。
- 婴儿在出生后应接种 HBIG 和 HBV 疫苗,第一次是出生 12 小时之内,第二次在 1 个月,第三次是 6 个月。

丙型肝炎合并 HIV 感染

- HIV 阳性妇女血清 HCV 阳性率为 17%~54%。
- 不推荐使用聚乙二醇干扰素 α,妊娠期间利巴韦林禁忌。
- 合并感染显著增加围产期 HCV 传播,母体 HCV 和 HIV 共感染增加了围产期 HIV 的传播。
- 无论 CD4 计数和病毒载量如何,都应该采取有效的三药联合治疗。
- 这些妇女都会经历一个短暂症状恶化阶段。

- 丙型肝炎可能进一步增加 PI 和 NVP 的肝毒性。
- 对合并感染的妇女分娩时的处理与单纯 HIV 感染处理方法相同,分娩方式的选择只取决于 HIV 含量。
- 婴儿应该在 3~6 个月进行 HCV RNA 检测,18 个月后进行 HCV 抗体检测。

（韩萌萌　译　孙笑　审）

推荐阅读

American College of Obstetricians and Gynecologists. ACOG committee opinion no. 234: scheduled cesarean delivery and the prevention of vertical transmission of HIV infection. *Int J Gynecol Obstet* 2001;73:279–281.

American College of Obstetricians and Gynecologists. ACOG committee opinion no. 313: the importance of preconception care in the continuum of women's health care. *Obstet Gynecol* 2005;106(3):665–666. http://www.ncbi.nlm.nih.gov/pubmed/16135611. Accessed April 5, 2013.

Apetrei C, Marx PA, Smith SM. The evolution of HIV and its consequences. *Infect Dis Clin North Am* 2004;18(2):369–394.

Branson BM, Handsfield HH, Lampe MA, et al. Revised recommendations for HIV testing of adults, adolescents, and pregnant women in health-care settings. *MMWR Recomm Rep* 2006;55(RR-14):1–17; quiz CE1–CE4. http://www.ncbi.nlm.nih.gov/pubmed/16988643. Accessed April 5, 2013.

Cohen MS, Chen YQ, McCauley M, et al. Prevention of HIV-1 infection with early antiretroviral therapy. *N Engl J Med* 2011;365(6):493–505.

Cooper ER, Charuat M, Mofenson L, et al. Combination antiretroviral strategies for the treatment of pregnant HIV-1-infected women and prevention of perinatal HIV-1 transmission. *J Acquir Immune Defic Syndr* 2002;29(5):484–494.

Dao H, Mofenson LM, Ekpini R, et al. International recommendations on antiretroviral drugs for treatment of HIV-infected women and prevention of mother-to-child HIV transmission in resource limited settings: 2006 update. *Am J Obstet Gynecol* 2007;197(3)(suppl): S42–S55.

Hammer SM. Clinical practice. Management of newly diagnosed HIV infection. *N Engl J Med* 2005;353(16):1702–1710.

Panel on Treatment of HIV-Infected Pregnant Women and Prevention of Perinatal Transmission. Recommendations for use of antiretroviral drugs in pregnant HIV-1-infected women for maternal health and interventions to reduce perinatal HIV transmission in the United States. http://aidsinfo.nih.gov/contentfiles/lvguidelines/PerinatalGL.pdf. Accessed April 5, 2013.

第 24 章

产科麻醉

Abigail D. Winder and Jamie Murphy

产程和分娩过程伴随着强烈的疼痛,通常会受产妇的心理、情绪、社会、文化和身体状况影响。产程中缓解疼痛的技术和方法目前有多种,通过相应的风险和效果评估,孕妇可以根据自己的意愿选择适宜的镇痛方式。

疼痛传导通路

- 第一产程中,随着宫口开始扩张,痛觉是内脏痛,是由子宫下部膨胀和宫颈扩张以及子宫和宫颈组织缺血引发的。内脏痛经 T10 和 L1 的白色交通支传入脊髓。
- 第二产程中的疼痛包括内脏和躯体疼痛。第一产程末期(宫口开大7~10cm),进入第二产程时,随着阴道、会阴和盆底的扩张,产妇会体验到更多的躯体疼痛。躯体疼痛信号通过骶神经(S2~S4)传入脊髓前部。产妇也会感觉到直肠受压。有关更多疼痛感觉的生理学内容见第 29 章。

产科镇痛 / 麻醉概述

- 产科可以使用各种局部、区域阻滞和全身麻醉及镇痛方法。局部或区域麻醉包括局部注射、外周神经阻滞和区域阻滞。全身麻醉可以通过肌内注射、静脉注射或者吸入方式。需要产妇丧失运动和感觉功能时,一般选用全身麻醉(表 24-1)。
- 第一产程可以使用区域麻醉缓解内脏疼痛,例如硬膜外、腰麻或者联合麻醉。
- 阴道分娩时,麻醉 / 镇痛的目的是阻断伤害性刺激传导通路,同时保留运动功能,使产妇能感觉舒适,又能主动在第二产程中向下用力。在第二产程中,通常使用以下麻醉方式:局部麻醉或者通过会阴部注射的外周神经阻滞,或静脉药物全身麻醉,或者腰麻 / 硬膜外阻滞。

表 24-1　不同产科情况下的麻醉方法的应用

产科情况	局麻	外周神经阻滞	区域麻醉	全身用药	全麻	口服止痛
第一产程		X（宫旁）	X	X		
阴道分娩	X	X（会阴）	X	X		
剖宫产	X		X		X	
急诊	X		X		X	
产后疼痛			X	X		X
术后疼痛		X	X	X		X

• 剖宫产术中麻醉方式的选择取决于母亲和胎儿的状况、情况的紧急程度以及医生的偏好。与阴道分娩相比，手术对麻醉的要求更高而且持续时间更长，因为手术会造成更剧烈的疼痛。区域阻滞麻醉安全有效，而且产后能让母亲尽快和宝宝接触，所以应用得较多。腰麻现在也被广泛应用，因为腰麻针很细，硬脊膜穿孔孔径很小且腰椎穿刺后头痛的风险降低。全身麻醉会使患者丧失意识，也失去了胎儿娩出时刻的体验，因此多在紧急情况或有医学指征时使用。产科医生也可以在手术区域补充使用局部麻醉。

产科镇痛／麻醉的类型

局部注射（区域阻滞）

• **适应证**：局部注射法用于会阴切开术之前和会阴切开或分娩时或分娩后会阴裂伤缝合时。

• 通常使用的药物有利多卡因（1%~2%）或 2-氯普鲁卡因（1%~3%），其止痛作用可维持 20~40 分钟。利多卡因注射的最大剂量为 4.5mg/kg。

优点

• 可以缓解疼痛，且不需要特殊器材或专业人员；

• 局部阻滞麻醉可减少产妇在会阴裂伤修补过程中的不适感；

• 如使用恰当，不会出现全身并发症。

局限性

• 止痛作用不能覆盖所有区域,产妇仍可能会感觉疼痛和不适。

风险/并发症

• 如果因疏忽将麻醉药物直接注射进入血管,可引起严重的全身并发症。

• 并发症很罕见,药物中毒可引起低血压、心律失常和抽搐。

周围神经阻滞(会阴、宫旁)

适应证

• 宫颈旁阻滞一直用于第一产程,适用于硬膜外或腰麻禁忌者、不能提供硬膜外或腰麻时,或产妇不愿意接受者。

• 在硬膜外麻醉效果不足时,可在第二产程或者手术分娩前利用会阴阻滞作为补充。

用法

宫颈旁阻滞:在阴道穹隆侧面注射 5~10ml 局麻药(如:2% 氯普鲁卡因),深度 3~4mm,在 4 点和 8 点处注射。

• 会阴阻滞是经阴道沿着骶棘韧带向两侧坐骨棘的内后方 1cm 进针,深度约为 1cm,注射 10ml 局麻药(如:1% 利多卡因)。应注意避免直接注射入会阴部血管。

优点

外周神经阻滞非常有效。例如,宫颈旁阻滞的有效率可达 75%。

局限性

• 上文中局部注射麻醉的一般局限性也适应于此。

• 有些病例中,镇痛效果可能不够,需要 20~30 分钟才能完全起效。会阴阻滞时有 50% 的病例无效,且通常为单侧效果欠佳。

风险/并发症

• 麻药注射进入血管内可引起全身不良反应、血肿形成和盆腔感染等,这些是公认的并发症。

• 宫颈旁阻滞时常见的副作用是胎儿心动过缓,发生率大约为 15%,有时还会直接注射到胎儿体内,对胎儿心脏产生毒性。只有无法采用其他镇痛方法时才采用宫颈旁阻滞,一般应避免采用该方法。

区域麻醉(硬膜外、脊髓)

• 在美国,硬膜外和脊髓腰部麻醉是产科镇痛的首选,可单独使用,也可以采用联合脊髓-硬膜外麻醉（combined spinal-epidural，CSE）。区域麻醉时，T8~T10 以下区域疼痛感觉消失，同时伴有不同程度的运动阻滞。

适应证

• 椎管内麻醉由于其安全有效，故是首选镇痛方式。全麻增加了母亲由于误吸和不可预期困难插管的风险的发生率。

• 预计患者有插管困难、恶性高热病史、心血管或呼吸系统疾病，或患者有高位脊髓损伤希望避免出现自主反射亢进时，可选择区域麻醉。

• 区域性麻醉不仅可增加绒毛内的血流，还可降低剖宫产时全身所需的麻醉药量，因此适合于子痫前期患者。

• 单独产妇的需求是给予区域阻滞充分的理由。

技术

• 表 24-2 为产科区域性麻醉的常见麻醉药品。

• 硬膜外（图 24-1）：通过硬膜外穿刺针将导管置入腰椎硬膜外腔，之后将导管用胶带固定在患者后背，为了提供持续性的镇痛，药物可通过持续性输液泵（首选）或者间断性给药进行输入。区域阻滞时可以使用局麻药、轴索阿片类药物或联合二者应用。还可能需要给予试验剂量，以确定导管位置是否正确避免并发症。传统的试验量是 3ml 1.5% 的利多卡因和 1：200 000 的肾上腺素。患者自控硬膜外镇痛可以使患者通过剂量-需要按钮得到小剂量的镇痛药物，还可以通过联合持续给药和患者自控给药进一步缓解疼痛。通过增加持续给药的注射速度或给第二剂量可以缓解突破性疼痛。

表 24-2　硬膜外和腰麻

分类	机制	使用的药物
局部麻醉	影响钠通道从而阻断神经轴突信号传导，可逆	酰胺类：利多卡因，布比卡因，罗哌卡因，酯类：氯普鲁卡因
阿片类	作用于脊髓背角的阿片受体	吗啡，芬太尼，舒芬太尼，阿芬太尼，哌替丁
肾上腺能激动剂	与脊髓 α-2 受体结合	肾上腺素，可乐定，右旋美托咪啶
胆碱能激动剂	通过脊髓背角毒蕈碱受体增加胆碱能效应	新斯地明

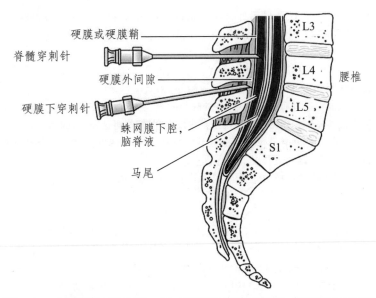

图 24-1 成人脊髓末端为腰 1/腰 2 椎体附近的脊髓圆锥,以下延续为马尾神经。脊髓腰麻是直接将药品注射入蛛网膜下腔的脑脊液中,而硬膜外麻醉是注射入硬膜外间隙(腰 3/腰 4 附近)。在腰硬联合麻醉的过程中,通过硬膜外针来定位腰椎硬膜外间隙。然后通过硬膜外穿刺针将导管放入硬膜外间隙。L,腰椎;S,骶椎

- 腰麻:是指将阿片类有时联合局麻药注入蛛网膜下腔的麻醉方式。起效迅速,持续腰麻可以通过硬脑膜导管给药,不过会明显增加腰麻后头痛的发生风险。
- 腰硬联合(combined spinal-epidural,CSE):即通过针套针的方法将更小孔径的脊髓腰麻针(如 -24 到 27G)套入硬膜外针中。首先将腰麻药物通过脊髓腰麻针注射,然后将针抽出,把硬膜外导管放入硬膜外间隙。在蛛网膜下腔注射单次剂量阿片类药物,有时联合局麻药物。这种方法结合了腰麻快速起效,以及硬膜外麻醉持续时间长的优点。

优点
- 可提供有卓越的止痛作用,但同时可以让患者主动参与产程和分娩过程。
- 分娩期应用轴索麻醉的增加,全麻的减少可以导致麻醉相关孕妇的

致病率和吸入性肺炎和插管困难导致的孕妇致死率的显著下降。

局限性

• 由于时间、解剖结构问题、并发症或禁忌证等原因,区域麻醉并不适用于所有人。

• 硬膜外麻醉完全起效需要 20~30 分钟。

• 腰麻的有效性也受药物作用时间的限制,一般可持续 30~250 分钟。

• CSE 时胎儿心动过缓发生率较高,有 1% 到 2% 的病例需要紧急剖宫产。

• 腰麻硬膜外置管时有 4% 的失败率。

禁忌证

• 患者拒绝使用。

• 凝血功能障碍。

• 血小板减少症。

• 注射部位感染。

• 败血症。

• 血流动力学的不稳定和难治性低血压。

• 由于肿块引起的颅内压升高。

风险 / 并发症

• 感染:脑膜炎、硬膜外脓肿、潜伏的单纯疱疹病毒激活、母体发热。

• 神经系统并发症:硬膜外血肿、神经损伤、腰麻后头痛、导管和穿刺针相关的并发症、后背痛、神经麻痹。

  • 腰麻后头痛:如硬膜外针进入蛛网膜下腔,70% 的患者可能会发生腰麻后头痛。处理包括镇痛药、仰卧位、大量补液、咖啡因和腹部捆绑。如果保守治疗失败后,患者需要可以给予血液补片。

  • 后背痛:没有证据证明硬膜外麻醉可以引起慢性后背痛。

  • 神经麻痹:常见受损的神经包括腰骶干、股外侧皮神经、股神经和腓总神经。

• 药物相关并发症:诸如局麻药的毒性、高位阻滞 / 呼吸窘迫、过敏、短暂神经系统受损等。

  • 局麻药毒性:症状包括耳鸣、定向障碍和癫痫;心血管系统症状包括低血压、心律失常和心搏骤停。

  • 腰麻高位阻滞:实际麻醉平面高于预期平面可能导致呼吸功能受损。

  • 运动阻滞:运动阻滞会影响母体向下用力,改变产程和分娩体验。

- 鞘膜内注射阿片类药物可以引起母体呼吸抑制和低氧血症。
- 低血压:由于局麻药物阻断交感神经引起血管舒张或体位依赖性的静脉回心血量减少都可引起低血压。当母体(头晕)或胎儿(心动过缓)出现临床症状时,低血压就已经很严重了。静脉补液或给予小剂量麻黄碱(5mg)或去甲肾上腺素(100μg)可以纠正低血压。在硬膜外或腰麻之前就必须进行足够的静脉补液。
- 胎儿并发症
  - 胎心监护异常:可能会出现心动过缓、短暂胎心减速。补液通常即可纠正,有时也会采用母体血压支持治疗(见上文);还应该尝试改变体位。
  - 器械助产:有研究证明局域麻醉可能会增加产钳和/或胎吸助产的概率。
- 与静脉阿片类药物全身麻醉相比,早期的神经轴索麻醉不会增加剖宫产风险。

全身镇痛

全身疼痛缓解使用的药物有阿片类(吗啡、芬太尼、哌替啶)或混合阿片类激动-拮抗剂(布托啡诺,纳布啡)(表24-3),可以根据缓解的持续时间通过肌肉或静脉注射给药。

表24-3 非口服类制剂在控制产程疼痛中的应用

药物	种类	使用剂量	给药频率	初始计量	间隔
哌替啶,	阿片类	25~50mg IV	q1~2h	5min IV	2~3h
		50~100mg IM	q2~4h	30~45min IM	
芬太尼	阿片类	50~100mg IV	q1h	1~3min IV	3~4h
		100mg IM		7~10min IM	
吗啡	阿片类	2~5mg IV	q4h	3~5min IV	3~4h
		5~10mg IM		20~40min IM	
纳布啡	混合阿片类激动剂/拮抗剂	5~10mg IV or IM	q3h	2~3min IV	3~6h
				10~15min IM	

药物	种类	使用剂量	给药频率	初始计量	间隔
布托啡诺	混合阿片类激动剂 / 拮抗剂	1~2mg IV or IM	q4h	5~10min IV 10~30min IM	3~4h

适应证

• 产妇要求

优点

• 起效迅速,应用方便。

• 可以通过使用患者控制的注射泵静脉给药。

局限性

• 随机对照实验发现,与区域麻醉相比,非口服类麻醉产妇产程中的疼痛评分更高。

• 产程中仅用麻醉镇痛药很难达到足够的疼痛控制。

风险 / 并发症

• 母体可能出现呼吸抑制需要严密监测。镇静效果可能增加误吸的风险。

• 所有的阿片类制剂都可以透过胎盘,对胎儿和新生儿产生不利影响。

• 随着母体镇痛药的应用胎心监护可以出现胎心率变异减低。在分娩后,新生儿可能需要额外支持治疗,包括持续给氧和机械通气。

全麻

• **适应证:**在无条件使用硬膜外 / 腰麻的紧急情况下,以及区域阻滞有禁忌,或产妇某些疾病需要全身麻醉时,都可选择使用。

用法

• 手术和插管之前,先给患者抑酸药物,如:枸橼酸钠,以中和胃酸,降低误吸的风险。还需给予 100% 氧气 3~5 分钟,以在麻醉诱导和插管前保证一定的氧储备。

• 快速诱导时应静脉给药,以减少产妇由于腹部膨胀 / 妊娠子宫压力而误吸的风险。

• 气管插管时应按压环状软骨以降低误吸的风险。

优点

• 在紧急情况时可以迅速进行气管插管。

• 吸入含氟麻醉药可迅速引起子宫肌肉松弛,因而可以有助于处理子宫内翻、内外倒转术或胎头嵌顿。

• 患者在整个过程中保持平静,不会记住广泛或者过长的手术过程。

局限性:

• 全麻过程中产妇没有意识,因此不能目睹孩子出生。

• 所有的吸入药物都能通过胎盘而影响胎儿,可增加新生儿分娩后短暂的呼吸抑制;应该保证从插管到分娩的时间尽量简短安全有效。

风险 / 并发症

• 由于孕期功能残气量减少,且需氧量增加,全麻和插管会增加母体病率。

• 误吸、低氧血症可能引发更多的产后合并症。

• 新生儿呼吸抑制。

• 子宫肌肉松弛会增加手术出血。在全麻时,应备好催产素、甲基麦角新碱和米索前列腺等药物。

(韩萌萌 译 孙笑 审)

推荐阅读

American College of Obstetricians and Gynecologists. ACOG practice bulletin no. 36: obstetric analgesia and anesthesia. *Obstet Gynecol* 2002;100:177–191.

Gaiser R. Chapter 2: physiologic changes of pregnancy. In Chesnut DH, Polley LS, Tsen LC, et al, eds. *Chestnut's Obstetric Anesthesia: Principles and Practice*, 4th ed. Philadelphia, PA: Mosby Elsevier, 2009.

Kopp SL, Horlocker TT. Anticoagulation in pregnancy and neuraxial blocks. *Anesthesiol Clin* 2008;26:1–22.

Santos AC, Bucklin BA. Chapter 13: local anesthetics and opioids. In Chesnut DH, Polley LS, Tsen LC, et al, eds. *Chestnut's Obstetric Anesthesia: Principles and Practice*, 4th ed. Philadelphia, PA: Mosby Elsevier, 2009.

Wong CA, Nathan N, Brown DL. Chapter 12: spinal, epidural, and caudal anesthesia. In Chesnut DH, Polley LS, Tsen LC, et al, eds. *Chestnut's Obstetric Anesthesia: Principles and Practice*, 4th ed. Philadelphia, PA: Mosby Elsevier, 2009.

第三部分　妇科学

第 25 章　女性盆腔解剖

Lauren Owens and Isabel Green

腹壁

前腹壁位于腹部前侧,上界为肋骨下缘,下界为髂嵴、腹股沟韧带和耻骨的连线,两侧是腰椎及其周围的肌肉。

前腹壁层次

- **皮肤**
- **皮下组织**:由呈网状纤维性隔膜的脂肪球组成。Camper 筋膜是皮下组织较为浅表的结构。Scarpa 筋膜是皮下组织的深层结构,比 Camper 筋膜质地更为均一,排列更为整齐,更接近纤维组织。
- **肌筋膜层**:紧挨皮下脂肪层下方,包含纤维组织层和肌肉层,其作用是维持腹腔脏器的位置。
  - **腹直肌前鞘**:腹外斜肌、腹内斜肌和腹横肌的筋膜共同组成腹直肌前鞘。
  - 位于**弓状线**上方和下方的腹直肌前鞘在解剖上是不同的。弓状线(或称为半环形线、道格拉斯半月线)位于脐部和耻骨联合的正中,是腹直肌后鞘的下缘标志。
    - **弓状线上方**的腹直肌前鞘包括腹外斜肌和腹内斜肌腹侧一半的筋膜。腹直肌后鞘由腹内斜肌和腹横肌的背侧的一半筋膜组成(图 25-1)。

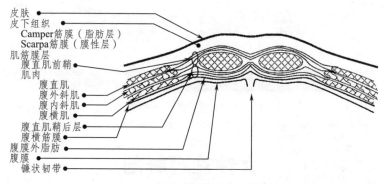

图 25-1　弓状线尾端前腹壁的层次

○ **弓状线下方**的腹直肌前鞘包括所有前述肌肉的筋膜(图 25-2)。

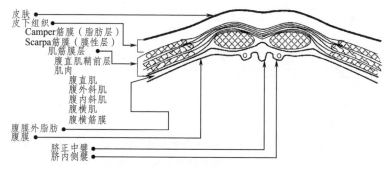

图 25-2　弓状线头端前腹壁的层次

○ **腹白线**是腹直肌中线突出的嵴。在弓状线上方,腹白线是腹直肌前鞘和后鞘的融合标志。

• **腹壁肌肉**

　• **斜行肌肉**:位于腹直肌的侧方。

　○ **腹外斜肌**起自第八肋骨下缘和髂嵴,向前下方斜行。

　○ **腹内斜肌**起自髂嵴的前 2/3 部分、腹股沟韧带侧面和两侧腹后下方的胸腰筋膜,向前上方斜行。

　○ **腹横肌**为横行的肌肉,起自下方的 6 个肋软骨、胸腰筋膜、髂嵴的前 3/4 和腹股沟韧带侧面。两侧腹的神经和血管在腹内斜肌和腹横肌之间走行,因此在做横切口时容易受到损伤。

- **纵行肌肉**
  - 腹直肌是一对肌肉,位于腹中线的两侧,起自胸骨和 5~7 肋软骨,直行向下进入耻骨的前表面。
  - 锥状肌为遗传上退化的肌肉,其存在有个体差异。锥状肌起自耻骨,在距离耻骨联合头端几厘米处与腹白线融合,位于腹直肌的腹侧。
- **腹横筋膜**:是一层纤维组织,位于腹壁肌肉下方,腹膜之外。腹横筋膜与腹膜之间有脂肪组织隔开。
- **腹膜**:是单层浆膜,覆盖前腹壁的后面,5 个垂直的皱襞汇集于脐部。
  - **脐正中襞**:由**脐中韧带**或闭塞的**脐尿管**形成的单个皱襞。
    - 膀胱的顶部融入脐中韧带,而且是腹中线最高的部位。在进入腹腔的时候,应考虑到这一解剖关系。
  - **脐内侧襞**:是位于脐正中襞两侧的一对皱襞,由闭塞的脐动脉形成,汇集于脐部。
  - **脐外侧襞**:由腹壁下血管形成的一对皱襞。不是很突出,但在腹腔镜手术穿刺锥进入前应找到该血管,以免损伤。

腹壁血管

- **皮下血供**(图 25-3)
  - **腹壁浅动脉**:是来自股动脉进入股管下降后的分支。腹壁浅动脉在耻骨水平中线旁开约 5cm 处向上内方走行。
  - **旋髂浅动脉**:为股动脉分支,在外侧向两侧腹部走行。
- **肌肉筋膜血供**:与皮下血供平行(图 25-3)。
  - **腹壁下动脉**:为髂外动脉的分支,位于腹股沟韧带的近端。腹壁下动脉向头部走行,深入腹横筋膜和腹直肌侧方。然后,在耻骨和脐部连线中点部位,腹直肌后方和腹直肌后鞘之间,血管与腹直肌侧缘交叉。这些血管在腹中线旁开 4~8cm 处走行。进入腹直肌后鞘后,分为数支供应腹壁全层,并和腹壁上血管吻合。
  - **腹壁上动脉**:为胸廓内动脉的分支,向尾端走行,与腹壁下动脉吻合。
  - **旋髂深动脉**:也是髂外动脉的分支,在腹内斜肌和腹横肌之间的外侧走行。

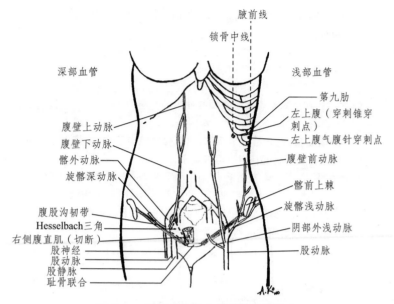

腋前线

锁骨中线

深部血管

浅部血管

第九肋

左上腹（穿刺锥穿
刺点）

腹壁上动脉

左上腹气腹针穿刺点

腹壁下动脉

腹壁前动脉

髂外动脉

旋髂深动脉

髂前上棘

旋髂浅动脉

腹股沟韧带

Hesselbach三角

阴部外浅动脉

右侧腹直肌（切断）

股神经

股动脉

股动脉

股静脉

耻骨联合

图 25-3 腹前壁血管和腹腔镜手术标志

腹壁切口类型

• **纵切口**：腹部正中或旁正中切口可使腹部手术视野暴露最好。切口从耻骨联合到脐部下方，具体长度根据手术需要而定。小切口或"微小腹腔镜"可以有良好的视野\美容效果好。必要时切口可以向头端延长，向左侧环绕过脐部避开韧带圆肌，可以进一步向头端延长。腹直肌前鞘也会被纵向切开。进入腹腔时需注意防止损伤膀胱上端。

• **Pfannenstiel 切口**：是妇产科最常用的手术切口。指位于耻骨联合上约 2 横指（3~4cm）处的横切口。与纵切口相比，横切口因沿 Langer 线更为美观，且术后疼痛轻微。皮肤切开后，继续切开腹直肌鞘，然后向头尾两端将腹直肌从腹直肌鞘上分离开来。之后将腹直肌从中线处分开，找到腹膜后在腹膜上作纵行切口进入腹腔。腹直肌筋膜与其下腹直肌分离的程度决定了 Pfannenstiel 切口术野暴露的程度。如果需要暴露更多，则可将腹直肌筋膜与腹直肌一直分离到脐部，但进一步向两侧延长切口不会增加暴露程度，而且会由于直接切割或更常见的筋膜缝合增加髂腹股沟神经和髂下腹神经的损伤机会。

• **Cherney 切口**：Cherney 切口是改良的 Pfannenstiel 切口，该切口因为切开了腹直肌的附着部位，因而与 Pfannenstiel 切口相比，能更好地暴露盆腔。和 Pfannenstiel 切口一样，Cherney 切口需要将腹直肌与筋膜分离，之后在腹直肌位于耻骨后方的附着端上方约 0.5cm 处切断腹直肌的附着肌腱，然后可以将腹直肌肌腹向头端放置远离横筋膜和腹膜，从而更好的暴露盆腔。注意在耻骨后方腹直肌附着处处切断其肌腱时，应留有足够长的肌腱，以便关腹时可以用 2-0 延迟可吸收缝线将断端肌腱水平褥式缝合。

• **Maylard 切口**：在所有类型的切口中，Maylard 切口对盆腔的暴露最好。Maylard 切口是与 Pfannenstiel 切口类似的横切口，但主要有两点区别。Maylard 切口的位置更靠近头端（约在髂前上棘水平）；不分离腹直肌和筋膜，但腹直肌与腹直肌鞘一起被横行切断，切断之前必须找到腹壁下血管并将其结扎。这有助于预防误伤腹壁下血管，并且留在筋膜上的血管可以保持血供。这种类型的切口有可能引起大量失血，但是能够提供更好的盆腔暴露。

腹腔镜手术的腹壁标志

• 初始的腹腔镜穿刺套管放置后是第一入路。在妇科，腹腔镜穿刺套管最常见的穿刺点为脐，或者左上四分之一。辅助穿刺套管定位为耻骨上部或外侧（图 25-3）。

• **脐部穿刺套管**：在比较瘦的女性，脐部套管针应以 45 度角进针以避免碰到主动脉或髂总动脉。在肥胖患者，由于需穿过的脂肪组织较多，进针可以采用更加垂直的角度。

• **左上四分之一穿刺套管**：套管可在 Palmer 点穿刺，左锁骨中线肋弓下 3cm。在穿刺前，应用鼻胃管将胃排空。既往中线手术的患者选择这个位置可以避免将来术后可能发生的脏器粘连。

• **耻骨上穿刺套管**：耻骨上套管针从耻骨联合上两横指处进针。进针时应该在直视下在插入 Foley 尿管后进行，以保证进针后不碰到膀胱。

• **外侧套管针**：外侧套管针从耻骨联合向头端至少 5cm 和中线外侧 8cm 处进针以避免腹壁下血管。套管针应在直视下放在脐外侧皱襞外。

盆腔内脏

阴道

• 阴道的形状类似一扁平的管道，从远端的处女膜环开始，到围绕近端宫颈的穹隆部为止。平均长度为8cm,但会受年龄、产次和手术的影响。

- 阴道的上皮为非角化复层鳞状上皮细胞,没有腺体和毛囊。

- 阴道上皮下方是阴道肌层或称盆内筋膜层。这里用"筋膜"一词并不确切,因为这是一个纤维肌肉组织,除Ⅰ型和Ⅲ型胶原外,还包括成纤维细胞、平滑肌细胞和弹性蛋白,所有这些成分疏松排列形成一个弹性支持层。在阴道的顶端,这一纤维肌肉层融合形成**主韧带**和**宫骶韧带**。主韧带呈扇形,形成一个包绕子宫动静脉的鞘,在内侧与宫旁组织融合。宫骶韧带则自后方和侧方进入宫旁组织,然后沿盆壁两侧弯曲走行,与覆盖第二、三、四骶椎的骶前筋膜相连。主韧带和宫骶韧带共同将阴道沿水平方向拉向骶骨,使其悬于肛提肌肌肉层之上。

- 阴道前、后壁的盆内筋膜分别称为**耻骨宫颈筋膜**和**直肠阴道筋膜**。这些组织也不是真正的筋膜,而是由纤维肌肉层组成。耻骨宫颈筋膜在阴道上方与宫颈和主韧带、宫骶韧带相连支持阴道的顶端。在阴道两侧,耻骨宫颈筋膜与闭孔内肌的筋膜相融合,在盆壁形成**盆筋膜腱弓**(arcus tendineus fascia pelvis,ATFP),或称**白线**。耻骨宫颈筋膜下方附着在耻骨联合上。阴道上部的直肠阴道筋膜与阴道两侧支持阴道前壁的结构相连并与盆筋膜腱弓融合。直肠阴道筋膜下方的一半沿直肠阴道弓形筋膜与肛提肌的腱膜相连。在其最内侧,直肠阴道隔与会阴体融合(图25-4)。

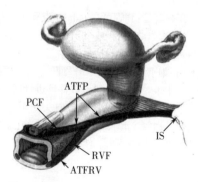

图 25-4 直肠阴道筋膜(RVF)和盆筋膜腱弓(ATFP)相连在盆腔侧壁的示意图。RVF 表示在直肠阴道筋膜侧方缺陷修复时进行缝合的最佳部位。PCF:耻骨宫颈筋膜;ATFRV:直肠阴道筋膜腱弓;IS:坐骨棘

子宫

- **子宫**是一个纤维肌性器官,包括宫体和宫颈两部分。
- **宫体:子宫内膜**是子宫的最内层结构,由柱状上皮和特殊的基质组成。子宫内膜的浅表层内含有激素敏感的螺旋动脉,随每个月经周期脱落。深部的基底层有自己的动脉血供,每次月经周期时基底层不脱落。**子宫肌层**含有相互交织的平滑肌纤维,**浆膜层**覆盖于子宫表面,是由腹膜间皮形成的。**宫底**是指子宫位于子宫腔头端的部分。**宫角**是输卵管进入子宫腔的部位,位于宫底的两侧。
- **宫颈:**宫颈一般长度为 2~4cm,分为两部分:**阴道部**(突向阴道)和**阴道上部**(位于阴道上方)。宫颈由致密的纤维结缔组织组成,周围是一圈由少量平滑肌组成的结构,主韧带、宫骶韧带、耻骨宫颈筋膜和直肠阴道筋膜均终止于这一结构。宫颈中央是一纵行的管道,连接子宫腔和阴道,称为**宫颈管**。**宫颈内口**是宫颈管和子宫内膜腔的交界部位。**宫颈外口**是宫颈管的远端开口。**鳞柱上皮交界处**位于宫颈外口,是宫颈阴道部鳞状上皮转化为宫颈管内部柱状上皮的过渡区。通过抹片取样鳞柱交界处,以除外异常增生疾病或者宫颈癌。**宫颈阴道部**是宫颈靠外的部分,由鳞状上皮覆盖。

子宫韧带

- 这些韧带由增厚的盆内筋膜或腹膜皱褶形成。
- **圆韧带:**圆韧带起自子宫双角的前侧面,穿过腹股沟管终于大阴唇。圆韧带内含有纤维肌性成分,可形成平滑肌瘤。其内有 Sampson 动脉。圆韧带对子宫没有支持作用。
- **子宫卵巢韧带:**其内有子宫和卵巢血管的吻合。它连接子宫和卵巢。
- **主韧带:**也称 Mackenrodt 韧带。起自盆壁两侧,终于阴道、宫颈和宫颈峡部的两侧,对维持盆腔器官的位置有重要作用。
- **骨盆漏斗韧带:**也称 IP 韧带、**卵巢悬韧带**。卵巢血管在其内走行。卵巢动脉是腹主动脉的直接分支。右侧卵巢静脉回流至下腔静脉,而左侧卵巢静脉回流到左肾静脉。位于卵巢血管下方的腹膜层称为 Graves 无血管区,输卵管卵巢切除术时从该区域进入。
- **宫骶韧带:**起自骶筋膜,终于子宫峡部后方和盆内阴道筋膜。由结缔组织和平滑肌组成,其中有盆腔器官的自主交感神经和副交感神经走行。主韧带和宫骶韧带对维持盆腔器官的位置都有重要作用,两者共同形成宫旁组织,从子宫延伸出,维持阴道顶端和子宫的位置。
- **阔韧带:**由覆盖子宫和输卵管的腹膜组成,形成包绕子宫结构的系膜；圆韧带系膜：包绕圆韧带。输卵管系膜：包绕输卵管。卵巢系膜：包绕子宫卵巢韧带。

附件

- **输卵管**：输卵管为双侧的管性结构，连接子宫腔和腹腔，平均长约10cm。输卵管远端为伞端，与卵巢邻近，排卵后有捡拾卵子的作用。输卵管内腔为纤毛柱状上皮，有助于卵子或胚胎向宫腔运行。输卵管共分为四个部分（由近端到远端）：间质部、峡部、壶腹部和伞端。
- **卵巢**：是一对白色的扁椭圆形结构，卵巢内储存着卵子。两侧由IP韧带悬吊于盆壁，内侧与子宫之间由子宫卵巢韧带相连。两侧卵巢位于各自的卵巢窝内（Waldeyer 窝），卵巢窝的背内侧边界为髂内动脉，腹侧外缘为髂外动脉。输尿管位于卵巢窝的底部。卵巢由两部分组成：具有纤维肌肉和血管的髓质，及外层的皮质，皮质中含有特殊的基质、卵泡、黄体和白体。卵巢的表面由立方形上皮细胞覆盖。

输尿管

- 输尿管起自腹膜后的肾脏，在髂总动脉分叉水平面跨过盆骨缘，延伸至阔韧带的内叶。它进入 Wertheim 管并在宫颈内口水平宫颈外侧 1.5cm 处通过子宫动脉下方最后进入膀胱三角。妇科手术时，输尿管损伤最常见的三个部位是在骨盆缘钳夹 IP 韧带时、子宫切除术钳夹子宫动脉时和当分离膀胱与子宫下段靠近膀胱三角处。

盆腔手术间隙

- 因为盆腔内的生殖、泌尿和胃肠道器官和系统之间有疏松的结缔组织（由脂肪和网状组织组成），所以其体积和形状可能发生变化，而与其他器官无关。这些结缔组织平面就是手术时可能被分离开的空间。分离后，器官的神经淋巴血管供应仍能够保留在结缔组织形成的隔中，因此可以钝性分离这些手术间隙，而不会造成出血。已知共有 8 个手术间隙：膀胱前间隙、膀胱阴道间隙、膀胱周围间隙（2）、直肠周围间隙（2）、直肠阴道间隙和直肠后间隙（图 25-5）。
- **膀胱前间隙**：也称为 Retzius 间隙或耻骨后间隙。该间隙的腹侧通过腹横筋膜与腹直肌相隔。两侧的边界为盆壁肌肉、主韧带和与盆筋膜腱弓相连的耻骨宫颈筋膜。Retzius 间隙中重要的结构有阴蒂背血管、闭孔神

经和血管、支配下泌尿道的神经、髂耻线、盆筋膜腱弓和肛提肌腱弓。Burch
尿道固定术在此间隙进行。

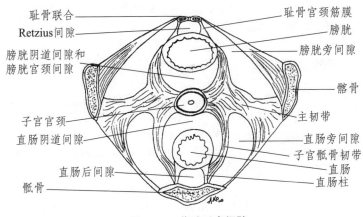

图 25-5　盆腔手术间隙

- **膀胱阴道间隙**（也称为**膀胱宫颈间隙**）：由阴道上方的薄层隔分开。
间隙的尾端与尿道近段 1/3 与 2/3 交界处与阴道的结合点相连，腹侧为尿道
和膀胱，头端为腹膜，形成膀胱宫颈返折。在剖宫产或子宫切除术时从该间
隙进入做膀胱瓣。
- **膀胱周围间隙**：是膀胱附近的一对间隙。内侧为膀胱和脐动脉闭锁
端，两侧为闭孔内肌，背侧是主韧带，腹侧是耻骨联合，尾端是肛提肌。输尿
管位于膀胱周围间隙和膀胱阴道间隙之间。在广泛子宫切除术时，膀胱周
围间隙和直肠周围间隙之间为宫旁组织。
- **直肠周围间隙**：是直肠附近的一对间隙。直肠周围间隙的内侧边界
为输尿管、宫骶韧带和直肠，外侧为髂内血管和盆壁，腹外侧为主韧带，背侧
为骶骨。此间隙的底部为尾骨肌。当手术分离达盆底时，侧方的骶血管和
痔血管可能会出血，通过此间隙可达骶棘韧带。
- **阴道直肠间隙**：尾端是会阴体顶端，两侧是宫骶韧带、输尿管和直肠
柱，腹侧是阴道，背侧是直肠，头端是宫颈。道格拉斯陷窝或**直肠子宫陷凹**
位于子宫和直肠之间，下方由腹膜相连。阴道直肠间隙位于腹膜和直肠子
宫陷凹下方，切开子宫和直肠之间的腹膜皱襞即可以进入阴道直肠间隙。
- **直肠后间隙**：直肠后间隙位于骶骨前间隙的尾端，腹侧的界限为直

肠,后方为骶骨,两侧为宫骶韧带。**骶骨前间隙**的两侧为髂内动脉,头端为腹主动脉的分叉处,背侧是骶骨,腹侧为结肠。骶骨前间隙内包含骶前神经(腹下<u>上丛</u>)、骶中动脉和静脉(来自腹主动脉和下腔静脉背侧)和骶侧血管。盆腔器官脱垂的阴道骶骨固定术、盆腔痛的骶前神经切除术、动脉旁淋巴结切除术都需要通过此间隙入路。

腹部和盆腔血管

- **主动脉**:主动脉在膈下自头端到尾端的分支分别是横膈下动脉、腹腔干、肾上腺动脉、肠系膜上动脉、肾动脉、卵巢动脉、肠系膜下动脉和骶中动脉。然后主动脉在第四腰椎水平分为髂总动脉。

- **腹腔干**:腹腔干有三个主要的分支:**胃左动脉**、**脾动脉**和**肝总动脉**。**胃左动脉**分为食管支和供应胃小弯的分支。**脾动脉**分为胰腺支、供应胃底的胃短动脉和供应大网膜和胃大弯的**胃网膜左动脉**。胃网膜左动脉和肝总动脉的末支胃网膜右动脉吻合。**肝总动脉**有两个主要的分支:**肝固有动脉**和**胃十二指肠动脉**。肝固有动脉又分为**胃右动脉**,进入小网膜与胃左动脉吻合,最终分为肝左和肝右动脉。胆囊动脉通常从肝右动脉分出而供应胆囊。胃十二指肠动脉分为十二指肠上动脉、胃网膜右动脉和胰十二指肠上动脉。胃网膜右动脉进入大网膜,沿胃大弯走行与胃网膜左动脉吻合。**胰十二指肠上动脉**供应十二指肠第二段和胰头的血供。

- **肠系膜上动脉**分为**空肠动脉和回肠动脉**、**回结肠动脉**、**右结肠动脉**和**中结肠动脉**。

- **肠系膜下动脉**分为左结肠动脉、乙状结肠支和直肠上动脉。

- **卵巢血管**:卵巢动脉起自主动脉腹侧,向盆腔走行,在骨盆两侧边缘处跨过**输尿管**,同时分支到输尿管和输卵管。然后自外向内跨过髂外血管近端,并在骨盆漏斗韧带内侧走行。左卵巢静脉回流至左肾静脉,而右卵巢静脉直接回流至下腔静脉。

- 主动脉在第四腰椎出分为髂总动脉。髂总动脉然后分出髂外和髂内(腹下动脉)动脉。从髂总动脉分出后 3~4cm 处,髂内动脉分为前干和后干。**输尿管**在髂内动脉和髂外动脉分叉处前方跨过。

  - **髂内动脉前干**:分支类型有个体差异。分支包括闭孔动脉、子宫动脉、阴道动脉、膀胱上动脉和膀胱下动脉、直肠中动脉、阴部内动脉和臀下动脉。**输尿管**在宫颈内口水平处**子宫动脉下方走行**。在髂内动脉结扎时,髂内动脉的前干应在髂总动脉分叉处远端

2.5~3.0cm 处用 1-0 丝线双结扎,以保留髂内动脉的后干,避免减少臀部肌肉的血供。分离时应该从外到内以避免损伤髂内动脉。

- **髂内动脉后干**:包括髂腰动脉、骶骨侧动脉和臀上动脉,这些分支在盆腔内都有吻合支。

- **髂外动脉**:腹上深动脉和旋髂深动脉都是髂外动脉在腹股沟下方走行进入股管之前的分支,进入股管后移行为股动脉。

- **血管吻合**:**直肠上动脉**为肠系膜下动脉的分支,**直肠中动脉**为髂内动脉前干的分支,**直肠下动脉**为会阴动脉(髂内动脉的分支)的分支。这些动脉保证了盆腔足够的血供。

外阴和会阴

外部解剖

- 骨盆出口的骨性结构前缘是坐骨耻骨支,后缘是尾骨和骶结节韧带。出口可分为前三角区和后三角区,两个三角区的底边共享,为坐骨结节的连线。

- **皮肤和皮下脂肪层**(图 25-6):皮下组织由两层并未完全分开的筋膜组成:Camper 筋膜和 Colles 筋膜。

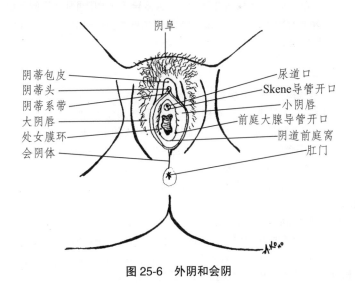

图 25-6 外阴和会阴

- **Camper 筋膜**：为前腹壁 Camper 筋膜的延续。
- **Colles 筋膜**（会阴筋膜）：与前腹壁的 Scarpa 筋膜相似。在后方与会阴膜（以往称为尿生殖膈，现已改名为会阴膜）融合，侧方与坐骨耻骨支相连。
- **阴阜**：覆盖耻骨表面脂肪组织的、有毛发的皮肤区域。
- **大阴唇**：为阴阜向后延伸的部分，有类似带有毛发的皮肤覆盖。圆韧带止于大阴唇。
- **小阴唇**：为无毛发的皮肤皱襞，前方的部分左右分开，融合部位形成阴蒂包皮和阴蒂系带。皮肤下方为疏松排列的结缔组织构成，而非脂肪组织。
- **腺管开口**：
  - **前庭大腺导管**：开口位于前庭的侧后方，处女膜环两侧旁开 3~4mm 处。
  - **前庭小腺导管**：开口位于前庭大腺导管开口和尿道连线的上方。
  - **尿道旁腺管**：位于尿道开口的侧下方，约 5 点和 7 点处。
- **特殊腺体**
  - **全分泌皮脂腺**：位于大阴唇内，与毛干有关。
  - **顶分泌汗腺**：位于阴道口和肛门的两侧。如果这些腺体出现慢性感染，可能发生**化脓性汗腺炎**。腺体异常增大则可能为**汗腺腺瘤**。
  - **外分泌汗腺**：也位于阴道口和肛门的两侧，腺体也可增大形成**汗腺腺瘤**。

外阴的浅表结构

- 这些结构位于皮下层和会阴膜之间（图 25-7）。
- **阴蒂**：包括阴蒂头、阴蒂柄和一对阴蒂脚，阴蒂柄通过皮下悬韧带与耻骨连接，阴蒂脚是阴蒂柄的延长部分，与耻骨支的下方相连。
- **坐骨海绵体肌**：覆盖阴蒂脚。起自坐骨结节和阴蒂脚游离部分的表面，终于阴蒂脚上部和阴蒂柄。
- **球海绵体肌**：起自会阴体，终于阴蒂柄，覆盖前庭球和巴氏腺靠近中线的两侧。
- **会阴浅横肌**：起自坐骨结节，终于会阴体。
- **会阴体（会阴中心腱）**：会阴体的前外侧与球海绵体肌相连，正前方与会阴膜相连，会阴膜将会阴体连接到耻骨支下方。会阴体侧方与会阴浅横肌相接，后方与肛门外括约肌相连，上方是直肠阴道筋膜远端。

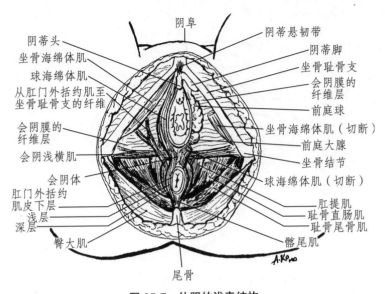

图 25-7　外阴的浅表结构

- **前庭球**：为一对勃起组织，位于前庭部位的皮肤和球海绵体肌下方。
- **巴氏腺**：位于球海绵体肌和前庭球尾部的会阴膜之间，巴氏腺的导管开口于前庭黏膜。

盆底

- 盆底由会阴膜和会阴隔的肌肉组成，盆底组织支持盆腔内容物维持在骨盆出口平面之上。
- **会阴膜**：为覆盖前三角的致密纤维肌肉组织构成的三角形片状结构。会阴膜将尿道、阴道和会阴体与坐骨耻骨支相连，从而起到支撑作用。会阴膜中包含阴蒂背、阴蒂深部的神经和血管。
- **盆腔膈肌肉**：盆腔膈肌肉包括肛提肌和尾骨肌，这些肌肉的上方和下方都有筋膜覆盖（图 25-8）。
  - **提肛肌**
  - **耻骨直肠肌**起自耻骨内侧面，终于直肠。有些肌纤维在直肠后方形成一个环绕直肠的吊带结构。
  - **耻骨尾骨肌**：起自耻骨，终于肛尾缝和尾骨上方。

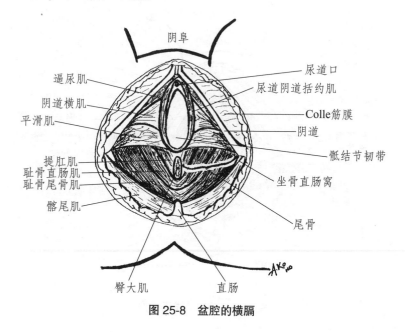

图 25-8 盆腔的横膈

- **髂尾肌**:起自肛提肌弓状腱,终于肛尾缝和尾骨。
- **尾骨肌**:起自坐骨棘,终于尾骨和骶骨最下端,位于骶棘韧带的头端。

后三角

- 两侧为坐骨结节,后方为尾骨。
- **肛门外括约肌**
  - 其浅表部分附着于会阴体前方和尾骨的后方。
  - 其深层部分环绕直肠,与耻骨直肠肌融合。
- **肛门内括约肌**:为平滑肌,是肠道的纵行纤维层和括约肌间沟将肛门外括约肌分离出来的一部分。
- **坐骨直肠窝**:坐骨直肠窝内包含阴部的神经血管干,内侧为肛提肌,两侧为闭孔内肌。坐骨直肠窝有一个前方的陷窝,位于会阴膜的上方,坐骨直肠窝后面的部分位于臀大肌上方。该间隙保证直肠的生理性扩张。

盆腔支持层

- 盆腔肌肉和结缔组织是盆腔器官的主要支持结构。盆腔肌肉包括**肛提肌**(即耻骨直肠肌,耻尾肌和髂尾肌)和尾骨肌。**结缔组织附着**(宫骶/主韧带复合体和盆内筋膜)可以稳定盆腔器官在相应的位置以接受盆腔肌肉的支持。当存在继发于产科损伤的盆腔肌肉力量减弱或损伤时,盆内筋膜成为支持作用的主要结构。这一改变可能减弱、拉长或破坏盆内筋膜而导致盆腔器官支持失败和器官脱垂。

- 根据 DeLancey 描述,共有三个水平支持结构(图 22-5)
  - **第一水平**是上部竖直轴或宫骶 / 主韧带复合体。宫骶 / 主韧带复合体支持宫颈和阴道上部以维持阴道长度和保证阴道上部轴线接近水平,因此可以附在直肠上由提肌层支撑。
  - **第二水平**是水平轴或阴道平行支撑。耻骨宫颈筋膜和直肠阴道筋膜环绕阴道,汇集于盆筋膜腱弓以支持阴道中部并形成前外侧阴道沟。
  - **第三水平**是下部竖直轴或会阴体、会阴膜和表浅肌肉层(球海绵体肌、坐骨海绵体肌、会阴浅横肌和会阴深横肌)。这些结构支撑并保持阴道远端 1/3 和阴道口在正常位置,即在女性站立位时接近竖直位。
- 第一、二、三个水平通过盆内筋膜的延续而连接在一起。

盆腔神经分布

盆腔隔

- **阴部神经**支配肛门外括约肌和尿道括约肌。
- S_3 和 S_4 腹侧支的前部分支支配肛提肌和尾骨肌。

会阴

- **阴部神经**是会阴的感觉和运动神经。
  - 阴部神经来自于骶神经丛(S2~S4),分布于盆腔内的坐骨大切迹、坐骨结节和骶棘韧带,在坐骨小切迹处进入阴部管(Alcock 管)。包含以下分支:
    - **阴蒂神经**:沿会阴膜浅表部位走行至阴蒂。
    - **会阴神经**:沿会阴膜的深部走行,其分支分布于浅部肌肉、皮下、前庭皮肤、小阴唇、大阴唇的内侧。
    - **痔下神经(直肠下神经)**分布于肛门外括约肌和肛周皮肤。
  - 阴部神经阻滞麻醉是在坐骨结节下方进行注射麻醉,以提供阴道分娩时的局部麻醉。这种阻滞麻醉也可用于神经损伤或压迫导致阴部神经痛的阻滞麻醉。

妇科手术时的神经损伤

- 神经损伤源自手术体位、切口、牵引器的应用和术中分离等(表 25-1)。

表 25-1 妇科手术时的神经损伤

神经	损伤	运动缺失	感觉缺失
股神经 L2~4	腰大肌深部牵引,臀部过度弯曲	臀部弯曲,膝盖伸展,膝盖深腱反射腿内收	大腿前内侧,腿足前内侧
股外侧皮神经 L2~3	腰大肌深部牵引臀部过度弯曲	无	大腿前外侧和后外侧
生殖股神经 L1~2	盆侧壁分离	无	阴阜,大阴唇,大腿前上部
闭孔神经 L2~4	腹膜后手术,淋巴结分离,阴道旁缺损修复	腿内收	大腿前内侧
坐骨神经 L4~S3	盆腔内广泛切除术	臀部伸展,膝弯曲	小腿外侧,足背内侧
腓总神经 L4~S2	小腿外侧受脚镫压迫	足背屈和外翻	小腿外侧,足背内侧
胫骨神经 L4~S3	小腿外侧受脚镫压迫	足掌屈和内翻	脚趾,足底
髂下腹神经 T12	腹横切口	无	阴阜,阴唇,大腿内侧
髂腹股沟神经 L1	腹横切口	无	腹股沟,耻骨联合

盆腔淋巴引流

- **外阴和阴道下部**的淋巴回流至**腹股沟淋巴结**,然后至**髂外淋巴结**。

见第 43 章。

- 宫颈的淋巴通过主韧带回流到**盆淋巴结**（髂内、闭孔和髂外），然后到髂总和腹主动脉淋巴结。
- 子宫的淋巴通过阔韧带和腹腔内韧带回流至**盆腔和腹主动脉淋巴结**。
- 卵巢的淋巴回流到**盆腔和腹主动脉淋巴结**。

（曾桢　高雪莲　译　张岩　审）

推荐阅读

Ashton-Miller JA, DeLancey JO. Functional anatomy of the female pelvic floor. *Ann NY Acad Sci* 2007;1101:266–296.

DeLancey JO. Anatomic aspects of vaginal eversion after hysterectomy. *Am J Obstet Gynecol* 1992;166:1717–1728.

DeLancey JO. Structural anatomy of the posterior pelvic compartment as it relates to rectocele. *Am J Obstet Gynecol* 1999;180:815–823.

Law YM, Fielding JR. MRI of pelvic floor dysfunction: review. *Am J Roentgenol* 2008;191:S45–S53.

Weber AM, Walters MD. Anterior vaginal prolapse: review of anatomy and techniques of surgical repair. *Obstet Gynecol* 1997;89:311–318.

第 26 章　妇产科围手术期情况及并发症

Khara M. Simpson and Stacey A. Scheib

术前管理

术前评估的主要目的
- 进行全面的病史采集及体格检查
- 选择理想的手术方式
- 明确潜在的局限性
- 并且使患者全身状况处于最佳状态

目标是减少围手术期发病率、并发症,使患者结局最优化。

知情同意

- 知情同意中应包括选择此手术方式的理由及对手术步骤的解释,同时应告知患者其他可选择的治疗方法,如期待疗法、非手术治疗和其他可选择的手术方式等。医师和患者应充分沟通。当存在多种治疗选择可能时,医师应给患者进行解释与指导,但不应带有强制性,最终由患者决定适合自己的治疗方法。

- 与患者谈及手术风险时,应主要针对所选择的手术而言,还要谈及出现并发症时为将风险降到最低所可能采取的处理。但也要提及外科手术普遍存在的一些并发症,如出血和输血(表 26-1)、器官损伤(膀胱、输尿管、肠管、血管或神经)、误切除其他器官、其他手术可能、心肌梗死、充血性心力衰竭、血栓栓塞性疾病、感染,甚至围手术期死亡。可根据个人经验或现有的文献资料,告知损伤及手术失败的几率。并告知相应的干预措施如围术期抗生素、预防深静脉血栓、术后诱发性肺活量训练。知情同意书中需要涵盖依据术中情况改变原计划手术方案的可能性(例如:腹腔镜转开腹、阴式改为经腹手术)。记录术前讨论情况和患者意见非常重要(包括知情拒绝)的。

表 26-1 输血的风险

血小板成分细菌污染	1∶12 000
浓缩红细胞细菌污染	1∶5 000 000
丙肝病毒	1∶1 600 000
乙肝病毒	1∶180 000
人类免疫缺陷病毒	1∶1 900 000
致死性红细胞溶血反应	1∶250 000~1∶1 100 000
迟发性红细胞溶血	1∶1 000~1∶1 500
输血相关性急性肺损伤	1∶5 000
红细胞非溶血性发热反应	1∶100
过敏症（荨麻疹）	1∶100
过敏反应	1∶150 000

术前医疗情况评估

术前评估

• 术前评估病史采集和体格检查对于评价手术可行性及是否需要进一步检查和会诊十分重要。最为重要的是识别潜在疾病以及预先制定最优化处理计划。有异常发现和其他并发症时需做出适当评价。如患者术前合并较为复杂的疾病，最好请专科医师共同治疗。对于健康程度欠佳、困难气道、麻醉并发症史的患者，术前请麻醉科医师会诊很重要。

• **术前化验和影像学检查**：术前化验的项目需根据患者是否存在某些异常生理状况的高危因素而定，包括并发症情况、吸烟、运动耐受程度和异常体检发现。有些轻度甚至无症状的病理情况，都可能因药物治疗和手术而诱发加重。美国麻醉医师学会（American Society for Anesthesiologists, ASA）和美国心脏病协会（American Heart Association, AHA）/ 美国心脏病学会（American College Cardiology, ACC）共同制定通过相关指南。

• 强烈建议妇科患者术前进行宫颈涂片及乳房透视检查。除一些比较小的门诊手术外，大多数患者需要进行红细胞分型筛查。所有育龄期女性（<50 岁）都应该行妊娠试验。ACOG 推荐，不规则阴道出血年龄 >45 岁女性应行内膜活检。影像学检查应个体化，计算机 X 线断层扫描术（computed tomography，CT）、磁共振成像（magnetic resonance imaging，MRI）和盆腔超声检查有助于明确解剖及病变程度，制订手术方案。

- **围手术期心血管评估**：直接采集病史，询问患者有无心绞痛、心衰、心律失常症状是围手术期心血管评估的一部分。**大于 50 岁的女性，围手术期评估应该包括病史细节收集、体格检查、心电图（ECG）检查。**其他的心血管评估应根据计划手术及患者功能状况。
  - 低风险（创伤很小、失血量和补液量很少）手术，无需特别处理，大多数患者可以直接手术。
  - 大的腹腔内手术被认为是中等风险，心脏风险介于 1%~5%。这些患者需要对其功能状态进行评估。评估包括他们活动能力能否耐受四级代谢当量（metabolic equivalent，MET）以上而不出现胸痛、呼吸困难、乏力。
    - MET 用于评估氧代谢利用的一个单位。1MET 等于静坐时的氧耗。4MET 等于走上四层楼的活动量而不出现呼吸困难或者虚弱，而这样的情况下可以不再做其他心脏测试而进行中等风险手术。如果她的功能状态低于 4MET，那么应该进行其余的风险评估，包括缺血性心脏病病史、现存的或既往的心衰、脑血管病（中风）史、糖尿病、慢性肾脏病（肌酐 >2mg/L）。
  - 在这些情况下认为妇科手术是高风险（液体进出量大、手术时间长的手术），心脏功能 <4MET 的患者，心脏评估测试如负荷试验或心电图中有 1~3 项高危因素者。

围术期处理

- **预防血栓栓塞**：住院病人重大妇科手术后发生 DVT 的风险大约是 10%~40%。预防 DVT 的标准护理见表 26-2。

表 26-2　妇科手术预防性抗凝

操作	风险	推荐的血栓预防性措施
小手术	无额外高危因素	早期及勤下床活动
完全腹腔镜手术	无额外高危因素	早期及勤下床活动
完全腹腔镜手术	存在 VTE 高危因素	一次或多次 LMWH，LDUH，IPC 或 GCS

续表

操作	风险	推荐的血栓预防性措施
妇科大手术	无额外高危因素存在	LMWH,LDUH 或 IPC 术前及术后未活动前应用
妇科大手术	存在 VTE 高危因素	LMWH 或者 LDUH 一天 3 次,或 IPC 术前及术后未活动前应用。还可选择 LMWH 或 LDUH 联合 GCS 或者 IPC 或者磺达肝素的物理性抗血栓治疗
恶性肿瘤的广泛手术		同有 VTE 高危因素的大手术

对于重要的妇科操作,推荐抗凝直至出院。对于高危妇科手术患者,包括恶性肿瘤手术者、既往有静脉血栓史(VTE)者,应该继续 LMWH 预防性抗血栓治疗达 28 天。LMWH,低分子肝素;LDUH,低剂量未分段肝素;GCS,有刻度的弹力袜;IPC,间断空气挤压

• **预防性抗生素**:术前预防性抗生素见表 26-3。证据支持子宫切除术应用抗生素,无论是经腹切除还是经阴道切除还是腹腔镜切除。单次预防用药至少与多次剂用药效果相同,且较少发生副反应和细菌耐药。为减少手术部位感染(surgical site infections,SSI),多数患者可使用一代或二代头孢菌素,有严重青霉素过敏史者可使用甲硝唑或替硝唑。

表 26-3　妇科手术预防性抗生素应用

手术名称	抗生素	剂量
全子宫切除术或妇科泌尿手术,包括补片手术	头孢唑啉[1]	1g 或 2g IV[2]
	克林霉素[3]+	600mg IV
	庆大霉素,或	1.5mg/kg IV
	氨曲南,或	400mg IV
	喹诺酮类[4]	600mg IV
	甲硝唑 +	1.5mg/kg IV
	庆大霉素,或	600mg IV
	喹诺酮类[4]	400mg IV

续表

手术名称	抗生素	剂量
腹腔镜[5]	无	
开腹手术[6]	无	
子宫输卵管造影术[7]（或同时输卵管通液[7]）	多西环素	100mg Bid PO *5 天
人工流产 / 分段诊刮术	多西环素	100mg PO 术前 1 小时和术后 200mg PO
	甲硝唑	500mg Bid PO × 5 天
放置宫内节育器	无	
子宫内膜活检术	无	
宫腔镜检查术	无	
尿动力学检查	无	

[1] 其他替换药物包括头孢替坦、头孢西丁、头孢呋辛或氨苄青霉素-舒巴坦
[2] BMI≥35 体重 >100kg 患者推荐剂量 2g
[3] 对青霉素急性过敏患者使用
[4] 环丙沙星、左氧氟沙星、莫西沙星
[5] 包括诊断性和手术操作（如：绝育手术）
[6] 包括诊断性和手术操作（如：子宫内膜祛除术和绝育手术）
[7] 仅扩张输卵管的病例

- 抗生素浓度在切皮前就达到治疗浓度。应根据药物半衰期及失血情况重复应用抗生素。（例如：头孢唑林每 3~4 小时应重复使用或者失血大于 1 500ml）。
- 目前术后预防性使用抗生素没有被证实为有效的。
- 推荐围手术期细菌性阴道病（bacterial vaginosis，BV）的治疗。BV 被认为是 SSI 的危险因素，推荐在手术前应用甲硝唑治疗 4 天，已经证实可以减少切口蜂窝织炎的发生。
- **对亚急性细菌性心内膜炎的抗生素预防：** AHA 已不再推荐细菌性心内膜炎常规 GU 或者 GI 预防性应用抗生素。只有在活动性感染的情况下预防性 GU 或 GI 应用。

- 假体心瓣膜患者,既往心内膜炎病史者,先天性发绀型心脏病缺损姑息治疗者,修补假体或器械植入完全治愈小于 6 个月的患者,治疗后的先天性心脏病残留假体或器械植入处或邻近处的缺损者,心脏移植者,心脏瓣膜病者,均应应用覆盖引起心内膜炎病原体尤其是链球菌的抗生素,推荐的抗生素包括青霉素、氨苄西林、帕拉西林和万古霉素。

- **肠道准备**:机械性肠道准备对于术野和预后并没有帮助。推荐使用药物和术前 24 小时流食进行肠道准备,而机械性肠道准备可能引起电解质紊乱和脱水。

- **药物**:降压药、心脏病药、反流药物、精神类药物、抗哮喘药物、抗癫痫药物需在手术当天早晨用一小口水服下。

  - 糖尿病患者应该应用长效胰岛素 1/3 的剂量,胰岛素泵患者应该应用基础量。手术当天不再服用口服降糖药。手术前两天应停用二甲双胍,且术后 48 小时内都不应该应用。

  - 阿司匹林和波利维应该在术前 7 天停用,其他非甾体药物应该术前 3 天停用。抗凝治疗的患者则需要制订详细计划。华法林治疗在术前 4~5 天停用,以皮下注射低分子量肝素(low molecular weight heparin,LMWH)替代。手术当天早晨的肝素停用;并且在手术开始前进行凝血功能检查。

  - 术前 12 个月内接受过长期类固醇治疗者,(例如泼尼松 >5mg/d,>3 周)术中应给予应激剂量的类固醇,可以使用氢化可的松 50 或 100mg IV 或甲泼尼龙 100mg IV。术后 24 小时恢复糖皮质激素的应用。

  - 许多草药都有抗凝作用,所以应在术前 1~2 周停用。

  - 这些医疗调整应该由首诊医师安排。术后应告知患者重新开始之前中断的药物治疗。

- **围手术期 β-受体阻断剂**的使用可使中、高危患者进行大型手术相关的心脏事件发生率降低,围手术期继续应用。

术中并发症

出血

- 据报道,妇科大手术中盆腔出血的发生率:开腹全子宫切除术为

1%~2%,阴式全子宫切除术为0.7%~2.5%。其他发生出血风险较高的手术还有Burch膀胱尿道悬吊术、经腹骶骨阴道固定术和肿瘤淋巴结清扫术。既往有手术史、大的恶性或良性肿物、盆腔炎性疾病史及子宫内膜异位症均可导致患者解剖结构变化,而容易发生损伤和盆腔出血。

- 盆腔出血的控制首先在于**预防**,如选择适当手术体位、选择合适的切口充分暴露、使用电凝止血技术、止血钳及血管夹等止血手段以及恰当的钝性分离。一旦发生出血,与麻醉师和手术室团队的沟通是必需的。
- 处理大出血有四个基本要求:①评价生命体征;②建立有效的静脉通路;③审慎地使用液体或血液成分进行复苏;④止血。
  - 对出血部位进行**直接压迫**止血,可以争取时间明确情况后,采用电凝、结扎和血管夹等方式控制出血。在骶前区较难止血的部位,还可使用骨蜡或无菌钉。
  - 对于已经导致血压降低的难以控制的静脉出血,可**髂内动脉结扎**降低脉压。
  - 局部止血剂,如纤维蛋白凝胶、可吸收性明胶海绵和消毒的氧化纤维素制品等,都可用于小的静脉出血部位。
  - 用湿纱垫进行**盆腔填塞**可暂时用于控制持续出血,或置于腹腔内术后在ICU监护。通常在48~72小时内将患者推回手术室取出填塞物,并清洗、缝合。
  - 详见第2章。
- 通过观察生命体征变化,如心动过速、低血压、呼吸急促、尿量少、烦躁及腹胀等,可发现**术后出血**。术后红细胞压积降低明显超过术后预期水平时,应高度怀疑术后出血。只要出现上述情况,都应立即进行进一步检查,明确是否存在活动性出血。必要时进行立位血压测量、全血细胞计数及影像学检查(超声或CT)。发生活动性出血时,应开始输入血液替代品。通常需要二次开腹,不过随着介入技术的引入,术后和创伤后出血**盆腔动脉栓塞**的临床成功率达90%,避免了二次手术造成的额外死亡率。

输尿管损伤

- **输尿管损伤**在良性盆腔手术中的发生率为0.4%~2.5%,其中仅有1/3可在术中发现。开腹全子宫切除术中报道的损伤率一般为0.1%~1.7%,而阴式全子宫切除术为0~0.1%。发生率最高的是腹腔镜手术,是开腹手术的2.6倍。阴式全子宫切除术中易在输尿管膀胱三角进入膀胱处损伤。腹腔镜手术中,尤其是去除子宫内膜异位灶时,子宫骶韧带周围输尿管损伤的概率增加。

* **预防及发现:**开腹全子宫切除术时,为避免输尿管损伤,需要打开膀胱子宫间隙、骨骼化子宫血管、向头侧牵拉子宫,通过这一系列动作可以使双侧输尿管向外下方远离子宫。这些操作在腹腔镜以及腹部手术中同样重要。可见输尿管位于直肠旁,阔韧带中部。输尿管距离骨盆漏斗韧带 1cm、子宫动脉 1.5~2cm、阴道上 1/3 0.9cm,这些距离在解剖、钳夹、确认烧灼热损伤时很重要。术前静脉肾盂造影(intravenous pyelogram,IVP)和输尿管支架的使用可否减少输尿管损伤的发生,尚有疑问。

* **术中膀胱镜检查:**同时加入靛胭脂溶液可以很好地评估输尿管完整性,以便在发现损伤时及时补救。建议在所有的泌尿妇科手术和大型妇科手术时使用这项技术,以明确术中输尿管损伤和防止发生不良后果,降低忽略性损伤的发生率。

* **处理:**对于输尿管挤压性而非横断性损伤,将输尿管支架保留较长一段时间并且在损伤部位放置引流可能就足够了。如在骨盆入口水平之上输尿管被完全或部分横断,可进行端端吻合修复(**输尿管-输尿管吻合术**)。如损伤部位距离膀胱输尿管交界处 6cm 以内,则需将输尿管再和膀胱相接(**输尿管-膀胱再植术**)。为缝合断端并降低吻合口张力,必要时可以贴腰大肌肌腱沿髂外血管分离并移动膀胱。如残余输尿管长度不足,可利用 Boari 活瓣补充,即游离膀胱侧方附着面,打开膀胱前间隙,直接将一块膀胱组织活瓣形成管状包绕损伤的输尿管断端。**横向输尿管-输尿管造口吻合术**用于盆腔高位输尿管损伤,现已不推荐使用。吻合口部位必须放置引流,防止尿性囊肿形成,并可及时发现吻合口瘘。如发现较晚,可通过逆行性肾盂造影在膀胱镜下放置支架,或经皮行肾造瘘顺行放置支架。肾脏功能恢复的程度取决于梗阻时间长短、梗阻的程度、反流的程度、是否存在感染以及损伤前每侧的肾脏功能。

膀胱损伤

* 良性妇科手术中**膀胱损伤**的发生率一般为 0.5%~1%。在开腹全子宫切除术中发生率为 0.2%~2.3%,高于阴式全子宫切除术的 0.3%~1.5%。大的膀胱裂伤可能需要游离膀胱后进行无张力修补。膀胱多处损伤应合并成一处损伤后,使用 2-0 或 3-0 的合成可吸收缝线全层或两层缝合,再用无菌牛奶或亚甲基蓝逆向注入膀胱,确定缝合紧密,没有液体溢出。术后需留置 Foley 尿管或耻上造瘘后放置导管 7~14 天。在进行尿道中段悬吊时由穿刺

锥引起的小的膀胱穿透伤,只需要术后留置尿管减张 24~48 小时即可。

• 如术中膀胱或输尿管损伤漏诊,则通常在术后出现尿性腹水或尿性囊肿、腹痛或侧腰痛和腹胀,伴发热、寒战、少尿、恶心和呕吐。患者血尿素氮、肌酐水平升高,积极补液和留置尿管后可缓解。在发达国家,外科手术中损伤漏诊是造成生殖泌尿瘘最常见的原因。

肠损伤

• 不经意的肠管损伤最常见于经腹的妇科手术,发生率在开腹全子宫切除术为 0.1%~1%、阴式全子宫切除术为 0.1%~0.8%。

• 在手术最后应对肠管进行全面检查。浆膜面的损伤可使用永久性或延迟性吸收的 3-0 线缝合。胃穿透、肠穿透和结肠穿透伤均需缝合 2 层,黏膜层用 3-0 可吸收缝线连续缝合,然后用永久性 3-0 缝线间断包埋缝合浆肌层。

• 缝线走行应垂直于管腔长轴,以免发生管腔缩窄。如果发生多灶性肠穿透伤,可以行肠管切除后再吻合术。如发生胃和小肠的损伤,修补术后需留置鼻胃管减压。远端结肠损伤者,除非有放疗史或感染,一般不需行肠切除。

神经损伤

• 手术体位不当或放置拉钩是妇产科手术**神经损伤**的常见原因,血肿、异物或神经切断也可能是损伤的原因。

• 患者腿部固定处对外上髁的压迫,可引起**腓总神经**损伤,导致术后暂时性足下垂。

• 放置自动拉钩或膀胱截石位时髋部过度屈曲位可引起**股外侧皮神经**损伤,导致大腿前外侧感觉异常和疼痛。医生放置拉钩时,应了解其所放置的位置、深度及受力部位对侧壁髂腰肌的影响。

• 当深部拉钩放置在腰大肌上,或膀胱截石位时大腿过度屈曲贴近腹部时,就可能对**股神经**的运动或感觉功能造成损伤。股神经在坚韧的腹股沟韧带下方潜行部位很容易受到压迫,以致术后患者可能出现股四头肌无力及行走困难。

• 行阴式手术时,如手术助手倚靠在大腿背面,或在髋部屈曲状态下膝关节突然被拉直时,就会损伤**坐骨神经**,腿部固定用的脚蹬是自由悬挂式时,更常发生坐骨神经损伤。与腓总神经损伤一样,坐骨神经损伤典型的表现也是足下垂。

- 在分离或者有腿的位置改变时可能发生**闭孔神经**损伤。髋关节过度外旋可能造成拉伸损伤。患者可能行走困难,内收肌无力,出现大腿内收困难。
- **髂腹下和髂腹股沟神经**在 Pfannenstiel 切口距离腹直肌外侧边缘远离或 trocar 穿刺时有损伤风险。典型表现为烧灼性疼痛,自切口放射至小阴唇,伴该区域的麻痹。
- 大多数的压迫或拉伸的损伤在几周到几个月的时间可以完全缓解。如果有运动障碍需要物理治疗。髂腹下和髂腹股沟神经损伤时该区域局部麻醉可以帮助诊断及缓解症状。局部神经阻滞起效则可以行神经切除术。治疗的关键是预防:患者恰当的体位,长时间手术重新确定体位,恰当的穿刺部位,仔细分离。

腹腔镜的特有并发症

- 芬兰一项 70 000 例的病例报告腹腔镜总体并发症的发生率为 3.6/1 000,严重并发症 1.4/1 000,肠道损伤 0.6/1 000,输尿管损伤 0.3/1 000,膀胱损伤 0.3/1 000,血管损伤 0.1/1 000。
- **穿刺部位**:腹腔镜损伤主要都发生在开始穿刺时。根据近期的 Cochrane 的综述,气腹针穿刺可以增加腹膜外气肿和穿刺路径错误的发生风险。具有多次手术史或者炎性肠病的患者选择开放性操作是更为谨慎的方法。当有可疑的脐周粘连时,左上 1/4 象限或者"Palmers 点"是可选的气腹针穿刺点和第一个穿刺锥放置位置。应用这种方法时应该提前应用鼻胃管或口腔胃管将胃内容物吸净。皮肤切口应选在左锁骨中线与腋前线之间,大约左肋缘下两横指以避免上腹部脏器损伤。垂直缓慢地穿刺 Veress 针入腹腔,制造气腹。然后置入一个 5mm 的穿刺锥。这个操作有两个好处:①这里是前腹壁最薄弱的地方;②上腹部手术粘连最少的部位。第一个穿刺部位最常见的损伤器官有小肠、髂动脉和结肠,第二个穿刺部位最常损伤的是腹壁血管、髂动脉和主动脉。有系统性回顾数据显示应该在 Trendelenburg 卧位前进行第一个穿刺,而后的穿刺都应直视下进行。
- **腹膜外 CO_2 气肿**:气腹针放置位置不当可导致 CO_2 进入腹膜外。大多数情况下,可放出腹膜外的 CO_2 后再次置针,如仍不成功,则行开放式腹腔镜。并发纵隔气肿不常见,如观察到呼吸不畅,需考虑到纵隔气肿的可能,病情严重者可能需要辅助通气。
- **血管损伤**:气腹针或穿刺锥可能损伤网膜、肠系膜、腹部或盆腔大血管。Trendelenburg 卧位前必须完成穿刺。手术床必须平坦。应触及骶骨岬作为主动脉分支的标志点。体型较瘦的患者,气腹针应以 45° 进入,肥胖者以 90° 进入。气腹打开压力小于 10mmHg 提示明确进入腹腔内。

- 腹壁浅血管可透照定位,尤其体型较瘦患者,但腹壁下深血管很难通过透照定位。腹壁下深血管固定的标志点是脐正中韧带和圆韧带进入腹股沟管处,腹壁下深血管从上述结构之间开始向头侧走行。为减少血管损伤风险,看清上述血管走行后,从腹直肌边缘侧面垂直插入穿刺锥。垂直腹壁穿刺直至进入腹腔是预防腹壁下血管损伤的关键。
- 腹壁血管损伤可以用尿管气囊压迫止血或者用 Carter Thompson 或者 Endo Close 器械缝合。可考虑扩大穿刺部位以提高术中可见度。腹膜后的大血管损伤需紧急开腹以及与血管外科医师共同处理。

- **肠管损伤**:据报道,肠道的损伤率小于 0.5%。其中一半损伤发生在进腹,一半发生在电灼时,而非直接热灼伤。大多数肠道损伤在术中不能发现。如可疑 Veress 针导致肠穿孔,应将针退回,另选位置穿刺充气。若腹腔镜进入肠腔,应维持腔镜所在位置,以减少污染并便于找到损伤部位。一般气腹针导致的肠管穿孔部位可保守处理。如需修补术,可通过常规腹腔镜或开腹手术进行。热灼伤常常需要肠道缝合,或者如有明显损伤需要切除一段肠道。单极的热灼伤效应可影响到周围几厘米的范围,因此在需要使用单极电灼时,应该确保组织远离肠道。肠道损伤可表现为穿刺部位疼痛加重、腹胀、腹泻、败血症。CT 扫描是确定诊断的最好辅助检查。穿刺的损伤和外伤性损伤出现时间早,在最初的几个小时或者几天就会出现。热灼伤出现正常较晚(术后 3~7 天),因为热灼伤引起损伤部位坏死穿孔需要时间。忽略性肠损伤是腹腔镜术后患者死亡最常见的原因之一。

- **膀胱损伤**:最好的预防是留置 Foley 导尿管膀胱减压,避免在穿刺位置过低(耻骨 <5cm),直接可视化穿刺。膀胱损伤不仅决定于穿刺的位置,也发生在解剖膀胱子宫间隙时。前壁低位肌瘤剔除和剖宫产的历史,增加了这一风险。连接 Foley 导尿管的尿袋中出现气体,或尿中带血,提示膀胱损伤。治疗方案取决于损伤的大小。针刺穿孔可期待治疗。破口小于 10mm 者,术后留置 Foley 导尿管 3~4 天,一般可自然愈合。一旦发现更大的损伤,应按前述方法缝合。具有腹腔镜缝合技术的医师可以在腹腔镜下进行修补。

- **输尿管损伤**:腹腔镜辅助下阴式全子宫切除术是引起输尿管损伤的主要原因。腹腔镜手术中的输尿管损伤与使用电极设备有关。为减少输尿管损伤最好的办法是小心暴露和解剖。若可疑输尿管损伤,术中应注入靛胭脂行膀胱镜检查。

- **切口裂开及切口疝**：切口裂开和切口疝的总发生率约为 0.02%，使用直径≥10mm 的穿刺锥套管时发生率更高。肠壁疝为腹膜缺损处含有部分小肠壁的疝囊，一般诊断较晚。通常建议的筋膜缝合是指所有≥10mm 的缺损、腹直肌鞘外侧 >5mm 的缺损，或大块组织切除后。筋膜和腹膜都需关闭。

宫腔镜检查术的特有并发症

- **液体超负荷**：宫腔镜时液体在高压下进入子宫腔，因此可使膨宫介质渗入血管系统。如渗入过量可能发生严重并发症。并发症的发生风险及液体负荷依膨宫介质类型不同而定。液体的吸收量会随着膨宫压力、子宫大小和手术时间的增加而增加。自动流量监测系统可以比较精确的测量膨宫介质的入量与出量。术者应当随时知晓这个差值，手术室工作人员需要不停更新这个数值（表 26-4）。

表 26-4　宫腔镜操作中液体管理指南

1. 必须有专人负责术前和术中液体出入量的监测，定时向术者汇报结果。
2. 低黏度、低电解质含量的液体：如液体出量较入量减少达 750ml，则提示液体渗入血管过多。如患者存在心血管意外高风险或合并其他高风险疾病，术者应考虑终止手术。
3. 非电解质溶液：如液体出量较入量减少达 1 000~1 500ml，提示可能液体渗入血管过多，但与患者体重和其他因素有关。此时应停止灌输液体，终止手术，评价患者电解质和体液状态。必要时可开始使用利尿剂和其他干预措施。
4. 电解质溶液：液体出量较入量减少 2 000ml 提示液体渗入血管过多。处理同前。
5. 在门诊手术时，由于紧急处理和实验室条件有限，应放宽停止灌输液体的界值。
6. 自动液体监测系统有助于早期发现液体失衡。

- 含有电解质的介质（生理盐水和乳酸林格液）是相对安全的，但仍有液体超负荷的可能。使用这些介质时，只能应用双极设备，不能使用单极设备。其他的膨宫介质发生特有超负荷风险增加。
- 3% 山梨醇和 1.5% 甘氨酸混合液为低黏度、低张性的非电解质溶液。入血后可引起低钠血症、心律失常、脑水肿、昏迷，甚至死亡。

- 5% 甘露醇是等渗介质，可能引起低钠血症。吸收量随着液体压力、子宫大小、手术时间的增加而增加。自动液体监测系统可以便捷、准确的衡量膨宫介质的出入量。术者必须时刻了解所用介质的出入量是否平衡，时刻需要手术室人员更新信息。

- Hyskon 液（32% 右旋糖酐 70 的葡萄糖溶液）中的 32% 右旋糖酐 70 黏稠度高，因其不与血液混合，可以增加视野的清晰度；但进入血液系统后，它相当于扩容剂，可能引起非心源性肺水肿。此外，右旋糖酐分子还可引起弥散性血管内凝血和过敏反应。在紧急情况下，可以通过血浆置换将右旋糖酐分子从循环中去除。

- **子宫穿孔**：尤其是钝器所致，可保守处理，密切监测、住院观察。有活动性出血或者电手术器械所致穿孔，需要转为腹腔镜或开腹手术。

术后并发症

术后发热

- **发热**的定义为术后 24 小时后，至少间隔 4 小时以上，有 2 次体温≥38℃。妇科手术患者术后 48 小时内发热病率估计达 50%。术后 24 小时之后出现发热，应考虑为感染征象。肺不张一般不会造成此阶段内的发热。其他非感染性病因，包括药物、癌性高热、栓塞、心血管事件、内分泌紊乱和输血反应等，也会造成术后发热，需予以鉴别。

- **评价**：应仔细回顾病史并全面查体，查体时尤其需注意以下部位：肺部、耻上、肋脊角、切口、导尿管和输液部位及四肢端，同时须行盆腔检查了解阴道断端是否有蜂窝织炎、血肿或脓肿。

- **检查**：首选的实验室和放射学检查应根据患者具体情况而定。须行全血细胞计数及白细胞分类、尿分析和尿培养。对于留置导尿管的患者，尿液分析的意义不大。血培养很少出现阳性结果，但对高热或有心内膜炎高危因素的患者可能有帮助。影像学检查包括胸部、腹部 X 光片、IVP、盆腔和肾脏超声、肠道造影检查和 CT 扫描。下肢多普勒、胸部 CT 或通气灌注扫描（ventilation perfusion，V/Q）可用于除外肺栓塞（pulmonary embolism，PE）。

术后感染

- **尿道感染**：膀胱是手术患者常见的感染部位，多数因放置 Foley 导尿管污染造成。肾盂肾炎是很少见的并发症。治疗主要是水化,以及根据病原菌使用适当的抗生素。

- **呼吸道感染**:通气不足及肺不张的恢复期,预防呼吸道感染的措施有早期活动,同时要加强呼吸系统治疗(如:诱发性肺量计、肺部物理治疗)。术前教育对于术后诱发性肺量计的依从性有重要作用。术后肺炎的高危患者包括:ASA 分级≥3 级、术前入院时间≥2 天、手术持续≥3 小时、上腹或胸部手术、保留鼻胃食吸引者、术后插管或既往吸烟或有阻塞性肺病者。术前积极鼓励戒烟,不仅减少呼吸系统问题也有助于伤口愈合。

伤口感染

- **预防**:患者发生手术部位感染(SSI)的相关因素有年龄、营养状态、糖尿病、吸烟、肥胖、身体其他部位存在的感染、微生物定植、免疫反应变化和术前住院时间。
- **手术关腹**:对剖宫产手术患者的研究显示,缝合皮下脂肪比不缝合者伤口并发症少(包括血肿、血清肿、伤口感染、伤口裂开)。对于脂肪厚度≥2cm 的女性,缝合皮下脂肪可减少伤口裂开的发生。缝合材料和缝合技术对伤口愈合的影响还需进一步研究,上述结论能否推及到常规的妇科手术中,也不甚明确。对于使用闭合式负压引流预防感染尚无一致意见。
- **伤口护理**:既往伤口护理的重点是积极保持清洁,近来已经转变为强调伤口清洁,但局部保持潮湿的环境,尽量减少过多换药引起的机械性刺激。水凝胶类产品在伤口护理中有重要作用,真空吸引系统有助于伤口引流,促进局部血运,使伤口更快愈合。

切口或阴道断端蜂窝织炎

- 发热、白细胞增多和盆腔局部疼痛可能提示盆腔临近组织的严重蜂窝织炎。此时应给予广谱抗生素治疗。如可疑阴道断端或切口形成脓肿,需要在手术室或超声引导下引流。腹腔内脓肿以持续发热和白细胞增多为特征。一般需采用超声或 CT 检查明确诊断。
- 治疗包括注射抗生素,对于积液较多或抗生素治疗失败时尽可能行引流。在许多情况下超声或 CT 引导下放置引流,由于并发症高再次开腹探查应慎重。

坏死性筋膜炎

- A 族链球菌可导致深筋膜进展性感染,伴皮下组织坏死。对于任何伤口感染的患者,术者必须高度警惕可能危及生命的并发症的发生。临床上,感染会导致广泛的软组织破坏,包括皮肤、皮下组织和肌肉。伤口局部的红肿、变硬范围应进行标记,并密切观察其变化。尽快进行广泛而深入的外科清创,并使用广谱抗生素治疗。如果在使用抗生素的情况下,标记的红肿边界仍迅速扩大,则需行 CT 检查了解组织内是否存在空气。对于这种迅速进展的感染要考虑开腹探查和清创手术。延误治疗和肥胖可增加本来就较高的病死率。

静脉血栓栓塞(venous thromboembolism,VTE)

* **深静脉血栓形成(deep vein thrombosis,DVT)** 可导致单侧下肢水肿、疼痛、红斑,并可触及条索状物。目前双能多普勒超声已经替代静脉造影术,而成为诊断 DVT 的金标准。

* **肺栓塞(pulmonary embolism,PE)**:PE 的症状和体征包括焦虑、气短、呼吸困难、胸痛、缺氧、心动过速,甚至意识状态改变。即使只是可疑 PE,也必须立刻进行全面检查;首选的检查包括胸部影像学、心电图(electrocardiogram,ECG)和动脉血气分析。胸部影像学检查有助于鉴别肺炎和栓塞。除心动过速外,ECG 的结果一般没有特异性,但有助于除外心脏缺血。由于动脉血气分析结果的不一致性,文献对此项检查尚有争议,但血气分析提示低氧血症、低碳酸血症、呼吸性碱中毒和动脉-肺泡分压差增加。

影像学

* 核素显像(V/Q 扫描)和计算机断层摄影血管造影术都是有助于诊断 PE 的影像学检查。V/Q 扫描敏感性高(阴性结果可除外 PE)但特异性低。计算机断层摄影血管造影术检查快速,大多数医院都可进行,检查结果不易受其他肺部疾病的干扰。对于中央型、肺叶、肺段的动脉栓塞敏感性最高。许多机构中,螺旋 CT 已经替代了 V/Q 扫描而成为一线影像学诊断方法。

治疗

* 血管内应用普通肝素(intravenous unfractionated heparin,UFH)是治疗 DVT 和 PE 的传统方法。使用 UFH 时,应尽早开始口服香豆素(一种华法林钠的制剂)治疗,当患者的国际标准比值到达治疗水平时可出院。不过,LMWH 疗效至少与 UFH 相当,且有一些优势。LMWH 的半衰期更长,剂量反应更具有可预测性,故需要的监测减少,在产生同等抗凝作用时,LMWH 的出血发生率较低。目前的指南推荐 LMWH 或 UFH 均可使用。以下患者可能需要放置静脉腔滤网:急性栓塞合并活动性出血或有较高出血风险者、

既往有多发性静脉血栓病史正在院治疗者,以及既往发生肝素诱导血小板减少的患者。使用肝素类药物引发的出血可由硫酸鱼精蛋白逆转;华法林相关的出血可使用维生素 K 或血浆或 IX 因子浓缩物逆转。最有效的治疗是预防发生(见第 20 章)。

肠麻痹与肠梗阻

- **诊断**:感染、腹膜炎、电解质紊乱、术中大量手法移动肠管和手术时间过长等,均可引起术后肠麻痹。妇科大手术后的患者粘连发生率为 25%~90%,这是引起机械性肠麻痹或小肠梗阻的最常见原因之一。全子宫切除术后肠麻痹或小肠梗阻的发生率为 0.2%~2.2%。肠麻痹和肠梗阻患者都可能出现恶心、呕吐和腹胀等症状,肠麻痹时更易出现肠鸣音消失或减弱,而腹鸣、亢进和高调肠鸣音则是术后肠梗阻的特点。肠麻痹时腹部平片可见扩张的大肠或小肠肠袢,直肠内有气体。术后肠梗阻时腹部平片可见单个或多个扩张肠袢,并有气液平面。术后早期阶段凭借上述特征可能很难鉴别肠梗阻和肠麻痹,但如病情持续时间较长,可通过口服造影剂检查明确病变部位。
- **治疗**:肠麻痹的治疗包括禁食、静脉补液、补充电解质,如持续呕吐,可放置鼻胃管吸引。对于大多数梗阻病例,保守治疗如肠道休息、胃肠减压是有效的。但腹痛加重、进行性加重腹胀、发热、白细胞增多或酸中毒时应当更倾向于考虑肠梗阻,可能需要再次探查。对于好转延迟的患者,行 CT 扫描有助于发现肠穿孔或脓肿。对于 GI 功能长时间不能恢复者,可以考虑肠外营养。

腹泻

- **腹泻**在腹部或盆腔手术后并不少见,但长时间或多次发生腹泻,可能提示存在某些病理问题,如可能发生小肠梗阻、结肠梗阻或伪膜性结肠炎。艰难梭状芽孢杆菌相关的结肠炎可能因使用任何抗生素引发;大便化验可明确临床疑诊病例。治疗包括大量口服甲硝唑治疗和补液,顽固病例可能需口服万古霉素。

泌尿生殖道瘘

- 美国的大多数**泌尿生殖道瘘**病例是因盆腔手术引起的,且绝大多数为良性病变腹全子宫切除术后。而发展中国家的大多数泌尿生殖道瘘患者是继发于产科护理缺乏或不良造成的产伤。患者可表现为持续的阴道排液或者反复泌尿系感染。

- 诊断泌尿生殖道瘘首选的最简单的检查为棉条试验。棉条试验是将一个棉条放入阴道,然后经 Foley 尿管用甲基蓝或靛蓝胭脂红液体充盈膀胱。患者口服苯偶氮吡胺。如棉条蓝染提示膀胱阴道瘘,如果棉条呈橘色提示输尿管阴道瘘。阴道液池应行肌苷水平测定。进一步检查包括 IVP、膀胱镜、排泄性膀胱尿道造影和逆行性输尿管检查。简单的瘘道一般通过经皮肾造瘘置管,促进瘘道愈合并减少炎症反应,可痊愈。如果此法不成功则考虑手术修补。

(吕涛 译 张岩 审)

推荐阅读

American College of Obstetricians and Gynecologists. ACOG practice bulletin no. 104: antibiotic prophylaxis for gynecologic procedures. *Obstet Gynecol* 2009;113:1180–1189.

Douketis JD, Berger PB, Dunn AS, et al. The perioperative management of antithrombotic therapy: American College of Chest Physicians Evidence-Based Clinical Practice Guidelines (8th ed.). *Chest* 2008;133(6)(suppl 1):299S–339S.

Jones HW, Rock WA. Control of pelvic hemorrhage. In Rock JA, Jones HW, eds. *Te Linde's Operative Gynecology*, 9th ed. Philadelphia, PA: Lippincott Williams & Wilkins, 2003.

Tapson VF. Acute pulmonary embolism. *N Engl J Med* 2008;358(10):1037–1052.

Wilson W, Taubert KA, Gewitz M, et al. Prevention of infective endocarditis: guidelines from the American Heart Association. *Circulation* 2007;116(15):1736–1754.

第27章

生殖道感染

Sangini Sheth and Jean M. Keller

下生殖道感染

下生殖道感染引发的症状是妇科患者最常见的主诉。本章节包括以下内容:外阴感染、寄生虫感染、溃疡病变、阴道炎、宫颈炎和盆腔炎性疾病。尿路感染见第15章。

外阴感染

人乳头瘤病毒(human papillomavirus,HPV)

• 在美国,HPV感染是最常见的性传播疾病,到50岁时,约80%的性活跃女性携带有生殖器HPV。大部分HPV感染是无症状的或亚临床的,大多数患者在2年内可清除感染。

• HPV有上百种型别,其中近30种是黏膜型的,可引起女性下生殖道感染。HPV6和HPV11可导致尖锐湿疣或生殖器疣。HPV可被分为引发**鳞状细胞癌**高、中、低风险型,宫颈癌大多是由HPV16、HPV18引起(第44章)。

• 最高的发生率集中在20~24岁人群。HPV感染的高危因素包括性伴侣个数、其他性传播疾病病史、吸烟、免疫抑制如HIV或服用免疫抑制剂。

• **症状及体征**:生殖器疣的症状和体征包括任何在黏膜或皮肤表面的固定、质软、有或无蒂的大小、形态各异的病变。病变通常呈多灶性、无症状,也可伴瘙痒、烧灼、出血、阴道分泌物或疼痛感。

• **诊断**:生殖器疣通常通过大体检查诊断,阴道镜检查有助于确定宫颈及阴道的病变。HPV检测不能确诊生殖器疣,检查结果也不改变治疗。在标准治疗无反应,或出现病变部位色素过度沉着、扁平病灶、溃疡、出血或不典型病变及免疫抑制的患者中,推荐进行活检。尖锐湿疣须与二期梅毒及扁平湿疣鉴别。

• **治疗**:治疗要兼顾美容效果和缓解症状。生殖器疣的治疗方式有许多种,包括手术切除、局部应用细胞毒性药物或角质溶解剂、细胞破坏技术和免疫调节。单独一种方案效果不令人满意,因此治疗应根据患者医院的治疗者的经验。治疗方案应考虑的临床因素包括病变位置、大小、形态、数目。其他因素还包括治疗的费用、便捷及副作用。病变可能出现自行消退和复发。目前没有方法可以确保彻底根除病毒,但可以考虑使用联合治疗(表 27-1)。大多数病变可在治疗的 3 个月内缓解,但复发率高达 30%~70%。

- 治疗的并发症包括消融治疗或应用免疫调节药物部位的去角化和过度角化。罕有瘢痕形成和慢性疼痛。

表 27-1 疾病预防控制中心对生殖器疣治疗的推荐方案

治疗	方法	治愈率(%)	复发率(%)	妊娠期应用
患者自行使用				
5% 咪喹莫特乳膏	每周 3 次,睡前使用,共 16 周。用药后 6~10 小时清洗用药部位	40~77	5~19	禁用
普达非洛(podpfilox)0.5% 溶液或凝胶	前 3 天每日 2 次,停药 4 天,再重复上述用药周期 4 次。每天面积不超过 $10cm^2$ 或剂量不超过 0.5ml	68~88	16~34	禁用
Sinecatechins(儿茶素类)15% 软膏	每天 3 次(每个疣体周 $0.5cm^2$),直至疣体完全消退(治疗不超过 16 周)。免疫抑制人群挤生殖器疱疹及开放性伤口禁用	54~57	10	禁用
由医生上药				
溶于二苯乙醇酮的 10%~25% 足叶草脂溶液	如需要可每周重复 1~2 次	38~79	21~65	禁用
5-氟尿嘧啶肾上腺素凝胶	每周病灶注射共 6 周	61	50~60	禁用

续表

治疗	方法	治愈率（%）	复发率（%）	妊娠期应用
干扰素	在疣体边缘和下方注射，使用 26~32 号针头	36~53	21~25	不推荐
局部使用三氯醋酸或二氯醋酸（80%~90% 溶液）	每 1~2 周一次小剂量使用，直至疣体脱落。经典疗程为 6 疗程。	81	36	允许使用
手术切除	电刀或者手术切除	89~93	19~22	仅在阻塞产道时
液氮冷冻治疗	每 1~2 周重复直至缓解	70~96	25~39	允许使用
CO_2 激光切除术	—	72~97	6~49	不推荐

• **预防**：两种 HPV 疫苗获美国食品药品监督局批准。卉妍康（Cervarix）为针对 HPV16、HPV18 的二价疫苗，可预防 70% 的宫颈癌。佳达修（Gardasil）为针对 HPV16、HPV18 和 HPV6、HPV11 的四价疫苗，90% 的生殖器疣由 HPV6、HPV11 引起。推荐 9~26 岁女性和 9~21 岁（也可至 26 岁）男性接种。疫苗接种不能取代常规的宫颈癌筛查。亦见第 44、45 章。

传染性软疣

• **软疣**是一种良性痘病毒感染的皮肤病变，在世界各地均有发生，发展中国家高发。通过皮肤接触（性或非性相关）、自体接种和污染物传播。潜伏期为数周至数月。

• **症状和体征**：表现为直径 2~5mm、圆顶形、中央为脐状的丘疹。一般为多发病变，但通常病变少于 20 处。病变多无症状，偶有瘙痒，可发展为炎症和水肿表现。通常为自限性，持续 6~12 个月，但需要 4 年方能消除。

• **诊断**：传染性软疣的特征性表现使其能够根据大体检查做出临床诊断。疑诊时可制备压片（即镜下检查发现结节内有白色、蜡样物质）。胞浆内软疣体可确诊。HIV/AIDS 及其他免疫抑制的患者可行出现巨大病变（直径 >15mm）和大量病灶，标准治疗可能对其疗效欠佳。

- **治疗**:传染性软疣常为自限性的。在临床试验中,许多疗法的疗效被评估,但均无确定效果。许多医师采用期待疗法。病变可视度和患者意愿的情况可能带来积极治疗,包括利用冷冻、刮除、激光烧蚀等手段去除核心物质。

寄生虫

阴虱病

- 皮外寄生的阴虱病通常局限于阴阜、会阴及肛周区域,但也可感染眼睑毛和身体其他部位。阴虱病可性传播,亦可通过污染的毛巾、床单等传染。阴虱在毛囊根部产卵。潜伏期为 1 周,阴虱可存活 6 周,但不吸食血液的情况下会在 24 小时内死亡。
- **症状**:包括感染区域的重度瘙痒,有时可伴有斑丘疹病变。短时间内发生大量咬伤可能引起全身反应,如轻微发热、不适或过敏。
- **诊断**:肉眼观察到阴毛部位的阴虱、幼虫或卵,或在油镜下观察到阴虱,可明确诊断。

疥疮

疥疮由微小的人疥螨引起。经密切接触(性或非性)传播,可感染身体任何部位,尤其是一些褶皱弯曲的区域如肘、腕、两指根部相连的皮肤、腋窝、生殖器和臀部。

- 污染物传播可能通过衣物、床上用品或毛巾。雌性成虫可在皮下钻洞、产卵并迅速穿过皮肤。结痂型即挪威型疥疮有高度感染性,是发生在免疫抑制、体弱、营养不良患者的侵袭性感染,有更高的治疗失败可能性。

症状:包括隐匿发病、间断发作的严重瘙痒,出现在初次暴露后约 3~6 周。继发感染可在再次感染后 24 小时内出现症状。严重瘙痒在夜间可能加重,累及大部分躯体。典型病变为穴道,1~10mm 的弯曲穴道通往寄住疥螨的空间。其他病变包括丘疹和小疱。

- **诊断**:通常依靠病史和穴道的大体表现做出临床诊断。通过显微油镜下检查皮肤碎屑即可确诊。
- **治疗**(表 27-2):阴虱及疥螨均需可杀死成虫及虫卵的药物。抗组胺剂可缓解瘙痒。
  - 林丹[六氯化苯(Lindane)]的毒性反应包括惊厥和再生障碍性贫血。该药不可用于孕妇、哺乳期妇女、2 岁以内的儿童及广泛皮炎的患者。

表 27-2　疾病预防控制中心对寄生虫治疗的推荐方案

	阴虱	疥疮
扑灭司林乳膏——孕期可安全使用	用 1% 乳膏涂抹患处,10 分钟后清洗干净,并用细齿梳子梳理感染区域	使用 5% 的乳膏涂抹颈部以下全身所有区域,8~14 小时后洗掉
含胡椒丁醇醚的除虫菊酯(pyrethrins piperonyl butoxide)膏——孕期可安全使用	涂于患处,10 分钟后洗掉	—
伊维菌素	250μg/kg 口服,2 周重复	250μg/kg 口服,2 周重复
马拉硫磷	0.5% 乳剂外用,8~12 小时洗净	—
1% 林丹浴液、乳膏或香波——孕期不用	—	因其毒性非一线用药。使用 30ml 浴液或 30g 乳膏涂抹颈部以下的身体所有部位,形成薄薄的一层,8 小时后清洗干净

- 使用抗组胺药治疗瘙痒。
- 衣物及亚麻布品需要使用开水煮洗并晒干,或将衣物与身体隔离最少72 小时。
- 性伴侣需要同时治疗,并检查其他性传播疾病。

生殖器溃疡

- 在年轻的性活跃女性最常见的生殖器溃疡感染源为单纯疱疹病毒(herpes simplex virus,HSV)、梅毒螺旋体和杜克雷嗜血杆菌。生殖器疱疹为此三者中最常见。所有病变均增加 HIV 感染风险。生殖器溃疡患者应评估梅毒、疱疹、杜克雷嗜血杆菌及 HIV。

生殖器疱疹

- 在美国有一千五百万人患有 HSV-2 生殖器疱疹。它是由 HSV 引起的慢性性传播疾病。已发现许多疱疹病毒类型。过去 HSV-2 被视为生殖器感染的主要病原,然而目前 HSV-1 在生殖器部位首发病例中占 50%。HSV-1 生殖器感染更不易复发,也更少导致无症状病毒排放。HSV-2 感染的大部分患者未被诊断生殖器疱疹,间断性病毒排放是 HSV 传染的重要原因。

- **临床诊断**:生殖器疱疹的诊断敏感性与特异度均不高。许多患者缺乏多病灶、疼痛、疱疹与溃疡病变等典型表现。初次感染首发可持续 2~6 周,复发感染可持续 7 天。一般来说,先出现外阴感觉异常或瘙痒,随后多发性疱疹形成,合并出现溃疡,溃疡可为痛性。暴发常呈自限性,病变愈合不形成瘢痕。系统症状常缺失,所以病变区域局部的瘙痒或烧灼感对于决定何时开始抗病毒治疗至关重要。HSV-2 感染的大部分患者在第一年内复发,随时间进展复发频率降低。应告知患者在暴发间期无症状病毒排放传染性伴可能发生。

- **诊断**:临床疑诊基于病史和病变表现。实验室确诊依靠种类特异性的病毒学和血清学检查。HSV-1 和 HSV-2 记录有利于诊断和咨询。
  - **病毒学**:细胞培养和 PCR 检测可用于诊断 HSV。细胞培养敏感性低,尤其是复发性病灶和开始愈合的病灶。PCR 检测由于其敏感性高应用越来越多。病毒培养分离用于 HSV-1 和 HSV-2 的分型。因病毒是间歇性释放,培养或 PCR 阴性不代表无感染。
- **血清学**:可对培养阴性的临床疑诊病例进行确诊。感染后数周内抗体出现。推荐选择能区分出 HSV-1 或 HSV-2 亚型的血清学分析方式。生殖器感染常见 HSV-2 抗体阳性。HSV-1 抗体阳性可能为儿童时期相传,尽管其生殖器传播越来越常见。

- **治疗**:见表 27-3
  - 系统抗 HSV 病毒治疗可缓解症状与并发症。药物治疗不能根除病毒,停药后复发的频率或严重程度不会减少。初发的生殖器疣因患者症状严重或迁延的风险增加应抗病毒治疗。
  - 复发性疱疹应该在病损出现 1 天之内或者前驱症状期开始治疗。
  - 抑制治疗可使患者的复发减低 80%。伐昔洛韦每日 500mg 的抑制治疗可减少感染情况不一致的伴侣之间的传染。
  - 不计抑制治疗效果,复发率亦随时间而降低,所以医师应每年重新为患者决定抑制治疗方案。
  - 重度或复杂性疱疹应静脉应用阿昔洛韦(5~10mg/kg,每 8 小时一次,共 2~7 天,或临床好转改口服治疗共 10 天)。
  - 局部抗病毒治疗疗效欠佳,不推荐使用。

表 27-3 疾病预防控制中心对生殖器疱疹治疗的推荐方案

期别	治疗	持续时间
门诊初次发病患者	阿昔洛韦,400mg 口服,每日三次	7~10 天
	阿昔洛韦,200mg 口服,每日五次	
	泛昔洛韦,250mg 口服,每日三次	
	伐昔洛韦,1g 口服,每日两次	
复发阶段(出现前驱症状或发现病损的 1 天内开始治疗)	阿昔洛韦,400mg 口服,每日三次	5 天
	阿昔洛韦,800mg 口服,每日三次	2 天
	阿昔洛韦,800mg 口服,每日两次	5 天
	泛昔洛韦,125mg 口服,每日两次	5 天
	泛昔洛韦,1g 口服,每日两次	1 天
	伐昔洛韦,1g 口服,每日一次	5 天
	伐昔洛韦,500mg 口服,每日两次	3 天
每日抑制性治疗	阿昔洛韦,400mg 口服,每日两次	每天
	泛昔洛韦,250mg 口服,每日两次	
	伐昔洛韦,500mg 口服,每日一次	
	伐昔洛韦,1g 口服,每日一次	
HIV 患者的推荐剂量	阿昔洛韦,400mg 口服,每日三次	5~10 天
	泛昔洛韦,500mg 口服,每日两次	5~10 天
	伐昔洛韦,1g 口服,每日两次	5~10 天

- 该病毒不能被根除,潜伏于 S2、S3 和 S4 的背根神经节内。
- 目前尚无有效的 HSV 疫苗。
- 需要告知所有患生殖器疱疹的女性 HSV 的自然病史、性传播及母婴传播的风险,以及降低这些风险的方法。
- **并发症**:包括疱疹性脑炎(很少见,但可危及生命)和泌尿系感染(可导致潴留或严重疼痛)。
- **咨询**:建议患者从出现前驱症状开始禁止性生活,直至病变处上皮完全再生。伴侣应讨论降低传染风险的抑制治疗方案,应该根据 HSV 的具体亚型咨询。
- **妊娠期**:HSV 初发妇女需要接受抗病毒治疗。由于围生期存在传播可能性,所以有活动性病变或 HSV 前驱症状者推荐行剖宫产终止妊娠。许多医师认为有生殖器疱疹病史的妊娠女性 36 周起应开始抑制治疗。亦见

第10章。

梅毒

- 梅毒螺旋体是系统性梅毒的病原体。只有在皮肤黏膜有病变时该病才具有传染性。传染的发生是接触硬下疳、扁平湿疣或黏膜破损引起的。该病原体可穿透皮肤或黏膜,潜伏10天到3个月。梅毒是一个复杂的过程,以对梅毒螺旋体的免疫反应为特点。

- 梅毒分为几个期别:根据临床表现可以分出一期、二期、神经性和三期,进而知道治疗和随访。潜伏期感染往往没有临床表现,是血清学检查发现,一般分为早期潜伏、一年前感染或晚期潜伏、感染超过一年或感染时间未知的潜伏期。明确属于早期潜伏还是晚期潜伏或是感染时间未知的潜伏梅毒有助于指导治疗持续时间。

  - **一期梅毒:**通常表现为硬的、无痛性、单发的硬下疳,位于外阴、阴道或宫颈部位,生殖器外部位也可能有病变。位于宫颈或阴道内的病变一般会被忽视。腹股沟淋巴结增大,但无压痛。一期硬下疳在2~6周内可自然愈合。

  - **二期梅毒:**螺旋体血行播散后引起,可有多种表现,包括主要累及手掌和脚掌的不伴瘙痒的鳞屑性丘疹、不规则皮疹、片状脱发、黏膜斑片、扁平湿疣和非特异性淋巴结肿大。全身症状如发热、头痛和不适可出现。

  - **潜伏期梅毒:**定义为没有临床表现但血清学试验阳性。于一年内获得感染的潜伏期梅毒被称为早期潜伏梅毒。其他所有潜伏期梅毒为晚期潜伏期梅毒或感染时间未知的潜伏期梅毒。晚期潜伏期梅毒(>1年)不会发生性传播,但螺旋体可经胎盘传染胎儿。

  - **三期梅毒:**不治疗或未进行适当治疗的患者中,1/3会进展为三期梅毒,即所谓的梅毒瘤,在皮肤、骨骼或其他器官的局限性破坏性病变。三期梅毒心血管系统受累包括主动脉瘤和主动脉瓣关闭不全。

  - **神经梅毒:**可在梅毒任意时期发生。所有中枢神经系统受累表现的患者均应行脑脊液检查。并不局限于三期梅毒。应对脑脊液进行螺旋体抗体吸附荧光测定(fluorescent treponemal antibody absorption,FTA-ABS)。

- **诊断:**梅毒螺旋体不能体外培养。诊断依靠对病变分泌物或组织进行暗视野显微镜检查或直接荧光抗体检测。大部分梅毒感染诊断依赖于非特异性血清学检查,如梅毒血清学试验(venereal disease research laboratory,VDRL)和快速血浆反应素试验(rapid plasma reagin,RPR)。VDRL和RPR

阳性可以进一步使用特异性检测确诊。特异性血清检测即 FTA-ABS 和针对梅毒螺旋体抗体的微量血凝试验。假阳性非密螺旋体检测和妊娠、自身免疫疾病、慢性活动性肝炎、静脉用药、发热性疾病及免疫接种有关。在接触病毒后 4~6 周，一般为初次出现下疳后 1~2 周时间，血清学检测为阳性。特异性 FTA-ABS 检测持续阳性。

- 神经梅毒诊断不能只靠一次检查，而是需要对有或无临床症状的患者进行血清学反应检测、脑脊液分析、VDRL-CSF 的综合使用。

- 诊断梅毒的患者同时需要排查 HIV 血清检测，如果结果阴性对于 HIV 高风险地区（发病率大于 1%）的人群需要在 3 个月后再次复查。

- **妊娠期：**所有早孕期女性均应筛查梅毒，在美国许多州这是强制执行的。在高危父母或高发病区域，梅毒检测需在妊娠晚期（即孕 28~32 周，分娩期重复）重复两次。

- **治疗：**治疗方法见表 27-4。青霉素可用于治疗各期梅毒，但也可根据期别和临床症状进行选择。青霉素过敏的个体可行脱敏治疗并且使用苄星青霉素。目前孕期唯一有效的治疗是静脉输入青霉素。

- **随访：**尚未建立判断治疗有效与否的明确标准。临床随访和 VDRL 或 RPR 滴度检测（最好在同一个试验室）应在 1 年内每 6 个月重复检测一次，如 HIV 阳性，则建议在 3、6、9、12 和 24 个月时复查。若症状或体征持续存在，或滴度提高至 4 倍，则表示治疗失败或再次感染。若初始滴度 > 1∶32 并稳定或 6 个月内滴度没有降至四分之一，也提示治疗可能失败。治疗失败的患者均需行 HIV 检测、行腰穿检测脑脊液并重新治疗。神经梅毒患者如初始脑脊液细胞计数异常，应每 6 个月复查脑脊液直至细胞计数正常。如果 6 个月细胞计数未减少或 2 年内未正常，应考虑再次治疗。

　　其他溃疡性病变

- **软下疳**在美国罕见，在世界范围内发病也是减少的，但是在非洲和加勒比海仍有发生。诊断依靠通过特殊培养皿检出杜克雷嗜血杆菌，这种特殊培养皿并非广泛易得，其检出的敏感度为 80%。根据以下标准可做出可能诊断：①存在一个或多个痛性溃疡；②暗视野检查未发现梅毒螺旋体或者出现溃疡 7 天后血清学检查为阴性；③溃疡的 HSV 监测为阴性；④生殖器溃疡的外观及局部淋巴结病变（如有）为软下疳的典型表现。抗生素的有效治疗缓解临床症状，但在一些病例中会留疤。推荐的治疗方法是阿奇霉素单剂量 1g 口服，头孢曲松单剂量 250mg 肌肉注射，环丙沙星 500mg 口服一天两次（妊娠期禁忌）连用 3 天，或红霉素 500mg 口服一天三次连用 7 天。

表 27-4 疾病预防控制中心推荐的梅毒治疗方案

期别	药物	剂量	持续时间
一期、二期梅毒及早期潜伏梅毒（<1年）	苄星青霉素	240万单位 肌注	1次
青霉素过敏（未妊娠）	多西环素 或四环素	100mg 口服，每日2次 500mg 口服，每日4次	14天 14天
晚期潜伏梅毒（>1年）及不伴神经梅毒的晚期梅毒	苄星青霉素	240万单位 肌注（总量720万单位）	每周1次共3周
神经梅毒	水溶性结晶青霉素 G	300万~400万单位静脉内，每4小时1次（总量1800万~2400万单位/日）	10~14天
供选择的其他方案（如可保证依从性）	普鲁卡因青霉素+丙磺舒	240万单位 肌注每日1次 500mg 口服每日4次	10~14天 10~14天
三期梅毒（树胶肿、心血管梅毒）	苄星青霉素 若青霉素过敏则行脱敏	240万单位 肌注（总量720万单位）	每周1次共3周
妊娠期梅毒	青霉素 若青霉素过敏则行脱敏	剂量依孕妇梅毒期别而定	—
一期、二期梅毒，HIV阳性患者	苄星青霉素 若青霉素过敏则行脱敏	240万单位 肌注	1次
潜伏梅毒（脑脊液检查正常），HIV阳性患者	苄星青霉素 若青霉素过敏则行脱敏	240万单位 肌注（总量720万单位）	每周1次共3周

- **腹股沟肉芽肿(杜诺凡病)** 在美国已经很少见了,但在一些热带地区和发展中地区是地方病。生殖器溃疡是由细胞内感染肉芽肿杆菌引起的。会阴部和生殖器上缓慢发展出溃疡,但没有相应区域的淋巴结肿大。这种病损很可能引起血管和皮下的肉芽肿。这种微生物很难培养,也没有 FDA 批准上市的 DNA 检测方式。目前的诊断主要依靠杜诺万小体深染显像。除生殖器以外感染还可以扩散至盆腔、腹部器官、骨甚至口腔。杀菌剂治疗可以暂时中止病损的进展,但在有效治疗 6~18 个月的时候可能复发。推荐治疗方案包括多西环素 100mg 每日两次 ×3 周(推荐),还可以选择阿奇霉素 1g 口服每周一次 ×3 周,环丙沙星 750mg 口服每日两次,红霉素 500mg 每日四次或复方新诺明 1 片口服每天两次,建议持续治疗三周或至病损完全愈合。

- **性病淋巴肉芽肿(LGV)** 通常是 L1、L2 或 L3 型沙眼衣原体引起,伴随单侧的痛性腹股沟和(或)会阴部淋巴结肿大。在感染部位可以出现自限性生殖器溃疡或丘疹。直肠暴露可能引起直肠炎和结肠炎,表现为黏膜出血性排液、疼痛、里急后重、发热和便秘,如果没有得到治疗可能发展为慢性结直肠瘘和狭窄。生殖器和结直肠病灶都可能发生继发细菌感染,共同感染包括性传播和非性传播病原体。

  - 诊断是基于临床可疑、流行病学信息、并且除外其他可以引起症状类似 LGV 的病因。用于诊断的检测包括针对生殖器和淋巴结样本以培养、直接免疫荧光法或核酸检测法进行衣原体检测。但 FDA 并未批准上市针对直肠样本的核酸扩增试验来检测沙眼衣原体。用 PCR 进行基因分型来鉴别沙眼衣原体感染引起的 LGV 和非 LGV 并未广泛应用。当没有 LGV 特异性诊断方法时,如果临床怀疑就建议治疗。推荐进行 21 天多西环素治疗,或选择方案为红霉素 500mg 口服每日四次 ×21 天。

阴道炎

- 以瘙痒、异常排液、异味、性交困难和排尿困难为特征。阴道在正常状态时寄居着多种微生物,包括乳酸杆菌、类白喉菌、假丝酵母菌和其他菌群。阴道的生理性 pH 约为 4.0,可以抑制病原菌的过度生长。正常的分泌物通常为白色、无味,多出现于阴道独立区域。

- **诊断**:需要了解阴道症状、部位、持续时间和月经周期的关系、治疗经过、冲洗习惯、性生活史。体格检查应从外阴视诊开始,阴道检查行阴道 pH 检查、氨试验、盐水湿片计数、KOH 镜检。淋病奈瑟菌和沙眼衣原体检查可行 DNA 扩增。表 27-5 中描述了阴道炎的三种主要类型及其特征。

表 27-5 阴道炎的不同特点

	细菌性阴道病	滴虫性阴道炎	念珠菌性阴道炎
阴道 pH	≥4.5	5.0~7.0	—
分泌物类型	稀薄、白色、黏着,加入 KOH 有氨味(鱼腥味)	稀薄、泡沫样、白色、灰暗、黄色,大量的	厚重、白色、干酪样
涂片	线索细胞,无 WBC	滴虫,有 WBC	菌丝和芽孢,WBC(最好 KOH 预处理)

WBC:白细胞

细菌性阴道病(bacterial vaginosis,BV)

• **细菌性阴道病(BV)**是最常见的阴道炎病因,BV 不是由某种单一菌种感染引起的,而是由于正常阴道菌群比例失调所致,厌氧菌增加至 10 倍,包括普氏菌、阴道加德纳菌和动弯杆菌菌属,而乳酸杆菌浓度降低。BV 是胎膜早破和早产的危险因素。尚不明确 BV 的微生物改变是否是是性传播,但与以下因素相关:多个男性或女性性伴侣、新的性伴、不使用避孕套、阴道灌洗、阴道乳杆菌减少、STI 高风险、PID 和妇科手术后感染。流产和子宫切除术前治疗 BV 可减少术后感染。

• **诊断**:BV 诊断至少满足 Amsel 四条标准中的三条:①稀薄白色分泌物;②阴道 pH>4.5;③镜检线索细胞;④ 10% 氢氧化钾(KOH)处理有腥味。行革兰氏染色评估乳杆菌和其他微生物水平,是诊断 BV 的金标准。市面上可以买到相关试纸,以检测高 pH 和三甲胺,这在无显微镜时可能有助检验。

• **治疗**:治疗方案如表 27-6 所示的。对于非妊娠女性治疗的获益包括减轻 BV 引起的症状体征,降低患 HIV、淋病、沙眼衣原体和其他病毒性性传播疾病的风险。

• BV 与妊娠不良结局相关,包括早产胎膜早破、早产、宫内感染和产后子宫内膜炎,孕期 BV 唯一确定的好处是症状会减轻。目前仅推荐有症状女性进行治疗。对于男性性伴治疗对预防复发无益。

• **随访**:BV 复发并不少见,30% 的女性 3 个月内复发。对于前期治疗失败的患者,重复同一方案治疗或更换方案都可以。对于反复多次复发的患者,在完成一个疗程治疗后继续使用甲硝唑凝胶每周两次持续 4~6 个月可能会有所帮助。对于高危孕妇应当在 1 个月内行试验性治疗。

表 27-6　细菌性阴道病的推荐治疗方案

药物	剂量	持续时间	妊娠期使用
甲硝唑	500mg 口服,每日 2 次	7 天	推荐
2% 磷酸氯洁霉素乳膏	阴道栓剂(5g),睡前用	7 天	不推荐
0.75% 甲硝唑凝胶	阴道栓剂(5g),睡前用	5 天	不推荐
其他可选择方案 *			
氯洁霉素胶囊	100mg 阴道内,睡前用	3 天	不推荐
盐酸克林霉素	300mg 口服每日 2 次	7 天	一般中、晚孕期使用
替硝唑	2g 口服,每天 1 次	2 天	不推荐
替硝唑	1g 口服,每天 1 次	5 天	不推荐

* 也可使用缓释的甲硝唑(750mg)和单次剂量克林霉素阴道内乳膏。孕期也可推荐口服甲硝唑 250mg,每日 3 次,共 7 天

滴虫病

• **滴虫病**是由阴道毛滴虫感染引起的性传播疾病,美国每年 740 万病例。滴虫可以在潮湿的毛巾或其他物体表面存活,故也可通过非性接触传播。潜伏期为 4~28 天。

• **诊断**:体检时可发现外阴及阴道的红斑或水肿,宫颈也可出现红斑和糟脆的表现。然而很多女性症状很轻微甚至没有症状。湿片检查可见单细胞内的纺锤状原生动物,稍大于白细胞,滴虫有鞭毛,湿片中可观察到其运动,敏感性可以达到 60%~70%。滴虫培养敏感性可以达到 90%。即时检测是可行的,而且具有更高的敏感性,但有假阳性发生。分泌物培养敏感性及特异性均很高,可以用于显微镜评价阴性结果但临床高度可疑滴虫病患者。FDA 批准的一项针对淋菌和衣原体的检测手段可以发现阴道、宫颈、尿液样本中的滴虫,敏感性在 88%~97%,特异性在 98%~99%,也是一个可以选择的检测手段。液基巴氏检测可以敏感发现滴虫,但有时存在假阳性,所以需要进行确证检测。

• **治疗**:包括顿服甲硝唑 2g 或替硝唑 2g 口服。另外还可使用甲硝唑500mg 口服,每日 2 次,共 7 天。甲硝唑凝胶治疗的有效性小于 50%,故不

推荐。对于甲硝唑过敏患者,需要进行脱敏治疗然后再使用甲硝唑。性伴需要同时治疗。滴虫病与胎膜早破和早产相关;但治疗感染并未降低胎膜早破和早产的风险,甚至可能增加了早产的发生。先前的研究表示对于无症状孕妇治疗滴虫可能增加早产发生。然而最近一个非洲的随机对照试验分析发现是否对滴虫进行治疗的两组孕妇,其低出生体重儿发生率没有差别。

• **随访:**我们发现初次诊断和治疗滴虫后患者再次感染率很高,所以推荐3月后复查,尽管这样做的益处尚未被证实。多数病原体对甲硝唑敏感,但也有少部分的耐药报道,比例在2%~5%。但如治疗失败,推荐使用替硝唑2g或甲硝唑500mg,每日2次口服,共7天。大剂量甲硝唑耐药非常少见,但若发生建议就诊专家讨论进一步治疗方案。

白假丝酵母菌性阴道炎

• **白假丝酵母菌性阴道炎**是由白色假丝酵母菌引起,占外阴阴道假丝酵母菌病因此80%~92%。妇女终身VVC的发病率是75%,40%~45%有反复感染,大部分妇女为单纯性VVC,没有明确的诱发因素。5%的女性为复杂或复发性VVC,往往为非白色念珠菌种感染,最常发生在免疫功能低下的妇女,未控的糖尿病患者或孕妇。

• **诊断:**当存在外阴瘙痒、疼痛、水肿、排尿困难和红斑时会临床可疑VVC。症状包括外阴皲裂或有抓痕、阴道不适和外阴水肿。单纯性VVC的诊断往往除临床病史和体检外,还可用生理盐水或10%KOH处理的湿片见菌丝和孢子而证实,或阴道分泌物革兰氏染色显示念珠菌菌丝、芽生孢子,或进行培养等其他检测手段发现念珠菌来明确诊断。对于临床症状体征典型但湿片结果阴性的女性患者可以给予经验性治疗。

• 诊断需要区分单纯性和复杂性VVC从而指导治疗。单纯性VVC的特点是由白色念珠菌引起的偶发轻中度症状及体征。复杂性VVC定义为1年内发生大于等于4次患者,仅为少数患者。目前对于复发性VVC的研究尚不明确,尽管糖尿病、糖皮质激素治疗期间对于短期VVC治疗控制效果不佳以及孕期会经常发生VVC,但绝大多数复发性VVC是没有易感因素存在的。HIV人群中VVC的发病率尚不清楚,但已知由于特殊免疫抑制状态,在HIV女性中定植率是更高的。全身应用唑类药物可能会与非白色念珠菌感染有关。在对治疗无反应的病例、非白色念珠菌种疑似病例或复发性VVC可进行培养以提高特异度和灵敏度。

• **治疗:**有症状的患者(包括孕妇)均需要治疗,见表27-7。妊娠期推荐只使用局部治疗。对于严重的 VVC,建议可以应用唑类药物最多至 14 天或 72 小时内两次应用氟康唑 150mg。推荐坚持应用氟康唑 150mg 或克霉唑 200mg 一周两次或 500mg 一周一次。维持治疗可有效减少 50% 的女性复发。

- **随访**:若症状持续或 2 月内复发,患者应复诊随访。
- **男性性伴侣治疗**:通常不必要,除非该伴侣有出现真菌性阴茎炎的症状或复发型 VVC。

表 27-7　疾病预防控制中心酵母菌感染的推荐治疗

阴道内用药

2% **布康唑**乳膏 5g 阴道内,共 3 天 *

2% **布康唑**乳膏 5g(缓释)单次阴道内应用

1% **克霉唑**乳膏 5g 阴道内,共 7~14 天 *

2% **克霉唑**乳膏 5g 阴道内,共 3 天 *

克霉唑 100mg 阴道片剂,共 7 天

2% **咪康唑**乳膏 5g 阴道内,共 7 天 *

4% **咪康唑**乳膏 5g 阴道内,共 3 天 *

咪康唑 100mg 阴道栓剂,每日 1 粒,共 7 天 *

咪康唑 200mg 阴道栓剂,每日 1 粒,共 3 天 *

咪康唑 1 200mg 阴道栓剂,1 粒,共 1 天

制霉菌素 10 万单位阴道片剂,每日 1 片,共 14 天

6.5% **噻康唑**软膏 5g 阴道内,单次用药 *

0.4% **特康唑**乳膏 5g 阴道内,共 7 天

0.8% **特康唑**乳膏 5g 阴道内,共 3 天

特康唑 80mg 阴道栓剂,每日 1 粒,共 3 天

口服药物

氟康唑 150mg 口服片,单次服药 1 片

　* 非处方药(over-the-counter,OTC)

宫颈炎

- **宫颈炎**有两个主要诊断标志:宫颈脓性或黏脓性渗出物和(或)棉棒引起的宫颈持续出血。患者可能并没有明显不适主诉,仅存在分泌物异常和同房出血。黏液脓性宫颈炎的主要病原体有两种性传播疾病病原体沙眼衣原体和淋球菌;然而滴虫和生殖道单纯疱疹病毒感染也可引起宫颈炎。在大多数情况下,不能明确病原体。有限的数据显示 BV、支原体、频繁的宫颈冲洗是引起宫颈炎的其他原因。白带异常(每高倍视野 >10 个白细胞)可能与衣原体和淋菌感染有关。患者有宫颈炎症状时应当评价 PID、衣原体、淋菌、滴虫及 BV 的情况。

衣原体

- **沙眼衣原体**是美国国内最常见的性传播细菌性疾病。高危因素有年龄小于 25 岁、社会经济地位低下、多性伴和未婚。沙眼衣原体感染的后遗症可能包括 PID、异位妊娠、慢性盆腔痛和不孕。

- **微生物学**:沙眼衣原体是细胞内必需的一种微生物,优先感染宫颈移行带区的鳞状上皮。

- **症状与体征**:75% 的衣原体宫颈炎患者没有症状。衣原体感染者可能主诉阴道异常排液、排尿烧灼痛、点滴出血或性交后出血。体检时可见到黄绿色黏脓样分泌物。

- **诊断**:采用聚合酶链反应核酸扩增试验(NAAT)是衣原体和淋病宫颈炎的诊断的首选方法,可以用阴道、宫颈或尿液样本进行。筛查项目已经使得衣原体感染率和 PID 发生率降低;所以对于 25 岁以下性生活活跃的女性以及 25 岁以上具有高危因素的女性推荐每年进行筛查。患宫颈炎的妇女,应评估是否有滴虫和 BV(表 27-8)。

表 27-8　淋病奈瑟菌和沙眼衣原体诊断试验的敏感性和特异性

	淋病奈瑟菌		沙眼衣原体	
	敏感性	特异性	敏感性	特异性
宫颈内口培养	70~85	100	60~70	100
免疫测定	>80	97~100	—	—
DNA/RNA 探针	77~97	96~100	92	99.7
PCR/LCR	95	100	96.7	99.7

- **治疗**：根据临床表现和性病的风险评估进行试验性治疗（表 27-9）。如果当地的发病率 >5%，建议与淋病同治。如果检测到，伴随治疗 BV 或滴虫，应同时治疗。性伴侣同治。

表 27-9　疾病预防控制中心沙眼衣原体推荐治疗方案

药物	剂量	持续时间	妊娠期应用
推荐			
阿奇霉素	1g 口服	单次	推荐
多西环素	100mg 口服，每日 2 次	7 天	禁用
阿莫西林（妊娠妇女）	500mg 口服，每日 3 次	7 天	仅用于妊娠女性
备选			
红霉素碱	500mg 口服，每日 4 次	7 天	备选
乙基琥珀酸红霉素	800mg 口服，每日 4 次	7 天	备选
氧氟沙星	300mg 口服，每日 2 次	7 天	禁用
左氧氟沙星	500mg 口服，每日 1 次	7 天	禁用

- **随访**：只有在症状持续存在或者妊娠的妇女需要治愈检测。患者及性伴侣都需要禁同房至治疗后 1 周以避免再次感染。3 个月后建议复查检测以排除发生再次感染。

淋病
- **淋病**高危因素与衣原体宫颈炎相同。
- **微生物学**：淋病奈瑟菌是一种革兰阴性双球菌，主要感染柱状或假复层上皮，因此最常受累的泌尿生殖道，还可表现为咽部及播散性淋病。潜伏期为 3~5 天。
- **症状与体征**：和衣原体感染一样，50% 患者往往没有症状。如果有症状，可能表现为阴道排液、排尿困难或异常子宫出血。最常见的感染部位是宫颈内口。
- **诊断**：培养、核酸杂交检测和 NAAT 诊断可以用于泌尿生殖道淋病的诊断。培养和核酸杂交检测需要宫颈黏膜样本，而 NAAT 则可以针对多部位样本进行包括宫颈黏膜、阴道、尿道和尿液。并且 NAAT 比培养的敏感性高,但在非生殖道部位培养还是使用面最广的诊断手段,并且可以进一步进行药敏试验(见表 27-8)。推荐对于目标人群进行筛查,包括年龄小于 25 岁或具有这些感染高风险(多性伴、既往患淋菌或其他性传播疾病、没有坚持使用屏障保护、性工作者史或药物滥用史、居住在发病率高地区的女性)。所有淋菌阳性的患者均需排查其他性传播疾病如衣原体、HIV 和梅毒。

• **治疗**:治疗方法列于表 27-10。由于耐药性的增加,不再推荐使用氟喹诺酮类治疗淋病。患者通常合并衣原体感染,故建议同时治疗两种疾病,除非 DNA 扩增检测阴性。性伴侣需同时治疗。尽管阿奇霉素 2g 口服对于单纯淋菌感染治疗有效,但由于其费用较高,且有消化道不适症状,故非首选。

表 27-10 淋病的推荐治疗方案

子宫颈,尿道,直肠单纯性淋球菌感染 *
推荐方案
头孢三嗪 250mg 单剂 肌肉注射(IM)
或
头孢克肟 400mg 口服一次或 400mg 悬浮液(200mg/5ml)
或
一次注射头孢菌素
加
对衣原体的治疗,除非可以除外

喉单纯性淋球菌感染
推荐方案
头孢曲松 125mg 单剂 IM
加
对衣原体的治疗,除非可以除外

播散性淋菌感染(DGI)
推荐方案
头孢曲松 1g IM 或 IV 每 24 小时一次
替代方案
头孢噻肟 1g IV,每 8 小时一次
或
头孢唑肟 1g IV,每 8 小时一次

续表

后续口服方案
头孢克肟 400mg 口服,每日两次
或
头孢克肟 400mg 悬浮液(200mg/5ml),每天两次
所有剂型均使用至临床症状明显改善后 24~48 小时,改为口服药物,完成
1 周的治疗

＊这些方案推荐适用于成年及青少年,无论其性生活及冶游史情况

- 对于单纯性淋菌治疗后数周的治愈随访并不需要。推荐在治疗后 3 个月重复检测以排除再发感染。

上生殖道感染

盆腔炎性疾病

- **盆腔炎性疾病**是指上生殖道感染。该病可能累及子宫内膜、输卵管、卵巢、子宫肌层、宫旁组织及盆腔腹膜。
- **病理生理学和微生物学**:PID 由宫颈感染播散引起。尽管 PID 与下生殖道性传播感染有关,但一般为多细菌感染所致。许多病例是因淋菌和沙眼衣原体感染引起的,但多种其他微生物病原体也往往参与疾病的发生,包括厌氧菌、阴道加德纳菌、无乳链球菌、流感嗜血杆菌、革兰氏阴性杆菌和肠道物种。其他生物包括解脲支原体和脲素支原体。PID 的诊断应包括淋病、沙眼衣原体和艾滋病毒的测试。
- **预防**:PID 的病原微生物没有症状和体征,临床表现不准确预测输卵管受影响的程度。根据临床细微的征象,怀疑和治疗 PID,可能有助于降低长期后遗症的发生。1/4 患有 PID 的女性会导致输卵管性不孕、宫外孕、慢性盆腔疼痛。减少反复感染率,治疗性伴侣和教育是非常重要的。
- **危险因素**:包括既往 PID 史、多性伴、青少年、BV、性传播疾病的近期感染。宫内节育器(IUD)可以增加女性 PID 风险。见第 31 章。
- **症状和体征**:最常见的症状是盆腹腔疼痛,其他伴发症状各异,包括阴道分泌物增多或出血、发热和寒战、恶心和排尿困难。
- **诊断**:因为 PID 的症状和体征个体差异较大,所以诊断较为困难。鉴

于 PID 可能发生一些后遗症,尤其是不孕、异位妊娠和慢性盆腔痛,医疗保健人员应放宽对该疾病的诊断要求。

- **必要标准**:对于年轻有 STD 风险的妇女,主诉有盆腔或下腹疼痛,且不能发现其他原因时,如盆腔检查存在以下一个或多个表现时,可开始进行经验性治疗。
  - 宫颈摆痛
  - 子宫压痛
  - 附件区压痛
- **诊断的附加标准**
  - 口温 >38.3℃
  - 宫颈及阴道的异常黏脓性分泌物
  - 阴道分泌物盐水湿片镜下可见白细胞
  - 红细胞沉降率升高
  - C 反应蛋白水平升高
  - 实验室报告宫颈感染淋菌或沙眼衣原体
- **PID 的特殊诊断标准**
  - 子宫内膜活检组织病理学检查显示子宫内膜炎
  - 阴道超声或核磁共振检测显示输卵管增粗、积液,伴或不伴有盆腔游离液体或卵巢输卵管肿物
  - 腹腔镜检查有异常发现,且符合 PID 表现
- **治疗**:PID 的治疗目标是防止输卵管破坏进而导致不孕、异位妊娠,以及防止慢性感染形成。许多患者也可在门诊成功治疗,而且一旦可疑诊断就应当早期进行院外初始治疗。抗生素的选择既要针对主要病原体(淋菌及衣原体),也应充分考虑到该疾病为多细菌感染的特征(表 27-11)。淋菌和沙眼衣原体宫颈黏膜筛查阴性也不能绝对除外上生殖道感染的存在。输卵管卵巢脓肿的患者至少入院观察 24 小时,在使用可以覆盖厌氧菌的注射用抗生素克林霉素或甲硝唑后,需要过渡为多西环素继续口服治疗。由于淋菌对喹诺酮类耐药,除非不能使用三代头孢菌素否则不推荐使用喹诺酮类治疗。如果患者有 IUD,目前没有足够证据推荐在急性 PID 时取出 IUD;但密切临床随访是必要的。
- **住院治疗标准**
  - 不除外外科急诊情况(如:阑尾炎)
  - 妊娠患者
  - 口服抗生素治疗不能缓解临床症状

表 27-11　盆腔炎性疾病患者的推荐治疗方案

重症 PID 的胃肠外治疗方案
可根据临床经验,在初始治疗临床缓解 24~48 小时后改为口服治疗
推荐胃肠外治疗方案 A
头孢替坦 2g IV,每 12 小时一次
或
头孢西丁 2g IV,每 6 小时一次
加
强力霉素 100mg 口服或 IV,每 12 小时一次
推荐胃肠外治疗方案 B
克林霉素 900mg IV,每 8 小时一次
加
庆大霉素 负荷量(2mg/kg)IV 或肌注,进而维持量(1.5mg/kg)每 8 小时一次。也可替换为单次每日剂量(3~5mg/kg)。
其他可选择方案
氨苄西林 / 舒巴坦 3g IV 每 6 小时一次
加
多西环素 100mg 口服或 IV,每 12 小时一次
从注射治疗过渡为口服治疗
多西环素 100mg 口服,每日两次
或
克林霉素 450mg 口服,每日四次
完成 14 天疗程。克林霉素推荐口服制剂以作用于输卵管卵巢脓肿。

口服治疗轻中症 PID
注射和口服疗法治疗轻中症 PID 妇女疗效类似。72 小时内口服治疗无效的患者应重新评估诊断,不论是门诊还是住院病人应予胃肠外治疗方案。

推荐的口服方案
头孢曲松 250mg 单剂 IM
加
多西环素 100mg,口服一日两次共 14 天
加或不加
甲硝唑 500mg,口服一日两次共 14 天
或
头孢西丁,2g 单剂 IM,
丙磺舒 1 克单剂口服

续表

加
多西环素 100mg,口服一日两次共 14 天
加或不加
甲硝唑 500mg 口服,口服一日两次共 14 天
或
其他肠外第三代头孢菌素(如:头孢唑肟或头孢噻肟)
加
多西环素 100mg,口服一日两次共 14 天
加或不加
甲硝唑 500mg 口服,口服一日两次共 14 天

- 患者在门诊治疗的依从性差或不能耐受口服药物
- 患者病情严重,恶心、呕吐并高热
- 患者出现输卵管卵巢脓肿(推荐至少 24 小时入院观察)
- **随访**:开始治疗后 3 天内要密切观察临床转归;好转不明显的患者往往需要住院治疗、诊断性检查及必要时手术干预。
- **后遗症**:约 25% 的 PID 患者会出现远期后遗症。曾患 PID 的妇女,依据严重程度不同,其中 6%~60% 会出现输卵管某一部位的阻塞而导致的不孕,而异位妊娠的发生率为正常人的 6~10 倍。也有发生慢性盆腔痛和性交困难的报道。菲-休-柯综合征(淋球菌性肝周炎)(Fitz-Hugh-Curtis syndrome)是 PID 的炎症性病变导致的肝周纤维粘连,可引起急性右上腹痛及压痛。

子宫内膜炎(非产后)

- **病理生理学**:子宫内膜炎由宫颈致病菌上行至子宫内膜引起。病原菌包括沙眼衣原体、淋球菌、支原体、生殖支原体。往往存在常见的细菌感染,如:链球菌,金黄色葡萄球菌,大肠杆菌。引起 BV 的生物体,即使在没有症状的妇女,也可能会产生病理子宫内膜炎。子宫内膜炎也是 PID 的重要组成部分,并可能蔓延到输卵管感染的一个中间阶段。
- **症状与体征**
  - **慢性子宫内膜炎**:很多女性没有症状。典型的症状为月经间期阴道出血,另外可能还有同房后出血、月经增多及持续下腹钝痛。
  - **急性子宫内膜炎**:常见子宫压痛。

- **诊断**:慢性子宫内膜炎的诊断依赖于子宫内膜活检和培养。慢性子宫内膜炎的典型组织学表现为子宫内膜间质中见到单核细胞和浆细胞(每高倍视野 5 个浆细胞)的炎症反应。严重子宫内膜炎可见淋巴细胞和浆细胞在内膜间质中弥漫性浸润,甚至出现间质坏死。

- **治疗**:慢性子宫内膜炎的治疗可选择多西环素 100mg 口服,每日 2 次,共 10 天。有时需要考虑使用广谱的抗厌氧菌药物,尤其存在细菌性阴道病时。当子宫内膜炎与急性 PID 有关时,治疗集中在主要病原菌,包括淋菌、沙眼衣原体,并且使用广谱抗生素。

- 见第 22 章产褥期子宫内膜炎。

(吕涛 译 张岩 审)

推荐阅读

American College of Obstetricians and Gynecologists. ACOG practice bulletin no. 57: gynecologic herpes simplex virus infections. *Obstet Gynecol* 2004;104:1111–1117.

American College of Obstetricians and Gynecologists. ACOG practice bulletin no. 72: vaginitis. *Obstet Gynecol* 2006;107:1195–1206.

Biggs WS, Williams RM. Common gynecologic infections. *Prim Care Clin Office Pract* 2009; 36:33–51.

Leone PA. Scabies and pediculosis pubis: an update of treatment regimens and general review. *Clin Infect Dis* 2007;44:S153–S159.

Mers D, Wolff T, Gregory K, et al. USPSTF recommendations for STI screening. *Am Fam Physician* 2008;77(6):819–824.

Soper DE. Pelvic inflammatory disease. *Obstet Gynecol* 2010;116:419–428.

Wiley D, Masongsong E. Human papillomavirus: the burden of infection. *Obstet Gynecol Surv* 2006;61(6):S3–S14.

第 28 章 **异位妊娠**

Virginia Mensah and Melissa Yates

异位妊娠（ectopic pregnancy，EP）是指着床在子宫腔以外的妊娠。

异位妊娠的流行病学

- 占所有妊娠的 2%，占妊娠相关死亡病因的 6%。
- 异位妊娠是早孕期致死的首要原因。
- 输卵管绝育术失败后的妊娠中，至少有 1/3 为异位妊娠。
- 应用宫内节育器（IUD）避孕的女性的宫内、宫外妊娠风险都是下降的。但是一旦发生妊娠，EP 的风险高于没有应用 IUD 的女性。
- 在辅助生殖技术（assisted reproductive technology，ART）中，EP 的发生率约为 3%~5%。当然这类患者一般都处于严密监测下，所以如果是异位妊娠，可以在很早期就被诊断。
- 尽管 EP 可以着床在腹腔、宫颈、卵巢或者宫角，但 97% 的 EP 都在输卵管内着床。其他少见的着床位置包括上次子宫切开缝合的瘢痕、残角子宫。在子宫切除术后依然可以发生 EP。
- EP 的高危因素：包括盆腔炎症疾病、输卵管手术史、不孕症、目前或既往使用宫内节育器（intrauterine device，IUD）、两次或多次的人工终止妊娠手术、己烯雌酚暴露、年龄 >40 岁、吸烟、既往有三次以上的自然流产史以及辅助生殖。
- 复发性 EP 的高危因素：包括既往自然流产史（似乎随着每一次流产，EP 的发生率都会逐渐增加）和盆腔手术史。与初次 EP 的患者相比，复发性 EP 患者盆腔感染史的概率没有明显增高。
- EP 的病因常为多因素，估计 40%~50% 的 EP 没有明确的病因。

异位妊娠的诊断

临床表现

- **经典的三联征**（仅不到 50% 的患者会出现）：有停经史伴阴道异常出

血,腹部或盆腔疼痛。

- **疼痛**(EP 破裂的患者中 95% 会出现):通常是下腹痛,也可以是腹腔内其他部位。75%EP 破裂的患者有宫颈举痛(cervical motion tenderness,CMT)。

- **阴道点滴出血**:见于 60%~80% 的患者,但也可无此症状。极少的暗红色出血,间断或者持续性。

- EP 可能表现为外科急症,因此及时诊断很重要(图 28-1)。

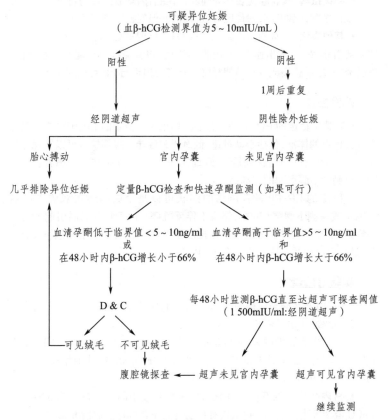

图 28-1 病情稳定但可疑宫外孕患者的诊断过程。 激素测定结果可因检测技术及参考值的不同而有很大变化。超声下可见宫内孕囊的阈值各医院应确定自己的标准

鉴别诊断

- **输卵管炎**：与 EP 患者有类似的症状和体征，但妊娠试验阴性，白细胞计数和体温多有升高。
- **先兆流产**：阴道出血一般比较多，为下腹正中疼痛，一般无宫颈举痛。
- **阑尾炎**：一般无闭经或异常阴道出血。持续右下腹痛伴发热和胃肠道症状提示为阑尾炎。如果有宫颈举痛，一般也比 EP 轻。妊娠试验阴性。
- **卵巢扭转**：腹痛起初表现为间断性，随后因缺血而转为持续性。检查可发现白细胞计数升高，附件区可触及肿物，但妊娠试验阴性。
- **其他疾病**：正常的宫内妊娠、宫内宫外同时妊娠（尤其是在 ART 中）、卵巢囊肿破裂、黄体出血、子宫内膜异位症、憩室炎以及功能性子宫出血。胃肠炎、泌尿系感染或者早孕期肾脏结石都会出现与 EP 类似的症状。

体格检查

- **破裂不稳定的 EP**：为外科急症。如果为不稳定的 EP，则可能出现低容量性休克的体征，包括心动过速、低血压和昏迷。腹部检查可以发现与腹膜炎一致的体征，包括腹肌紧张、僵直、反跳痛。大约有 15% 的患者会因腹腔积血刺激横膈膜引起的肩部疼痛。
- **稳定的 EP**：EP 患者压痛的症状可以是全腹（45%）、双侧下腹痛（25%），或一侧下腹痛（30%），伴或不伴反跳痛。由于腹膜刺激引起的宫颈举痛是 EP 常见但非特异表现。据报道 40% 的病例可触及附件包块或后陷凹包块，但没触及包块也不能除外 EP。

实验室检查

- 如果 EP 在破裂前被确诊，则需要进行实验室检查以进行保守治疗。

促性腺激素水平测定

- **β-人绒毛促性激素**（beta human chorionic gonadotropin，β-hCG）：正常妊娠时，排卵后 2~4 周，β-hCG 滴度呈线性上升，每 48~72 小时增长一倍，直到浓度达到 10 000mIU/ml。
- 宫内孕典型的 β-hCG 变化，每 48 小时最小的增长幅度为 53%。若 β-hCG 48 小时增长小于 50%，极有可能为非正常妊娠。血清 hCG 值的上升或下降比宫内孕或者自然流产的变化速度要慢很多，要怀疑 EP 的可能。尽管如此，整个临床情况需要综合考虑。
- 与自然流产相比，β-hCG 的水平更可能处于平台水平（变化小于

15%)。

- β-hCG 水平低于 1 500mIU/ml 伴疼痛和阴道出血时,EP 的可能性增加 2.5 倍。

- 患者单次 β-hCG 滴度为 2 000mIU/ml,且阴道超声(transvaginal ultrasound,TVUS)未发现孕囊时,应该在 12~24 小时内重复测定 β-hCG,因为 β-hCG 水平快速下降通常提示完全自然流产。但是仔细核对末次月经和考虑多胎妊娠的可能性。

- 17% 的 EP 患者 β-hCG 的倍增时间正常(即 48 小时增长超过 53%)。

血红蛋白和红细胞比容

- 需首先测定基础水平。EP 破裂的诊断不确定时,动态观察血红蛋白和红细胞比容的变化很有用,如最初几小时内急剧下降,则其意义比基础数值更重要。急性出血后,与基础数值相比可能最初没有变化或只有轻微下降,随后的下降则提示为丢失血容量恢复后的血液稀释的结果。

代谢水平

- 测定肌酐和肝脏转氨酶的基础水平为 EP 的甲氨蝶呤(methotrexate,MTX)治疗做准备。任何肾脏、肝脏或血液学功能障碍都是甲氨蝶呤治疗的禁忌证。

- 孕酮:理论上,正常的宫内妊娠时血清孕酮水平应在 20ng/ml 或以上,如低于 5ng/ml 则预示不良妊娠。但因为很多患者的血清孕酮水平处于 10~20ng/ml,所以限制了此检测的临床应用。孕酮水平可用于预测未知位置妊娠的活力但不足以诊断 EP。

影像学检查:经阴道超声检查

- **EP 的常见部位**:壶腹部(70%)、峡部(12%)、输卵管伞(11.1%)、卵巢(3.2%)、间质部和宫角(2.4%)、腹腔(1.3%)、宫颈(0.15%)。

- **分辨区间(β-hCG 1 500~2 000mIU/ml)**:各医疗机构超声人员的技术能力不同,但如 β-hCG 水平超过 1 500~2 000mIU/ml,TVUS 应可以确定宫内妊娠。

- 当 β-hCG 水平低于 2 000mIU/ml 时,超声检查除了确认宫内无孕囊,还应看见附件区肿块而诊断 EP。

- **宫内宫外同时妊娠**:除了接受体外受精治疗的患者,在一般人群中罕见。宫内宫外同时妊娠时,监测 hCG 浓度动态变化没有意义。超声检查时,通过看到异位和宫内妊娠同时存在,或者宫内妊娠时同时检测到后陷凹存在液体回声可以确定诊断。手术(如输卵管造口术或输卵管切除术)是宫内妊娠伴有输卵管妊娠的标准治疗方法,因为宫内妊娠是药物治疗的禁忌证。

- TVUS 诊断 EP 的敏感性为 70%~90%。尽管是一项用于诊断 EP 的可靠手段,但是仍然有一些病例妊娠试验阳性而无法通过 TVUS 确定着床的位置。这被称为不确定着床位置的妊娠(pregnancy of unknown location, PUL)。在 PUL 中,有 7%~20% 随后被诊断为 EP。需要强调的是 PUL 是一个暂时的分类方案而非最终诊断。

- PUL 是暂时的分类方案,被用于"提高诊断 EP 研究比较的客观性和减少临床异质性"。应用这个方案,根据不同的超声结果可有五个分类:确诊的 EP、可能的 EP、PUL、可能的 IUP、确定的 IUP。

- 被诊断为 PUL 的女性,最终的结果可分为:可见的 EP、可见的 IUP、自发缓解的 PUL、持续性 PUL。持续性 PUL 可根据远期结局分为不可见的 EP、治疗后的持续性 PUL,可缓解持续性 PUL,和组织学 IUP。

- **EP 的放射学征象:** 包括子宫腔空虚、附件囊性或实性包块、输卵管扩张或管壁变厚、盆腔内游离液体、输卵管积血和宫外含有卵黄囊的孕囊(胎芽可有可无)、存 EP 的附件血流增加(应用多普勒技术)。

- **假孕囊:** 10% 异位妊娠在宫内出现假孕囊,这种假孕囊没有"双蜕膜征"。假孕囊多为椭圆形,边界不规则,而宫内孕的孕囊边缘光滑。假孕囊常位于宫腔中央。

- TVUS 可以检查到超过 2cm 的 EP。

- 如果 β-hCG 的滴度超过 15 000mIU/ml,附件区应可见胎心搏动。

病理诊断:诊断性刮宫

- 当 β-hCG 水平在 1 500~2 000mIU/ml,但 TVUS 不能肯定为宫内孕时,可考虑采用诊断性刮宫(dilation and curettage, D&C)鉴别异常的宫内孕和 EP。

- 最近对 β-hCG 水平 >2 000mIU/ml 且超声未见宫内孕囊的患者研究显示,其中 45.7% 为 EP,54.3% 为自然流产;而 β-hCG 水平 <2 000mIU/ml 的患者中情况类似,68.8% 为异位妊娠,31.2% 为自然流产。

- β-hCG 上升异常或平台期水平 <2 000mIU/ml 者,在甲氨蝶呤治疗前必须先行清宫,确认是否为不需要处理的自然流产。

- 清宫术中未见绒毛者,提示 EP 的可能,但敏感性只有 70%,因为也可能是发生了完全自然流产。应继续随访 β-hCG 水平。

· 若刮宫术后,β-hCG 水平上升或达到平台期,应开始进行 MTX 治疗。

异位妊娠的治疗

开始治疗的方案取决于患者一般状况。起始治疗应留取以下血样:血清 hCG、血型(同时交叉配血)、全血细胞计数、凝血酶原时间、部分活化凝血活酶时间和全部代谢情况(特别是考虑准备采用甲氨蝶呤治疗时)。休克或外科急腹症患者必须开放两条大的静脉通道,静脉输液支持治疗,留置尿管监测尿量,并尽快送到手术室。如果 EP 患者病情平稳,可考虑不同的药物或手术治疗。

药物治疗:甲氨蝶呤

· **作用机制**:作为叶酸拮抗剂,甲氨蝶呤可使二氢叶酸还原酶降解失活,导致四氢叶酸的耗竭,而四氢叶酸是 DNA 以及 RNA 合成必需的物质,因此最终抑制 EP 时滋养细胞的快速生长。

· **甲氨蝶呤治疗的标准**(表 28-1)。

表 28-1　甲氨蝶呤治疗的标准

Stovall 和 Ling,1993[a]
血流动力学稳定
刮宫后 β-hCG 滴度升高
阴道超声显示 EP 未破裂且最大直径 <3.5cm
有生育要求
ACOG,1990[b]
异位妊娠囊直径 ≤3cm
有生育要求
病情稳定或 β-hCG 升高峰值 <15 000mlU/ml
输卵管浆膜完整
无活动出血
腹腔镜下探查异位妊娠完全可见
宫颈、宫角妊娠(某些病例)

β-hCG,β 人绒毛膜促性腺激素;EP,异位妊娠

• 甲氨蝶呤治疗的相对和绝对禁忌证（表 28-2）

表 28-2　甲氨蝶呤治疗的禁忌证

ACOG,2008[a]

绝对禁忌证:

母乳喂养

显著的或有实验室证据的免疫缺陷

酒精中毒,酒精性肝病或其他慢性肝脏疾病

已经存在的血液恶病质,例如:骨髓发育不良,白细胞减少症,血小板减少症或显著的贫血

消化系统溃疡

肝脏、肾脏或者血液系统功能障碍

相对禁忌证:

妊娠囊大于 3.5cm

有胎心搏动

美国生殖医学学会,2006[b]

绝对禁忌证:

母乳喂养

免疫缺陷证据

中度到中度贫血、白细胞减少症、血小板减少症

对 MTX 过敏

活动的肺或胃溃疡疾病

临床重要的肝脏或肾脏功能障碍

IUP

相对禁忌证:

TVUS 下妊娠囊 >4cm

TVUS 下有胎心搏动

患者拒绝输血

患者难以随访

起始 hCG 水平高（>5 000）

MTX,甲氨蝶呤;IUP,宫内妊娠;TVUS,经阴道超声;hCG,人绒毛膜促性腺激素

- **应用甲氨蝶呤之前**
  - 检查血型，必要时给予抗 Rh 球蛋白。
  - 行全血细胞计数和包括肝肾功能的代谢检查。
- **甲氨蝶呤的副作用：**包括恶心、呕吐、口腔炎、腹泻、胃部不适感、头晕、肝脏转氨酶升高、肺炎、中性粒细胞减少（罕见）和可逆性脱发（罕见）。
  - 一项荟萃分析显示，单剂和多次剂量治疗有效的患者中，36.2% 会出现某些副作用。
  - 最常见的副作用是转氨酶升高、轻度口腔炎、胃肠道不适。
- **治疗的副作用**
  - 最显著的副作用可能是治疗 2~3 天后出现的腹痛，大概是因为药物的细胞毒性作用引起的输卵管流产。这一疼痛可能会与异位妊娠破裂的诊断相混淆，因此需要住院严密观察。由于存在与甲氨蝶呤相互作用的风险，应避免服用 NSAID 药物镇痛。
  - 在治疗后最初的 1~3 天内，β-hCG 水平会升高。
  - 阴道出血或点滴出血。
  - 输卵管破裂风险为 10%。
- **甲氨蝶呤剂量疗程**
  - **单剂和多剂治疗：**单次或多次甲氨蝶呤注射的治疗方案见表 28-3。单剂量治疗的优点是费用低、副作用少、依从性好，且不需甲酰四氢叶酸解毒治疗。多剂量的优点是失败率低。一项系统性回顾分析报道，当治疗前 β-hCG 高于 5 000mIU/ml 时，单剂量甲氨蝶呤治疗的失败率为 14.3% 或更高，而 β-hCG 低于 5 000mIU/ml 时，失败率为 3.7%。如果 β-hCG 高于 5 000mIU/ml 时，两次药物治疗更合适，仍然可以避免甲酰四氢叶酸解毒治疗并改善病人的依从性。

表 28-3　异位妊娠甲氨蝶呤治疗方案

	单剂量治疗	两次剂量治疗	多剂量治疗
疗程	1 天，如需要可重复应用	0 天和 4 天	1、3、5、7 天
药物			
甲氨蝶呤	50mg/m^2 IM	50mg/m^2 IM	1mg/m^2 IM

	单剂量治疗	两次剂量治疗	多剂量治疗
甲酰四氢叶酸	不需要	不需要	0.1mg/kg IM 2、4、6、8 天
监测	在第 4 和第 7 天测量 hCG，从第 4~7 天应该下降 15%	在第 4 和第 7 天测量 hCG，从第 4~7 天应该下降 15%	在给药后当天测量 hCG，直到出现测量值下降 15%
	如果下降少于 15%，则在第 7 天重复应用一次（50mg/m²），在第 11 天和 14 天测量 hCG	如果下降少于 15%，则在第 7 天和第 11 天各重复应用一次（50mg/m²），同时检测 hCG	如果下降少于 15% 或反而增加，则考虑重复应用甲氨蝶呤治疗
	如果下降大于 15%，则每周监测 hCG 水平直至达到非妊娠期水平		

IM，肌肉注射；hCG，人绒毛膜促性腺激素；MTX，甲氨蝶呤

- 甲氨蝶呤治疗的总体成功率为 89%。单剂治疗的成功率为 88.1%，而多剂的成功率可达 92.7%（P=0.035）。
- 既往有 EP 史的患者，甲氨蝶呤治疗失败的可能性较无 EP 史者高 4 倍。
- **甲氨蝶呤治疗特殊指征**包括已知特殊部位的 EP，如：宫颈、卵巢或宫角妊娠，这类异位妊娠手术治疗的风险大于药物治疗。
- **治疗监测**：第一次使用甲氨蝶呤后 β-hCG 水平经常会升高。给药后 4~7 天，β-hCG 水平下降至少 15%。TVUS 不能用于确定治疗失败与否。甲氨蝶呤治疗后，常见异位包块增大和/或盆腔游离液体，一般无须干预。
- **治疗失败**：一般定义为需要继续接受手术治疗。但在一些研究中，指单剂量注射甲氨蝶呤后 β-hCG 下降不足 15%。

手术治疗

* 适用于血流动力学不稳定或甲氨蝶呤治疗失败,以及既往同侧输卵管异位妊娠的患者。

* 手术方式视术中所见和妊娠位置而定,包括输卵管开窗术、输卵管切除术、部分输卵管切除术、节段切除、宫角切除术,间质部妊娠可能需行子宫全切术。

  * **输卵管开窗术**:适用于有生育需求、对侧输卵管受累及的患者。手术时在妊娠灶对侧系膜边缘做一纵形切口,使妊娠物从开口处排出。出血点是用激光或点状烧灼止血,开口不必缝合,可自行愈合。壶腹部 EP 患者最适合行输卵管开窗术。

  * **输卵管切除术**:指切除患侧的全部输卵管。手术时应根据输卵管受损情况选择输卵管切除,尤其是同侧输卵管的二次 EP。已经完成生育和活动出血的患者,可行输卵管切除术。

  * 输卵管结扎后的 EP 多数发生在输卵管伞端。这类患者应行双侧输卵管伞端切除,并将近端断端烧灼,防止异位妊娠复发。

  腹腔镜治疗

* 腹腔镜手术适用于血流动力学稳定的患者。尽管对早期 EP 会有 4%~8% 的漏诊率,但一般情况下可提供确切的诊断。不过,不是所有的患者都适合腹腔镜手术(例如患者体型过大或既往有腹部手术史)。手术方法包括输卵管线性切开术和输卵管切除术。

* **腹腔镜检查的禁忌证**包括盆腔粘连、腹腔积血、孕囊超过 4cm 和血流动力学不稳定。

* 15% 接受输卵管线性切开术治疗的患者需要术后甲氨蝶呤治疗。必须每周监测 β-hCG 的水平。

* 输卵管破裂并不是输卵管切除的绝对指征,特别是破口为线性且较小者。破裂口可以用于清除妊娠物从而保留输卵管。

* 输卵管切除指征:行输卵管线性切开术后如输卵管持续出血、此次 EP 发生在既往受损的输卵管,或正在接受 IVF 治疗的患者,EP 发生在已有积水的输卵管。

* 必须充分冲洗盆腔,防止盆腔粘连和滋养细胞种植。

  开腹手术

* 开腹手术适用于有大量出血和血流动力学异常患者。在止血后,可行全部或部分输卵管切除。如为间质部或宫角妊娠,可能需要切除宫角。

因盆腔或腹腔粘连导致腹腔镜视野不满意时,也需要行开腹探查。

手术治疗的并发症

• 滋养叶组织或持续性 EP 视为手术治疗失败。输卵管开窗术后必须每周监测 β-hCG 水平,直至达到非孕期水平。手术治疗 EP 后,如果 β-hCG 水平保持在平台期,可以给予一次剂量的甲氨蝶呤以彻底根除持续存在的滋养细胞组织,避免二次手术。

随访和预后

• 一次 EP 后,60% 的患者可以自然受孕。

• EP 复发的几率为 10%~27%,是一般人群的 5~10 倍。两次或是多次 EP 的患者复发的风险增加,只有 1/3 的患者能自然受孕,其中 20%~57% 会再次发生 EP。

• 药物和输卵管开窗术治疗后,患者输卵管通畅率相似(80%~85%)。

• 输卵管严重损伤和输卵管切除的患者可以通过 IVF 受孕。

• 患者应该使用有效的避孕措施直到最初的炎症吸收后(约 6~12 周)。术后再次妊娠或持续异位妊娠都会引起 β-hCG 上升,因此采取有效避孕措施可以避免二者混淆。

• 术后应告知患者 EP 的复发风险,以及今后妊娠时应早期就诊,进行动态检查,包括 β-hCG 水平,直到超声检查明确宫内孕或 EP。

• Rh 阴性患者术后应注射 Rh 免疫球蛋白,避免将来妊娠时发生 Rh 同种异体免疫反应。

(曾桢 译 张岩 审)

推荐阅读

Barnhart KT. Ectopic pregnancy. *N Engl J Med* 2009;361:379–387.

Barnhart KT, Gosman G, Ashby R, et al. The medical management of EP: a meta-analysis comparing "single-dose" and "multidose" regimens. *Obstet Gynecol* 2003;101:778–784.

Barnhart KT, Van Mello NM, Bourne T, et al. Pregnancy of unknown location: a consensus statement of nomenclature, definitions, and outcome. *Fertil Steril* 2011;95(3):857–866.

Bouyer J, Coste J, Shojaei T, et al. Risk factors for EP: a comprehensive analysis based on a large case-control, population-based study in France. *Am J Epidemiol* 2003;157:185–194.

Gerton GL, Fan XJ, Barnhart K, et al. Presumed diagnosis of EP. *Obstet Gynecol* 2002;100:505–510.

Lipscomb GH, McCord ML, Stovall TG, et al. Predictors of success of methotrexate treatment in women with tubal ectopic pregnancies. *N Engl J Med* 1999;341:1974–1978.

Lipscomb GH, Stovall TG, Ling FW. Nonsurgical treatment of EP. *N Engl J Med* 2000;343:1325–1329.

Marion LL, Meeks GR. Ectopic pregnancy: history, incidence, epidemiology and risk factors. *Clin Obstet Gynecol* 2012;55(2):376–386.

Van Mello NM, Femke M, Ankum WM, et al. Ectopic pregnancy: how the diagnostic and therapeutic management has changed. *Fertil Steril* 2012;98(5):1066–1073.

第 29 章

慢性盆腔痛

Khara M. Simpson and Wen Shen

慢性盆腔痛(chronic pelvic pain,CPP)是临床工作中一种常见的、对医师具有挑战性的疾病,估计美国每年的直接医疗费用为 10 亿~20 亿美元。CPP 影响生活质量,造成旷工、降低生育能力、影响正常的生理、社会、情感、性功能。鉴别诊断复杂,病因常为多因素、多方面的。CPP 占妇科就诊人数的 10%~20%。近 90%CPP 患者会行一项以上徒劳、不必要的妇科治疗。至少占 40% 妇科腹腔镜检查诊断,仅 30%~60% 手术可找到病因。10%~20% 的子宫切除手术的主要指征为 CPP,但是缓解率不尽相同。

盆腔痛的类型

目前没有盆腔痛统一的诊断标准,CPP 的定义包括疼痛与月经周期相关或无关;持续 6 个月以上;位于下腹部、盆腔、腰背部和臀部;疼痛严重到导致功能紊乱或需要药物、手术治疗。由于定义不同,CPP 的流行病学和自然病程上不明了。**急性盆腔痛**的标准与其相同,但病程 <30 天。

- CPP 常见于年青女性。在生育年龄妇女占 4%~15%,像哮喘、偏头痛、腰痛一样常见。
  - **痛经**(疼痛和月经周期相关),占 90%。高危因素包括年龄 <30 岁、BMI<20、吸烟、初潮早、月经过多、盆腔炎性疾病史、输卵管结扎、身体 / 性虐待。
  - **性交痛**(性生活时疼痛):占 1%~40%。高危因素女性割礼、PID 史、焦虑、抑郁、性虐待、绝经后。
  - **非周期性盆腔痛**(疼痛和月经周期无关):占 4%~40%。高危因素包括焦虑、抑郁、剖宫产史、盆腔粘连、子宫内膜异位症、月经过多、流产史、身体 / 性虐待。

痛觉的生理和分类

急性疼痛是进化保护性机制,可反射性离开有害刺激。先天痛觉受损的个体寿命短。

- **疼痛受体**对强烈的机械刺激或局部炎性/疼痛介质（如：组胺、缓激肽、P 物质）反应。刺激经 A-delta（有髓鞘、快纤维）和 C 纤维（无髓鞘、慢纤维）背根节神经元转导成电脉冲至脊髓背角突触。第二级疼痛神经元经前接合经脊髓丘脑侧束至丘脑再次形成突触。第三级疼痛神经元从丘脑至大脑皮层（情感成分）、扣带皮层（疼痛/运动功能）和感觉（痛觉）。

- **疼痛传入路径**由大脑和脊髓下行路径调节，可放大或减轻痛感。急性痛觉、慢性疼痛通路活化、疼痛通路高级别的情感调控之间的相互作用是 CPP 的复杂的病理生理基础。正常下行抑制背根突触活动，如慢性疼痛综合征如肠应激综合征减少。情感因素如抑郁和焦虑也可降低痛阈。

- **躯体痛**（如：术后痛、创伤、炎症）由热、冷、机械、化学刺激造成。深部躯体痛位于肌肉、韧带、骨骼内。深部内脏痛定位不明确，与脊髓的躯体感觉通路部分重叠，产生"牵扯痛"。T10~L1 的内脏痛传入纤维分布于子宫、附件、宫颈、末端回肠、乙状结肠、直肠。盆腔痛可由任何邻近脏器产生。

- **神经痛**（如治疗后神经痛、糖尿病性神经痛、神经嵌压、紫杉醇化疗后神经痛）由于周围神经或中央神经受损造成疼痛感知障碍。通常局部和系统的病变感觉为慢性烧灼感或麻刺感。

- **目前疼痛治疗**不同于笛卡尔的感觉特异性概念（如单一刺激经专一疼痛通路传导）。目前的观点认为调整情绪、认知、文化、注意力、暗示等因素对初始传导和最终感知有影响。

- **精神性疼痛**（如：躯体化）在完整生物心理模型中的另一个可能的病因，代表未解决的情绪或心理冲突的躯体表现。

- 在治疗 CPP 时不仅仅是理论上的概念，在判断患者是疼痛症状还是对疼痛感知的障碍，或二者皆有。急性疼痛病程，如 PID，可治愈但是可导致盆腔结构永久性的重建（如：粘连）可导致慢性疼痛。持久的炎症刺激（如：炎性肠病）可导致疼痛增敏和感觉过敏。疼痛相关的强烈情绪因素（如：儿童期性虐待）可改变神经感知的发育，导致过度感知和痛觉加重。

- 妇科医生通常认为 CPP 来源于妇科因素或非妇科因素，应该有更开阔的视角。解剖定位（如：腹壁、肠管、膀胱、腹膜）、受影响的脏器系统（如：胃肠道、生殖泌尿道、肌肉骨骼、精神）和疼痛类型（躯体、内脏、神经病理、心理）都是可能的诊断模式。

CPP 评估

CPP 的评估从获取完整的病史开始，以建立持久医患关系为目标。

病史和体格检查

* 应回顾**既往记录**（包括既往史、检查结果、手术记录、病理报告），避免多余的检查和治疗，判断此前治疗的疗效。
* **疼痛问卷**有助于记录客观和主观数据，增加原始数据采集的有效性。可从国际盆腔痛协会（the International Pelvic Pain Society, IPPS）网站 www.pelvicpain.org 获得相关资料。疼痛问卷有助于患者在就诊前有一致和关联的叙述，快速回顾症状，使交谈集中于疼痛方面。人体痛觉图对于鉴别和检查非常有效。
* 需要给予足够的时间进行**完整的病史和精神病史**采集，避免催促患者。详细地对泌尿生殖道、胃肠道、肌肉骨骼和神经心理问题回顾也非常重要。
  * 详细了解疼痛的强度、部位、特点、持续时间；与性生活、月经、排便、近/远期手术、放疗或腹盆腔感染等的关系；疼痛加重、缓解的因素均应了解。
  * 应探究是否有可能躯体/性虐待、家庭暴力和其他心理应激（如：爱人去世、离婚）。20%~60% 的 CPP 患者有性虐待或童年受虐经历。全面地精神健康史和抑郁筛查很有效。情绪和人格缺陷常可加重CPP。尚不清楚这些是疼痛的原因还是结果。但抑郁评分增加和疼痛评分增加正相关，同时治疗多数有效。
  * 可用疼痛标尺（如：视觉模拟标尺）记录常见、严重的疼痛。相关症状包括消瘦、便血、围绝经期/绝经后出血应尽快详细检查除外恶性疾病。
* 进行全身和神经系统全面检查。详细介绍检查计划和方法，减轻患者焦虑，促使患者合作、舒适。IPPS 体检量表或类似工具对于完整评估的记录有帮助。检查有助于缩小鉴别诊断的范围，除外系统性疾病和肿瘤，建议其他的检查。
  * **一般情况**包括衣着、营养、仪态、外观年龄、步态和疼痛特点。评价仪态（坐姿和站姿）和步态（臀部高度和腿长的差异）。
  * 让患者**指出疼痛**的精确位置。如果可用一根手指而不是整个手掌大范围的滑动，很可能有独立的病灶。

- 腹部检查时注意**瘢痕**和**疝**,轻柔的触诊皮肤、筋膜、肌肉有无触痛。尤其注意任何可重复的疼痛。如需鉴别风湿性纤维肌肉痛,可行**触发点绘图**。

- 注意 Carnett 征(如:患者仰卧时抬头、抬肩腹部触痛加重)提示腹壁病变而非腹腔内病变。**Betty 动作**(如:大腿外展)提示梨状肌综合征。**闭孔征**(如:仰卧位屈、内旋臀部时疼痛)和**腰肌征**(如:屈臀时疼痛)提示肌肉炎症或功能异常。**直腿抬高试验**用于判断神经根病变和椎间盘病变。**FAbER 试验**(如:屈/外展/内旋臀部时疼痛)用于判断臀部、骶髂关节病变。

- 详细的**神经查体**包括感觉、肌力、反射。患者坐、站、行走、弯腰时检查脊柱有无侧弯。

- 除进行全面的**妇科检查**外,医师应该在体检过程中仔细观察如何可诱发疼痛。可用棉签进行外生殖器的系统触诊,因为即使外阴皮肤外观正常的情况下,也可能存在感觉过敏。阴道镜检查外阴和前庭可能有帮助。可行外阴轻柔的触诊和刺诊检查。

  ◦ 一根手指放入阴道开始进行内诊。注意前庭、阴道壁、直肠、尿道、膀胱三角、耻骨弓、盆底肌肉、宫颈和阴道穹窿,子宫及附件。

  ◦ 用单叶窥器视诊阴道穹隆。注意阴道穹窿、宫颈、宫颈口、宫颈旁和阴道黏膜。

  ◦ 然后进行双合诊了解子宫、附件和其他盆腔脏器,最后行三合诊。可行大便潜血试验。双合诊可能是检查中最有创的部分,应最后进行。部分患者在双合诊后不能耐受其他检查。

影像学和实验室检查

- **影像学和诊断检查**用于鉴别诊断。

  - 除非可疑子宫和附件病变,盆腔超声价值不大。经阴道超声了解盆腔结构优于腹部超声。

  - MRI 对于可疑腺肌症等部分病例可能有帮助。

  - 少数情况可行胸部、脊柱、腹部、关节 X 线平片或 CT。

  - 对于持续腹泻和便血者,可行结肠镜检查可了解有无结肠癌、炎性肠病、憩室、深部浸润型内膜异位症。

  - 膀胱镜检查用于评估间质性膀胱炎和膀胱痛综合征。

- **实验室检查** 根据病史和查体情况进行相关实验室检查,包括尿妊娠试验、阴道 pH、湿片检查、淋菌和衣原体 PCR、全血细胞计数、ESR、TSH、

RPR、乙肝表面抗原、HIV、尿液分析/镜检和尿培养。CPP 没有实验室检查标准。除非疑诊癌症,CA-125 检查帮助不大。内分泌检查包括 FSH、雌二醇、GnRH 刺激试验用于疑诊残余卵巢综合征。

腹腔镜检查和咨询

• 尽管**盆腔镜检查**用于 40%CPP 患者,只有无创检查完成时,用于诊断。腹腔镜检查不能替代详细的病史采集和体格检查。多少 CPP 患者腹腔镜检查不能发现病因。疑诊子宫内膜异位症史或其他结构异常时可行腹腔镜检查。

• 根据患者出现的症状,可以按需请其他科医师会诊,如:神经科、消化科、麻醉科、泌尿科、心理学家、理疗科专家制定多方面前瞻性完善的治疗计划。患者经历了漫长、单调、零碎的评估,常有数次多余的诊断和失败的治疗。在开始时进行完善、多方面的评估可能会更有效达到成功的结局,使意志消沉、焦虑的患者恢复信心。此外通过咨询可进行必要的检查,如神经检查、肌电图、膀胱镜检查间质性膀胱炎。

盆腔痛的鉴别诊断

盆腔痛的鉴别诊断非常复杂、很多病例有多个诊断。

• 慢性盆腔痛的病因见表 29-1。既往未诊断的疾病都应考虑,如肿瘤、镰状细胞病、甲状旁腺功能亢进、尿石症、铅/汞中毒、乳糖不耐受、长期便秘、慢性阑尾炎和慢性疲劳综合征。

• 应用奥卡姆剃刀原理(Occam's razor:如无必要,勿增实体)获得临床满意和一致的 CPP 诊断是不可能的,常需要多方面的治疗。以下的疾病,除原发病变外,常伴随 CPP,需要特别注意。

  • 痛经:据报道痛经在 CPP 患者中占约 80%。其特点为疼痛为盆腔绞痛或耻骨上痛向腰部和臀部放射,常伴情绪或行为改变,可伴恶心/呕吐、腹泻、烦躁和疲劳。病理生理变化为月经周期末孕酮撤退炎性前列腺素释放。痛觉过敏的患者痛经明显更严重,持续时间更长。对于 CPP 患者治疗"正常月经痛"是非常重要的方面。

  • **子宫内膜异位症**:估计以子宫内膜异位症为病因的盆腔痛约占 70%。仅 30% 活检证实为子宫内膜异位症病灶,见第 37 章。近 80% 患者腹腔镜祛除子宫内膜异位病灶后可短期的疼痛缓解,但不到半数的患者 1 年后仍诉疼痛加重。

表 29-1　慢性盆腔痛的鉴别诊断

类型	病因	机制	检查/诊断	治疗
周期性/反复性妇科因素	子宫内膜异位症	异位内膜成分浸润和炎症。病变严重时粘连重,疼痛由周期性发展为非周期性	H&P±影像学检查,腹腔镜活检	抑制排卵(如OCP、孕激素、GnRHα),手术切除异位子宫内膜灶
	输卵管内膜异位症	异位的输卵管上皮	活检,盆腔冲洗,MRI	切除,GnRHα
	肌腺症	子宫间质和腺体侵入肌层,>2mm→月经过多和痛经,机制不明		NSAID,OCP,GnRHα,含孕激素IUD,子宫切除术
	原发/继发痛经	原发=经期子宫疼痛;继发=由于子宫结构病变所致痛经	H&P,除外其他原因	NSAID,OCP,GnRHα,LUNA手术,经皮神经电刺激,治疗其他病因
	残余卵巢综合征	卵巢切除时卵巢组织切除不全,残余组织受FSH刺激;子宫切除保留卵巢的手术与之类似	手术史,血FSH、雌激素水平处于绝经前水平	粘连松解,切除所有卵巢组织可治愈>90%病例
	宫颈狭窄	宫颈内口阻塞→宫腔积血,月经推后	盆腔检查,超声	在诊室或手术室麻醉下扩张宫颈内口
非周期性妇科原因	盆腹腔粘连	感染、损伤、子宫内膜异位症所致的瘢痕组织,常可见左侧乙状结肠的粘连	H&P,腹腔镜检查	腹腔镜检查/开腹探查和粘连分解

续表

类型	病因	机制	检查/诊断	治疗
非周期性妇科原因	子宫后倾	性交痛和痛经的罕见原因，极罕见早孕期妊娠子宫箝闭	盆腔检查、超声、子宫托试验缓解症状	Hodge子宫托、腹腔镜下子宫悬吊术
	慢性子宫内膜炎/慢性PID	盆腔结核、输卵管卵巢脓肿、慢性衣原体性子宫内膜炎→炎症；在STD人群中更常见	宫颈衣原体PCR、子宫内膜活检、超声、腹腔镜检查	抗生素治疗、红霉素或多西环素治疗2~4周
	慢性外阴阴道炎	复发性或长期假丝酵母菌、滴虫或真菌感染	H&P、分泌物湿片检查、培养	抗生素、硼酸栓剂
	阴道穹隆痛	子宫全切术后慢性穹隆蜂窝织炎、血肿、神经瘤或神经压迫	H&P、盆腔检查、麻醉阻滞	穹隆切除/复位、穹隆麻醉注射、化学性神经阻断
	接触性外阴炎	洗液、肥皂、衣物等接触性外阴痛觉过敏	H&P	去除诱因±局部激素
	外阴痛	由于神经病变和盆底痛造成外阴痛；严重的性交困难	检查、±活检	阴道理疗、生物反馈治疗、TCA
	外阴前庭炎	外阴痛的一种，前庭非特异性炎；严重的非特异性的性交困难	H&P±外阴皮肤活检	如保守治疗失败可行前庭切除术/会阴成形术

续表

类型	病因	机制	检查 / 诊断	治疗
非周期性妇科原因	会阴神经痛	会阴神经损伤或受压	H&P、神经阻滞	避免长时间坐位、镇痛药、神经阻滞，严重患者行手术解除压迫
	盆腔充血综合征	盆腔静脉功能不全造成组织水肿。腹压增加、久站时疼痛加重。高危因素：胶原血管病（如：Ehlers-Danlos 综合征）	性交后痛 + 卵巢触痛；盆腔静脉造影（经子宫造影剂注射，实时成像）	醋酸甲羟孕酮、血管栓塞、子宫切除
	盆腔脏器脱垂	阴道或子宫托持组织损伤或先天松弛，产生不适或疼痛	体检、POP-Q 评分	见第 30 章
胃肠原因	肠易激综合征	肠道功能障碍	H&P、除外其他因素	增加膳食纤维、洛哌丁胺、大便软化剂、双环胺
	炎性肠病（溃疡性结肠炎和克罗恩病）	肠道慢性炎症	下腹绞痛、便血、大便检查、结肠镜检查、活检	抗炎、留体激素。转诊消化科
	憩室病	由于肌层薄弱，结肠黏膜/黏膜下层外凸，40 岁以上患者发病率 >10%，可继发感染、炎症	AXR、钡灌肠、结肠镜检查	抗生素治疗感染、增加膳食纤维、补水

续表

类型	病因	机制	检查/诊断	治疗
胃肠原因	间歇性肠梗阻	常由粘连造成的部分性肠梗阻	AXR（上消化道和小肠）、CT、肿物活检	保守治疗胃肠减压或手术粘连分解
泌尿系原因	间质性膀胱炎/膀胱疼痛综合征(IC/BPS)	慢性非感染性膀胱炎和疼痛过敏	H&P、钾离子敏感试验、膀胱镜检查、水扩张检查	水扩张、膀胱内注射DMSO、戊聚糖聚硫酸钠、小剂量TCA、抗组胺药
	慢性/反复泌尿道感染	由于解剖结构异常所致细菌或真菌感染，造成排尿刺激征。随年龄增加和绝经发病率增加	尿液分析、尿培养、试验性治疗	抗生素 ± 预防性抑制药
	尿道综合征	慢性尿道炎，感染或梗阻，与IC/BPS类似	尿频、尿急、尿痛、痛性尿淋漓（排尿痛且痛）；体检、膀胱镜检查、尿培养、衣原体PCR	PMP患者激素替代治疗、生物反馈、DMSO、NSAIDs、肌肉松弛药、α受体阻断剂
	尿道憩室	尿道粘膜拉继发感染、慢性疼痛的罕见病因	尿痛、排尿困难、排尿后淋漓。阴道前壁肿物、尿液分析、尿培养、±细胞学检查、尿道膀胱造影、双漏压检查、尿道造影、超声、MRI、尿道镜检查	抗生素抗感染、手术切除

续表

类型	病因	机制	检查/诊断	治疗
泌尿系原因	括约肌性排尿困难	尿道括约肌松弛与逼尿肌活动不相协调，造成膀胱内压增加和尿潴留。常由 CNS 损伤或多发性硬化造成	尿动力学检查、EMG	尿道固定、经尿道括约肌切除术、肉毒素注射、导尿
肌肉骨骼原因	肛提肌综合征	盆底肌肉痉挛，直肠、阴道痛或性交困难	阴道或直肠检查时要注意刺激疼痛触发点	热疗、肌肉松弛剂、按摩、理疗、松弛治疗
	骨关节炎	软骨退行性变导致盆腔牵扯痛，尤其是髋、膝、骶髂、脊柱关节病变	肌肉骨骼检查、关节 X 线检查	减重、改变生活模式、NSAID、理疗、关节置换手术
	胸腰综合征	胸腰椎结合部活动过度、腰椎融合→前腹部和髋部两侧痛	肌肉骨骼检查、脊柱/髋部 X 线检查	理疗、NSAID、转诊形科
	肌筋膜疼痛综合征	盆底、腹部肌肉痉挛、疼痛	H&P、盆腔检查、EMG	理疗、触发点注射、放松肌肉
	纤维组织肌痛	广泛性肌筋膜痛综合征由于异常的疼痛产生/信号传递所致	身体 18 个可能的部位中至少 11 个疼痛触发点	运动、理疗、热敷、按摩、NSAID、生物反馈、小剂量 SSRI、肌肉松弛药、触发点注射

续表

类型	病因	机制	检查/诊断	治疗
肌肉骨骼原因	尾骨痛	尾骨外伤造成 S1~S4 神经引起盆底放射痛	动态脊柱 X 线检查、MRI,局部诊断性封闭	注射局麻药和骶体激素、NSAID、TCA、理疗,少数情况行尾骨切除
	疝	腹股沟疝、闭孔疝、半月线疝、脐疝等	体检、CT	手法复位、包扎,避免增加腹压,手术矫正
	腰椎压缩性骨折	骨质疏松、外伤、恶性肿瘤;腰椎骨折	脊柱 X 线检查、CT、MRI、DEXA	理疗、康复治疗、腰椎整形架、职业治疗、镇痛,手术修复神经
	梨状肌综合征	梨状肌痉挛或过劳压迫坐骨神经;臀部、股部、腿部疼痛。跑步和骑车时加重	除外腰椎间盘疝(如坐骨神经根受压),全面的神经检查、脊柱影像学	NSAID、肌肉松弛药理疗,局部骶体激素/麻醉药/肉毒素注射
神经原因	神经受压	手术损伤髂腹股沟神经、髂腹下神经形成神经瘤。闭孔内肌压迫闭孔神经。神经受压或牵扯造成神经病变	病史,解剖学结构改变,诊断性神经阻滞	经皮神经松解、肌筋膜松解,注射局麻药,药物治疗失败可行神经切除手术
	周围神经病变/神经炎/神经痛	多种局部或全身因素损伤周围神经;持续麻木、烧灼感、麻刺感	H&P,评估全身疾病和感染因素(如疱疹)	TCA、加巴喷丁、普瑞巴林、丙戊酸钠,经皮神经电刺激

续表

类型	病因	机制	检查/诊断	治疗
神经原因	**腹型偏头痛**	神经过度刺激;伴发腹痛±恶心/呕吐/潮热,常见于儿童,成人罕见	H&P、家族史、除外其他因素、考虑神经影像	睡眠、止吐剂、TCA、转诊神经科
心理原因 [a]	**外伤后功能障碍**	性或躯体受虐待,尤其是幼年时	病史、心理评估、除外器质性病变	心理治疗、抗抑郁、SSRI、抗抑郁药
	躯体化障碍	心理矛盾冲突和对疼痛刺激的高敏感性	四个不同的疼痛部位两个胃肠道症状,一个性症状一个神经症状(每个诊断标准)。除外器质性病变	心理治疗、认知行为治疗和抗抑郁治疗

本表简要列出了 CPP 的多种病因和诊断方法。治疗仅列出了可能的治疗方法

a 包括多种心理异常常如双相性障碍,人格障碍,抑郁,成瘾

H&P、病史和体格检查;OCP、口服避孕药;GnRH、促性腺激素释放激素;MRI、磁共振成像;NSAID、非甾体抗炎药;IUD、宫内节育器;LUNA、腹腔镜下子宫骶神经切断术;FSH、卵泡刺激素;PID、盆腔炎性病;STD、性传播疾病;PCR、多聚酶链式反应;TCA、三环类抗抑郁药;POP-Q、盆腔脏器脱垂定量评估;AXR、腹部 X 线检查;GI、胃肠道;CT、计算机断层扫描;DMSO、二甲基亚砜;PMP、绝经后;CNS、中枢神经系统;EMG、肌电图;SSRI、选择性 5 羟色胺再摄取抑制剂;DEXA、双能 X 线骨密度

- **肠易激综合征**（irritable bowel syndrome, IBS）：占 CPP 患者主要诊断和次要诊断的 40%~60%。IBS 的相关症状包括腹胀、胀气、疲乏、头痛，这些症状有时在月经前加重。当除外其他病因时，可作为主要诊断。
- **盆腔粘连性疾病**：25% 的 CPP 患者确诊有盆腔粘连，但是之间的联系值得商榷。盆腔镜检查孤立性粘连的位置与疼痛的位置相关，但和程度无关。目前尚未证明粘连分解能够显著缓解疼痛。
- **间质性膀胱炎 / 膀胱疼痛综合征**（interstitial cystitis/bladder pain syndrome, IC/BPS）：是膀胱的慢性炎症，慢性内脏疼痛综合征的一种表现，常伴其他原因所致的 CPP。只有行膀胱镜检查和麻醉下用水充盈膀胱后才能做出准确诊断。扩张后，膀胱镜下的典型表现是黏膜下血管小球和 Hunner 溃疡。治疗包括口服戊聚糖多硫酸酯（Elmiron）、抗组胺药和小剂量三环类抗抑郁药（如阿密曲替林）。膀胱注入利多卡因、肝素、甾体激素、碳酸氢钠混合物可显著缓解间歇或持续发作的疼痛。
- **盆腔充血综合征**（症状性盆腔静脉曲张）可通过经宫颈盆腔静脉造影客观诊断。随机试验显示静脉造影评分和疼痛之间的关系，治疗后可改善。治疗方法包括激素治疗（孕激素、复方口服避孕药）、盆腔静脉栓塞和子宫切除术。
- **肌筋膜疼痛**在 CPP 中占 10%~20%。理疗是主要的主要治疗。选择性 5-羟色胺再摄取抑制剂（selective serotonin reuptake inhibitors, SSRI）和肌肉迟缓药均有效。
- **性交困难**是 CPP 的主要症状。此外，在评估和治疗方案时应重点了解 CPP 的生理作用和性功能的关系。
- **腰痛**常加重 CPP，可单独治疗。

CPP 的治疗

CPP 的治疗取决于病因和并发症（表 29-1）。一致的康复治疗、个体化多学科治疗、对患者的教育和咨询、定时复诊才可能达到最佳效果。医生应该没有偏见的给予帮助，提供切实可行、目标明确的治疗。对于诊断感到绝望、可能夸大非解剖因素或非生理性感觉地患者应该给予重视。治疗应针对患者，侧重于可能的病因、相关的疼痛综合征、心理需求和理疗。应明确列出问题及每种疼痛的解决方法。目前尚没有明确的证据支持药物治疗抑或是手术治疗。术后 1 年约半数患者疼痛减轻,而其余患者疼痛持续或加重。药物治疗的效果与之类似。

药物治疗

- **药物治疗**用于治疗或缓解潜在的病变、缓解疼痛症状。药物要按时服用而不是发作时才服。药物治疗可最大限度地在一段时间内缓解疼痛。这种服药的方法称为**非连续性**(noncontingent)方案,即不是有疼痛主诉时才服药。
  - 非甾体抗炎药(NSAID)(如:布洛芬、阿司匹林、萘普生)是常用药物,尤其是存在炎症时。需除外 NSAID 的禁忌证(肝病禁用乙酰氨基苯酚、肾衰或消化性溃疡时禁用 NSAID)。用药应足量。可能较一般用量大。
  - **阿片类药物:**常用的阿片类药物有曲马多、氢可酮、羟考酮和可待因。CPP 很少用静脉用药。长效和短效阿片类药物联合用药效果好。慢性疼痛专家对于开始治疗、调整剂量有帮助。
  - **激素治疗**常用于子宫内膜异位症和痛经。
    - 口服避孕药和 GnRHα(如:戈舍瑞林、亮丙瑞林)抑制排卵,缓解子宫内膜异位等月经相关疼痛。
    - 甲羟孕酮 50mg/d 口服可有效控制子宫内膜异位症。也可长效醋酸甲羟孕酮 150mg IM 每 3 个月一次。
  - **硫胺素(维生素 B$_1$)**100mg/d 口服,**维生素 E**、**口服镁**可作为痛经的营养治疗,但疗效证据有限。
  - **SSRI 抗抑郁药**(如:氟西汀、舍曲林)镇痛效果欠佳,但可治疗抑郁,后者可增加对疼痛的感知。SSNRI(如:度洛西汀、文拉法辛、米那普仑)可有效地抗抑郁、焦虑和神经痛。
  - **三环类抗抑郁药**(如盐酸阿米替林、盐酸氨非他酮)治疗神经病变性疼痛效果好。作用机制是可改变慢性疼痛患者的痛阈(表 29-1)。**抗惊厥药**(如:加巴喷丁、普瑞巴林、卡马西平)对神经病变性疼痛有效。
  - **肌肉松弛药(如:**环苯扎林、氯苯氨丁酸)有时对肌肉痉挛有效,但一般作为辅助用药或非甾体激素的二线用药,至完成一疗程理疗。

手术治疗

- 手术治疗用于药物治疗效果不佳的患者。

- 手术治疗可治愈部分严重的子宫内膜异位症和可疑内脏粘连（如：粘连分解）患者。患者应该理解手术可能的并发症、除手术外还需要药物等其他辅助治疗。

- **腹腔镜宫骶神经切除**（laparoscopic uterosacral nerve ablation，LUNA）：曾用于减轻子宫内膜异位症所致的痛经，用于希望保留生育功能的患者。但几项对照研究表明这一术式无效。

- **骶前神经切除术**：指切断上腹下神经丛。多数对子宫内膜异位症所致严重痛经病例的研究显示，骶前神经切除术可以适当缓解患者疼痛，对于盆腔中线部位的疼痛更有效。手术并发症包括输尿管损伤、大出血，需经验丰富的医生手术。

- **阴部神经松解术**用于阴部神经卡压的患者，经臀部或经会阴松解阴部管（Alcock 管）的阴部神经。目前该术式的评价数据有限。

- **子宫切除术**用于子宫性疼痛的患者（如：子宫肌腺症、部分子宫内膜异位症），已经完成生育、药物治疗失败的患者。约 60%~80% 的患者疼痛可缓解。

其他治疗方法

- 神经、疼痛镇痛治疗对于位置局限或特异性外周神经损伤所致的 CPP 有效。可对**皮肤神经或疼痛触发点**注射局麻药（如：利多卡因）对某些患者长效的**外周神经阻滞**有效。注射**肉毒素**用于非反应性肌肉痉挛。可转诊到疼痛专业门诊。

- **理疗**：一些理疗师技术熟练，熟悉盆底骨骼肌肉功能，对于评估和治疗盆底结构引起的问题非常有帮助。拉伸、强化、热敷、冷敷、盆底训练、经皮神经电刺激和生物反馈治疗均有帮助。

- **心理治疗**对慢性疼痛患者有益。心理异常可诊断、治疗，认知行为治疗、心理治疗、咨询对所有 CPP 患者均有效。有性或身体虐待史的患者，无论虐待行为对患者盆腔痛的影响大小，都应该提供心理咨询。某些病例。还可以进行家庭和人际关系等方面的咨询。

- **其他治疗**如按摩、放松治疗、针灸对于很多患者都有帮助，可提高药物治疗和手术治疗的疗效。应和患者沟通、讨论治疗计划。

（张岩　译　高雪莲　审）

推荐阅读

American College of Obstetricians and Gynecologists. ACOG practice bulletin no. 51: chronic pelvic pain. *Obstet Gynecol* 2004;103:589–605.

Bettendorf B, Shay S, Tu F. Dysmenorrhea: contemporary perspectives. *Obstet Gynecol Surv* 2008;63(9):597–603.

Bhutta HY, Walsh SR, Tang TY, et al. Ovarian vein syndrome: a review. *Int J Surg* 2009;7: 516–520.

Hillis SD, Marchbanks PA, Peterson HB. The effectiveness of hysterectomy for chronic pelvic pain. *Obstet Gynecol* 1995;86(6):941–945.

Howard FM. Chronic pelvic pain. Clinical gynecologic series: an expert's view. *Obstet Gynecol* 2003;101:594–611.

Lamvu G, Williams R, Zolnoun D, et al. Long-term outcomes after surgical and nonsurgical management of chronic pelvic pain: one year after evaluation in a pelvic pain specialty clinic. *Am J Obstet Gynecol* 2006;195:591–600.

Latthe P, Mignini L, Gray R, et al. Factors predisposing women to chronic pelvic pain: systematic review. *Br Med J* 2006;332(7544):749–755.

第 30 章

泌尿妇科和盆腔重建手术

Jennifer L. Hallock and Chi Chiung Grace Chen

泌尿妇科主要是妇产科的亚专科,主要针对女性盆底功能失调疾病,包括尿失禁(UI)、大便失禁(AI)和盆腔脏器脱垂(POP)。有症状的盆底障碍很常见,在美国女性中发生率是 25%~50%,这个比例随年龄升高而增加。

• 我们对盆底功能障碍的自然病程所知甚少。例如:并不是所有患有脱垂疾病的女性都有症状,并且症状与查体的发现并不一定完全一致。

• 在美国,每年有超过 300 000 例患者因为盆底功能障碍(例如盆腔脏器脱垂等)的患者接受手术治疗,花费超过 10 亿美元。接近 11% 的女性会在 80 岁前接受盆腔脏器脱垂或压力性尿失禁的手术。29% 的患者需要再次手术。

正常解剖及功能

• **膀胱的解剖**:膀胱既是一个弹性的肌性蓄水池,又是一个排尿泵。尿道是导出管,但排尿功能的完成需要尿道和膀胱的共同协作。影响控制排尿的尿道肌肉包括外侧的一层环形排列的横纹肌(尿道外括约肌,external urethral sphincter,EUS)。尿道括约肌横纹肌内侧是一层环形平滑肌,为环绕内侧的纵行肌肉(尿道内括约肌,internal urethral sphincter,IUS)。这些肌肉深部的血管丛能够通过黏膜表面闭合形成水密封口而帮助控制排尿。尿道远侧肌纤维通过尿道穿过耻骨支附近的尿道生殖膈。尿道功能也受到膀胱颈下部相对静止支持层的影响,可以提供支持以抵抗腹内压增加对尿道的压力。

• **下尿路的神经生理**(表 30-1)。

• **排尿环路**:膀胱有两个基本功能:储存尿液(交感)和适时排出尿液(副交感)。当逼尿肌松弛以及尿道内括约肌收缩时则膀胱可充盈。随着膀胱的充盈,神经传入功能通过压力感受器启动储存反射,以维持尿道内括约肌的交感神经张力。当膀胱充满时,通过盆腔传入神经活动,刺激排尿反射。

表 30-1　膀胱和尿道的神经解剖学

肌肉	神经支配	神经递质受体
尿道外括约肌(EUS)	会阴神经的阴部分支	烟碱乙酰胆碱
尿道内括约肌(IUS)	腹下神经的交感纤维	毒蕈碱乙酰胆碱,α、β-肾上腺素能及其他
逼尿肌松弛	交感神经	β-肾上腺素能
逼尿肌收缩	骶丛的副交感神经	毒蕈碱乙酰胆碱

- **盆底解剖**:见第 25 章。
- **肛门括约肌的解剖**:肛门内括约肌(IAS)是受副交感神经系统调控的平滑肌,处于兴奋收缩状态。肛门外括约肌是受交感神经系统调控的横纹肌,受意识支配紧张收缩只能持续几分钟。耻骨直肠肌肉和肛门外括约肌共同发挥作用。
- **肛门的控制**:肛门的控制是由大脑皮层以及支配结肠、直肠、肛门和盆底的感觉、运动神经功能和谐作用的结果。粪便从乙状结肠排入直肠,直肠的扩张促使排便,此时肛门内括约肌松弛,肛门外括约肌紧张(这被称为直肠肛门抑制反射)。时间恰当,肛门直肠角度拉直,肛门外括约肌(EAS)抑制,直肠内容物排出。当直肠内容物超过 300ml 则会出现紧迫的感觉。

盆底障碍的病因

- 大多数女性的盆底功能障碍是多因素的
  - **种族**:流行病学研究未能显示人种或民族间盆底障碍的发病差异。一些研究显示在不同知识水平和认知的情况下,盆底障碍的认识以及获取照料的情况存在差异。
  - **年龄**:POP、UI、AI 的发生率随年龄的增加而升高。不论在男性还是女性,尽管膀胱的容量、自主延迟排便的能力、膀胱的顺应性、尿流率都随着年龄的增加而下降,但膀胱过度活动和失禁却并不是年龄增加的正常结果。
  - **低雌激素水平**:雌激素的缺乏会使得黏膜薄从而使得泌尿生殖系统萎缩、功能尿道变短。文献报道目前并不能明确雌激素缺乏和下尿路症状(LUTS)的相关性。

- **产次和分娩**：较之没有生育过的女性，经产女性盆底障碍（例如：UI、POP、AI）的发病率都更高。阴道分娩对盆底组织产生损伤是这些疾病产生的关键因素，与手术分娩相比，阴道分娩的这些问题更为显著。另外，阴道分娩时肛门内、外括约肌的撕裂可疑导致肛门括约肌力量受损以及 AI。
- **基础疾病**：例如：糖尿病、肥胖、痴呆、中风、抑郁、帕金森、或者多发性硬化都是盆底障碍的高危因素。
- **既往盆腔手术**：可能增加盆底障碍的发病风险。
- **药物因素**：例如：利尿剂、咖啡因、抗胆碱能药、α 抗肾上腺受体拮抗剂都可能影响泌尿系功能。
- **慢性腹压升高**［慢性阻塞性肺病（COPD）、慢性咳嗽、肥胖］是 LUTS 和 POP 的高危因素。

泌尿妇科的患者评估

病史和体格检查

- 每一位泌尿妇科患者的评估都包括完整的内科、手术、妇科和产科病史的评估。门诊需要评估患者的主诉，识别并定位患者支持缺陷、确定其严重程度并评估盆底症状的其他可能病因。盆底缺陷少有由于一处的解剖缺陷所致，往往是多因素的。门诊医生需要询问患者症状的持续时间、频率、严重程度、加重因素、对社交影响、对卫生清洁的影响、对生活质量的影响，以及如何避免这些恼人的症状。患者可能不太情愿描述盆底障碍的症状。
- 盆底障碍的症状包括 LUTS，POP，或者 AI，可以划归到以下四个方面
  - **胀**：患者可能主诉盆底压迫感、沉重、组织物脱出或者膨胀感。
  - **排尿功能障碍或者失禁**：患者可能主诉日间或夜间非自主漏尿，漏尿可能在 Valsalva 动作或尿急时发生，也可能没有特殊情景下就发生。患者可能有继发于脱垂的尿道梗阻的症状，尤其是前盆腔内容物脱垂时。她们排尿时需要非常用力，排尿不仅或者需要从阴道压迫或在成功排尿前做 Valsalva 动作。患者可能存在继发于排尿不尽的持续的或反复的泌尿系感染（UTI）。她们可能主诉不规则的排尿障碍，例如：尿急、尿频和急迫性尿失禁。她们可能主诉在脱垂复位后发生压力性尿失禁（例如：在手术或放置子宫托后）。
  - **排便障碍**：患者可能有排便异常的症状，特别是顶端或者后部脱垂

的患者。这些症状包括:排便不尽、需要挤压、排便疼痛和胃肠气体、液体或成形的粪便的肛门失禁。

- **性功能改变和体感改变**:患者可能主诉性交困难、回避性交、性欲降低和自我感觉不佳。

- 目前有许多经验证可靠的调查问卷可以帮助获得患者的症状病史,例如:盆底不适症状目录(pelvic floor distress inventory),盆底影响问卷(pelvic floor impact questionnaire)及 POP 和失禁性功能问卷(POP and incontinence sexual function questionnaire)。

  - **排尿日记**:患者应连续 24 小时记录液体的摄入量、频率和排尿的频率、急迫性,理想状态下应记录 3 天。这有助于医生更好地了解患者症状的特点,除此还助于患者用它作为一项治疗的工具规范她的行为。

- 在初次就诊时应进行系统的体格检查
  - 行**神经功能检查**筛查评价精神状态、下肢感觉和运动功能。
  - **盆腔检查**,包括盆腔底所有组成部分的系统性检查,其中包括神经支配、外阴组织、肌肉和结缔组织支持以及会阴瘢痕。应特别注意尿道解剖、渗出物、憩室和过度移位(见以下 Q-tip 试验)。
    - **窥器检查**:使用 Sims 窥器或 Graves 窥器的后叶有助于评价盆底支持度和瘢痕形成情况。
    - **双合诊**:可以检查膀胱、子宫、宫颈和附件的位置、大小和压痛。肛提肌的力量可以这样测试:将 1 个或 2 个手指放在阴道内,并要求患者用力挤压手指。应可触诊到后耻骨直肠肌坚韧的悬吊肌束。
  - 应评价**骶神经根**和**骶反射**(也称作球海绵体肌反射)。如果传入和传出通路完整,那么轻轻搔刮阴蒂或肛门周围的皮肤就会引起同侧肛门括约肌的收缩。对于老年患者,这一反射可能消失。对于肥胖患者,这个反射可能难以诱出。
  - **Q-tip 试验**:用于评价尿道支持力量。将一根棉签放入尿道直至膀胱颈水平,以角度计测量在屏气用力时轴向改变的角度以评价尿道是否存在过度移位。一般认为角度大于 30° 是异常的。**尿道过度移位**被认为是由于支撑膀胱颈及尿道的纤维肌肉组织完整性确实所致。
  - **直肠检查**:可进一步检测和评价盆腔疾病,了解是否有粪便嵌塞。这项检查应注意会阴部位是否有皮肤刺激或者粪便在皮肤表面的

　　　　刺激的表现,还要在指诊时注意肛门括约肌的静息和收缩时的压力。另外还要注意肛门是否有缺口或瘢痕。

- 评估 POP 需检查 4 个解剖部位:①阴道前壁;②子宫和阴道顶端;③阴道后壁;④有无肠疝。应该采用标准体系对这些部位都进行主观和客观地评估,国际尿控协会(ICS),美国泌尿妇科协会,妇外科医师协会和国际卫生研究院推荐**盆腔器官脱垂量化体系**(pelvic organ prolapse quantification,POPQ)(图 30-1)。有许多分级评估标准,但 POPQ 评分系统收接受和应用广泛、容易学习并且可重复度高。此外,盆腔肌肉功能应该通过 Brink 标准客观测量。

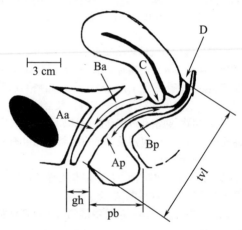

图 30-1　盆腔器官脱垂量化体系和解剖参照点。系统说明见表 30-2

- POPQ 将处女膜作为固定参照点,并标定了阴道壁不同区域的 6 个位置(Aa、Ba、C、D、Bp 和 Ap),定义三个距离(生殖道裂孔、会阴体、阴道全长)。
- 评估时,嘱患者做 Valsalva 动作,同时对每一段的脱垂情况进行测量,以厘米为单位,在处女膜环内标为负值,在处女膜环外标为正值。测量所得值根据表 30-2 的描述,转换为分级。
- 正常时会阴体位于坐骨结节水平。若低于此水平超过 2cm,且臀沟变平则提示会阴下降。

表 30-2　盆腔器官脱垂量化体系（POPQ）评估系统的定义与分级

点/距离	定义
Aa	阴道前壁中线距尿道口近端 3cm 处
Ba	阴道前壁，Aa 和前穹隆间的最远点
C	宫颈或阴道穹隆（子宫全切术后患者）的边缘
D	后穹隆。子宫全切术后患者不适用此点
Ap	阴道后壁中线，距处女膜环近端 3cm
Bp	阴道后壁，Ap 和后穹隆间的最远点
生殖道裂孔	尿道口到处女膜环后缘中线
会阴体	生殖道裂孔的后缘至肛门中点
阴道全长（TVL）	将 C 或 D 还原至正常位置时的最大阴道深度

POPQ 系统分级

0 级	支撑度很好；Aa、Ap 在 −3。C 或 D 距离阴道口在 TVL 的 2cm 以内
1 级	脱垂的最远点距离阴道口为 −1（或者更小）
2 级	最远点距处女膜环 1cm 内（在 −1~+1）
3 级	最远点距阴道口 >+1cm，但是 <（TVL−2）cm
4 级	全部脱垂。并且最远点距离阴道口在 TVL 和（TVL−2）之间

• 为了全面评价 POP，可能在检查时需要患者在截石位做 Valsalva 动作或在坐位或站立时用力。盆底肌肉力量可以根据上文所述评估。

　• 检查阴道前壁时应评估其对尿道和膀胱的支撑情况。用窥器（或窥器的一半）将阴道后壁向下压，嘱患者用力，则能观察到有无阴道前壁下降。

　• 单独检查阴道后壁可明确有无直肠膨出和肠膨出。用窥器压住阴道前壁，则能检查阴道后壁。患者用力时阴道后壁和直肠突向处女膜环即是**直肠膨出**。直肠阴道检查有助于检查直肠前壁的向前移位。如果阴道后壁的顶端膨出或看见肠蠕动波，应可疑**肠疝**。

直肠阴道检查时,嘱患者用力,则可在直肠和阴道间触及小肠。

- 如**压力试验**结果阳性对 SUI 的诊断很重要。压力试验是在腹压增加时,观察是否有尿液从尿道口漏出,试验时患者可为站立位或截石位,此试验诊断 SUI 的特异性很高。包括接下来提到的检查,都需要除外短暂的病理变化所导致的患者出现 UI 的表现,例如 UTI。膀胱容量低或者患者不配合时可造成假阴性结果。

诊断试验

- 有指征就应该安排诊断性试验。
- **尿常规**用以排除其他疾病,例如:镜下血尿。**尿培养**可用于评估 UTI。
- **排尿后残余尿量**(postvoid residual,PVR)测量能够帮助诊断尿液过多性尿失禁。多数人认为 PVR 如 >1/3 排出量或 >150ml 则为异常。
- **膀胱尿道镜:** 用于评价膀胱及尿道内面的解剖。
- **尿动力学检查:** 用于评价膀胱的生理功能。简单的膀胱压力测试可以利用直的导尿管和注射器向膀胱内注射已知体积的无菌水测试。达到最大容量时,让患者咳嗽和做 Valsalva 动作以观察是否存在 SUI 或引起逼尿肌收缩。通过留置一根导管在膀胱内,另一根导管在阴道或直肠内,多通道膀胱测量体系可用于评估具有复杂证据或者排尿障碍的患者。
  - **肛门直肠测压法:** 可定量测量括约肌挤压时压力和生物反馈疗法的进展。
  - **肛门内超声:** 肛门内超声的价值在于可以定位肛门内外括约肌缺陷,有助于计划手术矫正。
  - **磁共振:** 无辐射,可评价盆底和括约肌。对于怀疑肠疝但是触诊不清楚或者患者在体检的解剖情况下症状不持续存在的情况下,影像学检查非常有用。它是评估尿道憩室的金标准。
  - **排便造影:** 在排便造影中,经对比显影材料灌肠后,利用荧光透视镜检查患者排便时盆腔的影像。这项检查尤其适用于有排便不适主诉的患者。
  - **肛门镜、直肠镜、乙状结肠镜**或**结肠镜:** 用于腹泻或血便的患者,尤其是需要行活检除外癌症或炎性肠病者。

下尿路症状(lower urinary tract symptoms,LUTS)

下尿路的疾病可以分类为膀胱储存或排空异常。LUTS 包括膀胱过度

活动和 UI,这将在下文单独叙述。对于大多数 LUTS,一线管理方法是保守治疗。对于一些常见的 LUTS 定义如下:

- **尿频**——患者主诉排尿太频繁。在一些人群中,正常的临界值是在清醒时间内大于 7 次排尿。
- **尿急**——患者主诉突然、强烈的尿意,很难憋住。尿急可以合并急迫性尿失禁,也可不合并。
- **夜尿**——主诉夜间睡眠中需一次或多次起床排尿。
- **夜间遗尿**——主诉睡眠时无意识的排尿(尿床)。

膀胱过度活动症

- **膀胱过度活动症**是临床诊断,指伴有尿频或夜尿的让人困扰的尿急症状。OAB 通常是由逼尿肌不恰当收缩造成的,可伴或不伴随急迫性尿失禁。OAB 通常由于逼尿肌不恰当的收缩所致。自发性或者激发性非自主性逼尿肌收缩可经尿动力学试验检测出,OAB 也被称为**逼尿肌过度活跃**(detrusor overactivity,DO)。DO 可以是神经性的或特发性的。
  - 在成年美国女性中,估计 OAB 的总发生率是 15%~27%,并随年龄的增加而升高,并在成习惯的女性中发病率升高。
  - OAB 的一线治疗方式包括改变生活方式、行为疗法、盆底物理治疗和药物治疗。如果这些方式都无法达到满意的治疗效果,可以尝试二线疗法。二线治疗包括骶骨神经刺激、肉毒素 A、尿流改道术。

膀胱过度活动的生活方式改变及行为管理

- **生活方式改变**:包括减重、减少咖啡因摄入、戒烟和改变日常液体摄入习惯。
- **膀胱功能训练**:按计划定时排尿,逐渐拉长排尿间隔。
- **生物反馈**:是一种对患者的再教育方式,用它来建立一个闭合的反馈环,使得患者通过听觉、视觉或触觉信号能够感知到一种或多种患者自身正常无意识状态下的生理过程。
- **盆底肌肉训练**(pelvic floor muscle exercise,PFME):要求进行反复的自主性盆底肌肉训练(Kegel 练习),结合膀胱训练会更有效。
- **功能性电刺激**和负重阴道锥体训练法:可以在 PFME 的过程中进行,但目前并无证据证明其额外好处。

OAB 的药物治疗:

- 口服和经皮吸收的药物治疗可供选择,结合行为疗法效果更佳
  - **抗胆碱能类药物**:此类药物可抑制非自主性逼尿肌的收缩,由于其

安全性和有效性,成为治疗 OAB 的一线用药。口干是最常见的副作用。各种供选择的抗胆碱能药物在治疗效果、副作用上区别不大。在闭角型青光眼和胃排空功能不全的患者中不建议使用此类药物。

o 五种亚型的毒蕈受体中,膀胱上最常见的是 M2 型,其次为 M3 型。

o 奥昔布宁和酒石酸托特罗定的疗效无差别,前者选择性的作用 M3 和 M1 型受体,常见的副作用包括口干、便秘、视物模糊和胃炎;后者作用 M3 和 M2 受体,比短时作用的奥昔布宁耐受性更好。总的来说长效制剂的耐受性较好,但价格较高。

o 现在已有新开发的抗胆碱能药物,副作用更少。曲司氯胺(Sanctura)是亲水性的,理论上说不会透过血脑屏障,从而减少中枢神经系统的副作用。作用与 M3 受体的达菲那新(Enablex)和作用与 M3 和 M1 受体的索利那新(Vesicare)选择型更强,引起的口干频率小,而口干正是患者治疗依从性差的主要原因。

• **三环类抗抑郁药**:丙咪嗪可改善膀胱的过度紧张和顺应性,通过抑制包括 Onuf 核在内的多处抑制膀胱逼尿肌的非自主收缩。

o 米拉贝隆是一种 β3 激动剂,也用于治疗 OAB 综合征。它可松弛储尿状态的逼尿肌,拮抗交感神经系统对膀胱的刺激以增加膀胱容量。

OAB 手术治疗

• DO 的手术治疗仅适用于各种非手术疗法都失败的难治型患者。手术方法包括**骶神经根电刺激,膀胱扩大成形术**和通过**回肠代膀胱术**使尿流改道。目前已有逼尿肌内肉毒杆菌毒素注射治疗女性神经源性和特发性 DO 的一类证据;但是尿潴留、UTI 发生率也相应增加,并且随着时间延长常需要重复注射以维持效果。

尿失禁(urinary incontinence,UI)

国际尿控协会(international continent society,ICS)将**尿失禁**定义为非自主性的尿液排出。在美国,UI 在成年女性中的发生率接近 50%。

尿失禁的分类:

• **压力性尿失禁**(stress urinary incontinence,SUI)或称尿动力学压力性失禁:在走动中有尿失禁的女性中,SUI 是 UI 的最常见类型,占所有病例的

50%~70%。当腹腔压力增加,超过膀胱压力,就会发生 SUI,例如咳嗽、打喷嚏或大笑时。

- **急迫性尿失禁**:是非自主性漏尿同时伴有或者紧接着发生尿急。很多患者都主诉不能及时赶到厕所。非自主性逼尿肌收缩是其典型病因。
- **混合型尿失禁**:同时存在压力性尿失禁和急迫性尿失禁的症状。
- **功能性尿失禁**:与认知、心理或身体损伤相关,使得患者难于到厕所或干扰其在适宜场合排尿。一个有助于记忆的短语是 DIAPPERS,是谵妄(Delirium)、感染(Infection)、萎缩(Atrophy)、药物(Pharmacology)、心理(Psychology)、内分泌疾病(Endocrinopathy)、行动受限(Restricted mobility)以及粪便嵌顿(Stool impaction)几个词语的英文名称首字母缩写。
- **旁路尿失禁**:可能由于泌尿生殖瘘或先天性或后天获得性解剖结构异常引起。
    - 在美国,妇科手术是造成**泌尿生殖瘘**的最常见原因(子宫切除中此并发症的发生率是 0.1%)。其他病因包括放射、创伤和严重的盆腔疾病。在发展中国家,产科损伤是造成泌尿生殖瘘的最常见原因。患者经常主诉阴道无痛性持续漏尿,一般出现在近期盆腔手术之后(1~2 周)。如果存在膀胱阴道瘘,将甲基蓝染料注入膀胱后,阴道的部分区域将被染色。应行膀胱尿道镜确定瘘的位置和数量。应做静脉肾盂造影(intravenous pyelography,IVP)或 CT 扫描定位输尿管阴道瘘。手术后瘘一般在确诊后 3~6 个月修复,这时炎症已经消退,且组织血管形成良好。修补膀胱阴道漏的最佳入路是经阴道,但是在一些特定情况下,经腹入路更佳。修复膀胱阴道瘘时,最常用的是 Latzko 手术。输尿管阴道瘘的治疗取决于瘘的位置。如果靠近 UVJ,可行输尿管膀胱吻合术。可将膀胱上拉或行膀胱瓣成形术(Boari flap)以缓解吻合手术的张力。移植血管皮瓣可能拯救瘘纠正手术。
- **尿道下憩室**:尿道翻出所致,患者常主诉排尿困难,反复 UTI,性交困难、排尿点滴。

压力性尿失禁的治疗

- **药物**:目前可用于治疗 SUI 的药物数量有限,目的都是增强尿道生殖括约肌的张力。这些治疗的有效性目前并不明确。
- **盆腔肌肉锻炼**:长期前瞻性研究有限的数据表明这一低风险的干预措施有效,且依赖于患者的坚持。

- **子宫托控制**：在一项前瞻性研究中，比较了应用子宫托及行为疗法对治疗 SUI 的疗效，证实两者 12 个月的效果相似（约 50% 的满意度）。
- **手术治疗**：SUI 的病因可能是多因素的，并不一定都能通过手术矫正。报道的治愈率差异很大，通常取决于用于定义 SUI 治愈的参数。目前常用的治疗 SUI 的手术方式包括耻骨后阴道悬吊术、尿道下悬吊术、尿道膨胀材料注射。

压力性尿失禁的手术

- **耻骨后尿道固定术**：用于治疗 SUI 及近端尿道和膀胱颈过度移位的患者。

  - **Burch 耻骨后阴道悬吊术**：是一种治疗 SUI 的成熟术式。通过 Pfannenstiel 或 Cherney 切口入路或腹腔镜，永久性缝合膀胱颈两侧和近端尿道周围的肌肉纤维组织，并通过缝至髂耻线（例如：Cooper 韧带）以支撑尿道膀胱结合处。据报道 5 年成功率大于 80%。

  - **Marshall-Marchetti-Krantz 术式**：该术式与 Burch 相似，可以支持膀胱颈和尿道，但最后是永久性缝合到耻骨联合的骨膜上，而不是 Cooper 韧带。因为有造成耻骨骨膜炎的危险，所以该术式很少应用。

- **尿道下悬吊**：用于尿道过度活动的 SUI 患者，但数据显示对于尿道活动有限的患者也有一定疗效。吊带可疑放置在尿道中段或者膀胱颈部。以吊带支持尿道或膀胱颈，吊带可以使尿道在静息状态下保持静态稳定，在腹压增加时则对尿道有动态压迫。吊带可使用多种生物和合成材料制成。吊带可以经耻骨后或者经闭孔入路。系统分析提示此类手术比 Burch 手术治疗效果更佳，但花费也更高，手术创伤更大。

  - **无张力阴道吊带（tension-free vaginal tape，TVT）**：是一种聚丙烯网片，通过耻骨后间隙，放在尿道中段，放置时没有任何张力。TVT 的成功率与 Burch 阴道悬吊术相似。膀胱穿孔是最常见的并发症（5%），肠道和血管损伤是最严重的并发症（均 <1%）。需行膀胱镜除外 TVT 放置之后的膀胱穿孔，穿孔最常见的位置在膀胱 10 点至 2 点间。其他的风险包括移植物暴露和尿潴留。

  - **无张力闭孔吊带（tension-free obturator tape，TOT）**：是一种聚丙烯网片，该吊带穿过尿道中部的阴道切口通过闭孔，而不是通过耻骨后间隙。TOT 可避免 Retzius 区域严重的血管损伤和肠损伤的可能。膀胱穿孔也更少见（发生率小于 0.1%），但也建议行膀胱镜检查。术后风险包括腿疼和脓肿。在一些特定的患者中，这些手术可能不那么成功。

- **尿道膨胀材料注射**：适用于 ISD 或难治性 UI 且不伴尿道过度移位的患者（例如：小于 30°）。美国 FDA 批准了膀胱镜检查术后可用于膀胱尿道接合的多种介质，据文献报道这些介质并无差异。介质包括自体脂肪移植、羟基磷灰石钙颗粒、聚二甲硅氧烷。尽管胶原研究得更为广泛，但目前已无商品化材料用于尿道周围填充术。症状改善率大约 60% 至 80%，由于症状复发要在数月或数年内再次注射的情况非常常见。推荐多种与其他治疗 SUI 的手术方法相比，并发症较少，包括一过性尿潴留。

- 其他的手术方式证实效果不明确或者在 SUI 的应用并不那么常见，例如膀胱膨出修补术（由 Howard Kelly 于 1913 年描述用于治疗 SUI），以及针刺悬吊术（例如：Stamey 技术）。

尿潴留（Urinary retention）

- **神经源性下泌尿道或盆底功能障碍**：确诊需要自然状态下病理检查结果。可以是膀胱过度膨胀或者神经源性逼尿肌无力导致非自主性的尿潴留。患者无排尿感觉或感觉延迟，膀胱容量增加，PVR 升高。患者可能有尿失禁，伴点滴尿、排尿延长、尿频和夜尿。这种情况经常与中枢或外周的神经障碍相关，例如糖尿病、多发性硬化或脊髓损伤。

- **逼尿肌、括约肌或盆底协同失调**：膀胱收缩、尿道括约肌、盆底松弛缺乏协调合作，导致膀胱排空不完全、排尿功能不全。这种情况经常与神经疾病相关。

- **膀胱出口梗阻**：可能由于之前治疗抗尿失禁的手术、阴道前壁脱垂、或者其他解剖异常例如尿道憩室、纤维瘤或肿瘤引起。

- **尿潴留的治疗**
  - 由患者**间断自我导尿**是安全的，可短期或长期使用。
  - **子宫托**：适于采用子宫托治疗脱垂的女性，尿道症状 50% 患者得到改善，但是常见的副作用是隐性的 SUI（SUI 伴脱垂减少）。
  - **尿道松解术**：在尿失禁手术之后发生排尿障碍或因梗阻造成的尿潴留时，可行此手术。
  - **骶神经根电刺激**：可用于治疗特发性排尿困难。
  - **尿道憩室切除**：和其他一些解剖异常的纠正可疑改善梗阻和刺激性排尿症状。
  - **肉毒杆菌**：可以注射道尿道括约肌以松解神经出口的梗阻。

疼痛膀胱综合征

疼痛膀胱综合征（painful bladder syndrome，PBS）或称**间质性膀胱炎**（interstitial cystitis，IC），是一种目前所致尚少的慢性炎症状态。ICS 认为 PBS 与 IC 不同。从前它是一项排除性临床诊断，患者主诉有尿急、尿频、盆腔和下尿路疼痛（70% 的病例）等刺激性排尿症状。患者可以发生性交困难、睡眠紊乱和 UI。相反，IC 的诊断依靠膀胱经检查结果，例如泌尿道上皮肾丝球状出血点、点状出血或者膀胱扩张后的 Hunner 溃疡，或者组织学证据，例如肥大细胞增殖。

- 美国 PBS 的患病率是（5~500）/10 万，根据不同的诊断标准或定义患病率有所不同。年轻的白人女性在 40 多岁时更容易发生 PBS（91%）。PBS 是慢性盆腔痛的常见病因。见第 29 章。
- 临床表现高度变异。一开始主要是排尿的刺激性症状，但长时间后则被疼痛所取代，膀胱充盈时出现、膀胱排空时缓解。
- 目前没有治愈的方法，因此主要对症治疗。
  - **保守治疗**：可以帮助一些女性。包括**改变行为**（例如：定时排尿、膀胱再训练），**改变膳食**（例如：避免咖啡因、酸的、酒精的摄入）、**支持小组**、**减压**和**物理治疗**。
  - **药物治疗**：多硫戊聚糖是 FDA 推荐用于治疗 PBS 或 IC 的唯一口服药物。但使用多种药物联合治疗可取得最好疗效。联合口服多硫戊聚糖和羟嗪，或戊聚糖、羟嗪和阿米替林的三联疗法治疗有效，但可能需要长期治疗。
  - **膀胱灌注治疗**：二甲亚砜（DMSO）是 FDA 推荐治疗 PBS 的唯一膀胱内用药。可能需每周治疗一次共六周，才能有显著改善。其他膀胱内治疗包括碳酸氢钠、利多卡因、肝素、透明质酸、硫酸软骨素和奥昔布宁。
  - **膀胱水膨胀**：对难治性患者或诊断不明确时，应考虑膀胱镜下水膨胀治疗。PBS 患者中大约 90% 会有肾丝球状出血点。
  - **其他新疗法**：有肉毒杆菌毒素注射和骶神经根电刺激。

盆腔脏器脱垂

盆腔脏器脱垂（pelvic organ prolapse，POP）指盆腔脏器向阴道突出或脱出于阴道外。更具体地说,POP 指阴道前壁或后壁或阴道顶端失去支撑力量,使膀胱、直肠、小肠、乙状结肠或子宫突入阴道,或者最严重时甚至脱出阴道口。POP 包括阴道前壁脱垂(之前称为膀胱膨出)、阴道顶端或子宫脱垂、阴道后壁脱垂(之前称为直肠膨出、肠膨出和会阴下降)。POP 并不包括直肠脱垂。

盆腔脏器脱垂的治疗

• POP 的治疗:POP 的治疗目的取决于患者的目标。三阶梯的治疗策略为期待治疗、非手术治疗、手术治疗。

• **期待疗法**:适用于有轻度症状的 POP 或者没有恼人的持续的 LUTS 或者排便功能障碍的患者。医生可以使患者放心,如果脱垂加重仍然可以进行治疗。期待疗法的风险包括阴道黏膜受损、持续的 LUTS 和排便功能障碍。

• **非手术治疗**:非手术疗法适用于有生育要求、体格较弱或不想做手术的轻度脱垂患者。

  • **盆腔肌肉训练(PFMT)或练习(PFME)**:称为 Kegel 运动,可以减轻脱垂症状。这些治疗方法在小的队列研究中显示可以减轻轻度脱垂的解剖学严重程度。

  • **子宫托**:最基本的两种类型:支持型(最常见的是一个圆环,有或没有支撑器)和占位型(最常见的是 Gellhorn)。子宫托可以减轻症状的频率和严重程度,并且可以延缓或者避免手术。使用局部或全身雌激素治疗,可有助于阴道黏膜耐受异物。由于子宫托会引起阴道壁糜烂、溃疡和瘘的形成,使用的患者应该定期检查。避免对阴道上皮过度施压,对子宫托恰当护理,包括定期检查、清洁和雌激素替代治疗等,可将并发症的发生风险减到最低。严重的并发症非常少见,而且在那些不能规律清洁子宫托的患者,或者不能进行常规随访者。生殖孔隙较大、阴道较短的患者子宫托失败的风险更高。

• **手术**的目的是减轻脱垂引发的症状。应避免矫枉过正,以免引发新的症状,包括 LUTS 和 SUI。尽管子宫本身不会引起 POP,但许多手术医师觉得切除子宫同时进行修复能最大程度上校正顶端支撑缺陷。POP 修补术的三种类型分别是闭合、复原和增补手术。

POP 的手术治疗方法

重建手术

• **经腹骶骨阴道固定术**:应用移植网片或移植物将阴道顶点、阴道前后壁与骶岬前方相连,替代寻常的组织为其提供支撑,纠正前壁脱垂的成功率在78%~100%。复发率、排尿异常的发生率低,比阴道手术如骶棘韧带悬吊术更为耐用。它的并发症包括少见的术中出血和阴道的网片侵蚀(3%~4%)。

- **骶棘韧带悬吊术**(sacrospinous ligament suspension,SSLS)将阴道顶端锚钉骶棘韧带上,常是右侧。这项操作更快,花费更低,日常活动恢复相较经腹手术(例如:经腹骶骨阴道固定术)更早,但手术的效果并没有后者效果更佳。手术成功率为63%~97%。术后前壁脱垂复发比例高(37%)被认为由于阴道轴显著向后偏离所致。并发症包括出血、神经损伤、压力性尿失禁、性交困难和臀部疼痛。

- **髂尾肌筋膜悬吊术**:用于宫骶韧带结构不满意的患者,手术将阴道顶端在坐骨棘下与髂尾肌筋膜相连。

- **宫骶韧带悬吊术及筋膜重建术**:指将阴道顶端悬吊于宫骶韧带之上。恢复阴道的正常轴向。手术治愈率为80%~100%。最多的临床相关并发症有输尿管扭曲。

- **阴道前壁修补术**:术中将阴道肌群和耻骨宫颈筋膜层打褶缝合。可减少膀胱、阴道的膨出。术后5年治愈率为30%~40%。并发症包括无法性交或性交困难。

- **阴道后壁修补术**:将直肠周围和直肠阴道纤维肌肉打褶缝合于直肠前。常见的并发症为性交困难,性交困难的发生比前壁阴道缝合术更常见。

- **缺损直接修补术**:指将耻骨宫颈筋膜中明确的各个独立的缺损逐个修补,从而恢复正常解剖。

- **会阴修补术**:指重建会阴体和直肠阴道隔的附属结构。目标是重建会阴,但可能会引起术后性交困难。

- **肠疝**:肠管通过阴道疝出或进入阴道,可能发生于子宫切除术后。一些专家推荐在行经阴道子宫全切同时手术(例如:McCall culdoplasty)封闭通路以预防远期的肠疝发生。一旦确诊,肠疝可通过将肠管从阴道壁及盆壁连接组织剥离并封闭通道以修复。

闭合手术

- 闭合手术包括**阴道闭合术和阴道切除术**,适用于年老无性生活需求患者。好处包括减少并发症、减少手术时间、手术成功率高(86%~100%)。部分阴道部分闭合术(LeFort)包括提升子宫至正常位置,同时造侧方引流道引流宫颈分泌物。阴道全切术则全部切除阴道上皮,减少了阴道顶端组织。

- 因为术后不能性交,有 5%~10% 的患者会后悔接受该手术。术前评估应包括巴氏涂片、盆腔超声、内膜活检。

增补手术

- 当自然组织薄弱或缺损时,则需要使用其他体外组织补充。这通常是指利用移植物代替自体组织。移植物可以取自自体组织、同种异体移植物(尸体组织)和异种移植物(猪和牛)。最常用的合成网是 I 类聚丙烯网。
- 前壁和后壁阴道壁**纤维肌肉连接组织取代物**。多种移植物和合成网和用于阴道脱垂的修补。移植网片有两个目的:代替薄弱或缺损的阴道支持结构,另外作为可吸收的"胶原脚手架"为纤维母细胞的浸润和瘢痕形成提供支架。如果修补得太紧,缺乏弹性会导致排泄急迫或性交困难。

网片用于阴道脱垂手术

- 已经有许多网片 / 移植物"装置",可用于前、后壁修补和顶端悬吊。尽管这些手术和不用移植物 / 网片的重建手术相比可以减少前壁脱垂的复发率,但是 FDA 在 2011 年 7 月发布了经阴道 POP 修补的并发症警示,包括网片侵蚀(12 个月内 10%)、疼痛、感染、排尿不适、出血和器官穿孔。因此这些手术需经过此类手术培训的术者评估选择并实施手术,只用于进行充分评估适应证、有效性和并发症并知情选择的患者。

肛门直肠功能异常

肛门失禁

- 肛门失禁(anal incontinence, AI)包括非自主性排气或排便。便失禁(fecal incontinence, FI)是指无法控制的排固态或液态粪便。AI 可以造成巨大的心理阴影及无法进行正常社交活动。

AI 的治疗

- 非手术治疗:所有患者在行手术重建治疗前,都应先尝试非手术治疗。在 63%~90% 的患者中都能看到改善。第一步是去除可治疗的潜在病因,如暂时性神经疾病、炎性肠病、粪便嵌顿、代谢紊乱或摄入不足。
  - **改善环境**:对于降低社会孤立性和减少焦虑症状,以及提高生活质量都是必要的。
  - **皮肤护理**:在预防相关疾病中很重要。
  - **加强锻炼盆腔肌肉和行为疗法**:所有患者在考虑手术治疗之前都

要进行盆腔肌肉锻炼。

- **药物**：减缓肠道运动和减少排便次数的药物，如：盐酸洛哌丁胺（易蒙停）和盐酸地芬诺酯（复方地芬诺酯）可以帮助一些患者练习更好的控制排便。

- **饮食改变**：失禁不严重的患者增加膳食纤维的摄入或使用膨胀剂，如：车前草制剂（车前亲水胶）能改变大便性状，使其变硬而更易于控制。减少咖啡因的摄入可减低结肠的蠕动。

- **手术**：FI 的患者在手术治疗前应先尝试非手术治疗。可行手术包括**括约肌成形术**、**肌肉移位术**（新括约肌）、**人工括约肌植入**和**结肠改道术**。**骶神经根电刺激**已得到 FDA 批准用于治疗 FI。

便秘

- 根据 Rome Ⅲ 诊断标准，便秘被定义为持续最少 3 个月存在以下 6 项症状中的 2 项或更多者：每周少于 3 次排便；25% 的排便变形、干或者排便不尽感；肛门直肠阻塞；需要用手帮助排便。

- 便秘不只是由于增加慢性腹压增加而造成盆底功能障碍的危险因素，便秘也是盆底障碍例如脱垂（脱肛）的常见症状。有一些女性会由于便秘后出现大便失禁而就诊，这是液性大便从肠内大便的周围漏出。

- 便秘的管理需根据患者的病史及查体结果进行。初始治疗包括行为改变，饮食改变（增加纤维摄入），泻药和灌肠。排便障碍可通过生物反馈或放松训练或肉毒素注射缓解。如果初始治疗不成功，需要进一步评估例如造影检查或去专科就诊。

（曾桢　译　张岩　审）

推荐阅读

American College of Obstetrics and Gynecology Committee on Practice Bulletins—Gynecology. ACOG practice bulletin no. 63: urinary incontinence in woman. *Obstet Gynecol* 2005;105(6):1533–1545.

American College of Obstetrics and Gynecology Committee on Practice Bulletins—Gynecology. ACOG practice bulletin no. 85: pelvic organ prolapse. *Obstet Gynecol* 2007;110(3): 717–729.

Abrams P, Andersson KE, Birder L, et al. Fourth International Consultation on Incontinence Recommendations of the International Scientific Committee: evaluation and treatment of urinary incontinence, pelvic organ prolapse, and fecal incontinence. *Neurourol Urodyn* 2010;29(1):213–240.

Bradley CS, Zimmerman MB, Qi Y, et al. Natural history of pelvic organ prolapse in postmeno-pausal women. *Obstet Gynecol* 2007;109:848.

Hagen S, Stark D. Conservative prevention and management of pelvic organ prolapse in women. *Cochrane Database Syst Rev* 2011;(12):CD003882.

Handa VL, Garrett E, Hendrix S, et al. Progression and remission of pelvic organ prolapse: a longitudinal study of menopausal women. *Am J Obstet Gynecol* 2004;190:27.

Jelovsek JE, Maher C, Barber MD. Pelvic organ prolapse. *Lancet* 2007;369:1027.

Madoff RD, Parker SC, Varma MG, et al. Faecal incontinence in adults. *Lancet* 2004;364(9434):621–632.

Nygaard I, Barber MD, Burgio KL, et al. Prevalence of symptomatic pelvic floor disorders in US women. *JAMA* 2008;300:1311.

Swift S, Woodman P, O'Boyle A, et al. Pelvic Organ Support Study (POSST): the distribution, clinical definition, and epidemiologic condition of pelvic organ support defects. *Am J Obstet Gynecol* 2005;192:795.

第31章 计划生育：避孕、绝育和流产

Sarah Oman and Anne E. Burke

计划生育是女性健康保健不可缺少的一部分。在美国，超过一半45岁以下的女性会出现一次意外妊娠，而其中的30%会选择人工流产终止妊娠。建立一个更好的途径使得女性获取家庭生育保健服务，将有机会改善产妇死亡率、人口增长以及女性的社会地位。

避孕

在育龄期女性中，采取避孕措施是一种极其常见的行为，尽管选择一种有效的且始终如一的避孕措施具有挑战。

• 99%的美国生育期女性（15~44岁）会在日常生活中使用过至少一种避孕方法。在美国，现有62%的生育期女性采取避孕措施。

• 在经历意外妊娠的女性中，其中60%在怀孕当月采取过某种避孕措施，这表明她们错误地或并非始终如一地使用了她们所选择的避孕方法。

• 增加可以长期使用且高效的避孕方法的使用率，如宫内节育器和植入式避孕，可能减少意外妊娠的数量。

• 采取避孕措施与改善妇女与儿童的健康结局相关。

• 对于育龄期女性来说，采取避孕措施可以通过改善生育间隔及避免在极端年龄意外妊娠来减少产科并发症的发生。

• 激素避孕的非避孕好处包括改善经期及经前的症状、出血模式及痤疮，还可以减少卵巢癌及子宫内膜癌发病的风险。

• 医生可根据患者的具体情况来选择最优的、可长期使用的避孕措施，包括病史、伦理与宗教的相关要求、患者短期或者长期的生育计划，以及既往的所采用的避孕措施。

• 表31-1列出了在美国可用的避孕方法，同时包括完全正确使用和常规使用各种避孕措施后的女性意外妊娠发生率。

• 根据常规使用后的妊娠率，可以将各种避孕措施的效力按层排列。

表 31-1 各种避孕方法的效果

方法	意外妊娠率 %	
	常规使用	完全正确使用
未避孕	85	85
杀精剂	29	18
体外射精	27	4
定期禁欲法		
日历法	25	9
标准日期计算法	12	5
排卵法	25	3
体温避孕	25	2
排卵后	25	1
阴道隔膜 + 杀精剂	16	6
避孕套		
女用	21	5
男用	15	2
复合避孕药	8	0.3
只含孕酮的避孕药	13	1.1
含雌孕激素的避孕贴片	8	0.3
阴道环	8	0.3
甲羟孕酮避孕针	3	0.3
皮下埋植避孕剂	0.05	0.05
宫内节育器		
含铜节育器	0.8	0.6
左炔诺孕酮释放系统(曼月乐)	0.2	0.2
女性绝育	0.5	0.5
男性绝育	0.15	0.10

- 图 31-1 提供了一个可以用于患者咨询的视觉辅助的例子。
  - 在本章中,我们将根据避孕方法的效果,采用近似降序的顺序讨论各种方法。

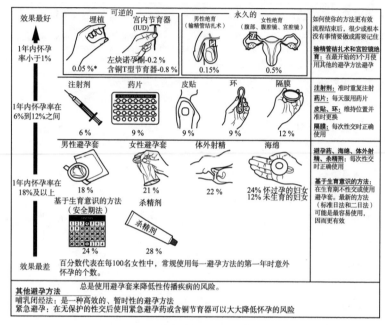

图 31-1 避孕咨询工具:效率等级

- 另一个有用的资源是美国疾病控制和预防中心的避孕方法使用标准,借助于此标准可以为患有并发症的女性选择一种可以采取的安全的避孕方法。
  - 该资源可在网上查阅,同时作为可下载的"应用程序",为安全使用各种避孕方法提供指导;但并不会讨论患有并发症的女性的妊娠风险。

最有效的方法:绝育和长效且可逆的避孕措施

输卵管结扎

- **双输卵管结扎**(bilateral tubal ligation,BTL)是使输卵管永久闭塞、阻

止精子和卵子相遇而达到避孕效果的一种手术。手术可以在产后(阴道分娩后 48 小时内)、剖宫产时进行,如通过腹腔镜或腹部小切口手术(较少见)行输卵管结扎术,则需要单独进行(产后 6 周后)。

- Parkland 以及 Pomeroy 输卵管切除术是目前产后绝育手术中使用最为普遍的,即通过一个小切口来结扎和切除输卵管的部分组织。
- 腹腔镜下输卵管结扎术是通过结扎、切除或灼烧来进行的。
- 绝育合作回顾研究(collaborative review of sterilization,CREST)比较了各种不同输卵管结扎方法的远期效果,报告的妊娠总体发生率为 18.5 次妊娠 /1 000 例手术(表 31-3)。

表 31-2 使用雌激素类避孕药的禁忌证

中、重度未控制的高血压
有脑血管意外或心肌梗死病史
有多种冠心病的危险因素:年龄、吸烟、高血压、糖尿病
现在或既往患有深静脉血栓或者肺栓塞
伴有先兆或者局灶性神经症状的偏头痛
进行性肝癌、肝硬化或是不明原因的肝酶升高
已知或可疑乳癌患者
吸烟每天超过 15 支或者是大于 35 岁
产后哺乳期小于 6 周(理论上的风险增加)
糖尿病性神经病变、视网膜病变,神经病变,或其他血管疾病的发生
心脏瓣膜病,联合(亚急性细菌性心内膜炎、肺动脉高压或房颤)
已知血栓变异
偏头痛但是不伴有先兆症状但年龄大于 35 岁
有症状的胆囊疾病
未诊断的阴道出血
产后未哺乳 <3 周

表 31-3 各种女性绝育方法 10 年的累积失败率

方法	10 年总妊娠率 %
产后输卵管切除	0.75
间期部分输卵管切除	2.0

续表

方法	10 年总妊娠率 %
单极烧灼	0.75
双极烧灼	2.48
弹簧夹（Hulka 夹）	3.65
硅橡胶带（Falope 环）	1.77
Filshie 夹 *	0.9~1.2

* 未纳入 CREST 研究（美国没有使用此方法）

- 优点：经腹的绝育手术为不想生育的女性提供了高效、永久的避孕措施，同时可以降低卵巢癌的风险，可能是通过阻止致癌物通过输卵管上行。
- 缺点：经腹手术需要麻醉，而且有手术并发症的风险，以及绝育失败导致宫内或异位妊娠的风险。因为 30 岁以下的妇女具有较强的生育能力，故而绝育失败绝大多数发生在此类人群中。
- CREST 研究报道，所有不同绝育方法 10 年累积异位妊娠发生率为 7 例 /1 000 例手术，年轻女性发生异位妊娠的风险更大。然而，尽管异位妊娠的相对风险（即一旦妊娠，可能是异位妊娠的几率）在绝育后可能会更高，但是由于绝育的高效力，异位妊娠的绝对风险低于非避孕的女性。在 30 岁之前，女性绝育后后悔的风险明显更高。

宫腔镜输卵管绝育（Essure 显微插入）装置

- Essure 手术的目的是人为地造成输卵管永久性阻塞，这项手术可以在手术室内完成，亦可以在检查室完成。在此过程中，在宫腔镜引导下，将一个 4cm×1cm 大小的不锈钢和镀镍的线圈插入到两侧输卵管。局部的炎症反应导致组织在线圈周围向内生长而引起输卵管阻塞。另一种避孕方法必须在术后 3 个月内使用。需子宫输卵管造影确认输卵管成功阻塞。
  - 优点：经阴道绝育可以在检查室内完成，不需要腹部切口，也不会有麻醉带来的风险。
    - 此法尤其适合于肥胖、有多次腹部手术史或有严重医学并发症的女性。
  - 缺点：手术失败率可能高于输卵管结扎，术后需要严格遵守术后要求进行避孕并通过子宫输卵管造影来确认成功。临床试验显示，失败率小于 1%,上市后的失败率更高。

  ○ 大多数妊娠都是因为手术失败而无法通过子宫输卵管造影确认成功或者在瘢痕组织完全形成前的间隔中发生妊娠。

男性绝育:输精管切除术

- **输精管切除术**是闭塞输精管、防止精子射出的外科手术。
  - 术后需射精达 20 次方可奏效(两次精液检查均未见精子为判定标准)。
  - 此种避孕手段高效、无远期副作用、价廉,比输卵管结扎的并发症少。
  - 需要进行外科手术操作,是永久性措施,不能预防 STD,并且不能即刻生效。

长效且可逆的避孕措施

- 即便对那些不想生育的女性,以下方法都可能是绝育的绝佳替代品。
  - 长效方法在使用了大约一年之后会变得划算,因此很适合那些具有长期生育计划的女性。

宫内节育器

- 宫内节育,也称为宫内节育器(IUD)或系统(IUS),是最有效的可逆避孕方法之一。术语的选择可以基于个人偏好,但是宫内节育器这个词被提供者和患者广泛理解。
  - 目前在美国有两种类型的产品:含铜的 T380A 和左炔诺孕酮(LNG)宫内节育系统。这两种都是可弯曲的塑料装置,它们被植入子宫内,在子宫内引起无菌的炎症反应,干扰精子进入和停留在子宫腔内。LNG-IUS 还可通过局部释放黄体酮发挥作用,如引起宫颈黏液增厚和子宫内膜内膜萎缩。
    - 铜 T380 IUD(ParaGard)至少 10 年有效,很可能是 12 年。含铜宫内节育器也是最有效的性交后避孕方式(见"性交后避孕")。
    - 目前在美国有两种 LNG-IUS:一个每日释放 20μg LNG(Mirena),一个每日释放 14μg LNG(Skyla)(Bayer HealthCare Pharmaceuticals, Whippany,NJ)。前者有效期为 5 年,最多可能达到 7 年。非避孕好处是通过抑制子宫内膜组织的生长,使经期的血液损失减少高达 90%。后者的有效期为 3 年,在此之后,每日的 LNG 释放量显著减少。
  - **优点**:IUD 能有效防止怀孕,并且容易置入和移除。含 LNG 的 IUD 可纠正月经出血异常,改善贫血。IUD 也可预防上行盆腔感染,甚至预防子宫内膜癌。移除后恢复生育能力很快。

- **缺点 / 副作用**：含铜 IUD 没有激素副作用。对于一些女性,在置入后的最初几个月,月经量可能会稍微加重,经期可能会延长。这通常可以用非甾体抗炎药来控制。LNG-IUD 置入后可能会有激素相关的副作用,包括不规则出血,在使用几个月后通常会纠正。LNG-IUD 置入后可能会出现月经过多或闭经,这对一些女性来说可能是不希望出现的。一些女性可能会出现全身性的激素副作用,尽管大部分人不会。

- **禁忌证**：对 IUD 的使用没有绝对意义上的禁忌证。当怀疑妊娠,或子宫解剖结构异常引起了严重的宫腔变形,或在适当的医学检查之前有不明原因的阴道出血,或怀疑有盆腔恶性肿瘤,不应使用 IUD。但是,当宫颈癌或发育异常被发现和治疗时,IUD 并不需要移除。处于活动期的盆腔感染是禁忌证,盆腔感染会在下文进一步讨论。虽然 HIV 感染并不是 IUD 置入的禁忌,但艾滋病被认为是禁忌证。

- **风险**：IUD 置入的风险包括脱落(2%)、穿孔(1：1 000)、怀孕(2~8：1 000)和感染(不常见)。

- **其他考虑因素**：在产后或流产后**立即置入 IUD** 是安全的,可能会导致意外妊娠的大幅减少。与和妊娠无关的置入相比,立即置入的脱落风险可能更高,但这种风险可以与其他优点相平衡。

- **盆腔感染**：女性患盆腔炎(PID)的风险会因使用 IUD 而增加。含孕激素的 IUS(Mirena)可使宫颈黏液增厚,从而通过减少上行感染降低风险。含铜 IUD 不影响风险。IUD 与 PID 之间的历史关联源自于 Dalkon Shield,这是一种在 20 世纪 70 年代使用过的 IUD,它所具有的一根编织状的尾丝与增加 PID 的风险有关。现代的 IUD 均采用单丝的尾丝,不再存这种风险。

  - 在盆腔感染的活跃期置入 IUD 会增加发现为盆腔炎的风险。有证据或高度怀疑为性传播感染活动期的女性应接受性传播疾病(STD)的筛查,并在置入 IUD 之前接受治疗。否则,有危险因素的患者(由 CDC 定义)可以在放置时筛查衣原体感染和淋病。没有危险因素或症状的患者在置入 IUD 之前不需要接受额外的检查。

- 对于 IUD 的使用,PID 或异位妊娠的病史不是禁忌证。诊断为单纯衣原体感染或淋病时不需要移除 IUD;在 IUD 在位的情况下,治疗可以同时进行。诊断为 PID 的带环患者应该被治疗,而 IUD 可能在多数情况下会留在原位。

- **带器妊娠**：尽管带环者妊娠时,异位妊娠的相对风险更高,但带环后的妊娠风险明显降低,因为异位妊娠的整体风险也同时降低。如果一个妇女出现带环的宫内妊娠,如果可能的话,应该移除宫内节育器。

　　孕激素皮下埋植剂(Nexplanon)

- 皮下埋植是另一种高效且可逆的避孕方法。现美国唯一应用的孕激素埋植剂是 Nexplanon(以前称作 Implanon)(Merck,New York,USA)。

  - 它由一个 4cm×2mm 大小(一根火柴的大致大小)的单杆组成,可释放去氧孕烯的活性代谢物——依托孕烯,有效期为 3 年。其释放剂量足以抑制排卵,并可通过孕激素介导的宫颈黏液增厚和子宫内膜萎缩来预防妊娠(见"孕激素避孕法"一节)。

  - Nexplanon 通常可以通过预设的注射器置入上臂皮下(通常隐形)。FDA 要求实行放置和取出操作的医师需经培训。该植入物非常高效,适合渴望长期避孕且希望可以复孕,并能适应副作用的女性。

  - **优势**:植入物能有效防止妊娠,并且相对容易植入和移除。一些女性可能会经量减少或闭经。移除后可很快恢复生育能力。

  - **副作用 / 缺点**:月经紊乱很常见。

    ○ 出血模式可以是不可预知的,即便是同一个人,也可能随时间变化而不同。使用者可因不能耐受出血而停用,因此使用前应进行正确的咨询。

    ○ 为了治疗皮下埋植剂引起的扰人的出血,对干预措施如服用短期雌激素、口服避孕药、多西环素、非甾体抗炎药均进行了相关研究,但是它们的有效性证据是混合的。

    ○ 在没有干预的情况下,只有大约 50% 的女性会继续使用皮下埋植剂,尽管不可接受的出血会随着时间的推移而得到改善。

    ○ 可能还有其他激素的副作用,如头痛和痤疮,随着初期高激素水平的释放之后,依托孕烯的水平会降低到一个平稳的状态,而以上的激素所带来的副作用可能就会随之好转。

- **风险**:植入通常是非常安全的,但罕见的并发症可能包括感染、神经损伤、过敏反应或不正确的植入,从而导致不得不移除皮下埋植剂。

- **禁忌证**:对于孕激素避孕方法,几乎没有基于证据的禁忌证。这些将在后文讨论短效孕激素避孕方法时提到。

激素避孕的短效方法

　　在美国,激素避孕已经常规使用了 50 年以上。当使用得当时,这些方法是非常安全的。当使用正确和一致时,它们也可以非常有效。除长效可逆避孕法外,激素避孕法还包括孕激素法(药片、注射剂)和雌-孕激素联合方法(联合口服避孕药、皮贴和阴道环)。

孕激素避孕法

- 人工孕激素制剂不含雌激素,有不错的避孕效果;因此,此种制剂可以用于不适合用复方口服避孕药(combined oral contraceptives,COC)避孕的妇女。
  - 部分孕激素避孕法可以抑制排卵,但所有方法都可以增加宫颈黏液的厚度,从而阻挡精子进入宫腔。
  - 孕激素所诱导的子宫内膜的转变,使得子宫内环境不利于受精及胚胎植入。
- 很少有绝对意义上的禁忌证,而且这些方法可用于许多因存在禁忌证而无法使用联合激素避孕的女性。
  - 孕激素避孕法(皮下埋植、注射剂和药片)的禁忌证包括乳腺癌、复杂的糖尿病和处于活跃期的肝病或肝硬化。
  - 其余的大多数女性可以安全地使用这些避孕方法。
  - 关于进一步的指导,请参考本章前面提到的美国避孕方法使用标准。

避孕针剂

- 醋酸甲羟孕酮(DMPA)是一种可注射的孕激素类避孕药物,每3个月由一名医疗人员肌内注射150mg。
  - 世界卫生组织最近发布的指导意见表明,避孕效果最多可能持续17周。
  - 尽管DMPA潜在的有效性由于第一年使用其避孕的女性超过40%的中断率受到了限制,但它依然是一种高效的避孕措施。
  - 还有一种含有104mg DMPA的皮下注射剂(DMPA-SC)。
    - 虽然疗效和副作用与DMPA-IM相似,但是并没有像DMPA-IM一样广泛使用。
- **优点**:有效的避孕措施。非避孕好处包括减少月经出血、改善贫血、预防子宫内膜癌、减少某些癫痫患者的发作频率,以及减少镰状细胞危象的频率。
- **副作用/缺点**:副作用包括不规则出血、延迟恢复生育能力和体重增加。DMPA也与一些患者的脱发有关。虽然第一次注射后不规则的出血是常见的,但是使用一年后50%的女性会出现闭经。
  - 在最后一次注射后,排卵功能的延迟恢复时间为6~10个月,最多可达到18个月。

○ 应告知患者这个潜在的延迟时间,因为它会影响将来的生育
计划。

- 长期以来人们一直担心 DMPA 会增加体重。
  ○ 在许多研究中,体重增加没有意义,它可能反映了年龄增长引起
的体重增加和美国人群(特别是青少年)的肥胖流行现象。
  ○ 某些亚群可能比其他人更容易出现体重增加的情况。
  ○ 尽管这是一个正在进行的研究领域,但迹象表明,在使用 DMPA
时,肥胖青少年可能比非肥胖青少年更容易增加体重。
  ○ 对于成年女性来说,并不一定存在相同的联系,但是,如果她们在
使用 DMPA 后体重开始迅速增加,就应该被告知如果继续使用
DMPA,体重可能会继续增加。
- FDA 在该药的说明书中添加了一项警告,声明 DMPA 可能引起人
群(特别是青少年)的**骨密度降低**。
  ○ 研究显示,注射一次 DMPA 后会出现骨密度降低,而且在继续注
射过程中持续存在。
  ○ DMPA 停用后骨密度下降是可逆的,与哺乳造成的骨密度降低是
相当的,而且并没有增加骨折的风险。
  ○ 世界卫生组织确认,不需要因为骨密度问题而限制 DMPA 的使
用时间。
  ○ 对于绝经前的 DMPA 使用者,进行骨密度监测或者给予雌激素
补充治疗都不被建议。

孕激素片(炔诺酮,奥瑞特)

- 孕激素片需要每日服用,无激素间隔。
  - 与 COC 相比,它们含有较低剂量的孕激素。
  - 在服用 6 个小时后,避孕效果最有效,而在 24 小时后避孕效果显
著降低。
  - 对于患者来说,每天同一时间服药是很重要的,如果她们的服药时
间延迟超过 3 小时,应建议使用备用方法。
- 孕激素片并不是靠抑制排卵而避孕,而是通过孕激素介导的对宫颈
黏液和子宫内膜的影响来防止怀孕。
  - 尽管传统上人们怀疑这种药物的失败率比 COC 高,但孕激素片可
能是同样有效的:两种类型的药片在使用的第一年都有大约 9% 的
正确使用失败率。
- 对于绝大多数女性来说,孕激素片是安全的,因此有人建议它们适合

于非处方使用。

- 副作用包括不规则出血和可能的全身激素效应(如:痤疮)。
- 风险极低。

复方激素避孕制剂

- 这些制剂是雌、孕激素的混合制品。孕激素在有效避孕机制中起主要作用,而加入雌激素仅仅是为了维持内分泌的平衡(且有较小的抑制排卵的作用)。
  - 使用复合激素制品会维持月经来潮,并减少不规则的阴道出血。可用的方法包括口服避孕药、经皮避孕贴片和阴道避孕环。
- **优点**:除避孕外,还可以使用该方法来治疗痛经、月经失调、经前症状、卵巢囊肿和痤疮。使用 COC 可以降低 40%~80% 的卵巢癌风险(若长期使用效果更大)和 50%~70% 的子宫内膜癌风险降低。对于一些公共卫生专家来说,COC 预防癌症的好处十分值得推荐,即使在不需要这种药物避孕的情况下,也应该把这些益处告知广大的女性。这些好处是否延伸到其他的联合方法还没有被报道,但是可以根据相似的成分和生理效应进行推断。
- 副作用 / 不利因素:联合激素避孕制剂是非常有效和普遍耐受的,但副作用可能包括:
  - **雌激素**:腹胀、头痛、恶心、乳房胀痛、白带增多、高血压、黑皮病、毛细血管扩张。
  - **孕激素**:情绪变化、疲劳、轻微体重增加、性欲下降。
- **风险**:全身使用雌激素会增加血栓栓塞的风险。这在一定程度上是必须考虑的,因为大多数激素避孕的候选人的血栓栓塞风险都很低,而且激素避孕所带来的额外风险远低于与怀孕相关的风险。
- 每年发生静脉血栓栓塞的风险
  - 总体发病率为 4/100 000
  - 在使用复方口服避孕药的女性中发病率为 10/100 000
  - 在使用皮贴的妇女中的发病率为 20/100 000
  - 妊娠妇女的发病率 >100/100 000
  - 产后女性中发病率为 550/100 000
- **禁忌证**:许多针对复发药物的禁忌证都是基于对血栓事件风险升高的担忧,当患者对血栓并发症存在易感性时,使用复发药物避孕就变得不可接受。其中包括 35 岁上吸烟的女性、高血压、静脉血栓栓塞的个人史、先兆偏头痛、心脏病的多重危险因素以及抗磷脂抗体的存在。即便不推荐常规筛查有无血栓,但已知的血栓病变也是该方法的禁忌证。乳腺癌和子宫相关的癌症也是该方法的禁忌证。为了进一步指导,医疗工作者可以参考本章前面提到的美国避孕方法使用标准。

复方口服避孕药

目前的配方中含有 <35mg 的炔雌醇(EE)结合任意剂量的合成孕激素。有一种在美国没有的配方中含有的是 17β-雌二醇而不是 EE。大多数配方中仍含有 21 天的活性激素以及 1 周的安慰剂。在服用安慰剂的一周,就会出现撤退性出血。一些配方提供的活性药片的持续时间较长(例如:24 天或 84 天)。延长使用或连续性 COC(例如:Seasonale,Lybrel,或标准的单相药连续使用)缩短或消除无激素期间。这通常减少或消除撤退性出血。延长使用制剂可以改善月经过多、痛经、子宫内膜异位症、慢性盆腔疼痛以及经期偏头痛的症状。连续使用可增加淋漓出血或突破性出血发生的可能。但从医学角度看,维持正常月经来潮并没有多少益处。

COC 可以在月经周期的任何时间开始服用。推迟首次服用的时间到月经期或一周的特定一天并无益处。"快速启动"法(咨询当日服用)可以改善启动率。在开始服药的第一周,同时建议用其他非药物方法避孕。

淋漓不尽、不规则的月经以及恶心都是服用 COC 初期常见的症状,往往在 1~3 个月内症状渐渐消失。所有品牌的口服避孕药在本质上有相同的疗效和副作用。有些妇女可能对不同的剂型有特殊的反应,在这种情况下,在服用避孕药 3 个月后更换处方可能是合适的。单相药片可能与减少突破性出血有关。

复方激素避孕皮贴(Ortho Evra)

- 复方激素避孕皮贴中包含有诺孕酯(孕激素)和炔雌醇。
  - 避孕贴可以贴在除乳房外身体的任何部位,它每周使用一次,连续 3 周后停一周,此时会有撤退性出血。
  - 经皮贴给予雌孕激素消除了肝脏的首过效应,可以稳定地维持血清激素水平,而不会出现口服用药时的峰值和低谷。
    ○ 贴皮部位的过敏反应发生率极低(<5%),黏附相对可靠。
    ○ 体重大于 90kg(198 磅)的女性使用这种避孕方式时有效性略低,因此,肥胖女性应该选择另外的避孕方式。
- **其他考虑**:FDA 在 Ortho Evra 避孕贴说明书中特别提示,避孕贴提供的总雌激素含量比经典的含 35μg 炔雌醇的避孕药高大约 60%。
  - 但尽管如此,避孕贴一天中雌激素的峰值比避孕药低大约 25%。
  - 这一发现的临床意义还不清楚,尤其是在初始研究中,与 COC 相比,并没有显示避孕贴使用后发生血栓的风险更高。

复方雌孕激素阴道环(Nuva 环)

- 这种可调节环,直径达 5cm,厚 4mm,每日可释放 15μg 乙炔雌二醇和 120μg 依托孕烯。
  - 在阴道内放置三周,然后取出一周,在取出阴道环后,撤退性出血开始出现。
  - 对于想使用该方法长期避孕的女性,也可以在阴道内放置四周,取出后立即放置新的阴道环。
- 由于同房而导致环脱出的现象极少发生。
  - 此环可以从阴道取出长达 3 小时,甚至在同房期间也可以从阴道取出,但这种做法是不被推荐的。
  - 如果取出阴道环超过 3 小时,应采用其他避孕方式,直到再次放置阴道环 7 天后停止。
- 与使用皮贴和 COC 相比,此环可以维持平稳的最低雌激素水平。

屏障避孕法

男用避孕套

- 男用避孕套是由乳胶制成的,而现今也有一些非乳胶制品面世。
- 男用避孕套需要在每次阴道插入之前使用,而且要全部套住勃起阴茎。
- 使用男用避孕套时不能太紧或太松,应适当余地可以装载射出的精液。
- 在避孕套的内侧和外侧均应使用足够的润滑剂,射精后应立即脱去避孕套。
  - 含有杀精剂的避孕套对于避孕更为有效。
    ○ 美国国家疾病控制和预防中心(CDC)现建议有 HIV 高危风险的女性不宜使用壬苯醇醚-9 杀精剂,因为这种杀精剂可能提高 HIV 传播的风险。
  - 避孕套可减少 HIV 和其他性传播疾病(淋病,衣原体,滴虫)的传播。但是,因为避孕套不能遮盖全部暴露的皮肤区域,所以不能有效防止通过皮肤接触而导致的感染(单纯疱疹病毒、HPV、梅毒、软下疳)。

女用避孕套

- 女用避孕套由一个乳胶套组成。

- 其两端各有一个柔软的环。
- 封闭端或上端的环使用时贴在宫颈,开放端或下面的环贴住阴道口外的小阴唇。
  - 足够的润滑剂对于功能以及舒适度是必要的。
- 如同男用避孕套,可减少 HIV 和其他性传播疾病的概率。
  - 此类避孕套可以遮盖更多的暴露皮肤区域,可有效防止皮肤接触感染。

避孕膜

- 避孕膜是放入阴道内使用的一种屏障避孕隔膜。它可以阻止精子进入上生殖道。
  - 避孕膜是一个带有弹性环的橡胶或乳胶帽。
  - 隔膜的边缘放置部位,前方应在耻骨联合后,后方应深入后穹隆,使宫颈被完全被覆盖,而宫颈恰恰位于隔膜中央的后方。
  - 应选择可舒适放置的最大隔膜。
    - 隔膜的直径在 50~105mm,最常用的隔膜直径为 65~75mm。
  - 临床实践推荐杀精剂和避孕膜同时使用。但是最近的循证医学证据表明,目前还没有证据肯定或否定当前杀精剂在避孕膜避孕中的作用。
    - 如果使用杀精剂,应在每次性交前将其涂在橡胶帽的内面,在最后一次性交后,隔膜应至少留置 6 小时,但不超过 24 小时。隔膜应在性交前数小时置入。
  - 有子宫脱垂或生殖道结构异常的女性,则不能使用避孕隔膜。
  - 应定期检查避孕隔膜有无孔洞。至少每 2 年更换一次。
  - 避孕隔膜可以减少性传播疾病的传染,但是会增加泌尿道感染的风险。

宫颈帽

- 宫颈帽为圆帽形,有一个内沿恰好可以在阴道穹隆附近套在宫颈外面。
  - 在易受孕人群中有效性降低。

安全期避孕(周期法)

- 安全期避孕是指在女性月经周期中的易受孕期,夫妻双方自觉避免或停止性交的避孕方法。这种方法有效性因人而异,它要求月经规律正常、夫妻双方自愿进行、及时节欲等。安全期避孕方法包括:

- **基础体温法**:测量基础体温,排卵期时体温会出现一个高峰的变化,应在从经期开始至排卵后 3 天禁欲。
- **宫颈黏液观察法**:宫颈黏液由平日的黄白黏稠状态转变为清亮、光滑、可拉丝的状态时,提示排卵。此时应从经期开始至排卵后 3 天禁欲。
- **日历表法**:绘制 6 个月的月经周期来检测周期长度,这张图表是根据估计排卵日来计算患者的易受孕期。

泌乳闭经法

- 哺乳期间,乳头吸吮能够在下丘脑水平引起激素改变,打断促性腺激素释放激素的脉冲释放,降低黄体生成素(luteinizing hormone,LH)峰,不能发生排卵。
  - 只有在严格达到要求(即必须纯母乳或近纯母乳喂养)时,此方法才有效。
    - 白天每 3~4 小时哺乳一次,夜间每 6 小时哺乳一次。
    - 人工喂养不能超过总喂养量的 5%~10%。
    - 婴儿小于 6 个月时,此方法成功率较高。
    - 一旦月经复潮,泌乳就不再有避孕的效果了。

紧急避孕

紧急避孕或者是事后避孕都是在未实行保护措施同房后所采用的避孕措施。这一措施是通过抑制排卵起效的。使用含铜宫内节育器的紧急避孕可能会影响着床。紧急避孕措施并不能对已着床的受精卵造成影响,因此不能作为人工流产的措施。

激素紧急避孕

- 激素紧急避孕(ECP)有两种方法:LNG(如 Plan B)以及醋酸乌利司他(UPA)(Ella)。
  - LNG-ECP 包括有总摄入 1.5mg 左炔诺孕酮,可一次顿服或者每 12 小时服 0.75mg 共两次,效果相似。一次顿服法依从性更好,而且其副作用较低而有效性则相对更好。任何年龄的女性不须凭借处方即可买到。在性交后 120 小时内有效预防怀孕,但效果与性交后的时间成反比。因此,在性交后立即服用是最有效的。这一方

案预防怀孕的成功率为 94%~98%,而在未采取保护措施的性交后
72~120 小时内服用该药的女性的失败率更高。在肥胖人群中,失
败率可能会增加。

- 醋酸乌利司他(UPA)(Ella)是一种孕激素受体拮抗剂,可在无保
  护性交后的 5 天内(120 小时)服用 1 次,剂量为 30mg。它可以直
  接抑制卵泡破裂,因此即使接近于排卵期,疗效较高的。它似乎至
  少和 LNG 一样有效,而且其效果比 LNG 的效果更持久。UPA 凭
  处方购买。UPA 在无保护性交后 5 天内有效预防怀孕的效果是
  92%~99%,似乎对不同体重的女性均有效,但对病态肥胖的女性会
  失去效果。
- IUD 作为紧急避孕:无保护措施性交后 5 天内放置带铜 IUD 可
  以降低胚胎着床的机会。在性交后 5 天内放置 IUD 的有效率为
  99.8%~99.9%。根据最近对所有紧急避孕方法的系统性综述,含铜
  节育器是最有效的方法,这也是仅有的一种,在当下与未来均可产
  生避孕效果的方法。
- 紧急避孕的使用没有禁忌证。妊娠时使用紧急避孕是不被建议的。

但是,使用此类药物并不会导致终止妊娠也不会致畸。紧急避孕对于性生
活规律的人并不能作为常规的避孕法,因为此法并不像其他方法一样有效。
重复使用并没有任何危险。不规则的阴道出血以及月经期的改变也是常有
发生。如果女性月经推迟超过一周仍未恢复,则推荐进行妊娠试验。

选择性终止妊娠

流行病学及发展史

世界范围内每年有 4 100 万人进行过流产手术。而其中有半数是不安
全的,导致世界上每年有 67 000 女性因流产或流产相关并发症死亡,占到
产妇死亡率的 13%。大量的研究证实一次人工流产并不会增加不孕、乳腺
癌或再次流产的风险。在没有危险因素的情况下,曾做过一次人工流产的
女性并不会有长期的负面心理影响。

评估、建议以及随访

- 面对意外妊娠和非意愿妊娠的女性,医疗工作者应能向其提供所有
  的选择,包括人工流产。

• 应与患者采取非指导式的咨询方法,以确保她对自己的决定有信心。而不提供这项服务的医疗工作者应该能够为患者提供建议,提供适当的推荐,并管理流产并发症。

• 在流产之前,应进行宫内妊娠和妊娠时间的确认。应获得产妇的 Rh 血型,因为 Rh 阴性的女性应在人工流产时接受 RhoGAM(详见第 20 章)。

• 应与所有妇女讨论避孕问题,因为生育力可以立即恢复。女性可以在流产后 10 天内排卵,至少一半的女性会在流产后的 3 周内排卵。

• 妊娠症状通常在流产后一周内缓解。正常月经可能需要 6 周时间才能恢复。流产后的 2~4 周内进行随访在传统意义上是被推荐的,要评估并发症、确定妊娠结束和重启避孕。

人工流产

早孕期终止妊娠手术

按照惯例,在妊娠 14 周内的流产手术,一般称为扩宫与刮宫术(dilation and curettage,D&C),这是在早孕期最常用的手术方法。护理原则包括疼痛管理、宫颈扩张和子宫排空。

• 常通过宫颈旁阻滞术进行局部麻醉。静脉输注镇静药物及口服抗焦虑药物也可给予。选择可能取决于病人的偏好和选择的范围。在没有其他因素影响的情况下,通常不需要在全身麻醉下进行妊娠早期流产。

• 适当的宫颈扩张有助于手术进行,并可降低并发症的发生率。

  • 在许多情况下,宫颈可以在手术时手动扩张。

    ○ 对于周数较大的手术,术前可用米索前列醇等药物促宫颈成熟。

    ○ 在不同的医疗工作者和实践环境中,确认确切的胎龄可能会有所不同,但一般从孕 10~12 周开始。

  • 米非司酮也可以用于宫颈成熟,但它的花费使得它不经常用于该用途。

  • 对于妊娠时间接近 14 周的患者,可以考虑渗透扩张器(夜间或数小时)。

    ○ 在"中孕期终止妊娠手术"部分,我们将进一步讨论这些问题。

  • 机械扩张使用的手术器械的直径逐渐增大(例如 Pratt,Hegar,或 Denniston dilators),将子宫颈扩张到足够大的直径。

  • 人工流产术清除胚胎物(products of conception,POC)有电动或手动负压吸引两种方法。两者都使用吸力刮匙或附在吸力装置上的套管。刮匙或套管的直径应该与孕囊的直径大致相符。该仪器通过内部操作系统进入子宫腔。然后通过注射器或抽吸机产生负压,从而吸入子宫内的物质。

- 电动负压吸引(electricity vacuum aspiration,EVA)。这是将一个吸管连接到一个电动真空罐。
- 手动负压吸引(manual vacuum aspiration,MVA)已应用 30 多年。一般使用一个经特殊设计手持式的 60ml 注射器。注射器与一个软或硬的吸管相连,管的直径根据孕周决定。吸管由宫颈内口送入宫腔,通过手动使注射器产生负压从而吸出宫内容物。
- 吸宫结束后,应清洗并检查妊娠物以确认妊娠物与孕周是否相符。
- 刮宫一般是不必要的。刮宫会增加手术疼痛,也同时可能引起流血并增加子宫穿孔的风险。
- 应使用抗生素预防感染。常用多西环素预防感染,并且是一个划算的选择。

中孕期终止妊娠手术

按照惯例,孕周大于 14 周时,该手术称作为扩宫与吸宫术(dilation and evcauation,D&E)。当有经验丰富的手术者在场,而且不需要对完整胎儿做尸解时,D&E 是妊娠中期中止妊娠优先选择的方法。

- 对于有经验的操作者,D&E 是最安全的方法。
- 孕周 14~22 周的妊娠终止手术在几个重要的部分上与前三个月的 D&C 不同。常需要使用器械取出妊娠物。手术结束时应检查是否胚胎所有的部分都已经取出,胎盘是否符合孕周。
- 高度推荐术前宫颈准备。这可以通过药物或渗透性扩张器来实现。
  - 技术的选择取决于医疗工作者的经验、胎龄和可用性。渗透式扩张器,如:Dilapan(聚丙烯腈)或昆布(干海草),通过吸收宫颈水分,扩大和扩张子宫颈管。
  - 它们也会导致前列腺素的释放,最终破坏宫颈基质并使宫颈软化。
  - 渗透性扩张器必须在手术前几小时或夜间进行,以达到最佳效果。
  - 对于较晚的中孕期终止妊娠手术,通常会在 1~2 天内进行扩张,并可采用连续插入渗透扩张器。
- 超声对胎龄的确认被认为是必要的,在大多数实践环境中已成为标准。

○ 手术也可以在超声引导下进行,以促进胚胎及附属物完整且有效地排出。

○ 然而,超声引导并不能代替术者的能力与经验,也不能消除并发症的风险。

药物流产

妊娠早期药物流产

• 通常在怀孕 63 天内,药物流产是安全有效的。一些研究也支持超过 63 天后可以应用药物流产。使用米非司酮(RU-486)和米索前列醇,或甲氨蝶呤和米索前列醇。后者已经很少使用,因为它比米非司酮和米索前列醇有效性减低。

  • 米非司酮是孕激素拮抗剂,可改变子宫内膜血供,阻断妊娠血流以及软化宫颈。

  • 甲氨蝶呤可阻止 DNA 合成,影响快速分裂的细胞如滋养层细胞。

  • 米索前列醇是一种前列腺素制剂,在口服米非司酮或甲氨蝶呤后服用米索前列醇可诱发子宫收缩,促使妊娠物排出。

• 循证医学证据表明在妊娠周期 63 天内的女性中可以使用米非司酮以及米索前列醇进行药物流产,与 FDA 指南相比,其要求的米非司酮剂量低,孕期延长(FDA 指南的孕期限制是 49 天)。

• 当没有米非司酮以及甲氨蝶呤时,可单用米索前列醇进行药物流产,在 24 小时后服用同等剂量,有效率 47%~96%。

  • 药物流产与手术流产是不同的处理方式,更类似于流产。

  • 流产可能需要几天时间才能完成。

  • 在药物失效的情况下应予手术治疗,因此患儿需一直随访至确定完全流产。

  • 对患者进行相应的指导和追踪是很重要的。

• 米非司酮和米索前列醇的副作用包括:疼痛、出血和胃肠不适。

中孕期药物流产

• 妊娠中期应用药物流产在某些情况是最适宜的。因为无须麻醉,也不需要很有经验的手术者。而且可以对完整的婴儿进行相关检查如遗传学方面的检查。

  • 但是,与 D&E 相比,药物流产需要 24 小时或更长时间,严重并发症和死亡概率更高;当应用前列腺素时,发热和严重胃肠道副作用很常见。

  • 药物终止的最终目的是通过服用药物引起宫缩,促使妊娠物排出。

应用的药物包括大剂量静脉缩宫素和经阴道给予的不同剂型前列腺素[前列腺素 E2(Prostin E2)和米索前列醇]。也可将高渗溶液(盐水或尿素)注入羊膜腔内诱发妊娠中期流产,但这种方法较少使用。也可使用抗孕激素如米非司酮等。

流产并发症

幸运的是,规范的流产是一个安全的过程。然而,与其他手术一样,也会发生并发症。药物流产的并发症通常来源于 POC 残留、出血和感染。

手术流产的风险

- 穿孔是手术流产的一种风险。穿孔的管理超出了本章的范围,但有一些原则可以遵循。
  - 如果怀疑有穿孔,则停止吸引,不再使用吸引。同时患者应接受临床和超声检查。
  - 如果患者稳定,观察密切监测可能是适当的。
  - 如果患者出现出血或不稳定的迹象,应给予手术介入(宫腔镜和腹腔镜)。
- 大量子宫出血或由于子宫迟缓引起的出血,应该给予使子宫收缩的药物,例如米索前列醇,甲基麦角新碱或催产素。用双手的按摩也有帮助。
- 如果患者出现强烈的疼痛,术后立刻出现子宫逐渐增大,应怀疑出现子宫积血。
  - 手术是处理的关键,并且可以考虑使用子宫收缩的药物,例如甲基麦角新碱。
- 产后子宫内膜炎可能表现为发热和流产后腹痛。
- 口服或静脉应用多西环素和头孢菌素,有或没有甲硝唑。
- 选择门诊管理或住院管理的标准类似于盆腔炎。
- 在流产后残留的 POC 可以引起发烧、疼痛、出血和/或盆腔感染症状。治疗方法是切除子宫。
  - 在手术前或手术后预防性口服多西环素会将流产后子宫内膜炎的风险降低 40%。

药物流产的风险

- 药物流产的并发症发生率较低。
  - 1%~3% 的病例发生持续怀孕。
    - 胚胎残留也可能发生。
  - 可以通过手术介入或增加米索前列醇剂量来处理。

- 严重出血到需要输血的风险远低于1%。

- 几年前的一系列病例报告描述了一种非常罕见的致命的败血症的风险,这是由于与梭状芽孢杆菌有关的药物流产造成的。

- 为了应对这一问题,一些药商逐步推荐经阴道使用米索前列醇时的口腔管理,尽管这种方法或预防性使用抗生素能否进一步降低感染风险是存在争议的。

（徽晓兵 译 张岩 审）

推荐阅读

Blumenthal P, Edelman A. Hormonal contraception. *Obstet Gynecol* 2008;112(3):670–684.

Chervenak FA, McCullough LB. The ethics of direct and indirect referral for termination of pregnancy. *Am J Obstet Gynecol* 2008:199(3):232–233.

Clark MK, Sowers MR, Nichols S, et al. Bone mineral density changes over two years in first-time users of depot medroxyprogesterone acetate. *Fertil Steril* 2004;82:1580–1586.

Grimes DA, Lopez LM, Manion C, et al. Cochrane systematic review of IUD trials: lessons learned. *Contraception* 2007;75(6)(suppl):S55–S59.

Jabara S, Barnhart K. Is Rh immune globulin needed in early first-trimester abortion? A review. *Am J Obstet Gynecol* 2003;188:623–627.

Morrison CS, Bright P, Wong EL, et al. Hormonal contraceptive use, cervical ectopy, and the acquisition of cervical infections. *Sex Transm Dis* 2004;31:561–567.

Mosher WD, Martinez GM, Chandra A, et al. Use of contraception and use of family planning services in the United States: 1982–2002. *Advanced Data* 2004;350:1–36.

第 32 章　亲密伴侣暴力与性虐待

Maryann B. Wilbur and Abigail E. Dennis

亲密伴侣暴力及相关行为

定义

- **亲密伴侣暴力**：是指一种侵犯和／或控制性的行为，包括身体伤害、情感虐待、性侵犯、隔离、控制、羞辱和生育控制。
- **家庭暴力**：是指一种在家庭内部发生的侵犯和／或控制性的行为，亲密伴侣暴力和家庭暴力十分类似。
- **特殊人群暴力**：包括各种形式的针对特殊脆弱人群的暴力，包括儿童暴力、青春期暴力、老年暴力、脆弱人群或边缘化人群的暴力。

背景

- 各种年龄阶段、不同种族、不同教育水平和经济背景的妇女都可能受亲密伴侣暴力的影响。
- 在异性和同性关系中均会发生。异性关系最为常见，通常女性都是受害者。
- 可以被认为是去权综合征的一部分，在低社会经济地位、性传播疾病和意外妊娠的妇女中更为常见。
- 长期虐待关系往往发展为暴力与和解的循环。紧张关系逐渐升级后会导致频繁暴力和恶性循环。
- 由于害怕、害羞、无力、社会隔离，很难让其从这种关系中解脱出来。随着时间的推移，暴力逐渐升级。

统计

- 绝大多数（85%）亲密伴侣暴力的受害者是女性。
- 文化、社会和历史是亲密伴侣暴力的决定性因素。
- 亲密伴侣暴力是美国妇女受害最常见的原因。
- 在初级保健机构被问及的妇女中，25% 妇女正在经历或曾经经历过亲密伴侣暴力。

- 大约 25% 的美国妇女在其一生中会遭遇到现在或以前性伴侣的亲密伴侣暴力。
- 亲密伴侣暴力是美国女性受伤的首位原因。在美国妇女急诊就医中有 30% 都由亲密伴侣暴力引起。
- 亲密伴侣之间的暴力仅有 54% 报警,而性攻击的报告率只有 24%。
- 在美国被谋杀的妇女中 1/3 与亲密伴侣暴力有关。
- 与其他类型的攻击侵犯相比,女性更容易受到当时或既往男性伴侣的伤害、强奸或杀害。

亲密伴侣暴力与妊娠

- CDC 报告 4%~8% 妊娠妇女在孕期受到亲密伴侣暴力。
- 受到亲密伴侣暴力的妇女中 1/6 在孕期首次受到亲密伴侣暴力。
- 暴力级别通常会随孕期进展而升级,并在产后加重。
- 亲密伴侣暴力会导致不良妊娠结局,如:流产、早产、低出生体重、胎儿损伤或胎死宫内。
- 意外妊娠的妇女遭受暴力的风险比计划妊娠者高 3 倍。
- 孕妇成为企图杀人者或杀人者的牺牲品的风险比正常妇女高 3 倍,而亲密暴力相关性谋杀是孕期的首要死因。

生育控制

- 男性促使不愿意妊娠的妇女怀孕的行为,包括蓄意破坏避孕工具或控制妊娠,如告诉女性不要使用避孕工具或威胁如果她不怀孕就离开她。
- 临床医生可能会遇到更多故意影响女性生育选择的控制行为。
- 与以下特点明显相关:
  - 伦理或少数民族
  - 低受教育水平
  - 无业
  - 低经济社会地位
  - 性传播疾病史
  - 意外妊娠史
  - 两性之间年龄差异大
  - 意外妊娠
- 生育控制是反映权利区别的一种控制行为。经历亲密暴力的妇女中,接近一半的妇女会在医生问诊中承认受到生育控制。

亲密伴侣暴力评估与治疗

筛查

- **常规筛查亲密伴侣暴力非常重要,美国卫生部和 ACOG 都建议常规筛查**
- 常规询问亲密伴侣暴力情况可以显著提高检出率。一项对外伤性受害者的调查显示,常规筛查可使检出率由 5.6% 提高至 30%。
- ACOG 的指导意见中建议特殊询问妇女性暴力史,在以下情况时进行筛查:
  - 新患者
  - 年度复查
  - 诊断意外妊娠或性传播疾病时
  - 首次产前检查
  - 早、中、晚孕期各一次
  - 产后复查
- 筛查指南
  - 向妇女提问的场所非常重要,必须让患者有安全舒适感。询问过程中应没有性伴侣、孩子或其他亲友在场。需要注意的是性伴侣往往会陪同其前来并要求坐在妇女的旁边陪同问诊,以了解患者对医生说些什么。
  - 向患者保证就诊内容的保密性。
  - 可以以客观性的陈述开始,说明筛查工作是普遍进行的工作,而且是提供综合卫生保健服务中必要的内容。这种介绍方式可以提高检出率并让患者觉觉到她并不是例外。
  - 不要问患者做错了什么或为什么她还不离开她的性伴侣。应避免判断性和评价性的言辞,如"受虐待或受攻击"。
  - 采用快速筛查问卷。目前有几种用于评价暴力的问卷:
    - 家庭暴力预防问卷(表 32-1)
    - 家庭评估结构分析问卷(表 32-2)
    - 只有三个问题的虐待评估筛查表(表 32-3)
- 要有耐心。初次询问时患者可能不愿承认,但如果不被问及亲密关系暴力的问题,患者永远不会承认。此时如果医生仍可疑该患者遭受过暴力,则应该在今后随访时再次询问。

表 32-1 家庭暴力预防问卷

亲密伴侣暴力筛查问题

在保证隐私的前提下,对首诊患者、体检患者、首次产检患者、妊娠及产后患者进行亲密伴侣的暴力筛查。

常规说明

"我们已经开始关心所有患者的安全和亲密关系问题,后者可以对你的健康产生重要影响。"

保密

"在我们开始之前,我希望你知道这里的信息是保密的,也就是说,我不会和任何人讨论谈话的内容。"

问题举例

"你现任伴侣有没有威胁你或让你感到不安?"(如果你做了或没有做什么事情,就威胁或伤害你和孩子,控制你的交往或活动)

"你的伴侣有没有打你、试图憋死你或在身体上伤害你?""伤害包括鞭打、踢、咬、推、撞。"

适于育龄妇女的问题:

"你的伴侣是否曾强迫你发生性行为或拒绝使用避孕套?"

"你的伴侣是否在怀孕问题上支持你的决定?"

"你的伴侣是否干涉你的避孕或者在你不情愿的情况下试图使你怀孕?"

适于残疾妇女的问题:

"你的伴侣是否不让你使用轮椅、拐杖、口罩或其他辅助工具?"

"你的伴侣是否拒绝帮助你满足个人需求,如:吃药、上厕所、起床、洗澡、穿衣、吃喝,或威胁不帮助你?"

表 32-2 家庭评估结构分析问卷表

压力/安全感:你在这段关系中觉得安全吗?

害怕/虐待:你的伴侣有没有让你觉得受威胁、受伤和害怕?

朋友/家人:你的朋友或家人会知道你被伤害吗?

紧急预案:在紧急情况下,你是否有一个安全的地方可以去,或者获得你需要的资源?

表 32-3　虐待评估筛查表

在过去的一年,你是否曾经被击打、鞭打、踢或在身体上被某人伤害?

你怀孕以来,有没有被击打、鞭打、踢或在身体上被某人伤害?

在过去的一年,有没有人强迫你发生性行为?

- 保持开放的对话方式,让患者知道下次就诊时仍然可以讨论任何问题。提供包括指导建议和资源的帮助性环境,可以促使患者来寻求帮助。

亲密伴侣暴力的诊断

- 遭受暴力的妇女多次因外伤到急诊求治,患者对外伤原因的解释往往前后不一致或就诊延迟。外伤常累及身体多个部位,如三个或三个以上部位,常伤及头、背、乳房和腹部(意外事件造成的损伤一般累及外周部位),而且患处多处于不同愈合阶段。

- 受害者通常会描述一些躯体症状,如:疲乏、头痛、腹痛等,而且更易发生饮食异常、心理障碍和药物滥用。

- 妇产科方面的线索包括:性传播疾病发生率增加(包括 HIV)、慢性盆腔痛、经前期综合征、意外妊娠和产前检查延迟等(表 32-4)。

表 32-4　存在暴力时妇产科方面的线索

慢性盆腔痛

严重的经前期综合征

多种或反复发作的性传播疾病或反复性阴道炎

用药依从性差

性功能障碍

腹痛

意外妊娠

无产前检查或首次产前检查延迟

就诊依从性差、就诊时缺席

胎儿或孕妇外伤(妊娠期暴力者通常直接攻击孕妇腹部)

自发流产或胎死宫内

中孕期或晚孕期阴道出血

早产

感染

贫血

体重增加不足

危险度评估

* 当患者承认遭受过暴力时,医生应进一步明确患者所处的危险程度。具体问题如下:

    * 你是怎么受伤的?
    * 以前发生过吗?
    * 第一次是什么时候发生的?
    * 以前受伤有多严重?
    * 你以前为此去过急诊吗?
    * 你是否曾经被武器威胁或者伤害过?
    * 你有没有尝试约束你的性伴侣?
    * 你的孩子看到或听到过你受威胁或伤害吗?
    * 如果你受到伤害或感到害怕,你知道如何寻求援助吗?
    * 这种暴力行为越来越严重吗?
    * 你受到过杀害或自杀的威胁吗?
    * 家里有枪支吗?

干预

* 大多数受害者没有离开性伴侣的准备,因为她们依赖于施暴者的经济支持、住所或可能害怕被报复。

    * 患者就诊后的第一步是要增强其能动性。为患者提供支持,不替患者做决定。
    * 运用社工和暴力预防项目的资源。为患者提供援助机构电话号码,在诊室帮助患者进行首次联系。
    * 讨论情况的严重性并对其当前的安全需要进行评价。
    * 强调受害者是不应受到责备的。
    * 治疗伤处,评价是否有自杀倾向和抑郁等情绪状态及药物滥用。
    * 讨论相关法律和条例。
    * 设计或演练一个逃离计划(表32-5)在患者做好准备前不强迫其离开。离开与身体的反抗相关,应该提供必要的帮助来减少妇女和儿童在转运过程中的风险。
    * 暴力实施者通常控制手机的使用。因而建议当妇女离开不安全的环境时,建议提供独立的手机以提高安全性。
    * 提供持续的援助及其他可以进行相关咨询和治疗机构的信息。
    * 做好文件记录,包括患者的原话和照片。

表 32-5　亲密伴侣暴力干预的逃脱计划

对于感觉自身或其子女可能会受到其男性伴侣的威胁的妇女,建议采用以下逃脱计划:

1. 应准备好自己和孩子的衣物并打包,其中包括洗漱用具、必备药品和房子及汽车的备用钥匙。这些物品可以放在行李箱或寄存在朋友或邻居家。

2. 还可以在朋友或邻居那里寄存一些现金、支票本和银行存折。

3. 把一些身份证明保存好,如:出生证明、社会保险卡、选举注册卡、公共事业的账单和驾照等,因为孩子要入学,并需要寻求经济援助。如可能,还应带有自己的财政记录,如:抵押单、租赁发票等。

4. 带有每个孩子特别感兴趣的东西,如:书或玩具。

5. 计划好白天或夜间的准确去处,可以是朋友或亲戚的家,也可以是受害妇女和孩子的避难所。

6. 准备一个独立手机拨打紧急电话。

- 上报暴力行为。当患者为儿童、老人或残疾人时,医生必须上报暴力行为。大多数州对没有达到标准的成人亲密伴侣暴力没有强制上报制度。

特殊人群

虐待老人

- 一种针对家庭中老人或看护者的虐待、忽视和(或)暴力的行为,美国约有 200 万人受影响。
- 评估家庭暴力的时候对老人和年轻人采用同样的标准。
- 发现虐待老人的行为应向虐待老人热线报告。

虐待残疾人

- 身体、认知和情绪有障碍的女性都是亲密关系暴力和性虐待的高危人群,在每次门诊时应进行筛查。
- 发现虐待残疾人的行为应向残疾人保护委员会报告。

非法移民妇女暴力

- 非法移民的妇女非常脆弱,常因驱逐出境的威胁而受到生育控制。应向这些妇女说明这种行为是非法的,在人道主义的背景下,非移民签证可以让她继续留在美国,并告知其熟悉该流程的社区律师联系方式。

性工作者

• 用性行为来交换金钱和(或)药物的工作者很容易是生育控制和性虐待的受害者。临床医生应意识到这部分人群的脆弱性,在接诊时应进行筛查。应告知患者虽然她们的行为不合法,但是也有权向相关机构报告暴力行为。

性暴力

定义

• **性暴力**:任何未经同意的性行为(如:性侵犯、性骚扰、性威胁、性绑架、女性包皮环切等)
• **性侵犯**:一个人对另一个人在未经同意的情况下发生的性行为
• 强奸:法律名词(而非医学名词),在医疗文书中尽量避免使用

背景

• 性侵犯是美国增长最快的暴力犯罪类型。
• 9/10 性侵犯受害者是女性。
• 1/6 女性在一生中曾经受过性侵犯。
• 73% 性侵犯受害者知道罪犯是谁。
• 只有 1/6 的性侵犯受害者会报警。6% 被告会在监狱关押 1 天。

评估和处理

• 需要对患者的急性生理和心理创伤进行综合治疗,并且应该通过特殊的快速手段收集法律证据。如果可能的话,应通过社区合作反应计划,将其转诊至可以做法律鉴定的医疗机构。但这在严重创伤的情况下可能不太现实,威胁生命安全的急症还是应该优先处置的。
  • 在评估刚刚受到性侵犯的患者时,应涉及以下问题:
    ◦ 医疗:创伤,性传播疾病,妊娠
    ◦ 心理:应激干预,心理咨询
    ◦ 法律:文件,证据采集和递交,出庭
  社区合作反应计划
• 强奸犯罪中心/热线:这些中心有专业犯罪咨询师,提供24小时咨询、转诊和帮助服务。

- 性侵犯反应队伍：多学科的队伍成员包括法律、医疗、宣教和社工等，提供一系列的帮助，减少受害者的创伤，协助收集证据。
- 性侵犯鉴定医师和性侵犯鉴定护士：他们是解决性侵犯犯罪的专业人员。
  - 提供专业评估、证据采集、引导法律服务、提供及时有效的心理帮助。应尽量求助专业人员，在性侵犯鉴定医师未到达的情况下，尽量不做体格检查，以免影响证据采集。

性侵犯证据采集箱
- 获得知情同意后，进行有法律意义的病史采集和体格检查。
- 联邦法律规定（2005 年通过，2009 年后施行），即使妇女没有报案，仍可以免费享受法律鉴定的检查。

病史
- 在病史询问和体格检查时必须有患者同性人员在场。
- 有法律意义的妇科病史包括，末次月经、避孕方法、末次性生活时间。患者的性生活史有可能影响患者在法庭上的可信度。
- 询问是否有创伤。
- 询问暴力的性质。包括口交、阴道或肛交，是否使用避孕套。
- 询问性行为后是否淋浴、盆浴、冲洗、排尿、排便及更换衣服。
- 尊重患者本人的描述，不增加解释。要求客观，避免推断。

体格检查
- 如果可能的话尽量由专业人员进行体格检查。
- 获得知情同意后进行检查，这是法律要求，也帮助患者获得尊重感。
- 在体格检查时需要有患者同性人员在场。
- 患者需脱去衣服以获得蛛丝马迹的证据。可将有意义的衣服交给相关人员。
- 进行所有皮肤检查，并检查所有出口是否有裂伤、瘀斑、咬痕或异物。Wood 灯和阴道镜有助于发现精液和微小伤痕。当皮肤受伤后，亚苯胺会使皮下组织染色。进行全身检查以发现其他创伤，如腹部创伤或骨折。
- 记录患者的情绪。尽可能全面系统，记录所有损伤，必要时可以画图或照相。

实验室检查
- 必要时行放射线检查。
- 在任何接触部位进行淋球菌和衣原体检查。
- 湿片检查滴虫。

- 妊娠试验。
- HIV 基本检验。
- 乙肝、丙肝、梅毒的基本检查。
- "约会强奸药物"筛查,如:氟硝西泮、4-羟基丁酸钠。

治疗

- 必要时裂伤缝合。
- 治疗可能存在的性传播疾病,CDC 的治疗建议如下:
  - 淋病:头孢曲松 125mg 肌注
  - 衣原体:阿奇霉素 1g 口服或多西环素 100mg 口服,每天 2 次,持续 7 天
  - 淋病合并衣原体(妊娠／过敏):红霉素 1.5g 顿服,500mg 一天 4 次,持续 7 天
  - 滴虫:甲硝唑 2g 口服
  - 如果患者未曾免疫,则需注射乙肝疫苗。
  - 对于高危人群,增加预防治疗:
    - 疱疹:阿昔洛韦 3g 口服
    - 梅毒:青霉素 G240 万单位
- 通常建议性虐待发生后 72 小时内给予治疗,并且认为 4 小时内开始用药者效果更好。可向国家暴露后预防热线咨询是否需要 HIV 预防治疗。
  - 常规预防:可比韦
  - 可疑耐药:可比韦 + 那非那韦
  - HIV 耐药:可比韦 + 洛匹那韦
- 提供紧急避孕措施:性暴力后妊娠的机会与月经周期的时间相关,未采取避孕措施的受害者的总体妊娠率为 2%~4%。
- 预约随访。1~2 周后重复妊娠试验。CDC 建议 6、12、24 周后复查 RPR 和 HIV,注射乙肝疫苗后 6、12 月复查抗体。

心理评估和随访

- 受害者可能出现强暴损伤综合征,包括易怒、恐惧、羞耻、梦魇和身体症状。
- 受害者可能出现损伤后应激综合征、抑郁和焦虑。
- 紧急咨询时应提供安全计划。受害者应转诊至强暴紧急处理机构,并提供 24 小时热线号码和社工援助。
- 1~2 周内进行心理评估,并重复早孕试验。

儿童期受虐待

背景

• 儿童性虐待是指儿童与成人之间的性行为。儿童是性刺激的工具。施暴者可以是年长害者或地位高于受害者的未成年人。亦可指未发生性交的接触，如：色情或裸阴癖。

• 大多数儿童期性虐待发生于 6~14 岁，尤其是 12~14 岁。施虐者往往是亲戚或熟人。

鉴定和处理

• 受到性虐待的儿童应该由专业人员问诊、记录口供和采集必要的证据。

- **病史**：与儿童保持亲善，记录儿童自身的语言，对不太会说话的小儿童可以采用玩耍或画图的方式。如果从受害者出无法得到信息，可以从亲戚、家长、邻居或警察处获得。注意孩子的行为和情绪，以及与人交流的情况。非特异性症状包括：询问近期夜惊、睡眠习惯改变等。

- **检查**：从头到脚全身查体，提高患者依从性，充分建立信任。但通常查体无阳性发现，一些体征可以作为儿童性虐待的证据，尤其是最近发生的或重复性的性虐待。在发现儿童阴道口后方裂伤或阴道内异物的情况下，应注意除外儿童性虐待。必要时可考虑在麻醉下检查。

- **官方报告**：所有儿童性虐待受害者可转至 CPS 儿童保护中心，在未受到保护之前为儿童提供住宿。

- **心理支持**：训练有素的医生应该为受害者及家人提供鉴定、治疗，并负责与 CPS、警察交涉。

青春期性虐待

• 青春期强奸的案例中，75% 是由受害者的熟人实施的，包括约会时强暴、强奸幼女和乱伦。

• 青少年仍处于建立社交关系的学习过程中，他们对约会场景有不同的期待。一些青少年甚至会认为某些社交场合中的暴力是可以接受的；更有甚者，有些青少年经常酗酒和服用违禁药物，从而扭曲其判断力。非自愿的性活动史往往与早期性萌动、意外妊娠、避孕失败相关。

• 医生可以为青少年提供教育、咨询处、社区资源和预防知识等方面的信息。

- 可以帮助青少年正确对待或处理类似事件的信息包括：
  - 你有对性行为说"不"的权利。
  - 你有对性行为加以限制的权利,并要求性伴侣尊重你的权利。
  - 保持自信。保持镇静。善于识别并回避可能使自身处于危险的情况。
  - 聚会结束时,不要和不熟悉的人一起离开。
  - 任何人都不应该被强奸,都不应该被强迫发生非意愿的性关系。

绑架

- **定义**:用强制手段招收、转运、囚禁别人,强制其进行非意愿的奴役活动。
- 美国每年约有 15 000 起绑架,其中 80% 为女性。
- 以下是提示绑架受害者的因素:
  - 没有官方的身份文件或证件
  - 说不清楚当前情况
  - 陈述自相矛盾
  - 不愿目光交流
  - 没有可支配的金钱

女性割礼

- 女性割礼(female genital mutilation,FGM)是指非治疗目的的改变女性外生殖器,缺乏麻醉和无菌技术。
- 代表对女孩和妇女的暴力。
- FGM 包括 Ⅰ 、Ⅱ 、Ⅲ 、Ⅳ型。
- FGM 的并发症包括出血、感染、月经异常、瘘、性功能障碍、抑郁 / 焦虑。
- FGM 不是剖宫产指征。
- FGM 与文化有关,而与宗教无关。

（胡君　译　张岩　审）

推荐阅读

American College of Obstetricians and Gynecologists. ACOG committee opinion no. 507: human trafficking. *Obstet Gynecol* 2011;118(3):767–770.

American College of Obstetricians and Gynecologists. ACOG committee opinion no. 518: intimate partner violence. *Obstet Gynecol* 2012;119(2, pt 1):412–417.

American College of Obstetricians and Gynecologists. *Female Circumcision/Female Genital Mutilation: Clinical Management of Circumcised Women.* Washington DC: American College of Obstetricians and Gynecologists, 1999.

Eisenstat SA, Bancroft L. Domestic violence. *JAMA* 1999;341(12):886–892.

Kilpatrick DG, Edmonds CN, Seymour A. *Rape in America: A Report to the Nation.* Arlington, VA: National Victim Center and Medical University of South Carolina, 1992.

Miller E, Decker MR, McCauley HL, et al. Pregnancy coercion, intimate partner violence and intended pregnancy. *Contraception* 2010;81:316–322.

Rickert VI, Wiemann CM, Harrykissoon SD, et al. The relationship among demographics, reproductive characteristics, and intimate partner violence. *Am J Obstet Gynecol* 2002; 187(4):1002–1007.

Roberts TA, Auinger P, Klein JD. Intimate partner abuse and the reproductive health of sexually active female adolescents. *J Adol Health* 2005;36:380–385.

World Health Organization. *Eliminating Female Genital Mutilation: An Interagency Statement.* Geneva, Switzerland: World Health Organization, 2008.

Zeitler MS, Paine AD, Breitbart V, et al. Attitudes about intimate partner violence screening among an ethnically diverse sample of young women. *J Adolesc Health* 2004;39(1):119.e1–119.e8.

网络资源

- National Domestic Violence hotline 1-800-799-SAFE (7233)
- The National Domestic Violence: www.ndvh.org
- Rape, Abuse & Incest National Network (RAINN) hotline 1-800-656-HOPE (4673)
- The National Coalition Against Domestic Violence: www.ncadv.org
- The U.S. Department of Justice: www.usdoj.gov, www.ndvh.org
- National Human Trafficking Resources Center (NHTRC) hotline: 1-888-373-7888
- Futures Without Violence (previously known as Family Violence Prevention Fund): www.futureswithoutviolence.org
- National Coalition Against Domestic Violence: www.ncadv.org
- National Network to End Domestic Violence: www.nnedv.org
- National Resource Center on Domestic Violence: www.nrcdv.org
- Office on Violence Against Women (U.S. Department of Justice): www.usdoj.gov/ovw

第33章　儿童妇科学

Sara Seifert and Dayna Burrell

儿童妇科学给普通妇产科医生带来了许多挑战，因为他们必须面对这一群年龄较小的患者。大多数障碍可以通过有效沟通来克服，需使患者感觉到"一切处于掌控之中"。

- 面谈是了解就诊者就诊真实原因的关键。由于不同年龄组的儿童成熟度不同，需要采用不同的方式进行交流，讨论时需要让父母参与也至关重要。

- 患儿常见的妇科疾病包括外阴阴道炎、外伤、异物、青春期前阴道出血、青春期异常发育、泌尿生殖道异常和生殖道肿瘤。

儿童的妇科评估

- 儿童的妇科检查有其特殊困难，以下几点可以帮助克服这些困难：
  - 让父母感觉一切均在掌控之中。
  - 时刻保持同情心和温柔的态度，要知道患者对最初检查的印象会一直影响以后所有的检查效果。
  - 体格检查应包括身体其他系统的全面检查。这可以使患者在检查室中感到更加舒适，医生也可掌握患者的身高、体重、是否有皮肤病、卫生情况以及其他青春期发育情况。
  - 如果孩子很小或遭受了身体虐待，则其可能需要麻醉后再检查。
  - 让孩子知道，医生的检查是得到其监护人许可的，如果任何其他人曾经或试图触摸其隐私部位，均须告知其监护人。
  - 检查过程应由监护人陪同。

一般儿科身体检查

- 把儿童的手放在检查者的手上，可有助于腹部检查。
- 腹股沟区触诊可以发现可能的疝或性腺包块。
- 根据外生殖器及乳房发育情况制定的 Tanner 分级，可用于量化青春期变化的程度（图 33-1）。

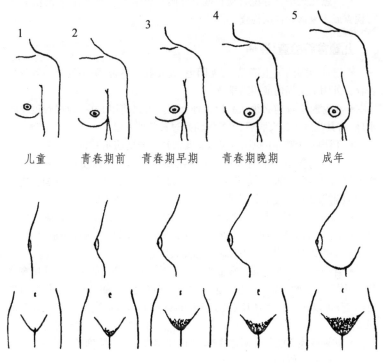

| 儿童 | 青春期前 | 青春期早期 | 青春期晚期 | 成年 |

| 青春期前 | 性成熟前阴毛 | 性成熟期阴毛 | 中等盾牌型
阴毛分布 | 女性盾牌型
阴毛分布 |

图 33-1 Tanner 发育分期

儿童盆腔检查:体位

- **蛙腿体位**:儿童仰卧位,双脚并拢,两膝外展。一般用于年龄较小的患儿查体。
- **膝胸位**:结合 Valsalva 动作可以了解阴道入口区域的情况。如果主诉为阴道排液或阴道异物为看清阴道内情况可以使用耳镜或鼻镜。
- **仰卧两侧展法**:可充分暴露前庭结构。
- **妈妈大腿位**:让患儿坐在妈妈的大腿上,膝关节弯曲,脚后跟放在妈妈的膝盖上;检查时需向侧方拨开阴唇使暴露充分。

- 当患儿无法良好配合检查或对外阴检查结果不理想时,可**麻醉后**再行检查或于复诊时再次检查。

儿童盆腔检查:评估

- 记录会阴的卫生情况、有无阴毛、处女膜完整否、阴蒂的大小以及是否存在外阴阴道损伤或阴道排液。
- 在盆腔检查前必须认真检查处女膜。可以使用 Foley 导尿管顶端的水球,将其放置于处女膜后,可暴露清楚过长的处女膜。
- 于阴唇两侧向下拉阴唇可以暴露清楚青春期前儿童的处女膜。
- 可使用尿道涤纶刷采集阴道分泌物样本。还可以使用导尿管连接注射器,利用盐水冲洗阴道得到分泌物与盐水的混合液。儿科鼻饲管连接20ml 注射器也可以进行阴道冲洗。
- "刺激衰减法"大大有助于第一次盆腔检查,即使用另一种刺激分散患者的注意力,而减轻盆腔检查对患者的刺激。比如:在触摸阴道口前,用非检查手指放在外阴处用力让患者感知其压力。
- 合理选择检查器具非常重要。一般对于青春期前的患儿不使用窥器检查,因为处女膜非常紧,儿科窥器可能也很难使用。如果必须要用窥器进行检查,可以在麻醉下使用鼻镜。Huffman 或 Pederson 窥器适用于青春期患者。
- 如果患儿不能耐受阴道检查,可以使用直肠检查明确子宫情况。
- 一般检查所见:
  - 新生儿:识别母体雌激素对新生儿的影响非常重要,外阴水肿、阴道黏膜为湿润的白粉色、阴道排液或乳房增大在新生儿期是正常现象,这些现象在出生后 8 周内应该逐渐消失。
  - 初学走路的青春期前儿童:由于体内雌激素作用,阴道黏膜薄、充血、萎缩状。毛细血管床呈道路图样,故常误诊为炎症,尤其是在前庭沟附近和会阴尿道周围区域。

病历记录

- 病历中应记录儿童外阴的示意图,并进行标注。儿童取仰卧位,以菱形图代表前庭部。12 点方向代表阴蒂,6 点方向代表后联合。
- 主要内容应包括 Tanner 分级,对大小阴唇、尿道口、处女膜的描述,有无变色、血管瘤、外阴阴道的损伤或阴道排液。

青春期的妇科评估

青春期妇科检查

• 有别于巴氏涂片的指南（详见第 44 章），对于青春期患者盆腔检查并不总是必要的。

• 只有在主诉和病史提示有指征时，才需要对年龄小于 21 岁的患者进行盆腔检查。

• 仍需评价外生殖器官以明确解剖和发育的正常。

• 可以通过尿液或阴道拭子检测性传播疾病如淋病、衣原体或滴虫。

• 如果需要，Huffman（2 英寸，约 51mm）或 Pederson（3.5 英寸，约 89mm）窥器最适合用于这类患者。

• 尽管本章节重点放在青春期前儿童患者的评价和处理，但仍然有很多推荐用于评价青春期患者。

• 尽管 Tanner 分期的评估最适于初次就诊时进行，但我们仍然建议除非有相应主诉或病史否则年龄小于 20 岁患者不必须常规进行乳房检测。

常见儿童妇科疾病

外阴阴道炎

• 对于青春期前的女孩，阴道分泌物是最常见的妇科主诉；占青少年妇科就诊者的 40%~50%。

• 就诊时有阴道异常分泌物，可污染内裤。

• 当尿液接触易感的、皮肤剥脱的组织时，可出现外阴烧灼感或针刺感。

病史关键点

• 注意分泌物的持续时间、黏稠度、质地和颜色。

• 症状还可能包括红斑、局部压痛、疼痛、瘙痒、排尿困难或出血。

• 厌氧菌感染可能伴有臭味。

• 如存在志贺菌、A 族 β 溶血链球菌、异物或外伤时，可能出现血迹。

• 不良卫生情况；从后先前擦拭外阴的习惯；使用刺激性的肥皂、泡泡浴及乳液；游戏时的外伤；用异物或污染的手玩弄生殖器；着装过紧或透气性差;长时间穿着潮湿的衣物;菲薄、无雌激素作用、碱性的阴道黏膜;阴唇发育不良等,均可引起外阴阴道炎。

- 要求儿童做一下便后擦拭外阴的动作,以确定方法的正确性。
- 幼儿患者需注意其使用的尿布类型和更换频率。
- 询问是否有近期全身性感染、服用新的药物、尿床、皮肤病和夜间肛周瘙痒。

体格检查

- 外阴阴道炎的表现非常多样化,可以没有分泌物,也可以有大量分泌物。常见外阴发红、水肿和脱皮。如见到外阴或阴唇间有粪便,则说明外阴卫生情况差。
- 任何分泌物都应取样进行显微镜检查和培养。避免接触青春期前儿童的处女膜。
- 仔细观察处女膜情况,了解是否有损伤的迹象。肛周的皮肤也需要检查。
- 如需除外异物、肿瘤或阴道与胃肠道、尿道的异常连通,尤其对于复发或有出血的患者,必要时可以考虑行阴道窥器检查。

外阴阴道炎的病因

感染

- 青春期前女性的正常阴道菌群包括乳酸杆菌、α溶血链球菌、表皮葡萄球菌、类白喉菌和革兰氏阴性肠道菌,尤其是大肠杆菌。
- 虽然大部分外阴阴道炎可能是非特异性的,最常导致外阴阴道炎的致病菌包括 A 群链球菌、流感嗜血杆菌、奥利斯葡萄球菌、肺炎链球菌以及大肠杆菌。
- 儿童外阴阴道炎的致病菌可能由鼻腔或口咽异位至生殖道。
- 患慢性夜间外阴或肛周瘙痒的儿童应检查是否感染蠕形住肠线虫。
- 细菌、病毒和真菌病原体定植导致菌群失调时,常可引起炎症和阴道分泌物。如出现其中一些病原体时,应警惕是否发生性活动或遭受性虐待。性传播疾病是性侵犯的典型结果。
- 如果症状持续存在或有脓性分泌物则建议进行培养。当明确感染病原体时便可开始抗生素治疗(表 33-1)。

非特异性、环境因素或化学性阴道炎

- 25%~75% 的病例是由不良卫生习惯、肥皂、肥胖、异物、联合上呼吸道感染以及雌激素缺乏部位黏膜处衣服有刺激性所引起。

表 33-1　青春期前儿童特异性外阴阴道感染的治疗

病原体	治疗
化脓性链球菌	青霉素钾 V 250mg,每日 2~3 次,口服,×10 天
流感嗜血杆菌	阿莫西林 40mg/(kg·d),×7 天 备选方案:阿莫西林/克拉维酸、头孢呋辛、甲氧苄定-磺胺甲基异唑、红霉素-磺胺甲基异唑
金黄色葡萄球菌	头孢氨苄 25~50mg/(kg·d),口服,×7~10 天 双氯西林-克拉维酸 20~40mg/(kg·d)(阿莫西林)口服 ×7~10 天 头孢呋辛酯悬浮液 30mg/(kg·d),分为每日 2 次(最多 1g)×10 天(片剂:250mg,每日 2 次) 双氯西林 25mg/(kg·d),×7~10 天
肺炎链球菌	青霉素、阿莫西林、红霉素、甲氧苄定-磺胺甲基异唑、克拉霉素
志贺菌	甲氧苄定/磺胺甲基异噁唑或阿莫西林 ×5 天 耐药菌:头孢曲松
沙眼衣原体	≤45kg 红霉素 50mg/(kg·d)(1 天分 4 剂)×14 天 ≥45kg,<8 岁:阿奇霉素 1g 口服 ≥8 岁阿奇霉素 1g 口服 或强力霉素 100mg,每日 2 次口服,×7 天
淋病奈瑟菌	<45kg 头孢曲松 125mg 肌注 备选:大观霉素 40mg/kg(最多 2g)单次肌注 以及 若衣原体感染不除外,则治疗同上述衣原体感染治疗方案 ≥45kg:使用成人剂量治疗(第 27 章)
念珠菌	局部制霉菌素、咪康唑、克霉唑、或特康唑霜剂;氟康唑口服
滴虫	甲硝唑 15mg/kg·d 每日 3 次(最多 250mg,每日 3 次)×7 天

病原体	治疗
蛲虫	甲苯咪唑(安乐士),100mg咀嚼片一片,2周内重复一次

修改自 Emans SJ,Laufer MR,Goldstein DP 等。儿童及青春期妇科学,第五版, Philadelphia PA:Lippincott Williams&Wilkins,2005:98,获得许可

数据自 Workwski KA,Berman S;疾病预防与控制中心。性传播疾病治疗指南, 2010.MMWR Recomm Rep 2010,59(RR-12):1-110

• 治疗包括停止这些诱因事件、保持会阴清洁、坐浴、脱去衣物、穿纯棉内衣裤、使用无刺激性肥皂、以湿巾擦拭并涂抹润肤液。

• 如果 2~3 周无缓解,要评估有无异物或感染发生。

• 当其他病因均被除外后,为了使局部阴道黏膜增厚进而敏感性降低,可以尝试局部使用雌激素软膏。

异物

• 2~4 岁的女孩最为常见。异物种类多种多样,从手纸团、纽扣、硬币到坚果或蜡笔。在取出前开始使用抗生素治疗。

• 如果存在提示可能有性侵犯。

• 阴道内存有异物可能出现持续很多周的血性、棕色或脓性分泌物。如果幼儿或年幼的女孩持续存在阴道分泌物异常则有必要进行麻醉下检查。

• 可以出现生殖器瘙痒、腹痛或发热。

• 如果异物持续没有被发现,脓性分泌物可能通过输卵管进入腹腔而导致腹膜炎。

• 在异物取出后,还应当仔细检查阴道壁观察有无其他发现或另外的嵌入的异物。如果阴道直肠膈已受到影响,则需要临时性结肠造瘘,推迟一段时间后再进行阴道和直肠的修补。

解剖异常

• 异位输尿管:可导致尿液渗漏。通常可以在产前超声时发现。出生后,超声可以用于诊断,必要时行核磁共振(MRI)随访。

• 高位处女膜开口:可能妨碍阴道引流;处女膜切开术可治愈。

• 尿道下垂(见下文)。

皮肤疾病

• 硬化性苔藓、牛皮癣、萎缩性皮炎和接触性皮炎都可能出现和外阴阴道炎相似的症状。局部使用激素治疗有效。

• 硬化性苔藓需要使用高效皮质醇激素治疗,因为瘢痕形成可能引起永久性性功能障碍。

• 口腔溃疡在 10~15 岁女孩是比较常见的,而且比较疼痛,表现为脓性基底和边缘隆起;患者通常有非特异性的全身症状。病因不清,但可能与病毒有关(如:感冒病毒、EB 病毒、巨细胞病毒)。通常使用口服皮质醇激素治疗。如果是复发性溃疡,则要考虑白塞氏病。

系统性疾病

• 水痘、麻疹、EB 病毒感染、克罗恩病、Stevens-Johnson 综合征、糖尿病、白塞综合征和川崎综合征均可导致阴道排液、水泡、瘘管、溃疡和感染。

治疗

• 治疗方法主要取决于病因,但几乎所有的治疗中都包括改善会阴局部的卫生条件。

• 坐浴每日 2 次,每次半小时,有助于消除阴道分泌物。

• 推荐使用非刺激性肥皂,穿着白色棉质内裤。

• 不建议穿尼龙紧身衣、蓝色紧身牛仔裤和洗泡泡浴。

• 教育儿童及其看护者,应从前向后擦拭外阴。

• 指导儿童排尿时要将两个膝盖分开,减少尿液反流至阴道处。

• 如果治疗后症状持续 2 周不缓解,需对儿童进行重复检查。

• 对于少见的症状持续不缓解,而又除外了某些特殊病因的病例,可使用 1% 聚维酮碘冲洗阴道。

• 症状持续不缓解的患者,还可给予抗生素 2 个月,或使用 2~4 周雌激素乳膏。

• 症状复发往往是局部卫生条件较差所致。肥胖女孩的复发风险更高。

青春期前阴道出血

• 初潮前的阴道出血可能有多种原因,但必须引起重视,而且有些情况甚至会威胁生命。

• 病因可能包括感染、解剖异常、生殖道肿瘤、激素异常、外伤或性侵犯。

外阴阴道炎

• 所有外阴阴道炎的原因均可引起阴道出血。评估检查的目标是发现感染、皮肤病或持续存在异物的证据。

尿道脱垂

• 腹压增加时,可诱发尿道黏膜自尿道口脱出,形成一个环状出血性团块,很容易出血。平均发病年龄为 5 岁,非裔美国人中更常见。

• 药物治疗包括短期局部使用雌激素软膏,局部使用抗生素或坐浴也有益于恢复。

• 如果患者出现尿潴留,或团块较大,可切除脱出组织并留置导尿管。

• 鉴别诊断包括尿道息肉、肉阜、囊肿和输尿管疝。

生殖道肿瘤

• 生殖道肿瘤在青春期前女孩中并不常见,但具有以下情况的患者是需要排查的:慢性生殖道溃疡、从阴道有组织物脱出、有恶臭或血性分泌物或外生殖器官出现非创伤引起的水肿。

• 原因在表 33-2 中列出。可见的肿物可以是良性息肉或癌性。治疗方法为手术切除。

• 肉瘤需通过活检诊断,进而切除并化疗。

异常子宫出血

• 见第 39 章。

表 33-2　儿童妇科中的生殖系统恶性肿瘤

肿瘤	特征	治疗
葡萄状肉瘤（横纹肌肉瘤）	• 是最常见的女孩生殖道恶性肿瘤 • 生长迅速,浸润性 • 90% 发生于 5 岁前,发病高峰在 2 岁 • 起源于阴道黏膜下,进而穿透阴道黏膜 • 标志性表现为阴道、外阴或尿道的息肉样包块,通常在前部 • 阴道出血、腹痛	• 首先,借助胸部 X 线 / CT 扫描进行分期 • 化疗后手术(手术方式由疾病分期决定) • 可能需要放疗 • 随访:往往局部复发 • 治疗方法的改善已经使治疗更倾向于保守性手术并提高生存率

续表

肿瘤	特征	治疗
透明细胞腺癌	• 通常患儿在宫内时曾暴露于己烯雌酚 • 异常阴道出血和排液	• 早期病例的保守性治疗包括广泛性局部切除术和淋巴结切除术,而后局部放疗 • 晚期病例需行全盆腔放疗
生殖细胞肿瘤	• 是儿童最常见的卵巢肿瘤 • 起源于原始生殖细胞;两种类型:无性细胞瘤和胚胎癌 • 表现为混合型盆腔包块 • 肿瘤标记物:AFP、HCG、CEA	• 手术治疗,需要至少行一侧卵巢切除术,必要时行手术分期 • 无性细胞瘤对放疗敏感,但需要考虑将来的生育问题

子宫内膜脱落

• 子宫内膜脱落的原因见表33-3,并且通常与激素水平异常相关。

• 青少年中青春期性早熟往往与子宫内膜脱落有关,详见"青春期异常"。

表33-3　儿童期子宫内膜脱落的原因

• 出生后2周内的新生儿,继发于母源性雌激素撤退,可有点滴状出血
• 单纯早发初潮
• 由于使用含外源性雌激素的药物导致的医源性或假性青春期性早熟
• 特发性青春期性早熟
• 功能性卵巢囊肿
• 卵巢肿瘤
• McCune-Albright 综合征
• 中枢神经系统病变
• 分泌激素的肿瘤
• 甲状腺功能减退

外伤和性侵犯

• 详见下文,以及第 32 章。

外伤损害

• 最常见于 4~12 岁儿童,75% 的生殖道损伤发生于女童,因为儿童与成人生殖道的解剖结构差异,对成人看上去无害的损伤也可能对儿童造成严重的后果,常见的外伤如下:

骑跨伤

• 多数骑跨伤表现为阴唇部位痛性肿胀、瘀斑或血肿,有时也可累及阴阜、阴蒂、尿道、大小阴唇前半部分。

• 如果有血尿,应考虑行排泄性膀胱尿道造影术膀胱镜检查除外膀胱或尿道损伤。

• 尿道周围损伤可能引起水肿和尿潴留。建议早期放置导尿管。

• 最初 6 小时冷敷观察。如果血肿维持原大小或变小,一般温水坐浴即可恢复。

• 如尿道口血肿形成导致疼痛和排尿困难,应给予止痛剂和预防性抗生素。

意外穿透伤

• 最常见于 2~4 岁女童。一般因跌落到锐利物体上所致(如:钢笔或铅笔)。

• 就诊时常表现为:血尿、阴道排液或出血,穿入部位的伤口一般不明显。实际上,如就诊时主诉直肠部位疼痛或出血,则可能发生腹腔内损伤。

• 如果损伤是位于处女膜以上且患者病情不平稳,需行腹腔镜或开腹探查术。

• 需行的检查包括腹部平片、肛门镜和乙状结肠镜。出现镜下血尿时,放置尿管的操作应谨慎,如放置导尿管受阻,则应行排泄性膀胱尿道造影术。如已经出现肉眼血尿,则禁忌导尿。

裂伤

• 常继发于暴力的腿外展动作、体操运动、滑冰或严重交通意外。

• 裂伤常从阴道口延伸到穿隆。

• 应全身麻醉后的进行查体,明确损伤程度。必须除外损伤是否累及阴道直肠隔或延伸至腹腔。

阴蒂被捆绑或缺血

• 难以诊断;症状包括刺激性疼痛、充血和阴蒂蜂窝织炎。

• 常由于看护者的头发不小心缠绕于患者阴蒂根部所致。治疗为解除捆绑原因。

性侵犯

• 当患者出现不寻常形式的损伤或古怪的行为,同时有以下主诉者需要怀疑:生殖器官创伤、出血、慢性生殖道疼痛、性传播感染性疾病、肛门炎症、复发性尿道感染、腹痛、小便失禁/大便失禁或厌食。

• 行为改变包括攻击性、自伤、行为障碍、睡眠障碍、过度恐惧、抑郁、精神性的药物滥用、在学校出现各种问题或关于性行为方面不适宜的知识。

• 病史:如果可能尽量单独从患儿处获得。避免引导性提问。准备一只玩偶可以帮助孩子讲出发生的事情。儿科医师和社会工作者共同参与的跨学科合作可能更为有效。

• 如果怀疑性侵犯,一定要把患者送到特定的紧急处理部门,在这个部门里有受过培训的专门收集证据的人员,在事件发生24小时之内最佳。

• 相同年龄段儿童非强迫性的性游戏是一种正常的新生事物。

阴唇粘连

• 在儿童时期的低雌激素环境下,任何生殖器创伤甚至尿布疹都可引起阴唇融合。

• 粘连性外阴炎通常与外阴炎相关的慢性刺激有关,常见于2~6岁。

• 无症状的阴唇粘连不需要治疗。只要没有出现尿潴留,随着青春期雌激素水平升高,多可以自然恢复。

• 当粘连导致尿潴留和UTI时,需要进行治疗,包括沿粘连的白线局部使用雌激素乳膏,同时轻柔的尝试分离粘连,每日2次,共2~6周。

治疗后的复发很常见。如发生急性尿潴留,可手术切开。

青春期异常

青春期的到来是促性腺激素释放激素分泌并激活下丘脑垂体性腺轴的结果。一般女孩在8到13岁之间开始进入青春期。Tanner分级可用于描述青春期发育情况。

青春期延迟

• 青春期延迟可由解剖异常、染色体异常、肿瘤生长或营养不良引起。

- 通常表现为性成熟方面身体发育延迟,伴闭经。
- 青春期延迟的原因可根据尿促性素(FSH)水平分类,详见表33-4。

表33-4 青春期延迟原因

FSH水平	鉴别诊断
高 >30mIU/ml	• 性腺发育不全综合征:Turner综合征,Sweyer综合征 • 原发性卵巢衰竭
低 <10mIU/ml	• 体质性延迟 • 颅内肿瘤 • 单纯促性腺素缺乏 • 激素缺乏 • Kallmann综合征 • Prader-Labhart-Willi综合征(张力-低智能-性发育低下-肥胖综合征) • Laurence-Moon-Biedl综合征(视网膜色素沉着、肥胖、多指/趾综合征) • 慢性疾病和营养不良
正常	• 解剖结构异常导致发育正常但原发闭经 • 处女膜闭锁 • 阴道横隔 • 米勒管发育不全

高促性腺激素性腺功能减退症(高FSH水平)

- 患者体内存在大量的促性腺素,但靶器官对促性腺素无反应,因而不能产生性激素。

性腺发育不全

- 患者表型为女性,但持续处于青春期前状态。
- 可能具有某些第二性征和自发性月经。但大多数为原发闭经。
- Turner综合征(45,X)发生率为1/(2 000~2 500)例女孩,表现为原发闭经以及身材矮小。
- Sweyer综合征(46,XY)患者身高一般正常,甚至偏高。大多数有Y染色体突变或结构异常。

原发性卵巢衰竭

- 卵巢发育但没有卵母细胞;可能与化疗、放疗、半乳糖血症、促性腺素抵抗、自身免疫性卵巢衰竭或继发于感染的卵巢衰竭有关。
- 治疗包括使用外源性雌激素和黄体酮,以避免发生骨质疏松,同时可促进第二性征发育。

低促性腺激素性腺功能减退症(低 FSH 水平)

- 患者体内促性腺素水平不足,可以使滤泡发育,但无性激素生成。
  - **慢性疾病**:饥饿、神经性厌食症、囊性纤维化、克罗恩病、糖尿病、和甲状腺功能减退等,均可导致营养不良状态,进而引起促性腺激素释放激素 GnRH 生成紊乱。
  - **体质性延迟**:GnRH 脉冲性生成延迟,导致青春期正常生理发育延迟。
  - **颅内肿瘤**:颅咽管瘤和垂体腺瘤均可引起青春期延迟。这些肿瘤常会引起视觉症状、身材矮小和糖尿病性尿崩症。可通过头颅 CT 或 MRI 诊断。
  - **单纯促性腺素缺乏**:通常继发于编码 GnRH、FSH 或黄体生成素(LH)相关蛋白的基因异常。
  - **激素缺乏**:生长激素、甲状腺素或泌乳素水平异常均可影响青春期发育。
  - Kallmann 综合征:为散发的或 X 连锁综合征,典型三联症为嗅觉丧失、性腺功能减退和色盲。由于弓状核功能障碍导致下丘脑不能分泌 GnRH。患者极少或没有第二性征发育。
  - Prader-Labhart-Willi 综合征:常染色体显性遗传疾病,表现为极度肥胖、情绪不稳定以及继发于下丘脑功能障碍的青春期延迟。
  - 其他不常见的原因包括 Laurence-Moon 综合征以及 Bardet-Biedl 综合征。

性腺功能正常(正常 FSH 水平)

- 性腺功能良好、下丘脑-垂体-性腺轴功能完整的青春期延迟患者,一般表现为原发性闭经,多与生殖泌尿生殖道解剖异常、雄激素不敏感或正反馈机制不良有关。
  - 泌尿生殖道解剖结构异常,见"先天畸形"部分。
  - 雄激素不敏感,见"两性畸形"部分。
  - 其他性腺功能正常的原发性闭经病因还包括无排卵、分泌雄激素的肾上腺疾病和多囊卵巢综合征。

评估和治疗性青春期延迟的关键点

- 要详细询问用药史、手术史和家族史,详细查体包括 Tanner 分期,这些是评估的重要开始。
- 最初的实验室检查包括血清 FSH、泌乳素、甲状腺刺激激素(TSH)以及全血细胞计数(CBC)。
- 进一步检查取决于初步检查结果及针对病因的处理方法。

性早熟

- 性早熟是一种罕见情况,女孩中的发生率为 1/10 000。定义为有第二性征,但发育的年龄低于平均年龄的 2.5 个标准差(也就是非洲裔美国女孩 6 岁和高加索人女孩 7 岁)。
- 特点为发育迅速,包括快速的骨骼发育和成熟,可导致成年身材矮小。
- 通常性早熟的原因可被分为 GnRH 依赖性性早熟和非 GnRH 依赖性性早熟。

GnRH 依赖性性早熟——中枢性性早熟

- 与下丘脑-垂体轴发过早发育有关。
- 下丘脑脉冲式分泌 GnRH,进而释放 LH 和 FSH,刺激促进卵巢功能。
- 大多数为特发性;第二性征发育正常,但明显快于正常青春期女孩,第二性征还可能同时有发育和消退的变化。
- 特征性的症状和体征包括乳腺发育、无阴毛发育、身高增加、痤疮增多、油性皮肤或头发以及情绪改变。
- 可能以常染色体隐性遗传方式遗传。
- 通常可能由于 LH 和 FSH 升高而出现卵巢滤泡囊肿。
- 其他引起中枢性性早熟的原因可能还有中枢性神经系统疾病,尤其是位于下丘脑周围区域的肿物,最常见的肿物是下丘脑后方的错构瘤。
  - 疾病通常累及下丘脑周围区域;肿物、放疗或异位性 GnRH 分泌细胞可导致下丘脑脉冲式 GnRH 分泌机制过早激活。
  - 头部 CT 和 MRI 可诊断;病史可能较为明显,如出现头痛、精神状态改变、精神发育迟缓、异型综合征,同时伴第二性征过早发育。
  - 治疗应针对潜在原因;许多此类肿瘤所在的部位导致难以行肿瘤切除术,因此,可行化疗和放疗。
  - 使用 GnRH 激动剂可导致一过性促性腺素释放,进而降调节并减低敏感度,使循环中总体促性腺素水平降低。需监测雌二醇水平以调整药量。

非 GnRH 依赖性性早熟——假性性早熟

• 外周原因诱发雌激素分泌引起性早熟。

• 性征发育可能要比中枢系统原因更快，因为其激素产物有更快的初速度。

• 鉴别诊断包括分泌雌激素肿瘤、良性卵巢滤泡囊肿、McCune-Albright 综合征、Peutz-Jeghers 综合征、肾上腺异常和原发性甲状腺功能减退。

雌激素分泌性肿瘤

• 见第 47 章。

良性卵巢囊肿

• 儿童中最常见的雌激素分泌型包块。

• 可能需要诊断性腹腔镜或开腹探查以确定是否为恶性肿瘤。囊肿剥除术可治愈。

McCune-Albright 综合征（纤维性骨营养不良综合征）

• 三联症为：牛奶咖啡斑、多发性骨纤维发育不良和颅骨、长骨囊肿；40% 的患者发生性早熟。

• 与快速乳房发育及较早月经来潮有关。

• 反复发生的滤泡囊肿可引起性早熟，但切除囊肿无治疗意义。

• 芳香酶抑制剂（如：睾内脂）可缓解症状。

• 动态盆腔超声监测可用于了解有无性腺肿瘤。

Peutz-Jeghers 综合征（着色斑性息肉消化道综合征）

• 通常以黏膜皮肤色素沉着和消化道息肉病为特点。

• 也与罕见的性索肿瘤有关，包括卵巢上皮肿瘤、无性细胞瘤或 Sertoli-Leydig 细胞肿瘤，这些肿瘤分泌的雌激素可导致女性化或不完全性早熟。

• 患此病的女童需要进行动态盆腔超声检查。

肾上腺异常

• 某些肾上腺腺瘤可独立分泌雌激素，而导致性早熟。

原发性甲状腺功能减退

• 特征表现为乳腺过早发育，且乳房在没有突然增长的情况下出现溢乳。见第 12 章。

评估和治疗性早熟的关键点

• 进行详细的 Tanner 分期评估。

• 实验室检查包括 LH、FSH、雌二醇、黄体酮、17-羟孕酮、DHEA、DHEAS、TSH、T4 和 hCG。

• GnRH 刺激试验有助于确诊中枢性性早熟。

- 行 X 线检查确定骨骼年龄。头颅 CT 或 MRI 可除外颅内肿物。腹部、盆腔超声可了解卵巢情况。
- 治疗的目的:尽量达到成人身高,尽量将成熟的年龄推迟至正常年龄段。治疗颅内、卵巢或肾上腺病变,尽量减少由此引起的情绪问题。

乳房过早发育

- 乳房过早发育定义为女孩 8 岁前双侧乳房发育,不伴其他性成熟表现。
- 通常发生于 2 岁,很少超过 4 岁。
- 乳房过早发育的病因不清,但必须除外外源性雌激素的作用。
- 进行详细体检,需除外性早熟:
  - 记录阴道黏膜外观、乳房大小及是否存在盆腔包块。
  - 明确骨龄,乳房过早发育者骨龄应在正常范围。
  - 行盆腔超声检查,除外卵巢病变。
  - 行血浆雌激素水平检查,可轻度增高,如显著升高则提示其他病因。
- 在特发性病例中,通常增大的乳房在几个月后开始消退,但往往会持续几年。

两性畸形

男性女性化

- 指遗传学的男性(XY)发生女性化,与雄激素不敏感有关。
- **完全性雄激素不敏感,或"睾丸女性化"。**
  - 遗传方式为母性 X 连锁隐性遗传。
  - 病理生理学:患者体内存在雄激素,但不能诱导 Wolff 管成熟,因此导致不能形成精囊、输精管和附睾。存在抗米勒管激素,故米勒管形成也受抑制,不能形成子宫、宫颈和输卵管。最终表型为女性,阴道从泌尿生殖窦发育,但末端为盲端,睾丸通常在腹股沟管内下降。
  - 临床表现:原发性闭经、乳房发育至 Tanner 第 V 期、腋毛和阴毛稀疏。
  - 治疗:切除性腺以防恶性变;推荐给予外源性雌激素治疗。

- **不完全雄激素不敏感**
  - 少见，表现从完全男性化到几乎完全没有发育或女性男性化。
  - 患者对于雄激素仍存在很低的敏感性，Wolff 管有一定程度的发育，但精子发生系统常缺如。
  - 体检看发现阴蒂不同程度肥大或外生殖器不能辨认性别。
  - 性别指配取决于男性化程度。
- **5α 还原酶缺陷**
  - 可导致基因型为男性（XY）的患者在青春期前表现为女性，性成熟后变为男性。患者的睾丸功能正常，没有乳房发育。

女性男性化

- 基因型为女性（XX）的患者，暴露于高雄激素水平下，导致正常的男性化，大多提示女性的某些器官病变。
- **先天性肾上腺增生（congenital adrenal hyperplasia，CAH）男性化**：大多数与 21-羟化酶缺乏有关，为常染色体隐性遗传。许多新生女童表现为外生殖器不清，可能与盐皮质激素缺乏引起的盐过量有关。男性化也可延迟出现于儿童期晚期且程度较轻。
- **Cushing 病**：可能因肾上腺癌所致，可表现为停滞发育、伴或不伴女性男性化、肥胖、紫纹或满月脸。
- **卵巢肿瘤**：卵巢男性细胞瘤是最常见的男性化卵巢肿瘤。其他还包括脂肪细胞肿瘤和性腺母细胞瘤。

女性生殖系统先天畸形

解剖异常可能导致原发闭经、慢性盆腔痛、阴道积液、阴道积血，或子宫积血。

- **处女膜闭锁**：新生的女婴可表现为外阴处突出、透明的肿物，月经来潮后可表现为周期性腹痛、腹部包块、阴道积血、和（或）会阴处蓝色突起。进入儿童期后可能会发生消退，若未自行消退，需手术切开处女膜，排出其内存留的积血。
- **阴道横隔**：是由于米勒管和窦阴道球的管状形成过程失败造成的残留膜状物，可能同时伴有尿道畸形。如果膜较薄，可以切开和扩张。如果膜较厚，手术切开后还可能需皮肤移植。
- **阴道纵隔**：常与子宫或肾脏畸形同时存在，主诉包括使用卫生棉条后存在阴道持续出血,需手术治疗。

- **米勒管发育不全**:米勒管发育不全可导致阴道形成盲端,缺乏子宫和输卵管。卵巢存在并且功能正常,因此青春期发育正常,但患者主诉原发闭经。此种情况必须与稍后描述的雄激素不敏感相鉴别。1/3 的这类患者同时伴有泌尿道畸形,12% 伴有骨骼异常。通过手术或持续性扩张术可重建阴道。

- **阴道闭锁或发育不全**:青春期患儿表现与阴道横隔相似,治疗包括逐渐的阴道扩张或手术重建治疗。

（吕涛 译 张岩 审）

推荐阅读

American Academy of Pediatricians. Management of urinary tract infections. *Pediatrics* 1999; 103(4):843–852.

American College of Obstetricians and Gynecologists. ACOG committee opinion no. 335: the initial reproductive health visit. *Obstet Gynecol* 2006;107:745–747.

American College of Obstetricians and Gynecologists. ACOG committee opinion no. 534: well woman visit. *Obstet Gynecol* 2012;120:421–424.

Antoniazzi F, Zamboni G. Central precocious puberty: current treatment options. *Pediatr Drugs* 2004;6(4):211–231.

Carel JC, Leger J. Precocious puberty. *N Engl J Med* 2008;358:2366–2377.

Emans SJ, Laufer MR, eds. *Goldstein's Pediatric and Adolescent Gynecology*, 6th ed. Philadelphia, PA: Lippincott Williams & Wilkins, 2012.

Garden AS. Vulvovaginitis and other common childhood gynaecological conditions. *Arch Dis Child Educ Pract Ed* 2011;96(2):73.

Lara-Torre E. Physical exam of pediatric and adolescent patients. *Clin Obstet Gynecol* 2008; 51(2):205–213.

Merritt D. Genital trauma in children and adolescents. *Clin Obstet Gynecol* 2008;51(2):237–248.

Miller RJ, Breech LL. Surgical corrections of vaginal anomalies. *Clin Obstet Gynecol* 2008; 51(2):223–236.

Shulman L. Mullerian anomalies. *Clin Obstet Gynecol* 2008;51(2):214–222.

Striegel AM, Myers JB, Sorensen MD, et al. Vaginal discharge and bleeding in girls younger than 6 years. *J Urol* 2006;176(6, pt 1):2632.

第四部分　生殖内分泌学与不孕

第34章　不孕症与辅助生殖技术

Cindy M. P. Duke and Mindy S. Christianson

不孕症

定义

- 不孕症:是指一对达到生育年龄的夫妻正常性生活未避孕达 1 年以上而未孕。
  - 原发性不孕症:指妇女从未怀孕过的不孕症。
  - 继发性不孕症:是指有过 1 次或多次妊娠史的不孕症。
- 受精能力:是指在一个月经周期内妊娠的概率。一对正常夫妻的受精能力大约为 25%。
- 生育力:是指在一个月经周期内能够怀孕并且婴儿活产。

发病率

- 2002 年全美家庭增长调查(National Survey of Family Growth,NSFG)的数据显示,美国 2% 的育龄期女性在过去一年内曾因不孕症相关问题进行就诊。
- 从 2006~2010 年的 NSFG 数据继续显示,与 2002 年的数据类似,11.9% 的育龄期女性曾接受过不孕症治疗。
- 6% 的女性在育龄期的夫妻中,在过去一年内未采取避孕措施,女性也未怀孕。

- 近年来,对于不孕症治疗的需求增加,其主要原因如下:
  - 女性因为职业需要和结婚年龄较晚而延迟生育。
  - 辅助生殖技术(assisted reproductive technology,ART)的多样性和有效性的增加,大众对这些治疗技术的认知增加,包括体外受精(in vitro fertilization,IVF)。
  - 由于性传播疾病引起的输卵管性不孕增加。
  - 由于有效避孕和流产的增加使得能够被领养的孩子相对减少。

鉴别诊断

- 不孕症的鉴别诊断包括 5 个主要类别(表 34-1):
  - 男方因素
  - 排卵障碍
  - 结构因素(输卵管 / 腹腔和子宫)
  - 宫颈因素
  - 其他不明因素
  - 性交的因素

表 34-1 不孕症的鉴别诊断

鉴别诊断	百分比	基本评估
男方因素	30	精液分析
输卵管 / 子宫 / 腹腔因素	25	子宫输卵管造影、腹腔镜、输卵管灌注
无排卵 / 卵巢因素	25	基础体温测定、黄体中期黄体酮水平、内膜活检、黄体酮试验
宫颈因素	10	性交后试验
不明原因不孕	10	以上所有

评估

- 对有一年或以上未避孕的规律性生活而未怀孕的女性应进行不孕的评估。
- 年龄超过 35 岁的女性应该尽早评估(即经六个月未避孕的规律性生

活后)。

• 成功生殖需要整个生殖轴具有正常的结构和功能,生殖轴包括下丘脑、垂体、卵巢、输卵管、子宫、宫颈和阴道。

• 不孕症的评估主要由 6 个要素组成:

  • 病史和查体

  • 精液分析

  • 卵巢储备评价

  • 排卵监测

    ○ 评估结构异常,这些措施包括输卵管功能评价、检查有无子宫畸形、检查腹膜有无异常

  • 宫颈黏液相互作用(性交后试验)对部分患者适用,这已不受欢迎,而且很少使用

• 如果安排得当,上述评估能在一个月经周期内完成(图 34-1)。有 10%~15% 的夫妻找不到引起不孕的异常或原因,此类不孕则称为"不明原因的不孕"。

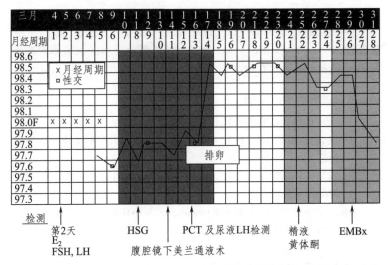

图 34-1 基础体温表示例图,图中包括在一个月经周期内全部的不孕症评估。E_2,雌激素水平;EMBx,子宫内膜活检;FSH,尿促性素水平;LH,孕激素水平;HSG,子宫输卵管造影;PCT,性交后试验

病史和体格检查

- 初始评估包括采集夫妻双方的完整病史和体格检查。
  - 男性的体格检查可以推迟到精液分析结果出来后进行,且通常由泌尿科医生检查。
- 男女双方的病史应包括以下内容:
  - 不孕持续的时间、避孕的方法、之前的就诊和治疗情况、生育史、性功能障碍、性交频率和满意程度、性传播疾病、吸烟和饮酒、咖啡因的使用、智力迟缓的家族史以及出生缺陷。
- 女性的病史应包括以下内容:
  - 完整的月经史、痛经或月经过多、盆腔或腹腔疼痛、性交困难、甲状腺疾病症状、乳漏、多毛症症状、锻炼习惯和压力指数。
- 女性体格检查应包括以下内容:
  - 体重和体重指数、甲状腺检查、乳房检查、多毛症体征、盆腔或腹腔压痛、子宫大小和活动性、附件肿块和或压痛、直肠子宫陷凹压痛或结节。
- 基础实验室检查应包括:促甲状腺激素、催乳激素、卵泡激素素(follicle-stimulating hormone,FSH)、17-羟基黄体酮、血清雄激素、黄体酮、脱氢表雄酮(dehydroepiandrosterone,DHEAS)、精液分析和子宫输卵管造影(hysterosalpingogram,HSG)。

男性因素不孕的评估

- 精液标本是评估男性因素不孕的重要基础。
  - 应该在至少禁欲 48~72 小时之后收集并在射精后 1 小时内完成评估。
  - 采集样本可以通过手淫或者通过性交时使用硅胶避孕套,因乳胶避孕套有杀精作用。
- 世界卫生组织(World Health Orgnization,WHO)提供的正常参数如下:
  - 射精量至少 1.5ml
  - 精液 pH>7.2
  - 精子浓度 >2 000 万 /ml
  - 总动力 >40%,进行性动力 >32%
  - 正常形态精子数量 >4%
- 精液分析结果的专业术语:

- 无精子症:精液中不存在精子。
- 少精子症:精液中精子浓度少于 2 000 万 /ml。
- 弱精子症:精子活动性降低。
- 男性的精液分析结果存在异常,特别是少精子症或无精子症,应转诊患者到泌尿科就诊。男性因素不孕的病因如下:
  - Klinefelter 综合征:
    - 染色体核型为 47,XXY
    - 是无精子症患者最常见的遗传异常
    - 在男性活产婴儿的发生率为 1∶500~1∶1 000
    - 发病率:3% 的不能生育的男性、3.5%~14.5% 的无精子症男性、1% 接受细胞浆内精子注射的夫妻
  - 先天性输精管缺失(congenital absence of the vas deferens,CAVD):
    - 与囊性纤维化的囊性纤维化跨膜转导调节子(cystic fibrosis transmembrane conductance regulator,CFTR)基因的突变相关
    - 利用取得的精子进行不孕症治疗前,CAVD 患者的伴侣必须进行 CFTR 基因突变的检查
  - Y 染色体微缺失:
    - 占男性因素不孕症的 7%
    - 尽管这些男性可以通过 IVF/ICSI 生育子代,但其男性子代将会遗传 Y 染色体的微缺失而不能生育

排除排卵因素的不孕

为了排除排卵障碍,必须确定患者有排卵。此外,应评价卵巢储备以排除卵母细胞耗竭或老化,或卵巢早衰。

确定排卵

- 基础体温(basal body temperature,BBT)表(图 34-1)是确定有否排卵的简单方法。
  - 在每天醒来后,进行任何活动之前测量体温,并记录在图表上。
  - 排卵后,体内黄体酮水平升高,可通过下丘脑产热效应使基础体温升高大约 0.22℃。
  - 因为黄体酮水平在排卵前 2 天到排卵后 1 天之内都可能升高,所以体温升高不能预测排卵的确切时间,只能提供排卵的回顾性

证据。
- 体温升高通常持续时间为 14±2 天,如果持续时间少于 11 天可能提示黄体功能不足。
- 黄体中期黄体酮水平测定是评价排卵的另一种方法。
  - 月经周期 19~23 天监测血样,如黄体酮浓度 >3.0ng/ml 则说明有排卵,黄体功能正常充足时,黄体酮浓度大于 10ng/ml。
- 随着家庭用检测试纸的商业化普及,现在患者可以每天检测尿中的 LH。
  - 当 LH 的界值浓度设定为 40mIU/ml,尿 LH 阳性与引发排卵的血清 LH 峰有很好的相关性。

卵巢储备的评价

- 由于卵子的质量和数量不好,卵巢储备不足对受孕能力有不良影响。以下检查有助于确定卵巢储备不足,以及辅助生殖时控制卵巢过度刺激有效的可能性。
  - 月经第 3 天 FSH 浓度:如结果低于 10~15mIU/ml,提示卵巢储备充足。具体的参考值由各实验室自行确定的参考标准而定。
  - 抗米勒管激素水平(anti-müllerian hormone,AMH)的检测对预测卵巢储备功能也有帮助。AMH 是对原始卵泡池的一种测量,而在女性的生殖生命周期 AMH 水平会逐渐降低,直到绝经期时无法检测。有该激素的试剂盒,具体的参考值由各实验室 / 试验自行确定的参考标准而定。
  - 超声检测囊状卵泡的数目。
  - 罗米芬刺激试验(clomiphene citrate challenge test,CCCT):在月经周期第 5~9 天口服氯米芬 100mg,并在第 3~10 天测定 FSH 水平。过度的 FSH 反应提示自然受孕或辅助妊娠的可能性较差。

排除解剖结构的因素(输卵管 / 腹腔和子宫)

- 输卵管 / 腹腔因素包括子宫内膜异位症、盆腔粘连疾病或双侧输卵管结扎史。子宫因素包括子宫平滑肌瘤、宫腔粘连(Asherman 综合征)、纵隔子宫和其他米勒管发育异常。
- 子宫输卵管造影(hysterosapingogram,HSG)可用于评价子宫和输卵管形态和输卵管通畅程度(图 34-2)。

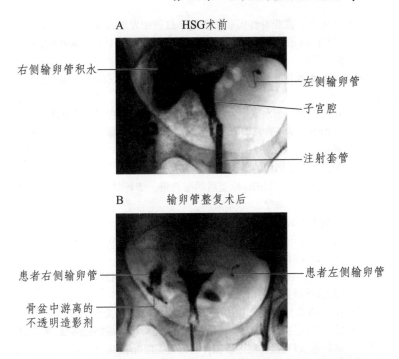

图 34-2　子宫输卵管造影显示右侧增大的输卵管积水（A）在输卵管整形术后成功治愈（B）。通过插入宫颈管的套管将不能透过射线的染料注入宫腔获得实时的 X 光影像。正常通畅的输卵管可见染料从双侧输卵管溢出到盆腔

- HSG 可以发现米勒管异常以及大部分子宫内膜息肉、粘连和黏膜下纤维瘤。该检查还可以发现输卵管是否通畅。
- 一般在卵泡早期、月经期结束后的 1 周内进行，以把对妊娠的影响降到最低。
- 手术通过宫颈注射一种不能透过射线的染料，染料通常会通过宫腔进入输卵管和腹腔。
- 在 X 透视下拍摄 X 线片，评估输卵管是否通畅。
- 造影前可用非甾体类抗炎药防止腹部痉挛。
- HSG 可能也具有治疗作用。几项研究表明，造影术后几个月妊娠成功率增加。

- 如患者有盆腔炎性疾病史或造影过程中发现有输卵管积水时,建议预防性给予抗生素(例如:多西环素 100mg 口服,每天两次,连用 5~7 天)。
- 生理盐水灌注超声造影检查,即宫腔超声造影术(Sonohysterography, SHG)
  - SHG 为将无菌水或生理盐水注入子宫宫腔后,行经阴道超声检查。
  - 可用于评估子宫宫腔异常如:息肉或黏膜下肌瘤。
- 宫腔镜
  - 为评估宫腔结构的最佳方法。
  - 对于经 HSG 或 SHG 检查后的患者进一步评估有益。在操作时可以继续微创治疗。
- 诊断性腹腔镜
  - 可用于评价腹腔和输卵管因素,如子宫内膜异位症和盆腔粘连,而且可以同时进行相关矫正手术。
  - 腹腔镜检查应安排在卵泡期。腹腔镜应该是对患者评估的最后手段,也是最具有创伤性的。
  - HSG 结果与腹腔镜术中所见有 60%~70% 的相关性。
  - 输卵管灌注:腹腔镜时,将染料(通常是稀释的靛胭脂溶液)灌注到输卵管,以直接观察记录输卵管的通畅情况。
  - 也可同时做宫腔镜来确定没有被 HSG 漏诊的宫腔内异常。

排除宫颈原因的不孕

- 性交后试验(postcoital test,PCT)或 Huhner 试验可以直接分析精子和宫颈黏液的相互作用,大致评估精子的质量。
- 月经周期为 28~30 天者,一般在月经周期的第 12~14 天进行此项检查(禁欲 48 小时后),因此时雌激素水平最高。宫颈黏液检查应在 2~12 小时内完成。
- 因为对 PCT 结果的解释较为主观,尽管这一方法使用时间较长,但其有效性还有争议。
- 该检查对于病史或体格检查发现可能存在宫颈因素的患者最有价值,该结果可以帮助指导治疗。不过,如果每个高倍视野可以找到 5~10 个向前运动的精子,透明的无细胞黏液可拉成 8cm 的细丝线状(黏液在两张玻片间的可拉伸程度),一般表明宫颈功能正常。

• 受孕率与可见的活动的精子数目没有直接相关性。造成 PCT 结果异常最常见的原因是检测时机不当，其他原因包括宫颈狭窄、宫颈管发育不良、性交障碍以及男方因素。样本也可做 pH、黏液细胞学、WBC 和羊齿状结晶检查。精子聚集且摇摆不向前运动，则通常提示存在抗精子抗体。

内膜活检和黄体功能不全

• 内膜活检通过蜕膜基质的组织学表现可确认排卵、评价有无子宫内膜炎，并可通过组织学表现推断 2~3 天内的内膜情况。如月经周期为 28 天，则一般在第 24~26 天，或在预计月经来潮前的 2~4 天进行。

• 活检的日期和其后的月经周期可用于确认是否存在黄体功能不全，即黄体酮不足以维持内膜组织学变化。但是，最近的报道提示有生育能力的妇女至少与无生育能力妇女一样，会因内膜活检时机不当而提示黄体功能不全。

• 目前很少使用这种方法。

不孕症的治疗

无排卵

绝大多数生育年龄的无排卵女性属 WHO 第二类，所幸，这一类患者诱导排卵有效。最常用的可刺激多个卵泡的药物是氯米芬（clomiphene citrate，CC）、人绝经期促性腺激素（human menopausal gonadotropin，hMG）和纯化尿促性素（follicle-stimulating hormone，FSH）。

• WHO 将无排卵的女性分为以下三类：

• WHO 第一类：促性腺激素分泌不足、性腺机能减退的无排卵。低 GnRH 水平或垂体对下丘脑 GnRH 无反应导致的下丘脑性闭经，此时 FSH 和血清雌激素水平也是低的。病因包括体重过度增加或者减少、体育锻炼或情感压力。

• WHO 第二类：促性腺激素和雌激素水平均正常的无排卵，其雌二醇和 FSH 水平正常，但 LH 水平升高。多囊卵巢综合征（polycystic ovarian syndrome，PCOS）属此类。

• WHO 第三类：促性腺激素分泌过多和雌激素水平过低的无排卵。主要原因包括卵巢早衰（由于绝经早而无卵泡）或卵巢抵抗。无排卵治疗对这一类患者很少有效。这一类患者的最佳选择可能是接受捐赠卵子获得妊娠。

氯米芬

- 作用机制:氯米芬(clomiphene citrate,CC)是合成的非甾体类雌激素激动-拮抗剂,可增加促性腺激素释放激素(GnRH)的释放,进而引起LH和FSH的释放(在下丘脑的抗雌激素效应导致GnRH释放增高)。
- CC对于月经过少和闭经,且下丘脑-垂体-卵巢轴完整的女性很有效。
- 肥胖和高雄激素或低雌激素水平的患者对CC的反应性降低。
- 在月经周期的第3、4或5天开始使用,初始剂量为50mg连续5天。
- 不良反应:血管收缩症状如头痛和情绪改变;少见的视觉症状如一过性视物模糊或者视野盲点也有报道。
- 并发症:卵巢囊性增大和多胎妊娠(5%~10%的妊娠)。
- 排卵诱导的另一种选择是使用芳香化酶抑制剂,尤其对于无排卵的妇女(例如,PCOS)。
  - 目前的药物包括第三代药物左曲唑(Femara)和阿那曲唑。
    - 来曲唑对于应用氯米芬有诱导失败的PCOS患者尤有效。
    - 来曲唑迅速被胃肠道吸收并代谢,通常认为是安全的。
  - 但是,这种芳香化酶抑制剂的使用是不合规范的,并且是根据一项小规模研究的有限数据得出的。必须告知患者,可能存在的生殖器畸形的风险,特别是可能发生心脏和骨骼畸形的风险。
  - 这也应该与另一项小型随机试验研究结果进行对比,这些数据是来自于使用左曲唑、阿那曲唑、氯米芬后的妊娠结局,而这一结果并没有显示先天异常的增加。

外源性促性腺激素

- GnRH、hMG和FSH主要用于CC无效或低促性腺激素性闭经或不明原因的不孕者。
  - 这些昂贵的药物,一般在体外受精中应用,使用较为复杂(见后文),应该由专业人员处方使用。

高泌乳素血症

- 溴隐亭用于高泌乳素血症患者的诱发排卵。
- 溴隐亭是一种多巴胺激动剂,直接抑制垂体分泌泌乳素,从而恢复促性腺激素正常释放。

- 通常的起始剂量是睡前 2.5mg,以预防多巴胺能副作用的出现,包括恶心、腹泻、眩晕、和头痛。
- 如果口服给药不能耐受,则推荐阴道给药。
- 一般用药 2~3 个月见效,80% 的高泌乳素患者可恢复排卵并妊娠。
- 不能耐受溴隐亭的患者可采用麦角卡林。

甲状腺功能障碍

- 甲状腺功能减退症和甲状腺功能亢进症都可导致不孕症。这些应该在准备怀孕前纠正。见第 12 章。

下丘脑-垂体轴功能障碍

- 下丘脑-垂体轴的异常包括体重过度增加或减少、过度锻炼、精神压力等,都会影响下丘脑分泌 GnRH,导致排卵障碍。这些异常需要适当的行为或心理指导干预。

男性因素不孕

- 虽然妇科医生不能直接治疗男性患者,但男性因素不孕的治疗通常会涉及女性伴侣的激素调节。男性因素不孕的评估与女性类似,包括对下丘脑-垂体-睾丸轴、流出道和睾丸功能的检查。
- 毒素、病毒、性传播疾病、精索静脉曲张和先天异常等都会影响生育能力。
- 卵胞浆内单精子注射(intracytoplasmic sperm injection,ICSI)技术是男性因素不孕的革新性治疗措施。通过射精、附睾穿刺抽吸或睾丸活检只要获得有活力的精子,就能成功受精和妊娠。受精率为 95%,与体外受精(in vitro fertilization,IVF)相似。

子宫内膜异位症

- 子宫内膜异位症为对激素有反应的异位生长的子宫内膜组织,15% 的女性不孕的病因是子宫内膜异位症。手术治疗可能有效,但也可能需要到不孕症专科进行 IVF 治疗。见第 37 章。

黄体功能不足

- 无论能否受孕的妇女,都可能存在黄体功能不足,治疗方面争议较多。但是,一对不孕的夫妇,如考虑可能为黄体功能不足,应在月经周期的排卵后期肌肉或阴道给予孕激素是合理的,如果妊娠,需维持治疗至胎盘代替黄体能够分泌孕激素之时。

子宫因素

• 2% 的不孕症是由子宫因素引起的,如:黏膜下肌瘤、宫腔粘连(Asherman 综合征)以及子宫畸形或隔等。治疗主要是手术纠正,一般通过宫腔镜进行。

感染

• 女性和男性生殖道感染也认为是不孕的原因。衣原体和淋球菌是主要的病原菌,应给予恰当治疗。解脲支原体和人型支原体也可能引起不孕,如果培养阳性,应口服多西环素,100mg,每天 2 次,连服 7 天。有研究证明此方案在原发不孕患者中可提高妊娠率。

输卵管因素不孕

• 随着输卵管炎发病率的增加,输卵管因素不孕患者越来越多。据报道 1 次、2 次、3 次输卵管炎发作后,输卵管闭锁的几率分别是 11%、23% 和 54%。阑尾炎、既往盆腹腔手术、子宫内膜异位症和异位妊娠也能引起输卵管粘连和损伤。

• HSG 可发现近端输卵管闭锁,输卵管痉挛可能与近端输卵管梗阻类似,不过应行腹腔镜检查确诊。治疗包括输卵管疏通、显微输卵管宫角再通术或 IVF。

• HSG 和腹腔镜可见到远端输卵管病变或扭曲变形。矫正手术(新式输卵管造口术)成功与否取决于病变程度。

• 有研究表明,如果输卵管因素不孕的患者采用 IVF 治疗,当输卵管积水因素纠正后 IVF 的成功率也增加。

• 有双侧输卵管结扎手术史的患者需要生育时,可以选择输卵管绝育后显微复通手术和 IVF。

• 输卵管复通的成功取决于年龄、类型和绝育术的位置及修复后输卵管的最终长度。

• IVF 对于只需要再生育一个孩子的患者可能是个更佳选择。

辅助生殖技术（Assisted Reproductive Technologies，ART）

• 从 1978 年出生的第一例成功的 IVF 妊娠以来，已经发展了多种技术，提高了不孕的治疗水平。

• 其中包括胚胎冻存和捐赠卵技术。

• 根据 2010 年美国数据（National Summary Tables and Fertility Clinic）显示，美国全国范围内，所有使用新鲜非捐赠卵或非捐赠胚胎的 IVF 中，妊娠率为 36.9%，单胎或多胎的活产率为 81.8%。

• 大多数（超过 57.1%）的 IVF 妊娠是单活胎，而多胎占 24.8%；流产率为 16.1%，异位妊娠率为 0.7%，死胎占 0.6%。目前 ART 中应用的几种技术如下：

宫腔内人工授精

• 当精液分析中总的活动精子数较低（<2 000 万）时，宫腔内人工授精（intrauterine insemination，IUI）可能增加周期受孕几率。

• IUI 可以避免子宫不能耐受大量的未经处理的精子浆液，通过精液清洗可以使活动精子数最大化。被清洗掉的精液成分包括液体、过多的细胞碎片、白细胞和形态异常的精子。

• 当最后的标本中含有 1 000 万活动的精子时可以达到最佳的效果。

• IUI 的时间很关键，其应用的最佳时间如下：

• 在自发性或氯米芬诱导的排卵周期中，检测到月经中期尿 LH 高峰后的一天。

• 在使用促性腺激素诱导的周期中，使用外源性人绒毛膜促性腺激素（human chorionic gonadotropin，hCG）36 小时以后。

• 用 IUI 套管将精子注入宫腔后，患者继续保持卧位 10 分钟。

体外受精

• 体外受精（In Vitro Fertilization，IVF）指的是控制下的卵巢超促排卵、超声引导下的抽吸取卵、实验室条件下与准备好的精子受精、胚胎培养，再经宫颈将培养的胚胎移植到宫腔。虽然大多数 IVF 是从患者体内获取新鲜卵子，但是也可选择冻存卵子或捐献卵。

• 2010 年美国 IVF 总体活胎 / 移植率是 36.8%。对于行 IVF 的患者，不孕的原因对妊娠成功率影响很小，除卵巢储备减少的患者外，其成功率接近于大多数被诊断患者的全国总体成功率(表34-2)。

表 34-2 不同诊断的体外受精(IVF)成功率

IVF 的病因诊断	占所有病例的百分比	每周期活产率(%)
输卵管因素	7.3	33.1
排卵障碍	6.9	40.4
卵巢储备减低	12.1	15.0
子宫内膜异位症	4.0	35.3
子宫因素	1.3	25.7
男性因素	18.8	37.6
其他原因	7.0	28.8
不明原因	13.9	33.6
多因素,只来自女方	10.5	23.7
多因素,女方 + 男方	18.1	28.4

由于周期原因,总和不等于100%。成功率指新鲜非供卵或胚胎

• 2010 年美国 IVF 的数据中有几种趋势值得注意:年龄大于 35 岁,使用新鲜的非捐献卵的 IVF 女性中,活产率逐渐下降;在 35 岁以上的尝试 IVF 的女性中,流产率明显且稳定增长;ICSI 的使用率升高,74.1% 采用 IVF 的 ART 周期同时采用 ICSI,而只有 25.9% 的 IVF 不采用 ICSI;胚泡植入(第 5 天)比第 3 天卵裂期胚胎植入的活产胎率高;新鲜非捐献胚胎每次转移的活产率是 36.8%,冷冻非捐献卵的活产率为 33.2%;新鲜捐献卵为 55.8%,冷冻捐献卵为 34.9%,以上数据显示,生育率取决于卵子(捐献者)的年龄,而非子宫(受者或携带者)的年龄。

卵胞浆内单精子注射

• 卵胞浆内单精子注射(intracytoplasmic sperm injection,ICSI)是将单个精子在显微镜下注入每个卵子,所形成的胚胎经宫颈移植入宫腔。ICSI 的发明使 IUI 或 IVF 失败的男性原因导致的不孕得以治疗。

- 与常规 IVF 未采用 ICSI 的非男性因素不孕相比,采用 ICSI 治疗男性因素不孕的成功率更高。

输卵管内配子移植术和输卵管内受精卵移植术

- 输卵管内配子移植术(gamete intrafallopian transfer,GIFT)指提取卵子之后,将配子(精子和卵子)在腹腔镜下移植到正常输卵管中。
- 输卵管内受精卵移植术(zygote intrafallopian transfer,ZIFT)指在获取卵子和受精后,在腹腔镜下将胚胎放入输卵管。
- 目前,两种方法均很少应用。

体外受精的指征

- **输卵管因素**——体积大的输卵管积水、无伞端、严重粘连、反复异位妊娠或输卵管重建手术治疗失败。此外,双侧输卵管结扎史的女性选择 IVF 而不是输卵管复通术。
- **子宫内膜异位症**——其他治疗失败的情况下。
- **不明原因不孕**
- **男性因素不孕**——精子数量少、精子活动度差和精子形态异常等都生育能力减低相关。
- **子宫畸形**——与己烯雌酚暴露有关。
- **一方 HIV 阳性而另一方为阴性的夫妻**——使用 ICSI 或精子洗脱术可使 HIV 阴性的妇女安全妊娠,而免受其已感染男性性伴的影响。对这些标本的处理需要专门的设备,流程,训练,设备以避免交叉感染。
- **夫妻希望保存生育能力**——在将要进行化疗或盆腔局部放疗的患者,可进行配子、胚胎或卵巢组织冻存,以便今后通过 ART 怀孕生子。
- **夫妻希望行植入前基因诊断**(preimplantation genetic diagnosis,PGD)——见下文。

控制下超促排卵(controlled ovarian hyperstimulation,COH)和体外受精方案

最常用的可刺激多个卵泡排卵的药物是 CC、hMG 和纯化 FSH。具体用药及其方案要根据治疗进度调整,以提高反应率,增加妊娠率。

只使用氯米芬的方案

- 一般在月经周期第 5~9 天给药。
- 可通过测量 BBT、超声、检测 LH 和雌二醇水平了解用药后的反应。
- CC 价格便宜，发生卵巢过度刺激综合征（ovarian hyperstimulation syndrome，OHSS）的风险低。但是，其卵细胞产生较少（每周期 1 个或 2 个），多应用于在家规律性交或者宫内人工授精。
- 大多数治疗方案初始剂量为每天 50mg 连续 5 天，从周期的第 3 或第 5 天开始。如果没有排卵，剂量可增加到每天 100mg。
- 人绒毛膜促性腺激素可用于激发 LH 峰，剂量为 5 000~10 000IU。经恰当选择的夫妻在接受治疗最初的三个周期内，妊娠率可达 80%。最常用的 hCG 配方是绒毛膜促性腺激素阿尔法注射（Ovidrel）。
- 副作用有血管性潮红、视物模糊、荨麻疹、疼痛、腹胀和多胎妊娠（发生率 5%~7%，多为双胎）。

促性腺激素方案

- 这一类药物对于 CC 治疗失败、子宫内膜异位症或不明原因不孕症的患者能够增加可获取的卵泡数。
- hMG 是 LH 和 FSH 复合物，通常给药 2~7 天。
- 尽管研究证明促性腺激素注射在 COH 方面比氯米芬有效，但是价格更贵，而且可能会导致有生命危险的 OHSS。
- hMG 商品名包括喜美康、Pergonal 和 Repronex。
- 为了将 hMG 中可能有害的 LH 成分最大限度地减少，现在已经生产出了纯化尿 FSH，以及最近出现的重组 FSH。
- 重组 FSH 纯度高，稳定性好，理论上是唯一可用的药物，但是关于其较高的有效性尚有矛盾和争议。COH 中卵泡的成熟由超声和动态雌二醇水平监测。
- 为使卵子完成成熟过程，hCG 应在卵泡直径达到 17~18mm 时给予一次。
- 促性腺激素可能的副作用有黄体早熟、自发 LH 峰导致较高的 IVF 终止率、多胎妊娠和卵巢过度刺激。

促性腺激素释放激素的激动剂

- 常在一过性升高方案或黄体期方案中使用。

- 一过性升高方案中使用促性腺激素释放激素的激动剂（Gonadotropin-Releasing Hormone Agonists，GnRHa），可在用药最初 4 天内引起 FSH 的升高，增加可选择的卵子数量。
- 用药 5 天后，GnRH 激动剂对垂体有下调作用，可防止黄体早熟和自发 LH 峰。
- 黄体期方案中 GnRHa 用于 IVF 前月经周期的第 17~21 天。
- GnRHa 可增加每个周期回收卵子的数量、质量和同步性，从而提高受精率、胚胎数和妊娠率。
- 在美国 Lupron 是最常用的 GnRHa。

GnRH 拮抗剂

- 在 IVF 周期中多用于 COP。
- 这一类药物可以阻断 LH 分泌，避免过早出现 LH 峰，导致周期终止，而且不会出现一过性增高效应。
- GnRH 拮抗剂在月经周期第 8 天单次使用，或者小剂量连续使用 4 天。
- 因其可阻断围排卵期的 LH 峰，因此仅需要少量的促性腺激素就可刺激排卵，而减少了副作用。
- 该类药物商品名包括 Antagon 和 Cetrotide。

取卵、受精培养和移植

收集卵子的两项主要技术是超声引导下卵泡抽吸和腹腔镜下卵子收集。前者是最常用的技术。

超声引导下卵子收集

- 使用 17 号针经阴道穹窿穿刺取卵。
- 在 hCG 注射后 34~36 小时镇静状态下进行。
- 可能的并发症有肠道和盆腔血管损伤。

卵子受精

- 将精液稀释、离心并培养，之后将 50 000~100 000 活动精子放入 Petri 盘，每个盘里有一个卵子。
- 24 小时后如果发现有两个原核和第二极体突出，则证明卵子已经受精。

胚胎移植

- 在卵子受精后 3~5 天进行。
  - 第 5 天胚泡移植现在越来越常用,因其比第 3 天卵裂期胚胎移植的活产胎率高。
- 未移植的多余的胚胎可以无限期冰冻保存,存活率为 75%。
- 实际移植的胚胎数目取决于个体年龄和多胎妊娠的其他风险因素。
- 常在黄体期用肌肉注射或阴道栓剂补充需要的黄体酮,从排卵日开始使用,持续到妊娠 12 周。

ART 对母儿及其远期影响

卵巢过度刺激综合征(ovarian hyperstimulation syndrome, OHSS)

- OHSS 可以是 COH 一种致死性的并发症,特点是卵巢增大和毛细血管通透性增加。
  - 由于在 COH 周期中使用 GnRH 类似物下调或者 hCG 诱导卵子成熟而引起。
- 临床表现:腹胀、腹水、尿量减少、血液浓缩、高凝状态、胸水、急性呼吸窘迫综合征、电解质失衡和多脏器功能衰竭。
- 根据出现的症状,OHSS 可分为轻度、中度或重度。
- 病理生理:认为卵巢受 LH 或 hCG 刺激产生的血管内皮生长因子而介导。
- 危险因素:年纪轻、妊娠、低体重、雌激素水平较高或上升迅速、卵泡体积大和数量多、PCOS。
- 治疗:中到重度 OHSS 应入院治疗。
  - 治疗包括严密监测液体状态和肾脏功能、多次评估电解质和凝血功能、血管内复苏、预防血栓形成和有指征时行穿刺或胸腔穿刺。
- 预防:如果怀疑即将要发生 OHSS,可以通过降低或者停止 hCG 诱导剂量,延迟胚胎移植或取消该治疗周期以预防。
  - OHSS 完全是医源性的,提高警惕性和谨慎使用和改变 COH 方案通常可以避免。

多胎妊娠

- 美国 2010 年的数据表明 30% 的临床妊娠为多胎妊娠：29% 的为双胎，1% 的为三胎或三胎以上妊娠。
- 为了减少多胎妊娠的发生率，美国生殖医药协会（American Society for Reproductive Medicine, ASRM）公布了临床实践推荐标准来控制移植胚胎的数量。针对转移的为卵裂期胚胎或者胚泡具有不同的标准。
  - 年龄小于 35 岁的女性：如果预后良好，强烈建议只移植一个胚胎；移植胚胎（卵裂期或胚泡）数不应该超过两个。
  - 年龄在 35~37 岁的女性：如果预后良好，应移植两个卵裂期胚胎，否则可移植三个卵裂期胚胎。对于胚泡期胚胎，移植不能超过两个。
  - 年龄在 38~40 岁的女性：如果预后良好，应移植三个卵裂期胚胎或者两个胚泡，否则移植四个卵裂期胚胎或者三个胚泡。
  - 年龄大于 40 岁的女性：应该移植不超过五个卵裂期胚胎或者不超过三个胚泡。
- 一旦发生多胎妊娠，如果患者可以接受手术的风险并符合伦理学要求，则可行选择性减胎术。

ART 后异位妊娠

- ART 妊娠后伴异位妊娠的发生率为 1%。
- 这一发生率远远高于普通人群的相应比例（1/30 000）。
- 经 ART 治疗的女性，确定为宫内妊娠（intrauterine pregnancy, IUP）后，不能自动认为可以排除同时存在宫外孕的可能。
- ART 后的女性如出现异位妊娠的症状或体征时，尽管已经确定有 IUP，仍必须严密观察。

IVF 的影响

- 目前，IVF 可能增加新生儿病率、出生缺陷、发育缺陷或某些儿童期癌症风险的证据不一且结论模棱两可。
- 但是可以肯定的是，即使是足月单胎妊娠，IVF 也可增加低出生体重儿的发生风险。最近的研究和数据表明，虽然 ART 胎儿出现先天异常的风险高于自然受孕胎儿，相关的风险似乎比此前认为的更低，其中部分原因是由于认识到一些父母因素可能使得风险增加，而不仅仅是由于 ART 的实践 /

内在因素。

ICSI 的影响

- ICSI 可能明显增加性染色体和常染色体的异常，并且可能增加印迹基因异常的发生风险，如 Beckwith-Wiedemann 或 Angelman 综合征等。
- 如果患有 Y 染色体微缺失的男性进行 ICSI/IVF 治疗，其男性子代也会遗传相同的微缺失从而也患男性因素的不孕。

新技术与社会影响

ART 的出现对于接收治疗的夫妻带来了特殊的伦理学和社会学影响。它还提供了一种选择，为那些被诊断为恶性肿瘤且需要使用药物（化疗、放疗等），从而耗尽卵巢或精子储备的人提供一种生育后代的选择。

胚胎冷冻保存

- 对于一个胚胎移植周期中未使用的多余的胚胎目前常采用冷冻保存。
- 因很多夫妻在将来的治疗周期中会使用这些胚胎，据估计美国冷冻保存的胚胎数超过 40 万个。
- 多余冻存胚胎的处置选择包括使用、丢弃、捐献做科学研究（包括干细胞研究）、捐献给其他夫妻、以后进行胚胎移植或者继续冻存。
- 必须在治疗前告知患者 ART 会产生多余的胚胎，与患者协商确定一个处理这些胚胎的方案。

卵母细胞冷冻保存和卵巢组织保存

- 更加可靠和可繁殖的冷冻和解冻过程的发展，即透明化，已使得卵母细胞冷冻保存变得广泛可行，不再被认为是实验性的。
- 卵母细胞冷冻保存可以提供给任何即将接受 / 开始治疗影响性腺（例如：化疗）的生殖年龄妇女，她有足够的时间（2~3 周）来延缓体外受精周期的治疗。
- 卵母细胞冷冻保存也可以提供给那些由于宗教或伦理信仰与胚胎冷冻保存相悖的夫妻，或者给计划延迟生育（由于非医学因素）的妇女。
- 卵巢组织冷冻保存是对于那些没有足够的时间冷冻胚胎或青春期前女孩的一种生育保护选择。它被认为是实验性的。

第三方生殖

- 包括卵子和精子捐献、胚胎捐献和代孕。
- 有关伦理问题如下：
  - 向通过这些方式诞生的孩子公开他们的遗传来源。
  - 捐献者的隐私问题。
  - 对于卵子捐献者和代孕者的补偿。

植入前遗传学诊断（preimplantation genetic diagnosis，PGD）

- 概括描述所有类型的胚胎基因检测。它进一步细分为胚胎植入前遗传学诊断（PGD）和胚胎植入前遗传学筛查（PGS）。
- 患有各种单基因疾病和 X 连锁基因疾病的夫妻进行 PGD 可以避免将疾病遗传给子代。
- 通过活检和遗传分析以下标本进行诊断：
  - IVF 后获得的卵裂期（第 2~3 天）胚胎的 1~2 个卵裂球。
  - COH 后细胞分裂中期 II 期卵细胞极体的活检。
  - 胚泡期（第 5 天）胚胎的滋养外胚层组织。
- 单基因疾病：
  - 使用聚合酶链反应（polymerase chain reaction，PCR），活检标本中提取的 DNA 可用于筛查已知的遗传疾病——如：囊性纤维化、肌萎缩症、亨廷顿舞蹈病。
  - 只有未受累的植入前胚胎才能移入女性子宫内。
- 同胞 HLA 配型：
  - PGD 在 2000 年第一次被用于筛查 Fanconi 贫血，同时在植入前选择出与已患该病的同胞 HLA 相匹配的胚胎。
- 单倍体检测：
  - 荧光原位杂交（fluorescence in situ hybridization，FISH）是一种将带有不同荧光染色的补体探针与染色体特异性序列杂交的分子技术。
  - FISH 一直用于 PGD，诊断单倍体和染色体异常，如染色体易位。
  - FISH 的一个缺点是它只对一些染色体进行采样（不超过 14 个），而不是全部的 23 个。此外，在发生嵌合体的情况下，选择性的细胞取样，再经过选择性的染色体筛选，可能导致误诊。

- PGS 是一种对来自于未知自己染色体异常的父母的胚胎非整倍体（染色体数目异常）的筛查。
  - FISH，SNP 微阵列，比较基因组杂交可以用于 PGS。
  - PGS 其中一个作用是对高龄产妇，反复流产以及反复出现无法解释的体外受精失败的女性的胚胎进行筛查。
  - PGS 可检测 23 条染色体，并可在 IVF 前帮助确定最佳的胚胎。但是，仍需要更多的数据来确定其在预测胎儿最终遗传状况方面的有效性。
- 性别选择：
  - 也被称为家庭平衡。
  - 通过 PCR 或 FISH 技术，PGD 可以通过选择性筛查 Y 染色体，提供快速和准确的性别判定。
  - 但关于生殖技术应用于非医学用途的合理性，争议颇为激烈，因而限制了这项技术的使用。

（微晓兵 译 张岩 审）

推荐阅读

Brezina P, Brezina DS, Kearns WG. Preimplantation genetic testing. *BMJ* 2012;345:e5908.

Centers for Disease Control and Prevention, National Center for Health Statistics. 2002 National Survey of Family Growth. U.S. Department of Health and Human Services Web site. http://www.cdc.gov/nchs/nsfg.htm. Accessed May 20, 2013.

Centers for Disease Control and Prevention, National Center for Health Statistics. 2006-2010 National Survey of Family Growth. U.S. Department of Health and Human Services Web site. http://www.cdc.gov/nchs/nsfg/abc_list_i.htm#infertility. Accessed May 20, 2013.

Centers for Disease Control and Prevention, National Center for Health Statistics. 2010 Assisted Reproductive Technology Report. U.S. Department of Health and Human Services Web site. http://www.cdc.gov/art/ART2010/index.htm. Accessed May 20, 2013.

Cooper TG, Noonan E, von Eckardstein S, et al. World Health Organization reference values for human semen characteristics. *Hum Reprod Update* 2010;16(3):231–245.

Davies MJ, Moore VM, Wilson KJ, et al. Reproductive technologies and the risk of birth defects. *N Engl J Med* 2012;366:1803–1813.

Glujovsky D, Blake D, Farquhar C, et al. Cleavage stage versus blastocyst stage embryo transfer in assisted reproductive technology. *Cochrane Database Syst Rev* 2012;(7):CD002118.

Hansen M, Kurinczuk JJ, Milne E, et al. Assisted reproductive technology and birth defects: a systematic review and metaanalysis. *Hum Reprod Update* 2013;19(4):330–353.

Legro RS, Barnhart HX, Schlaff WD, et al; Cooperative Multicenter Reproductive Medicine Network. Clomiphene, metformin, or both for infertility in the polycystic ovary syndrome. *N Engl J Med* 2007;356(6):551–566.

Practice Committee of the American Society for Reproductive Medicine. Preimplantation genetic diagnosis: a practice committee opinion. *Fertil Steril* 2008;90:S136–S140.

Practice Committee of the American Society for Reproductive Medicine; Practice Committee of the Society for Assisted Reproductive Technology. Criteria for number of embryos to transfer: a committee opinion. *Fertil Steril* 2013;99(1):44–46.

Practice Committee of the American Society for Reproductive Medicine; Practice Committee of the Society for Assisted Reproductive Technology. Mature oocyte cryopreservation: a guideline. *Fertil Steril* 2013;99(1):37–43.

Savasi V, Mandia L, Laoreti A, et al. Reproductive assistance in HIV serodiscordant couples. *Hum Reprod Update* 2013;19(2):136–150.

Speroff L, Fritz MA. *Clinical Gynecologic Endocrinology and Infertility*, 7th ed. Philadelphia, PA: Lippincott Williams & Wilkins, 2010.

Twisk M, Mastenbroek S, van Wely M, et al. Preimplantation genetic screening for abnormal number of chromosomes (aneuploidies) in in vitro fertilization or intracytoplasmic sperm injection (review). *Cochrane Database Syst Rev* 2006;(1):CD005291.

第 35 章

流产与反复妊娠丢失

Sara Seifert and Kristiina Altman

早期流产

流产或自然流产,通常是指胎儿体重小于 500g 或孕龄小于 20 周。

- 流产按照发生时的孕龄进行分类。

  - **临床前**或者**生化**流产发生于妊娠≤5 周

  - **临床流产**必须通过记录孕期:适当的 β-hCG 水平、超声或组织病理学,并且包括以下内容

    ○ **胚胎丢失**发生于妊娠 6~9 周或头臀长(crown-rump length,CRL)>5mm 且无心管搏动。

    ○ **胎儿流产**发生于妊娠 10~20 周或 CRL>30mm 且无心管搏动。

发生率及风险

- 所有妊娠的 30%~40% 以流产告终。
- 在 35 岁以上的妇女中,临床前流产的风险估计约为 25%~30%。
- 10%~15% 临床确认的妊娠终止于早孕期或者中孕期早期(<20 周)。

  - 近 80% 的散发病例发生在早孕期,在孕 12 周之前可出现典型的临床表现。

  - 孕 6 周以内,流产风险为 22%~57%;孕 6~10 周,流产风险为 15%;孕 10 周以上,流产风险为 2%~3%。

  - 临床妊娠流产的风险随着孕妇年龄的增加可显著增加,35 岁前为 8%~12%,超过 40 岁后可达 50%。这与高龄孕妇非整倍体妊娠风险增加有关。

  - 虽然母亲年龄对流产影响最为显著,但其他许多因素也增加了散发的早孕及中孕临床妊娠流产的风险(表 35-1)。

  - 导致散发妊娠流产的常见原因包括以下方面:

    - 染色体异常占流产原因的 50%。

      ○ 发生率与孕龄呈负相关。

表 35-1　流产的危险因素

孕妇年龄增加（大于 35 岁）
流产史
烟草
酒精
非法药物使用（如可卡因）
NSAID 类药物使用
咖啡因（高摄入）
低叶酸水平／摄入
孕妇高热／发热性疾病
孕妇肥胖
孕妇合并内科疾病（如：糖尿病）

- ○ 受孕无胚胎的有 90%（有时也被称为"枯萎卵"）
- ○ 50% 胚胎流产
- ○ 30% 胎儿流产
- ○ 典型的常染色体异常为三倍体、单倍体、多倍体。
- ○ 孕妇情况包括子宫异常、内分泌紊乱、自身免疫疾病、高凝状态、感染、暴露于致畸因素。
- ○ 妊娠史：有一次或≥3 次流产史的妇女流产的风险相对增加 20% 和 43%。
- ○ 烟草：吸烟及暴露于二手烟可增加流产风险。
- 基于人群的观察研究还发现以下危险因素：酒精与非法药物的使用、非甾体类抗炎药（nonsteroidal anti-inflammatory drug，NSAID）、高热、咖啡因、肥胖和低叶酸水平。

临床表现

- 流产妇女标志性主诉是疼痛或无痛的**阴道出血**。
- 值得注意的是，在怀孕 20 周之前，25% 的妊娠是由于出血而变得复杂的。其中 12%~57% 终流产。一些研究发现，点滴出血或轻度出血不会增加流产的风险。
- 自然流产的类型包括以下几个方面：
  - **先兆流产**：通常不伴疼痛，宫口闭合，子宫大小与孕周相符。

- **难免流产**:伴疼痛,宫口开放,子宫大小与孕周相符。
- **完全流产**:(通常孕龄小于 12 周)轻微疼痛、宫口闭合、子宫小、有宫缩、无内容物。
- **不全流产**:(通常孕龄超过 12 周)疼痛、宫口开、宫颈或阴道可见组织物残留,子宫小,宫缩不佳,子宫内仍有妊娠物。
- **稽留流产**:(宫内胎儿死亡小于 20 周),胚胎或胎儿无心脏搏动、妊娠物滞留、流产症状不再发展。称为稽留流产。患者正常妊娠的症状(如:恶心、呕吐、乳房压痛等)消失或在超声检查中偶然发现。
- **感染流产**:疼痛、脓性分泌物、宫口开、宫颈举痛、子宫触痛、全身症状(如:发热、全身乏力)、心动过速、呼吸急促。通常是金黄色葡萄球菌感染。与自然流产不同,感染流产后的并发症大多有害。

评估

- 妊娠早期流血的鉴别诊断包括以下几个方面:
  - 正常妊娠
  - 异位妊娠
  - 妊娠滋养细胞疾病
  - 阴道、宫颈、子宫结构异常
- 金标准是影像学检查,通常为经阴道的超声,对鉴别宫内妊娠与异位妊娠非常有用。
  - 可评估胚胎和 / 或卵黄囊外观及测量胚芽长。HCG 水平在 1 000~2 000mIU/ml(妊娠 5 周)时,超声可见孕囊,但是结构特殊的患者中(例如病态肥胖、多发性纤维瘤、严重后倾子宫),检测阈值可能更高。最新的研究认为以现代超声设备最低辨识水平,99% 的病例中能看到的 HCG 水平为:孕囊(390~3 510mIU/ml),卵黄囊(1 094~17 716mIU/ml),胎芽(1 394~47 685mIU/ml)。
  - 诊断稽留流产时,检查者可采用多个影像学标志:①胚芽长大于 5cm,无心管搏动和 / 或②经阴道超声下卵黄囊直径大于 18mm 或经腹超声大于 25mm,但无胎芽外观表现。
- 高龄产妇的胚胎心管搏动没有必要反复确认。一系列研究显示小于 35 岁孕妇流产风险为 4%,而在大于 40 岁孕妇中流产风险达到 29%。
- 评估内容还包括全血常规、血清孕激素、β-HCG。β-HCG 的测定非常重要,需要结合影像学结果判断。在正常妊娠中,β-HCG 通常在 48 小时内上升 55%~66%。由于内部偏倚,测量应该在同一实验室进行。偶尔在正常妊娠中会出现较慢的上升。

处理与并发症

• 如果出血减少、症状减轻,按先兆流产期待处理。卧床休息或孕激素治疗不能预防流产。

• 相似地,完全流产在确认妊娠物组织排出后通常也无须处理。在一些病例中和期待处理的患者,需要建议患者将排出的妊娠物带到医院确认。

• 流产具有 1.5%~2% 发生同种免疫排斥的危险。将抗 D 免疫球蛋白(RhoGAM)管理的较小的风险与潜在的好处相比,RH(-)的孕妇患自然流产或者先兆流产都需要注射抗 D 免疫球蛋白。

• 不全流产、难免流产、稽留流产可通过三种方法进行处理,患者的最终结局需要被反复研究和对比。需要结合患者的意愿、病情稳定性、流产分类选择处理方法。

期待治疗

• 期待治疗对早孕流产,症状稳定,不期望干预的妇女来说,是一种理想方法。

• 期待治疗在不全流产的成功率为 91%,相比稽留流产为 76%,临床前流产为 66%。流产过程完成的平均时间是 2~4 周。

• 期待治疗失败时考虑药物及手术治疗。

药物治疗

• 药物治疗是对不希望手术及等待自然流产终止的妇女的有效方法(表 35-2)。

表 35-2 流产的药物治疗方法

方案	指导
米索前列醇 800μg(阴道)或 600μg(舌下)	3 小时一次,一般两次
米索前列醇 400μg(阴道)	4 小时一次,一般四次
米非司酮 200mg(口服)和米索前列醇 800μg(阴道)	给予米索前列醇 48 小时后给予米非司酮
米非司酮 600mg(口服)和米索前列醇 400μg(阴道)	给予米索前列醇 48 小时后给予米非司酮

- 世界卫生组织（WHO）推荐米索前列醇800μg阴道给药，或者600μg舌下含服，连用三天。7天内79%和30天内87%完成流产。绞痛和出血通常发生在给药2~6小时。用泰诺和非甾体抗炎药预处理是有帮助的。需要提及的是，口服给药副作用更多，如子宫绞痛及胃肠道反应。

- 几个临床实验采用雌激素拮抗剂（米非司酮）与米索前列醇联用。FDA批准的方案是米非司酮600mg和48h后米索前列醇400μg口服。有一个方案推荐（米非司酮200mg口服与米索前列醇800μg阴道给药）似乎更有效（95%~99%），副作用和成本相对较少。

随访

- 1周之后，后续的超声检查应显示POC缺失，而血清β-HCG水平下降80%。如果没有记录到宫内妊娠（IUP），监测β-HCG水平降至为零是明智的。

手术治疗

- **手术治疗**是通过扩张刮宫（D&C）或扩张吸引（D&E）的方式，是早期和中期流产常用的方式。这种处理尤其适用于病情不稳定的患者，不愿意等到流产终结的孕妇。对于早期怀孕时妊娠部位未知的病例，需组织学发现绒毛证实IUP。

- 手术增加了发生子宫破裂穿孔、宫颈损伤和麻醉并发症的风险。术前4~6小时应用选择性术前米索前列醇治疗（400~600μg）使宫颈变软，易于宫颈扩张。

- 术前1小时口服多西环素100mg，或在术前30分钟静脉应用多西环素100mg。术后12小时内，患者可口服多西环素200mg，以预防感染。

- 在清宫后，β-HCG应预计在之后的24小时内下降20%。

- 流产感染的处理涉及药物和手术干预。病人须病情稳定，细菌培养（血和子宫内膜），给予广谱抗生素。再手术清除宫腔内容物。

中期流产

发生率与危险因素

- 妊娠中期流产（孕龄13~27周）较少见，经常被错误地和早期流产混淆。孕13~19周有1%~5%的妊娠最终流产，只有0.3%发生于20~27周。

- "死胎"常见于妊娠20周之后的流产。

- 中孕晚期阶段流产的发病原因与早期流产和较早的中期流产相似,如染色体异常,母亲内科疾患和暴露于致畸因素。
- 更具体的中期流产的危险因素包括:宫颈机能不全(CI)、血栓形成、母亲感染或暴露和胎盘早剥。

临床表现、评估和处理

- 收集病史时应当包括以下内容:母体流产时的症状、孕产史、过去治疗和妇科疾病史、家族史、致畸因素暴露史、用药及外伤史。
- 初步评估还包括妊娠经过,如生命体征、体重增长、影像检查资料和产前检查。
- 有一些临床表现与中期妊娠丢失相关:
  - **宫颈机能不全**(cervical insufficiency,CI)在中孕期宫颈无法维持妊娠,临床表现为是无痛的宫颈扩张,没有子宫收缩或分娩。超声检查发现宫颈缩短不足以诊断 CI。参阅第 8 章。
  - **胎盘早剥**可表现为阴道出血和子宫收缩,但也可表现隐匿。建议采用剖宫产的方式尽早分娩。由于血凝块可被胎盘本身遮挡,所以超声不一定能诊断出胎盘早剥。
  - **胎膜早破**可诱发中期流产,见第 8 章。
- 流产后护理也是治疗计划的重要组成部分。应当指导患者使骨盆休息并保持阴道无内容物至少 2 周,建议一旦发生大量出血、发热、持续性腹痛需及时致电医生。
  - 没有证据表明流产后禁止使用避孕药或者再次受孕需要延时。
  - 应告知患者流产复发的风险,这些风险是下次流产发生的潜在病因。
  - 最后,给父母提供情感支持和专业指导是有必要的。

习惯性流产

习惯性流产(PRL)(表 35-3)传统上定义为三次或三次以上临床确认的妊娠在 20 周前流产。美国生殖医学学会定义习惯性流产为任何 GA 期间 2 次以上的流产,并建议在 3 次以上需进行彻底的评估。

- 原发性 PRL 指孕妇发生习惯性妊娠丢失,而以前没有成功的妊娠。
- 继发性 PRL 即妇女患习惯性流产前已经生育存活新生儿(预后更好)。

表 35-3 PRL 的评估

	评估
一线检测	完整的内科、外科、遗传学、家族史和体格检查。
	超声测量子宫的内外轮廓,区分纵隔子宫和双角子宫。其他评估子宫解剖的方法包括三维超声和子宫输卵管造影。
	狼疮抗凝物、抗心磷脂抗体、抗 β2 糖蛋白抗体。测 2 次,间隔 12 周。
	促甲状腺激素(TSH)和甲状腺过氧化物酶抗体。
	催乳素水平。
	HbA1c 和空腹血糖。肥胖病人可考虑行糖耐量试验。
	核型分析(父母、妊娠物)。
二线检测	宫腔镜、腹腔镜检查或 MRI 比子宫超声造影更具侵入性。
	卵巢储备功能可以通过测量窦卵泡计数(AFC)、基础血清尿促性素(FSH)和 AMH 来评估。这些测试预测了辅助生殖过程中卵巢的反应,但它们对治疗 RPL 的患者的作用值得怀疑。
不建议的检验	阴道中衣原体或细菌性的常规培养。
	ANA 滴度。
	单次或者多次血清孕激素水平。
	血清黄体酮水平或子宫内膜活检不能预测未来妊娠结局。

发生率和危险因素

- 5% 的妇女会连续发生 2 次流产,1% 的妇女会连续发生 3 次流产。
- 习惯性流产发生的危险随产妇年龄增加而增加。危险因素还包括遗传因素、子宫病理、内分泌和代谢因素、免疫方面的原因、抗心磷脂抗体综合征,环境因素和感染源。50% 的患者原因不明。
- 详细的病史和体格检查应该是最初的步骤,然后进行更具体的检测。

病因和处理

遗传畸变

- 习惯性流产中染色体异常的发生率取决于妊娠孕龄。70%的临床前习惯性流产和50%的临床流产的原因是染色体异常,与自然流产接近。

- 最常见的染色体异常是常染色体三体(发生率递减:16,22,21,15和13三体),涉及临床50%~60%的习惯性流产。其他在临床习惯性流产中的染色体异常包括多倍体20%,单倍体18%,平衡异位4%。

- 夫妇双方的核型检测能反映习惯性流产的原因,尤其在三次或三次以上习惯性流产中。核型检测完成后,3%~5%的夫妇一方染色体异常,通常表现为平衡异位。年轻的母亲、3次流产,或者一级亲属有习惯性流产的患者更可能出现核型异常。很小一部分的染色体核型异常包括倒置、微缺失、镶嵌型。

  - 平衡异位通常发生于母方。由于这种发生率较高,在父方检查之前检查母方更有效。

- 评估妊娠物的方法中,最成功的是对胎盘、筋膜组织、颈背部的皮肤、肌腱和血液的细胞培养。

  - 这些组织应置于生理盐水,**而非甲醛**。

子宫病变

- 子宫畸形在习惯性流产妇女中约占10%~30%,在一般人群中约占7%。

- 子宫**先天**畸形涉及苗勒氏管系统的发育缺陷,包括**纵隔、弓状、双角、单角子宫和双子宫**。纵隔子宫和双角子宫在习惯性流产和胚胎丢失中最常见,且被猜测由于隔血管分布少、炎症增加、对激素敏感性下降,从而与子宫扩张或者异常植入相关。

- 导致子宫和宫颈异常的**后天**病变包括子宫粘连、平滑肌瘤、息肉、宫颈松弛或短缩。

- **子宫肌瘤**可能是**黏膜下、肌壁间、浆膜下肌瘤,**或有蒂。一些研究表明,黏膜下肌瘤可与习惯性流产有关。由于胎盘着床位置不利,同时肌瘤较大使宫腔扭曲,血液供应可能会受到影响。子宫肌瘤可能引起子宫内膜血液供应的改变,或可能干扰配子或胚胎移植。类似的,观察性研究表明,较大子宫内膜息肉的患者流产率增加,但小息肉的作用尚不清楚。

  - 感染或对子宫进行器械操作可导致**宫腔粘连**。产后刮宫可能导致重大粘连形成,或出现Asherman综合征,干扰胎盘的生长。

  - 已发表数据暂未证明CI是由产伤、环电切术、锥切活检、或在D&E术中侵入性扩张造成的。

○ 根据 ACOG,曾出现 34 周自发流产的女性应该在怀孕 16~24 周之间补充孕激素。有上述流产史且孕 24 周前宫颈长度小于 25mm 的女性应被告知应用宫颈环扎术。

子宫病变检查

• 一系列影像学方法用于评估和诊断与妊娠丢失有关的子宫病变。尽管二维腹部及经阴道超声和子宫输卵管通液术(HSG)的准确度相对较低,但它们仍是常见的检测方法。

  • 子宫输卵管通液术用于检测宫腔通畅度,但是无法可靠地检测子宫病理。

  • 造影剂或生理盐水注入宫腔,HSG 是一种较普通超声更可靠的检测工具。

    ○ 应用软性宫腔镜进行宫腔镜手术是一种准确的、耐受性好的宫腔检查方法,但它不能区分纵隔子宫和双角子宫。

  • 宫腔镜和腹腔镜联合运用仍然是最权威的诊断子宫内、外异常的检查方法。这种方法也可用于治疗,可进行纵隔切除。

  • 三维阴道超声和 MRI 显示习惯性流产妇女子宫形态可靠。三维超声似乎是描述子宫外轮廓最准确的影像学表现,有助于区分纵隔和双角子宫。

• 子宫纵隔切除术、宫腔镜粘连松解术、子宫肌瘤剔除术,息肉切除术,宫颈环扎术可治疗先天性与后天性子宫发育异常。

内分泌紊乱

• 内分泌因素占习惯性流产的 15%~60%。

  • 控制不佳的**糖尿病**(A1C 大于 8%)和肥胖与 PRL 相关。参阅第 12 章。在怀孕前应加强严格的血糖控制,以减少胎儿畸形。肥胖妇女的流产的概率增加,可能与胰岛素抵抗有关。怀孕前减轻体重会改善妊娠结局。

  • 黄体期缺陷

    • 功能性黄体缺陷或异常子宫内膜黄体酮受体可导致习惯性流产,尤其是胚胎丢失。目前,还没有可靠的方法诊断 LPD,如:血清黄体酮的检测或子宫内膜活检。

    • 促孕剂在准备工作中很有效,包括口服、阴道和肌注。

      ○ 口服补充已被证明是最方便的方法,但效果不佳,因其代谢快和无法增强子宫孕激素的水平。

      ○ 研究发现对比肌注与阴道给药在治疗 LPD 和体外受精方面的效

果时发现,两者在临床妊娠率和流产率无显著差异。

- 。然而,由于 IM 具有副作用(如疼痛、出血风险、脓肿形成、过敏、给药方式不便),临床实验正在比较几种阴道给药方法(通常为 25~100mg 每天两次),包括凝胶(Prometrium 或者 Crinone)和微粉化插入(Endometrin)。
- 虽然研究显示在接受孕激素治疗和接受安慰剂治疗的流产率差异不存在统计学意义,但是有一个显著差异在于产科病史的分层(即三次或以上连续妊娠丢失)。

多囊卵巢综合征

- 在患有多囊卵巢综合征的妇女人群中,流产的风险为 20%。
- 高雄激素血症、黄体生成素水平升高、肥胖、高胰岛素血症、提前或延迟排卵、前列腺素、生长因子和增高的细胞因子的代谢紊乱,均可用于解释这些妇女发生习惯性流产的原因。
- 二甲双胍可减少 PCOS 人群流产的发生率,但缺乏在 PCOS 和习惯性流产患者中的使用效果随机对照研究证据。
  - 已有的前瞻性研究没有足够证据显示妇女在妊娠早期应用二甲双胍会对 18 个月内的婴儿及母亲产生致畸和发育问题。一些研究人员推荐该类妇女在早孕期每日口服 500~2 500mg 二甲双胍。

甲状腺功能紊乱

- 临床和亚临床的甲状腺功能亢进或减退与习惯性流产有关,可能与干扰植入相关,但是原因还没有被证明。应在妊娠前对甲低患者行甲状腺素治疗。见第 12 章甲状腺功能紊乱。
- 甲状腺过氧化物酶抗体:如果存在,甲状腺素治疗可以降低流产的风险。

高催乳素血症

- 在一项研究中,用溴隐亭治疗的 64 位高泌乳素血症妇女,妊娠率较高(86% vs 52%);然而,这项研究的局限性为是否会导致更高的妊娠率并且没有流产。
- 抗磷脂综合征(antiphospholipid syndrome,APS)
  - 抗磷脂抗体(如:狼疮抗凝物、抗心磷脂抗体、抗 β2 糖蛋白抗体)影响血管内皮细胞和血小板形成,最终导致血管收缩和血栓形成。血栓可导致胎盘梗死及孕中期胎儿丢失。5%~15% 的 RPL 患者可能有 APS。
  - APS 诊断包括至少符合以下一项临床和实验室标准:

- 临床诊断标准:
  - 一个或多个动脉,静脉或小血管血栓形成;
  - 一个或多个形态正常胎儿不明原因的流产,孕龄大于或等于10周;
  - 一个或多个小于等于34周的早产或形态正常胎儿,是由于妊娠期高血压或胎盘不匹配;
  - 三次或三次以上10周以前的流产包括解剖、激素、父母遗传因素。
- 实验室诊断标准:
  - 抗心磷脂抗体或抗 β2 糖蛋白抗体(IgG 或 IgM)在至少相隔12周的 2 次检测中达到中度到高度浓度阳性。
  - 狼疮抗凝物(Russel 蝰蛇蛇毒试验)在至少相隔12周的 2 次检测中阳性。
- 研究表明 APS 妇女接受抗血栓治疗可显著改善妊娠结局。
  - 联合运用依诺肝素与低剂量 ASA 比单用 ASA 更有效,活产率分别是 80% 和 40%。
  - 几个试验研究表明低分子肝素(LMWH)与普通肝素相比疗效相同。使用低分子肝素可降低肝素诱导的血小板减少症、骨质疏松和产妇出血的风险。

遗传性凝血功能障碍

- 回顾性研究数据显示血栓形成与 RPL 之间存在一定的相关性。然而,前瞻性研究未能证明这一联系。因此,抗凝不推荐用于预防 RPL。
- 母体因素在中孕期和晚孕期流产的危险性最高。据推测,在低流量的螺旋动脉中,血栓形成导致灌注不足,导致晚期胎儿丢失的一系列事件发生。
- 高同型半胱氨酸血症(大于 15mmol/L)与 RPL 和胎盘早剥离的风险增加相关。突变是常染色体隐性遗传,只在纯合子中增加此风险。因此,不推荐常规检测。

免疫功能紊乱

- 自身免疫和同种免疫因素可能导致 RPL,与移植排斥或补体系统缺陷类似。
- 腹腔疾病被认为与 RPL 和不孕相关。治疗似乎可以预防这些问题。因此,应该对具有 RPL 的妇女进行筛查。
- 同种异体免疫反应的理论认为,妊娠存活依赖于母体对外来胎儿抗原的耐受,而非母体敏感化导致免疫反应的活性。

- 可尝试的治疗方法包括白细胞免疫,免疫球蛋白,第三方供体细胞免疫接种和滋养细胞膜免疫。但是,均不推荐上述方法。
- 目前尚无基于证据的临床应用方法来评估或治疗可能的免疫系统相关的 RPL。

感染与环境暴露

- 感染因素(李斯特菌、弓形虫、巨细胞病毒、原发性单纯疱疹病毒)是已知的导致流产原因,但没有证据证明其在 RPL 中起作用。因此,细菌或病毒培养并不是 RPL 诊断流程中的一部分。
- 与 RPL 相关的化学品包括甲醛、杀虫剂、铅、汞、苯和麻醉气体,例如:一氧化二氮。
- 没有发现压力和锻炼会增加 RPL 的风险。

处理

- 应考虑到那些 PRL 夫妇的压力和焦虑。考虑到心理社会或精神支持或咨询。
- 对多次早期不明原因流产的患者经验性应用孕激素。
- 异常核型:转诊基因咨询。给患者进行绒毛取样、羊膜穿刺术和植入前遗传学检测。
- 子宫异常:如果可能的话应用手术治疗。
- APS:阿司匹林和肝素。
- 肥胖:减肥和营养咨询。
- 甲状腺功能障碍的矫正。
- PCOS:可应用二甲双胍。
- 高泌乳素血症:卡麦角林或溴隐亭。
- 研究表明情感支持、密切监测,频繁的访问,打电话,甚至是连续的超声波检测都能改善妊娠结局。
- 在对照研究中显示,这些策略在没有任何医疗或手术干预的情况下,将流产率从 50% 降至 25%。
- **未被证实的治疗方法:**
  - 血栓倾向形成:除 APS 外,对血栓形成应用抗凝剂不会降低 RPL。
  - 免疫疗法或类固醇治疗自身免疫疾病。
  - 抗生素治疗脲原体或支原体培养阳性的患者。

(徽晓兵　译　张岩　审)

推荐阅读

American College of Obstetricians and Gynecologists. ACOG practice bulletin no. 24: management of recurrent early pregnancy loss. *Int J Gynaecol Obstet* 2002;78(2):179–190.

American College of Obstetricians and Gynecologists. ACOG practice bulletin no. 142: cerclage for management of cervical insufficiency. *Obstet Gynecol* 2014;123(2, pt 1):372–379.

American College of Obstetricians and Gynecologists Committee on Genetics. ACOG committee opinion no. 581: the use of chromosomal microarray analysis in prenatal diagnosis. *Obstet Gynecol* 2013;122(6):1374–1377.

Jauniaux E, Farquharson RG, Christiansen OB, et al. Evidence-based guidelines for the investigation and medical treatment of recurrent miscarriage. *Hum Reprod* 2006;21(9):2216–2222.

Michels TC, Tiu AY. Second trimester pregnancy loss. *Am Fam Phys* 2007;76(9):1341–1346.

Practice Committee of the American Society for Reproductive Medicine. Evaluation and treatment of recurrent pregnancy loss: a committee opinion. *Fertil Steril* 2012;98(5):15–28.

Robinson L, Gallos ID, Conner SJ, et al. The effect of sperm DNA fragmentation on miscarriage rates: a systematic review and meta-analysis. *Hum Reprod* 2012;27(1):2908–2012.

Trott EA, Russell JB, Plouffe L Jr. A review of the genetics of recurrent pregnancy loss. *Del Med J* 1996;68(10):495.

Zhang J, Gilles JM, Barnhart K, et al. A comparison of medical management with misoprostol and surgical management for early pregnancy failure. *N Engl J Med* 2005;353(8):761–769.

第 36 章

子宫平滑肌瘤

Cindy M. P. Duke, Diana Cholakian, and Stacey A. Scheib

子宫平滑肌瘤，又称为子宫肌瘤或子宫纤维瘤，是女性最常见的盆腔肿瘤。作为良性的平滑肌肿瘤，子宫平滑肌瘤极少恶变（<0.5%）。

• 育龄期女性发病率为 30% 到 70%，随着年龄的增加，发病率增加。白种人女性一生发病率为 70%，黑种人发病率大于 80%。

• 大部分子宫肌瘤患者是无症状的，仅 25% 的育龄期女性有症状。症状可包括盆腔压迫症状、排尿排便症状、不孕、月经量增多及月经期延长。

• 子宫肌瘤是女性子宫切除最常见的一项指征，但现在有许多药物治疗和微创治疗可供选择。

病因和病理生理

• 子宫肌瘤多起源于单克隆增殖的子宫平滑肌细胞，较少起源于子宫血管平滑肌细胞。认为是从起源细胞不断克隆，其大小从直径仅几毫米到巨大肿瘤不等，甚至达肋缘。肿瘤可以单发或多发，根据其发生的位置而分类。这些细胞表达雌激素合成酶及芳香化酶，可以转化雄激素为雌激素。

• **黏膜下肌瘤**起源于子宫内膜下方的子宫肌层，向宫腔方向生长，突出于宫腔，甚至一些带蒂肌瘤可突出于宫颈口外。主要症状包括异常阴道出血及月经量大、不孕、流产、早产风险增加。

• **肌壁间肌瘤**，生长在子宫肌壁间，可使宫腔变形。**宫颈肌瘤**是生长在宫颈类似于肌壁间肌瘤的肿瘤。

• **浆膜下肌瘤**在浆膜下生长，常带蒂，偶尔突出于阔韧带两叶之间。不会引起异常子宫出血，但多表现为盆腔肿物症状。

• **子宫外肌瘤**为非生长在子宫上的平滑肌瘤。多为新生平滑肌细胞从子宫血行播散来源。子宫外肌瘤的病理学和临床表现相似。多位于泌尿生殖道。肠系膜，心肺系统。较少见的位于脊髓与血管。

• 子宫肌瘤发生和生长的遗传学基础是相似的。有家族史的个人患病风险增加 1.5~3.5 倍。有人发现 40% 的子宫肌瘤与染色体异常有关，包括

7 号染色体长臂部分缺失、12 号染色体三体、6、10 和 12 号染色体重组。儿茶酚-o-甲基转移酶（COMT）基因 Val158Met 多态性已被发现是一种预防子宫平滑肌瘤的保护性因素。非裔美国女性中子宫肌瘤发生率高出正常人 3 倍，且有年轻化趋势。另外，非裔美国女性的子宫肌瘤与白种人女性的反应不同。低维生素 D 可能是发病率高的原因，深色皮肤抑制维生素 D 产生。

- 子宫肌瘤的生长与暴露于循环中的雌激素有关。孕酮有抗雌激素效应，从而抑制肌瘤生长。生育年龄卵巢雌激素分泌旺盛，此时子宫肌瘤的生长最明显。绝经后子宫肌瘤的体积会逐渐缩小。如果绝经后子宫肌瘤仍有生长，则应考虑恶性变的可能（如：子宫平滑肌肉瘤）。妊娠可使肌瘤增大，可能与妊娠时子宫血供增加，肌瘤水肿有关。

- 随着肌瘤的生长，其血液供应会逐渐减少，而可能引起一系列退行性变性，包括钙沉积。影像学检查可发现钙化改变，如弥漫性蜂窝样影像、一系列同心环或实性钙化物质。由于血供不能满足肌瘤生长或带蒂肌瘤扭转梗死造成血液供应不良时，就可表现为肌瘤的坏死、囊性变、脂肪样变。组织学上，当孕激素刺激时也可使肌瘤变性或较少情况下发生恶变。

- 肌瘤可以恶变，尽管大多数学者认为**子宫平滑肌肉瘤**是新生物，不是恶性变的结果。每 10 个高倍视野（high-power fields，HPFs）中如有 10 个或 10 以上分裂象，则可诊断子宫平滑肌肉瘤。每 10 个 HPFs 有 5~10 个分裂象的肿瘤称为恶性程度不明确的平滑肌瘤。每 10 个 HPFs 中分裂象少于 5 个和有少量非典型细胞者为富于细胞性平滑肌瘤。

子宫肌瘤的成本因素

- 子宫肌瘤的治疗的代价较高，无论在经济因素还是在劳动力丧失因素。经济因素主要包括两方面：直接经济因素（手术、住院、门诊随访、影像学检查、实验室检查、药物等）和间接经济因素（因为误工和短时间的劳动力丧失造成的经济损失）。

- 回顾美国国民医疗服务制度数据库，子宫肌瘤治疗（手术及药物）的年度成本为 41 亿 ~94 亿美元。

- 研究表明，回顾美国国民医疗服务制度数据库以及健康保护机构的还款数据显示，直接和间接治疗有症状的子宫肌瘤患者的花费，在每个患者每年约 5 900~20 000 美元。年度回顾表明，在子宫肌瘤的诊断过程中，影像学费用增长了 3.1 倍；超声、宫腔镜、腹腔镜费用增长了 10 倍；外科手术费用增长了 35 倍。患有子宫肌瘤的女性比不患子宫肌瘤的女性行子宫切除手术的可能性增长了 50 倍,可能丧失劳动力的可能增长了 3.1 倍。

- 有症状的子宫肌瘤患者同样也是雇主重大负担,特别是手术后的请假时间。共计每年因误工损失的费用从 15.5 亿~172 亿美元。
- 综上,估计子宫肌瘤花费美国平均每年 59 亿~344 亿美元。
- 另外,在产科相关子宫肌瘤的花费约 23.8 亿~77.6 亿美元。

临床表现和诊断

症状与体征

- 多数子宫肌瘤患者没有任何症状。最常见的症状(疼痛、压迫症状、不孕、月经过多),与肌瘤的大小和位置,或与肌瘤血液供应不足后引起的变性有关。
- 子宫肌瘤可在常规盆腔检查时发现,可触及增大或形状不规则的子宫。
- 许多放射学检查可帮助诊断子宫肌瘤及描述它的特征(表 36-1)。

表 36-1　子宫肌瘤的影像学检查及其特点

诊断方法	优势	劣势
子宫输卵管造影	可了解宫腔形状和输卵管通畅性	不能确定肌瘤的部位; 不可以评估浆膜下肌瘤
超声子宫造影术	可了解黏膜下肌瘤引起宫腔变形的部位和程度	对肌瘤定位和大小的估计的精准性差于 MRI,特别是在子宫较大或多发肌瘤情况下明确肌瘤的部位和大小
阴道超声	可发现子宫肌瘤并监测肌瘤生长情况	对肌瘤定位和大小的估计的精准性差于 MRI,特别是在子宫较大或多发肌瘤情况下明确肌瘤的部位和大小
磁共振成像	鉴定子宫肌瘤的大小和位置;在子宫动脉栓塞前使用	花费高

- **月经过多或经期延长**是子宫肌瘤患者最常见的症状。可能与子宫内膜血管的改变有关。子宫的血管可受肌壁间的肌瘤压迫导致子宫内膜静脉丛扩张，并因此会导致肿瘤附近的子宫肌层和子宫内膜充血。覆盖在黏膜下肌瘤表面的子宫内膜萎缩菲薄，表面血管扩张充血，在内膜周期性脱落时导致出血过多。宫腔增大使内膜面积增加也会增加月经血量。

- 患者也可表现为**压迫症状**或**腹围增加**。膀胱受压一般会引起**尿频**。但子宫肌瘤接近膀胱颈和尿道时，可能发生压力性尿失禁、急性尿潴留伴充盈性尿失禁。当较大的肌瘤向骨盆侧壁时可引起输尿管梗阻及肾盂积水，但较罕见。位于子宫后壁的肿瘤可引起**便秘**，直肠坠胀感或里急后重。子宫生长的巨大，患者可能出现腰背痛，下肢水肿，或向下肢或双下肢放射痛。

- **慢性疼痛**症状包括痛经、性交不适以及非周期性的盆腔疼痛。带蒂肌瘤扭转、黏膜下肌瘤通过子宫下段突向宫颈使宫颈扩张或肌瘤变性会造成急性的腹痛。

- 黏膜下肌瘤或肌壁间肌瘤的有较高的自发性流产和**不孕**的发生率，可能与受精卵着床障碍、输卵管功能异常和精子运输的异常有关。尽管已证实切除黏膜下肌瘤可明显提高生育率，但对于剔除肌壁间肌瘤是否可改善生育能力尚存争议。浆膜下肌瘤与不孕不育关系不大。

- 与子宫肌瘤相关的**产科并发症**包括流产、早产、先露异常、剖宫产、产后出血以及围产期子宫切除。较少见的不良结局包括胎儿宫内生长受限、胎盘异常、妊娠早期出血、胎膜早破、胎盘早剥以及难产。

子宫肌瘤的治疗

观察

- 对于无症状肌瘤，其体积达到何种标准为绝对治疗指征没有定论。无症状的大肌瘤患者，且肌瘤体积不再继续增大，也不大可能恶性变时，其治疗方案应考虑到患者的年龄、生育情况、保留子宫的意愿或者是否愿意手术等因素。初次就诊时应做盆腔检查和超声检查确诊，6个月后复查，并记录肌瘤的体积和生长情况。如果肌瘤没有明显生长，患者可每年随访一次盆腔检查以及影像学检查。

- 对于生长迅速的肌瘤需提防其为恶性的。对于生长迅速的定义各持其说，而普遍认为在1年内子宫增大超过妊娠6周或以上。绝经后子宫肌瘤继续生长或出血也应考虑恶性的可能。但是，绝经前妇女的肌瘤快速生长并不一定需要手术切除。

药物治疗

* **非激素类**药物旨在控制子宫肌瘤的症状,特别是月经过多和疼痛。这类药物包括氨甲环酸、非甾体类抗炎药。
* **激素**治疗包括避孕用类固醇激素、孕激素复合物、促性腺激素释放激素类似物(GnRHa)。关于用芳香化酶抑制剂、选择性雌激素治疗受体调节(SERM),促性腺激素释放激素拮抗和选择性孕激素受体调节剂等治疗的相关调查研究正在进行之中。最近的研究表明,SERM 使用后可以降低子宫肌瘤体积。
  * 与非激素类药物一样,雌孕激素联合疗法能控制出血症状且不会促进肌瘤增长。关于孕激素对肌瘤体积变化的影响是有争论的,有些小型的研究显示孕激素治疗间肌瘤体积缩小。而相反的,利用**孕激素拮抗剂**米非司酮可缓慢缩小停药后再生的肌瘤。
  * **左炔诺孕酮宫内缓释系统**(LNG-IUS)或曼月乐,在宫内直接缓慢释放孕激素,可显著减少经血量。对于肌瘤导致的月经过多,LNG-IUS 的疗效取决于宫腔的大小及病人失血的特点。已证明,LNG-IUS 没有缩小肌瘤及子宫体积的作用。
  * **促性腺激素释放激素类似物(GnRH-a)**:GnRHa 已被运用于各种雌激素依赖性的疾病中,成功诱导低雌激素状态。连续应用 GnRHa 3 个月后,子宫肌瘤体积平均减小约 50%。该药的治疗效果是暂时的,停药后 6 个月,肌瘤会恢复到治疗前的大小。
    * GnRH-a 作为围绝经期妇女的保守治疗药物或手术的辅助治疗是非常有效的。因 GnRH-a 可能造成骨质疏松,所以年轻患者应用 GnRHa 不应超过 6 个月,既不可行也不需要。常见副作用有潮热、恶心、呕吐、腹泻、便秘、皮疹、眩晕、痤疮、乳房胀痛和头痛。
    * 在 3 个月的疗程之后,如继续使用 GnRHa 对患者仍有好处,则可同时给予低剂量雌激素减少 GnRHa 的副作用,称为**反向添加疗法**。
    * 术前辅以 GnRHa 治疗 3~4 个月可缩小肌瘤体积从而减少术中出血、缩短手术时间。GnRHa 能使月经过多所致的缺铁性贫血患者的血红蛋白水平在术前恢复。不过,如果在肌瘤剔除术前使用 GnRHa,可能会使肌瘤体本身和周围肌层的界限变得不很清楚。
* **芳香化酶抑制剂**可以减少子宫肌瘤的体积,而又不会引起全身性激

素类药物实用的副作用。

手术治疗

肌瘤剔除术

• 当患者为保留生育功能而需要保留子宫时,应考虑行**子宫肌瘤剔除术或手术切除肌瘤组织**。肌瘤的大小、部位以及术者的操作技术决定手术的方法。腹腔浆膜下或壁间肌瘤可经腹、腹腔镜下或机器人辅助下切除。黏膜下肌瘤可经宫腔镜(更好)和阴道下剔除。

• 有妊娠意愿的患者,特别是手术对肌层有明显损伤的患者,建议术后4~6个月之后再尝试受孕;对于曾行广泛肌层剥离的肌瘤剔除术患者,妊娠后通常选择剖宫产分娩,以减少子宫破裂的风险。

• 子宫肌瘤切除术的并发症包括大量失血、麻痹性肠梗阻和疼痛。经腹肌瘤剔除术后发生粘连的风险为25%,可能高达90%。经腹腔镜入路或术中使用防粘连膜可能会降低这种风险。大约30%的患者在肌瘤剔除术后,因肌瘤复发而需再次手术。

子宫切除术

• 子宫切除是治疗有症状的肌瘤**根治性治疗**。当肌瘤体积增长迅速,考虑可能有恶性改变时,也应考虑子宫全切。如果考虑恶性可能,需要术前或手术时请妇科肿瘤医生会诊。

• 子宫切除的入路包括经腹、经阴道、经腹腔镜、腹腔镜辅助以及机器人辅助。当腹腔镜下或者机器人辅助下手术可以选择单切口腹腔镜手术。同子宫肌瘤剔除术一样,手术的方法由肌瘤的大小、部位以及术者的操作技术决定。

• 尽管患者满意子宫切除能彻底缓解肌瘤引起的症状,但会伴随一些手术的并发症。有些妇女对因子宫切除而丧失生育能力感到后悔,因此,充分的术前告知是必需的,包括期待、时间、未来生育计划等。

子宫动脉栓塞术

• **子宫动脉栓塞术(UAE)** 通过减少子宫的血供、最终使肌瘤坏死。操作是由放射介入科进行的,过程包括把导管从股动脉插入,达到髂内动脉,在透视引导下,将动脉阻断剂注入子宫动脉将其闭塞。常用的动脉阻断材料有可吸收明胶海绵、无水酒精、聚乙烯醇颗粒以及金属线圈。这种方法通常适用于治疗肌壁间肌瘤。

• UAE的优势在于操作时间短、术后恢复快,术中仅需要局麻,且出血很少。并发症有感染(4%)、血管造影的并发症(3%)、子宫缺血以及非靶向栓塞,还有继发于卵巢供血减少引起的卵巢早衰的报道。患者在术后最初的 12~18 小时会发生典型的痉挛症状,约 30% 的患者有栓塞后症状出现(包括发热、恶心、呕吐,有时伴有严重腹痛)。

• UAE 术后,子宫体积和月经出血量可减少 40%~60%。且相对于那些进行子宫切除的患者,UAE 术后患者疼痛明显减少,术后恢复工作早,但有一些小的并发症。UAE 的远期疗效可能没有子宫切除术好,高达 30% 的患者需重新接受手术。是否再次手术取决于年龄,超过 40 岁的妇女可能 UAE 的成功率较高。

• 术后对于生育功能的影响尚无定论,故一般不推荐希望未来生育的患者使用。UAE 后有关妊娠的早期报道显示产科并发症的发生风险可能增高,如:早产、流产、胎位异常、胎盘异常(如:胎盘植入)等。子宫肌瘤剔除术还是最好的有症状的且有生育要求的患者的选择。

磁共振成像引导聚焦超声手术(MRgFUS):

• MRgFUS 可通过超声波穿过前腹壁加热和摧毁肌瘤组织。这项治疗是运用 MRI 热辐射作用,需多次门诊就诊实施完成。MRgFUS 不适用于那些带蒂肌瘤或毗邻膀胱直肠的肌瘤。尽管 FDA 已批准将其用于那些无生育需求的绝经前妇女,但术后超过 2 年的随访数据仍缺乏。潜在的副作用包括对皮肤或神经的灼伤。

• 一些类似 MRI 引导下射频消融治疗或激光光凝技术正在积极研究中。

肌溶解 / 冷冻肌溶解术:

• 腹腔镜下肌瘤电凝,或称肌溶解术,是用钕:钇-铝-石榴石激光通过使蛋白质变性、血管破坏来完成的。但随访时发现有广泛的致密盆腔粘连。双极电凝和冷冻肌溶解术分别与使用高周波能量和过度冷冻产生的效果相同。但尚没有足够的随访结果评价其安全性,不推荐有生育需求的患者使用。

腹腔镜下子宫动脉闭塞:

• **腹腔镜下子宫动脉闭塞**(laparoscopic,LUAO)是一种可能代替 UAE 的新技术。它从腹膜后入路,找到子宫动脉,手术将其夹闭。短期效果与 UAE 相同,但有关长期随访的数据有限。

多普勒引导下子宫动脉闭塞:

• **多普勒引导下子宫动脉闭塞**(doppler-guided uterine artery occlusion,D-UAO),目前正在研发之中,是在多普勒引导下,利用血管钳经阴道结扎子宫血管 6 小时,未来也可能取代 UAE。

（杨曦 译 张岩 审）

推荐阅读

American College of Obstetricians and Gynecologists. ACOG practice bulletin no. 96: alternatives to hysterectomy in the management of leiomyomas. *Obstet Gynecol* 2008;112:387–400.

Breech LL, Rock JA. Leiomyomata uteri and myomectomy. In Rock JA, Jones HW, eds. *Telinde's Operative Gynecology*, 10th ed. Philadelphia, PA: Lippincott Williams & Wilkins, 2008:687–727.

Cardozo ER, Clark AD, Banks NK, et al. The estimated annual cost of uterine leiomyomata in the United States. *Am J Obstet Gynecol* 2012;206(3):211.e1–211.e9.

Carls GS, Lee DW, Ozminkowski RJ, et al. What are the total costs of surgical treatment for uterine fibroids? *J Wom Health* 2008;17(7):1119–1132.

Eltoukhi HM, Modi MN, Weston M, et al. The health disparities of uterine fibroid tumors for African American women: a public health issue. *Am J Obstet Gynecol* 2014;210(3):194–199.

Gupta JK, Sinha A, Lumsden M, et al. Uterine artery embolization for symptomatic uterine fibroids (review). *Cochrane Database Syst Rev* 2012;(5):CD005073.

Lee DW, Ozminkowski RJ, Carls GS, et al. The direct and indirect cost of burden of clinically significant and symptomatic uterine fibroids. *J Occup Environ Med* 2007;49:493–506.

Levy G, Hill MJ, Beall S, et al. Leiomyoma: genetics, assisted reproduction, pregnancy and therapeutic advances. *J Assist Reprod Genet* 2012;(29):703–712.

Pritts EA, Parker WH, Olive DL. Fibroids and infertility: an updated systematic review of the evidence. *Fertil Steril* 2009;91(4):1215–1223.

Sangkomkamhang US, Lumbiganon P, Laopaiboon M, et al. Progestogens or progrestogen-releasing intrauterine systems for uterine fibroids. *Cochrane Database Syst Rev* 2013;(2):CD008994.

Van der Kooij SM, Ankum WM, Hehenkamp WJ. Review of nonsurgical/minimally invasive treatments for uterine fibroids. *Curr Opin Obstet Gynecol* 2012;24:368–375.

第 37 章 月经失调：子宫内膜异位症、痛经和月经前情绪障碍

Irene Woo and Melissa Yates

子宫内膜异位症

子宫内膜异位症是指有功能的子宫内膜腺体和间质存在于宫腔外。主要见于以下部位：卵巢、直肠子宫陷凹、膀胱宫颈间隙、子宫骶韧带和盆腔腹膜周围。其他较少见的部位包括开腹手术瘢痕、会阴侧切伤口、阑尾、胸膜腔、心包腔和宫颈。

子宫内膜异位的病因

• 子宫内膜异位症的确切病因尚不清楚。目前提出的假说涉及解剖学、免疫学、激素和遗传因素。

• **经血逆流**：Sampson 最初的理论认为子宫内膜异位症与经血通过输卵管逆流至腹腔有关，证据如下：

  • 腹腔镜手术中可以观察到输卵管伞端有血液流出（可见于 90% 输卵管功能良好的妇女）。

  • 子宫内膜异位症常见于盆腔内的基底部位。

  • 经血流出道梗阻时的妇女子宫内膜异位症的发生率较高（如宫颈狭窄）。

  • 月经周期较短和行经时间较长的妇女子宫内膜异位症更为常见，这可能与子宫内膜种植机会增加有关。

• **免疫因素**：越来越多的数据显示子宫内膜异位病灶部位的特定免疫因素决定是否发病及其严重程度，子宫内膜异位细胞的附着和增殖可能与免疫因素有关。

• **炎症因子**：多项研究表明子宫内膜异位症患者腹腔液中白介素-6（interleukin-6，IL-6）和肿瘤坏死因子-α（tumor necrosis factor α，TNF-α）浓度升高。白介素-8（interleukin-8，IL-8）可能有助于子宫内膜异位病灶种植和血管生成。

- **激素因素**：和正常子宫内膜组织不同，子宫内膜异位病灶可产生芳香化酶，使卵巢外的雌激素分泌，这可以解释全子宫和双附件切除后子宫内膜异位症仍可复发。另外，异位种植灶中的前列腺素 E_2（prostaglandin E_2，PGE_2）也是芳香化酶的强诱导剂，具有促炎症发生的作用。
- **体腔上皮化生**：该理论认为在激素或感染的反复刺激下，卵巢和腹膜的全能干细胞转化为子宫内膜异位病灶。该理论可以解释成熟畸胎瘤中可见的子宫内膜异位病灶和远处部位及腹腔外的子宫内膜异位病灶的发生。
- **淋巴播散**：一项研究表明尸解发现有子宫内膜异位症的妇女中，29%盆腔淋巴结也有异位病灶。这可能是远处解剖部位（如：肺脏）可以发生子宫内膜异位症病灶的原因。
- **遗传因素**：一级亲属中有子宫内膜异位症患者的妇女，其发生子宫内膜异位症的风险是正常人的 7 倍。其遗传方式更倾向于多因素的。

患者特征

- 诊断的平均年龄为 25~30 岁。在月经初潮和月经周期较短的未生育妇女中，发病率最高。产次增加和更多的累积泌乳已被证明是子宫内膜异位症发展的保护性因素。
- 虽然一些子宫内膜异位症的女性临床上无症状，但最常见的症状是不孕和盆腔疼痛。
  - **不孕**：在不孕夫妇中，有 20%~40% 的女性患子宫内膜异位症，有研究认为不孕患者中子宫内膜异位症的发生几率是正常人群的 7~10 倍。很多情况下，因不孕行腹腔镜检查的无症状患者，会被诊断为轻度子宫内膜异位症。
  - **盆腔痛**：有慢性盆腔疼痛的女性有 71%~87% 有子宫内膜异位症。子宫内膜病变可导致慢性炎症，炎症细胞因子增多，而前列腺素的过量产生，两者都可能导致疼痛。此外，子宫内膜异位病变可能聚集更多的神经生长因子。然而，盆腔痛的程度与子宫内膜异位病灶的多少不相关。子宫内膜异位症的疼痛多位于中央、深部，通常在直肠区域。单侧疼痛可能与卵巢或骨盆侧壁的病变相关。排尿困难和大便困难均可由累及泌尿系统或直肠，而这常预测子宫内膜异位症的深层浸润。40%~50% 有性交痛的女性都可发现有子宫内膜异位病灶。
- 痛经患者子宫内膜异位症的发生率为 40%~60%。一项研究发现，大约 70% 由于慢性盆腔疼痛从而接受腹腔镜检查的青少年存在子宫内膜异位。痛经通常在月经开始前开始，一直持续到出血减少。痛经通常从行经前开始，持续整个经期。

与子宫内膜异位症相关的异常临床表现

- 子宫骶韧带的结节，通常有触痛和肿大的。
- 直肠阴道隔疼痛肿胀。
- 活动时子宫和附件疼痛。
- 子宫后倾固定和附件增大不活动提示盆腔病变严重。

确诊

- 只有通过手术和**病理检查**方可**确诊**，病理检查可见子宫内膜腺体和基质，77% 的活检标本中可发现含铁血黄素的巨噬细胞。盆腔超声有助于鉴别子宫内膜瘤与其他附件肿块。

- 有经验的临床医生通常根据临床病史和症状的时间推测诊断子宫内膜异位症。在手术诊断前口服避孕药是一线治疗。然而，当这种方法失败时，建议通过**诊断性腹腔镜**。经典的子宫内膜样病变表现为蓝黑色燃烧后粉状物；然而，研究显示病变的外观和组织学有明显的差异。非典型病变可能出现囊泡、红、白、褐或无色素。腹膜缺损处（如：切口瘢痕）子宫内膜异位病灶种植称为 Allen-Masters 综合征。腹腔镜检查还可发现子宫内膜异位囊肿，因其深褐色外观临床常称为"巧克力囊肿"。

药物治疗

- 子宫内膜异位病灶对雌激素促生长作用的反应与正常子宫内膜类似。药物治疗的目的即通过干扰下丘脑-垂体-卵巢轴抑制雌激素对子宫内膜的刺激。周期性甾体性激素抑制促性腺激素释放而抑制排卵，进而避免了对子宫内膜异位病灶的刺激。

- **口服避孕药**（Oral contraceptive pill，OCP）：可诱发无排卵和内膜蜕膜化，引起子宫内膜组织萎缩。60%~95% 服用 OCPs 的患者盆腔痛和痛经得到缓解。但是，OCP 中的雌激素成分在治疗最初几周内可能会刺激内膜生长导致疼痛加重。推荐剂量为含己烯雌酚 20~30μg 的 OCP。连续联合应用 OCP 可显著减轻痛经患者的疼痛。

- **促性腺激素释放激素**（gonadotropin-releasing hormone，GnRH）类似物：长期应用可下调垂体 GnRH 受体，抑制垂体功能。这种对下丘脑-垂体-卵巢轴的干扰可以导致"药物性卵巢切除"或"假绝经"。目前可用的三种药物为：醋酸亮丙瑞林（Lupron Depot），肌注 3.75mg，每月一次，共 6 个月；那法瑞林（Nafarelin）喷鼻剂，每天两次，每次 200μg，持续 6 个月；戈舍瑞林（Zoladex），皮下埋植 3.6mg，每 28 天一次，共 6 个月。副反应与低雌激素水平相关。美国食品和药物管理局（FDA）已经批准使用为期 12 个月的疗程，以避免在骨代谢和脂质改变方面的长期影响。

- **反向添加疗法**：被广泛用于减少副作用。已经很多研究显示了在应用 GnRH 类似物治疗期间反向添加雌/孕激素的有效性。在一项试验中，发现接受反向添加的子宫内膜异位患者，6 个月后不仅疼痛有所缓解，而且血管性副作用和骨密度减少的发生几率显著减少。不过，接受反向添加的患者发生阴道出血的比例显著增多，但与使用的剂量有关。可采用绝经后的雌/孕激素反向添加方案，如每天给予结合雌激素 0.625mg 和醋酸甲羟孕酮 2.5mg，或醋酸炔诺酮 2.5mg。

- **孕激素**：孕激素通过抑制黄体生成素而抑制排卵，最终诱导闭经（表 37-1）。孕激素也通过促使宫内膜组织的蜕膜化和萎缩，具有治疗子宫内膜异位症的作用。孕激素疗法可以持续用药，以缓解子宫内膜异位症的症状，但是医务人员应了解长期应用孕激素可能引起的骨骼矿质减少。

- **达那唑（Danocrine）**：是合成甾体激素 17α-乙炔基-睾酮的衍生物。可抑制月经中期 LH 峰，抑制人类卵巢黄体中甾体激素的生成，形成高雄激素和低雌激素环境，不利于子宫内膜异位病灶的生长。约 80% 的患者在开始达那唑治疗的 2 个月内症状有缓解或改善，但是雄激素的副作用大大降低了依从性。治疗停止后 4~12 个月症状的复发率可达 50%。约有 15% 女性患者用药后会出现副反应。

- **芳香化酶抑制剂**：最近的研究主要集中对第三代芳香化酶抑制剂（如来曲唑和阿纳托唑）的评价，治疗对象为其他方法无效的子宫内膜异位症患者。这类药物可单独应用或与 GnRH 激动剂联合应用，这类药物可以使循环中的雌激素水平下降 50%。最明显的副作用是骨密度降低，即使补充钙剂和维生素 D 也可能不一定缓解。不过，对这类药物造成骨密度普遍降低这方面的证据相互矛盾，还需要进一步研究。

- 其他副作用包括阴道点滴出血、潮热、头痛和情绪不稳定，但这些副作用比 GnRH 类似物的副作用更容易耐受。

- **非甾体抗炎药**抑制异位子宫内膜前列腺素的产生而缓解疼痛。非甾体抗炎药是一种良好的一线药物，尤其是对子宫内膜异位症的诊断尚未确定的时候。

表 37-1　子宫内膜异位症的药物治疗

药物	机制	剂量	副作用
促性腺激素释放激素类似物	下调垂体受体,抑制下丘脑垂体-卵巢轴,从而抑制卵巢功能	醋酸亮丙瑞林 (Lupron):3.75~7.5mg 肌注,每月一次 ×6个月；醋酸那法瑞林喷鼻剂 (Synarel):200~400μg 喷鼻,bid×6个月；醋酸戈舍瑞林 (Zoladex):3.6mg 皮下埋植,q28d 或 10.8mg 皮下埋植,每 12 周一次 ×6 个月	潮热、阴道干涩、骨脱矿质、失眠、性欲改变、波乏
口服避孕药	无排卵,子宫内膜蜕膜化和萎缩	单相片	体重增加、突破性出血、乳房胀痛、虚胖、恶心
孕激素	子宫内膜蜕膜化和萎缩,抑制促性腺激素,抑制排卵,闭经	醋酸甲羟孕酮:150mg 每 3 个月肌注一次 ×4 次或 30mg qd 口服 ×90 天；醋酸甲地孕酮:40mg qd 口服 ×6 个月	体重增加、体液潴留、突破性出血,抑郁,长期应用有可能引起骨脱矿质
达那唑	降低月经中期黄体激素峰值而抑制排卵;抑制留体类激素的合成,形成高雄激素和低雌激素环境	400~800mg qd 口服 ×6 个月	闭经、男性化、痤疮、多毛、萎缩性阴道炎、潮热、声音变粗

手术治疗

- **根治性手术**：包括经腹全子宫和双附件切除、切除腹膜表面内膜异位病灶和粘连松解。另一种选择是一种"半根治"手术，保留了未累及的卵巢，因为它避免了手术导致闭经的远期风险。但一般不推荐行保留健侧卵巢的"半根治性"手术，因为保留卵巢后症状复发的几率增加 6 倍，而且如果疾病复发后需行二次手术切除剩余卵巢的几率增加 8 倍。
  - 根治性手术后的激素替代治疗（hormone replacement therapy，HRT）：行全子宫和双附件切除的患者术后可行雌激素替代治疗。这种方法被认为是安全的，并且不会增加子宫内膜异位症复发的风险。
- **保守手术**：通常应用于有子宫内膜异位相关疼痛的希望保留未来的生育能力患者。症状的改善通常是通过腹腔镜切除或通过激光水化、电凝和热凝术来破坏异位内膜。虽然能在短期显著改善疼痛，但有几项研究显示在术后 3 年，约有 30% 的患者需要再次手术。尽管如此，美国妇产科医师学会还是建议对于卵巢正常的患者中，应该切除子宫和子宫内膜异位症病灶，保留卵巢。

子宫内膜异位症与不孕

- 子宫内膜异位症引起的不孕症的确切发病率尚不清楚。
- 子宫内膜异位症引起的生理变化的相关理论包括：卵泡发育异常、氧化应激升高、免疫功能改变、腹膜液细胞因子的改变，以及在植入阶段中整合素的减少，从而降低了子宫内膜的容受性。这些因素共同降低了卵母细胞的质量，影响了受精和植入。
- 当子宫内膜异位性囊肿出现时，可获得的卵母细胞较少，但体外受精（IVF）的妊娠率并没有大的改变。切除囊肿同时可切除部分正常卵巢皮质的风险必须权衡。

子宫内膜异位症和卵巢癌

- 上皮性卵巢癌尤其是在子宫内膜样癌和透明细胞癌患者的子宫内膜异位症的发病率高于普通人群。与之相反，子宫内膜异位症的患者中，卵巢癌的发生率为 0.3%~0.8%。
- 子宫内膜异位症的病理表现有肿瘤病变的许多特征：细胞周期抑制活性降低，抗凋亡能力、血管生成潜能以及侵袭周围组织的能力与恶性肿瘤相似。

- 子宫内膜异位症种植可能是一种癌前病变。子宫内膜异位症是一种涉及细胞因子释放的慢性炎症状态，可导致恶性机制的发生。不典型子宫内膜异位症和子宫内膜异位症相关的卵巢癌患者均有 p53 的过度表达。Ki-67 指数在不典型子宫内膜异位症病灶中升高 3 倍。

- 卵巢子宫内膜异位症相关卵巢癌的常见类型为透明细胞癌和子宫内膜样癌。多项研究对这些肿瘤的病理切片进行了回顾，结果发现非典型子宫内膜异位症和恶性病灶可在同一切片中同时出现。

- 子宫内膜癌相关的卵巢癌多为早期和较低的级别的，其总体生存率较散发性卵巢癌更高。

- 子宫内膜异位症与特异性组织学类型卵巢癌之间存在一定的因果关系。然而，由于异位的子宫内膜恶性变的转化的概率与在位子宫内膜恶性变的概率相同，因此子宫内膜异位症的恶性病变风险较低。

- 目前，子宫内膜病变的恶性转化是卵巢癌发生的一种公认的机制。然而，手术切除子宫内膜异位症的所有可见的病灶并不推荐作为预防卵巢恶性肿瘤发展的预防手段。相反，长期口服避孕药是降低癌症风险的首选方法，在服药 10 年以上的患者中，患有子宫内膜异位症的女性患者发生卵巢癌的几率降低了 80%。

痛经

- 原发性痛经是月经期疼痛而无明显的激素或者解剖结构异常。继发性痛经具有明确的病因。

- 风险因素包括：低年龄（小于 20 岁）、月经量多、吸烟、试图减重、未生育和精神心理异常如抑郁和焦虑。

- 是最常见的月经异常，影响到 90% 的女性。

- 原发性痛经在月经初潮 6 个月内出现。如果在月经初潮 1 年以后，没有出现痛经，则应怀疑继发性痛经。原发性痛经不像继发性痛经，随着病人年龄的增长，其疼痛也会减轻，分娩后也会改善。

- 见第 29 章。

病史和体格检查的相关发现

- 为痉挛性疼痛（劳累样疼痛），在月经开始前几个小时或同时出现，常伴恶心，呕吐，后背疼痛，易怒，疲劳，腹泻和头痛。

- 原发性痛经的症状仅持续 2~3 天，但是继发性痛经的盆腔痛和触痛时间更持久。疼痛在月经开始的 24~36 小时最强烈,这与最大量的前列腺素释放入经血的时间相一致。

* 继发性痛经的临床表现由于病因的不同而变异很大。子宫内膜异位是最常见的病因,而其他可能的病因有盆腔炎症疾病、盆腔粘连和子宫肌瘤。

* 痛经评估包括完整的盆腔检查。应用微生物培养、超声及其他影像学方法可鉴别继发性痛经的病因。诊断性腹腔镜检查也可在特定的情况下显示,例如,在疑诊因子宫内膜异位导致痛经的患者经过失败的经验性治疗后。

痛经的治疗

有三类治疗方法:药物,非药物和手术。对于原发性痛经,首先药物治疗。

* NSAID 是原发性痛经治疗的金标准。没有一种特定的 NSAID 是最有效的,但是通常采用较早出现的广泛应用的 NSAID。这类药物可以通过降低子宫内膜前列腺素的产生和对中枢神经系统发挥镇痛作用而缓解原发性痛经。这类药物不会影响月经总量但是可以使月经中前列腺素的量降至正常无痛水平以下。

* 复方 OCP、避孕贴片、孕激素皮下埋植、左炔诺孕酮宫内节育器都可以减轻痛经。左炔诺孕酮宫内节育器能有效降低月经血流量,并能减轻临床症状。

* 硝酸甘油、镁剂、钙离子通道拮抗剂和维生素 B_6 已经证实可以不同程度的减轻原发性痛经的症状。

* 非药物治疗包括经皮神经刺激(transcutaneous nerve stimulation,TENS)、针灸、穴位按摩和热疗。高频 TENS 通过升高痛阈和增加脊髓和外周神经内啡肽的释放而显著缓解疼痛。穴位按摩仅是心理暗示性的减轻痛经,针灸已被证实在缓解疼痛上与布洛芬的作用相同。持续的耻骨上热敷在应用的最初 8 个小时比对乙酰氨基酚更有效。

* 手术治疗包括神经切除(子宫骶神经和骶前神经切除)和脊髓控制,根据 Cochrane 循证医学系统性回顾分析,这些方法都不能产生长期持续有效的治疗作用。此外,该方法的副作用风险显著。

经前症候群和经前期情绪障碍

* 经前综合征(PMS)是一种情绪、认知和身体上的紊乱,其特征是易

怒。它与抑郁症或焦虑症不同，在育龄妇女中患病率为 3%~5%。

- 情绪症状包括易怒、情绪波动、抑郁和焦虑；认知障碍可能是混淆或不集中。身体问题包括腹胀、乳房压痛、食欲变化、潮热、失眠、头痛和疲劳。
- **经前期情绪障碍**（PMDD）是更为严重的一系列症状。它是由相同的综合征组成的，但是感受到的症状更加严重，而且对日常生活的影响更显著。这符合美国精神病学协会发布的《精神障碍诊断和统计手册》。
  - 当女性患者出现五个或更多的下列症状则为 PMDD：
    - 感觉沮丧
    - 感到紧张、焦虑或 "边缘化"
    - 喜怒无常或经常哭
    - 常易怒，常与别人因愤怒而发生冲突
    - 缺乏对她过去喜欢的事情产生兴趣
    - 集中注意力
    - 缺乏活力
    - 食欲改变、暴饮暴食
    - 有失眠或睡眠过多
    - 感觉不知所措
    - 身体不适，包括紧张、乳房肿胀、头痛，关节或肌肉疼痛、肿胀和体重增加。
  - 症状发生在出血开始前的 2 周内，持续到出血开始，并在 1~2 天后消退。
- 月经前即发生身体不适的生理原因尚不清楚。最常被引用的理论包括有神经活性的孕酮代谢物、γ-氨基丁酸受体的调节，以及在黄体期的血清素的减少。

评估和诊断

- 痛经、抑郁和焦虑障碍、经期偏头痛、周期性乳腺疼痛、肠易激综合征、甲状腺功能减退等都可能和情绪或生理紊乱同时出现，类似于 PMS/PMDD 的症状。参见第 29 章。
- 在诊断过程中，没有必须进行的实验室检查或体格检查。相反，这些测试被用来排除其他可能导致类似症状的原因。激素水平（雌激素、黄体酮、LH、FSH）在 PMS/PMDD 和正常女性体内无差异；因此，获取这些检验结果是没有用的。

- 对于经前综合征(PMS)的诊断,症状必须在月经前至少 5 天开始,连续 3 次月经周期,月经开始后 4 天内结束。必须已经影响到患者的日常活动。

- 这样的日志有助于临床医生确定所报告的症状是否局限于黄体期,或在整个循环过程中存在。此外,这些还有助于患者制定自救策略并预测症状。

治疗

- 因 PMS/PMDD 是一个慢性疾病,在采取具体的治疗方案时,应该考虑不良影响,代价和症状的严重程度。

- 对于轻度到中度 PMS/PMDD 患者,生活方式改变可能是最适合的方法。黄体期规律的有氧运动、放松训练、减轻压力、足够的睡眠、限制咖啡因、酒精和盐饮食和增加碳水化合物的摄入都可以减轻症状。

- 饮食补充(尤其是圣约翰麦芽汁,还有银杏和卡瓦胡椒)对于轻度到中度 PMS 有一定疗效,但是对于 PMDD 无效。但是,患者应该注意这些物质的副作用(特别是圣约翰麦芽汁对 OCP 效果的影响。

- 在几项小规模随机试验中,黄体期服用 NSAID 可以减轻除了乳房疼痛以外的其他生理症状。

- Yaz,为含有屈螺酮和 20μg 的炔雌醇的复合 OCP,近期经过 FDA 批准用于治疗 PMDD,可以有效控制情感,生理和行为症状。

- SSRI 是治疗中到重度的 PMS 和 PMDD 最有效的药物。与间断用药相比,持续用药可以更有效的抑制症状。氟西汀、舍曲林、西酞普兰和帕罗西丁都能够显著缓解症状。

（微晓兵　译　张岩　审）

推荐读物

Allen C, Hopewell S, Prentice A. Non-steroidal anti-inflammatory drugs for pain in women with endometriosis. *Cochrane Database Syst Rev* 2005;(4):CD004753.

American College of Obstetricians and Gynecologists. ACOG practice bulletin no. 110: non-contraceptive uses of hormonal contraceptives. *Obstet Gynecol* 2010;115(1):206–218.

American College of Obstetricians and Gynecologists. ACOG practice bulletin no. 114: management of endometriosis. *Obstet Gynecol* 2010;116(1):223–236.

American Psychiatric Association. *Diagnostic and Statistical Manual of Mental Disorders.* 4th ed. Washington, DC: American Psychiatric Association, 1994:717–718.

Balasch J, Creus M, Fabregues F, et al. Visible and non-visible endometriosis at laparoscopy in fertile and infertile women and in patients with chronic pelvic pain: a prospective study. *Hum Reprod* 1996;11:387–391.

Barbieri RL, Niloff JM, Bast RC Jr, et al. Elevated serum concentrations of CA-125 in patients with advanced endometriosis. *Fertil Steril* 1986;45(5):630–634.

Brosens I, Puttemans P, Campo R, et al. Non-invasive methods of diagnosis of endometriosis. *Curr Opin Obstet Gynecol* 2003;15(6):519–522.

Diwadkar GB, Falcone T. Surgical management of pain and infertility secondary to endometriosis. *Semin Reprod Med* 2011;29(2):124–129.

Namnoum AB, Hickman TN, Goodman SB, et al. Incidence of symptom recurrence after hysterectomy for endometriosis. *Fertil Steril* 1995;64:898–902.

Sagsveen M, Farmer JE, Prentice A, et al. Gonadotrophin-releasing hormone analogues for endometriosis: bone mineral density. *Cochrane Database Syst Rev* 2003;(4):CD001297.

Sampson JA. Peritoneal endometriosis due to menstrual dissemination of endometrial tissue into the peritoneal cavity. *Am J Obstet Gynecol* 1927;71:422–469.

Shakiba K, Bena JF, McGill KM, et al. Surgical treatment of endometriosis: a 7-year follow-up on the requirement for further surgery. *Obstet Gynecol* 2008;111:1285–1292.

Somigliana E, Vigano' P, Parazzini F, et al. Association between endometriosis and cancer: a comprehensive review and a critical analysis of clinical and epidemiological evidence. *Gynecol Oncol* 2006;101(2):331–341.

Worley MJ, Welch WR, Berkowitz RS, et al. Endometriosis-associated ovarian cancer: a review of pathogenesis. *Int J Mol Sci* 2013;14:5367–5379.

Yeung P Jr, Sinervo K, Winer W, et al. Complete laparoscopic excision of endometriosis in teenagers: is postoperative hormonal suppression necessary? *Fertil Steril* 2011;95(6):1909–1912, 1912.e1.

U.S. Food and Drug Administration. Lupron and Lupron Depot (leuprolide acetate) injection. U.S. Food and Drug Administration Web site. http://www.fda.gov/safety/medwatch/safetyinformation/ucm291032.htm. Accessed May 21, 2013.

第 38 章　闭经

Irene Woo and Kyle J. Tobler

闭经指月经停止,妊娠、哺乳和绝经期的闭经是生理性闭经。除此之外,由于其他任何原因造成的、超过预期初潮年龄还没有规律、自发月经的情况则为病理性闭经。

- **原发性闭经**:指超过 14 岁仍没有月经,也没有第二性征发育,或虽有第二性征发育但 16 岁仍无月经来潮。

- **继发性闭经**:月经来潮后出现的月经停止。也被定义为在月经初潮后,6 个月或 3 个月经周期无月经来潮。但对闭经的评估不宜武断。

- WHO 闭经分类

  - **WHO Ⅰ型**(低促性腺激素、低雌激素)无内源性雌激素产生,尿促性素(follicle-stimulating hormone,FSH)正常或者降低,泌乳素(prolactin,PRL)水平正常,下丘脑或垂体没有病变。

  - **WHO Ⅱ型**(促性腺激素、雌激素正常)有内源性雌激素产生,FSH、PRL 水平正常。

  - **WHO Ⅲ型**(高促性腺激素、低雌激素)FSH 水平升高、雌激素降低甚至缺乏,提示卵巢早衰(premature ovarian failure,POF)。

月经生理

- 自然规律的月经周期需要完整和功能健全的垂体-下丘脑-卵巢轴(hypothalamic-pituitary-ovarian axis,HPOA)、子宫内膜、经血流出道,这些结构的任何异常都可能导致闭经。

垂体-下丘脑-卵巢轴和月经的正常生理

- 下丘脑(弓形核)以特定频率和幅度的脉冲分泌促性腺激素释放激素(gonadotropin-releasing hormone,GnRH)进入门静脉循环。

- GnRH 脉冲刺激垂体前叶的促性腺激素细胞合成、存储及分泌促性腺激素 FSH 和黄体生成素(luteinizing hormone,LH)到系统循环。

- FSH 刺激卵巢卵泡发育和分泌雌二醇(estradiol,E_2)。

- E_2通过对下丘脑和垂体的负反馈使 FSH 的释放减少。此外,E_2会促进子宫内膜的增殖。
- 卵泡持续生长使 E_2 达到其阈值水平,E_2 对下丘脑和垂体转变为正反馈,刺激 LH 分泌高峰。
- LH 分泌高峰促使卵泡内卵母细胞继续发育进而发生减数分裂和排卵。
- 排卵后,卵泡形成黄体,从主要分泌 E_2 迅速转变主要分泌孕激素。
- 孕激素使子宫内膜蜕膜化,为胚胎着床做准备。
- 如果发生妊娠,合体细胞滋养层分泌的人绒毛膜促性腺激素(human chorionic gonadotropin,hCG)继续支持黄体并持续释放孕激素。
- 如果未发生妊娠,黄体将会退化,孕激素产生减少。
- 孕激素的撤退导致子宫内膜剥脱,成为月经流出。
- 正常月经周期的发生有赖于 HPOA 和子宫内膜形成的完好协调的系统(图 38-1)。

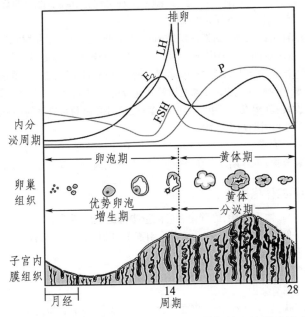

图 38-1 正常月经周期。以 28 天为一个月经周期的血清激素的改变、卵泡和内膜厚度变化。月经发生在该周期的最初几天。E_2,雌二醇;FSH,尿促性素;LH,黄体生成素;P,孕激素

闭经的评估

评估闭经的时间

- **除外妊娠**,妊娠时需要立即评估原发性和继发性闭经。
- 基于临床的评估。评估前无需满足前述根据时间对闭经的定义。
- 不能忽视其他疾病证据:特纳综合征、女性男性化、阴道闭锁等。
- 系统评估月经过程中的每个关键组成部分:下丘脑、垂体、卵巢、子宫和生殖流出道。

闭经的重要病史

- 现病史:包括周期性盆腔痛或腹痛、头痛、视觉改变、癫痫发作、潮热、冷热不耐、阴道干燥、泌尿问题、多毛症、女性男性化、溢乳、严重的身体或精神压力、体重、饮食、体育训练或创伤。
- 既往史:一般情况;慢性疾病(特别是自身免疫病和甲状腺疾病);出生缺陷;当前和近期药物使用或其他治疗情况;口服避孕药物史(特别是醋酸甲羟孕酮);盆腔感染史,前次妊娠、流产及使用任何宫内节育器引起的并发症。近期妊娠、分娩、哺乳史以及恶性肿瘤放化疗的病史采集也有重要意义。
- **发育**:乳房发育、阴毛出现、初潮(无论月经初潮为自然的还是药物诱发的)年龄和周期的规律性。
- **社会因素**:严重的身体和精神压力,体重或饮食的改变,体育训练。
- **家族史**:青春期发育晚、绝经年龄早、智力发育迟缓或身材矮小。

闭经的体格检查

- 身高、体重、BMI,肥胖患者应测量腰臀比、血压和脉搏。
- 一般身体状况,Turner 综合征引起的红斑、Cushing 综合征和甲状腺疾病。营养不良状况和肥胖。
- 视力改变或边缘视力缺失。
- 牙釉质受损。
- 皮肤:色素沉着、黑棘皮症、腹部皮纹、痤疮、多毛症和秃顶。
- 甲状腺的大小、形状和结节。
- 乳房发育(Tanner 分级)、溢乳或其他乳腺分泌物。
- 腹部:包块、脂肪分布、多毛症及前述皮肤改变。

- 外生殖器：阴毛分布、女性男性化情况（如：阴蒂增大等）、处女膜闭锁和阴唇粘连。
- 内生殖器：阴道横隔、外侧阴道闭锁、阴道黏膜雌激素化以及是否可见宫颈外口。
- 阴道阻塞或阴道口缺如时通过直肠检查可评估阴道积血和子宫的情况。直肠检查也可用于评估处女膜完整或阴道口发育幼稚的患者。

闭经的实验室检查

- 重要的实验室检查在前文所述的现病史和体格检查的指导下进行。
- 检测 hCG 除外妊娠。
- FSH、E_2、甲状腺激素释放激素（thyroid-stimulating hormone，TSH）和 PRL。
- 女性男性化、多毛及雄激素过高的患者需检测 17-羟孕酮、睾酮、硫酸脱羟表雄酮（17-Hydroxyprogesterone，DHEAS）水平。
- 完全性雄激素不敏感患者检测睾酮水平。
- 泌尿生殖器畸形、可以性腺发育不全或雄激素完全不敏感者可行染色体核型检查。同时也要注意患者是否存在不相关的身体畸形。

闭经的影像学检查

- 原发性和继发性闭经均可行盆腔超声检查。
- 子宫输卵管造影（hysterosalpingogram，HSG）或超声宫腔造影检查尤其适用于继发性闭经和可疑的 Asherman 综合征。

初步评估后的实验室检查和影像学检查的随访

- POF 患者脆性 X 染色体基因突变。
- POF 患者检测抗肾上腺抗体和抗甲状腺抗体（抗过氧化物酶抗体和抗甲状腺球蛋白抗体）。
- 年龄低于 30 岁的 POF 患者行染色体核型分析。
- 可疑 Cushing 综合征患者检测皮质醇水平（24 小时尿游离皮质醇、夜间唾液皮质醇、地塞米松抑制实验），多囊卵巢综合征（polycystic ovarian syndrome，PCOS）和 / 或高雄激素血症患者也需考虑此项检查。
- MRI 提示的垂体病变的患者行胰岛素样生长因子-1（insulin-like growth factor 1，IGF-1）、游离 T4 和清晨皮质醇水平检测。
- 17-羟孕酮水平增高患者行促肾上腺皮质激素（adrenocorticotropic

hormone, ACTH)刺激实验。

- 除外其他病因(如:严重的身体和精神压力、营养不良、甲状腺功能减退等)后,高泌乳素血症和低促性腺素性功能减退症患者需行垂体的 MRI 检查。
- 盆腔 MRI 检查适用于不易鉴别的泌尿生殖道畸形和计划手术者。尤其适用于处女膜闭锁和阴道横隔的鉴别、阴道不全阻塞和非交通子宫角或子宫角发育不全患者。
- Müllerian 发育不全患者行肾脏超声和脊柱放射检查(CT 或 X 线)。
- 子宫内膜活检(可疑的生殖器结核或血吸虫病)。

闭经的孕激素撤退实验

- 孕激素实验:口服醋酸甲羟孕酮(Provera),每日 10mg,连用 5~7 天。阳性反应表现为撤药 2~7 天后出血。
  - 约 20% 的患者表现为 POF、下丘脑性闭经和高泌乳素血症,是否出现撤退性出血与低雌激素血症的程度有关。
  - 序贯使用雌激素和雌 / 孕激素后未出现撤退性出血提示 Asherman 综合征或子宫颈狭窄,但以上疾病在无既往手术史的患者中罕见,术后可出现暂时的闭经。
  - 评估雌激素状态时可检测血 E_2 水平,而非孕激素撤退实验。
  - 孕激素诱导的撤退性出血可作为闭经、超声提示子宫内膜增厚的治疗方法。

原发性闭经的鉴别诊断

- 病史及体格检查评估是否有生殖器流出道阻塞。
- 与妊娠鉴别,尽管可能性不大。
- 注意与最常见疾病的鉴别(性腺发育不全、Müllerian 发育异常或发育不全、完全性雄激素不敏感症等)。
- 根据是否有子宫缺如或乳房发育(说明雌激素的水平)将患者分为四类进行鉴别(表 38-1)。
  - 子宫存在乳房不发育:性腺发育不良、下丘脑衰竭、垂体衰竭。
  - 子宫缺如乳房发育:雄激素不敏感症或先天性子宫缺如。
  - 子宫缺如乳房不发育:类固醇转化为性激素障碍,包括 17-或 20-碳链酶缺乏、17α-羟化酶缺乏或无性腺症等。常见 46,XY 合并性腺衰竭。

表 38-1 原发性闭经的鉴别诊断

	乳房发育	乳房不发育
子宫存在	继发性闭经鉴别 下丘脑性 垂体性 卵巢性 子宫性	**性腺发育不全** 45,X 46,X;异常 X X 嵌合 46,XX 或 46,XY;单纯性腺发育不良 17-羟孕酮缺乏的 46,XX 半乳糖血症
		下丘脑或垂体衰竭 Kallmann 综合征 先天性中枢神经系统缺陷 下丘脑-垂体肿瘤 中枢神经系统感染 月经延迟
子宫缺如	Müllerian 发育不全 雄激素不敏感综合征	17-或 20-碳链酶缺乏(46,XX) 无性腺症 17α-羟化酶缺乏(46,XX)

- 子宫存在乳房发育:垂体因素(高泌乳素血症)或其他提示继发性闭经的亚类疾病。

继发性闭经的鉴别诊断

- 首先考虑是否存在妊娠。
- 生理过程包括妊娠、绝经和产后泌乳等。
- 若与前次怀孕、流产或其他手术有关,考虑与子宫颈狭窄或 Asherman 综合征有关。需进一步行子宫输卵管造影、宫腔镜或子宫超声检查(表 38-2)。
- 清晨反复发生的 PRL 轻度升高(患者需要避免乳房刺激、性交或锻炼)。此外,若 TSH 正常则除外甲状腺功能减退症。核磁共振可证实是否存在的垂体病变。
- E_2 和 FSH 水平正常但无排卵,进一步评估是否存在 PCOS。
- 低 E_2 和低 FSH 水平:可能存在中枢神经系统损伤或下丘脑-垂体功能衰竭,MRI 可进一步评估。

表 38-2　继发性闭经的病理因素

病因学	影响因素
生殖道	
子宫颈狭窄	手术操作(如:宫颈环状电切术,宫颈冷刀锥切术)
Asherman 综合征	子宫内膜损伤
卵巢	
卵巢早衰	原发性,染色体异常,自身免疫病,感染
多囊卵巢综合征	促性腺激素异常分泌,胰岛素抵抗
垂体	
高泌乳素血症	催乳素细胞增生伴或不伴泌乳素瘤,药物
垂体腺瘤	促甲状腺细胞、促肾上腺皮质激素细胞或其他增生
Sheehan 综合征	产后出血
中枢神经系统	
下丘脑性闭经	压力,饮食紊乱,体重减少,过多锻炼
脑部损伤	下丘脑-垂体-卵巢轴被阻断
炎症或渗透压改变	下丘脑-垂体-卵巢轴被阻断
其他内分泌病变	
甲状腺功能减退,Cushing 综合征,晚发性肾上腺增生	

- 低 E_2 和高的 FSH 水平:可能存在 POF 和性腺发育不全。
- TSH 升高:隐性或亚临床甲状腺功能减退症。
- DHEAS 升高:CT 可除外肾上腺肿瘤。
- 17-羟孕酮升高:可能存在迟发性先天性肾上腺皮质增生,可通过 ACTH 刺激试验证实。
- 雄激素过量:E_2、FSH、PRL、TSH、17-羟基孕酮和 DHEAS 水平正常时

应考虑 PCOS。盆腔超声可见多囊状卵巢，但这不是诊断的必备条件。

• Cushing 综合征的体征或症状，通过以下方法筛查：夜间唾液皮质醇（最简单易行），24 小时尿游离皮质醇，1mg 地塞米松过夜抑制试验或 2 天低剂量地塞米松抑制筛查试验。

闭经的病因——系统评估

生殖流出道和子宫异常导致的闭经

• **处女膜闭锁和阴道横隔**：常见的流出道异常，典型的症状是在月经初潮后不久出现，通常有第二性征发育，表现为急性周期性盆腔或腹痛。处女膜闭锁患者的体格检查中无明显的阴道口，可见凸起的、较薄的会阴膜。阴道横隔的患者行体格检查时可见处女膜闭锁但阴道口不可见。闭锁的处女膜可通过 Valsalva 动作使其扩张。有时需要通过 MRI 区处女膜闭锁与阴道横隔。

• **米勒管发育不良**：即 Mayer-Rokitansky-Küster-Hause（MRKH）综合征，是原发性闭经的较常见病因，发病率 1：10 000~1：4 000。MRKH 综合征常表现为青春期晚期乳房、阴毛和外生殖器发育正常，卵巢发育和功能也是正常的。根据米勒管发育不全的部位，患者可表现为无阴道或仅有部分的阴道，以及完的子宫发育不全或子宫部分发育。通常闭经是唯一的主诉，2%~7% 的患者因体内残存的结构发育为子宫内膜而出现周期性疼痛。盆腔 MRI 可协助对发育异常进行分类，也可为制定手术计划提供影像学依据。约 30% 患者伴有肾脏畸形，故所有米勒管发育异常的患者均应行泌尿道影像学检查，因为。MRKH 综合征患者常有骨骼发育异常。阴道扩张器治疗或手术行阴道成形术常可建有功能的阴道。

• **完全性雄激素不敏感综合征**（complete androgen insensitivity syndrome, CAIS）：过去称为睾丸女性化，是一种 X 连锁的隐性遗传病，患者为染色体核型为 46, XY，但表型为女性。患者有睾丸，分泌的抗米勒管激素（anti-müllerian, AMH）和睾酮均为正常男性水平。AMH 可导致米勒管结构退化，但由于体内缺乏雄激素受体，因此不会出现男性特征。与 MRKH 类似，CAIS 的患者多在青少年晚期有正常乳房发育时就诊，主诉为闭经。体格检查可对两种疾病进行鉴别：CAIS 患者外生殖器发育正常，阴道短或缺失，无子宫颈或子宫，阴毛和腋毛常稀疏，可在腹股沟区触及睾丸。检测血清睾酮（Testosterone, T）水平可确诊。CAIS 患者为正常男性睾酮水平，染色体核型为 46,XY。CAIS 患者性腺发生肿瘤率为 52%,恶变率为 22%,应行性腺切除。但 20 岁前性腺肿瘤很少发生恶变,因此手术可推迟至青春期成熟和骨骺闭合之后进行。术前咨询是必要的,在与患者的初步讨论中,妇科医生应该将移出的组织称为性腺而不是睾丸。阴道扩张器治疗常可建立有功能性的阴道。**Asherman 综合征**:为继发性闭经的最常见原因,占继发性闭经患者的 7%。Asherman 综合征(如:子宫内粘连)通常于产后过度刮宫或有产有关。其他危险因素还有子宫或宫颈手术,如剖宫产、中隔成形术、肌瘤剔除术和宫颈锥切活检等。少见的造成 Asherman 综合征的原因还有感染因素,包括结核、血吸虫病、宫内节育器(IUD)感染和其他严重盆腔感染等。子宫输卵管造影、子宫声学检查或宫腔镜可以确诊。治疗包括宫腔镜下宫腔粘连分离术和放置宫腔支架。

- **子宫颈狭窄**与先天性缺陷有关,也与宫颈锥形切除术或环形电切术以及刮宫术有关。若子宫颈狭窄是继发性闭经的潜在病因,体格检查可发现子宫积血、子宫增大,超声检查有助于确诊。治疗方案主要是宫颈的连续扩张。

导致闭经的卵巢异常(高促性腺素性腺功能减退)

- 卵巢水平的原发性功能障碍。卵巢不再对促性腺激素刺激发生反馈作用,进而不再限制卵泡发育和 E_2 的产生。
- **性腺发育不全**:是原发性闭经的最常见原因,占所有病例的 43%。外周血染色体核型检查有助于诊断。Turner 综合征(Turner syndrome,TS)是造成性腺发育不良的最常见原因,但任何造成生殖细胞缺陷的情况都可以造成性腺发育不全,而取代性腺的是一些纤维条索状物。
  - TS:由 X 染色体的非整倍性改变引起。60% 的 TS 患者为 45,X,其他 40% 的核型异常包括 45,X/46,XX 嵌合或 46,XXqi 等臂染色体或和 46,XXp 短臂缺失。内生殖器和外生殖器发育为女性。但由于原始卵泡加速闭锁,使卵泡在青春期前就已经耗竭。因此大多数的 TS 患者缺乏性腺的雌激素分泌,导致乳房和其他第二性征不发育。
    - TS 患者的主要特征包括:颈蹼、盾形胸、身材矮小、性幼稚型。在发现自发性闭经,此类患者通常因其身材矮小在儿童人群中首先被发现。但是部分 TS 患者,尤其是那些嵌合核型的患者,可能自然性成熟甚至受孕(分别为 16% 和 3.6%)。
  - **嵌合**:包括 X 染色体的部分缺失或重组,导致的性腺功能障碍表现为从性腺发育不全到 POF 的发生。诊断时关键是确定是否存在 Y 染色体。Y 染色体出现 SRY 部分时易形成肿瘤。只要发现 Y 染色体的存在嵌合现象,应切除性腺。

- **单纯性腺发育不全**:指 46,XX 或 46,XY 的个体在胚胎发育早期发生的性腺组织发育不良,此种性腺发育不良的病因不明,可能与遗传、环境和感染因素有关。所有患者为女性表型,身高正常,但不能发生性成熟。染色体核型为 46,XY 性腺发育不良的患者,也称 Swyer 综合征,需行性腺切除术防止恶变。

- CYP17 缺乏:此病罕见,患者染色体核型为 46,XY 或 XX。由于缺少 17α-羟化酶和 17,20-裂解酶活性,可造成性腺和肾上腺功能不全。XY 核型的个体表型为女性(因为缺乏雄激素产生),但因 AMH 在胎儿早期过度分泌导致子宫缺如。患者多因在性成熟时出现高血压(由于盐皮质激素产生过多)、低钾血症和高促性腺激素性腺功能减退症而就诊。CYP17 缺乏是常染色体隐性遗传病。

- **LH 和 FSH 受体突变**:可阻断卵巢对促性腺激素的反应,并可导致 POF 发生。可表现为不同程度的第二性征发育,也可表现为原发性闭经。但这种情况非常罕见。

- **POF**:可表现为原发性或继发性闭经。POF 被定义为之前有月经来潮的患者,40 岁以前因卵泡耗竭导致的闭经。在原发闭经的患者中,约 50% 的患者有染色体核型异常。多数 POF 患者表现为继发闭经,其中近 90% 患者可能为不明原因的 POF。

  - **X 染色体异常**:如长臂或短臂缺失、镶嵌,这种异常不足以引起原发性性腺发育不良,但可能会表现为 POF。

  - **自发 POF**:指非化疗、放疗或手术导致的闭经。绝大多数这类患者是特发性的;6% 伴有**脆性 X 综合征**(fragile X syndrome,FMR1)相关基因的前突变;4% 有甾体激素分泌细胞自身免疫,而导致肾上腺功能不全的风险增加。14% 的患者有家族性 POF 和 2% 的散发 POF 患者有 FMR1 突变,对于有 POF 家族史、X 脆性染色体、不明原因的 MR、震颤综合征和 / 或儿童发育迟缓的患者,监测 FMR1 突变非常重要。此外 20% 的 POF 患者有自身免疫性甲状腺功能减退,因此,所有的 POF 患者均应检查肾上腺和甲状腺抗体。年龄小于 30 岁者应进行染色体核型分析。任何 Y 染色体核型改变均是性腺切除术的指征。

  - **医源性 POF**:可能由于放疗、化疗(尤其是烷化剂)或卵巢组织的手术操作或摘除导致的卵泡损耗所致。故在接受放射或化疗之前,可采取措施以减少暴露或减轻损害。放疗前可通过卵巢固定术将卵巢放置在放射野外。尽管疗效仍有争议,患者在行恶性肿瘤或严重的自身免疫性疾病化疗前和化疗过程中,可通过 GnRH 激动剂或拮抗剂保护卵巢功能。此外,许多医疗中心可提供卵巢组织冷冻保存,但最佳的策略和方案仍在不断探索中。

- **POF 的治疗**:可采用雌激素替代疗法,但所有患者均应预防骨质减少和骨质疏松症过早发生。此外此类女性发生早发心血管疾病、泌尿生殖器萎缩、血管舒缩症状、睡眠障碍和阴道干涩的风险较高。通常,与有围绝经期症状的女性相比,POF 患者需要两倍的雌激素来缓解症状。通过口服避孕药或更高剂量的传统激素替代疗法(如:口服微粒化 E_2 1~2mg/d 或口服妊马雌激素 0.625~1.25mg/d)或经皮给药治疗(0.1mg/24h)。对于身材矮小或开放性骨骺患者,低剂量的雌激素有利于骨骺过早关闭。如果子宫发育完整,孕激素进行辅助月经周期治疗有利于预防子宫内膜增生。

- 尽管发生率较低(小于 5%),POF 后的自发妊娠是可能的。通常不孕症的治疗需捐献卵母细胞,但对于部分患者,高剂量的促性腺激素可促进卵泡发育。此外,POF 也与精神应激有关,这种情况下首先要进行适当的心理咨询和情绪支持。

下丘脑性闭经(低促性腺激素性腺功能减退)

- 可能的病因是 GnRH 释放减少和垂体刺激释放促进促性腺激素释放进而导致卵泡发育受阻和 E_2 产生减少。

- **下丘脑性闭经**指无器质性病变的 GnRH 分泌不足。

- **躯体或精神应激、神经性厌食、运动、减肥**都可引起下丘脑 GnRH 分泌功能失调。通常表现为低体重,大于 10% 的女性体重低于正常,和 / 或进行规律的剧烈运动。

- **Kallmann 综合征**:是由于基因突变,导致嗅觉缺失和 GnRH 神经元从嗅基板迁移的一种 X 连锁遗传性疾病。由于没有 GnRH 脉冲刺激促性腺激素从垂体释放而导致低促性腺激素性功能低下。该综合征以原发性闭经、无乳房发育、存在宫颈 / 子宫和嗅觉缺失为特点。

- **先天性 GnRH 缺陷**:是可导致下丘脑功能性神经元缺陷的一种遗传疾病。但不同于 Kallmann 综合征,这种疾病不伴嗅觉缺陷。

- **GnRH 受体突变**:通过抑制 GnRH 信号减少垂体前叶释放促性腺激

素。根据不同的突变患者可有广泛的表型。

- **其他 CNS 病变**:如下丘脑肿瘤、创伤、出血或颅内放射,均可影响 HPOA 的功能。**颅咽管瘤**是最常见的造成性成熟延迟的 CNS 病变。任何低促性腺激素性闭经的患者,在找不到明显外因时均应行 MRI 检查。
- **慢性消耗性疾病**:GnRH 搏动的改变也可导致低促性腺激素性闭经。肾病、肝病、恶性肿瘤和 HIV 患者中均有此种情况。任何严重的慢性疾病都可能破坏 HPOA。
- **治疗**:包括纠正潜在的致病行为。如 POF 治疗部分所述,主要治疗是雌 / 孕激素替代疗法。

垂体功能障碍

- **垂体病变**:可表现为闭经,促性腺激素水平正常或降低。最常见的垂体病变是泌乳素瘤,但也可见到无功能性腺瘤、分泌其他垂体激素的腺瘤或空蝶鞍综合征。
- **高泌乳素血症**:占继发性闭经的 14%,占原发性闭经的一小部分。妊娠和哺乳是高泌乳素血症的躯体因素。常见的可造成高泌乳素血症的药物中包括了大部分抗精神病药和抗抑郁药、H_2 受体阻滞剂、甲基多巴、维拉帕米、利血平和甲氧氯普胺。
  - 催乳素瘤:分为微小腺瘤和大腺瘤(>10mm)。大腺瘤可能与双侧眼球颞侧偏盲有关,因此体格检查时需评估视野缺损情况。
  - 泌乳素水平过高负反馈调节下丘脑释放 GnRH 进而减少促性腺激素的释放。除性腺功能机能减退外,大多数女性还会出现月经量明显减少或闭经以及溢乳。溢乳是指哺乳期之外时乳腺分泌液体。分泌物可为白色 / 透明,也可为绿色或血性。血性分泌物应行乳腺 X 线检查除外导管内乳头状瘤或乳腺癌。在没有高催乳素血症的情况下,溢乳无需进一步检查。
  - 血清催乳素水平在 20~200ng/ml 时考虑升高。由于垂体泌乳素水平在一天的不同时刻、不同的应激程度和其他某些因素影响下,可能有波动,所以轻度升高时应重复测定。有时大腺瘤可产生极高水平的血清 PRL(>1 000ng/ml),但由于钩效应的存在检测到的 PRL 浓度可能有所降低。此时,底物使测定中使用的捕获和信号抗体饱和,导致两种抗体不能结合。这使样本中催乳素水平轻度升高。当临床高度怀疑高催乳素血症而实验室检测值与之不一致时,则应稀释后复测。有垂体大腺瘤的女性也应检测血清游离 T4、IGF-1

和清晨皮质醇水平。

- 只要确定泌乳素水平存在病理性升高,应立即行垂体影像学检查,最好是 MRI。30%~40% 的高泌乳素血症女性患者有垂体腺瘤。垂体腺瘤恶变很罕见,也很少需要切除。
- 多巴胺激动剂治疗高泌乳素血症通常有效。见 12 章。

- **Sheehan 综合征**:由于产后出血和低血压造成的垂体坏死和垂体功能不足。见第 12 章。

- **渗透性疾病**:最常见的原因是血色素沉着症,后者是由肝脏、胰腺、垂体前叶和心脏中过量的铁沉积紊乱导致。铁筛查试验、空腹转铁蛋白饱和度 >45% 时提示其发生。采取静脉切开术和螯合疗法进行治疗。

- **促性腺素(FSH/LH)单独缺乏**:少见,常与重型地中海贫血、色素性视网膜炎、性成熟前甲状腺功能低下有关。

促性腺激素正常的闭经

- 是促性腺激素和 E_2 水平正常的一组异质性疾病。患者第二性征发育正常。此类闭经的病因是持续无排卵。
- PCOS:与高雄激素血症相关闭经的最常见的原因。通常患者促性腺激素和 E_2 水平正常。

  - 美国国家卫生研究院和鹿特丹共识会议是 PCOS 最常用的诊断标准。见第 40 章。
  - 除外其他原因导致的闭经和高雄激素血症后,通常可通过持续不排卵或排卵过少、雄激素过多和 / 或超声提示卵巢多囊样改变确诊。
  - 通过血清睾酮和 17-羟孕酮评估高雄激素血症,同时通过血清 DHEAS 水平除外晚发性先天性肾上腺增生或肾上腺和其他产生雄激素的肿瘤。
  - PCOS 与 2 型糖尿病、胰岛素抵抗、高血压、脂质异常、肥胖、代谢综合征和子宫内膜增生 / 癌的风险增加有关。
  - 治疗包括减轻体重和周期性应用孕激素或含有雌孕激素的避孕药诱发撤退性出血,以降低无对抗雌激素刺激子宫内膜的风险,同时鉴别和治疗其他潜在的并发症(糖尿病、肥胖、高脂血症、多毛症)。
  - **迟发性先天性肾上腺增生**与 PCOS 均表现为闭经和雄激素过多症。17-羟孕酮初筛,再进行 ACTH 刺激试验有利于鉴别。大多数患者患有导致 21-羟化酶缺陷的常染色体隐性疾病。闭经治疗包括糖皮质激素替代和/或联合避孕。相关更完整的讨论参见第40章。

• **Cushing 综合征**：是一种长期、不适当的皮质醇增多症引起的临床状态。病因包括垂体瘤（Cushing病），肾上腺皮质醇分泌过多或医源性因素（持续使用类固醇药物）。其特征是正常的下丘脑-垂体-肾上腺反馈机制和分泌皮质醇生理昼夜节律紊乱。筛查试验包括夜间唾液皮质醇（昼夜变化）、24小时尿游离皮质醇（分泌情况）、地塞米松抑制试验（评估负反馈抑制受损情况）。

• **高泌乳素血症**：常表现为促性腺激素水平正常，E_2 水平轻度抑制。参见前文的讨论。

• **甲状腺疾病**：表现为促性腺激素水平正常和闭经。甲状腺功能减退症占原发和继发性闭经的1%~2%。甲状腺功能减退症可导致高催乳素血症。促甲状腺激素释放激素（Thyrotropin-releasing hormone，TRH）刺激垂体前叶释放 TSH 和 PRL。因此甲状腺功能减退症控制不佳的患者也可能出现高泌乳素血症。PRL 和 TSH 都应作为评估闭经的指标。TSH 升高和低 T4 提示存在甲状腺功能减退症。TSH 升高和正常 T4 则提示存在亚临床甲状腺功能减退症。二者均需治疗。治疗从 25~50μg/d 的左甲状腺素开始，随后每4~6周进行 TSH 评估，直至 TSH 水平恢复正常。

绝经

• **绝经**继发于遗传程序性卵泡丢失。绝经的发生可通过患者的年龄与 POF 进行鉴别。定义为停经12个月。反映卵巢卵泡全部或近全部耗竭，卵巢无雌激素分泌。美国女性的绝经年龄为43~57岁，平均年龄为51岁，以 FSH 升高和 E_2 下降为特征，见第42章。

（尚晨光 译 张岩 审）

推荐阅读

American College of Obstetricians and Gynecologists. ACOG practice bulletin no. 108: polycystic ovary syndrome. *Obstet Gynecol* 2009;114:936–949.

Nelson LM, Covington SN, Rebar RW. An update: spontaneous premature ovarian failure is not an early menopause. *Fertil Steril* 2005;83:1327–1332.

Practice Committee of the American Society for Reproductive Medicine. Current evaluation of amenorrhea. *Fertil Steril* 2008;90:S219–S225.

Rebar RW, Connolly HV. Clinical features of young women with hypergonadotropic amenorrhea. *Fertil Steril* 1990;53:804–810.

Reindollar RH, Byrd JR, McDonough PG. Delayed sexual development: a study of 252 patients. *Am J Obstet Gynecol* 1981;140:371–380.

Reindollar RH, Novak M, Tho SP, et al. Adult-onset amenorrhea: a study of 262 patients. *Am J Obstet Gynecol* 1986;155:531–543.

Speroff L, Fritz MA. *Clinical Gynecologic Endocrinology and Infertility*, 8th ed. Philadelphia, PA: Lippincott Williams & Wilkins, 2011.

Zacur HA. Indications for surgery in the treatment of hyperprolactinemia. *J Reprod Med* 1999;44:1127–1131.

第 39 章　异常子宫出血

Dipa Joshi and Roxanne Marie Jamshidi

　　异常子宫出血（abnormal uterine bleeding，AUB）的评估需要了解出血的特点和出血量，尤其是出血的起因、持续时间、频率、量、方式和伴随症状。

月经概述

- 血红蛋白和血铁正常的女性每次月经平均失血量为 35ml，95% 的女性每次月经周期失血量在 60ml 以下。
- **月经频率**的描述：
  - 正常月经周期——21~35 天
  - 月经稀发——月经周期大于 35 天
  - 月经频发——月经周期小于 21 天
- 月经失**血量**以及月经周期**规律**的定义：
  - 正常月经量——5~80ml
  - 规律的周期——1 年内周期的变化在 2~20 天内
  - 月经量少——出血量小于 5ml
  - 月经量多——周期规律，月经量多于 80ml
  - 子宫出血——不规律的出血，尤其在月经间期
  - 月经过多——大量的不规则出血，包括月经间期的出血
  - 撤退性出血——是可预测的出血，发生在孕激素撤退后
  - 突破性出血——不可预测性出血，发生于激素法避孕时
- 月经**持续时间**的定义为：
  - 正常——4~6 天
  - 延长——大于 7 天
  - 缩短——小于 3 天
  - 痛经：和月经周期相关的疼痛，影响生活

AUB 的鉴别诊断

子宫出血的**原因**可根据年龄分类(表 39-1)。

青春期前 AUB

* 良性的**青春期前出血**可发生于生后最初的几天,原因是母体雌激素的撤退,但其他类型的出血需要寻找原因。
* 见第 33 章。

育龄期 AUB

* 育龄期期 AUB 与妊娠、无排卵性出血、结构异常及凝血功能障碍有关。

病史和体格检查
* 患者的性生活史、既往病史、妇产科病史、避孕史及用药史都是很重要的。任何饮食,体重或锻炼方式的改变都可能与疾病相关。
* 应询问家族史以排除可能的出血性疾病。
* 青春期女孩应检查是否被躯体虐待。
* 查体包括体重、高雄激素体征(例如多毛、痤疮)、甲状腺结节、胰岛素抵抗体征(例如黑棘皮症)、凝血功能障碍体征(例如出血点、皮肤淤斑、皮肤苍白等)。
* 阴道检查可帮助发现出血的来源和程度、阴道分泌物可能提示有无感染或者有无外伤、损伤、息肉、组织物或肿物的证据。
* 应行双合诊检查宫颈内口情况、有无宫颈举痛、子宫和附件的大小及形状、有无可触及的肿物、病变或压痛。
* 应进行 Tanner 分期并记录(第 33 章)。

诊断性检查
* 应检查尿或者血清 β-hCG 判断是否妊娠、促甲状腺激素(TSH)、泌乳素及全血细胞计数。
* 如果患者有病史或者有体检提示生殖道感染,宫颈或阴道棉拭子检查是否有生殖道传播疾病,如沙眼衣原体、淋病、疱疹或者阴道毛滴虫。
* 如果有发生肿瘤的危险因素应进行组织学检查(如:子宫内膜活检)。
* 凝血功能障碍高危因素的患者,需要做针对性的筛查实验(详见后)。
* 影像学检查可以找到出血的病因(如:肌瘤,子宫内膜息肉)。

表39-1 异常子宫出血（AUB）不同年龄组的鉴别诊断

儿童	青少年	生育年龄	围绝经期	绝经期
• 生理性	• 因下丘脑-垂体-卵巢轴未成熟导致的无排卵性出血	• 妊娠相关	• 无排卵	• 萎缩
• 外阴阴道炎	• 凝血异常	• 无排卵	• 子宫内膜增生	• 子宫内膜癌
• 外伤	• 妊娠相关	• 阴道/盆腔感染	• 子宫内膜息肉	• 子宫内膜增生
• 尿道脱垂	• 阴道/盆腔感染	• 结构异常（平滑肌瘤、息肉）	• 平滑肌瘤	• 子宫内膜息肉
• 内分泌疾病	• 良性病变	• 子宫腺肌症	• 子宫腺肌症	• 平滑肌瘤
• 性早熟	• 药物	• 内分泌疾病	• 生殖道新生物	• 激素替代治疗
• 卵巢囊肿	• 苗勒管异常	• 恶性/增生		
• 生殖道新生物	• 基因异常	• 凝血异常		
		• 医源性		

围绝经期 AUB

• 围绝经期 AUB 最常见于无排卵性出血和结构异常（如：子宫肌瘤，息肉），子宫内膜增生或恶性肿瘤。

病史、查体和化验

• 除了常规询问病史，还要询问关于绝经的症状（如：血管舒缩症状、睡眠状态、情绪障碍）。

• 检测 TSH、FSH 和泌乳素。

• 子宫肌瘤者需要行影像学检查，见 36 章。

• 如果需要则行组织学检查（如宫颈、内膜）。

• 当患者有高危因素的时候要做感染的检查。

绝经后 AUB

• 绝经后 AUB 主要由子宫内膜和阴道的萎缩引起。但是，这些女性中大约 15% 的人存在不同程度的子宫内膜增生，7%~10% 的人患子宫内膜癌。因此，此年龄组的 AUB 提示恶性病变，除非检查证明可排除恶性病变可能。

• 对于本年龄段较年轻患者来说，还需要仔细排除是否存在其他来源的出血，如：直肠。

• 对于此年龄组的患者来说，组织学活检和影像学检查很重要。

• 当患者有高危因素的时候要做感染的检查。

AUB 的评估

超声

• **阴道超声**（transvaginal ultrasonography，TVUS）有助于发现子宫肌瘤、息肉、宫内和宫外妊娠。在评价可能的恶性疾病方面，超声可测量子宫内膜厚度，也可发现子宫、附件和宫颈的肿物。

> • TVUS 对绝经后女性病变的诊断意义好于绝经前女性，以 5mm 作为子宫内膜回声厚度的界值时，其诊断子宫内膜异常的敏感性为 94%，特异性为 78%。

> • 另一方面，对于育龄期女性，阴道超声评估子宫内膜异常，只有 56% 的敏感性和 73% 的特异性。

• **盐水灌注超声检查，**或称为超声子宫造影术。检查时先用生理盐水扩张宫腔,以提高 TVUS 时子宫内膜的可视性。超声子宫造影术是诊断子宫内膜息肉和黏膜下肌瘤的最敏感的无创诊断方法,但不能区分良性和恶性病变。

宫腔镜

• **宫腔镜**被认为是评价宫腔病变的金标准。其优势在于可以直视宫腔,可以在门诊或手术室进行。宫腔镜可以同时进行诊断和治疗,可直接进行活检、切除息肉或小肌瘤。与子宫切除后的病理报告相比,门诊宫腔镜检查的定向活检,其敏感性和特异性分别为 98% 和 95%。

磁共振(MR)成像

• 盆腔 MRI 有助于诊断子宫腺肌病,而且可以确切定位,并测量肌瘤大小,从而有助于确定最佳治疗方案(如:采用栓塞、切除或子宫切除治疗)。

子宫内膜活检

• ACOG 建议 45 岁以上女性一线检查为**子宫内膜活检**。年龄小于 45 岁女性,存无拮抗的雌性激素暴露高危因素(如:肥胖,多囊卵巢综合征),没有经过医疗管理或者持续异常子宫出血,也需要做子宫内膜活检。

• 子宫内膜活检是评估 AUB 的一项迅速、安全、经济有效的检查措施,这项检查可以在门诊进行。潜在的缺陷是活检不能整个子宫内膜取样,因此局灶性病变可以会被漏诊:后续门诊行子宫内膜活检诊断为子宫内膜癌的患者可能 80% 为阳性结果,1% 为假阴性。

刮宫术

• **刮宫术**(dilation and curettage,D&C)可在诊断的同时进行治疗,但需要在手术室进行,花费较多,且需要承担麻醉的风险。D&C 适用于子宫内膜活检结果不能确诊者、或活检标本不足以诊断,或宫颈狭窄不能在门诊操作者。

AUB 的特殊原因

妊娠相关出血

• 任何生育年龄的患者都应除外**妊娠**。

• 若 HCG 阳性,则应仔细行盆腔检查,并行超声检查,鉴别诊断包括异位妊娠或先兆流产、难免流产、不完全流产或稽留流产等。如果超声不能确诊为宫内孕,所有的病例都必须定量检测血 β-hCG 及 Rh 血型。

• 如患者血流动力学不稳定、出血严重或合并败血症,则需手术治疗。

• 稽留或不完全流产的患者,如病情稳定,出血不多,则可以用米索前列醇治疗,其成功率约为 84%。

功能失调性子宫出血

• **功能失调性子宫出血**(dysfunctional uterine bleeding,DUB)是指没有明确的器质性原因的 AUB,约占 AUB 患者的 1/3。DUB 的主要原因是无排卵或稀发排卵。无排卵是多因素的,与下丘脑-垂体-卵巢轴的变化有关。权威的专业机构如 ACOG 和 FIGO 已经失用“功能失调性子宫出血”的名词。

• 长时间的无排卵状态下,雌激素的生成没有黄体产生的孕激素对抗,因此,这类女性则有子宫内膜增生的风险。无排卵还与多囊卵巢综合征(polycystic ovary syndrome,PCOS)有关,PCOS 也可以增加子宫内膜增生的风险。病态肥胖也可造成 DUB。肥胖者周围脂肪组织中的雄烯二酮会转化为雌激素,而导致高雌激素状态。有时 DUB 也与排卵周期有关。

• 最佳的治疗是缓解症状,改善生活质量,而副作用最小。目的是稳定子宫内膜,纠正雌、孕激素水平的变化。这种治疗通常是长期治疗,因为一旦停药,症状则会复发。目前有多种治疗措施(表 39-2)。

表 39-2 异常子宫出血(AUB)的药物治疗

激素治疗

孕激素类

甲羟孕酮(普维拉 Provera)10mg,每日三次,共 14 天(月经第 12~25 天);或 5~10 天

醋酸炔诺酮(Aygestin)5mg,每日三次,无排卵出血者服用 14 天(月经第 12~25 天);有排卵出血者在月经第 5~25 天服用

醋酸甲羟孕酮针剂(迪波普维拉)150mg,肌肉注射,每 12 周一次

左炔诺孕酮缓释宫内节育器(曼月乐)

雌孕激素复合制剂

口服短效避孕药

经皮制剂

续表

阴道环
激素替代治疗

雄激素

丹那唑 200mg/d

促性腺激素释放激素（Gn-RH）激动剂

醋酸亮丙瑞林（Lupron）3.75mg 肌肉注射，每月一次，或 11.25mg 每 3 个月一次

戈舍瑞林（诺雷德 Zoladex）3.6mg 皮下注射，每 4 周一次

非甾体抗炎药 NSAID

甲芬那酸 500mg，每日三次

布洛芬 600~800mg，每 6h 一次

甲氯芬那酸钠 100mg，每日三次

甲氧萘丙酸钠，首剂 550mg，然后 275mg，每 6h 一次

抗纤溶制剂

氨甲环酸 1 300mg 一日三次，用至 5 天（月经期）

- 服用**复合型口服短效避孕药（COC）**有禁忌的患者（如：35 岁以上的吸烟者），使用孕激素可能会尤其有效。尽管孕激素治疗不能排卵，但可以缓解高雌激素水平的负面作用并使出血规律。但是，目前这方面的资料很少，而且在孕激素应用的类型和剂量方面还没有达成一致。孕激素的副作用包括乳房疼痛、体重增加和头痛。有报道显示应用左炔诺孕酮-缓释 IUD（曼月乐）可以使 90% 月经过多的女性出血量减少。
- COC 也可以调节月经，通常月经量会减少。因此这类患者长时间使用可能尤其有益。
- 月经过多的女性服用**非甾体抗炎药 NSAID**，可能会使月经量至少减少 20%~40%，但只能在月经期服用。
- 达那唑可明显减少月经出血量（约 50%），可能会引起闭经。但雄激素样副作用限制了它的应用。
- **抗纤溶制剂**（如，氨甲环酸）可使月经量减少 50%，与 NSAID 类似，只能在月经期使用。因为此类制剂有导致血栓形成的可能，因此

临床医生常不愿使用此药,但是研究显示用药女性血栓形成的发生率与一般人群相比没有增加。对于不能耐受激素治疗的患者,抗纤溶制剂可能尤其有效。

- **促性腺激素释放激素(GnRH)激动剂**对 AUB 的长期疗效有限,而且有副作用,如:潮热、骨质疏松和阴道干涩等,停药后症状很快复发。GnRH 激动剂可使子宫体积减小 30%~50%,因而便于创伤性较小的手术操作(如:采取阴式子宫切除 vs 开腹全子宫切除)。反向添加治疗药物通常包括孕激素、或孕激素联合小剂量雌激素,可以缓解月经症状。

DUB 手术治疗
- 药物治疗无效者可能需要手术治疗。
  - **刮宫术**:诊断性刮宫术可以作为 AUB 治疗的第一步,但作为维持治疗的意义不大。
  - **子宫内膜切除术**:子宫内膜剥除术意在剥除全部增厚的子宫内膜。有很多方法可以使用,包括热球剥除术、微波、激光、冷冻及射频,每种方法均有其优缺点。
    - 子宫内膜切除术前,必须除外子宫内膜增生或内膜癌。尽管有些设备已经被批准可用于伴有黏膜下或宫腔内肌瘤的患者,但这一技术主要用于没有宫内病变的 AUB 患者。
    - 各种方法的总体成功率约 80%~90%,术后 6 个月闭经的发生率为 30%~50%,5 年内 15% 的患者需行第二次剥除术,20% 行子宫切除术。有生育要求的女性不适宜行子宫内膜剥除术,但依然需要告知患者避孕的必要。
- 子宫切除术对治疗月经过多效果肯定,已经完成生育要求、严重月经过多且药物治疗无效、半根治手术无效的患者可选择子宫切除术。

凝血异常

- 青少年月经过多应考虑到**凝血异常疾病**的可能。多部位的出血可提示为凝血病(鼻、牙龈、静脉穿刺部位、胃肠道和泌尿生殖道)。研究发现月经过多女性中出血性疾病的所占的比例较高。

von Willebrand 病

- **von Willebrand 病(vWD)**是最常见的遗传性出血性疾病,人群中患病率为 1%~2%。von Willebrand 因子(vWF)的减低、不正常和缺失分别为三种类型的 vWD 病(1、2、3 型),且疾病各型的严重程度不同。vWD 的女性患者最常见的表现是月经过多,发生率为 60%~95%,而且从初潮就开始。

• vWD 患者也常见于术后、产后出血或牙科疾病相关出血。常表现为挫伤,鼻出血、或家族式的出血。月经过多的女性中 vWD 的发病率约为 5%~20%。

• 其他凝血疾病也可引起 AUB,包括血小板功能异常、特发性血小板减少性紫癜和恶性血液疾病(如:白血病)。

• **诊断**:从初潮开始就有不明原因月经过多病史的女性应考虑检测 vWD。ACOG 指南中指出,青春期严重月经过多的患者在激素治疗前和不明原因月经过多的成年女性都应进行 vWD 的筛查。

  • vWF 的水平受不同时间、不同生理状况、遗传、药物作用等的影响,因此,可能干扰诊断。诊断 vWD 的试验有:VIIIC 活性、vWF 抗原、瑞斯托霉素辅因子活性(vWF 活性)、血小板功能试验和出血时间。之后可以进行 vWF 多聚体试验以便区分不同类型的 vWD。

  • 瑞斯托霉素辅因子测定是最好的单一筛查试验。

• **治疗**通常包括治疗原发病,因此可能需要给予血液制品。

• 有关 vWD 患者伴月经过多的治疗资料很少。选择药物有口服避孕药、去氨加压素和抗纤溶制剂。经鼻给去氨加压素似乎是治疗 vWD 的有效方法。

内分泌异常

• **内分泌疾病**可导致无排卵,产生无孕激素对抗的雌激素环境,而使子宫内膜不断增厚发生突破性出血,可能伴或不伴子宫内膜增生。甲状腺功能减退和高泌乳素血症也是引起无排卵的常见原因。

• 参见第 12 章和第 40 章。

肝脏功能异常

• **肝功能衰竭**可引起雌激素代谢的下降和凝血因子合成的减少,随后可导致无排卵,月经频多常见。

• 需行肝功能试验确诊。体检如发现黄疸、腹水、肝脾增大、肝掌、瘙痒和蜘蛛痣等,则提示存在肝脏功能衰竭。参见第 16 章。

• 可能情况下,应治疗基础病因。如患者已经出现凝血障碍,且正在大出血,则应给予富集的红细胞和新鲜冻血浆。孕激素治疗可能也有益。

药物副作用

精神药物

- 某些治疗精神病的药物可影响下丘脑-垂体轴,而干扰排卵。
- 抗精神病药物(多巴胺拮抗剂)最常引起高泌乳素血症,进而导致月经异常。
- 酚噻嗪类和抗抑郁药,尤其是三环类抗抑郁药,也可影响正常的月经周期。

激素类药物

- **醋酸甲羟孕酮**:约 50% 服用甲羟孕酮(迪波普维拉)者在用药 1 年后会发生闭经,5 年的闭经率为 80%,也可能出现不规则出血。
- **联合口服避孕药(OCP)**:月经期间出血(突破性出血)是 OCP 应用过程中的副作用,通常服用者会因此而停药。长期应用 OCP 后导致的内膜萎缩也可能引发 AUB。
- **孕激素制剂**:治疗 AUB 和内膜增生时常使用大剂量的孕激素,但长时间使用孕激素可能导致内膜萎缩,而内膜萎缩本身也可引起 AUB。

其他药物

- 抗凝剂:如使用的抗凝药剂量过大,患者也可能出现 AUB。
- 能引起 AUB 的其他药物有洋地黄类、苯妥英和皮质激素。
- 非处方药中能引起 AUB 的药物有益母草、白果、人参。

宫内节育器

- 与左炔诺孕酮缓释的曼月乐不同,含铜**宫内节育器**可使每月的出血量增加约 35%。
- 这类出血使用 NSAID 治疗通常有效。

生殖道感染

- AUB 不是**子宫内膜炎**或**宫颈炎**的常见症状。如果发生了子宫出血,则子宫内膜炎引起的出血最常见于月经间期,而宫颈炎引起的出血多见于性交后。
- 子宫内膜炎的诊断来自宫底的压痛和发热。如果最近有宫腔操作史则增加子宫内膜炎的可能。慢性子宫内膜炎的诊断依靠子宫内膜活检中的浆细胞。宫颈炎的诊断来自于临床检查和宫颈分泌物培养。参考第 27 章。

良性病变

子宫肌瘤

- **子宫肌瘤（纤维瘤）**是最常见的子宫肿瘤，一直居美国子宫切除术指征的第一位。参考第 36 章。

- AUB 是子宫肌瘤患者最常见的症状。

- 黏膜下肌瘤最可能引起出血，其次是壁间肌瘤，但是任何大小、任何部位的肌瘤都可能引发异常出血。

内膜息肉

- **息肉**多为内膜的良性病变而没有临床症状。有阴道出血主诉的女性中，尤其是月经过多。

- 息肉的发生率为 10%~33%。诊断方法为盐水超声造影或宫腔镜。

- 导致出血的内膜息肉采用激素治疗可能有效。绝经后妇女发现息肉可以通过宫腔镜手术切除。

- 宫颈息肉可以用手术钳钳夹息肉根部，旋转拧下，必要时将基底部烧灼凝血。

子宫内膜增生：

- **子宫内膜增生**是子宫内膜癌的癌前病变，根据结构特点可分为单纯和复杂增生，根据细胞学特点可分为典型和非典型增生。长期雌激素暴露，而无孕激素对抗的情况下，易发生内膜增生，或见于无排卵周期或者外源性雌激素应用的女性。AUB 是内膜增生的最常见症状。

- 通过宫腔镜或诊断性刮宫术获取子宫内膜组织标本活检来诊断子宫内膜增生。

- **治疗**取决于年龄、生育要求、手术风险和病理标本中是否存在非典型增生。

- **内膜增生不伴非典型病变**可长期随访，如果异常出血再次发生则重复进行内膜活检。
  - 年轻的无排卵患者建议周期性服用醋酸甲羟孕酮（MPA 10mg/d，每周期 12~14 天，共 3~6 个月），可诱导撤退性出血，而使内膜在出血后正常化，有效率约 86%。
  - 通过左炔诺孕酮缓释宫内节育器（曼月乐）局部给予孕激素和雌孕激素复合的口服避孕药也可作为治疗选择。
  - 内膜增生但不伴非典型病变的绝经后妇女，应停止雌激素替代治疗（如果正在治疗），然后给予甲羟孕酮，并再行诊刮术。

- **内膜增生伴非典型病变**更可能发展为内膜癌,因而更需要积极治疗。因为诊断为复杂非典型增生的患者中相当一部分(25%~50%)实际上是内膜癌。因此,如果行全子宫切除术,很多经刮宫诊断为内膜不典型增生者都确诊为子宫内膜浸润癌。
  - 对于欲保留生育功能的患者,可以采用孕激素疗法。持续服用醋酸甲地孕酮(40mg 每天 2~4 次)的缓解率约 94%,治疗需持续 6 个月,在第 3 个月和第 6 个月时需行子宫内膜活检。如无缓解,则应增加孕激素的剂量。这一方案还可用于不能手术者。如病情不缓解,甲地孕酮可增加到每天 200mg。一旦病情缓解,则可以使用甲地孕酮、周期性 MPA 或左炔诺孕酮缓释宫内节育器维持治疗。
  - 必须强调的是复杂性非典型增生的患者采用保守治疗是有风险的,因此必须严密随访。孕酮撤退性方案不一定有效,不能用于非典型增生的治疗。参见第 46 章。

恶性病变

子宫内膜癌

- 子宫内膜癌在 40 岁以下的女性罕见,有绝经后出血的妇女在没有明确其他病因之前,应考虑到子宫内膜癌的可能。
- 绝经后没有进行 HRT 的女性,如超声发现内膜增厚(>5mm)则为异常,此时需要内膜组织病理检查。参见第 46 章。

宫颈癌

- 相对年轻和年长的女性都可能患宫颈癌。几乎所有可导致异常出血的宫颈病变在检查时都肉眼可见。宫颈癌最常见的出血方式是月经间期和性交后出血。筛查和治疗见第 44 章、第 45 章。

卵巢癌

- 有分泌雌激素功能的卵巢癌,如颗粒细胞瘤,可使内膜增生并发生 AUB。参见第 47 章。

（杨曦 译 张岩 审）

推荐阅读

American College of Obstetricians and Gynecologists. ACOG committee opinion no. 451: Von

Willebrand disease in women. *Obstet Gynecol* 2009;114:1439–1443.

American College of Obstetricians and Gynecologists. ACOG practice bulletin no. 14: management of anovulatory bleeding. *Int J Gynaecol Obstet* 2001;72(3):263–271.

American College of Obstetricians and Gynecologists. ACOG practice bulletin no. 128: diagnosis of abnormal uterine bleeding in reproductive-aged women. *Obstet Gynecol* 2012;120(1):197–206.

Casablanca Y. Management of dysfunctional uterine bleeding. *Obstet Gynecol Clin North Am* 2008;35(2):219–234, viii.

Hashim A. Medical treatment of idiopathic heavy menstrual bleeding. What is new? An evidence based approach. *Arch Gynecol Obstet* 2013;287(2):251–260.

Lacey JV Jr, Chia VM. Endometrial hyperplasia and the risk of progression to carcinoma. *Maturitas* 2009;63(1):39–44.

第 40 章　雄激素过多症

Katherine Ikard Stewart and Lisa Kolp

雄激素对于维持卵巢和性功能是必要的,此外对认知、骨骼健康、肌肉、身体组成、情绪、能量也都有很重要的作用。妇产科医生必须充分了解雄激素的作用以及其与女性生理之间的相互关系。

- 雄激素是合成雌激素的前体。
- 尽管有争议,雄激素仍被认为有维持女性正常性欲的作用。
- 雄激素亦可影响骨骼合成。它通过与骨细胞上表达的雄激素受体结合直接作用,或通过雄激素向雌激素的转化间接作用来调节骨代谢的平衡。多项研究表明,女性体内雄激素水平下降将导致骨密度降低并增加骨折的发生机会。

女性体内的雄激素

雄激素在血循环中有几种存在形式。绝经前女性血液中雄激素的最主要形式有睾酮、雄烯二酮、脱氢表雄酮(dehydroepiandrosterone,DHEA)、硫酸脱氢表雄酮(dehydroepiandrosterone sulfate,DHEA-S)和二氢睾酮(DHT)。雄激素由肾上腺、卵巢分泌及外周组织转化而来。

睾酮

- 是作用最强的雄激素。
- 女性体内近 25% 的睾酮由卵巢分泌,25% 来自肾上腺。其余 1/2 是外周组织中的雄烯二酮在肾脏、肝脏和脂肪组织中转化而来。
- 正常循环中的浓度 20~80ng/dl。
- 大约 65% 的睾酮与性激素结合蛋白(sex hormone-binding globulin,SHBG)结合。女性体内剩余的睾酮中约 19%~33% 与白蛋白疏松结合,仅 1% 呈游离的活性状态(图 40-1)。
- 从 20 岁到 40 岁时,睾酮水平会减少 50%。随着绝经期到来,卵巢卵泡膜细胞对黄体生成素(luteinizing hormone,LH)反应变得不敏感,因而卵巢分泌的睾酮逐渐减少;进入绝经期后,SHBG 的水平保持不变,因此游离睾酮的水平更低。但随着雌激素的缺乏,SHBG 的水平也降低,最终导致有生物活性的睾酮水平升高。

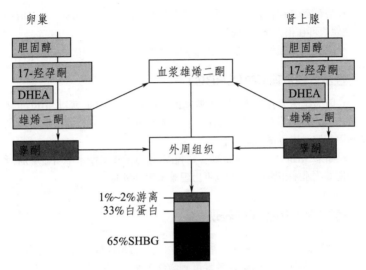

图 40-1 女性睾酮的内源性产生和分泌

雄烯二酮

- 其雄激素作用弱于睾酮,但过量时可以产生很强的雄激素效应。
- 肾上腺和卵巢分泌同等量的雄烯二酮,各占 50%。
- 雄烯二酮大部分转化为睾酮。
- 正常血清浓度 60~300ng/dl,月经周期中期通常可升高 15%。雄烯二酮在血液循环中可与 SHBG 和白蛋白结合。

脱氢表雄酮(dehydroepiandrosterone,DHEA)和硫酸脱氢表雄酮(DHEA-S)

- 雄激素的前体,较睾酮活性低,主要由肾上腺产生,少部分来自于卵巢分泌和外周转化。
- DHEA 代谢很快,因此其血清浓度不能反映肾上腺的活性。DHEA-S 的半衰期比 DHEA 长很多,其血清水平可用于评价肾上腺功能。
- 女性体内的 DHEA-S 水平差别很大,且与年龄相关(正常范围 35~

340μg/dl）。

双氢睾酮

- 睾酮经 5α-还原酶作用转化成双氢睾酮（dihydrotestosterone，DHT），5α-还原酶可在很多雄激素敏感的组织中发现。
- DHT 有很强的雄激素效用，主要在毛囊部位发挥作用。

性激素结合球蛋白（SHBG）

- 因为雄激素作用主要是由游离的睾酮水平决定的，所以 SHBG 的循环浓度会影响激素的作用。睾酮和胰岛素都可减低 SHBG 的水平，而雌激素和甲状腺激素可增加其水平。
- 如果 SHBG 的水平减低到一定程度，使得游离睾酮水平明显增加，此时即使睾酮水平正常的女性，也可出现雄激素过多的症状。

雄激素过多症临床表现

- **雄激素过多症**特点为血清雄激素浓度异常增高或体检发现雄激素过多的表现。女性体内的雄性激素可刺激终毛增长、声音和肌肉起变化、脱发、阴蒂增大、乳房缩小。雄激素过多的查体特征如下：

雄激素性毛发变化：

- 妊娠期发育中的胎儿，其毛囊产生很细的无色素的毛发称为**胎毛**。毛囊总数在中孕晚期就已确定。随着年龄增长，身体一些特殊部位的毛囊在雄激素的刺激下，产生粗的、深色毛发，称为**终毛**。其余的毛囊产生**绒毛**，绒毛较终毛细，颜色浅于终毛。
- **正常毛发生长周期**包括三个阶段：anagen（生长期）→ catagen（进化期）→ telogen（静止期）。

多毛症

- 多毛症指女性毛发过多生长呈男性形式。在循环中大量有活性的雄激素刺激下面部、胸、背部、下腹和大腿上部产生深色的终毛。异常毛发生长主要分布在中线部位。雄激素刺激毛发生长，增加毛干直径，加深毛发的色素沉着。而雌激素可减慢毛发生长，缩小毛发直径和减轻毛发的色素沉着。
- **特发性多毛症**是指多毛患者体内雄激素水平正常，且没有被诊为多囊卵巢综合征或其他疾病。

- **Ferriman-Gallwey 评分**是临床上用于评价女性患者毛发生长情况的较为客观的工具。该评分方法对九个不同的雄激素敏感区域毛发生长情况进行评分,评分范围为 0~4 分。95% 的女性的总分应在 8 分以下。大于 8 分提示雄激素相关性的毛发生长过多,需行进一步的激素水平检查。

毛发过多

- 绒毛的过度生长称为毛发过多。毛发过多可因基因因素、潜在恶性疾病或服用苯妥因、青霉胺、二氮嗪、环孢素、米诺地尔等药物引发,但毛发过多不同于多毛症,不可混淆。毛发过多也见于一些疾病,如:神经性厌食症、甲状腺功能低下、营养不良、卟啉病、皮肌炎和副肿瘤综合征。毛发过多应与多毛症相区分。

脱发

- 随着年龄增长,在雄激素的作用下,常见额部头发消退,颞部和头顶的头发脱落(如:**男性型脱发**)。这是最常见的脱发形式,影响了大约 30%~40% 的男性和女性。在女性中脱发并不明显,因为脱发表现的比较弥漫而且通常不会完全脱发。因为体内过多的雄激素在刺激身体某些部分的毛发生长的同时,还可造成另一些部位的毛发脱落,但后者的原因还不清楚。
- 患**雄激素性脱发**的年轻男性和女性体内的 5-α-还原酶水平升高,使雄激素受体水平升高,而细胞色素 P450 芳香化酶水平降低。细胞色素 P450 芳香化酶可将睾酮和 4-雄烯二酮分别转化成雌二醇和雌酮。

男性化

- 是因雄激素活性过度造成的一组症候群,包括声音变低、男性体型、男性型脱发、阴蒂肥大及乳房缩小。
- 男性化很少见,可能与肾上腺肿瘤或增生、卵巢肿瘤如卵泡膜黄体囊肿、黄体瘤和卵支持-间质细胞瘤相关。

皮肤变化

- 雄激素刺激皮脂腺分泌可造成油性皮肤。严重痤疮是雄激素水平过多的表现。

声音改变

- 由于雄激素过多,声带发生不可逆的增厚,使得声调变低。

男性体型

• 雄激素刺激下,人体主要肌群,如四肢肌肉群,会变得增生肥大。这种主要肌群的肥大则形成所谓的男性体型。

阴蒂增大

• 过多雄激素的刺激可使阴蒂增大。这一作用为剂量依赖性的,而且不可逆。常见于儿童或青春期时雄激素过度暴露。

黑棘皮病

• 黑棘皮病的表现为皮肤变灰棕色,与高胰岛素血症和肥胖相关黑棘皮病病变部位多位于腹股沟、颈部、腋下和外阴。这些病人应进行糖尿病检测。黑棘皮病也是副肿瘤综合征的一种,常见于胃肠道腺癌。

雄激素过多症的诊断

病史和体检

• 如果临床出现雄激素过多的体征,一般就可诊断雄激素过多症。

• 应仔细询问病史包括详细的月经史,初潮年龄、月经周期是否规律、妊娠史、是否服用口服避孕药、排卵或月经期机能紧张症状。应询问有无甲状腺疾病和高胰岛素血症的病史。

• 进行全面的体格检查,包括评估溢乳和黑棘皮病

• 注意用药史(见上)和家族史。

实验室检查

• 应测量血清雄激素水平以诊断雄激素过多症(图 40-2),同时可行下列检查:

  • **睾酮**血清浓度
  • **DHEA-S**>700ng/dl 考虑合并肾上腺功能异常
  • **17α 羟孕酮(17-OHP)**,正常范围 100~300ng/dl
  • **泌乳素**(正常水平是 1~20ng/ml)。高泌乳素血症与高雄激素血症相关,可能由于泌乳素受体分布于肾上腺,当泌乳素结合到位于肾上腺的受体上时将刺激肾上腺分泌 DHEA-S。

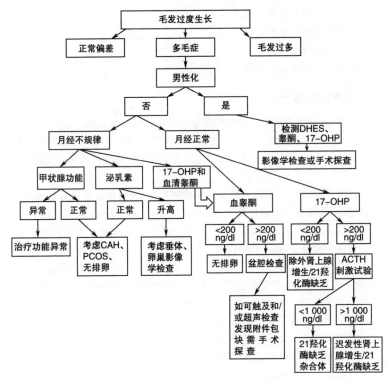

图 40-2　雄激素过多症的诊断流程

- **甲状腺功能**检测
- 评估高胰岛素血症
  - 正常空腹血糖 <100mg/dl
  - 空腹血糖在 100~125mg/dl 之间，则为糖耐量受损。
  - 空腹血糖 >126mg/dl，或糖化血红蛋白 >6.5%，或 2 小时口服糖耐量试验（75g）>200mg/dl，或随机血糖 >200mg/dl 则诊为糖尿病。

雄激素过多症的原因

目前已确认的造成雄激素过多症的 5 个主要原因：
- 多囊卵巢综合征

- 迟发性肾上腺增生
- 卵巢或肾上腺肿瘤
- 库欣综合征
- 特发性或药物引起的

多囊卵巢综合征

- PCOS 是生育年龄最常见的内分泌失调,约占 4%~12%
- 1935 年 Stein 和 Leventhal 报道 7 例闭经、肥胖、多毛的多囊卵巢的病例。此后,"Stein-Leventhal 综合征"一词首次被用于描述其他有相似症状的女性。
- 因为发现这些患者的卵巢是多囊样改变,所以**雄激素过多性慢性无排卵综合征**、**多囊卵巢综合征**(polycystic ovary syndrome,PCOS)和**多囊卵巢疾病**(polycystic ovary disease,PCOD)等名词也用于形容这类患者。然而影像学卵巢多囊样改变并不特异,许多正常女性也有这种表现。
- PCOS 患者没有卵泡的周期性发育,大多数周期都不能形成优势卵泡,或不能排卵。有些患者的卵泡可以偶尔发育至排卵阶段,但多是停留在发育的初始状态。卵巢皮质内充满很多小卵泡,或"囊"。一般认为高雄激素状态是卵泡发育不完全的原因同时也是表现。
- 多囊卵巢综合征与闭经、高雄激素血症、高胰岛素血症和代谢综合征相关。对于此类疾病的患者,早期诊断和密切的个体化监测尤为重要,因为这类疾病会增加共患其他一些疾病的风险。

PCOS 诊断
- 2003 年,鹿特丹 ESHRE/ASRM 资助的 PCOS 工作组修改了诊断标准,确定具有以下三项中的两项时,方可诊断:
  - 月经稀发和 / 或无排卵
  - 有雄激素过多症的临床和 / 或生物化学表现
  - 卵巢多囊样改变
- 2009 年雄激素过多和 PCOS 协会也制定了更为严格的 PCOS 诊断标准。需同时满足以下标准
  - 雄激素过多症:多毛症和 / 或高雄激素血症
  - 卵巢功能异常:稀发排卵-无排卵和 / 或卵巢多囊样改变
  - 除外其他高雄激素病因
- 如上所述,PCOS 是一个排除性诊断,所有其他可能引起雄激素升高的疾病需被排除。

- PCOS 患者经常伴有月经稀发、闭经、多毛、肥胖和不育,上述症状可部分或全部出现。
- 雄激素过多症可表现为多毛症或血中雄激素水平升高。
- 男性化通常与 PCOS 无关,出现男性化应考虑其他病因。
- 多囊卵巢的定义:经阴道超声发现每个卵巢有 12 个或以上直径 2~9mm 的卵泡,和 / 或卵巢体积 >10ml。
- 常伴有胰岛素抵抗或代谢综合征。患 PCOS 的肥胖女性应筛查代谢综合征,筛查内容包括:血清胆固醇、血压、空腹血糖和 2 小时口服糖耐量试验。非肥胖的 PCOS 患者是否需要以上的检测需要进一步研究。

PCOS 的病生理

- PCOS 的确切病因还不清楚。下丘脑-垂体轴异常和卵巢或肾上腺类固醇激素的生成通路异常是可能的解释。
  - **垂体和下丘脑:**在下丘脑-垂体轴水平,黄体生成素脉冲分泌频率和幅度增加。PCOS 患者常见 LH/FSH>2。
  - **卵巢雄激素的分泌:**PCOS 患者卵巢雄激素分泌增加。LH 水平的升高可引起卵巢泡膜细胞活性的增加,进而分泌雄激素。而且,胰岛素水平的升高可能刺激卵巢和肾上腺分泌雄激素。
  - **肾上腺雄激素的分泌:**一些 PCOS 患者可有 DHEA-S 水平轻度升高。
  - **无排卵的后果:**许多 PCOS 女性患者的排卵稀发,但这些患者的卵巢能持续分泌低水平的雌激素。由于缺乏周期性雌、孕激素的撤退,无孕激素拮抗状态下的雌激素可能引起子宫内膜增生,导致不正常出血,如果不治疗,可能进展到子宫内膜增甚至子宫内膜癌。
  - **高胰岛素血症和胰岛素抵抗:**PCOS 患者无论是否肥胖,通常存在胰岛素抵抗的增加。胰岛素可能是造成高雄激素状态的病因,也可能是促成因素,其途径是通过和卵巢的胰岛素受体作用,增加雄激素分泌,或作用于胰岛素样生长因子受体。

高雄激素血症 / 多囊卵巢综合征的治疗

- 多毛症、雄激素过多症或雄激素过多性慢性无排卵患者的治疗,取决于病因和患者的妊娠意愿。多毛症患者对激素抑制治疗起效缓慢,通常至少 6 个月才能见效。但雄激素抑制不能改变之前毛发的生长模式,可考虑采用机械法祛除毛发,如:刮除、去毛蜡、脱毛剂和激光和电解等。
  - **调整生活方式**　是治疗高雄激素血症的第一线方法。对于多毛和肥胖患者,减轻原体重的 5% 通常可以改善 PCOS 的相关症状,减肥还可以使性激素结合球蛋白水平升高,降低睾酮水平并提高胰岛素敏感性。

- **口服避孕药（oral contraceptive preparations，OCP）**：OCP可降低循环中促性腺激素的水平并增加SHBG的水平，均可降低卵巢分泌的雄激素水平。OCP是治疗PCOS引起的稀发排卵的一线药物。孕酮通过降低5-α-还原酶的活性，可减少总体的雄激素水平。OCP的使用会全面减少雄激素依赖的新毛发的生长和雄激素引起的痤疮。所有低剂量的OCP制剂都有类似效果。如果OCP的疗效不理想，则推荐加入抗雄激素药，如：螺内酯或非那雄胺。

- **醋酸甲羟孕酮**：如果患者有服用使用OCP的禁忌证或不愿意服用OCP，则可每月或每隔一个月使用醋酸甲羟孕酮（5~10mg连用10~12天），产生规律的撤退性出血，从而降低月经过多和/或子宫内膜增生的发生危险。但需提醒患者，在周期性孕激素的治疗过程中是有可能怀孕的，应采取避孕措施。

- **盐酸二甲双胍**：是FDA批准的用于治疗2型糖尿病的双胍类降糖药。二甲双胍能减少肝脏的葡萄糖异生，降低胰岛素的分泌需要。同时它可以减少肠道对葡萄糖的吸收，增强外周组织如：骨骼肌、肝脏和脂肪的胰岛素敏感度。研究表明，二甲双胍可使约50%的PCOS患者恢复月经。另一项研究表明，与安慰剂相比，二甲双胍可以提高血浆胰岛素水平和胰岛素敏感度，减少血清游离睾酮，增加高密度胆固醇水平。

  ○ **剂量**：对于PCOS患者，使月经恢复正常的最适合药量是500mg tid到850mg Bid口服。考虑到消化道副作用，患者应以小剂量开始用药，并逐步增加药量。

  ○ 二甲双胍对于治疗多毛症作用有限，要改善多毛症状还需合并应用其他药物。

  ○ 对于PCOS患者，二甲双胍作为胰岛素增敏药物有减轻体重（尤其腹型肥胖）、改善高雄激素血症和改善月经周期的作用。

- **螺内酯**：如果多毛症患者不能使用OCP治疗，或者OCP的疗效不好，则一般会使用螺内酯治疗。螺内酯作为醛固酮的拮抗剂，是一种抗高血压药，最初使用时发现该药可造成男子乳房女性化。螺内酯可直接抑制5-α-还原酶，并减少雄激素合成。通常剂量为25~100mg每日两次。每天100~200mg治疗6个月后，可以观察到终毛直径缩小，新终毛生长停止。之后剂量可以逐渐减到25~50mg每日的维持量。因为螺内酯对男性胎儿生殖器可能有不良影响，所以性生活活跃的妇女用药时应同时避孕。副作用包括多尿、直立性低血压、乏力、功血、高钾血症和乳房增大。

- **氟他胺**：是非甾体类抗雄激素药，用于治疗前列腺癌，其作用机理是阻断雄激素与受体结合。当剂量为 250mg 每天时，可观察到新毛发生长抑制。副作用有皮肤干燥，罕见肝毒性。治疗期间应定期检测肝功能。因为对胎儿有副作用，故建议治疗期间避孕。

- **非那雄胺**：是大多数 2 型 5-α-还原酶抑制剂。该药最开始是用于治疗前列腺增生和前列腺癌的。通过抑制 5-α-还原酶，降低毛囊中双氢睾酮的活性，也能阻止新毛发再生和缩小终毛干的直径。口服剂量是每天 5mg。无明显的不良副作用。同样，由于对胎儿有副作用，应注意避孕。

- **米诺地尔**：是 FDA 唯一批准的治疗女性雄激素性脱发的药物。它通过延长毛发生长周期和扩大缩小的毛囊来刺激毛发生长。开架有售 2% 和 5% 浓度的局部溶剂。

- **肾上腺皮质激素**：是另一种针对多毛症和高雄激素血症的治疗手段，而且是先天性肾上腺增生症的首选治疗方法。肾上腺皮质激素通过抑制下丘脑-垂体-肾上腺轴来改善多毛症状和排卵功能。由于会导致骨质疏松症和糖耐力受损，肾上腺皮质激素不应长期应用于 PCOS 患者。

- **依氟鸟氨酸氢氯化物**：是一种用于减少面部多余毛发的乳膏。依氟鸟氨是一种高效的鸟苷酸脱羧酶拮抗剂，而鸟苷酸脱羧酶是毛发生长必需的一种酶。一些临床研究显示，女性患者每日两次应用含依氟鸟氨酸氢氯化物的乳膏（13.9%）24 周可改善多毛的临床症状，一般用药 8 周后即可见效。

- **手术**：年纪大且对生育没有要求、也不希望继续激素疗法的女性，可考虑双侧卵巢切除，子宫可切除或保留。

PCOS 的助孕治疗

- 如果 PCOS 患者**要求妊娠**，则常需要促排卵。

- **氯米芬**用于诱导不孕女性排卵，通常用法是每月口服 50~100mg/d 连续 5 天，但不能用于调节月经和多毛症的治疗。患者服用氯米芬后 14 天，采用基础体温表、LH 水平、盆腔超声，或血清孕酮水平测定等方法监测确认排卵。氯米芬抵抗的患者，可加用盐酸二甲双胍（500mg，一日三次）可诱发排卵。

- **促性腺激素**可直接刺激无排卵不孕患者的卵巢诱导排卵，使用方法肌肉或皮下注射。见 31 章。

迟发性或不典型肾上腺增生

* 雄激素产生过多是 CAH 的常见特征。不同于典型的 CAH,迟发性 CAH 的症状不明显,直到青少年才发病。
* 最常见的肾上腺酶缺乏症是 21-羟化酶缺乏,为常染色体隐性遗传病。
* 11-β-羟化酶和 3-β-羟固脱氢酶的缺乏则很少见。
* 21-羟化酶将孕酮转化成 11-脱氧皮质酮,或将 17-羟孕酮转化成 11-脱氧皮质醇(表 40-1)。这些酶活性的降低造成肾上腺皮质醇分泌减低,导致垂体分泌的 ACTH 增加。而 ACTH 又刺激肾上腺分泌更多的 11-脱氧皮质酮的前体——17-羟孕酮。高水平的 17-羟孕酮导致雄烯二酮的分泌,后者再转化成睾酮。

表 40-1　酶及其特点

缺乏的酶	雄激素水平	盐皮质激素水平	出生时的女婴男性化
21-羟化酶	过多	缺乏	有
11β-羟化酶	过多	过多	有
17α-羟化酶	缺乏	过多	无

诊断

* 早晨测定 17-羟孕酮,正常的基础水平值应 <200ng/dl;
  * 如在 200~800ng/dl 之间需做 ACTH 刺激试验(图 40-2);
  * >800ng/dl 则可以诊断 CAH。
  * 迟发性增生的患者在 250μg ACTH 刺激后 1 小时,17-羟孕酮水平会升高到 1 500ng/dl 以上。
* 对于高雄激素血症的年轻患者或有 CAH 家族史的患者,应检测 21-羟化酶(CYP21A2)是否缺乏。西班牙裔或东欧犹太后裔的发病率高于一般人群,应进行检查。

治疗

* 迟发性肾上腺增生的患者可用糖皮质激素治疗恢复排卵,同时还可降低循环的雄激素水平。因此服用糖皮质激素适用于治疗迟发肾上腺增生

患者的不孕或多毛症。21-OH 缺乏的患者,睡前给予 5mg 泼尼松用于抑制内源性 ACTH。

- 此外,单独使用 OCP 或抗雄激素药或与地塞米松联合用药都可成功治疗多毛症。促排卵药还可用于治疗不孕。

分泌雄激素的卵巢或肾上腺肿瘤

- 可分泌雄激素的卵巢或肾上腺的肿瘤很少见。
- 一般都是因临床表现可疑,而后发现的。
- 伴有雄激素过多症的症状,或出现的快速男性表现时,如附件触及包块,即使睾酮水平正常,也应考虑到盆腔肿瘤的可能,并进行相应检查。
- 睾酮水平 >200ng/dl 并且 DHEAS>1 000μg/dl 时,应考虑可能存在卵巢或肾上腺的分泌雄激素的肿瘤。
- 通常需手术治疗。依肿瘤类型的不同,可能需要辅助化疗和放疗。

分泌雄激素的卵巢或肾上腺肿瘤

- 分泌雄激素的卵巢或肾上腺肿瘤很罕见。
- **产生雄激素的肿瘤**在相关临床症状的基础上需要考虑。
- 如触诊发现卵巢肿瘤,同时伴有雄激素过多症或急性男性化表现,即使睾酮水平正常也应检查盆腔肿瘤。这类肿瘤通常体积小,很难单纯依靠体格检查发现。
- 睾酮水平 >200ng/dL 和 DHEA-S 水平 >1 000mg/dL 是考虑分泌雄激素的卵巢或肾上腺肿瘤的指征。
- 手术切除 ± 辅助治疗是一种治疗方案

库欣综合征

- **库欣综合征**的患者通常有特殊的体格检查表现。见第 13 章。

特发性多毛和药物引起的多毛症

- **特发性多毛**:有多毛表现的患者,在找不到其他原因时,则诊断为特发性多毛症。不同研究报道的发生率不同,但结果显示大约有 5%~15% 的多毛症患者为特发性。另一个可能的解释来自一个假说,即特发性多毛症患者的皮肤对雄激素的敏感性增强。其中一项理论认为特发性多毛的患者体内 5-α-还原酶的活性增高,因此与正常人相比,更多睾酮将转化成双氢睾酮。

- 药物有时也会成为多毛症的原因。达那唑、甲基睾酮都可引起药源性多毛症。
- 治疗 PCOS 多毛症的药物可用于特发性多毛。

（贾芃 译 张岩 审）

推荐阅读

American College of Obstetricians and Gynecologists. ACOG practice bulletin no. 108: polycystic ovary syndrome. *Obstet Gynecol* 2009;114:936–949.

Brodell LA, Mercurio MG. Hirsutism: diagnosis and management. *Gend Med* 2010;7(2):79–87.

Ferriman D, Gallwey JD. Clinical assessment of body hair growth in women. *J Clin Endocrinol Metab* 1961;21:1440–1447.

Hock DL, Seifer DB. New treatments of hyperandrogenism and hirsutism. *Obstet Gynecol Clin North Am* 2000;27(3):567–581, vi–vii.

第 41 章

女性性功能及性功能障碍

Nina Resetkova and Linda Rogers

流行病学

• 在 1999 年全民健康与社会生活调查中,年龄在 18~59 岁的 1 410 位男性和 1 749 位女性接受调查,其中 43% 的女性有过性困扰。一项英国全民调查发现 54% 的女性回答至少有一种性问题持续超过 1 个月,但其中只有 21% 的人寻求了帮助。

• 在两项研究中最常见的女性性问题是缺乏兴趣。24% 为难以到达高潮,19% 为唤起困难,14% 有性交疼痛。许多患者实际上有超过一种类型的功能障碍,影响精确评估女性性功能障碍情况。另外,抱怨缺乏兴趣的许多患者实际上是性反应周期中其他时相存在问题,部分是由于她们与伴侣缺乏亲密感。

• 许多研究发现女性性功能障碍与身体和感情上满意度下降以及整体舒适感下降有关。

性功能障碍的诊断

筛查

• 许多临床医师很少讨论性功能障碍问题,原因有时间紧、相关培训少、不好意思或者缺乏有效的治疗。一些简单的问题就可以开始谈话:

 • 你最近是否还有性生活?

 • 如果是,那么你是与同性、异性有性关系还是二者皆有?

 • 对于性你有任何担忧或者疼痛感么?

 • 如果没有,你有什么关心的问题么?

• 一旦开始谈话,就要获得完整的病史。应当包括问题的种类和发生频率、痛苦的程度、问题是长期的还是新出现的、偶然出现还是普遍发生、伴侣的性问题或担忧、伴侣的反应和以往治疗的情况。

• 想方设法了解患者的想法对于寻找问题的原因和了解他们对于治疗

的期望是很重要的。临床医师还要采集用药史、心理学/精神病学方面病史(如:情绪障碍、自身形象障碍)、性生活史包括性虐待或暴力以及心理社会方面病史(如:关系的困难、文化和信仰这些可能会影响功能、工作/经济情况/孩子以及其他的生活压力因素)。很重要的还包括询问肥皂、洗衣液、冲洗液或其他可能有皮肤刺激性的物品的使用情况。

体格检查

* 全面的体检可以帮助确定原因、提出困扰并且针对患者的解剖问题进行教育。

* 在视诊女性外阴和会阴部时,重要的是注意有无萎缩、雌激素缺乏、结构缺失、瘢痕、色素缺失或色素沉着以及任何感染。检查需要包括尿道口和肛门。湿片和 pH 检测用于评价感染情况。观察外阴皮肤改变必要时进行活检。如果怀疑存在真菌感染可以进行真菌培养或 PCR 检查,湿片的敏感性仅为 50%。

* 使用一个湿润的棉拭子来系统检查外阴并且寻找任何疼痛区域。压痛最常见于靠近处女膜环的区域,但确定外阴其他部位是否存在泛化的压痛也很重要。

* 然后打开窥器检查和进行轻柔的内诊。要注意有无压痛、附件包块或结节、盆底肌肉情况、脱垂和肛门反射。

* 实验室检查作用很有限,因为它们不能预测或评价功能。

女性性功能生理

女性性功能是中枢神经系统(CNS)、外周神经系统和靶器官之间复杂的相互作用。

* 在 CNS,视前叶中部、下丘脑前部和海马中部区域与性唤起相关。多巴胺能刺激的外周神经系统调节脉管系统和肌肉系统。

* 雌激素、雄激素、催产素和多巴胺可以增进女性性反应,孕酮、泌乳素和血清素则有抑制作用。

* 性唤起时血管系统和肌肉系统的变化是由外周神经系统多巴胺刺激所介导。自主神经释放一氧化氮和血管活性肠肽,可介导血管扩张。

* 血流增加引起阴唇充血、阴道润滑性增加、阴道变长变宽并且阴蒂长度和直径增加。

* 盆底肌肉和阴道平滑肌可以在高潮时痉挛。阴部神经传出肾上腺素

能和胆碱能机制可以引起盆底肌肉收缩。

* 雌激素主要维持组织的完整性。雄激素水平关系较低,但与性欲和性唤起相关。
* 女性性唤起反应也会出现一些改变如心率增加、肌肉紧张和乳房敏感性变化以及唤起的主观状态变化。

性功能理论

在很多年间,女性性功能的特点描述主要参照男性而非女性的特点,尤其是在长期关系中的女性。1966 年 Masters 和 Johnson 将人类性反应定义为一个连续的模式包括兴奋(性欲和性唤起)、平台期、高潮、恢复(表 41-1)。最近研究发现女性性反应更为复杂并且通常为非线性。

表 41-1 女性性反应生理表现

时期	性器官反应	一般性反应
兴奋期	阴道润滑 阴道壁和阴唇增厚隆起 阴道内段扩张 宫颈和宫体位置升高 阴蒂肿胀	乳头勃起 性紧张性潮红
平台期	阴道外段形成高潮平台 阴道内段充分扩张 巴氏腺体分泌黏液 阴蒂回缩	性紧张性潮红 手足痉挛 全身骨骼肌紧张 过度换气 心动过速
高潮期	子宫自宫底至子宫下段收缩 高潮平台期收缩,间隔 0.8 秒 肛门外括约肌以 0.8 秒间隔收缩 尿道外括约肌不规律收缩	某些骨骼肌收缩 过度换气 心动过速
恢复期	盆腔血管充血恢复迟缓,准备再次进入高潮期 恢复初始阶段(快速)的正常颜色和性高潮平台 阴蒂肿胀消退并且回至正常位置	出汗 过度换气 心动过速

• 一项在美国六个城市针对中年女性的女性健康研究[全民女性健康研究（SWAN）]，包括 2 400 例不同种族女性（西班牙裔、非西班牙裔白种人、非裔美国人、华裔和日裔），发现 40% 的人从没有或很少有性欲，但其中大多数女性可以被唤起，只有 13% 表示感到不适。

• Rosemary Basson 在 2001 年改进了模式为合并心理学和社会学方面（如感情亲密和感情上满足并入性欲和身体满足）。在她的模式中，性欲并不总是先于性唤起。女性通常更多开始于"性中立"状态（既不渴望也不厌恶），然后基于许多可能的心理学动机包括对于亲密的需要超过身体发泄的欲望而对于性刺激出现反应。对刺激的反应通常是性唤起，然后产生欲望，进而促进唤起。这种模式可解释女性经常经历的困扰即缺乏欲望但又可以正常化（缺乏自然的性欲但存在反应性欲望），并且这是一个很简单的对于减轻女性焦虑的干预（图 41-1）。

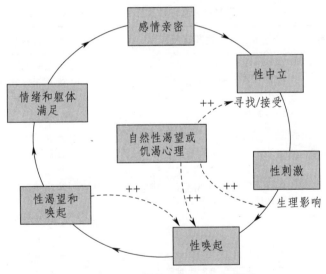

图 41-1　女性性反应的 Basson 模式

• 《精神障碍诊断与统计手册》第 5 版（DSM-V）于 2013 年出版，与以往版本相比有一些显著改变。最重要的，性功能障碍的诊断要求持续时间不得少于 6 个月。新版将女性性欲障碍和女性性唤起障碍整合为女性性兴趣/唤起障碍，因为有研究显示大多数女性同时经历这两种障碍且很难区分它们。出现了一个新的诊断，生殖盆腔痛 / 插入障碍，合并了阴道痉挛和插入困难，因为女性很难区分插入疼痛和阴道肌肉不规则收缩的原因。

性功能障碍

- **性欲低下**——持续或反复的性幻想和性活动欲望减退或消失，且使个体明显沮丧或人际相处困难。
- **性厌恶障碍**——持续或反复的对于性伴侣任何生殖器接触产生厌恶反应并且表现出回避。
- **女性性兴趣 / 唤起障碍**，在 DSM-V 中合并了 DSM-IV 中的性唤起障碍和性高潮障碍——持续或反复的性兴奋期没有足够的生殖器润滑充血反应而不足以达到和维持完成整个性活动，并且在一个正常性兴奋期后延迟出现或不能出现性高潮，而这些表现会使个体感到沮丧或人际相处困难。
- **性疼痛障碍**
  - **生殖盆腔痛 / 插入障碍**合并了阴道痉挛和插入困难。**阴道痉挛**是持续或反复发作的阴道下 1/3 部分不自主痉挛而影响性交。尽管在 DSM-V 中这个概念已经消除，但许多人还是在继续使用这个术语。**性交困难**是与性活动有关的生殖器疼痛且使个体感到沮丧或人际相处困难。
  - 外阴痛和阴道痉挛——这种障碍的典型表现为阴道口处的插入困难。国际外阴阴道病研究协会（ISSVD）定义外阴痛为"外阴不适，多数描述为烧灼痛，发生与不存在可见的特殊临床诊断性疾病，是一种神经性障碍"。外阴痛又进一步分为全面性和局限性。
    - 全面性
      - 刺激性（性相关、非性相关或两者均有）
      - 非刺激性
      - 混合性（刺激与非刺激）
    - 局限性（阴道前庭痛，既往被称为外阴前庭炎、阴蒂痛、半外阴痛等）
      - 刺激性（性相关、非性相关或两者均有）
      - 非刺激性
      - 混合性（刺激与非刺激）
    - 尽管没有可见的身体改变或微生物学异常，这种障碍还可能是一种神经系统病变,包括外阴区神经密度和敏感性增加(外周敏化),以及 CNS 病变,加强痛觉而不减轻(中枢敏化)。

o 前庭部位局限性外阴痛是外阴痛最常见的亚型。根据一项 2 003人的研究,局限性外阴痛女性的终身发病率在 12%,而全面性外阴痛在 3%。

评估外阴痛和阴道痉挛

• 外阴痛发生率最高的年龄在 18~32 岁。在围绝经期或绝经女性也会出现这些症状,但在诊断外阴痛之前要先治疗阴道萎缩,一般局部使用雌激素。哺乳期女性和口服避孕药者也可能出现萎缩性阴道炎和疼痛。这可能部分由于类孕激素作用,它阻止了雌激素的作用。另外,还可能出现雌激素相关性性激素结合球蛋白增加,这种蛋白会优先结合雄激素,从而阻止了雄激素与阴道外阴组织上的雄激素受体结合。

• 有外阴痛的患者一般还有其他种类的疼痛障碍,如偏头痛、纤维肌痛、肠易激综合征和间质性膀胱炎。过敏体质和子宫内膜异位症也很普遍。Reed 等论证了被调查的外阴痛患者有 27% 同时存在纤维肌痛、间质性膀胱炎和肠易激综合征。

• 诊断为阴道痉挛的患者通常对于插入有着明显的厌恶,并且通常没有经历过插入。查体可以与外阴痛患者相鉴别,常见的表现有阴道口超敏感和肌肉高张力。

• 详细询问个人卫生情况。患者通常表现为不注意清洗和使用劣质肥皂过度清洗或者过度使用有刺激或敏感化潜能的产品如苯唑卡因(Vagisil)。

治疗外阴痛和阴道痉挛

• 几乎所有有这类障碍的患者都可以获益于盆底身体治疗,这种治疗必须在经过专门培训的身体治疗师指导下进行。

• **心理健康咨询**对于大多数患者或伴侣都是很有帮助的,但是非常重要的是要强调咨询是用来帮助个人或伴侣处理这种障碍的,否则患者会误以为你暗示她的障碍"纯属心理问题"。

• **阴道扩张治疗**这种治疗使用对象是有愿望治疗并且有证据显示阴道口肌肉过于紧张的患者。首先教授 Kegel 运动和放松,然后在诊室帮助患者插入最小的扩张器。患者可以使用镜子辅助。最好是每天应用。

• 扩张器可以在网上买到,或者使用其他的圆柱形物体,包括培养管、注射器（接口去掉的）和蜡烛。
- 可以鼓励患者使用她们自己的手指，然后是她们伴侣的手指作为扩张器。这有利于鼓励患者使她们自己的生殖器舒适。

药物治疗

- 许多用于其他类型神经病痛的**口服药物**也可以用于治疗。这些患者往往比较焦虑、过度警觉并且对于副作用敏感，所以要以低剂量起始逐渐加量。
  - 三环类抗抑郁药物（如：阿米替林、去郁敏）：25~150mg/d
  - 加巴喷丁 900~3 600mg/d
  - 托吡酯 25~200mg/d
  - 文拉法辛 37.5~150mg/d
  - 度洛西汀 60mg/d

- **局部用药**通常更受患者欢迎。尚没有随机对照研究，并且药物通常由专门的药师合成。赋形剂很重要，因为许多患者更倾向于有刺激反应的东西。纤维素凝胶、酸性乳膏和硬脂羊毛脂都是容受性比较好的赋形剂。一般来说，凝胶和软膏都比乳膏容受性好。因为患者可能缺乏解剖知识，必须告诉患者药物涂抹的准确部位。
  - 2%~5% 的利多卡因，每日三次。在一些患者可能出现刺痛。
  - 6% 加巴喷丁，每日三次。
  - 2% 阿米替林 /2% 巴氯芬
  - 0.01% 炔雌醇通常在非乳膏类基质中容受性更好，如纤维素凝胶
  - 通常不推荐局部使用类固醇，尤其是长期治疗，因为可能引起组织变薄和类固醇反弹性皮炎

手术治疗

- 前庭切除手术治疗有 85% 的成功率。
- 对于一些伴随外阴痛或阴道痉挛的女性成功率较低，她们拒绝性咨询、有未处理的肌肉高张性并且症状持续时间较长。

阴道痉挛 / 外阴痛患者的随访

- 患者在治疗期间应当阶段性的再评估（如：每 4~8 周），以追踪她们对于治疗的反应并且及时发现其他异常情况的出现，比如外阴阴道假丝酵母菌病或其他感染、皮肤性问题、盆底肌肉功能恶化或者关系问题。对于药物的依从性和容受性也需要阶段性再评价。

外阴阴道萎缩

• 自从女性健康计划研究出版,其带来全身性雌激素使用的减少,萎缩引起的性交痛近些年逐渐增多。局部使用很小量的雌激素(低剂量阴道片,10 微克药片或 0.5g 雌激素软膏每周两次)就会非常有效并且很少全身吸收。如果伴有阴道口不适感,则阴道口局部应用雌激素也是非常重要的,因为阴道给药是无法对阴道口区域产生作用的。在治疗外阴阴道萎缩方面局部使用雌激素优于全身应用雌激素,并且发现对于治疗膀胱过度活动综合征和复发性泌尿道感染也有益处。用药后 3~4 周症状会有所缓解,但可能会持续存在至用药后的 6~12 周。对于不愿意局部使用雌激素的女性,也可以推荐进行规律的性生活,以此有效维持组织的完整性和弹性。

• 奥培米芬在 2013 年 2 月由美国食品与药物监督管理局(FDA)批准用于治疗女性外阴阴道萎缩引起的中到重度性交困难。它是一种每日一次口服的选择性雌激素受体调节剂。其对于阴道上皮有改善作用,并且发生雌激素相关副反应几率很低,如子宫内膜增生和血栓。

女性性兴趣和性唤起障碍的治疗

• 由于这些障碍很多是相互重叠的,并且女性性反应是一个复杂的相互作用过程,所以治疗也必须是多部分的。
  • 药物
    ○ 雄激素——尽管有多种给药形式,但是目前 FDA 并未推荐用于女性的雄激素治疗。对于卵巢及全子宫切除的女性,给予 300μg 睾酮皮贴能够明显增加性幻想、自慰以及性生活的数量。与 150μg 和安慰剂相比,使用 300μg 能够明显改善正向幸福感、抑郁情绪和综合评分。但是,我们尚缺乏安全性评估的数据,并且阴蒂肥大、多毛、痤疮、肝脏毒性和血脂方面都会有变坏的风险。雄激素可能使女性胎儿男性化。另外,补充雄激素是否增加乳腺癌的风险尚不确定。一些研究提示可能降低风险,而另一些则指出可能增加风险。
    ○ 雌激素——改善阴道萎缩。但是女性健康计划前瞻研究显示在性满意度方面没有明显区别。
    ○ 昔多芬——一项关于 781 例女性性唤起障碍的随机研究显示昔多芬没有确切的效果。尽管女性的身体确实会出现一些变化,但是这并不能够影响到精神方面所以女性主观上不觉得增加性欲。它对于使用选择性血清素摄入抑制剂(SSRI)者和脊髓损伤的患者有益处。近来又关注于磷酸二脂酶抑制剂类似物他达拉非(*Cialis*)，由于其作用时间更长所以可能更适合女性。

- 咨询
  - 认知行为治疗——明确和修正一些因素如不适应的想法、不合理的期望、降低信任的行为和不充分的刺激。主要工作是增进伴侣间的交流。性高潮是一种可以学习的技能，并且认知行为治疗（如直接自慰）是很有效的。
  - 性治疗——包括感知治疗，从非性方面的亲密行为开始，然后关注于怎样表现是愉悦的反馈。这项训练有助于降低性焦虑并且帮助伴侣双方避免在性生活过程中"旁观"或监视他们自己的反应。
  - 安非拉酮——是一种多巴胺活性的非 SSRI 抗抑郁药物，对于情感障碍有所帮助，并且可以替代 SSRI 或者用于中和 SSRI 在性功能方面的影响。有一些证据显示安非拉酮在非抑郁症女性有性前反应。
- 其他治疗
  - 抽吸装置——对阴蒂抽吸以增加阴蒂充血，抽吸时可能增加充血和敏感性。
  - 可以局部使用一些非处方类增强唤起的产品，如润滑剂。有限的研究支持这类产品在增强性唤起或性高潮方面的效果。这些产品一般可以刺激黏膜表面，所以一般用于大阴唇或阴蒂。一些薄荷类产品也可以用于增强性欲和性满足感，但相关研究有限。
  - 自我治疗的书籍如 Lonnie Barbach 撰写的《为你自己》(*For Yourself*)和 Julia Heiman 以及 Ray Lopiccolo 撰写的《发生高潮》(*Becoming Orgasmic*)是有帮助的。

持续性生殖器唤起障碍

- 最早的报道是在 2001 年，这种障碍的特点是生殖器持续处于唤起的敏感状态，即使没有性或情感刺激，并且患者由此处于至少中度抑郁状态。PGAD 有多种可能的病因，包括病理、药学、神经学和血管性原因的范畴。往往同时伴发其他疾病如膀胱过度活动、不安腿综合征并且有可能提示阴部神经病变。治疗是一个多元化的综合方法包括认知治疗、躯体治疗、局部使用利多卡因、阴部神经阻滞、经皮电神经刺激或慢性疼痛的药物治疗如加巴喷丁都可能有帮助。

特殊人群的性功能

- **产后**——产后性生活被多种因素影响，包括疲劳、喂奶、中心转移至新生儿、激素变化、疼痛及瘢痕愈合过程。在一个 796 例女性的研究中，仅有 32% 在 6 个月内有性生活，但 89% 在 6 个月后开始有。另外，很少有关于肛门括约肌撕裂的女性与无撕裂的女性性生活情况对比的报告。

- **绝经 / 卵巢早衰**——绝经后女性和卵巢早衰女性都会明显受到性交困难或功能障碍的影响。这类人群最突出的因素是外阴阴道萎缩。

- **非异性恋关系**——医疗提供者不要顾及患者的性取向问题，而是把性问题关注点放在疼痛、性传播疾病和家庭暴力等方面。

- **疾病和药物**——许多疾病可以影响性功能。比如，糖尿病和外周血管病变可能影响血管充血，抑郁和物质及烟草滥用可以影响性功能。一些药物如 SSRI、抗精神病药、降压药、口服避孕药和醋酸甲羟孕酮也可以影响性功能。

- **盆底疾病**——易出现性唤起下降、很少高潮和性交困难。患者会失去自信、感到不安并且欲望下降。小便或大便失禁可能引起患者害怕有臭味。盆底障碍的外科手术治疗可以增进性功能，当然患者也要考虑到手术风险如性交困难或阴蒂背侧神经的神经损伤等。

- **全子宫切除术后**——有假说认为全子宫或次全子宫切除手术可能破坏性反应涉及的复杂的神经血管解剖。但是对于绝大对数女性并没有出现性功能的负面影响，相反由于解决了一些问题如月经过多，其性生活质量反而改善了。另外研究显示是否保留宫颈对于患者性功能的影响没有区别。

- **乳腺癌和妇科肿瘤患者**——疾病和治疗可以引起性欲和性唤起下降、自我认同下降以及生活质量的全面降低。患者可能出现疼痛或出血。尤其是放疗对于性生活的负面影响，比如阴道萎缩和性交困难。鼓励女性使用阴道润滑剂（每周两到三次）并且维持规律性生活或自慰以维持生殖器血供。对于一些患者可能禁忌局部使用雌激素或至少有争议，如那些在使用芳香化酶抑制剂治疗或雌激素受体阳性的乳腺癌患者。然而，有时在咨询患者的肿瘤科医师后这个办法是可行的。可以通过随访雌激素水平来保证患者的最小量吸收雌激素。未来还可能出现的治疗选择有奥培米芬、局部使用睾酮、局部雌激素或局部催产素的使用。

- **不孕**——许多不孕的夫妇考虑性生活带有目的性，他们可能很难在性生活中找到快感。

（吕涛　译　张岩　审）

推荐阅读

American College of Obstetricians and Gynecologists Committee on Practice Bulletins—Gynecology. ACOG practice bulletin no. 119: female sexual dysfunction. 2011;117(4):996–1007.

Basson R. Sexual desire and arousal disorders in women. *N Engl J Med* 2006;354(14):1497–1506.

Carey JC. Pharmacological effects on sexual function. *Obstet Gynecol Clin North Am* 2006;33:599–620.

Facelle TM, Sadeghi-Nejad H, Goldmeier D. Persistent genital arousal disorder: characterization, etiology, and management. *J Sex Med* 2012;10(2):439–450.

Haefner HK, Collins ME, Davis GD, et al. The vulvodynia guideline. *J Low Genit Tract Dis* 2005;9(1):40–51.

Kammerer-Doak D, Rogers R. Female sexual function and dysfunction. *Obstet Gynecol Clin North Am* 2008;35:169–183.

Reed BD, Harlow SD, Sen A, et al. Relationship between vulvodynia and chronic comorbid pain conditions. *Obstet Gynecol* 2012;120(1):145–151.

Rosen RC, Barsky JL. Normal sexual response in women. *Obstet Gynecol Clin North Am* 2006;33:515–526.

Shifren JL, Braunstein GD, Simon JA, et al. Transdermal testosterone treatment in women with impaired sexual function after oophorectomy. *N Engl J Med* 2000;343(10):682–688.

Srivastava R, Thakar R, Sultan A. Female sexual dysfunction in obstetrics and gynecology. *Obstet Gynecol Surv* 2008;63(8):527–537.

第 42 章　绝经

Chantel Washington and Howard A. Zacur

绝经的定义和流行病学

绝经是永久性月经停止,最后一次月经后闭经 12 个月为绝经。

- 女性平均绝经年龄为 51 岁,正常范围在 43~57 岁。
  - 卵巢切除或医源性卵巢功能丧失也可引起闭经。
- 2001 年生育年龄分期工作组将正常女性生育期进行分期,目的是规范有关绝经的术语。
  - 从生育期到绝经后的历程分为数个阶段,最后一次月经(final menstrual period,FMP)作为分界标志。
    - FMP 之前分为 5 期(–5~–1),之后分 2 期(+1~+2)(图 42-1)。
  - **绝经的过渡期**传统上称为**围绝经期**或**更年期**,是指从规律月经到绝经的过渡时期。
    - 可能持续 5 年或更长时间,持续时间变异很大。
    - 特点是月经周期的一系列变化,包括月经周期变化,有时会月经不来以及月经间隔时间延长。围绝经期排卵停止、雌二醇水平明显下降而雄激素水平轻微降低。
    - 早期的绝经过渡期(–2)特点为 FSH 升高,月经周期变化(比正常时的变化 >7 天)。
    - 晚期的绝经过渡期(–1)特点是有两个或以上周期的月经不来以及无月经时间 >60 天。
- 绝经的诊断是临床性的,可以不依赖于激素检测值。
  - 诊断绝经时,需除外其他可能引起闭经的原因,参考第 38 章。

绝经的生理

- 女性一生卵母细胞都在不停地闭锁,月经初潮后大约 20~25 年滤泡的数量和质量都会明显下降。这种滤泡的减少导致了卵巢对性腺刺激激素的敏感性下降。

最后一次月经（FMP）

分期	-5	-4	-3	-2	-1	+1	+2
术语	生殖期			绝经过渡期		绝经期	
	早期	顶峰期	晚期	早期	晚期*	早期*	晚期
				围绝经期			
持续时间	可变化			可变化		ⓐ 1 年 ⓑ 4 年	直到死亡
月经周期	可变化到规律	规律		周期长度变化（比正常变化＞7天）	有两个或以上周期的月经不来及无月经时间≥60天	无	
内分泌	FSH正常		FSH↑	FSH↑	FSH↑	FSH↑	

图 42-1 正常育龄女性分期命名

*常伴有血管舒缩症状；↑，升高

• 在围绝经期,滤泡功能的下降导致月经周期的改变。由于有功能的滤泡的减少,滤泡期变短。

• 在早期的绝经过渡期,FSH 水平升高,导致雌激素水平的整体升高。

• 随着滤泡的持续减少,滤泡产生的抑制素降低,导致 FSH 持续升高。滤泡的减少也导致反复的无排卵以及 FSH 和 LH 水平的升高。

绝经期的临床表现和治疗

血管舒缩症状

• 75% 的绝经妇女都会有血管舒缩症状,如潮热,潮红以及夜间盗汗。

　• FMP 之后平均 2 年开始出现症状。

　• 其中 80% 会持续 1 年以上,50% 持续长达 5 年以上。

• **病理生理**:下丘脑体温调节中心功能出现异常,其部分原因是血管舒缩不稳定。

　• 特征表现是头部、颈部和胸部的皮肤突然变红,同时伴全身发热,最终全身大汗。潮热还可能引起睡眠障碍和导致易激惹状态。

• **危险因素**:手术性绝经(90% 的女性会有血管舒缩症状)、早绝经、雌二醇水平低、吸烟和低体重指数(BMI)。

• 治疗:激素治疗(HT)是一线治疗方案。目前的推荐激素治疗需要在最短时间限制最低有效剂量,且需要持续评估。

　• **雌激素**:是治疗潮热最有效的药物,可以口服、经皮或经阴道给药(表 42-1)。

　　○ 口服用药:可使血浆雌激素水平波动,雌二醇和雌酮的比例为小于 1。

　　○ 口服雌激素联合雄激素方案,并且可帮助缓解绝经后的性欲减退,但此种方案尚有争议。

　　○ 雌激素皮贴片:可以相对恒定的速度(50~100μg/dl)释放雌激素,这一速度相当于绝经期内源雌激素的生成量。维持雌二醇和雌酮的比例为 1∶1,接近绝经期的正常比例。

　　　○ 避免了肝脏的首过效应,雌激素经肝脏代谢会影响凝血因子的合成,减低肝脏对脂类物质的代谢功能。

• 治疗血管舒缩症状 HT 的剂量见表 42-1。

表 42-1　激素替代治疗（HRT）

药物	剂量
口服雌激素	
结合雌激素片（Premarin）	每日 0.3~2.5mg
合成结合雌激素片（Cenestin, Enjuvia）	每日 0.3~1.25mg
微粒化雌二醇（Estrace）	每日 0.5~2mg
酯化雌二醇（Menest）	每日 0.3~2.5mg
雌酮硫酸酯哌嗪（Ogen, Ortho-Est）	每日 0.625~2.5mg
雌二醇（Femtrace）	每日 0.45~1.8mg
口服孕激素	
微粒化孕酮（Prometrium）	每日 200mg 连用 12 天或每日 100mg
醋酸甲羟孕酮（Provera）	每月连用 12 天，每天 10mg
醋酸炔诺酮（Aygestin）	每月连用 12 天，每天 2.5~10mg
口服雌孕激素合剂（连续）	
结合雌激素 / 醋酸甲羟孕酮（Prempro）	每日 0.3/1.5mg，每日 0.45/1.5mg，每日 0.625/2.5mg 或 0.625/5mg
雌二醇 / 醋酸炔诺酮（Activella）	每日 1.0/0.5mg
炔雌醇 / 醋酸炔诺酮（FemHRT）	每日 5μg/1mg，每日 2.5μg/0.5mg
雌二醇 + 屈螺酮（Angeliq）	每日 1mg/0.5mg
周期性口服	
口服雌二醇 / 诺孕酯（Prefest）	口服 1mg 雌二醇，连用 15 天，然后口服 1mg 雌二醇 /0.09mg 诺孕酯 15 天
结合雌激素 / 醋酸甲羟孕酮（Premphase）	口服 0.625mg 结合雌激素，连用 14 天，然后口服 0.625mg 结合雌激素 /5mg 甲羟孕酮，连用 14 天

续表

药物	剂量
经皮雌激素制剂	
雌激素皮贴（Alora，Climara，Esclim，Estraderm，Menostar，vivelle，vivelle-Dot）	剂量各异，根据不同说明书使用，每一周或两周一次
表面雌二醇凝胶（Divigel，Elestrin，Estragel）	剂量各异，每日一次
表面雌二醇乳液（Estrasorb）	每包 1.74g，每天 2 剂
表面雌二醇喷雾剂（Evamist）	每剂 1.53mg，每日 2 到 3 剂
雌激素阴道制剂	
阴道结合雌激素片（Premarin）	0.625mg/d，每日一次
雌二醇阴道膏（Estrace）	0.01% 乳膏，开始每日一次，以后每周 1 到 3 次
雌二醇阴道环（Estring，Femring）	50~100μg/d（Femring），7.5μg/d（Estring），每 90 日更换一次
雌二醇阴道片（vagifem）	10mg/d，连用 2 周，然后一周两次
经皮雌孕激素制剂	
雌二醇 / 左炔诺孕酮（Climara Pro）	0.45mg/0.015mg，每周一次
雌二醇 / 醋酸炔诺酮（Combipatch）	0.05mg/0.14mg；0.05mg/0.25mg，每周两次
口服雌雄激素制剂	
酯化雌激素 / 甲睾酮（Estratest H.S.）	0.625mg/1.25mg，每日一次
酯化雌激素 / 甲睾酮（Estratest）	1.25mg/2.5mg，每日一次

- 有子宫者，无论给予任何雌激素方案，均须加用**孕激素**，因为在没有孕激素对抗下给予雌激素，可增加子宫内膜癌的发生风险。
  - 黄体酮可以每天持续给药，或者周期性给药，后者仅在每个周期的后半期给药。
- **HT 的禁忌证：**有静脉血栓栓塞疾病史或中风史、或有发生上述疾病高危因素、有乳腺癌或冠心病（coronary heart disease, CHD）史的妇女。

- 对于血管舒张症状的患者，如不能耐受雌激素的副作用或有禁忌证时，则采用以下方法。
  - 选择性5-羟色胺和去甲肾上腺素再摄取抑制剂（SSRI, SNRI）：
    - 文拉法辛（venlafaxine）150mg，每天一次，4周后可使61%患者潮热症状缓解，帕罗西汀（paroxetine）按12.5mg/d或者25mg/d给药，均可使约60%患者的潮热症状缓解。
    - 可乐定为α-肾上腺受体激动剂，10个meta分析中显示，可乐定对于血管收缩症状改善有效性不如安慰剂。
    - 加巴喷丁（gabapentin）（900mg/d）可以用来治疗副作用症状。临床实验已经证明，加巴喷丁相对于安慰剂减少了35%~38%的症状。
  - 孕激素
    - 口服和肌注的孕激素在随机试验中体现出很好的效果。在经皮治疗中仍有争议。
    - 醋酸甲羟孕酮150mg，每月一次肌肉注射，缓解潮热的有效率达90%。
    - 乳腺癌患者不推荐使用。
- 大豆、黑芝麻、红花苜蓿、当归、针灸对治疗潮热可能也有用，但在有限的临床实验中并没有优于安慰剂。其在缓解潮热中的作用和副作用还需进一步研究。
- 行为矫正
  - 北美绝经协会推荐用风扇和冷饮降低体温治疗轻度潮热症状。
  - 放松的技巧，比如：减慢呼吸和瑜伽，可减少更年期症状和潮热症状。
  - 运动会提高核心温度以增加症状。

泌尿生殖道萎缩

- **病理生理**：阴道、尿道和膀胱三角区雌激素受体浓度较高。伴随绝经，雌激素水平下降，可引起泌尿生殖道的萎缩。
  - 外阴萎缩，胶原、脂肪组织和保水能力下降，而变得扁平和菲薄。皮脂腺完整，但分泌功能下降，可引起阴道干涩。
  - 阴道变短变窄，阴道壁变薄，失去弹性，颜色变得苍白。

- 阴道萎缩后最常见的主诉是性交痛。
- 雌激素缺乏也可引起尿道和膀胱的症状,其特点是反复的尿频尿急,有时伴尿痛。
- **治疗**
  - **湿润剂或润滑剂**:可以用于缓解阴道干涩症状和性交痛。
    - Astroglide 和 K-Y 凝胶等,Astroglide 和 K-Y 凝胶在性交前使用可以改善性交痛,雷波仑作为日常维持应用。
  - **局部雌激素治疗**:改善阴道萎缩及其相关症状。
    - 改善阴道萎缩及其相关症状,防止反复性下尿道感染。
    - 不能改善压力性尿失禁和急迫性尿失禁。
    - 不同剂型的雌激素可以使用。
    - 低剂量的雌激素霜剂可经阴道给药,给药频率从每天 1 次到每周 2 次不等,每次给药剂量为 0.3mg 结合型雌激素或 0.5mg 雌二醇。
    - Estring 是一种置入阴道的硅胶环,每天释放雌激素 6~9μg,一次放置 3 个月。全身吸收的量微乎其微。
    - 雌二醇阴道片(Vagifem)经阴道给药,每日一次,共 14 天,之后每周 2 次。该药可使阴道黏膜雌激素化,且不会有明显的全身雌激素的吸收。

月经周期的紊乱

- 由于雌激素水平的变化,在绝经过渡期不规则出血很常见。
- 如果出血间隔小于 21 天,持续超过 8 天,并且量大,或者绝经半年后发生阴道出血,必须检查内膜以除外肿瘤病变。包括盆腔超声、内膜活检以及宫腔镜下分段诊刮。
- 绝经过渡期可**口服避孕药**直到绝经。
  - 这种治疗的好处,除了缓解血管舒缩症状,还包括避孕,降低内膜癌和卵巢癌发生的风险,建立规律的月经周期,以及增加骨密度。

绝经妇女需要的特殊关注

骨质疏松

- **骨质疏松**是指骨质减少、骨的显微结构受损的一种状态,可导致骨折风险增加。

- 美国有 400~600 万妇女都存在骨质疏松(其中 13%~18% 的人大于 50 岁),导致每年 150 万人骨折。
- 65~84 岁的女性中 90% 的脊椎和骨盆骨折是因为骨质疏松。
- **病理生理**
  - 雌激素缺乏导致骨骼重塑的失衡,骨吸收的增加多于骨形成的增加。
  - 溶解骨质的破骨细胞活性升高,成骨细胞的活性降低。雌激素可以与破骨细胞受体结合,使其活性降低。
  - 低血清钙水平导致甲状旁腺素(PTH)的增加,而甲状旁腺素刺激破骨细胞的活性。雌激素的缺乏也引起骨细胞对 PTH 的敏感性。
  - 女性在 25~35 岁之前,骨的重吸收和骨生成保持平衡,此后骨基质含量以每年 0.4% 的速度下降。
  - 绝经后头十年骨基质含量每年下降 2%~5%,之后以每年 1% 速度稳定下降。
  - 骨质疏松性骨折最常累及的部位是脊椎、髋部(股骨颈)和腕部(桡骨远端)。
- 已知的**危险因素**造成 30% 的骨质疏松(表 42-2)

表 42-2 骨质疏松的危险因素

骨质疏松家族史

目前吸烟

低体重:平均身高时体重 <57.7kg*,或 BMI<22

因绝经引起的雌激素缺乏,尤其是绝经年龄 <45 岁

神经性厌食和其他饮食障碍

维生素 D 缺乏

绝经前闭经时间较长:>1 年

日常生活中钙摄入量过低

饮酒过多

目前骨量低

运动量不足

药物,包括糖皮质激素、促性腺激素释放激素类似物、抗惊厥药、长期应用肝素、甲状腺激素过量、考来烯胺

成人期有骨折病史

续表

一级亲属有骨折史

白人 / 亚洲裔女性

高龄

多种疾病（如 HIV/AIDS、库欣综合征、甲状腺功能亢进、糖尿病、风湿性关节炎）

* 基于美国女性平均身高 162cm；BMI，体质指数

- **治疗和预防**骨质疏松的指南见表 42-3。

表 42-3 50 岁以上妇女骨质疏松预防和治疗指南

预防：

钙：1 200mg/d

维生素 D：800~1 000IU/d

规律的负重、肌肉伸展锻炼

戒烟

适量饮酒

治疗：

50 岁以上有下列情况的妇女均需治疗：

- 椎骨或髋骨骨折；
- 股骨颈 T 值≤-2.5SD；
- 股骨颈 T 值为 -2.5~-1.0SD，十年内髋骨骨折风险≥3%；
- 十年骨质疏松骨折风险≥20%*

* 十年骨质疏松骨折风险参考美国-世界卫生组织绝对骨折风险模型（www.sheffield.ac.uk/FRAX）

- **诊断：**根据骨密度（bone mineral density，BMD）可诊断，最好使用双能 X 线吸收法（DEXA）测量 BMD。
  - BMD 测量部位最好是髋部，可预测髋部和其他部位的骨折。
    - 测量的 T 值评分是与 20~29 岁女性平均 BMD 的标准差（SD）相比表示的。
    - Z 值是以与年龄、性别相同的人 BMD 的标准差（SD）相比表示的。

- 正常：BMD 值不低于正常年轻成人骨密度 1 个标准差（T 值 ≥ –1SD）
- 骨量丢失：BMD 值低于正常年轻成人的骨密度 1.0~2.5 个标准差（T 值 –2.5~–1.0SD）
- 骨质疏松症：BMD 值低于或等于正常年轻成人 2.5 个标准差（T 值 ≤ –2.5SD）。骨密度每下降一个标准差，骨折的发生风险加倍。
- 当骨量减少一个标准差，骨折风险翻倍。

- 所有年龄大于等于 65 岁的女性都应该进行**筛查**，无论是否有临床的高危因素。另外的建议是 50 岁以上的绝经后女性合并高危因素，包括医疗高危因素或者脆性骨折病史的女性应该进行 BMD 评估（脆性骨折是在某一特定高度跌落造成的骨折）。

  - 骨折风险评估工具（FRAX）是 WHO 资助的，基于网络的项目，基于 T 值或其他方法计算患者 10 年骨质疏松性骨折的可能性。
  - 有助于判断患者何时开始骨质疏松的筛查及治疗时间。
  - 美国预防服务任务小组（USPSTF）用 FRAX 算法去评估需要筛查的人群。USPSTF 认为应该筛查有骨折高危因素的小于 65 岁女性，她们的风险等于或超过 65 岁的白种女性。
  - 该小组发现发生骨质疏松的最危险的因素有低体重、高龄、体重小于 57.7kg[①]或者 BMI<22kg/m² 和不服用雌激素。

  - 重复 DEXA 筛查：
  - 正常骨密度女性或轻微骨质疏松女性每 15 年复查。
  - 中度骨质疏松女性每 5 年复查。
  - 重度骨质疏松女性每年复查。
  - 需要进行治疗的骨质疏松症女性每 1~2 年复查。

- **治疗**：不同分组的女性治疗方案如下：
- 绝经后女性曾有骨质疏松椎骨或髋骨骨折
- 绝经后女性 BMD 评分符合骨质疏松症
- 绝经后女性 T 值评分为 –2.5~–1.0 和 10 年脊椎、髋关节、或者肩胛骨折 FRAX 风险为 20% 或者髋关节风险至少 3%。

  - **口服二磷酸盐**：二磷酸盐是一类生理状态下的无机焦磷酸盐类似物，可抑制骨吸收。是治疗骨质疏松的一线用药。

---

①基于美国女性平均身高 162cm

- 阿仑膦酸钠（福善美 Fosamax）
  - 机制：口服二磷酸盐
  - 剂量：每天 5mg 或每周 35mg 可用于预防骨质疏松，治疗剂量为 10mg/d 或 70mg/ 周。
  - 口服阿仑膦酸钠治疗不仅可防止骨质丢失，还可以逐渐增加脊椎、髋部和全身的骨量。
  - 还能够减少绝经后骨质疏松妇女脊椎骨折的风险，减慢脊椎变形的过程，延缓身高的下降。
- 利塞膦酸钠（Actonel）
  - 机制：口服二磷酸盐
  - 剂量：预防和治疗骨质疏松的推荐剂量为 5mg/d 或 35mg/ 周，75mg 连续两天每个月，或者 150mg 一月一次。
  - 对腰椎 BMD 在正常范围的绝经后妇女的前瞻性研究显示，服用 5mg/d 的女性其脊椎和股骨转子的 BMD 增加，而服用安慰剂的患者两个部位的 BMD 都下降。
  - 治疗的效果可以维持到停药后 1 年，服用利塞膦酸患者的腰椎 BMD 较基线水平低 2.3%，而安慰剂组低 5.6%。
  - 发生骨质疏松的女性，服用利塞膦酸可减少脊椎骨折的发生。
- 伊班膦酸盐（Boniva）
  - 机制：口服二磷酸盐。
  - 剂量：每天 2.5mg 或每月 150mg。
  - 研究显示对降低绝经后妇女的骨代谢有效，但未减少髋部骨折风险。
- 二磷酸盐的副作用
  - 胃灼热、食道刺激、食道炎、腹部疼痛和腹泻。
  - 口服钙剂可能影响二磷酸盐的吸收。
  - 患者应在整夜禁食后端坐位服用，服药后应饮一杯水。
  - 服药后患者应保持直立位且禁食 30 分钟。
  - 长期副作用尚不清楚。
- **二磷酸盐静脉给药**可用于不能耐受口服药患者的替代治疗
  - **唑来膦酸**（Reclast）治疗剂量是每年 1 次 5mg 静脉给药，预防用药是每 2 年 1 次 5mg 静脉给药。
  - **伊班膦酸**（Boniva）每 3 个月静脉给药 3mg。
  - 静脉注射二磷酸盐的副作用包括流感样症状，低钙血症（常见于维生素 D 缺乏者)。静脉给药前检查 25-羟维 D 水平,需要的话进行治疗。

- 选择性雌激素受体调节剂
  - **盐酸雷洛昔芬**(Evista)
    - 对骨骼和心血管系统有雌激素样作用,而对乳腺和子宫有抗雌激素效应。雷洛昔芬已经被 FDA 批准用于骨质疏松的预防和治疗。
    - 剂量:每天 60mg
    - 针对绝经期妇女的一项研究显示,无论是否合并骨质疏松,服用盐酸雷洛昔芬 2 年后,腰椎和髋部 BMD 较安慰剂组明显增加,但没有显示降低髋骨骨折的风险。
    - 还有研究显示盐酸雷洛昔芬可减少椎骨骨折的发生。
    - 副作用:潮热和腿部痉挛。
    - 应用雷洛昔芬者可使发生血栓栓塞疾病发生风险增加。绝经后骨质疏松妇女的临床试验发现患者的乳腺癌发生风险下降。
- **肽类激素**
  - **鲑鱼降钙素**
    - 机制:通过降低破骨细胞活性抑制骨吸收,还可能有止痛作用。
    - 剂量:鼻部给药,降钙素 200IU/d,可有效治疗绝经后骨质疏松,也可以皮下或肌肉给药,100IU,隔日一次。
    - 降钙素:包括注射和鼻部喷雾剂型两种剂型,对预防绝经早期的骨质丢失有效。
    - 副作用:有恶心和潮红。鼻部用药可能引起鼻炎和鼻出血。尚未发现远期的副作用。
  - **合成 PTH:特立帕肽**(Teriparatide)(Forteo)
    - 机制:人工合成人型 PTH,短期应用可刺激骨形成。
    - 可使脊椎骨折减少 65%,使非脊椎骨折减少 54%。
    - 每日皮下注射剂量为 20mg。
    - 副作用:恶心、腿部痉挛和头晕。
    - 因为远期副作用尚不明确,故不推荐使用时间超过 24 个月。
    - PTH 通常用于有骨质疏松性骨折史的以及无法使用二磷酸盐的患者。
  - **激素治疗(HT)**
    - 研究显示对于伴有骨质疏松和没有骨质减少或骨质疏松的妇

女,HT 可以增加脊椎和髋骨的 BMD,均可减少髋骨和椎骨骨折的发生。

- 最近的研究提示与以前的用量相比,小剂量口服 HRT 也可预防骨质丢失。
- FDA 已经批准含有 0.014mg 雌二醇的低剂量经皮雌激素贴片(Menostar)可以用于骨质疏松的预防。
- HRT 与二磷酸盐联合治疗提高 BMD 的效果,优于两者单独应用。

- **免疫制剂**
  - **狄诺塞麦 Denosumab(Prolia[R])**
    - 机制:狄诺塞麦是破骨细胞表面 RANKL(kappa-B 核因子配合基的受体活化剂)的抑制剂,防止其活化。
    - 剂量:60mg,每 6 个月一次,皮下注射
    - 副作用:骨或者下颌无菌性炎症、肿瘤、蜂窝组织炎、皮炎、呼吸困难、心内膜炎、丹毒、低钙血症、低磷血症、胰腺炎和皮疹
    - 四个随机对照研究的荟萃分析比较狄诺塞麦和阿仑膦酸钠,显示在减少骨折风险中无差异;但是,狄诺塞麦可以显著提高BMD。

认知和痴呆

- 一旦进入绝经期,人的认知功能就会加速衰退。
- 女性阿尔兹海默病发病率比男性高 3 倍。
- 细胞培养和动物模型显示雌激素对神经细胞有保护作用。
- 虽然证据有限,但雌激素对认知功能确有益处。
  - 巴尔的摩纵向研究显示服用雌激素的女性在短期视觉记忆测试方面表现较好。
  - 妇女健康计划记忆研究指出 65 岁或以上服用雌激素或雌孕激素联合服用的女性在认知功能减退和发生痴呆方面的风险只有轻微的增加。
  - 目前的研究缺乏测试结果与记忆功能特殊方面的一致性。

心血管健康

- 冠心病(CAD)是绝经后女性的主要死因。
- 绝经前女性患 CAD 的风险比男性滞后 10 年。

- 到 70 岁,女性与同年龄的男性患 CAD 的风险一样高。
- 雌激素可以减少 CAD 发生,在绝经前女性相对于绝经后女性。
- 雌激素可以使血管平滑肌放松,减少炎症反应,减少低密度脂蛋白水平和增加高密度脂蛋白水平。
  - 佛雷明翰研究显示,同龄的绝经后女性和绝经前女性相比,发生 CAD 的风险增加 2~6 倍。

激素替代治疗

激素治疗(HT)和冠心病(CHD)

- 这个领域有着大量的研究和争论。
- 观察性研究
  - 护士健康研究是最大的美国女性的队列研究,121 700 名年龄在 30~55 岁的绝经前女性。10 年的随访显示,应用雌激素的女性相比于没有应用雌激素的女性,心血管疾病发生和死亡率降低(应用 HT 的指征为对血管舒缩症状的预防和治疗)。
- 前瞻性临床随机试验
  - **绝经后雌激素 / 黄体酮干预试验**(postmenopausal estrogen/ progestin interventions),或称 PEPI 试验。结果发现与安慰剂组相比,HRT 组的妇女高密度脂蛋白水平较高。其后的一项大型前瞻性研究是**心脏和雌激素 / 黄体酮替代治疗**(Heart and Estrogen/ Progestin Replacement Study,HERS)研究,显示绝经后患 CHD 的妇女,联合使用雌激素和黄体酮不能预防将来的心脏病发作,也不能预防 CHD 导致的死亡,并且而 HT 使用者的血栓形成明显增加。
  - **妇女健康行动**(The Women's Health Initiative,WHI)纳入的研究对象为年龄在 50~79 岁之间的绝经后妇女(平均年龄 63 岁;约 1/4 的女性年龄大于 70 岁)。在雌激素 + 孕激素组中,约 1/3 女性需要接受高血压治疗,13% 有高脂血症。绝经后症状严重者不参加研究。
    - 纳入对象为雌激素加孕激素组,单服雌激素组(行子宫全切术者)和安慰剂组。
    - 研究的主要结局是 CHD,次要结局是骨折。
    - 监测的不良结局为乳腺癌和静脉血栓栓塞。
    - 5 年后,雌孕激素联合治疗组被迫提前停止试验,因为该组侵袭性乳腺癌的数量超过了预定的乳腺癌风险增加的界值。

- 结果显示,1 年内,1 万例绝经后服用雌孕激素的妇女中,38 例被诊断为乳腺癌。服用安慰剂的一组为 10 000 例中有 30 例发生乳腺癌。
- 单独服用雌激素组没有迹象显示乳腺癌发生率增加。
- 把 CHD 和其他情况考虑在内,雌孕激素应用组每万例妇女中,每年发生心脏病急性发作、脑卒中、血栓形成的病例分别为 37、29、34 例,安慰剂组为 30、21、16 例。
- 单独服用雌激素组妇女亦显示以上事件的发生风险高于安慰剂组。
- 但这两种激素治疗组中骨折和结肠癌的发生数量均较少。
- 随后的研究显示近绝经期(近 10 年)HT 的女性比较晚开始 HT 的绝经女性患 CHD 的风险低,
  - 年轻女性风险低而年老女性风险高。
- "时间点假说":护士健康研究和接下来的 WHI 研究,表示存在一个"机会窗口",在绝经早期给予 HT 治疗,对于 CVD 风险是一个保护性作用。需要更多的前瞻性随机对照研究来评价这个假说。

激素治疗总结

- HRT 仍然是治疗绝经期症状和体征的最有效治疗方法,但不可用于预防慢性疾病。
- 绝经少于 10 年的女性给予雌激素对于心血管的影响还需要进一步研究。

(杨曦 译 张岩 审)

推荐阅读

American College of Obstetrics and Gynecologists Committee on Practice Bulletins—Gynecology. ACOG practice bulletin no. 129: osteoporosis. *Obstet Gynecol* 2012;120(3):718–734.

American College of Obstetricians and Gynecologists Women's Health Care Physicians. Executive summary. Hormone therapy. *Obstet Gynecol* 2004;104(4)(suppl):1S–4S.

American College of Obstetricians and Gynecologists Women's Health Care Physicians. Vasomotor symptoms. *Obstet Gynecol* 2004;104(4)(suppl):106S–117S.

Anderson GL, Limacher M, Assag AR, et al. Effects of conjugated equine estrogen in postmenopausal women with hysterectomy: the Women's Health Initiative randomized control trial. *JAMA* 2004;291:1701.

Archer DF, Sturdee DW, Barber R, et al. Menopausal hot flushes and night sweats: where are we now? *Climacteric* 2011;14:515–528.

Barrett-Connor E, Grady D, Sashegyi A, et al. Raloxifene and cardiovascular events in osteoporotic postmenopausal women: four-year results from the MORE (Multiple Outcomes of Raloxifene Evaluation) randomized trial. *JAMA* 2002;287:847.

Bone HG, Hosking D, Devogelaer JP, et al. Ten years' experience with alendronate for osteoporosis in postmenopausal women. *N Engl J Med* 2004;350:1189.

Grady D. Management of menopausal symptoms. *N Engl J Med* 2006;355:2338.

Grady D, Herrington D, Bittner V, et al. Cardiovascular disease outcomes during 6.8 years of hormone therapy: Heart and Estrogen/progestin Replacement Study follow-up (HERS II). *JAMA* 2002;288:49.

Gourlay ML, Fine JP, Preisser JS, et al. Bone-density testing interval and transition to osteoporosis in older women. *N Engl J Med* 2012; 366(3):225–233.

Harlow SD, Gass M, Hall JE, et al. Executive summary: stages of reproductive aging workshop +10: addressing the unfinished agenda of staging reproductive aging. *Menopause* 2012;4:387–395.

Management of osteoporosis in postmenopausal women: 2010 position statement of the North American Menopause Society. *Menopause* 2010;17(1):25–54; quiz 55–56.

Nelson HD. Commonly used types of postmenopausal estrogen for treatment of hot flashes: scientific review. *JAMA* 2004;291:1610.

Rossouw JE, Anderson GL, Prentice RL, et al. Risks and benefits of estrogen plus progestin in healthy postmenopausal women: principal results from the Women's Health Initiative randomized controlled trial. *JAMA* 2002;288:321.

Rossouw JE, Prentice RL, Manson JE, et al. Postmenopausal hormone therapy and risk of cardiovascular disease by age and years since menopause. *JAMA* 2007;297:1465.

The Writing Group for the PEPI Trial. Effects of estrogen or estrogen/progestin regimens on heart disease risk factors in postmenopausal women: the Postmenopausal Estrogen/Progestin Interventions (PEPI) Trial. *JAMA* 1995;273:199.

第五部分　妇科肿瘤

第 43 章　外阴与阴道病变

Amelia M. Jernigan and Robert L. Giuntoli II

　　外阴和阴道疾病是通过它的临床表现、病因、位置和相关的系统症状以及实验室检查被发现的。临床医生应该积极地通过活检来明确外阴病变，因为往往恶性病变的临床表现与良性病变相似。大多数外阴癌患者在诊断之前症状已经持续数月。对可疑病灶进行活检可诊断外阴阴道恶性肿瘤，并可避免病变进展至晚期。

外阴和阴道的解剖

- **外阴**是指覆盖在大阴唇至处女膜外面的皮肤组织。见第 25 章。
- 外阴的边界为：两侧至股生殖褶、前方至阴阜、后方达会阴体。小阴唇靠近中线部位至处女膜的区域，称为外阴前庭或阴道口。
  - 小阴唇与前庭之间有一颜色和结构的分界线，称之为 Hart 线（黑白交界），标志着由外生殖器的皮肤转变为前庭黏膜。
  - 前庭区域内有尿道口、阴道口、巴氏腺（前庭大腺）、前庭小腺和尿道旁腺导管的开口。
- 外阴的血液供应来自阴部动脉的内侧支和外侧支（图 43-1）。
- 外阴前部的感觉由生殖股神经和髂腹股沟神经的皮肤支支配，而外阴后部及阴蒂是由阴部神经支配。
- 外阴淋巴回流至腹股沟浅淋巴结内侧群（图 43-2）。

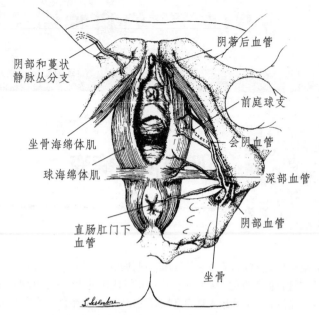

阴部和蔓状
静脉丛分支

阴蒂后血管

前庭球支

坐骨海绵体肌

会阴血管

球海绵体肌

深部血管

直肠肛门下
血管

阴部血管

坐骨

图 43-1 外阴浅层肌肉和外阴供应血管

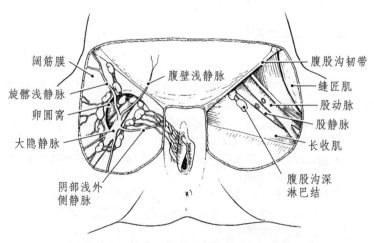

阔筋膜

旋髂浅静脉

卵圆窝

大隐静脉

腹壁浅静脉

腹股沟韧带

缝匠肌

股动脉

股静脉

长收肌

阴部浅外
侧静脉

腹股沟深
淋巴结

图 43-2 外阴和股三角的浅部深部淋巴引流

- **阴道**为上端包绕宫颈的阴道穹隆下端至处女膜的空腔结构;阴道黏膜为复层鳞状上皮。
- 阴道的血液供应为髂内动脉的阴道支和子宫动脉的延长,进而在阴道侧方形成吻合网。
  - 远端阴道也收集阴部血管的供血,阴道后壁受直肠中动脉供血。
- 阴道神经是由腹下神经丛(骶支 S2~4)分出的阴部神经和阴道丛支配的。
- 阴道的主要淋巴回流是沿阴道周围侧网进入下腹下、闭孔、髂外淋巴结。
  - 阴道下 1/3 可能引流进入腹股沟淋巴结,剩下的阴道部分可能引流入臀下、骶前或直肠周围淋巴结。

外阴感染性疾病

- 外阴与阴道的通过性传播的细菌、真菌,以及寄生虫感染在第 27 章介绍。
- 常见的外阴细菌感染包括**毛囊炎**和**疖**,多由葡萄球菌感染引起,也可继发于葡萄球菌或链球菌感染后的**蜂窝织炎**。
- 初次感染:头孢氨苄 500mg,每日 4 次,口服,或双氯西林 500mg,每日 4 次,口服,或克林霉素 300~450mg 口服,每日 3 次。
- 复发感染:用氯己定洗剂清洗 +2% 莫匹罗星(百多邦)软膏,每日 3 次,共 10 天。

外阴炎症性疾病

白塞综合征:

- 白塞综合征是一种罕见的慢性疾病,以"复发性口腔溃疡、生殖器溃疡和眼炎"三联症为特点。此病在日本和中东最常见。
- 其他临床表现还有痤疮、皮肤结节、血栓性静脉炎和肠炎。
- 生殖器溃疡一般面积小而深,甚至可能需行阴唇开窗术。溃疡一般 7~10 天愈合不留下瘢痕。
- **治疗**:局部(0.1% 倍他米松戊酸酯软膏)、病变内(醋酸曲安西龙,3~10mg/ml,溃疡基底部注射)或全身使用皮质醇(泼尼松 1mg/kg,用于病情严重的部位,尤其是中枢神经系统)。

化脓性汗腺炎

- **化脓性汗腺炎**是一种顶浆分泌的腺体功能失调导致的深部痛性的化脓性皮下结节,并可发展形成融合性包块。腋窝及肛门生殖器区域最易受累。化脓性汗腺炎是一种慢性疾病,可处于阶段性小规模活动状态,经期发作常见。病变溃烂后,可导致窦道形成和广泛的瘢痕形成。
- 疾病的严重程度有所不同,可以按照 Hurley 临床分期系统进行分级
  I 期:单个或多个脓肿,但未形成窦道和瘢痕
  II 期:复发性脓肿,已形成通道并在病损处广泛形成瘢痕
  III 期:在整个区域病损扩散或近扩散进展并且有多个互相交通的窦道和脓肿
- 多种微生物感染是造成化脓性汗腺炎反复感染的原因,所以有效的治疗需要针对更深层组织的抗感染治疗。
- 治疗原则为广泛和逐步治疗
  - 建议患者穿宽松、轻便的衣服;避免摩擦病损或使该区域受外伤(如:丝瓜瓤海绵);保持区域干燥;使用温和无刺激性的清洁剂。
  - I 期:对于 I 期(轻度)病变初始治疗可以为局部使用 1% 克林霉素每日两次,加或不加病损内糖皮质激素治疗。此后继续 7~10 天多西环素、米诺环素、克林霉素或阿莫西林克拉维酸治疗。
  - II 期:口服四环素类(四环素、多西环素或米诺环素)数周,一般是 8~12 周或直至病损消失。若病变持续,克林霉素(300mg 口服每日两次)联合利福平(600mg 口服每日一次)也能改善预后。使用含屈螺酮或诺孕酯螺内酯的口服避孕药可能有帮助,因为其抗雄激素作用。对于严重的耐药病例可以采取手术治疗。
  - III 期或任何期别的耐药病例有时需要手术清创。手术范围要足够广泛,单纯的切开引流是不够的。必须告知患者病灶复发以及新的感染可能,因此需要严密的随访。对于严重或耐药病例有些药物治疗可能有效,如:肿瘤坏死因子a抑制剂、白介素-12/23抑制剂、口服类维生素 A 或全身使用免疫抑制剂或糖皮质激素。

福克斯-福代斯病(Fox-Fordyce 病)

- 是一种以丘疹为表现的疾病,因腋窝和肛门生殖器区域的大汗腺阻塞形成。患者可出现簇状肉色、圆顶形丘疹,伴瘙痒。常见苔藓样硬化。疾

病比较罕见,主要出现于非洲裔美国人。本病最常见于青春期后和绝经前女性。妊娠期症状消退。

- 治疗为口服避孕药(高雌激素成分)、局部雌激素软膏(30ml 凡士林中加入 1mg 雌酮和花生油的混合剂)、或局部使用抗痤疮药。

萎缩性外阴阴道炎

- 绝经后的低雌激素状态可导致外阴阴道上皮萎缩。黏膜变得薄弱、易受刺激,更易发生感染。患者常主诉外阴干涩、疼痛、烧灼感、瘙痒、性交困难和排尿困难。诊断主要依靠临床表现。
- 查体可见大阴唇松弛、小阴唇明显萎缩。阴道黏膜菲薄、苍白、因失去褶皱而平坦。可能存在皲裂。
- 避免使用刺激性肥皂和卫生产品。口服或局部的雌激素替代治疗有助于缓解症状。

接触性皮炎

- 肥皂、清洁剂、卫生产品、阴道霜剂和衣物均可引起外阴的局部反应,持续几天或几周。
- 查体可见接触区域皮肤的对称性湿疹性皮损。
- 明确并消除刺激源。燕麦浸泡坐浴可有效控制症状,对于反应严重者,可少量用些作用温和的类固醇软膏。

牛皮癣

- 牛皮癣典型的表现为伴鳞状增厚银屑的红斑。然而鳞状增厚在外阴往往难以辨识。

慢性单纯性苔藓病

- 以明显而持续的瘙痒为特点。皮疹多累及会阴。
  - 长期的瘙痒及搔抓会使外阴出现苔藓样硬化,典型表现为皮肤增厚、皮革样外观。
- 可能进展为非典型增生或癌症。3% 的患者有可能发展为侵袭性鳞状细胞癌。
  - 诊断需行阴道镜检查及皮肤全层活检。
- 局部使用三环类/止痒软膏开始治疗(5% 多塞平软膏)、抗组胺药物(羟嗪 25~50mg 每晚)或抗焦虑/镇静药物可以缓解瘙痒。对于更多的困难病例,局部使用皮质醇,以干纱布持续覆盖(0.1% 倍他米松戊酸酯软膏)或病变内使用皮质醇(醋酸曲安西龙 3mg/ml)均十分有效。

扁平苔藓

* 是一种不常见的疾病,在黏膜皮肤处出现鳞片状丘疹,可累及外阴和口腔黏膜。病理生理学认为与基地角质细胞的 T 细胞自身免疫相关。
* 患者主诉外阴瘙痒、疼痛和烧灼感。
* 外阴有呈线性或网状分布的白色丘疹(Wickham's striae)。
* 当侵袭性病变进展后,外阴阴道裸露形成瘢痕,阴蒂和小阴唇消失。病变严重时可出现阴道口狭窄。
* 扁平苔藓是一种慢性复发性疾病,从而完全控制和自发缓解的可能性不大。外用类固醇的使用是第一线治疗。手术对于炎症后遗症,如阴唇粘连和阴道口狭窄有一定作用。

硬化性苔藓

* 病因不详,以严重的外阴瘙痒、萎缩和瘢痕形成为特点,小阴唇及阴蒂包皮逐渐消失。直肠周围也常受累。
* 该病为慢性疾病,可发生于任何年龄阶段,但最常见于绝经后的白人女性。
* 患有硬化性苔藓的女性中,20% 同时伴有其他自身免疫疾病,最常见的是斑秃、白癜风或甲状腺疾病。
* 尽管硬化性苔藓并非癌前病变,但患者仍有 5% 的可能发展为外阴鳞状细胞癌。
* 必须行外阴活检明确诊断。
* 治疗包括长期使用局部外用类固醇(0.05% 丙酸氯倍他索软膏)。局部使用雌激素(0.01% 雌二醇乳膏)以缓解萎缩症状。应进行定期临床检查,如果溃疡持续或出现新的病灶应进行活检。手术治疗用于恶性病变和感染后遗症,如:阴唇粘连和阴道口狭窄。

外阴疼痛综合征

* 参考第 29 章和第 41 章。

外阴痛

• **外阴痛**指持续慢性外阴不适,缺乏明显病损或明确的神经损伤。疼痛通常表现为灼痛、刺痛或跳痛。这些症状可呈持续性或间断性,通常会影响女性阴道性交、穿着紧身衣物、运动甚至坐下。约有 15% 的女性有外阴痛。

  • 症状可能是泛化的、局部的、有诱因、无诱因或混合的。

    • 棉签试验用于描述系统反应受影响区域:前庭、会阴、大腿内侧初步评估治疗效果,鉴别泛化和局部的外阴痛,评估治疗效果。

  • 外阴痛是全面诊断和排除了其他疾病后的诊断。

  • 往往可能需要多种治疗方法相结合,以改善症状。

    • 这些措施包括一般外阴护理,外用局部麻醉药和雌激素药膏,口服药物(如:三环类抗抑郁药,加巴喷丁,卡马西平),触发点注射类固醇和局部麻醉剂,饮食结构的改变,认知行为疗法,生物反馈治疗和物理治疗,手术治疗局部持续疼痛。

外阴前庭炎综合征

• 外阴前庭炎综合征(vulvar vestibulitis syndrome,VVS)是一种前庭腺体的慢性炎症,特征是皮肤红斑,且仅在触摸时出现剧烈的疼痛。VVS 患者就诊的主要症状为性交困难及末段尿排尿困难。

• VVS 患者治疗减少盆腔部位的活动、抗炎症 / 抗过敏治疗(坐浴、抗组胺药物、硬脂酸甘油酯-羊毛脂乳膏),同时进行盆腔放松锻炼。如果存在感染,则需要治疗。可以使用前面提到的外阴痛的药物治疗方法。

• 通常对保守治疗失败的患者或反复会阴裂伤和瘢痕形成的患者可以进行外阴和会阴的手术修复。

肛提肌痛

• **盆底肌痛**通常是因阴部神经会阴支外伤和 / 或炎症所致,可以引起受累肌肉筋膜的痉挛。

• 治疗包括盆腔肌痛治疗包括阴部神经阻滞(醋酸曲安西龙 + 局部麻醉)和骨盆理疗 / 生物反馈。

外阴神经病

• 阴部、生殖股和髂腹股沟神经是支配外阴、阴道区的主要神经。任何对外阴阴道的损伤均可累及这些神经,导致持续性麻木、疼痛或烧灼样外阴阴道神经痛。

- 加巴喷丁 300~1 200mg 口服,每日 3 次或阿米替林 0.5~2mg/kg 口服,每小时 1 次。

外阴良性病变

尿道肉阜

- 尿道肉阜是一种良性病变,通常为尿道口无症状性外生皮疹,可引起出血。但必须与恶性病变相鉴别。如患者无症状,可不进行治疗。为控制出血,可局部使用雌激素治疗(0.01% 雌二醇乳膏,2~4g/d,共 1~2 周)或冷冻或激光去除。

软垂疣

- **软垂疣**(或称皮赘)较为常见,通常为橡胶样带蒂的纤维上皮息肉。常见于皮肤受刺激的部位。皮赘不需治疗,出现症状时可予去除。

皮脂角化症

- **皮脂角化症**是一种平坦的或略突处于皮面的色素沉着性病变,以蜡样、"黏附样"外观为特点。通常会遍布全身。虽然是良性病变,但所有的外阴色素沉着类病变,都必须仔细检查,除外黑素瘤或鳞状细胞癌。若可疑恶性,需切除活检。

脂肪瘤

- **脂肪瘤**是一种由脂肪组织构成的良性肿瘤。脂肪瘤一般较柔软,有时带蒂。外阴部位的脂肪瘤多见于阴阜和大阴唇。一般不需处理。如患者感觉不舒服,可予切除术。

异位(乳腺外)乳腺

- 异位乳腺组织可以出现在从腋窝至腹股沟的乳线任何位置。组织可以像正常乳腺组织一样随月经周期出现周期性变化,表现为相似的病理变化。应同时除外肾脏系统异常。

良性囊肿

巴氏腺囊肿

- 巴氏腺(前庭大腺)可分泌透明黏液以保持前庭表面的润滑。巴氏腺分布于腺体内附移行上皮,易发生阻塞,进而导致**巴氏腺囊肿**形成。囊肿还可能发生多重感染而形成脓肿。这些病变一般为多种病原体感染所致,但其中近 10% **巴氏腺脓肿**是由*淋病奈瑟菌*感染引起。

- 巴氏腺脓肿治疗包括切开、引流和造口术,反复发作的病例,还可切除巴氏腺(图 43-3)。需要注意,只有当病变出现波动感时,才适于切开和引流。应当在近处女膜环处切开(比如:在腺体开口附近),还可放置 Word 导管。

  - 对 40 岁以上的妇女建议进行巴氏腺切除,因为有产生巴氏腺腺癌的可能,而癌肿病变往往靠近囊壁组织。

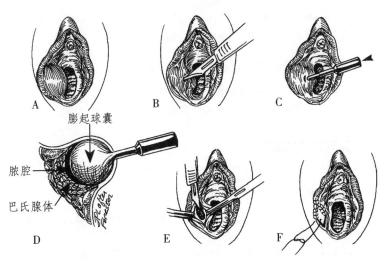

膨起球囊

脓腔

巴氏腺体

A　　B　　C

D　　E　　F

图 43-3　手术治疗巴氏腺脓肿。(A)巴氏腺囊肿或脓肿典型表现;(B)在处女膜缘附近取小切口刺穿囊肿;(C)插入扁平的 Word 导管;(D)使引流通道形成;(E)打开囊壁;(F)行造口术

- 抗感染治疗不是必要的,除非可能并发蜂窝组织炎,即使在手术之后也是如此。单纯的巴氏腺囊肿不并发感染,或有症状可以不进行治疗。

表皮囊肿

- 通常见于大阴唇,内含白色或淡黄色干酪样物质,这些物质是由角蛋白和丰富的脂质残片构成的。表皮囊肿是因毛囊皮脂腺导管阻塞而产生的。若受到外伤,囊肿可能发红并有压痛。无症状的囊肿不需治疗。如出现症状,可手术剥除囊肿。

黏液囊肿

- 黏液囊肿发生于前庭部位,由胚胎组织退化不全或前庭小腺阻塞而致。黏液囊肿通常内附可分泌黏液的单纯柱状上皮,没有肌上皮细胞。囊肿内壁还可能有鳞状化生。

Gartner 囊肿

- Gartner 导管囊肿是中肾管遗迹形成的囊肿。最多见的是阴道侧壁或处女膜环上的多个小囊肿,一般无症状,多为偶然发现。

Nuck 管囊肿(腹膜鞘突)

- 是发生在大阴唇上方的囊壁为腹膜的囊肿。起源于大阴唇圆韧带附着处内含的腹膜成分。需与腹股沟疝鉴别。

外阴恶性肿瘤

外阴上皮内瘤样病变

- 外阴上皮内瘤样病变(vulvar intraepithelial neoplasia,VIN)的组织学诊断标准包括成熟紊乱和细胞核异常,表现为极性消失、多型性、有丝分裂相以及核染色质粗颗粒状。细胞的不典型改变累及上皮全层。以表层上皮的成熟度分级来定义异常增生的级别。
  - VIN1(轻度结构异常)表示上皮的下 1/3 鳞状上皮结构异常。往往为自限性疾病。
  - VIN2(中度结构异常)表示上皮的下 2/3 为不成熟细胞。表层上皮细胞处于成熟状态。
- VIN3(重度结构异常,原位癌)表现为全层成熟鳞状细胞均消失,但没有发现基底膜的浸润,细胞异型性可能很严重。
- 年轻患者往往多病灶感染 HPV16 和 18. 高危因素与发展为宫颈癌的高危因素相似。VIN 的病灶是平顶丘疹或斑块。发生 VIN3 的年长患者典型表现为萎缩性的单一病变,通常无 HPV 感染。VIN 的病变为顶部平坦的丘疹或斑块。与 HPV 感染相关的 VIN 往往呈现多病灶,因此必须行阴道镜检查并对整个下生殖道直接活检。
- 在一个新的分级系统,去除了 VIN1,只对高级别病变(VIN2 和 VIN3)进行归类,分为三类以反映病灶的恶性潜能。
  - 普通型 VIN(疣型,基底细胞样型或混合型):与人乳头瘤病毒(HPV)感染相关(尤其是 HPV16 和 18),常见于年轻女性,往往是多病灶,5%~6% 进展为浸润癌。
  - 分化型 VIN:与 HPV 感染无关,常见于老年女性,与萎缩性皮肤病变有关(如:外阴单纯性苔藓或苔藓样硬化等),通常单一病灶,三分之一可能进展为浸润癌。
  - 未分类型 VIN:少见,无法用前面描述的去分类。
- 无论哪种治疗,1/3 的患者会复发。

阴道上皮内瘤样病变

- 女性发生率 0.2/100 000~2/100 000。
- 阴道上皮内瘤变通常没有症状,患者也可能存在同房后点滴出血或阴道分泌物异常。其可以通过持续巴氏涂片结果异常却没有宫颈瘤变证据而获得诊断。诊断 VaIN 后,需要通过阴道镜和活检除外浸润癌,尤其注意要在开始非切除性治疗前确诊。有 3%~7% 的 VaIN 患者进展为浸润癌。
- 高危因素包括 HPV 感染、现在或既往下生殖道原位癌或浸润癌、免疫抑制状态、放疗史、子宫托使用史和脱垂。
- VaIN 是一种癌前病变,存在鳞状细胞异型性但无浸润发生。病损在上皮内深度决定分类。
  - VaIN 1:异型细胞位于上皮下 1/3。
  - VaIN 2:异型细胞位于上皮中下 2/3。
  - VaIN 3:异型细胞超过上皮中下 2/3。

外阴上皮内瘤样病变和阴道上皮内瘤样病变的治疗

- **手术切除**对于不能除外浸润癌的患者是主要治疗方式。
  - 局部扩大切除:距离病损边缘 5mm。
  - 外阴皮肤切除术:大、广泛或多灶病变时。
  - 全外阴切除术或阴道切除术。
- 局部用药(5% 咪喹莫特和 5-氟尿嘧啶软膏):对于持续存在的低级别病变、多灶病变及有手术禁忌证的女性使用是有效的
- 腔内放疗:对 VaIN 有效;有一定的发病率;应当用于不适宜手术治疗的女性、多病灶或保守治疗失败者
- CO_2 激光消融:在治疗前活检明确除外浸润癌;可以用于多病灶、瘢痕形成小和性功能障碍者。VIN 病损在毛发覆盖区消融直径 3mm,非毛发覆盖区消融直径 1mm。

外阴恶性肿瘤

外阴恶性肿瘤是比较少见的,占所有女性生殖道原发恶性肿瘤的 3%~5%。美国肿瘤协会统计 2014 年共 4 850 名女性被诊断,1 030 名女性死于外阴癌。鳞状细胞癌是外阴癌里最常见的组织类型,其次是黑色素瘤、基底细胞癌和肉瘤。这些病变最常见的表现是瘙痒,并经常被保健人员误诊。

浸润性鳞状细胞癌

- 鳞状细胞病变占外阴恶性病变的 85%~90%。
- 与 VIN 类似,浸润性鳞状细胞癌也存在两种亚型。
  - 经典的、疣状病变,或称为间变型(Bowenoid)多发生在年轻患者,与 HPV 感染相关,病变呈多灶性。
  - 角化、分化型或称单纯型病变多发生于年老女性,与 HPV 感染无关,病变往往为单灶,并且很大一部分与萎缩性病变相关,如:硬化性苔藓。
- 对外阴鳞状细胞癌进行准确的**手术分期**有助于估计预后和指导治疗,如淋巴结状态是影响预后的显著因素。国际妇产科联盟(Federation of Gynecology and Obstetrics,FIGO)根据影响预后的因素如淋巴结状态修改了分期(表 43-1)。

表 43-1 外阴鳞状细胞癌 FIGO 分期（2009）和 5 年生存率

分期	描述	5 年生存率 [a]
0	原位癌,上皮内瘤变	
I	肿瘤局限于外阴或会阴	98%
Ia	肿瘤局限于外阴或会阴,最大经线≤2cm,间质浸润≤1mm,无淋巴结转移	
Ib	肿瘤局限于外阴或会阴,最大经线>2cm,间质浸润>1mm,无淋巴结转移	
II	肿瘤侵犯下列任何部位:下 1/3 尿道、下 1/3 阴道、肛门,淋巴结未转移	85%
III	肿瘤有或无侵犯下列任何部位:下 1/3 尿道、下 1/3 阴道、肛门,伴随腹股沟淋巴结转移	74%
IIIa	(i) 1 个淋巴结转移(≥5mm),或(ii) 1~2 个淋巴结转移(<5mm)	
IIIb	(i)≥2 个淋巴结转移(≥5mm),或(ii)≥3 个淋巴结转移(<5mm)	
IIIc	阳性淋巴结伴囊外扩散	
IV	肿瘤侵犯其他区域(尿道上 2/3、阴道上 2/3)或远处转移	31%
IVa	(i) 肿瘤侵犯下列任何部位:上尿道和(或)阴道黏膜、膀胱黏膜、直肠黏膜或固定在骨盆壁,或(ii)腹股沟-股淋巴结出现固定或溃疡形成	
IVb	远处转移至任意部位,包括盆腔淋巴结	

[a] 5 年生存率统计来源为原先的 FIGO 分期(Pecorelli S.FIGO Committee on Gynecologic Oncology)

- 治疗:外阴癌,尤其是早期病变,可手术治疗。切缘干净和可靠的淋巴结评估是很重要的,因为复发常是致命的。
- IA 期(微小浸润)外阴癌:局部广泛切除的范围包括病灶及其周围

　　1cm 的正常区域,不推荐进行腹股沟淋巴结清扫术,因为其淋巴结转移风险非常低。

- 早期病变:进行根治性手术和淋巴结评估。传统的侵袭性手术已经越来越多地被破坏小的手术方式取代。
  ○ 以往,手术会在外阴进行一个整块的蝶形切除,包括腹股沟及股部的淋巴结、皮肤和淋巴管。改良三切口技术使得并发症减少,生存率相似。
  ○ 根治性外阴切除(根治性全外阴切除、根治性部分外阴切除术、根治性局部切除)包括切除至距离病变边缘外侧 1~2cm 并且深达筋膜层。
- 腹股沟股淋巴清扫术:切除患者长收肌至缝匠肌中线间、阴阜至耻骨联合头侧、双侧腹外斜肌之间的所有淋巴组织。
  ○ 如果病灶距离中线 >2cm,病灶直径 <2cm,并且双侧腹股沟无临床转移灶,则腹股沟股淋巴结剔除术可以只进行患侧。但如果患侧淋巴结阳性,则应当剔除双侧淋巴结组织。
- 前哨淋巴结(SLNB)使用原理是肿瘤转移按照其既定路径的第一站即前哨淋巴结。因此前哨淋巴结阴性可以除外超过这个淋巴结的转移存在。首先需要临床显示淋巴结阴性。
  ○ Groningen 国际外阴癌前哨淋巴结试验显示外阴病灶 <4cm、前哨淋巴结阴性的外阴癌患者总体生存率 97%,2 年复发率 3%。
  ○ 当放射胶体和蓝色染料开始应用于确定前哨淋巴结后,SLNB 的应用更加成功。
  ○ 当肿瘤侵犯中线结构,需要剔除双侧前哨淋巴结。
  ○ 所有的蓝染或放射线示踪的淋巴结都需要被剔除(哪怕大于一个淋巴结)。如果没有淋巴结显影,则需要进行淋巴结清扫术。

疣状癌

- **疣状癌**是一种发生于绝经后妇女的变异的鳞状细胞癌。疣状癌的瘤体很大,呈菌状生长,可能被误诊为难治的尖锐湿疣。由于其组织学形态与正常鳞状上皮细胞十分相似,故活检标本取材必须足够深,才可诊断。尽管该病极少发生淋巴结转移,但局部破坏和肿瘤复发很常见。
- **治疗**:根治性局部切除术。
- 放疗可增加病变的恶性倾向,故禁用。

基底细胞癌

- **基底细胞癌**是身体其他部位的皮肤癌中最常见的,但在外阴癌中仅占 2%~3%,主要发生在绝经后白人妇女。与其他部位皮肤基底细胞癌不同,紫外线暴露与外阴基底细胞癌发生无关。
- 肉眼观察,这些病变呈现为肉色至白色的结节或斑块,经常伴有溃疡形成。预后良好,但大约有 20% 可能局部复发。极少见腹股沟淋巴结转移。
- 治疗:局部广泛切除。

黑色素瘤

- **黑色素瘤**是第二位最常见的外阴原发恶性肿瘤,占外阴肿瘤的 5%~10%。黑色素瘤中的 3% 发生于肛门及生殖器。外阴黑色素瘤多见于老年人,发病高峰在 60~70 岁。
- 黑色素瘤典型的皮损突出皮面,具有不规则的色素沉着和边界。病变约半数发生在大阴唇,半数发生在黏膜表面。预后与肿瘤厚度、是否累及淋巴结相关。
- 可以用 AJCC、FIGO、Clark、Breslow 或 Chung 系统进行分期。
- **治疗**。对于原发病变建议行局部根治性切除(病损 <1mm 厚时切缘距离病变 1cm,病损 >1mm 厚时切缘距离病变 2cm)。尽管淋巴结的情况对于预后有明显影响,但区域淋巴结切除术的治疗价值尚未明确。5 年生存率为 35%。大剂量 a 干扰素可能改善复发高风险患者的预后。

外阴佩吉特病(Paget 病)

- 外阴的 Paget 病非常罕见。大多数患者发病于 70~80 岁,常伴有局部刺激、瘙痒和出血。
- 病变为边缘轻度隆起的红斑,伴岛状白色上皮。病变为多灶性,边界清晰,常呈灶性脱皮及硬化。
- 上皮内 Paget 病患者中 10%~15% 有皮下汗腺的腺癌。
  - 外阴 Paget 病患者有 10% 同时发现乳腺或生殖泌尿系统癌症,故还需行结肠镜、膀胱镜、乳腺钼靶和阴道镜检查。
  - 若病变局限于上皮内,则其临床病程迁延,发展缓慢。
- 治疗:以往认为根治性手术是首选的治疗手段,但最近的研究表明在受累组织外 2~3cm 处行局部切除术后,预后相似。局部复发常见,可行激光切除治疗。5 年生存率较高,由于患者发病年龄较晚,患者通常死于其他疾病,而非 Paget 病。当确诊发生皮下腺癌时,需行根治性切除术及腹股沟淋巴结切除术。淋巴结受累的患者预后差。

巴氏腺癌

- 原发性外阴腺癌很罕见,大多来源于巴氏腺。
- **巴氏腺原发性癌症包括腺癌和鳞状细胞癌。**后者可能与 HPV 感染有关。巴氏腺恶性病变主要发生在 60 余岁。对于 40 岁以上建议行巴氏腺切除术代替引流术。
- **治疗**。对于原发病灶建议根治性切除。但由于局部丰富的血运和淋巴回流,常发生转移。建议行腹股沟、股淋巴结清扫。

外阴肉瘤

- **外阴肉瘤**发生罕见,约为 1%~2% 的外阴恶性肿瘤。年龄分布比外阴鳞状细胞癌广泛。淋巴结转移少见。
- **治疗**:扩大局部切除,辅助以放、化疗。

阴道恶性肿瘤

多数阴道恶性肿瘤为继发性(如复发或转移的宫颈癌)。原发性**阴道癌**是罕见的,在女性生殖道原发恶性肿瘤比例 <2%。鳞状细胞癌是最常见的病理类型(80%),其次为腺癌(10%)、黑色素瘤(3%)、肉瘤(3%)和其他少见的组织类型。美国癌症协会宣布在 2014 年阴道癌的新发病例 3 170 例、死亡病例 880 例。

阴道浸润性鳞状细胞癌

- 患者表现为阴道无痛性出血排液或巴氏涂片异常。
- 绝大多数与 HPV 感染有关。
- 打开窥器检查可观测到肉眼的阴道病变。阴道肿瘤常常是因为宫颈癌的筛查结果异常而发现。阴道的上 1/3 的后壁是最常见的受侵部位。阴道镜为最直观有效的方法。诊断需要病理活检。
- 阴道癌为临床分期,取决于妇科检查,膀胱尿道镜检查,直肠乙状结肠镜和胸片。阴道鳞状细胞癌的 FIGO 分期影响预后(表 43-2)。淋巴结转移至阴道上 1/3 和盆腔或腹主动脉淋巴结,或肿瘤从阴道下 1/3 转移至腹股沟淋巴结至盆腔淋巴结。

表 43-2　阴道癌 FIGO 分期和 5 年生存率

期别	描述	5 年生存率
0	原位癌,上皮内瘤变	
I	肿瘤局限于阴道	95%
II	肿瘤侵犯阴道旁组织但未达到侧壁	67%
III	肿瘤扩散达盆侧壁	32%
IV	肿瘤侵犯超出真骨盆或侵及膀胱或直肠膜,膀胱黏膜水肿除外	
IVa	肿瘤侵犯膀胱及直肠黏膜,和 / 或扩散超出真骨盆	18%
IVb	远处转移	几乎为 0%

- **治疗:**治疗取决于位置、大小、和肿瘤的临床分期。浸润癌需要手术和放疗。放疗时通常使用顺铂增敏。
  - I 期患者
    - 手术最好能切到边缘无癌侵犯,并且需要放疗的机会不大。病变局限于阴道穹窿需要根治性子宫切除,部分阴道切除和盆腔淋巴结清扫。如果远端阴道受累,还需切除腹股沟淋巴结。淋巴结结果并不改变 FIGO 分期,但淋巴结阳性提示预后不佳。SLNB 尚有待研究。
    - 放疗包括外照射和内照射。接近膀胱、尿道和直肠需要高剂量放疗。
  - II 期和 III 期患者需要外照射加或不加内照射和 / 或化疗。
  - IV 期患者:
    - 如果盆腔淋巴结阳性,需要外照射加或不加内照射和 / 或化疗。
    - IVA 期考虑盆腔廓清术或外照射。两者都可以加或不加内照射和 / 或化疗。
    - 远隔转移者在支持治疗基础上进行化疗或姑息性放疗。
    - 复发患者需要进行盆腔廓清术或造瘘手术。

阴道腺癌

- **阴道腺癌**少见,少于阴道癌的 1%。透明细胞腺癌与在宫内暴露己烯雌酚相关。这些患者从 14 岁或月经初潮开始随访。透明细胞腺癌预后较好,总生存率达 78%。但是原发的非透明细胞腺癌患者预后差于鳞状细胞癌。

- **治疗**:阴道细胞腺癌与鳞状细胞癌治疗原则一致。

黑色素瘤

- **原发阴道恶性黑色素瘤**少见。它表现为蓝黑色或黑褐色的肿物,斑块或溃疡,通常在阴道前壁远端 1/3。症状包括阴道出血,肿块或阴道排液。分期是根据肿瘤厚度。
- **历史上**,治疗为根治性切除,最近为扩大的局部切除。尽管认为放射抵抗,但放疗可以帮助局部控制。泌尿生殖系的原发恶性黑色素瘤侵袭性强。阴道的黑色素瘤的 5 年生存率多 <20%。阴道下端的病灶行腹股沟前哨淋巴结对预后判断有价值。

肉瘤

- 非常少见的一种阴道恶性肿瘤,通常有盆腔放疗史。
- 治疗以手术为主。

胚胎横纹肌肉瘤(葡萄状肉瘤)

- **葡萄状肉瘤**是高度恶性的肿瘤常发生在婴幼儿期。通常表现为质软结节形似葡萄串。这种水螅样肿物可以充满或延伸出阴道(第 33 章)。
- **治疗**:多药化疗,联合长春新碱、放线菌素 D、环磷腺癌和保留生育功能的手术治疗。

(吕涛 译 张岩 审)

推荐阅读

Apgar B, Cook JT. Differentiating normal and abnormal findings of the vulva. *Am Fam Physician* 1996;53:1171–1180.

Barhan S, Ezenagu L. Vulvar problems in elderly women. *Postgrad Med* 1997;102:121–132.

Boardman L, Kennedy C. ACOG practice bulletin no. 93: diagnosis and management of vulvar skin disorders. *Obstet Gynecol* 2008;111(5):1243–1253.

Duong TH, Flowers LC. Vulvo-vaginal cancers: risks, evaluation, prevention, and early detection. *Obstet Gynecol Clin North Am* 2007;34:783–802.

Foster D. Vulvar disease. *Obstet Gynecol* 2002;100:145–163.

Haefner HK, Collins ME, Davis GD, et al. The vulvodynia guideline. *J Low Genit Tract Dis* 2005;9:40–51.

Larrabee R, Kylander D. Benign vulvar disorders. *Postgrad Med* 2001;109:151–164.

Van der Zee AG, Oonk MH, De Hullu JA, et al. Sentinel node dissection is safe in the treatment of early-stage vulvar cancer. *J Clin Oncol* 2008;26:884.

第 44 章

宫颈上皮内瘤变

Reinou S. Groen and Cornelia Liu Trimble

宫颈上皮内瘤变流行病学

- 美国每年约有 12 000 妇女诊断为宫颈癌,每年有 4 000 人死于该疾病。宫颈癌是 20~39 岁女性的第二位死因。50% 的宫颈癌都是由于筛查不充分导致的。

- 人乳头瘤病毒(human papillomavirus,HPV)16、18、31、33、35、39、45、52、56、58、59 和 68 等高危亚型的持续感染是宫颈癌和癌前病变的必要因素。HPV16 是最常见的亚型,其次是 18 型。这两种亚型导致了 70% 的宫颈癌。尽管约有 80% 妇女都会通过性生活在某个时间段经历 HPV 感染,但大部分会是一过性感染,可以在 1~2 年内被免疫系统清除。持续感染的风险因素包括吸烟、免疫抑制状态(包括合并 HIV 感染)。30 岁以上妇女HPV 感染后,比年轻妇女更容易发生持续性感染。一般而言,宫颈癌的发生平均是在 HPV 持续感染的 25 年左右。

- 传统宫颈细胞学涂片或液基细胞学涂片(通称宫颈刮片)是用于异常宫颈上皮细胞的筛查试验。这两种手段的敏感度和特异度相同。HPV 感染可以通过基因杂交捕获实验进行检测,细胞学涂片或基因取样刷均可以实现。

- 美国每年有 480 万妇女有宫颈涂片异常,这些细胞学异常是用下述的 Bethesda 系统描述的(见下文)。

- 组织学异常分为两类:低级别鳞状上皮内病变和高级别鳞状上皮内病变。低级别鳞状上皮内病变包括轻度增生和宫颈上皮内瘤变(CIN1),高级别鳞状上皮内病变包括中重度不典型增生、原位癌和 CIN2/3。

- CIN1 通常可自行消失,无需治疗。但 CIN3 在 30 年内发生浸润宫颈癌的累积概率为 30.1%。

一级预防

- 戒烟:吸烟可使妇女罹患宫颈癌的风险比非吸烟妇女升高。吸烟者发生持续性 HPV 感染的风险提高 3 倍,进展为 CIN3 的风险提高 1 倍。

- 所有涂片异常的妇女都应进一步检查 HIV 等性传播疾病。
- 2006 年 FDA 推荐对 9~26 岁女性应用针对 HPV6、11、16、18 的四价 HPV 疫苗(Gardasil,默克),该疫苗对未感染 HPV16/18 的妇女十分有效,对 HSIL 的预防率几乎可以达到 100%。**但预防性疫苗对已经存在的感染没有治疗作用。**ACIP 和 ACOG 均建议对 9~26 岁女性接种疫苗。
- 疫苗共三针,分别于 0、2、6 个月注射(见第 1 章)。目前 HPV 疫苗不改变筛查指南。但长期来看,HPV 疫苗有可能减少宫颈病变的发生率,从而影响宫颈刮片的阳性和阴性预测值。

筛查

- HPV 感染相关的细胞学异常可以通过宫颈涂片发现,这也是宫颈癌筛查的基础。根据后面的筛查处理流程,异常细胞学应进一步性阴道镜评价宫颈病变。
- **筛查指南**由美国阴道镜与宫颈病理学家学会(the American Society for Colposcopy and Cervical Pathologist,ASCCP)制定,2013 年用于 ACOG 的实践指南。该指南于 2001 年、2006 年、2012 年根据新的流行病学数据进行了修订。
  - HPV 疫苗有可能改变 HPV 基因型的分布以及宫颈刮片的阳性和阴性预测值。此外疫苗接种可能会影响筛查的依从性。因而新指南需要根据这些改变进行修改。
  - **根据 ASCCP2012 年指南:**
  - 常规筛查应在 21 岁开始,而不是从有性生活开始。21~29 岁筛查每 3 年一次细胞学筛查。在该年龄段,HPV 感染多为一过性感染。
  - 30~65 岁妇女性每 3 年行一次细胞学筛查,每 5 年行一次细胞学和高危型 HPV 联合检测。
  - 若没有高危因素,或 10 年内连续 3 次筛查阴性,65 岁以上可停止筛查。即使 65 岁以后有新的性伴侣也不必重新开始筛查。成年妇女仍应每年进行盆腔检查。
  - 因良性病变行子宫全切的、无高级别上皮内瘤变病史的患者不需要筛查。
  - 有 CIN2/3 病史的妇女在充分治疗后,无论年龄大小 20 年内应每 3 年一次筛查。因反复 CIN2/3 行全子宫切除的患者建议行同样频率的阴道筛查。

- HIV 阳性或其他免疫抑制的妇女应在确诊 HIV 后每 6 个月筛查一次共 1 年,然后每年筛查一次。免疫抑制的妇女和己烯雌酚暴露的妇女应每年筛查一次。
- 醋酸染色后肉眼观察和直接冷冻治疗是在病理等资源短缺和无法随访的情况下的最佳选择。

宫颈涂片

- 巴氏涂片报告中包括标本类型、满意度、检查结果和是否进行其他辅助检查(如:高危 HPV 探针)
- 标本类型是指检测的是宫颈标本,还是阴道标本。
- 满意度分为满意、不满意、缺少宫颈内细胞 / 缺少移行带细胞。
- 不满意的涂片应 2~4 个月后重复。
- 如果涂片缺少移行带细胞,患者也没有高危因素及产后患者,可 1 年后再重复宫颈涂片;但如患者存在任何高危因素,则 6 个月内应重复涂片。高危因素包括:
  - 既往发现有不明意义的非典型鳞状细胞(atypical squamous cells of undetermined significance, ASC-US)或更严重异常且期间没有连续 3 次正常涂片
  - 过去 12 个月内高危型 HPV 阳性史
  - 异常腺细胞史
  - 处于免疫受损状态
  - 未见宫颈管内结构
- 依从性差的患者
- 结果部分提示任意细胞学异常。

诊断分类:细胞学

2001 年修订的 Bethesda 系统的异常细胞学结果分类如下:
- 非典型鳞状细胞(ASC)
  - 不能明确意义的非典型鳞状细胞(ASC-US)
  - 不除外高级别病变的非典型鳞状细胞(ASC-H)
- 低级别鳞状上皮内病变(LSIL)
- 高级别鳞状上皮内病变(HSIL)

- 非典型腺细胞（宫颈管或子宫内膜）(AGC)
  - 未分类的非典型腺细胞（AGC-NOS）
  - 倾向于瘤变的非典型腺细胞（AGC-favor neoplasia）
  - 原位腺癌（AIS）

ASC:

- 美国每年记录在册的 ASC 涂片结果约有 200 万。
- ASC-US 发生率为 4.7%，患者中有 7%~12% 活检结果为 CIN 2/3。
- ASC-H 发生率为 0.4%，患者中 26%~68% 活检结果为 CIN 2/3。
- 发生浸润癌的风险为 0.1%~0.2%。

AGC:

- AGC 的发生率为 0.4%。
- AGC 与瘤变（CIN2/3, AIS）的相关性为 9%~38%，与癌的相关性为 3%~17%。
  - 一项研究发现 AGC 妇女中恶性患者往往大于 35 岁、多为子宫内膜来源，因而建议 35 岁以上 AGC 患者行内膜活检。
- 瘤变倾向非典型腺细胞（27%~96%）比其未分类的非典型腺细胞（9%~41%）具有更高的恶性潜能。

LSIL

- LSIL 发生率为 2.1%，与 HPV 感染高度相关。
- 12%~17% 因 LSIL 行阴道镜的患者发现有高级别非典型增生或瘤变。

HSIL

- HSIL 的发生率为 0.7%。
- 其中 53%~97% 的患者发现为 CIN2/3，2.0% 患者发现为浸润癌。

治疗选择

- **治疗选择**有消融和切除两种方法。
- 消融性治疗没有标本进行病理检查。
- 当不能除外宫颈癌、活检可疑浸润癌、细胞学和组织学报告的病变结果相差两个等级，以及怀疑宫颈管内病变时，应该做切除治疗。

消融法

• **冷冻治疗**：采用特制超冷探头，直接针对病灶。此方法不适用于颈管内病变。

• **二氧化碳激光**：这种特殊的激光可将深达 7mm 的组织汽化。此项治疗需要专业设备，但是可以处理不规则的病灶。

• 消融法不适用于 AIS 或不满意阴道镜所见。

切除法

• 切除手术有可能增加远期早产或胎膜早破的风险。

• **环状电刀切除**（loop electrosurgical excision procedure，LEEP）：LEEP 刀由环状通电线路组成，可按需改变环形和大小，第二次"帽"状切除可到达颈管内部的病灶。

• 烧灼后的标本很难明确边缘是否切净。

• **冷刀锥切**（clod knife cone，CKC）：指用手术刀行宫颈病灶的锥形切除。可以根据病灶大小调整锥形切除的宽度和深度。这一方法可以病检切缘状态。

• 对于原位腺癌、可疑微浸润、阴道镜不满意和颈管内病变的治疗，CKC 的效果优于 LEEP。

处理策略：异常细胞学改变

ASC-US：

• **检测高危型 HPV 分流**：结果阳性需阴道镜，结果阴性继续常规筛查。该方法检测 CIN2/3 的灵敏度为 92%（图 44-1）。

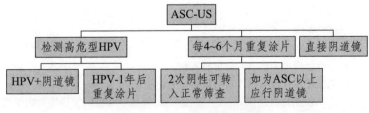

图 44-1　ASC-US 的诊疗流程

特殊人群

• 青春期患者（13~20 岁）的 HPV 感染率高，但更容易清除，因此不建议 HPV 检测。

• 新指南将首次筛查时间延迟至 21 岁，就是减少不必要的诊断和治疗。并且可以减少宫颈治疗带来的医源性损害。

• 妊娠妇女的处理依据年龄段，只是阴道镜可以延迟至产后 6 个月。妊娠期禁止颈管内搔刮。

• 免疫抑制患者和绝经后患者处理与其他人群相同。

ASC-H

• 这些患者需要阴道镜检查。阴道镜阴性仍需在第 6 和 12 个月重复细胞学检查或第 12 个月进行联合检查。

AGC

• 所有 AGC 患者需接受阴道镜检查和颈管内活检，推荐 HPV 检查。

• 发现非典型内膜细胞应该进行内膜活检。

• 35 岁以上妇女或具有内膜癌高危因素者应进行内膜活检。

• 阴道镜阴性的 AGC-NOS 患者，如 HPV 阳性应在第 6 个月重复细胞学/HPV 检查，如 HPV 阴性应在第 12 个月复查。

• 阴道镜阴性的瘤变倾向 AGC 患者，应行诊断性切除，最好是冷刀锥切。AIS 应行诊断性切除，最好是冷刀锥切。

特殊人群

• 妊娠妇女除不能行内膜和颈管活检之外，其余处理与其他人群相同。

• 40 岁以上妇女涂片发现良性病变内膜细胞应行内膜活检。

LSIL

• LSIL 与 ASCUS+HPV 具有相同的高级别非典型增生的风险，因此处理相同（阴道镜）。

• 对于不满意阴道镜或阴道镜阴性者可以进行颈管搔刮。

• CIN2/3 以下的病变可以第 6 和 12 个月复查细胞学涂片或第 12 个月复查 HPV。

特殊人群

• 青春期 LSIL 应在第 12 和 24 个月重复细胞学涂片。第 12 个月发现 HSIL 及以上病变或第 24 个月发现 ASCUS 及以上病变则做阴道镜。只有免疫抑制的青春期患者立即接受筛查。

• 绝经后患者可行 HPV 检测,或阴道镜检查,或第 6 和 12 个月重复细胞学涂片。

• 妊娠 LSIL 患者应进行阴道镜检查,产后随访亦可接受。

HSIL

• 由于 HSIL 存在宫颈严重病变的高风险,因此一种方法是“即诊即治”直接进行 LEEP 手术。

• 应进行阴道镜和颈管搔刮。不满意的阴道镜应行诊断性切除。

• 满意阴道镜结果小于 CIN2/3 可以在第 6 和 12 个月重复阴道镜 / 细胞涂片、进一步行诊断性切除或复查原始病理片确认诊断。

特殊人群

• 满意阴道镜结果小于 CIN2/3 可以每 6 个月复查阴道镜 / 细胞涂片,共 2 年。

• HSIL 持续存在 24 个月应行诊断性切除。

• 连续 2 年涂片阴性且阴道镜无高级别病变可继续常规筛查。

• **妊娠期** HSIL 应行阴道镜。可疑高于 CIN2/3 或癌的病变应行活检,其他病变不行活检。

• CIN2/3 以下的患者可以产后 6 周以后复查。

阴道镜诊断分类

组织学诊断:

• 阴道镜用于异常宫颈细胞学的评估。细胞学的平均敏感度只有 48%。因而阴道镜检查应包括肉眼可见病灶的活检,妊娠妇女或将做诊断性切除的妇女除外。

• 阴道镜时使用 3% 的醋酸液涂擦宫颈。稀醋酸可以选择性使高核 / 浆比的异常上皮细胞脱水,产生醋白改变。

• 如能够观察到完整的鳞柱交界部和全部病损,则认为阴道镜检查满意。

CIN 1

• CIN1 是低级别病变的组织学诊断,但与 LSIL 不等同。

- 美国每年有 100 万妇女患 CIN1,每年 CIN1 的发生率为 1.2/1 000。
- CIN1 进展为 CIN2/3 的几率为 11%(表 44-1)。

表 44-1　未治疗 CIN 的自然病程

	恢复正常 (%)	持续异常 (%)	进展为 CIN2/3 (%)	进展为原位癌 (%)
CIN 1	57	30	11	0.3
CIN 2	43	35	–	14~22
CIN 3	32	48~56	–	22

CIN2/3

- CIN2/3 是高级别病变的组织学诊断,但与 HSIL 不等同。
- 美国每年估计有 50 万妇女患 CIN2/3,每年 CIN2/3 的发生率为 1.5/1 000。

原位腺癌(adenocarcinoma in situ,AIS)

- 与鳞状上皮病变不同,AIS 通常为多灶性。因此,边缘阴性并不代表病变完全切除。

处理策略:组织学异常

CIN1

- CIN1 的处理取决于细胞学,细胞学 HSIL 或 AGC 患者发生高级别病变的风险要明显升高(图 44-2)。
- CIN1,之前细胞学为 ASC-US、ASC-H、LSIL
  - 在第 6 和 12 个月时复查涂片,或 12 个月后检查 HPV 分型。如果 HPV 阳性,或涂片为 ASC-US 或更严重病变,则进一步行阴道镜。
  - 若两次涂片结果正常,或一次 HPV 结果阴性,可恢复每年一次的常规筛查
  - CIN1 持续存在(≥2 年)可以按上述标准随访或治疗。在满意的阴道镜下可以行消融术和切除。在不满意阴道镜下不能消融治疗。

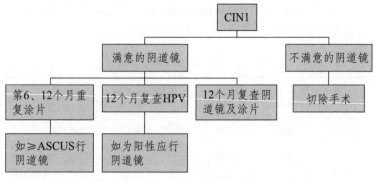

图 44-2　CIN1 的处理方案

- CIN1,之前细胞学为 HSIL 或 AGC-NOS
  - **可**诊断性切除或 6 个月行阴道镜 / 细胞涂片。阴道镜检查需进行颈管搔刮。
  - 不满意阴道镜或细胞学持续 HSIL/AGC-NOS 可以行诊断性切除。
  - 细胞涂片 / 阴道镜阴性患者可以每年一次常规筛查。

特殊人群

- 青春期 CIN1 应每年行细胞涂片。HSIL 及以上患者应 1 年复查阴道镜,ASC-US 及以上病变应 24 个月复查。
- 妊娠期 CIN1 不需治疗可以随访。

CIN2 和 CIN3

- 若阴道镜检查满意,患者可以行锥切或消融治疗。
- CIN2/3 复发应行切除,消融治疗不适用于 CIN2/3 和不满意阴道镜。
- 子宫切除不适用于 CIN2/3。
- 治疗后,CIN2/3 可 6~12 个月复查 HPV DNA,每 6 个月复查细胞涂片,或每 6 个月复查阴道镜 / 细胞涂片。
- HPV DNA 阳性或 ASC-US 及以上的细胞学异常,均应行阴道镜和颈管搔刮。
- 治疗后 1 年检查阴性,可以至少 20 年行常规筛查。
- 子宫切除适用于持续或复发性 CIN2/3。
- 边缘阳性者应每 4~6 个月行细胞涂片、阴道镜、颈管搔刮或再次切除。

特殊人群

- 对年轻妇女应考虑远期生育能力的影响。由于该年龄段 CIN2/3 可以自然消退,阴道镜评估和颈管搔刮是合理的初始评估手段
- 对于妊娠妇女的主要目标就是除外浸润癌。如阴道镜提示高度上皮内瘤变,则活检是非常重要的。产后 6 周重新评估,直到随访和进一步检查。

AIS

- 冷刀锥切是 AIS 的一线治疗方案。
- 希望保留生育功能的患者可以考虑诊断性切除。切除同时应行颈管搔刮。

(胡君 译 张岩 审)

推荐阅读

American College of Obstetricians and Gynecologists. ACOG practice bulletin no. 99: management of abnormal cervical cytology and histology. *Obstet Gynecol* 2008;112(6):1419–1444.

American College of Obstetricians and Gynecologists. ACOG practice bulletin no. 140: management of abnormal cervical cancer screening test results and cervical cancer precursors. *Obstet Gynecol* 2013;122(6):1338–1367.

American College of Obstetricians and Gynecologists Committee on Practice Bulletins—Gynecology. ACOG practice bulletin no. 131: screening for cervical cancer. *Obstet Gynecol* 2012;120(5):1222–1238.

Saslow D, Solomon D, Lawson HW, et al. American Cancer Society, American Society for Colposcopy and Cervical Pathology, and American Society for Clinical Pathology screening guidelines for the prevention and early detection of cervical cancer. *Am J Clin Pathol* 2012;137(4):516–542.

Siegel R, Naishadham D, Jemal A. Cancer statistics, 2012. *CA Cancer J Clin* 2012;62:10–29.

World Health Organization. *Cervical Cancer, Human Papillomavirus (HPV), and HPV vaccines: Key Points for Policy-Makers and Health Professionals.* Geneva, Switzerland: World Health Organization, 2008.

World Health Organization. *Prevention of Cervical Cancer through Screening Using VIA and Treatment with Cryotherapy.* Geneva, Switzerland: World Health Organization, 2012. http://apps.who.int/iris/bitstream/10665/75250/1/9789241503860_eng.pdf. Accessed February 2, 2013.

第 45 章　宫颈癌

Amy H. Gueye and Teresa P. Díaz–Montes

宫颈癌是世界上最常见的妇科恶性肿瘤,是继乳腺癌之后,女性的第二位常见癌。80% 的病例发生在发展中国家,在美国,宫颈癌是第三位最常见的妇科恶性肿瘤,也是妇科癌症死亡第二位最常见病因。宫颈癌的死亡率和发病率在大多数发达国家已经逐渐下降,这种下降主要归功于常规巴氏涂片筛查的引进和近年来的 HPV 筛查。

流行病学

发达国家患宫颈癌的女性中约 60% 从未做过筛查或在近 5 年内未做过筛查。宫颈癌患者的平均年龄为 52.2 岁,呈双峰分布,高峰在 35~39 岁和 60~64 岁。

危险因素

- 宫颈癌的主要危险因素包括 HPV 感染、吸烟、多产、免疫抑制、和宫颈癌相关的种族 / 社会经济状况等因素和性传播疾病。
  - **HPV:** 99.7% 的宫颈癌患者都有 HPV 感染。HPV 是一种无包膜的双链 DNA 病毒。这种 DNA 被 L1、L2 结构蛋白组成的病毒衣壳包裹。通过性交传播。因此,传统的宫颈癌危险因素包括初次性交年龄小、多个性伴、多产、无保护性行为和有性传播疾病史。
    - 高危型 HPV16、18、31、33、35、42、52、58 与 95% 的宫颈鳞癌相关。与宫颈鳞癌关系最密切的是 HPV16,而 HPV18 最常见于腺癌。
    - 大多数 HPV 感染是一过性的,不损害宫颈上皮或仅造成低级别上皮内病变,后者多可自愈。从高级别病变发展到浸润性宫颈癌大概需要 8~12 年,由于其处于癌前病变的时间很长,因此有很多机会可以筛查发现。
  - **吸烟:** 吸烟是宫颈癌发病的独立危险因素。吸烟者与匹配的对照组相比,患原位宫颈癌的几率高 4.5 倍。此外,被动吸烟者患宫颈癌的风险也增高。吸烟的潜在影响似乎仅限于宫颈鳞癌。

- **免疫抑制**：免疫功能受损的女性患宫颈癌的风险增高，而且从癌前病变到浸润性癌的进展也更快。HIV 阳性的患者比 HIV 阴性患者会更早发展到浸润性宫颈癌，期别更晚。CDC 已经将宫颈癌作为 HIV 感染者患 AIDS 的定义性疾病。
- **种族和社会经济状况**
  ○ 美国每年每 10 万人中宫颈癌的发病率随种族而不同。
  - 非洲裔 11/10 万，高加索人 8/10 万，美国本土人 12/10 万，西班牙裔 6/10 万，亚裔 7/10 万。
  ○ 这些差别部分是由于社会经济状况越差的人群患宫颈癌的风险越高造成。当对社会因素进行校正后，美国非洲裔过高的宫颈癌风险就会降低。
  ○ 生存率的种族差别也很明显，宫颈癌的 5 年生存率美国非洲裔为 58%，而白人为 72%。

筛查、表现和诊断

一般认为宫颈肿瘤是从非典型增生、原位癌到浸润癌的连续病变。采用脱落细胞学检查（如巴氏涂片）**筛查**宫颈癌能够帮助病变早发现、早治疗，从而显著降低宫颈癌的发病率、病率和死亡率（第 44 章）。

临床表现

- **早期症状**
  - 异常阴道出血，包括性交后出血、经间期出血或绝经后出血
  - 血性或黄色白带，有时伴异味
  - 性交困难
- **晚期症状**
  - 宫颈管占位闭锁可导致宫腔积血
  - 症状性贫血
  - 盆腔痛
  - 坐骨和背痛可能与压迫盆侧壁、肾积水或肿瘤转移有关
  - 晚期患者膀胱或直肠浸润可产生膀胱和直肠症状（如：阴道排便或排尿、血尿、尿频、便血）。
  - 盆腔淋巴管阻塞或髂外静脉血栓引起的下肢水肿。

宫颈癌的诊断

- 多数宫颈癌患者有宫颈肉眼病灶。
  - **窥阴器检查**时,宫颈癌可表现为外生型肿物(图 45-1),特点是接触性出血。内生型肿物完全生长在宫颈管内,外部宫颈可表现正常。这类患者进行双合诊时,通常可触及质硬、呈桶状扩张的宫颈。应检查阴道是否有癌肿扩散。直肠检查可发现宫骶韧带有无结节,帮助判断疾病是否向宫旁浸润。
  - **全身查体**时,晚期宫颈癌患者可能出现胸水、腹水和 / 或下肢水肿。单侧下肢水肿提示癌瘤可能浸润盆壁。腹股沟和锁骨上淋巴结可呈硬结状或增大,提示疾病扩散。
- 对明显的外生型肿物,宫颈活检后行组织学检查即可确诊。
- 宫颈外观大致正常而巴氏涂片细胞学异常的患者,则需要阴道镜下直接活检以及颈管诊刮(第 44 章)。
- 若门诊活检无法确定是否为宫颈癌,则需做诊断性宫颈锥切。

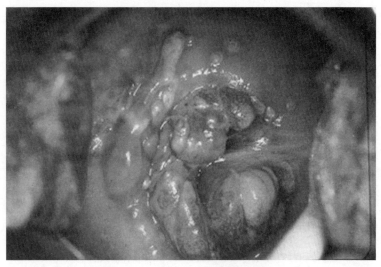

图 45-1　外生型宫颈癌的宫颈照片

疾病的进展、分期和预后

宫颈癌的转移途径

- 宫颈癌一般通过**直接蔓延**扩散。
  - **宫旁扩散:** 宫颈癌常通过主韧带淋巴和血管向两侧宫旁扩散,主韧带中段的显著浸润可导致输尿管梗阻。
  - **阴道扩散:** 当原发肿瘤扩散超出宫颈范围时,经常会累及上段阴道(50% 的病例)。
  - **膀胱和直肠浸润:** 没有宫旁浸润时,很少见宫颈癌向膀胱或直肠扩散。
  - 宫颈癌也可以通过**淋巴播散**(**图 45-2**):宫颈淋巴回流通过输尿管前、输尿管后和宫骶淋巴管完成。

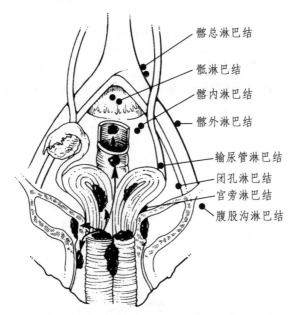

髂总淋巴结

骶淋巴结

髂内淋巴结

髂外淋巴结

输尿管淋巴结

闭孔淋巴结

宫旁淋巴结

腹股沟淋巴结

图 45-2 宫颈癌直接向邻近器官浸润或局部淋巴结转移的可能部位。子宫、宫颈和阴道被从中剖开以显示肿瘤可能的转移部位

- 以下为首站淋巴结:闭孔、髂外、髂内、宫旁、骶前和髂总。
- 主动脉旁淋巴结是第二站,在尚未累及第一站淋巴结时,很少会累及第二站。
- 淋巴结浸润的比例与原发肿瘤的体积和疾病期别直接相关。
- **血行转移**:宫颈癌血行转移少见,通常见于疾病晚期。

分期

- **宫颈癌分期**主要根据临床,而不是手术评价。(**表 45-1 和表 45-2**)。
- 常规化验包括血常规、电解质和尿检。目前还没有被广泛认可的肿瘤标记物。
- 视诊和触诊应从宫颈、阴道、盆腔开始,接着进行盆腔外区域的检查,尤其是腹部和锁骨上淋巴结的检查。
- 淋巴造影、动脉造影、CT、MRI、PET、腹腔镜或者开腹探查都不能用于临床分期,但上述检查的结果对指导制定治疗计划有意义。除胸片外,其他检查仅在结果对治疗有帮助的前提下选择。

表 45-1 FIGO 宫颈癌分期(2009 年)

期别	描述	评论
I	肿瘤局限于宫颈(无论是否浸润宫体)	I A1 和 I A2 的诊断都应基于切除组织的镜下检查,最好是锥切组织,切除的组织应包括全部病变区域。浸润深度指从病变开始部位到上皮基底,不论是表面还是腺体,都不应超过 5mm。浸润深度常以 mm 描述,一些"早期(微小)间质浸润"约 1mm。第二个测量指标是水平扩散,不应超过 7mm。血管受累,无论静脉或淋巴,都不应影响分期,但应单独记录,因为会影响将来的治疗。
I A	仅指镜下浸润癌。所有大体病变,浸润最大深度不超过 5mm,宽度不超过 7mm	

期别	描述	评论
ⅠA1	间质浸润深度不大于 3mm,宽度不大于 7mm	
ⅠA2	间质浸润深度 3~5mm,宽度不大于 7mm	
ⅠB	临床肉眼可见病变局限于宫颈或高于ⅠA 期的临床前病变。所有肉眼可见病变,即使是表浅浸润,均为ⅠB 期	一般认为,临床无法估计宫颈癌是否扩散到宫体或病变超过ⅠA期,因此不考虑癌瘤向宫体的扩散情况
ⅠB1	病变最大径线≤4cm	
ⅠB2	病变最大径线 >4cm	
Ⅱ	**肿瘤超过宫颈但未至盆壁。肿瘤浸润阴道,但未达阴道的下 1/3。**	
ⅡA	无明显宫旁浸润	
ⅡA1	临床可见肿瘤,最大径线≤4cm	
ⅡA2	临床可见肿瘤,最大径线 >4cm	
ⅡB	明显宫旁浸润	
Ⅲ	**肿瘤侵及盆壁,直肠检查时,肿瘤和盆壁之间无空隙。肿瘤已浸润阴道下 1/3。所有出现肾积水或肾无功能的病例都包括在内,除非明确为其他原因引起者。**	检查肿瘤和盆壁间有正常组织但凡是由于肿瘤造成的输尿管狭窄而引起的**肾积水和肾无功能**,均应列为Ⅲ期。由于其他因素所致,可列为Ⅰ或Ⅱ期,
ⅢA	未至盆壁	
ⅢB	浸润至盆壁和 / 或肾积水或肾无功能。	

续表

期别	描述	评论
IV	肿瘤扩散至真骨盆外或临床浸润至膀胱或直肠黏膜(活检证实)	膀胱镜检查发现泡样水肿,不应归于IV期。膀胱壁的隆起及沟裂,并在同时通过阴道或直肠触诊证实该隆起或沟裂与肿瘤固定时(如:经膀胱镜检查阴道或直肠时),应视为黏膜下浸润的表现。膀胱冲洗液发现恶性细胞时,应在膀胱壁取活体组织检查证实
IVA	扩散至邻近脏器	
IVB	远处脏器转移	

表 45-2　宫颈癌分步骤

体检 [a]	淋巴结触诊
	阴道检查
	三合诊检查(推荐在麻醉下进行)
放射学检查 [a]	静脉肾盂造影(intravenous pyelogram, IVP)
	钡灌肠
	胸片
	骨扫描
检查项目 [a]	活检
	锥切
	宫腔镜
	阴道镜
	颈管搔刮
	膀胱镜
	直肠镜

续表

选择性检查 [b]	CT
	淋巴造影
	超声
	MRI
	放射核素扫描
	腹腔镜

[a] FIGO 允许用于宫颈癌分期

[b] FIGO 规定中不允许因此改变临床分期,但有助于制订治疗方案

- 宫颈癌根据 FIGO 系统进行分期的(表 45-1,图 45-3)。淋巴脉管受累情况不影响分期。
  - 当肿瘤分期存在疑问时,一般划定为较早分期。临床分期确定并开始治疗后,后续发现不能改变最初分期。分期过高或过低都会影响诊治决策。FIGO 分期与预后相关,应严格遵守临床分期的原则,以便比较不同医院之间的治疗结果。
  - 不同临床分期患者的分布如下:Ⅰ期 38%,Ⅱ期 32%,Ⅲ期 25%,Ⅳ期 4%。发现疾病时的临床期别是生存结局的最重要决定因素。
  - 5 年生存率随诊断时 FIGO 分期从ⅠA(95%)到Ⅳ期(14%)逐渐下降。
  - 只有Ⅰ期中的亚分期(ⅠA1 和ⅠA2)需要病理评估。
- 临床分期和手术病理分期之间可能会存在很大分歧,如临床分期为ⅠB 期的患者中,7% 未能发现主动脉旁淋巴结的病变,ⅡB 期中占 18%,Ⅲ期中占 28%。因此,一些临床医师强调,如局部晚期宫颈癌应行手术分期,以确定隐性肿瘤扩散,并在传统盆腔放射范围外,对转移病灶进行治疗。

宫颈癌预后因素

- **预后**与肿瘤特性直接相关,包括组织类型、病理分级、FIGO 分期、淋巴结状况、肿瘤体积、浸润深度、淋巴血管间隙浸润(表 45-3)其他预后因素包括年龄、种族、社会经济地位和免疫状况。

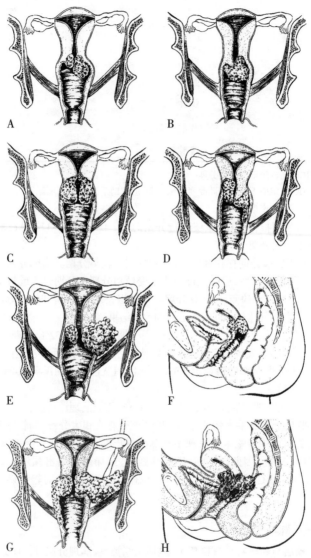

图 45-3　宫颈癌的 FIGO 分期。 Ⅰ期(A,B)仅累及宫颈，Ⅱ期(C,D,E)累及宫旁或阴道上 2/3，Ⅲ期(F,G)肿瘤扩散至盆壁或累及阴道下 1/3，Ⅳ期(H)超出真骨盆区域或累及膀胱、直肠黏膜

表 45-3　宫颈癌的 FIGO 分期 ᵃ 与生存率

分期	5 年生存率(%)
Ⅰ A	97.0
Ⅰ B	78.9
Ⅱ A	54.9
Ⅱ B	51.6
Ⅲ A	40.5
Ⅲ B	27.0
Ⅳ	12.4

ᵃ 根据 FIGO 1994 年宫颈癌分期

组织学分型

* 组织学分型对肿瘤行为、预后和生存的影响目前还存在争议。

  * **浸润性鳞状细胞癌**是宫颈癌最常见的组织学类型,占所有宫颈癌的 80%。鳞癌根据细胞类型还可分为:**大细胞角化型、大细胞非角化型和小细胞型**。少见类型包括**疣状癌**和**乳头状鳞状细胞癌**。

  * **腺癌**:占浸润性宫颈癌的 15%。总体上说,宫颈腺癌的外观表现为息肉样或外生乳头状肿块。但是,近 15% 的腺癌病变完全限于宫颈管内,视诊不能发现。

    ○ **黏液性腺癌**是最常见的类型,分化好,并产生大量黏液。

    ○ **内膜样癌**占宫颈腺癌 30%,类似典型的宫体癌。

    ○ **透明细胞癌**大约占腺癌的 4%,呈结节状红色病变,有点状溃疡,细胞胞浆多而透明,己烯雌酚暴露是危险因素。

    ○ **微偏腺癌**,或称恶性腺瘤,据报道占宫颈腺癌的 1%。

  * 既有恶性腺体成分又有鳞状成分的原发宫颈癌称为**腺鳞癌**。对这类肿瘤的临床行为目前还有争议,一些研究提示患者生存率低,而另一些研究提示生存率高于其他较常见的鳞癌。

  * **宫颈小细胞癌**类似于肺和其他部位的小细胞神经内分泌肿瘤。这些肿瘤恶性度高,易发生转移。诊断时,疾病通常已经扩散,其中骨、脑、肝是最常见的转移部位。因高度转移倾向,单独局部治疗(手术,放疗或二者结合)很少能获得长期生存。多药联合化疗与外照射和腔内放疗结合是标准的治疗方法。

组织学分级

- 宫颈癌组织学分级包括 3 级。
  - 1 级：**高分化**，鳞状细胞成熟，通常形成角化珠，分裂象少见。
  - 2 级：**中分化**，分裂活性高于 1 级，细胞成熟度低，细胞核多形性。
  - 3 级：肿瘤由**低分化**的小细胞组成，胞浆少，有核异型性，分裂活性高。分化越差者 5 年生存率越低。

其他预后因素

- 宫颈癌预后最重要的影响因素是**临床期别**。
- **淋巴结状态**：手术治疗的患者中，生存率与受累淋巴结的数量和位置有关。
  - 当只有盆腔淋巴结受累时，5 年生存率大约 65%。当髂总淋巴结阳性时，5 年生存率则降至 25%，主动脉旁淋巴结受累时生存率进一步下降。双侧盆腔淋巴结受累时，预后比单侧受累差。
- **肿瘤体积**：肿瘤体积大小是生存率的重要预测因子，且独立于其他因素。较大的肿瘤。病变 <2cm 的患者，生存率大约为 90%，而病变 2~4cm 的患者生存率近 60%，病变 >4cm 时，生存率大约 40%。
- **浸润深度**：生存率与肿瘤间质浸润的深度呈负相关。
- **淋巴-血管间隙浸润**（lymph-vascular space invasion，LVSI）：淋巴脉管空间浸润与生存率之间的关系尚不明确。

宫颈癌的治疗

- 手术和放疗是治疗浸润性宫颈癌的两种最常用方法。

手术治疗

- 一般手术治疗主要限于 I 期 ~ II A 期的患者。
- 手术治疗的优点：
  - 手术期间可以进行全面的盆腹腔探查，能确定临床与手术病理分期的差异。可根据这些患者的疾病状态予以个体化治疗。
  - 手术可通过将卵巢移出至放疗的区域之外而保留卵巢。
  - 避免放疗及其并发症
- 手术治疗的缺点：
  - 手术的风险包括出血、感染、脏器损伤、血管、神经损伤。
  - 根治性子宫切除造成阴道缩短；但随着长期的性活动，阴道会逐渐延长。
- 与手术相关的瘘形成(泌尿道或肠道)和切口并发症。通常在术后早期出现,可通过手术修补。
- 其他可行根治性手术而非放疗的指征包括:
  - 合并炎性肠病
  - 因其他疾病而行放疗史
  - 同时伴有附件肿瘤。
- 可用 Maylard 或 Cherney 方法低位横切口开腹,或是中线纵切口开腹。进腹后,应行全面的腹腔探查了解有无可见或可触及的转移灶。尤其应注意膀胱子宫腹膜返折处肿瘤的扩散或植入,并触诊主韧带和宫颈。应经腹膜触诊主动脉旁淋巴结。
- 治疗宫颈癌有 5 种类型的子宫切除法(简要比较见表 45-4 和图 45-4)。

表 45-4　经腹子宫切除的类型

手术类型	筋膜内	筋膜外 Ⅰ型	改良根治 Ⅱ型	根治 Ⅲ型
宫颈筋膜	部分切除	全部切除	全部切除	全部切除
阴道壁	不切除	切除一小圈	切除近端 1~2cm	切除上端 1/3~1/2
膀胱	部分分离	部分分离	分离	分离
直肠	不分离	部分分离直肠阴道隔	分离	分离
输尿管	不游离	不游离	打开输尿管隧道	游离直到膀胱入口
主韧带	于输尿管内侧切除	于输尿管内侧切除	在输尿管水平切除	贴盆壁切除
宫骶韧带	在宫颈水平切除	在宫颈水平切除	部分切除	在贴近后盆壁处切除
子宫	切除	切除	切除	切除
宫颈	部分切除	完全切除	完全切除	完全切除

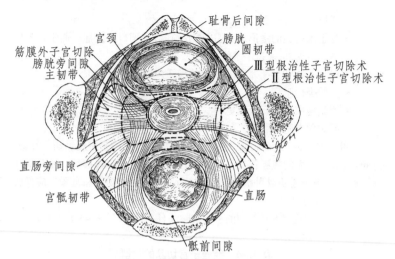

耻骨后间隙
宫颈
膀胱
筋膜外子宫切除
圆韧带
膀胱旁间隙
Ⅲ型根治性子宫切除术
主韧带
Ⅱ型根治性子宫切除术

直肠旁间隙

宫骶韧带
直肠

骶前间隙

图 45-4　子宫切除术的类型及盆腔解剖

- Ⅰ型子宫切除指标准的经腹**筋膜外全子宫切除术**。这种手术保证全部切除子宫颈而对周围结构损伤最小（膀胱、输尿管等）。ⅠA1期患者可行此手术。
- Ⅱ型子宫切除也称为**改良根治性全子宫切除术**或 **Wertheim 子宫切除术**，适用于 ⅠA2 期患者和未改变解剖关系的较小病灶。
- Ⅲ型子宫切除术，也称为**根治性子宫切除术**或 **Meig 子宫切除术**，推荐用于 ⅠB 和 ⅡA 期的患者。
- Ⅳ型或称为**广泛根治性子宫切除术**，包括切除输尿管周组织、膀胱上动脉和阴道上 3/4。
- Ⅴ型或称为**部分廓清术**，即同时切除远端输尿管和部分膀胱。Ⅳ型和 Ⅴ 型手术目前已很少使用，因为如果患者病情进展到需行这些手术时，放疗可以提供更好的治疗。
- 过去 15 年间，妇科医师开始寻找更加微创的治疗方法来治疗早期宫颈癌。这些方法包括腹腔镜手术以及机器人腹腔镜手术等。一些小样本的研究比较了腹腔镜手术、机器人腹腔镜手术和开腹手术在治疗宫颈癌上的效果，结果显示在术后并发症发生方面并无显著差异，但与开腹手术相比，微创手术平均手术时间更长，住院时间更短，术中出血量更少。

保留生育功能的手术方式

- 保留生育功能的手术适合于年轻未生育的早期宫颈癌患者。具体手术方式包括宫颈锥切术和宫颈根治术（如：Dargent 手术）。如果病例选择合适，此类手术可达到与广泛子宫切除术相似的复发率。
  - 宫颈锥切术通常适用于 ⅠA 期宫颈癌患者，但在一些 ⅠB1 期患者中该术式也与淋巴结切除术相结合运用。已报道的少数研究结果显示，在随访至少 14 个月内未发现肿瘤复发。
  - 宫颈根治术适用于 ⅠB1 期、淋巴结阴性、肿瘤直径 <2cm 的宫颈癌患者。对于接受此术式的患者，术后妊娠时产科并发症与接受宫颈环状电切术（LEEP）及宫颈锥切术者相似，包括早产及分娩低出生体重儿等。

放疗

- **放疗**可用于所有期别和大多数的患者，无论年龄、体型或合并的内科疾病。放疗不能用于憩室病、输卵管卵巢脓肿、盆腔肾的患者。目前同时应用化疗使放疗增敏，这样与单独放疗相比，改善了无瘤生存期和总体生存期。
- 性功能的保留与初次治疗方式明显相关。盆腔放疗会造成持续阴道纤维化和萎缩，使阴道长度缩短、变窄，此外，行盆腔根治剂量放疗的患者，其卵巢功能都会丧失。放疗后的瘘形成通常发生较晚，且因为放射性纤维化、血管炎、组织失血管化等难以修补。
- 放疗的两种主要方式是外照射和近距离放疗。
  - **体外照射**通常由线性加速器发出。上皮癌的镜下或隐性肿瘤需要局部给予 4 000~5 000cGy 的放射剂量。临床明显可见的肿瘤所需剂量超过 6 000cGy。
  - 完成外照射后，可用各种腔内照射技术行**近距离照射**，包括宫内纵向和阴道内放射源、阴道圆柱体或间质针植入。放射源经宫颈置入子宫，卵圆器置于阴道侧穹隆（图 45-5）。近距离照射可进行低剂量（LDR）或高剂量（HDR）放射治疗。LDR 需住院进行，共需 3~4 天，每小时接受的照射剂量为 40~70cGy。HDR 可在门诊做，共需 5 次以上。
    - 描述宫颈癌照射剂量时通常有两个参考点：
      - **A 点**是宫颈外口上方 2cm 水平和旁开 2cm 的交点，理论上代表子宫动脉跨过输尿管的区域

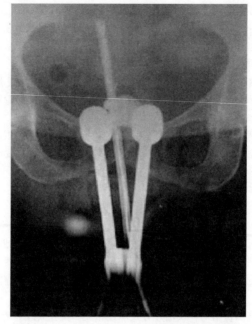

图 45-5 近距离放疗：阴道放射源和卵圆器

- ○ **B 点**是 A 点外侧 3cm，相当于盆腔侧壁和闭孔淋巴结的位置。
- ○ 无论使用哪种方法，A 点照射剂量的累计总和需要达 7 500cGy~ 8 500cGy，才能满足中央治疗。而 B 点剂量为 4 500~6 500cGy，具体剂量取决于宫旁和盆壁疾病的大小。

化疗

- **单药化疗**用于治疗盆腔外转移、手术或放疗后复发、不能行廓清术的肿瘤患者。
- 化疗的最佳对象是一般状态良好，病灶位于照射域外且不能手术切除的患者。顺铂是目前研究最深入的一种化疗药物。临床反应率较为稳定（20%~25%）。
- 治疗宫颈癌最常用的**联合化疗**方案中都含有顺铂，最常与顺铂一起联合应用的药物有博莱霉素、5 氟尿嘧啶、丝裂霉素 C、甲氨蝶呤、环磷酰胺和多柔比星。

- 比较两药、单药和三药方案疗效的随机对照试验为数不多,结果表明联合治疗的反应率较高,无瘤生存期较长,但总体生存期无明显差别。

联合治疗

- **术后辅助放疗**:建议用于镜下宫旁浸润、盆腔淋巴结转移、宫颈深浸润和手术切除边缘阳性的患者。术后放疗可降低高危患者根治性子宫切除术后的盆腔复发率。
- **新辅助化疗**:一些试验认为术前化疗可改善预后,但还不确切。
- **化放疗**:在治疗宫颈癌中,化放疗较单独放疗更能有效提高患者的生存情况,与放疗联合时,每周应用顺铂可降低宫颈癌从 ⅡB 期进展到 ⅣA 期的风险。顺铂是放疗增敏剂,使局部复发率明显降低,远隔转移率也略有降低。

不同期别的治疗

- **ⅠA1 期**:ⅠA1 期无淋巴血管浸润患者以保守手术治疗为主,如宫颈锥形切除术或筋膜外子宫全切术。如需保留生育功能,可选择锥切,但需保证手术切缘无肿瘤细胞。锥切治疗的患者应密切随访,术后第一年内每 3 个月需做一次巴氏涂片、阴道镜和子宫颈管搔刮术。因医疗因素无法手术的患者,ⅠA 期肿瘤可通过化放疗联合得到有效治疗。
- **ⅠA2 期**:5% 的患者盆腔淋巴结阳性。此类患者倾向于行改良根治性(Ⅱ型)子宫全切术及盆腔淋巴结清扫。欲保留生育能力的患者,可行根治性宫颈切除术,同时行腹腔镜或腹膜外淋巴结清扫。
  - 在**根治性宫颈切除**中,需结扎子宫动脉的宫颈支和阴道支,而保留子宫动脉主干。控制血供后,于距离子宫峡部大约 5mm 的部位切下宫颈。子宫从被横切的宫颈旁韧带处被悬吊起来,之后行峡部环扎,环扎方法与防治流产时的宫颈环扎术类似。这样,就使阴道和峡部黏膜连接在一起。
- **ⅠB1,ⅠB2,ⅡA 期**:根治子宫切除术(Ⅲ型)和放疗对 ⅠB 和 ⅡA 期宫颈肿瘤的疗效是相同的(基于 FIGO1994 年分期系统的研究)。
  - 对于肿瘤体积较大的 ⅠB2 期患者的治疗有争议。讨论的焦点在于是行Ⅲ型手术,还是放疗。通常先做手术,术后再放疗。妇科肿瘤协作组(Gynecologic Oncology Group)的一项研究显示每周给予顺铂 40mg/m²(6 疗程)加外照射并单独在 B 点植入放射源(放射剂量 55Gy)放疗,之后再行筋膜外子宫切除的效果最好。

- **ⅡB,Ⅲ,ⅣA,ⅣB 期**：ⅡB 期及以上期别的患者宜选择放疗。单独放疗的长期生存率Ⅰ期患者大约是 70%,Ⅱ期 60%,Ⅲ期 45%,Ⅳ期 18%。随着常规化放疗的应用,所有期别患者的长期生存率和无病进展期都有所增加。ⅣB 期患者通常以单独化疗或化疗联合局部放疗为主,但无论如何治疗,这类患者的预后都很差。

治疗相关并发症

- 现代手术技术和麻醉技术已经使手术死亡率大大降低。
  - 根治术后患者发热很常见,一般是单纯手术原因所致。
  - 死亡的主要原因包括下肢静脉血栓、膀胱阴道瘘(小于 1%)、输尿管瘘、永久性输尿管狭窄、膀胱排空障碍和盆腔淋巴囊肿。
- 急性并发症一般发生于放疗中或刚刚放疗后,包括子宫穿孔、直肠乙状结肠炎和急性出血性膀胱炎。
- 慢性放疗并发症一般发生在治疗后数月到数年,包括阴道缩窄、直肠阴道和膀胱阴道瘘、小肠梗阻和放疗引起的继发性癌症。

治疗后监测

- 包括腹部、腿和腹股沟、窥器、三合诊检查,并需了解淋巴结情况,上述检查应在宫颈癌治疗后的 3 年内每 3 个月一次。
  - 三年后的 2 年内每 6 个月一次,然后每 6 个月 ~1 年一次。
  - 如有异常症状或体征应增加检查的频率。
  - 每次检查时都应做巴氏涂片,还应考虑每年行胸片和 IVP 或盆腔 CT 检查。
- 治疗后 6 个月内发现的宫颈癌通常叫做持续性癌,6 个月后再发现的癌,称复发癌。
  - 复发宫颈癌的治疗取决于复发的部位和初次治疗方式。对于复发患者的治疗,取决于复发的部位和初始治疗的类型。
    - 如患者为中央性复发,而无盆腔外病灶的证据时,可考虑行盆腔廓清术。

特殊问题

宫颈癌合并妊娠

- 宫颈癌是妊娠时最常见的恶性疾病,发生率为 1/(1 200~2 200)次妊娠。宫颈癌合并妊娠时诊断较为复杂,治疗决策也很困难,因为可能会危害母亲和胎儿。

- 孕妇的宫颈癌症状与非孕期相同。但孕期宫颈癌的诊断可能会有延误
  - 当怀疑宫颈高度上皮内病变或微小浸润时,孕期行宫颈点状活检是安全的。
  - 因有破膜风险,应避免颈管搔刮。
  - 只有指征指征明确且孕周在 12~20 周之间时,才可行宫颈锥切。
- 患宫颈癌的孕妇应同非孕妇一样,在治疗前对转移情况进行评估。
  - 因为孕期行双合诊较为困难,可借助 MRI 评价宫颈外病变。
- 对 CIN 或ⅠA1 和ⅠA2 期的微小浸润癌,可待胎儿肺成熟后再治疗。
  - 浸润灶小于 3mm 且无淋巴血管浸润的患者可随诊至足月并阴道分娩。
  - 阴道分娩的主要危险是肿瘤撕裂而大出血。
  - 有阴道分娩的宫颈癌患者侧切部位发生宫颈癌复发的病例报道。
  - 阴道分娩后,应在产后 6 周对患者重新评估和治疗。
  - 如果患者为剖宫产分娩,且无继续生育的要求,可在剖宫产术同时或产后 4~6 周行筋膜外全子宫切除。
- 3~5mm 浸润癌或淋巴血管浸润的患者也可安全随诊至胎儿肺成熟后处理。
  - 但这类患者的手术应选择改良根治子宫全切术和盆腔淋巴结清扫,手术时机可选择在剖宫产术时或产后 4~6 周。
  - 放疗的生存率与手术治疗相当。
- 对于ⅠB1、ⅠB2 和ⅡA 期孕期患者(基于 FIGO 1994 年分期的研究),如延迟治疗超过 6 周会降低孕妇本人的存活率。如果孕 20 周以后诊断出宫颈癌,可考虑推迟治疗至胎儿有成活力后分娩。
  - 标准的治疗措施是行古典式剖宫产,之后行根治子宫切除术和盆腔及主动脉旁淋巴结清扫,但是孕期手术比非孕期花费的时间长,出血多。
  - 此时一般不建议行子宫下段剖宫产术,因为这种术式可能增加宫颈裂伤的风险而增加术中出血。
  - 放射治疗的生存率相同,对不合适手术的患者来说可以选择。

宫颈出血

- 因宫颈癌体积较大引起的大量阴道出血治疗很困难。一般来说,更倾向于采用保守措施控制宫颈出血,而不是急诊开腹探查结扎血管(髂内动

脉)。首先应保持患者病情稳定,可给予适量的静脉输液和血制品。

- 宫颈出血时使用浸满 Monsel 溶液的纱布阴道填塞一般可以控制。也有报道,在阴道填充物上局部涂丙酮,压迫肿瘤出血部位,也可控制宫颈癌出血。
- 如果患者之前未接受过根治剂量的盆腔放疗,则每天 180~200cGy 的外放射可起到明确的止血效果。
- 也可选择动脉造影确定出血的血管,然后用凝胶或钢圈栓塞治疗。
  ○ 血管栓塞的不利之处在于可造成肿瘤局部低氧,而可能影响后续放疗的有效性。

宫颈癌与全球健康

- 宫颈癌是发展中国家女性癌症死亡率第一的癌症,全球 85% 宫颈癌导致的死亡发生在低收入国家。
  - WHO 估计每年有超过 5 万女性诊断新发宫颈癌,多数人在 15~45 岁之间,生活在发展中国家。发病风险最高的地区为非洲东部和西部、南非、亚洲中部和非洲中部。据估计,到 2030 年,大多数(98%)的宫颈癌死亡病例将发生在发展中国家。
- 这一悬殊差距产生的原因在于缺乏宫颈癌筛查的普及。巴氏涂片在多数缺乏资源地区不方便也不可行,因为细胞学需要基础设施、专家和资源。
  - 许多低收入地区研究采用了"先看后治"法,即用醋酸试验(VIA)代替宫颈刮片。这种方式先用醋酸直接涂布宫颈,后立即治疗肉眼醋白区域,进行冷冻或锥切。妇女们因此不需要多步骤的筛查和治疗。
    ○ 一项 Bangladesh 大规模筛查研究显示,通过醋酸试验筛查的 100 000 女性中,5% 筛查阳性,但其中仅有一半患者接受了阴道镜检查,而接受检查的患者中仅有一半接受治疗。
    ○ 在不同的大规模研究中,VIA 的敏感性和特异性报道不同,一项荟萃分析显示敏感性为 82%,而特异性为 60%。
- 近期,HPV 筛查成为低收入国家中比 VIA 更好的选择。样本采集几乎不需要培训,患者甚至可以自行完成。
  - 南美洲一项经济效益分析显示,HPV DNA 检测,继而治疗,可以减少 27% 的宫颈癌,而每人每年仅花费 39 美元,而 VIA 降低 26%。

细胞学可以降低 19% 发病率，而花费更高。

• 最后，关于宫颈癌疫苗是否应该在低收入国家引入的论战将在全球范围掀起。

　• 研究显示，疫苗的性价比高，三剂花费在 10~25 美元不等。尽管需要未来几十年验证其有效性，但其必将成为全球宫颈癌减负的里程碑事件。

（贾芃　译　张岩　审）

推荐阅读

Amant F, Van Calsteren K, Halaska MJ, et al. Gynecologic cancers in pregnancy: guidelines of an international consensus meeting. *Int J Gynecol Cancer* 2009;19(suppl 1):S1–S12.

Green JA, Kirwan JM, Tierney JF, et al. Survival and recurrence after concomitant chemotherapy and radiotherapy for cancer of the uterine cervix: a systematic review and meta-analysis. *Lancet* 2001;358:781–786.

Hacker NF, Friedlander ML. Cervical cancer. In Berek JS, Hacker NF, eds. *Practical Gynecologic Oncology*, 4th ed. Baltimore, MD: Lippincott Williams & Wilkins, 2005.

Schiffman M, Castle PE, Jeronimo J, et al. Human papillomavirus and cervical cancer. *Lancet* 2007;370:890–907.

第 46 章　子宫体癌

Amelia M. Jernigan and Amanda Nickles Fader

子宫内膜癌是女性第四位最常见的恶性肿瘤,是最常见的妇科恶性肿瘤,占女性恶性肿瘤的 6%。

子宫体癌的流行病学

在美国和其他发达国家,每 38 个女性就会有一位罹患子宫体癌,使其成为最常见的女性生殖系统恶性肿瘤。美国癌症学会预计 2013 年美国有49 560 个子宫体癌新发病例,8 190 人死于子宫体癌。1998 年以来发病率每年增加 0.8%。最常见为子宫内膜癌,只有 2% 的子宫体癌为子宫肉瘤。所幸,子宫内膜癌往往表现为绝经后或不规则阴道出血,72% 的病例都能被早期发现。

危险因素

- 女性患子宫内膜癌的风险随年龄的增大而增加。平均患病年龄为 61岁,高峰年龄为 55~70 岁。50 岁以上者占 90%,40 岁以下者占 5%。
- 其他的危险因素都与雌激素暴露过多有关。
  - 接受无孕激素添加的雌激素替代治疗者,患子宫内膜癌的相对危险为 4.5~8,且这种风险可持续至停药后 10 年(表 46-1)。
  - 长期无排卵状态,如多囊卵巢综合征(polycystic ovarian syndrome, PCOS),可导致子宫内膜受到雌激素的持续刺激,缺乏黄体产生的孕激素,从而增加子宫内膜癌变的风险。
  - 肥胖可以造成外周组织的雄烯二醇水平被脂肪组织内的芳香酶转化为雌激素,近而内源性雌激素的水平升高。大约 70% 的早期子宫内膜癌患者属肥胖人群。随着体重指数增高,内膜癌的发生率也相应增高,当体重指数大于 $30kg/m^2$ 时,发生内膜癌的风险将增高 3 倍。
  - 未产(不孕症相关)和糖尿病是子宫内膜癌发生的独立危险因素。未产者发生内膜癌的危险性是已产者的 2~3 倍,高血压亦与肥胖相关。

表 46-1　子宫内膜癌的危险因素

危险因素	相对风险
未育	2.0
无孕激素的雌激素替代治疗	4~8
肥胖	
BMI 30~49	3.0
BMI>50	10.0
2 型糖尿病	2.8
他莫昔芬	2.2

- 服用**他莫昔芬**的女性患子宫内膜癌的年风险为 2/1 000,40% 的患者在停药后 12 个月以上仍可能致癌。
- 患**遗传性非息肉病性结直肠癌**(hereditary nonpolyposis colon cancer, HNPCC)的女性 70 岁时患子宫内膜癌的风险达 39%。
- 降低子宫内膜癌风险的因素:
  - 能够降低循环中雌激素水平的因素可降低内膜癌发生率,如吸烟及应用口服避孕药(OCP)等。
  - 口服避孕药可以减少 40% 的发病风险,其保护作用最多可以维持至停药后 15 年,并且可随使用时间的增加而延长。服用 4 年可使发病风险减少 56%,服用 8 年可使发病风险减少 67%,服用 12 年可减少 72%。
- **子宫内膜增生**是子宫内膜癌的癌前病变。对患有子宫内膜增生的女性进行 10 年随访的研究结果显示,子宫内膜单纯性增生、复杂性增生及非典型增生进展为内膜癌的风险逐渐增加。
  - 近期研究显示,因子宫内膜复杂性非典型增生而进行子宫切除术的患者中,43% 的患者最终病理发现已有内膜癌变。

临床表现,评估和诊断

临床表现

- 75%~90% 子宫内膜癌常表现为**绝经后阴道出血**。一项有关绝经后阴道出血的研究显示,7% 为内膜癌,56% 为萎缩性子宫内膜,15% 为子宫内膜增生。

- 绝经后阴道出血的患者年龄越大,其罹患子宫内膜癌的风险越大。一项研究显示,在 50~60 岁的绝经后阴道出血患者中,有 9% 患有子宫内膜癌,而这个比例在 60~70 岁的患者中为 16%,70~80 岁的患者中为 28%,而 80~90 岁的患者中则高达 60%。

- 大多数子宫内膜癌患者为绝经后妇女,20% 的患者为绝经前。**围绝经期月经出血过多者**,尤其是有子宫内膜癌高危因素的,应进行子宫内膜活检。

- **异常的宫颈细胞学**可以提示临床注意子宫内膜癌的诊断。但是,常规的宫颈涂片只能发现一半的子宫内膜癌患者,并不能作为筛查。临床上应该注意以下涂片结果:

  - 子宫内膜细胞(非月经期)在 40 岁以上女性。
  - 不能明确意义的不典型腺细胞(在 35 岁以上女性发生子宫内膜癌风险为 23%)。
  - 部分子宫内膜癌患者是在**全子宫切除时偶然发现的**。

- 此时需要进行子宫内膜癌分期术。

- 为了避免此事的发生,建议所有异常阴道出血的女性在全子宫切除之前需要做子宫内膜活检。

他莫昔芬

- 服用**他莫昔芬**者患子宫内膜癌的风险增加。

- 常规超声筛查及子宫内膜活检对于早期诊断的有效性尚未得到证实,目前不推荐。

  - 因为他莫昔芬可引起上皮下基质肥厚,而造成子宫内膜层增厚,所以超声筛查的意义有限,可能会造成不必要的手术。

- 服用他莫昔芬的女性应该被宣教警惕异常的症状,每年都应进行盆腔检查,并且任何时候有阴道出血都应就诊,并进行相关检查。

遗传性非息肉病性结肠直肠癌(HNPCC)

- HNPCC,或称 lynch 综合征,遗传性的常染色体显性疾病,属于错配修复基因的胚系突变(MMR 基因 MLH1,MSH2,MSH6),包含绝大多数的遗传性子宫内膜癌。并且在结肠癌、小肠癌、输尿管癌、肾癌和卵巢癌中都增加风险。

- 强烈推荐对于有 20%~25%HNPCC 风险的女性进行 HNPCC 的遗传评估。

- 包括下列女性:家族血统符合鹿特丹标准,同时或者先后在 50 岁之前患结肠癌、子宫内膜癌或者卵巢癌,或者有一级或二级亲属已知有 MMR 基因突变。

- HNPCC 女性患子宫内膜癌的风险很高(高达 50%),因此可考虑进行预防性子宫切除术。

- 目前只有有限的证据建议在此人群中进行内膜癌筛查,但是近期推荐进行子宫内膜活检,开始时间为 30~35 岁,或者在家族中最早发病年龄前 10 年。并且建议在完成生育功能后进行全子宫及双附件的切除。

绝经后出血的评估和诊断

- 如何对绝经后出血患者进行恰当的检查评估有很多争论。盆腔超声检查和子宫内膜活检是两项主要手段。

超声

- **盆腔超声**测量子宫内膜厚度,以 5mm 为临界值,是基于绝经后雌激素/孕激素干预(PEPI)实验制定。试验的结果显示,如以 5mm 为内膜厚度的界值,盆腔超声对内膜癌的阳性预测值为 9%,阴性预测值为 99%,敏感性 90%,特异性 48%。

- 荟萃分析显示盆腔超声显示内膜厚度 <5mm 者,发展为内膜癌的验后概率为 2.5%,若内膜厚度 >5mm,则验后概率为 32%。

- 尽管子宫内膜很薄,如果持续的阴道出血,也需要做子宫内膜活检。

内膜活检

- 绝经前女性内膜活检对内膜癌的检出率为 99.6%,绝经后女性中为 91%,敏感性 98%,特异性 99%。假阴性率为 5%~15%。

- 若活检结果阳性,则发展为子宫内膜癌的验后概率为 82%,若为阴性,则验后概率为 0.9%。不过如活检报告为"样本量不足"时,应进一步检查,因为其中 20% 经进一步检查会发现病理改变,3% 会发现癌变。

其他检查

- 无论以哪种手段作为初步检查,如果持续出血或临床高度怀疑癌变,都应进行**诊断性刮宫术(D&C)**。D&C 的假阴性率为 2%~6%。

- **宫腔镜**加 D&C 的阳性预测值为 96%,阴性预测值 98%,敏感性 98%,特异性 95%。

- GOG 最近的一项研究显示,子宫内膜复杂性非典型增生这一诊断是很有难度的。在诊断为复杂性非典型增生的患者中,大约 1/3 是未达到诊断标准的;另外 1/3 是超过诊断标准,即可诊断为内膜癌的;还有 1/3 是符合复杂性非典型增生诊断标准的。

分期和预后

治疗前评估

- 完善病史,评估遗传性肿瘤综合征。
- 完善体格检查,包括盆腔检查评估子宫大小和活动性,评估转移情况(如:锁骨上淋巴结)。
- 检查肿瘤抗原125(CA125)。评估 CA-125 升高是否和转移相关。
- 影像学检查:胸部影像学检查是必要的。胸部平片是合理的。拟行肿瘤分期手术前,CT 或者 MRI 不是必须的。如果不计划行肿瘤分期手术,MRI 是最好的评估子宫肌层、宫颈和淋巴结转移的方法。

手术分期步骤

- 内膜癌分期是手术分期,因为很多患者在诊断时为早期病变,所以一般手术是唯一必要的干预手段。
  - 微创手术认为是最适合早期疾病的**手术分期**方式。手术范围包括筋膜外全子宫切除,双侧附件切除,盆腔及腹主淋巴结的活检 / 切除,及肿瘤细胞减灭术。
    - 腹腔冲洗液不认为是手术分期的一部分,但如果留取,需要在进腹后就留取。
    - 如果病理为浆液性或者透明细胞癌,需要行网膜切除术。
- 现行的标准认为可能的情况下行微创手术。妇科肿瘤组研究 LAP2(GOGLAP2)随机研究显示腹腔镜手术分期更简单、安全。术中并发症与开腹相似,但术后并发症发生率及住院时间优于开腹。
- 长期随访显示,开腹及腹腔镜手术的复发率和 5 年生存率相似。
- 子宫底淋巴回流至主动脉淋巴结,子宫下段回流至髂内、髂外淋巴结,圆韧带回流至腹股沟浅组淋巴结。
- 子宫内膜癌的手术分期时需行**盆腔及主动脉旁淋巴结清扫**。盆腔淋巴结切除包括切除髂总动脉、双侧髂外动静脉的前部和中部,以及闭孔窝内在闭孔前方的淋巴结组织。
  - 主动脉旁淋巴结切除是切除下腔静脉远段上方,从肠系膜下动脉至髂总动脉和在主动脉和子宫动脉之间,从肠系膜下动脉到左侧髂总动脉中间。

- 病态肥胖者行淋巴清扫术更为困难,但是如果存在组织学和病理学高危因素(见下),仍需要进行。

- 淋巴结切除术的一个很麻烦的问题是淋巴肿(5%~20%)。发生率的增加和切除更多的淋巴结和辅助放疗有关。

- 此外,淋巴结清扫术对于是否改善预后仍然不清楚。回顾性数据显示更多的淋巴结切除改善预后,尤其是有高危因素的患者。但是 CONSORT 和 ASTEC 这 2 个前瞻性随机临床试验指出,淋巴结是否切除与预后无关。

- 更重要的是,ASTEC 认为不需要行腹主动脉旁淋巴结切除,而且批判了包括一些低危患者在初治的时候行腹主动脉旁淋巴结清扫并没有获益,和切除了很少的淋巴结切除组一样。CONSORT 实验中,更多的淋巴结被切除(中位数 =30),但是只有 26% 的淋巴结切除组行腹主动脉旁淋巴结切除。因此很难归纳指出,全面的淋巴结切除不改善预后。此外,有争议者认为行淋巴结切除可以得到更多有效信息并指导辅助治疗,而这些信息不能从这些试验中得到。

- 一般在术中根据冰冻病理细胞类型、肿瘤分化(级别)、侵犯肌层深度的情况,再决定是否进行淋巴结清扫。

- 遇以下情况,在条件允许时,应进行淋巴结清扫:癌灶侵及肌层外 1/2(任何级别)、低分化合并肌层浸润、透明细胞癌、乳头状浆液性癌、肿瘤大于 2cm、淋巴管血管间隙侵犯、宫颈或子宫下段浸润、附件受累,临床可见淋巴结增大或子宫外病变。

- 无上述任何危险因素患者,淋巴结转移率低于 5%,TAH-BSO 术后的 5 年生存率达 90% 以上。

- 但如有上述任意一项危险因素,则淋巴结转移的可能 >10%,未进一步治疗者的 5 年生存率降至 70%~85%(表 46-2)。

表 46-2 子宫内膜癌分级和肌层浸润深度的淋巴结转移

	盆腔淋巴结转移(%)			
分级	没有侵犯	内 1/3	中 1/3	外 1/3
1	0	3	0	11
2	3	5	9	19
3	0	9	4	34

续表

腹主动脉淋巴结(%)				
分级	没有侵犯	内 1/3	中 1/3	外 1/3
1	0	1	5	6
2	3	4	0	14
3	0	4	0	23

• 最近的研究显示,术前诊断为子宫内膜复杂性非典型增生的患者中有一半以上会发生肌层受累。

• 常规的盆腔 CT 扫描几乎对改变治疗措施没有帮助,而且 CT 对淋巴结转移情况的预测价值不高。核磁扫描也无法精确地显示出是否存在肌层受浸润。这两种影像学检查的结果无法决定患者是否需接受淋巴结切除术。

• 大约 50% 的阳性淋巴结是直径小于 1cm,依靠术中探查和触摸淋巴结来判断淋巴结是否有转移并不准确。

• 不应依靠肉眼观察子宫肌层是否受累来决定是否行淋巴结切除术,因为与冰冻病理检查相比这并不够精确。

• 前哨淋巴结活检正在处于研究阶段,但是已经取得了可观的影响。荟萃分析显示 93% 的敏感性探查淋巴结转移。宫颈注射相比宫腔内注射能提高检测率。

• 最近一项研究显示,用前哨淋巴结绘制整合调整后分期可以减少淋巴结清扫术的需要,但是不能减少 IIIC 的检出率。

• 如果肉眼可见的病灶在腹腔内,原则上手术应该行细胞减灭术。满意的肿瘤细胞减灭术和更长的生存期有关。

• 近期多项研究观察了**腹腔镜手术**和**机器人手术**对了宫内膜癌进行分期的可行性和准确性。微创手术分期有良好的耐受性和相似的生存期和复发率。

  • 一项包括 331 位患者的荟萃分析显示,与传统开腹手术治疗子宫内膜癌相比较,腹腔镜手术并发症更少,出血更少,手术时间更长,住院时间更短,患者总体生存率和肿瘤复发率无明显差别。

  • 在 **LAP-2 研究**中,GOG 随机有 2 500 女性行腹腔镜或者开腹子宫内膜癌分期术。这些病例随机入组,其中 76% 的患者接受了腹腔镜分期手术,23% 接受了开腹手术,在腹腔细胞学、淋巴结转移及肿瘤分期方面并未显示出差异。腹腔镜手术显示出更长的手术时间,但是更短的住院时间,更少的手术并发症和明显改善了生活质量。5 年生存率为 89% 在开腹和腹腔镜组。因此,微创手术通过传统腹腔镜或者机器人腹腔镜都认为是早期子宫内膜癌的标准治疗术式。

子宫内膜癌的分期

按 FIGO 2009 年的分期标准,根据术中所见进行分期(表 46-3)。在新的分期体系中,腹腔细胞学阳性不改变分期,但应单独报告。

子宫内膜癌的组织病理学因素

- **Ⅰ型**子宫内膜样腺癌是雌激素依赖性癌,肿瘤由增生性子宫内膜发展为癌,占子宫内膜癌的 80%。
- **Ⅱ型**子宫内膜癌是非雌激素依赖性癌,发生于萎缩的子宫内膜,这种肿瘤分化较差,一般为浆液性腺癌、黏液性腺癌、透明细胞癌等。占病理类型的 10%~20%,而占死亡率的 40%。
- PTEN 肿瘤抑制基因、K-ras 基因、DNA 错配修复蛋白(如 MLH1、MSH2、MSH6)突变微卫星不稳定与子宫内膜样癌癌变和复杂性不典型增生相关。
- 子宫浆液性癌(USC)病理学类型和生物学行为和卵巢癌相似。转移较早(72% 的患者在诊断时已有宫外转移)和播散至腹腔。因此,对 USC 进行手术分期时需切除大网膜、上腹部和腹膜活检。
- 癌肉瘤,平滑肌肉瘤(LMS)肉瘤和子宫内膜间质肉瘤,占子宫内膜恶性肿瘤的 2%~5%。
- **肿瘤分级**影响肿瘤播散及复发的风险,故在决定是否需要辅助治疗时非常重要。
- **1 级**:肿瘤中固体、非鳞状细胞及桑葚胚样成分小于 5%。
- **2 级**:上述成分占 6%~50%。
- **3 级**:上述成分超过 50%。

子宫内膜癌的预后因素

- 影响生存和复发最重要的预后因素为分期、分级、肌层浸润深度。年龄、组织学类型、LVSI、孕激素受体活性也对预后有影响。有 LVSI 者的复发率为 35%。

表 46-3 NCCN 推荐子宫内膜分期及分级

分期[a]	描述	一级	二级	三级
IA	肿瘤局限于子宫体，但 <1/2 肌层浸润	-RF: 观察 +RF: 观察或 BVT	-RF: 观察或 VBT +RF: 观察或 VBT ± 盆腔 RT	-RF: 观察 VBT +RF: 观察或 VBT ± 盆腔 RT
IB	肿瘤局限于子宫体，但 ≥1/2 肌层浸润（但未及浆膜层）	-RF: 观察 +RF: 观察 BNT ± 盆腔 RF	-RF: 观察或 VBT +RF: 观察或 VBT ± 盆腔 RT	-RF: 观察或 VBT ± 盆腔 RT +RF: 观察或盆腔 RT ± VBT ± 化疗
II	肿瘤累及宫颈间质，但局限于子宫[b]	VBT ± 盆腔 RT	盆腔 RT+VBT	盆腔 RT+VBT ± 化疗
IIIA	肿瘤累及子宫浆膜和/或附件	化疗 ±	盆腔或肿瘤定向 RT ± 化疗 或盆腔 RT ± VBT	
IIIB	阴道转移和/或宫旁受累	化疗 ± 肿瘤定向 RT		
IIIC	盆腔淋巴结阳性（ⅢC1 期）/腹主动脉旁淋巴结阳性（ⅢC2 期）	化疗 ± 肿瘤定向 RT		
IVA	膀胱和/或直肠黏膜转移	化疗 ± RT（满意的肿瘤细胞减灭术）		
IVB	远处转移，包括腹腔内转移和/或腹股沟淋巴结转移	化疗 ± RT（满意的肿瘤细胞减灭术）		

[a] 分期基于 2009 FIGO 指南，NCCN 指南的推荐。http://www.nccn.org/professionals/physician_gls/f_guidelines.asp. Accessed July 21, 2013

[b] 宫颈内膜受累不影响同质为 I 期，宫颈间质受累为 II 期

RF, 危险因素（年龄、淋巴结侵犯、肿瘤大小、子宫下段或宫颈侵犯）；VBT, 阴道短距离放疗；RT, 放疗

- 腹腔肿瘤细胞学阳性是一个有争议的影响预后的因素。大量的研究显示出不同的结果。针对这一独立结果的附加治疗并不改善生存率。
- 组织学类型中侵袭性强的肿瘤预后更差。即使无肌层浸润,36% 的患者也已发生淋巴转移。
  - Ⅰ期及Ⅱ期的 5 年生存率为 36%,和更具有侵袭性的疾病不同。
  - Ⅰ期透明细胞癌患者 5 年生存率为 72%,Ⅱ期为 60%。
  - 总体 5 年生存率为 40%。
- 远处部位易复发,常见于肺脏、肝或骨。

子宫内膜癌的治疗

合理有效的治疗取决于疾病的分期、分级、组织学类型及患者对进一步治疗的耐受情况(表 46-3)。

- **低危患者**除手术外无需其他治疗。特别是Ⅰ期的 G1 和没有高危因素的患者。

高危患者的治疗

- 关于高危患者的治疗还存在一些争论,已有一些研究在探讨某些辅助治疗的合理性。

  放疗

- 子宫内膜癌术后放疗(Post Operative Radiation Therapy in Endometria Carcinoma,PORTEC)研究将内膜癌ⅠC 期 1 级、ⅠB 期和ⅠC 期 2 级、ⅠA 期 G_3(按照 1988 年 FIGO 分期)的患者进行了随机分组,所有患者都为 TAH-BSO 术后,且术中未行淋巴结清扫,这些患者随机接受或未接受 4 600cGy **盆腔放疗**。
  - 放疗组的局部复发率为 4.2%,而非放疗组为 13.7%。但两组患者的癌症死亡率无统计学差异(分别为 9.2% 和 6.0%)。
  - 非放疗组患者阴道复发后放疗的完全有效率达 89%,这一挽救性治疗组患者的 5 年生存率为 65%。因此,术后放疗虽然可以显著控制局部复发,但对患者的生存率并无影响;作者认为术后放疗应仅限于以下 3 项危险因素中至少 2 项的患者:年龄超过 60 岁、ⅠC 期和 G_3。
  - PORTEC 数据的一个问题在于一些患者接受的并非全面分期手术。GOG 开展了一项包括 392 例中危患者的Ⅲ期临床试验,患者均接

受全子宫 + 双附件切除 + 淋巴结切除术。术后仅观察随访组复发率为 12%,4 年总生存率为 86%,术后辅助放疗组复发率为 3%,4 年总生存率为 92%。该结果与 PORTEC 结论相似。

• GOG-99 随机观察 448 名 IB~Ⅱ期(1988FIGO 分期)患者行全子宫,双附件和盆腔及腹主动脉淋巴结清扫术,分为术后放疗(50.4Gy)和术后不接受辅助治疗两组。放疗组再次显示降低了复发率,但是并不改善预后生存时间。经历放疗后低的复发率(2 年复发率 26% vs.6%)在"中高危组"异常明显:①分化差,脉管癌栓浸润或者大于外 1/3 肌层有浸润的任何年龄患者;② 50 岁及以上有 2 个前述高危因素;③ 70 岁及以上有 1 个前述以上因素。

• 一项多中心回顾性临床试验显示,对于术后Ⅰ期的未接受过放疗的内膜癌患者,发生阴道孤立复发病灶时补救性放疗的有效率为 81%。

• 在 PORTEC-2 试验中,Ⅰ期或 ⅡA 期子宫内膜癌患者行全子宫和双附件和可疑盆腔及腹主动脉淋巴结活检,随机分为术后外放射治疗(46Gy)或者阴道内短距离放疗(21Gy)。5 年的阴道和局部复发率,远处转移和无瘤生存期及预后无明显差异。阴道局部放射治疗组有更好社会功能和更小的胃肠道并发症。

肿瘤细胞减灭术

• Ⅱ期子宫内膜癌患者阴道复发的风险明显增加。如术前已知有宫颈受累,应行**根治性子宫切除术**,结果表明术后 5 年生存率达 75%。筋膜外子宫切除术结合术后放疗可使Ⅱ期子宫内膜癌患者 5 年生存率达 70%。

• 如术后诊断宫颈受累,则应行阴道近距离放射治疗。

• 新的内膜癌分期系统应用后以上数据亟待进一步更新。

• 对于Ⅲ期及Ⅳ期患者,**满意的肿瘤细胞减灭术**可以改善患者的生存率。细胞减灭术后建议进一步行辅助治疗,但最佳的辅助治疗方式尚未明确。

• 完整的补救性放疗可使复发患者的复发后生存率得以延长(平均 39 个月),而不接受放疗的复发患者该生存率为 13.5 个月。

化疗

• 也可进行化疗,但最佳的化疗方案尚不明确。单药治疗的有效率较低,已有许多针对各种不同化疗方案的研究。

• 顺铂、阿霉素联合化疗的有效率为 43%,GOG 进行的随机临床试验(GOG-177)显示紫杉醇 + 顺铂 + 阿霉素(TAP)可提高反应率和生存率,但是加用紫杉醇组的周围神经毒性发生率更高。GOG209 的初步数据显示卡铂加紫杉醇相比 TAP 有着不差于的效果且有更小的毒性。

- 激素治疗（孕酮，如：甲地孕酮，选择性雌激素受体激动剂像他莫昔芬和芳香化酶抑制剂）对于姑息治疗有效，但并非治疗目的。无论甲地孕酮联合环磷酰胺、阿霉素或氟尿嘧啶，还是甲地孕酮联合氟尿嘧啶及美法仑，都尚未证明其效果优于单药方案。

- 靶向治疗如：PI3K/AKT/mTOR 通路、血管生成和表皮生长因子受体都是实验性治疗但是有一定前景。

- 对于一线化疗失败的患者，其对于二线或三线化疗的反应率 <10%，总生存率一般小于 9 个月。

治疗后监测

- 应定期检查监测复发，前两年每 3~6 个月一次，以后每半年到 1 年一次。

- 阴道细胞学检查前两年每 6 个月一次，随后每年一次。

- 如果诊断时 CA125 升高，则每次复查时均需监测 CA125 水平。多数复发者通过症状诊断。胸部 X 线每年检查，但是 CT/MRI 需要取决于检查和症状。

- 继续评估高危的特点或者家族性诊断需要有遗传性评估。

相关问题

透明细胞癌及乳头状浆液性癌

- 任何分期的，都需辅助治疗，可以行辅助化疗及盆腔放疗。即使在接受治疗的情况下，这两种恶性肿瘤的进展也非常快。

- 子宫内膜透明细胞癌的总体 5 年无病生存率仅为 40%。复发常发生于远处器官，常见于肺脏、肝脏和骨骼。

- 与 I 型子宫内膜癌不同，子宫乳头状浆液性癌的癌前病变为子宫内膜上皮内癌，而非子宫内膜增生。USC 常有淋巴血管间隙侵犯，36% 的无子宫肌层浸润者会有淋巴结转移。其 I 期患者的 5 年生存率仅为 30%~50%。

- 与卵巢癌相似，卡铂联合紫杉醇为最有效的化疗方案。

- 最近多个研究认为，对于 I A 期患者，在接受全面分期手术后不需接受辅助治疗。3 年总生存率在 95%~100%。以上数据在新的分期系统应用后亟待进一步更新。

癌肉瘤

- **癌肉瘤（恶性苗勒管混合肉瘤）是侵袭程度非常高的肿瘤和盆腔放疗**

有关。常体积较大,有坏死。癌肉瘤是影响预后的独立危险因素,复发比例与其他组织类型相比为3∶2。所以,需要把癌肉瘤从其他高危型子宫内膜癌中区分出来以进行治疗。

- **不再认为是子宫肉瘤而认为是分化程度很差的子宫内膜癌。**
- 5年生存率Ⅰ期为50%,Ⅳ期为20%。
- 淋巴结清扫对此类患者无效。分期及有丝分裂水平是预测病程最重要的因素。
- 化疗包括顺铂、阿霉素、异环磷酰胺及紫杉醇等化疗方案已用于癌肉瘤的治疗。
- 异环磷酰胺和紫杉醇改善反应率,总生存期和无进展存活期,但是比单药用异环磷酰胺有更多的神经病变。

保留生育能力

- 希望保留生育能力的极早期子宫内膜癌患者,可以应用孕酮治疗,不进行手术。有学者对81名孕酮治疗的ⅠA期G_1子宫内膜癌患者进行了文献综述,结果如下。
  - 反应率2/3,中位反应时间12周,中位持续治疗时间24周。有效者中,24%复发,中位复发时间为19个月。
  - 47%的复发患者再次进行了治疗,其中72%的患者再次治疗完全反应。
- 一项多中心回顾性研究显示,28例子宫内膜癌患者和17例子宫内膜不典型增生患者接受孕激素治疗。
  - 这两组患者对治疗的反应率分别为55%和82%,经3年随访,有12例患者妊娠,疾病复发率为47%。
- 另一项回顾性研究显示,105例子宫内膜增生症患者接受持续释放左炔诺孕酮的宫内节育器治疗,经2年随访,疾病缓解率为90%。
- 对希望保留生育能力的患者,应告知这一治疗方案的相关风险,并建议其在完成生育后行全子宫及双附件切除术。
- 需通过D&C进行病理确诊。建议行MRI检查了解子宫肌层浸润情况。应每3个月行一次D&C,以评价治疗反应。

未完整手术分期

- 其治疗方案取决于危险因素。
- G_1、G_2级且肌层侵犯小于1/2者,发生淋巴结转移的风险低于10%,即使不接受进一步治疗,5年生存率也可达90%以上。
- 任何G3级或肌层侵犯大于1/2的G_1、G_2级患者,发生盆腔淋巴结转移的风险大于 10%,无进一步治疗时 5 年生存率降至 70%~85%。所以最好重新分期或进行辅助放疗。对于初次未行完整分期手术的患者,可采用腹腔镜下淋巴结切除术。另外 FDG-PET 扫描也有助于评估淋巴结是否转移,但是需要更进一步的研究。

手术禁忌者

• 不能耐受手术的患者可以仅进行盆腔放疗,不过单纯放疗的临床 I 期患者的 5 年生存率可下降至 69%,而单纯手术治疗者 5 年生存率为 87%。

• 研究表明,对于 I 期内膜癌患者,如果术前 CA125<20U/ml,肿瘤宫外转移率仅为 3%。对于此类患者,如果不能耐受较大手术,可以选择阴式子宫切除术作为治疗手段。

• 对于高分化的子宫内膜样癌患者,放置持续释放孕激素的节育器也是一种有效的治疗方法。

子宫肉瘤

子宫肉瘤占子宫恶性肿瘤的 5%,常表现为绝经后出血,体检时常可发现从宫颈处突出的菌状肿物。根据肉瘤的组成成分可有不同分类。

子宫肉瘤分期

• 在 2009 年,制定了**子宫肉瘤的分期系统**(表 46-4)。

子宫平滑肌肉瘤

• **平滑肌肉瘤(LMS)**为恶性程度高且少见的子宫肉瘤。起源于子宫肌层,罕见者起源于纤维瘤。阴道出血是最常见的临床症状。10% 的患者在确诊时已出现肺部转移。典型症状为绝经后妇女出现快速增大的纤维瘤。

• 在 1 432 例因子宫肌瘤行全子宫切除术的患者中,只有 0.49% 被确诊为平滑肌肉瘤。另一项研究中,1 332 例接受子宫切除术的快速增长的子宫肌瘤患者仅 0.2% 被确诊为平滑肌肉瘤。

• 形态类似平滑肌瘤,但 **>10 个有丝分裂象 /10 个高倍视野**,且呈**弥漫性核异型**。另外,**凝固坏死**的存在提示平滑肌肉瘤。

• 辅助放疗并未证实可使此类患者获益。

• 固定剂量输注吉西他滨 + 多西他赛有有效的反应率,作为转移后子宫平滑肌瘤的一线治疗。

表 46-4　子宫内膜间质肉瘤和子宫平滑肌肉瘤分期[a]

分期[b]	描述
Ⅰ A 期	肿瘤局限于子宫,肿瘤 <5cm
Ⅰ B 期	肿瘤局限于子宫,肿瘤≥5cm
Ⅱ A 期	附件受累
Ⅱ B 期	侵犯到子宫外的盆腔组织
Ⅲ A 期	肿瘤扩散到腹腔 1 处
Ⅲ B 期	肿瘤扩散到腹腔 1 处以上
Ⅲ C 期	盆腔或腹主动脉旁淋巴结转移
Ⅳ A 期	膀胱和 / 或直肠转移
Ⅳ B 期	远处转移(附件、盆腔和腹部组织之外)

a 癌肉瘤分期同子宫内膜癌,而不是肉瘤
b 基于 2009FIGO 分期指南,NCCN 指南

子宫内膜间质肉瘤

• **子宫内膜间质肉瘤(ESS)**起源于子宫内膜,可分为低、高度恶性两类。占肉瘤的 10%。总体上是恶性度最低的肉瘤,且低度恶性的 ESS 生长缓慢。即使是低度恶性的 ESS,仍有 36% 的复发率及 10% 的死亡率。

• 低度恶性 ESS 一般对孕酮及芳香化酶抑制剂治疗有反应。高度恶性 ESS 应行手术及盆腔放疗。尚未证明此类患者化疗有效,但阿霉素联合异环磷酰胺的化疗方案已应用于肿瘤转移者。

子宫肉瘤的预后

• 一项针对各种类型肉瘤患者的回顾性综述显示,组织学低、中、高级的肉瘤患者的 3 年生存率分别为 82%、60%、20%。

• Ⅰ、Ⅱ、Ⅲ、Ⅳ期患者的 3 年生存率分别为 56%、45%、33%、5%。数据在新的分期系统应用后亟待进一步更新。

• 手术联合术后盆腔放疗及阴道近距离放疗、手术 + 盆腔放疗、单纯手术无辅助治疗的生存率分别为 77%、60%、30%。

（杨曦　译　张岩　审）

推荐阅读

Benedetti PP, Basile S, Maneschi F, et al. Systematic pelvic lymphadenectomy vs. no lymphadenectomy in early-stage endometrial carcinoma: randomized clinical trial. *J Natl Cancer Inst* 2008;100:1707–1716.

Ben-Shachar I, Pavelka J, Cohn DE, et al. Surgical staging for patients presenting with grade 1 endometrial carcinoma. *Obstet Gynecol* 2005;105:487–493.

Bristow RE, Santillan A, Zahurak ML, et al. Salvage cytoreductive surgery for recurrent endometrial cancer. *Gynecol Oncol* 2006;103:281–287.

Chan JK, Cheung MK, Huh WK, et al. Therapeutic role of lymph node resection in endometrioid corpus cancer: a study of 12,333 patients. *Cancer* 2006;107:1823–1830.

Chung HH, Kang SB, Cho JY, et al. Accuracy of MR imaging for the prediction of myometrial invasion of endometrial carcinoma. *Gynecol Oncol* 2007;104:654–659.

Kitchener H, Swart AM, Quian Q, et al; ASTEC Study Group. Efficacy of systematic pelvic lymphadenectomy in endometrial cancer (MRC ASTEC trial): a randomized study. *Lancet* 2009;373:125–136.

Leitao MM Jr, Khoury-Collado F, Gardner G, et al. Impact of incorporating an algorithm that utilizes sentinel lymph node mapping during minimally invasive procedures on the detection of stage IIIC endometrial cancer. *Gynecol Oncol* 2013;129:38–41.

Lin F, Zhang QJ, Zheng FY, et al. Laparoscopically assisted versus open surgery for endometrial cancer—a meta analysis of randomized controlled trials. *Int J Gynecol Cancer* 2008;18(135):1315–1325.

Mutch DG. The new FIGO staging system for cancers of the vulva, cervix, endometrium and sarcomas. *Gynecol Oncol* 2009;115:325–328.

Nout RA, Smit VT, Putter H, et al. Vaginal brachytherapy versus pelvic external beam radiotherapy for patients with endometrial cancer of high-intermediate risk (PORTEC-2): an open-label, noninferiority, randomized trial. *Lancet* 2010;375:816–823.

Schmeler KM, Lynch HT, Chen LM, et al. Prophylactic surgery to reduce the risk of gynecologic cancers in the Lynch Syndrome. *N Engl J Med* 2006;354(3):261–269.

Thomas MB, Mariani A, Cliby WA, et al. Role of systematic lymphadenectomy and adjuvant therapy in stage I uterine papillary serous carcinoma. *Gynecol Oncol* 2007;107:186–189.

Trimble CL, Kauderer J, Zaino R, et al. Concurrent endometrial carcinoma in women with a biopsy diagnosis of atypical endometrial hyperplasia: a Gynecologic Oncology Group study. *Cancer* 2006;106:812–819.

von Gruenigen VE, Tian C, Frasure H, et al. Treatment effects, disease recurrence, and survival in obese women with early endometrial carcinoma: a Gynecologic Oncology Group study. *Cancer* 2006;107:2786–2791.

Walker JL, Piedmonte MR, Spirtos NM, et al. Laparoscopy compared with laparotomy for comprehensive surgical staging of uterine cancer: Gynecologic Oncology Group Study LAP2. *J Clin Oncol* 2009;27:5331–5336.

Walker JL, Piedemonte MR, Spirtos NM, et al. Recurrence and survival after random assignment to laparoscopy versus laparotomy for comprehensive surgical staging of uterine cancer: Gynecologic Oncology Group LAP2 Study. *J Clin Oncol* 2012;30:695–700.

Zaino RJ, Kauderer J, Trimble CL, et al. Reproducibility of the diagnosis of atypical endometrial hyperplasia: a Gynecologic Oncology Group study. *Cancer* 2006;106:804–811.

第 47 章　卵巢癌

Jill H. Tseng and Edward J. Tanner III

卵巢癌发病率居美国女性恶性肿瘤第十位,是导致癌症相关死亡的第五大病因。卵巢癌仅次于子宫体癌,是第二大常见的妇科恶性肿瘤,它在女性生殖道恶性肿瘤中死亡率最高。

流行病学

• 美国妇女一生中卵巢癌的患病风险为 1/72(1.4%)。卵巢癌的发病风险随年龄增长而升高,平均诊断中位年龄为 63 岁。

• 在绝经前女性中,附件实性肿物恶性风险为 7%,而在绝经后女性中该风险高达 30%。每年约有 22 240 位女性被确诊为卵巢癌,14 030 位患者死于该病。

• 卵巢肿瘤 80% 为良性肿瘤,主要分为三种类型:上皮性肿瘤、生殖细胞肿瘤和性索间质细胞肿瘤(表 47-1)。卵巢肿瘤也可以是转移癌,多来源于乳腺或胃肠道肿瘤(如:Krukenberg 瘤)。

表 47-1　卵巢肿瘤的分类

上皮性肿瘤

浆液性(组织学上类似输卵管被覆上皮)

黏液性(组织学上类似宫颈管被覆上皮)

子宫内膜样(组织学上类似子宫内膜被覆上皮)

透明细胞(组织学上类似阴道黏膜被覆上皮)

移行细胞(Brenner,组织学上类似膀胱)

生殖细胞肿瘤

无性细胞瘤

内胚窦瘤

胚胎癌

续表

多胚胎癌

绒毛膜癌

畸胎瘤

- 不成熟畸胎瘤

- 成熟性畸胎瘤

性索间质肿瘤

颗粒细胞-间质细胞肿瘤

- 颗粒细胞瘤

- 卵泡膜细胞瘤-纤维瘤

支持细胞-间质细胞肿瘤（Sertoli-Leydig 瘤）

性索肿瘤

性索肿瘤具有环状小管结构

两性母细胞瘤

未分类和转移性肿瘤

上皮性卵巢肿瘤

- 起源于体腔上皮的肿瘤是卵巢肿瘤中最常见的类型,占卵巢肿瘤的 65% 和卵巢癌的 90%。

  - 病理学类型包括浆液性、黏液性、子宫内膜样、透明细胞和移行细胞肿瘤（Brenner）。

高危因素

- 年龄大于 40 岁、白种人、未产、不孕、子宫内膜癌或乳腺癌病史、卵巢癌家族史等是浸润性上皮性癌的高危因素。多产、服用口服避孕药、母乳喂养史、输卵管结扎、子宫全切可降低卵巢癌的发生风险。

- **家族史:** 有卵巢癌、乳腺癌、子宫内膜癌或结肠癌家族史的妇女患卵巢癌的风险增加。

  - 遗传性家族性卵巢癌约占所有新发卵巢癌病例的 10%。如有一个一级亲属患卵巢癌,女性一生中患卵巢癌的风险为 5%,当有两个一级亲属患卵巢癌时,风险升高为 7%。

- 以下三大常染色体显性遗传的综合征被定义为家族性卵巢癌：部位特异性卵巢癌、遗传性乳腺癌-卵巢癌综合征（BRCA1 和 BRCA2）、遗传性非息肉性结直肠癌（HNPCC 或 Lynch 综合征 Ⅱ 型）。
- HNPCC 也称为 Lynch 综合征 Ⅱ 型，为常染色体显性癌症易感综合征。是指对结肠癌、子宫内膜癌、卵巢癌、生殖泌尿系肿瘤等多种恶性肿瘤的家族易感性。
  - HNPCC 的妇女一生中发生子宫内膜癌的风险为 40%~60%，发生卵巢癌的风险为 12%。Lynch 综合征患者可发现的突变中，有 95% 以上是三种 DNA 错配修复基因突变，即 *MLH1*、*MSH2*、*MSH6* 突变。
- BRCA：目前已证实了乳腺癌、卵巢癌的两个易感基因（*BRCA1* 定位于染色体 17q，*BRCA2* 定位于染色体 13q）。这些基因参与 DNA 修复，与家族性乳腺癌、乳腺-卵巢癌和部位特异性卵巢癌综合征相关。
  - 带有 *BRCA* 突变的妇女终身罹患乳腺癌的概率为 82%，*BRCA1* 携带者中终身罹患卵巢癌的风险为 25%~60%，*BRCA2* 携带者为 15%~25%。携带有 *BRCA* 突变的患者发病时间早于无基因突变的患者。目前已有这类基因的筛查方法。
- **环境因素**：也可能在卵巢癌的发生中有一定作用。但近期的一项荟萃分析不支持滑石粉和卵巢癌之间的相关性。
- 生殖因素：是卵巢癌发病的重要因素。多产可以减少患卵巢癌的相对风险，而**未产**则增加卵巢癌的风险。
- 口服避孕药亦可减少卵巢癌相对风险。
- 曾母乳喂养的妇女比未产妇女或未行母乳喂养的经产妇发生卵巢癌的风险低。
- 不孕妇女无论是否无生育史罹患卵巢癌的风险增加。
  - 尽管助孕药物可能与卵巢癌的发生相关，但这一相关性不除外受未产和不孕因素的干扰所致。
- **输卵管绝育**或保留卵巢的**子宫切除术**都能降低卵巢癌的风险，但具体机制不清。

筛查和预防

- 早期卵巢癌通常没有症状。目前对早期卵巢癌尚无阳性预测值较高的筛查方法。
- **每年进行常规盆腔检查**：这是目前推荐的对一般人群进行筛查的方法。但对早期卵巢癌诊断敏感性差。

- **癌抗原 125**（cancer antigen 125,CA125）是卵巢癌的肿瘤标记物。绝经后妇女如果 >35U/ml 为异常。大约 50% 的病灶局限于卵巢的卵巢癌及 85% 以上的晚期卵巢癌患者的 CA125 升高。但仅凭 CA125 单一指标诊断卵巢癌的灵敏度和特异性都欠佳。

  - 一些良性疾病也可见 CA125 的升高,如盆腔炎性疾病、子宫内膜异位症、纤维瘤、妊娠、卵巢出血性囊肿、肝脏疾病及其他引起腹膜刺激的疾病,而一些其他恶性肿瘤,如乳腺癌、肺癌、胰腺癌、胃癌、结肠癌等也会引起 CA125 升高。此外近半数的 I 期卵巢癌患者 CA125 正常。动态监测 CA125 更有意义,可以用于判断卵巢癌的疗效和监测复发征象。

- **人附睾蛋白 4（HE4）:** 以健康人群作为对照时,HE4 与 CA125 的诊断卵巢癌的敏感性相当,但如果以良性妇科疾病作为对照,则 HE4 的敏感性更好。尽管尚不能用于筛查,HE4 目前在美国已经获批作为监测疾病进展及复发的指标。

  - **其他生物标记物:** 已有对 CA19-9、CA15-3、CA72-4、癌胚抗原、溶血磷脂酸、sFas、间皮素、结合珠蛋白 α、双库尼茨抑制剂、HE4 和 OVX1 等肿瘤标记物联合检测的研究,高危患者可选择进行检测。

  - **阴道超声:** 也是筛查手段之一。恶性肿瘤的特征性表现有:卵巢囊肿为混合囊肿伴有实性成分、有分隔、有突向囊腔的乳头、囊壁增厚、表面粗糙、腹水和新生血管形成。但阴道超声用于一般人群筛查时的阳性预测值较低。而在绝经后有盆腔包块的妇女中,据报道敏感度为 84%,特异性为 78%。

  - **多模式筛查:** CA125 和经阴道超声联合筛查的特异性和阳性预测值都较两种方法单独使用时高。绝经后妇女,如阴道超声有异常发现且 CA125>65U/ml,则敏感度可升高到 92%,特异度升高到 96%。但是目前关于卵巢癌多模式筛查的作用还不确切。

    - 一项大规模前瞻性研究,即前列腺、肺、结直肠和卵巢癌的筛查试验,发现目前多模式筛查并不减少卵巢癌的死亡率。另一项正在进行中的大规模随机试验,即英联邦协作卵巢癌筛查试验,发现序贯多模式筛查（如 CA125 异常则行阴道超声）对原发性卵巢癌和输卵管癌的检测敏感性高于单独进行阴道超声检查。最终结论需到 2015 年知晓。因此,仍然需要试验进一步证实多模式筛查卵巢癌的适用性。

- **目前推荐的筛查方式:** 根据美国预防服务任务组的报告,目前没有证据显示 CA125、超声或盆腔检查等任何筛查检测可以降低卵巢癌的病死率,因此**不推荐常规筛查**。美国妇产科医师学院(the American College of Obstetricians and Gynecologists, ACOG)也认为常规普查对低危的无症状人群无益,但是建议妇产科医师对卵巢癌早期的症状和体征保持足够的警惕。美国癌症协会(the American Cancer Society, ACS)也不推荐常规筛查,但建议对卵巢癌高危人群应进行仔细的盆腔检查、阴道超声和 CA125 联合检查。

- **预防性双附件切除**:45 岁以上的妇女在进行盆腔手术时可以考虑行预防性卵巢切除术。双附件切除可以从根本上降低卵巢癌的发生风险,仅遗留极小的发生腹膜癌风险。术前需权衡医源性绝经与可能发生的卵巢恶性肿瘤的利弊。
  - 正因如此,目前尚无明确建议多大年龄的一般风险患者应进行双附件切除,但有研究显示 45 岁之前预防性切除卵巢会减少寿命,降低全因死亡率。
  - 对于卵巢癌高危人群(Lynch 综合征、BRCA 突变)完成生育后应考虑行预防性双附件切除。
- **口服避孕药(OCP)预防**:OCP 是目前唯一有证可循的可有效预防卵巢癌的药物。OCP 可以降低约 40% 的卵巢癌发生。OCP 的服用时间越长,卵巢癌的发生风险越小,而且这种保护作用可以维持到停药后 10 年以上。对于 BRCA 突变携带的患者使用 OCP 可以降低卵巢癌风险,同时不增加乳腺癌风险。

临床表现和诊断

- **临床表现**:只有 19% 的卵巢癌诊断时为病灶局限(I 期),而大约 68% 的上皮性卵巢癌诊断时已经为晚期(Ⅲ 期及以上)。尽管有些患者在早期有症状,但绝大多数没有症状。
  - 患者出现的症状无特异性,包括腹胀、早饱、体重减轻、便秘、厌食、尿频、性交困难、乏力和不规则阴道出血。
  - 盆腔检查发现盆腔包块是重要的体征。晚期患者可以表现为腹围增大,胸片可见胸水。
- **辅助检查**:盆腔包块患者应结合其年龄、病史、家族史及超声检查包块的特点进行分析。怀疑恶性卵巢包块的患者应转诊至妇科肿瘤专家(表 47-2)。绝经前期妇女如发现附件包块直径小于 8~10cm 且无其他表现,一般需动态超声随访。在决定手术之后,术前应采集全面的病史,并行体格检查,包括盆腔检查和宫颈涂片。

表 47-2　与常染色体显性遗传综合征相关的特殊类型的癌症风险

遗传综合征	BRCA1	BRCA2	HNPCC
癌症类型			
卵巢癌	25%~60%	15%~25%	12%
乳腺癌	82%	82%	不相关
子宫内膜癌	不相关	不相关	40%~60%
结肠癌	可能增加风险	不相关	70%~80%
胃癌	不相关	可能增加风险	20%

HNPCC,遗传性非息肉性结直肠癌

- 进一步检查需根据患者的危险因素和内科并发症决定,可完善胸部、腹部、盆腔 CT 了解转移情况。手术最好由妇科肿瘤专家完成,以便术中分期,并最大限度地改善预后。

表 47-3　盆腔包块患者需转诊至妇科肿瘤专家的转诊标准

绝经前妇女	绝经后妇女
CA125 明显升高	CA125 升高(>35U/ml)
腹水	腹水
腹腔转移或远处转移证据(查体或影像学发现)	腹腔转移或远处转移证据(查体或影像学发现)
	盆腔结节或固定的盆腔包块

分期和预后

- 上皮性卵巢癌根据细胞类型和生物学行为分为良性、不典型增殖性和恶性。不典型增殖性肿瘤是指低度恶性潜能卵巢肿瘤(LMP)或“交界性”肿瘤。
- 卵巢癌为手术分期(表 47-4),因此全面的手术分期对确定治疗方案和预后的意义极其重要。尽管目前有更微创的腔镜手术可选,标准的手术路径依然为中线纵切口以保证术野暴露充分(表 47-5)。
- 卵巢癌可以直接蔓延、通过脱落细胞引起腹腔种植、血行转移或淋巴转移,最常见的转移方式是腹腔种植。肿瘤细胞脱落至腹腔,并随腹腔液循环顺时针转移。所有腹膜表面都有转移种植的可能。肿瘤也可以经淋巴转移至盆腔和主动脉旁淋巴结。晚期患者也可经血行转移至肝脏和肺。

表 47-4 FIGO 原发卵巢癌的分期(1988)

分期	肿瘤特点
Ⅰ	生长局限于卵巢
Ⅰ A	生长局限于一侧卵巢,无腹水,表面无肿瘤,包膜完整
Ⅰ B	生长局限于双侧卵巢,无腹水,表面无肿瘤,包膜完整
Ⅰ C	Ⅰ A 或 Ⅰ B 期肿瘤,一侧或两侧卵巢表面有肿瘤或包膜破裂;或腹水中找见癌细胞;或腹腔洗液可见癌细胞
Ⅱ	生长累及一侧或双侧卵巢,伴盆腔转移
Ⅱ A	累及或转移到子宫或输卵管
Ⅱ B	累及其他盆腔组织
Ⅱ C	Ⅱ A 或 Ⅱ B 期肿瘤,一侧或两侧卵巢表面有肿瘤或包膜破裂;或腹水中找见癌细胞;或腹腔洗液可见癌细胞
Ⅲ	肿瘤累及一侧或双侧卵巢伴盆腔外腹膜转移,和(或)腹膜后或腹股沟淋巴结转移。肝脏表面转移为Ⅲ期。肿瘤局限于真骨盆,组织学证实有小肠或大网膜的转移
Ⅲ A	肉眼肿瘤局限于真骨盆,淋巴结无转移,但组织学证实有小肠或大网膜的微小种植灶
Ⅲ B	一侧或两侧卵巢肿瘤,组织学证实有腹膜表面种植灶,直径 <2cm;无淋巴结转移
Ⅲ C	腹腔种植直径 >2cm,或腹膜后或腹股沟淋巴结转移
Ⅳ	累及一侧或两侧卵巢,伴远处转移。如有胸腔积液,且细胞学阳性者为Ⅳ期。 肝实质内转移为Ⅳ期

FIGO,国际妇产科联盟(International Federation of Gynecology and Obstetrics)

表 47-5　手术分期步骤

取腹水行细胞学检查

冲洗盆腔、结肠沟和横膈

系统探查所有脏器及其表面

子宫切除术 [a]

双附件切除术 [a]

结肠下大网膜切除

盆腔和主动脉旁淋巴结活检

腹膜多点活检：

　　盆壁

　　直肠、膀胱表面

　　子宫直肠陷窝

　　结肠旁沟

　　横膈

[a] 某些特殊病例,尤其将来希望生育者,可能需要保留

预后因素

• 最重要的预后因素包括临床分期、病理分级、肿瘤组织学类型、初次肿瘤减灭术后残余病灶大小和患者年龄。

• 上皮性卵巢癌患者的 5 年生存率与肿瘤分期直接相关（表 47-6）。

• 同一组织学类型的肿瘤中,又可分为良性、交界性和恶性三种亚型。

  • **浆液性**:浆液性卵巢癌是最常见的组织学类型,约占卵巢恶性肿瘤的 50%。大约 1/3 为恶性,1/6 为交界性,1/2 为良性。卵巢浆液性癌与输卵管癌和腹膜癌在组织学上十分相近,临床表现也十分类似,所以归为一类。患者平均诊断年龄为 57 岁。25% 病例存在砂砾体。

  • **黏液性**肿瘤由类似宫颈管腺体或小肠上皮的细胞组成。原发黏液性卵巢癌仅占卵巢上皮性肿瘤的 3%~4%。60% 的黏液性卵巢癌为 I 期,大多为单侧。黏液性肿瘤一般瘤体较大,充满腹腔,为囊性、多房。患者的平均诊断年龄为 54 岁。CA125 水平可能上升不显著。

    ○ 腹膜假性黏液瘤是黏液性肿瘤的一种,多为胃肠道来源的,其特点为腹腔内含凝胶状黏液或腹水。

- 原发卵巢黏液性肿瘤与消化道转移肿瘤(结肠、阑尾、胰腺)很难鉴别。既往研究显示,一般来说,原发卵巢黏液性肿瘤为单侧,大于 10cm,而转移瘤为双侧,直径 <10cm。以此为标准,约 84% 的卵巢黏液性肿瘤可以正确分类,包括 100% 的原发卵巢肿瘤。
  - **子宫内膜样肿瘤**:组织学上类似子宫内膜,占上皮性卵巢肿瘤的 6%,大多数为恶性,20% 可能为交界性。恶性肿瘤的平均诊断年龄为 56 岁。14% 的患者合并有子宫内膜癌,15%~20% 以上同时合并子宫内膜异位症。子宫内膜样癌患者的预后较浆液性癌好,可能与诊断时期别较早有关。
  - **透明细胞癌**:占卵巢上皮性癌的 3%。此类肿瘤是卵巢癌中化疗最耐药的类型,在所有类型中预后最差。30%~35% 的病例可见子宫内膜异位种植。这类肿瘤最易发生类癌综合征,如高钙血症,原因不详。50% 患者就诊时为 I 期。肿瘤体积较大,平均直径 15cm。透明细胞的组织学特点为**钉状细胞**。平均诊断年龄为 57 岁。
  - **移行细胞**:组织学上类似膀胱。恶性移行细胞肿瘤有两类:恶性 Brenner 瘤和移行细胞癌。大约 10%~20% 的晚期卵巢癌中含有移行细胞癌成分,恶性 Brenner 瘤的平均诊断年龄为 63 岁。
- **病理分级**:是独立且重要的预后因素,尤其是早期患者。
- 根据结构(颗粒状、乳头状或实性)、核异型性和分裂指数综合评估。
- 1 级通常为高分化肿瘤,2 级为中分化,3 级为低分化。
- 近期提出新的二分级系统。低级别肿瘤表现为低度异型性,少见核分裂象,可能由腺纤维瘤或交界性肿瘤发展而来,进展缓慢。而高级别肿瘤以核异型性和多发核分裂象为特征,通常进展迅速。
- **肿瘤倍体**是独立的预后因素。二倍体肿瘤多为 I A 期,非整倍体肿瘤则多见于较晚期肿瘤。
- 减瘤术,也叫**肿瘤细胞减灭术**,是指在开腹探查术中尽可能多地切除肿瘤病灶。理想的肿瘤细胞减灭术是指残余肿瘤病灶直径小于 1cm,最好由妇科肿瘤专家参与,可以改善患者的总体预后。

卵巢上皮性癌的治疗

- 上皮性卵巢癌的治疗需要根据临床分期、病理分级、疾病类型(初发和复发)、既往治疗和患者一般情况而定。

低度恶性潜能卵巢肿瘤

- 低度恶性潜能卵巢肿瘤(Low Malignant Potential,LMP)与恶性卵巢疾病的行为不同。大约占上皮性卵巢肿瘤的15%,常见于较年轻患者,主要为浆液性(85%),其次为黏液性。

- 浆液性LMP伴浸润种植病灶者,其生物学行为类似于高分化的恶性肿瘤,死亡率为34%。

- 局限于卵巢的黏液性LMP患者,生存率可达100%,但晚期患者生存率仅为40%~50%。黏液性交界性肿瘤可能来自或同时合并阑尾原发肿瘤,因此患者需行阑尾切除。黏液性LMP有浸润行为表现者,可能与阑尾原发的腹膜假性黏液瘤有关。

- 提倡对LMP进行分期手术,因为有可能在最终病理中发现侵袭性癌。由于交界性肿瘤的生长相对缓慢,故包括晚期患者在内不建议进一步辅助治疗。

  - 如果复发,多在首次诊断后,平均复发年限为10年,复发后可以再次手术切除。大多数患者死亡时伴有这类疾病,但并非死于这类疾病本身。

- 对于希望保留生育能力的早期患者,可以行单侧附件切除,甚至是单侧肿瘤剥除术,预后较好。

早期卵巢癌(Ⅰ期和Ⅱ期)

- **初次手术**:对组织学诊断和正确分期有重要意义。年轻有生育要求的患者,如果术中探查为Ⅰ期,对侧卵巢外观正常,可行一侧附件切除 + 分期手术,保留子宫和健侧卵巢。此类患者应充分告知留存的卵巢将来发生卵巢癌的风险,并且完成生育后,应行全子宫加双附件切除术。

- **化疗**:在完整的手术分期后,如患者为ⅠA期、G_1或G_2级,则无需化疗。不过对于有复发高危因素的早期患者(IC期或Ⅱ期,G_3级,或任何期别的透明细胞癌),建议术后化疗。尽管铂类为基础的化疗方案最为常用,但早期患者的最佳方案仍在评估中。

- **放疗**:由于化疗疗效好,且卵巢癌常伴广泛转移,目前很少使用放疗。

晚期卵巢癌

- 晚期患者需要手术分期、减瘤并接受铂类为主的化疗。

- 初次**肿瘤细胞减灭术**是晚期卵巢癌的治疗核心,因为最大程度的肿瘤细胞减灭术是影响患者预后的最有力因素。

  - 残余病灶的评价不是指残余肿瘤细胞的总量,而是指最大一个残余肿瘤结节的直径。例如,当患者有一个2.5cm的残余病灶时,则认为是其肿瘤细胞减灭术不满意;但即使患者有粟粒样残余灶布满整个腹腔,也认为肿瘤细胞减灭术是满意的。

- **新辅助化疗**,即术前化疗,生存率低于直接手术。但是对于不能耐受初始手术的患者,可以先进行新辅助化疗。另外,对于肿瘤细胞减灭术有可能不满意的患者,可以在术前选择新辅助化疗以提高肿瘤细胞减灭术的满意度。

- **联合化疗**:最常用于晚期上皮性卵巢癌患者的术后(辅助)治疗。卡铂 + 紫杉醇联合化疗六个疗程,是晚期卵巢癌患者的推荐化疗方案。每 3 周为一个疗程,并通过查体、CA125 水平和 CT 检查监测肿瘤情况。

- **腹腔化疗**:研究数据表明,对于新诊断的行满意肿瘤细胞减灭术的 Ⅲ 期卵巢癌患者,通过腹腔化疗(IP)泵给予卡铂加紫杉醇腹腔化疗,与传统的静脉化疗(IV)相比,患者的总体生存率和无瘤生存率都有明显改善。研究显示 IP 组相较静脉化疗组,可以延长将近 1 年的生存期。但腹腔化疗的缺点在于可能增加毒性反应,且可能出现置管相关的并发症,影响 6 个疗程的完成。

- **其他治疗方法**:有剂量-密集化疗(周疗),以及生物治疗,目前尚处于研究中。

- **巩固治疗**:完成满意的肿瘤细胞减灭术并进行 6 个疗程卡铂 + 紫杉醇化疗的患者中,80% 可达到临床缓解。目前正在研究巩固治疗的方案,希望可延长患者的复发时间。既往研究采用顺铂联合紫杉醇的方案维持化疗并不改善总生存期。近期研究发现贝伐珠单抗联合静脉卡铂加紫杉醇化疗,后单药继续使用 10 个月可以改善无进展生存期,但对总生存期无影响。对于雌激素受体阳性的原发肿瘤患者,可以考虑应用内分泌治疗,如他莫昔芬或芳香化酶抑制剂。

无症状患者的治疗后随访

- 接受过初次手术和术后化疗的无症状患者,其随访应包括常规查体和三合诊、CA125 和有指征的 CT 检查。在最初的两年内应每 3 个月随访 1 次,之后三年每 6 个月随访一次。

  - 术前 CA125 升高的患者,可将 CA125 作为疾病复发的可靠指标,其敏感性为 62%~94%,特异性可达 91%~100%。通常在临床发现复发前 2~5 个月即开始升高。然而,一项近期前瞻随机试验发现基于单纯 CA125 升高进行复发治疗和等待到临床症状出现后再治疗,生存期相当。

  - CT 检查发现复发的敏感性 40%~93%,特异性 50%~98%。其局限性在于对小灶病变检测的敏感性很低。回顾性研究显示,CT 检测发现复发的无症状患者比有症状复发患者,获得满意的二次减瘤手术几率更高,总生存期也更长。

- PET-CT 技术用于临床可发现某些特定患者的复发,通常建议在二次减瘤术前检查。
- **二探手术:**对于接受过初次肿瘤细胞减灭术和后续化疗,且无疾病临床证据的晚期上皮性卵巢癌患者,都可行二探手术,开腹或腹腔镜手术均可。二探手术的应用仍存在争议,目前只在临床试验或某些个别病例中实施。目前尚无证据表明二探术可以延长患者的生存期。因此应告知患者该手术并非治疗,但可能提供一些预后信息。

疾病复发或持续不缓解

- **二次肿瘤减灭术:**复发或持续不缓解患者,可能需要再次手术治疗或称为二次肿瘤减灭术。手术主要应用于那些接受治疗后很有可能延长生命或缓解症状的患者,无瘤生存期较长(至少 6~12 个月)以及复发病灶不多的患者最适合进行二次肿瘤减灭术。
- **二线化疗:**二线化疗的有效率为 20%~40%。对于复发性卵巢癌有许多二线化疗方案可供选择。
- **激素治疗**也曾经作为补救治疗措施。醋酸甲地孕酮和他莫昔芬都曾用于复发患者的治疗,但有效率低。
- **放疗**一般不用,除非为远处转移进行姑息治疗。
- **实验性研究:**很多研究者正在研究上皮性卵巢癌的分子生物机制。基因芯片和蛋白质组学有助于发现 mRNA 和蛋白的不同表达。转录水平的研究能进一步显示这些分子的改变,且因为其与临床疾病状态更接近,可能会促进新治疗药物的问世。抗血管增生的药物也在临床研究中。

晚期卵巢癌的并发症

- **肠梗阻:**很多卵巢癌患者都会发生肠梗阻,发生时间可能在初次诊断时,也可能在复发时。肠梗阻可能是机械性梗阻或癌性梗阻造成的。卵巢癌初次治疗时的肠梗阻往往可以得到纠正;但是复发患者的肠梗阻治疗比较复杂。有些患者可能需要接受静脉补液、全胃肠外营养和胃肠减压等保守治疗。是否行姑息性手术,需要根据患者的身体状况和预期生存时限决定。如果患者不能耐受手术或不适合手术,可放置经皮胃管,以部分缓解症状。对于大肠梗阻的患者,使用结直肠支架可以降低手术相关的并发症和死亡率。
- **腹水:**卵巢癌患者发病时就存在的腹水往往可以通过肿瘤细胞减灭术和几个周期的化疗得到缓解,但持续存在的腹水难以治疗,提示预后较差。处理腹水最好的方法是多次腹腔穿刺放腹水以及化疗。

生存率

- **年龄**:诊断时年龄小于 65 岁的患者的 5 年生存率是 65 岁以上患者的两倍(分别为 57% 和 28%)。
- **期别**:Ⅰ期患者的 5 年生存率约为 94%。相反,有远处转移患者的 5 年生存率仅为 29%(表 47-6)。
- **身体状况**:Karnofsky 身体状况量表(0~100)(表 47-7)可根据患者的功能受损情况将患者分类,用于评估个体预后。对于多数严重病例,评分越低生存率越低。

表 47-6 不同期别卵巢癌的 5 年生存率(2010)

分期	5 年生存率(%)	分期	5 年生存率(%)
ⅠA	94	ⅡC	57
ⅠB	91	ⅢA	45
ⅠC	80	ⅢB	39
ⅡA	76	ⅢC	35
ⅡB	67	Ⅳ	18

表 47-7 Karnofsky 功能状态评分标准

体力状况	%
正常,无症状和体征	100
能进行正常活动,有轻微症状和体征	90
勉强可进行正常活动,有一些症状或体征	80
生活可自理,但不能维持正常生活工作	70
生活能大部分自理,但偶尔需要别人帮助	60
常需人照料	50
生活不能自理,需要特别照顾和帮助	40
生活严重不能自理	30

续表

体力状况	%
病重,需要住院和积极的支持治疗	20
重危,临近死亡	10
死亡	0

原发性腹膜癌

• 腹膜原发恶性病变称为**原发性腹膜癌**,其临床表现和病理学类型与浆液性上皮性卵巢癌相似。原发性腹膜癌的症状和体征与卵巢切除证实或病理学上卵巢正常或轻度受累的卵巢癌患者表现相似。病变常可扩展至上腹,其临床过程、治疗和预后与上皮性卵巢癌相似。

输卵管癌

• **流行病学**:输卵管癌很少见,占妇科肿瘤不到 1%。发病多见于五六十岁。

• 近期证据显示卵巢癌和输卵管癌可能都起源于输卵管病灶。证据在于,卵巢癌和高级别腹膜癌的患者都发现并发了输卵管上皮内癌(STIC),通常在伞端。此外,几乎所有 STIC 患者都与高级别浆液性癌一样发现了 p53 的过表达。

• **组织学**:确诊输卵管癌需要符合以下标准:绝大部分肿瘤必须存在于输卵管,输卵管黏膜层必须受累,输卵管上皮必须可见自良性向恶性转化的上皮移行带。90% 以上的输卵管癌为浆液性乳头状腺癌,与卵巢浆液性癌相似。

• **临床表现和诊断**:输卵管癌的三联症为阴道水样排液(外溢性输卵管积水)、盆腔包块和盆腔痛。但只有 15% 的患者就诊时有三联症。阴道分泌物或出血是最常见的首发症状(50%~60%),继而出现腹部包块和腹痛。和卵巢癌类似,输卵管癌的症状可能不特异。晚期患者可出现腹水。

• 与卵巢癌不同,输卵管癌患者就诊时往往期别较早。只有少部分患者术前诊断为输卵管癌,通常误诊为卵巢肿瘤或盆腔炎性疾病。绝大部分患者血 CA125 升高。

- **自然病程和转移方式**：与卵巢癌类似。主要转移方式为腹腔种植。
- **分期**：可应用卵巢癌的分期方法。
- **治疗**：与卵巢癌相似，关键治疗措施为肿瘤细胞减灭术，术后应用铂类为主的联合化疗。对早期患者是否应化疗仍存在争议
- **预后和生存率**：预后与期别相关。5 年生存率如下：Ⅰ 期为 95%，Ⅱ 期为 75%，Ⅲ 期为 69%，Ⅳ 期为 45%。

生殖细胞肿瘤

流行病学

- 大约 20% 卵巢肿瘤为生殖细胞来源的，其中 2%~3% 为恶性。包括无性细胞瘤、内胚窦瘤、胚胎癌、多胚癌、绒癌和畸胎瘤。
- 70%~80% 的生殖细胞肿瘤见于 20 岁以下的患者，其中 1/3 恶性，恶性生殖细胞肿瘤诊断时的中位年龄为 16~20 岁。50%~75% 恶性生殖细胞肿瘤患者发病时处于 Ⅰ 期。总体生存率（包括晚期患者）为 60%~80%。
- 最常见的生殖细胞肿瘤为皮样囊肿（良性畸胎瘤），最常见的恶性肿瘤为无性细胞瘤。

病理

- 生殖细胞肿瘤来源于卵巢原始生殖细胞，但为一组异质性肿瘤。这些组织逐渐分化为类似胚胎来源的组织（外胚层、中胚层、内胚层）或胚外组织（滋养细胞和卵黄囊）。肿瘤进展较快，常为单侧，如治疗及时多可治愈。

诊断

- 恶性生殖细胞肿瘤临床生长迅速，通常表现为急性盆腔疼痛。疼痛可能是牵扯卵巢被膜、出血、坏死或扭转所致。就诊往往因为查体触及盆腔包块，也可能主诉有腹围增大和异常阴道出血。初诊时肿瘤体积通常较大，平均直径为 16cm。
- 月经初潮前女性，卵巢包块大于 2cm 或绝经前妇女卵巢包块大于 8~10cm 时，均应考虑行探查手术。
- **术前检查**：肿瘤标记物的检测有利于生殖细胞肿瘤的诊断（表 47-8）。检查包括血清 hCG 的检测、AFP、LDH 水平、全血常规和肝功能检测。胸片

检查对除外肺转移很重要。如需除外肝转移或腹膜后淋巴结转移,可考虑术前行 CT 检查。

表 47-8 卵巢生殖细胞肿瘤和性索间质肿瘤的血清肿瘤标记物

	LDH	AFP	hCG	E2	Inhibin	睾酮	Androgen	DHEA
无性细胞瘤	±	—	±	—	—	—	—	—
胚胎癌	—	+	+	—	—	—	—	—
内胚窦瘤	—	±	—	—	—	—	—	—
多胚瘤	—	±	+	—	—	—	—	—
绒毛膜癌	—	—	+	—	—	—	—	—
未成熟畸胎瘤	—	±	—	—	—	—	—	+
颗粒细胞纤维-卵泡膜	—	—	—	+	+	—	—	—
Sertoli-Leydig	—	—	—	—	±	+	+	—
性腺母细胞瘤	—	—	—	±	±	±	±	±

生殖细胞肿瘤类型

• **无性细胞瘤**:无性细胞瘤是最常见的生殖细胞肿瘤,占恶性生殖细胞肿瘤的 50%。所有无性细胞瘤均为恶性,但并不都会迅速发展。75% 无性细胞瘤见于二三十岁的患者,无性细胞瘤是唯一常见于双侧卵巢的生殖细胞肿瘤(10%~15%)。五年生存率 IA 期为 95%,所有期别为 85%。

• **内胚窦瘤**(卵黄囊瘤):来源于原始卵黄囊,为最常见的恶性生殖细胞肿瘤第二位,占恶性生殖细胞肿瘤的 20%。

  • 病理学的特征为 Schiller-Duval 小体。肿瘤生长较快,进展迅速,可分泌 AFP。各期别的无瘤生存率 >80%。

• **胚胎癌**:十分罕见,发生于儿童和年轻人。可分泌 hCG 和 AFP。患者可表现为性早熟和阴道出血。

• **多胚瘤**:十分罕见且高度恶性。组织学行为与早期胚胎相似,可分泌 AFP 和 hCG。

• **非妊娠期绒毛膜癌**:单纯的非妊娠期绒毛膜癌侵袭卵巢很罕见,其组织学类型与妊娠期绒毛膜癌相似(第 48 章)。患者几乎均为初潮前的女性。

肿瘤通常可分泌大量 hCG，继而引起甲亢。患者中偶尔可见青春期早熟，可出现阴道出血。这类患者预后很差，但是联合化疗有一定效果。

- **未成熟恶性畸胎瘤**：包含类似胚胎组织的成分，占恶性生殖细胞肿瘤的 20%，占卵巢恶性肿瘤的 1%。半数未成熟畸胎瘤患者年龄在 10~20 岁。肿瘤可分泌 AFP。最重要的预后因素为肿瘤分级。Ⅰ期患者的 5 年生存率为 95%，晚期患者的 5 年生存率为 75%。

- **混合生殖细胞癌**：占恶性生殖细胞肿瘤的 10%，指含有两种或以上上述生殖细胞肿瘤成分的肿瘤。

生殖细胞瘤的治疗

- **手术**：生殖细胞肿瘤的主要治疗方法为手术，手术应包括恰当的手术分期以除外卵巢外镜下转移灶，充分切除肿瘤有助于了解肿瘤范围。由于大多数患者为育龄女性，保留生育功能十分重要。

  - 可在单侧附件切除的同时行同侧盆腔和主动脉旁淋巴结剔除。术中应送冰冻病理。除无性细胞瘤外（10%~15% 为双侧），生殖细胞肿瘤很少累及双侧卵巢。

  - 术中应检查对侧卵巢，必要时行活检，年轻患者只有对侧卵巢存在病灶时，才可切除对侧卵巢。为保留生育功能，应保留其他盆腔器官。

  - 如果患者没有生育要求，也可行全子宫 + 双附件切除。若肿瘤已经转移，尽管目前资料有限，但还是推荐行肿瘤细胞减灭术。

  - 对于ⅠA 期无性细胞瘤和ⅠA 期 1 级未成熟畸胎瘤推荐单纯手术治疗，这些患者的 5 年生存率 >90%。大约 15%~25% 会复发，但可以在发病时成功治疗。对于内胚窦瘤，由于无论如何都要化疗，所以不建议手术分期。

- **辅助治疗**：应根据组织学类型决定是否行辅助治疗。除ⅠA 期 1 级未成熟畸胎瘤和ⅠA 期无性细胞瘤患者外，其他患者均应接受术后化疗。无性细胞瘤对放疗非常敏感，但放疗后会丧失生育能力，因此化疗为一线治疗。推荐行三药联合化疗［博来霉素、足叶乙甙和顺铂（BEP）方案］，但有些病例由于博来霉素显著的肺毒性而被删除。铂类为主的化疗可以显著改善预后。

- **肿瘤复发**：生殖细胞肿瘤患者复发 90% 出现在 2 年内。若初次治疗为单纯手术，可以应用 BEP 方案化疗。对于初次治疗为化疗的患者，可以使用铂类为主的化疗。

性索间质肿瘤

性索间质肿瘤来源于胚胎生殖细胞的性索和间质成分,占所有卵巢肿瘤的 5%~8%(表 47-8)。大部分此类肿瘤可分泌激素。病理类型包括颗粒-间质细胞、Sertoli-Leydig、性索细胞及性腺母细胞瘤。

颗粒细胞瘤

• **发病率**:是最常见的恶性性索间质肿瘤,占 70%。成人型颗粒细胞瘤通常发生于围绝经期女性,平均发病年龄为 52 岁。可分为两型:成人型(95%)和更为少见的幼稚型(5%)。<10% 的病例累及双侧卵巢。

• **诊断与临床表现**:多数病例肿瘤可分泌雌激素和抑制素。组织学常见 Call-Exner 体。患者可以表现为阴道异常出血、腹胀、腹痛或腹部包块,大部分包块直径 >10cm。颗粒细胞瘤典型表现为出血,可以表现为血腹。

• 50% 患者合并子宫内膜增生,而合并子宫内膜样腺癌的概率为 3%~27%。多数(90%)患者发病时为 I 期,可能主要因为患者体内较高的激素水平,使疾病在早期就有所表现。幼稚型患者常主诉性早熟,血清雌激素水平升高。

• **治疗**:对于 I A 或 I B 期患者,单纯手术即可。对于其他分期的患者,卡铂和紫杉醇化疗越来越多,也可以采用 BEP 方案。复发患者需要放疗和 / 或化疗。若患者希望保留生育功能,则 I A 期患者应行单侧附件切除,但应同时行手术分期。若患者无生育要求,应行全子宫 + 双附件切除。如果保留子宫,应行诊断性刮宫术以除外子宫内膜增生或子宫内膜腺癌。术后化疗不能防止疾病复发。

• **预后与生存率**:颗粒细胞瘤的复发时间较晚,有原发肿瘤在治疗后 30 年左右复发的报道。10 年和 20 年的生存率分别为 90% 和 75%。

支持-间质细胞肿瘤

• **发病率**:支持-间质细胞肿瘤占所有卵巢肿瘤的 0.2%,平均诊断年龄为 25 岁。此类肿瘤多最常见的低度恶性肿瘤,绝大部分(97%)患者就诊时为 I 期。

• **诊断和临床表现**:支持-间质细胞肿瘤常分泌雄激素。患者可表现男性化(30%~50%)、月经异常及其他腹部包块相关的症状。肿瘤平均直径为

16cm。肿瘤可以分泌睾酮、雄烯二酮或 AFP。

- **治疗**：对于年轻患者，为保留生育功能可行单侧附件切除并手术分期。对于年龄较大患者，建议行全子宫 + 双附件切除。对于期别较晚和（或）病理分级较高的患者应行化疗。
- **预后和生存率**：预后和期别与病理分级相关。5 年生存率为 70%~90%。

卵巢癌的特殊情况

- **转移性肿瘤**占卵巢恶性肿瘤的 5%~20%，多为双侧。
- **胃肠道肿瘤**最常见的转移部位是卵巢。Krukenberg 瘤多为双侧，占卵巢转移肿瘤的 30%~40%。组织学的特征表现为印戒细胞，该细胞的细胞核被黏液性胞浆推挤，平贴于细胞膜上。对绝经后有附件包块的妇女，应除外结肠癌转移，必要时行结肠镜。
- **乳腺癌**是第二位常见的发生卵巢转移的肿瘤。
- **淋巴瘤**也可以转移至卵巢。Burkitt 淋巴瘤可见于儿童和年轻成人。淋巴瘤患者很少以卵巢病损为第一临床主诉。
- **转移性妇科肿瘤**可以累及卵巢。输卵管癌最常见发生卵巢转移，其转移方式为直接转移。宫颈癌很少转移至卵巢。子宫内膜癌可以转移至卵巢，但也可同时发生原发于卵巢和子宫的子宫内膜样腺癌。
- 卵巢肉瘤，也称为**卵巢恶性混合性中胚叶肿瘤**极其罕见。病损进展迅速，治疗包括手术切除及术后联合化疗。通常对治疗反应率低且预后差。
- **妊娠合并卵巢肿瘤**：妊娠合并卵巢肿瘤较为罕见。现有数据表明，妊娠合并附件包块的平均发病率为 1/800，大多数早孕期发现、中孕期治疗，其中 1%~6% 为恶性。
  - 生殖细胞肿瘤（主要为无性细胞瘤）占妊娠期诊断的卵巢恶性肿瘤的 45%。
  - 包块多在常规超声检查或剖宫产时发现。大部分患者（74%）为 I 期。
  - 早期患者可以在中孕期行保守手术治疗，通常母儿结局良好。晚期或高度恶性者在充分和患者沟通后，应积极手术治疗。

（贾芃 译 张岩 审）

推荐阅读

Armstrong DK, Bundy B, Wenzel L, et al; Gynecologic Oncology Group. Intraperitoneal cisplatin and paclitaxel in ovarian cancer. *N Engl J Med* 2006;354:34–43.

Burger RA, Brady MF, Bookman MA, et al; Gynecologic Oncology Group. Incorporation of bevacizumab in the primary treatment of ovarian cancer. *N Engl J Med* 2011;365:2473–2483.

Hoskins WJ, Perez CA, Young RC, eds. *Principles and Practice of Gynecologic Oncology*, 4th ed. Philadelphia, PA: Lippincott Williams & Wilkins, 2005.

Kauff ND, Domchek SM, Friebel TM, et al. Risk-reducing salpingo-oophorectomy for the prevention of BRCA1- and BRCA2-associated breast and gynecologic cancer: a multicenter, prospective study. *J Clin Oncol* 2008;26(8):1331–1337.

Kurman RJ, Shih IeM. The origin and pathogenesis of epithelial ovarian cancer—a proposed unifying theory. *Am J Surg Pathol* 2010 34(3):433–443.

Vergote I, Trope CG, Amant F, et al; European Organization for Research and Treatment of Cancer-Gynaecological Cancer Group; NCIC Clinical Trials Group. Neoadjuvant chemotherapy or primary surgery in stage IIIC or IV ovarian cancer. *N Engl J Med* 2010;363(10):943–953.

第 48 章　妊娠滋养细胞疾病

Lauren Cobb and Robert L. Giuntoli II

妊娠滋养细胞疾病（gestational trophoblastic disease, GTD）是一组胎盘滋养组织来源的相关但异质性的肿瘤性疾病，分为完全性和部分性葡萄胎、侵蚀性葡萄胎、绒癌、胎盘部位滋养细胞肿瘤（placental site hydatidiform moles, PSTT）和上皮样滋养细胞肿瘤（epithelioid trophoblastic tumor, ETT）。大多数 GTD 可以治愈并保留生育功能。

妊娠滋养细胞疾病的发病率和滋养细胞的类型

- 全世界各地报道 GTD 发病率的发病率差异较大，以亚洲、非洲和拉丁美洲为最高。
- 在美国葡萄胎在治疗性流产中的发生率为 1/600，所有妊娠中的发病率为 1/2 000~1/1 000。约 20% 葡萄胎患者在吸宫后因恶性变需继续治疗。
- 妊娠相关绒癌发生率为 1/（20 000~40 000）次妊娠。
- 虽然 PSTT 和 ETT 比绒癌和葡萄胎少见的多，但 PSTT 和 ETT 可以发生于任何类型的妊娠之后。

妊娠滋养细胞疾病的高危因素

- GTD 的**高危因素**包括：
  - **极端的生育年龄**：40 岁以上的妇女发病风险增加 5.2 倍，而小于 20 岁的妇女发病风险增加 1.5 倍。持续性的 GTD 多见于年龄较大患者。
  - **既往有葡萄胎史**：再发生葡萄胎的风险增加 10~20 倍。如果既往有两次葡萄胎史，则再发的风险增加 40 倍。而足月妊娠和活产是保护性因素。
  - 既往有**自然流产史**：发生葡萄胎的风险增加 1 倍。
  - **种族**：亚洲和拉丁美洲妇女的风险增加，而北美和欧洲妇女患 GTD 的风险低。
  - **社会经济地位较低及饮食习惯**：如：维生素 A 缺乏和低胡萝卜素摄

取、吸烟和口服避孕药与滋养细胞肿瘤相关。但这种相关性不强，而且既往研究结果并不一致。

细胞类型和激素分泌

- 早期囊胚中分化的滋养细胞，在胚胎着床时发挥重要作用，最终形成胎盘。
- 目前发现胎盘滋养细胞分 3 种类型：细胞滋养细胞、合体滋养细胞和中间型滋养细胞。
- **细胞滋养细胞**组成滋养层的内层，是原始滋养细胞，呈卵圆多边形，具有单个细胞核和清晰的细胞膜。具有干细胞的行为能力，有丝分裂活动明显。胚胎着床依靠有功能的细胞滋养细胞。
- 细胞滋养细胞不分泌 hCG 或 hPL。
- **合体滋养细胞**组成滋养层的外层，是高度分化的细胞，与母体血液循环直接接触，可分泌绝大部分胎盘激素，合体滋养细胞不能进行有丝分裂。
- 孕 12 天时合体滋养细胞开始分泌人绒毛膜促性腺激素（human chorionic gonadotropin，hCG），合成量迅速升高，8~10 周时达到高峰，然后开始下降。孕 40 周时，只有在局灶合体滋养细胞中才有 hCG 表达。孕 12 天时，合体滋养细胞也分泌人胎盘泌乳素（human placental lactogen，hPL），且合成量随孕周不断增加。
- **中间型滋养细胞**可在正常妊娠中向蜕膜、肌层和血管的浸润性生长，使胎盘附着于母体组织。中间型滋养细胞的特点是侵蚀大血管的管壁，直至最终完全代替血管壁。中间型滋养细胞是胎盘部位滋养细胞肿瘤的主要细胞成分并扩大胎盘附着位置。
- 孕 12 天开始，部分中间型滋养细胞就开始分泌 hCG 和 hPL，但 hCG 于孕 6 周时停止分泌。而 hPL 于孕 11~15 周达到高峰。

妊娠滋养细胞疾病分类

妊娠滋养细胞肿瘤是一种特殊的肿瘤，因其与胚胎组织的基因相关。肿瘤的分子发生机制是研究的热点。

葡萄胎

- 在完全性和部分性葡萄胎中，胎盘绒毛都会水肿，形成小葡萄样结构。尽管细胞基因、病理和临床表现不同（表 48-1），但治疗相似。

表 48-1 完全性和部分性葡萄胎临床表现比较

	完全性	部分性
核型	多数为 46,XX 或 46,XY	多为 69,XXX 或 69,XXY
子宫大小		
大于相应孕周	33%	10%
小于相应孕周	33%	65%
超声诊断	常见	罕见
黄素化囊肿	25%~35%	罕见
hCG（mIU/ml）	>50 000	<50 000
恶性可能	15%~25%	<5%
转移	<5%	<1%

- 超声可以进行诊断,因绒毛和血块取代正常胎盘组织,表现为混杂回声。约 25% 患者出现并发症,子宫增大超过 14~16 周者更为明显。

完全性葡萄胎

- **临床表现**
  - 发生于孕 11~25 周,平均孕周 16 周。
  - 最常见的症状为阴道出血,见于 97% 病例。
  - 子宫大于相应的孕周。约 1/3 的患者,子宫小于相应孕周。黄素化囊肿见于 25%~35% 的患者。
  - 血 β-hCG 通常高于 50 000mIU/ml。
  - 25% 的患者可发生严重呕吐和妊娠引发的高血压,7% 的患者有甲亢症状(由于促甲状腺素和 hCG 的 β 亚单位有一定的同源性,hCG 有较弱的促甲状腺的活性)。
  - 典型的超声表现为"落雪征",但并非所有患者都会出现此超声征象。
- **病理特点**
  - 大体表现为明显增大水肿的绒毛与胎盘相连,呈典型的葡萄状,胚胎结构缺如。
  - 病理表现为绝大多数绒毛水肿,伴不同程度的滋养细胞增生。完全性葡萄胎的免疫染色检测表现为 hCG 广泛着色、hPL 中度弥漫着色和胎盘碱性磷酸酶局灶着色。

- **染色体异常**
  - 大多数完全性葡萄胎是二倍体,核型为 46,XX,罕见三倍体或四倍体的报道。
  - 多数病例中,所有染色体组成均来源于父方。在二倍体的完全性葡萄胎中,XX 核型是由父方精子的单倍体原核自体复制后与无核卵细胞结合形成的。3%~13% 完全性葡萄胎的核型为 46,XY,这可能是双精受精形成的,即两个精子原核(一个 X,一个 Y)和一个空卵结合。

部分性葡萄胎

- **临床表现**
  - 常见于孕 9~34 周
  - 肿瘤伴存胚胎或胎儿组织。
  - 75% 的患者有异常子宫出血。91% 患者会被误诊为过期流产或自然流产。
  - 子宫体积通常小于相应孕周,只有不到 10% 的患者子宫过度增大。
  - 血 β-hCG 正常或低于相应孕周水平。
  - 子痫前期发生率较低(2.5%),而且部分性葡萄胎患者子痫前期的发病时间晚于完全性葡萄胎,但可能同样严重。

- **病理表现**
  - 大体检查时,几乎都存在胎儿组织,但由于胎儿常在早期死亡(孕 8~9 周),通常需要仔细检查才能发现。
  - 显微镜检查可见两类绒毛:正常绒毛和水肿的绒毛。免疫染色检查表现局灶性中度 hCG 着色和弥漫 hPL 和胎盘碱性磷酸酶(PLAP)着色。

- **染色体异常**
  - 通常为三倍体(如:69 条染色体),包括两套父方染色体和一套母方染色体。
  - 70% 为 XXY,27% 为 XXX,3% 为 XYY。异常妊娠物形成有两种可能:一个单倍体的卵细胞和两个单倍体精子受精,或者一个单倍体卵细胞和一个 46,XY 的二倍体精子受精。

侵蚀性葡萄胎

- **侵蚀性葡萄胎**是葡萄胎后最常见的继发疾病,占持续性 GTD 的

70%~90%。也被称为绒毛腺瘤异构、**穿透性葡萄胎、恶性葡萄胎或葡萄胎异构**。

- **病理表现**
  - 组织学上,水肿绒毛组织可出现在子宫肌层、血管腔,20% 盆腔外转移(如:阴道、外阴或肺)。
  - 侵袭性葡萄胎的大体表现为从宫腔扩散到肌层的侵蚀性、出血性病灶。侵蚀可为表浅的穿透,也可能穿透子宫壁,造成子宫穿孔和致死性出血。大体标本可见葡萄样结构。
  - 诊断要点是在子宫肌层内或宫外部位见到水肿绒毛结构和滋养细胞。远处转移病灶中的绒毛结构多局限于血管腔内,不侵犯周围组织。

绒癌

- **妊娠相关绒癌**是高度恶性上皮性肿瘤,可发生于任何形式的妊娠事件,常见于完全性葡萄胎。美国的绒癌发生率为 1/40 000~1/20 000 次妊娠。约 25% 妊娠期绒癌发生于足月妊娠后,50% 发生于葡萄胎后,25% 发生于流产或异位妊娠后。通常发生早期系统性出血性转移灶。
  - **临床表现**
    - 80% 的子宫外病灶的绒癌患者会累及肺脏,30% 会累及阴道,10% 累及肝脏和中枢神经系统。
  - **病理表现**
    - 大体检查,子宫绒癌病灶一般呈暗红色出血包块,表面不规则且凹凸不平。子宫外远处转移病灶往往界限清楚。镜下检查表现为无绒毛结构的团状或成片的合体滋养细胞和细胞滋养细胞,向周围组织侵蚀,并渗透到血管腔。

胎盘部位滋养细胞肿瘤和上皮样滋养细胞肿瘤(PSTT 和 ETT)

- PSTT 和 ETT 是最罕见的 GTD,约占所有持续性 GTD 的 1%。均可发生于妊娠事件很久以后。多数 PSTT 和 ETT 为良性,尤其是局限于子宫,但 15%~25% 为恶性,可有局灶浸润和远处转移。
  - **临床表现**
    - PSTT 和 ETT 特征是早期病灶局限于子宫,转移发生在晚期。复发性或转移性 PSTT/ETT 可以发生于首次治疗很久以后的病人。

- 产生少量 hCG，即使肿瘤负荷较大，血 β-hCG 水平较低。中间型滋养细胞分泌的 hPL 可以作为疾病进展或复发的标志物。
- 约 15% 的患者发生宫外转移，如肺、肝、腹腔和脑。与其他 GTD 不同，PSTT 对化疗不敏感，因此建议手术治疗。
- **病理表现**
  - 与正常胎盘种植绒毛外中间滋养细胞局限于肌层内 1/3 不同，PSTT 和 ETT 肿瘤细胞具有侵袭性并浸润深肌层。
  - 尽管 PSTT 和 ETT 临床表现相似，但肿瘤组织学和基因表达检查发现它们具有不同的绒毛外滋养细胞。
  - 大体病损有时几乎看不到，或表现为子宫肌层弥漫性结节样增大。大多数肿瘤界限清楚，肿瘤往往浸润至子宫浆膜层，偶尔病灶浸润到附件。

葡萄胎的诊断与治疗

- 因不全流产或临床可疑葡萄胎行诊断性刮宫术获得的组织可作为葡萄胎**病理学诊断**的依据。
  - 术前应进行以下化验检查：
    ○ 血 β-hCG 定量
    ○ 全血细胞计数（CBC）
    ○ 凝血酶原时间、部分凝血活酶时间
    ○ 包括肝、肾功能在内的生化全项
    ○ 血型［Rh 阴性患者必须给予 $Rh_0(D)$ 免疫球蛋白（RhoGAM）］
    ○ 胸片
  - 葡萄胎的主要治疗手段为吸刮宫。
    - 术前准备包括：
      ○ 治疗内科并发症，使病情稳定
      ○ 住院后在手术室进行
      ○ 开放较粗的静脉通道，必要时行中心静脉插管
      ○ 局麻或全麻
      ○ 点滴催产素（清宫过程中）
    - 吸宫时选择可通过宫颈的最大号吸管。扩张宫颈、开始吸宫后静脉点滴催产素，并持续到术后数小时。
  - 葡萄胎清宫术后**随访**：

- 术后 48 小时复查血 β-hCG。
- 每周随访血 β-hCG 至连续 3 次正常,改为每月检测一次,如连续 6~12 月结果都正常,可停止继续监测(图 48-1)。

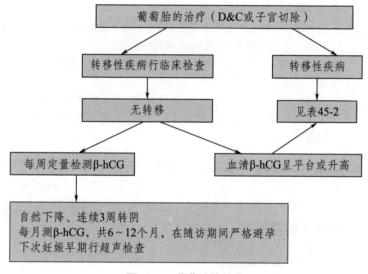

图 48-1 葡萄胎的随访

- 应行盆腔检查了解盆腔脏器的情况,有助于早期发现转移灶。
- 当 β-hCG 呈平台或升高时应重复胸片检查。在整个随访期间(6~12 个月)应坚持有效避孕。
- 因为妊娠也可引起 hCG 升高,与持续性 GTD 则不易鉴别,所以避免妊娠十分重要。
- 葡萄胎患者再次妊娠时发生葡萄胎的风险增加 1%~2%,因此一旦妊娠,应早期行 B 超检查。
- 葡萄胎的并发症包括贫血、感染、甲亢、妊娠期高血压或子痫前期和黄素化囊肿。

持续性 GTD 的诊断和治疗

持续性 GTD 包括侵蚀性葡萄胎、绒癌和 PSTT。约 20% 的完全性葡萄胎会发展为持续性 GTD,约 15% 为侵蚀性 GTD,<5% 为转移性 GTD。

• 95% 以上的恶性 GTD 发生在清宫术后 6 个月内。当 β-hCG 呈平台或升高,需立即进行检查,有指征时应对持续性 GTD 给予治疗。

• **高危因素**:其中包括子宫大于孕周、黄素囊肿引起的卵巢增大、复发性葡萄胎、子宫复旧不良、孕妇高龄、β-hCG 明显升高和急性肺部并发症。**部分性葡萄胎**发生持续性 GTD 的风险低于**完全性葡萄胎**。

持续性 GTD 的诊断

• β-hCG 处于平台水平或升高一般是持续性 GTD 的最初表现。患者可以表现为诊刮后反复阴道出血。

• 病灶转移后可以表现出其他症状和体征:肺部转移可以有胸痛、咯血或持续性咳嗽;阴道转移可表现为阴道出血;脑转移灶出血后可有神经系统局灶受损。

• 少数情况下,可以通过组织学检查发现绒癌的证据诊断持续性 GTD。因为活检可能会引起大出血,因此一般难以获得病理标本。

• 持续性 GTD 的诊断标准包括:
  • 在 3 周内血 hCG 4 次呈平台(变化范围在 ±10% 之间)(第 1、7、14、21 天)
  • 在 2 周内 3 次血 hCG 升高超过 10%(第 1、7、14 天)
  • 清宫后 6 个月以上,仍可检测到 hCG
  • 组织学诊断为绒癌

• 持续性 GTD 的诊断根据血 β-hCG 水平的定量变化、清宫结果、转移灶的出现和组织学报告。而侵蚀性葡萄胎和绒癌,一般是葡萄胎清宫后,通过 β-hCG 持续平台水平或升高而发现的。一般很难通过临床表现鉴别这几种疾病。
  • 没有必要取得组织学证据确诊(因为两者临床治疗相同),因为活检可能会诱发大出血。PSTT 一般血 β-hCG 较低,而血 hPL 升高,因此后者可作为一种血清标记物。

• 所有临床可疑的持续性 GTD 患者,都应按以下步骤进行检查,明确疾病的程度(图 48-2):
  • 全面的病史采集和查体
  • 血 β-hCG 水平,必要时查血 hPL
  • 检查肝、甲状腺和肾功能
  • 血常规

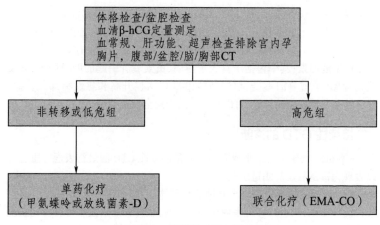

图 48-2 持续性 GTD 的治疗

- 盆腔超声除外宫内孕可能
- 胸片
- 盆、腹腔和头颅 CT
- 便潜血检查

持续性 GTD 的治疗

- 治疗根据疾病的期别（表 48-2）进行，风险评估则根据 WHO 的预后评分系统（表 48-3）。

表 48-2 FIGO 的 GTD 分期

期别	肿瘤特点
Ⅰ 期	仅局限于子宫
Ⅱ 期	超出子宫但限于盆腔
Ⅲ 期	肺转移
Ⅳ 期	所以其他部位转移

各期又可根据 WHO 预后评分指数分为高危或低危。FIGO，国际妇产科联盟（International Federation of Gynecology and Obstetrics）

表 48-3　FIGO/WHO 妊娠滋养细胞肿瘤预后评分

评分	0	1	2	4
年龄	<40 岁	≥40 岁		
前次妊娠	葡萄胎	流产	足月妊娠	–
距前次妊娠的间隔时间（月）	<4	4~6	7~12	>12
血 β-hCG（mIU/ml）	<1 000	1 000~9 999	10 000~99 999	≥100 000
肿瘤最大径线（cm）	<3	3~4	>5	–
转移	肺、阴道	脾、肾	胃肠道	脑、肝
转移数目	0	1~4	5~8	>8
既往化疗	无		单药	两种或两种以上药物联合化疗

各预后因素得分总和，0~6 分为低危组，7 分以上为高危组

无转移和低转移风险组

- WHO 预后评分≤6 分为低危组。
- 推荐的初始治疗是甲氨蝶呤钠（methotrexate sodium，MTX）或放线菌素 D 单药化疗。
  - MTX 可由四氢叶酸解毒，在治疗间期的第 7~14 天给药。有证据显示放线菌素的治愈率略高于 MTX 但毒性更大。放线菌素脉冲方案（大剂量每两周给药）较五日方案更为常用。
  - 需按预先制订的计划给药，直至血 β-hCG 检测两次以上阴性。血清 β-hCG 阴性后，应该继续巩固化疗 1~3 个疗程。
  - 如果化疗 2 个疗程后 β-hCG 持续不降或升高，则认为该患者对化疗耐药，应立即换用其他药物。如果两种药物单药化疗都耐药，则应采取联合化疗。
- 对于没有生育要求的患者，建议对病灶局限于子宫病情反复的患者行子宫全切。
- 对于 I 期或 II 期的 PSTT 患者，初始治疗是子宫全切，尤其是在 PSTT 对化疗的反应差异较大的情况下。

- 未发生转移的患者比低危转移的患者更不倾向于二线化疗药。85%~95% 可以通过单药化疗达到治愈,不需切除子宫。低危患者的治愈率近 100%,复发率小于 5%。

高危转移组

- WHO 预后评分≥7 分为高危组。
- 对高危组患者推荐使用联合化疗,EMA-CO(依托泊苷 +MTX+ 放线菌素 D+ 环磷酰胺 + 长春新碱)。复发或难治性患者尤其是 PSTT 和 ETT 患者,可能对 EMA-EP(依托泊苷 +MTX+ 放线菌素 D+ 顺铂)的反应更好。
  - EMA-CO 方案应每两周给药一次直到完全缓解(连续 3 周 hCG 阴性)或出现无法耐受的副反应。β-hCG 正常后还需巩固化疗 3 个疗程。
- 有远处转移病灶并发症的患者,可按如下方案处理:
  - **阴道转移**:病损可以引起大量出血,阴道填塞压迫 24 小时可止血。尽快对病损区域进行放疗可以控制进一步出血。盆腔血管栓塞应用较少,可用于反复出血危及生命的患者。
  - **肺转移**:通常对化疗有反应。偶尔需要通过开胸手术切除持续存在的肿瘤。需要注意的是,由于病变损伤和愈合过程中可以产生瘢痕和纤维化,肺部病损不一定都能在胸片上有清晰的影像表现。
  - **肝转移**:如果肝转移病变对全身化疗不敏感,可考虑其他治疗,如肝动脉插管化疗或部分肝切除以切除耐药肿瘤。这些病灶多血管丰富,活检时容易出血。
  - **脑转移**:确定病变范围后应尽快行全脑放疗(约 3 000cGy)。放疗和化疗可以减少自发脑出血的发生。但同期全脑放疗联合化疗会增加治疗毒性,尤其是脑白质病(影像学上的弥漫性脑白质改变,常伴嗜睡、抽搐、失语等症状,共济失调、痴呆、失忆和死亡较为罕见)。另外,脑转移病灶也可以接受高剂量 EMA-CO 方案和(或)MTX 鞘内注射。
  - **子宫外转移**:子宫切除的指征是宫内肿瘤体积较大、宫内感染和子宫出血。
- EMA-CO 作为一线化疗方案,总体缓解率是 80%~90%。约 25% 高危患者对一线化疗方案部分反应或复发。当患者出现脑转移时,缓解率降至 50%~60%。FIGO 分期为Ⅳ期、转移病灶超过 8 处和既往有化疗史的患者,化疗失败率较高。
- EMO-CO 方案治疗后,患者耐药或复发时,可再换用挽救性治疗方案

（依托泊苷+顺铂）。亦可用博莱霉素和异环磷酰胺［依托泊苷+异环磷酰胺+顺铂（VIP）；异环磷酰胺+卡铂+足叶乙苷（ICE）］，但效果有限。对这些患者可以考虑实验性方案。

（胡君　译　张岩　审）

推荐阅读

Berkowitz RS, Goldstein DP. Gestational trophoblastic disease. In Berek JS, ed. *Berek and Novak's Gynecology*, 15th ed. Philadelphia, PA: Lippincott Williams & Wilkins, 2012.

Hoffman BL, Schorge JO, Schaffer JI, et al, eds. Gestational trophoblastic disease. In *Williams Gynecology*, 2nd ed. New York, NY: McGraw-Hill, 2012.

第 49 章　化疗和放疗

Sonia Dutta and Amanda Nickles Fader

- 妇科肿瘤的治疗通常需要包括手术、**化疗**和**放疗**在内的多学科、多种治疗方法。治疗方案中可有多种治疗方法，可以序贯进行，也可同时进行，如同期放化疗或术中放疗。治疗的顺序中，"**主要**"指一线治疗；"**辅助**"指初始治疗后辅助治疗微转移；"**新辅助**"指在决定性治疗前的化疗、放疗或二者联合治疗；"**挽救性**"指复发时的治疗。

妇科恶性肿瘤的所有治疗方法都会对正常组织造成破坏。故治疗的目标是在化疗和放疗中最大限度地对肿瘤细胞发挥杀伤作用，同时最大限度地减少对正常组织的毒性作用。然而，在治疗的过程中总是不能避免对其他健康的细胞、组织、器官功能产生暂时或永久性影响。**治疗指数**指毒性剂量和治疗剂量之比。化疗药物和放疗剂量理想的治疗目标通常有较高治疗指数。

细胞周期

- 肿瘤细胞的生长是细胞增殖和抑制发生异常调节的结果。目前我们对肿瘤细胞的动力学和细胞周期的深入理解促进了一些化疗药物的发展（图 49-1）。化疗药物包括**细胞周期特异性药物**和**细胞周期非特异性药物**。
  - 细胞周期特异性药物：取决于细胞增殖能力和药物作用于细胞周期的时相。这类药物可有效地作用于 S 期相对较长和增殖快的肿瘤。
  - 细胞周期非特异性药物：可杀死处于任何细胞周期的细胞，其有效性与肿瘤增殖能力无关。放疗为细胞周期非特异性治疗。

化疗

化疗药物类型

- 常用于治疗女性生殖道肿瘤的化疗药物分类如下（表 49-1）。

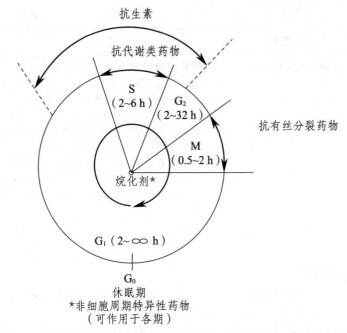

图 49-1 细胞周期的时相、相对时间间隔，以及不同种类抗肿瘤细胞作用的部位

表 49-1 治疗妇科恶性肿瘤常用的化疗药物和毒副反应

化疗药物	毒性
烷化剂	
环磷酰胺	骨髓抑制（白细胞受累重于血小板）、出血性膀胱炎、膀胱纤维化、脱发、肝炎、闭经
异环磷酰胺	骨髓抑制、出血性膀胱炎、中枢神经系统功能失调、肾毒性、呕吐
烷化剂样药物	
顺-二氯二氨铂（顺铂）	肾毒性、呕吐、耳鸣和听力丧失、骨髓抑制、周围神经感觉异常

续表

化疗药物	毒性
顺-二氯二氨铂(顺铂)	• 剂量依赖性毒性主要引起肾功能不全。治疗 2 周内可能出现尿素氮、血肌酐、血清尿酸水平升高,并可出现不可逆肾功能损害。水化作用和给予利尿剂对于预防肾毒性非常重要。用药前应检测 24 小时肌酐清除率以了解基础肾功能。 • 可出现耳鸣或高频听力损失呈剂量累积性并可能导致不可逆损伤。用药前需行听力图检查并在治疗过程中评估听力损伤程度。
卡铂	神经毒性、耳毒性、肾毒性较顺铂轻;骨髓抑制(血小板受累重于白细胞)较顺铂重
抗肿瘤抗生素	
放线菌素 D(更生霉素)	恶心、呕吐、皮肤坏死、黏膜溃疡、骨髓抑制、脱发
硫酸博莱霉素	肺脏毒性、发热、过敏反应、皮肤反应、口腔黏膜炎、脱发 • 可能引起严重**肺纤维化**。一般来说,这种副作用与使用剂量和患者的年龄相关,但也可是特发性的。在首次给药前应进行肺功能检测评估基础肺功能。 • 可造成过敏应、皮肤反应、发热和寒战。因其过敏反应发生率高,患者在给予第一剂药物之前,应先肌肉注射测试剂量 2~4U。
盐酸阿霉素(多柔比星)	骨髓抑制、心脏毒性、脱发、黏膜溃疡、呕吐、胆汁淤积、色素沉着 进展性充血性心力衰竭导致的不可逆心肌病、胸腔积液、心脏扩张、静脉充血。这些副作用呈药物累积性,因此应将用药剂量控制在最大限度内。故治疗前应行放射性核素活动血管扫描(multiple-gated acquisition,MUGA),了解心脏基础射血分数,必要时重复。

化疗药物	毒性
盐酸脂质体阿霉素(脂质体)	骨髓抑制、皮肤和黏膜毒性、手足综合征
抗代谢药物	
氟尿嘧啶(5-FU)	骨髓抑制、呕吐、厌食、脱发、色素沉着、黏膜溃疡、心脏毒性(心肌梗死、心绞痛、心律失常等)
甲氨蝶呤钠(MTX)	骨髓抑制、黏膜溃疡(口腔炎和黏膜炎)、肝毒性、反应型类固醇药物治疗后急性肺浸润、呕吐、脱发、周围神经病变
盐酸吉西他滨(Gemzar)	轻度骨髓抑制、流感样综合征、呕吐
植物碱类	
硫酸长春新碱(Oncovin)	神经毒性(呈药物累积性的外周、中枢和内脏神经病变)、脱发、骨髓抑制、颅神经麻痹
表鬼白毒素(依托泊苷,VP-16)	骨髓抑制、脱发、低血压
紫杉醇(泰素)	骨髓抑制(白细胞重于血小板)、脱发、过敏反应、心律失常、周围神经病变、呕吐 • 无症状的短暂心动过缓(40~60 次/分)、室性心动过速和不典型胸痛。减慢输液速度可缓解这些症状。 • 超敏反应特点是心动过缓、发汗、低血压、皮肤潮红及腹痛,治疗前可预防性应用盐酸苯海拉明、地塞米松、雷尼替丁。
多西紫杉醇(泰索帝)	骨髓抑制(中性粒细胞减少症)、超敏反应、皮肤反应、脱发、黏膜溃疡、感觉异常
生物制剂	
贝伐单抗(阿瓦斯汀)——抗血管内皮生长因子(VEGF),单克隆抗体	高血压、蛋白尿、肠穿孔(发生风险较低)

续表

化疗药物	毒性
埃罗替你、吉非替尼——抗表皮生长因子受体(EGFR)	皮疹、腹泻
西罗莫司——抗哺乳动物西罗莫司靶蛋白(mTOR)	未知(仍处于临床试验阶段)
其他类	
盐酸拓扑替康(托泊替康,拓扑异构酶1抑制剂)	骨髓抑制(白细胞重于血小板)、黏膜溃疡、呕吐、感觉异常

- **烷化剂**:细胞周期非特异性药物。这些药物均含有烷基,通过与DNA螺旋共价结合阻断DNA复制。烷化剂也通过与DNA的游离鸟嘌呤碱基结合阻止其作为新DNA合成模板的功能。
- **抗代谢药**:其化学结构与正常细胞和肿瘤细胞细胞分裂所需的代谢物相似。这些抗代谢类药物可通过与新的细胞核物质整合或与酶结合抑制细胞分裂。
- **植物碱类药物**:可从多种植物和树木中分离,包括长春花类植物(Vinca rosea)、盾叶鬼臼类植物(Podophyllum peltatum)和太平洋紫杉(Taxus brevifolia)。通过与细胞中的小管结合,阻断微管形成、干扰纺锤体形成,导致细胞分裂中期停止并抑制有丝分裂。
- **抗肿瘤抗生素**:有多种作用机制,包括增加细胞膜渗透性,抑制DNA和RNA合成,阻断DNA复制等。
- **生物靶向药**:作用于导致肿瘤发生的特定信号传导通路中的已知突变。随着癌症生物学的进一步阐明,越来越多的生物制剂正在被发现并进入试验阶段。
- **其他类药物**的作用方式与前述的类别有所不同。

化疗常见的副作用

- **血液毒性和骨髓抑制**:是严重的化疗副反应,根据使用的药物不同严重程度有所差异。一般在给药后7~14天,白细胞、红细胞和血小板数量降到最低点。如果患者的骨髓抑制恢复,大多数药物可每3~4周重复给药。
- **中性粒细胞减少症**:指中性粒细胞绝对计数(absolute neutrophil

count,ANC)<500/µl。重组人粒细胞集落刺激因子(granulocyte colony-stimulating factor,G-CSF)(非格司亭,Neupogen)或聚乙二醇非格司亭(Neulasta)可用于有中性粒细胞减少风险的患者、此次化疗周期出现的中细胞减少症和下次化疗周期前的预防性给药。化疗急性期和中性粒细胞减少症导致的发热时禁用。

- 中性粒细胞减少性发热是一种医疗急症,因为患者很快会出现败血症和代谢失代偿。常见感染病原体包括革兰氏阴性肠道细菌、革兰氏阳性细菌(表皮葡萄球菌,金黄色葡萄球菌和类白喉)、病毒(单纯疱疹病毒和带状疱疹病毒)以及真菌(假丝酵母和曲霉菌类)。感染通常是由于化疗期间黏膜和皮肤的完整性降低引起的。一旦出现发热(温度高于38℃),应立即应用覆盖抗假单胞菌的广谱抗生素。

- **贫血**:输血可迅速纠正贫血。长期治疗则可应用硫酸亚铁和促红细胞生成素(人重组促红细胞生成素 α、益比奥、Procrit)制剂。促红细胞生成素可SC给药,治疗8周后,如果血红蛋白水平升高未达到1g/d,可增加剂量。治疗目标为将血红蛋白水平升高至10g/dl 或红细胞压积升高至30%。尽管这些治疗均有潜在的风险,但要权衡这些治疗是否利大于弊。

- **血小板减少症**:当血小板计数降至 20 000/mL 以下或有明显的自发性出血时,血小板减少症用血小板输注治疗。也可应用促血小板生成素(奥普瑞,Neumega)。

- 由于血液疗法对这些细胞类型的直接作用,常见胃肠道毒性。

- **恶心和呕吐**:由于肠道蠕动减少,恶心和呕吐是化疗最常见的副作用。恶心、呕吐的严重程度和发生率差别很大,如不能有效地控制,即使进一步治疗有可能治愈疾病,患者也会拒绝继续治疗。恶心、呕吐分为以下三种:

  ○ 急性——化疗过程中或结束后立即出现;
  ○ 迟发性——化疗结束后几天发生;
  ○ 预见性——化疗开始前即发生。

- 恶心和呕吐的发生率和严重性与药物致吐作用强弱、药物剂量、给药途径和用药时间、患者性格、联合用药情况有关。如果出现腹胀和便秘应考虑是否存在胃肠道梗阻。

- 联合应用 5-羟色胺 3 受体阻滞剂(如:**昂丹司琼**、**格拉司琼**)、神经肽受体拮抗剂(如:aprepitant、fosaprepitant)和地塞米松的止吐方案在减少急性和延迟性呕吐方面特别有效。

- **腹泻**:可能与化疗有关,通常不具有传染性;如果腹泻呈水样、血性并伴有腹痛和发热,则要考虑是否存在坏死性小肠结肠炎。
- **口腔炎和黏膜炎**:最常见于使用抗代谢药物的患者,因黏膜细胞代谢迅速。治疗可用 Larry 液[3 等份盐酸苯海拉明(Benadryl)、口服镁铝合剂混悬液(Maalox)和黏性利多卡因]或**制霉菌素**漱口或口服。严重者可能需住院行营养支持、静脉水化和镇痛治疗。**脱水**:常发生于呕吐和腹泻的患者。要鼓励患者增加液体摄入以预防化疗后脱水和包括肾毒性和电解质紊乱在内的其他继发性副作用。
- **肝脏毒性**:化疗可能出现转氨酶和碱性磷酸酶水平暂时升高。尽管胆管炎、肝坏死和肝静脉闭塞性疾病很少见,但也要警惕其发生。
- **皮肤毒性**:脱发和光敏性是常见的皮肤毒性。化学治疗剂的外渗可引起皮肤坏死。一旦发现,应立即停止输注化疗药并外用类固醇和透明质酸酶或硫代硫酸钠。
- **急性过敏反应或输液反应**:可能发生于使用化疗药物者。对于引起**超敏反应**的药物,如紫杉醇,可预防性应用盐酸苯海拉明、地塞米松和雷尼替丁。对于可能导致**过敏反应**的药物,如:博来霉素,在化疗前可先使用试验剂量。服用几次铂类药物后即可过敏反应,需要及时识别。
- **神经毒性**:包括周围神经损伤和认知功能的细微改变。周围神经损伤的范围可以从暂时的感觉异常,如"针刺感",到慢性感觉和精细动作丧失。感知功能的改变表现为注意力不集中和近期记忆障碍。目前尚没有有效的预防或改善的方法。
- **疲劳**:是化疗患者的常见主诉。疲劳的机制目前尚不明确,纠正贫血、良好的睡眠和规律的运动有助于缓解症状。
- **肺毒性**:应用博莱霉素后可出现肺间质性肺炎伴肺纤维化,一旦确诊,应停止用药并应用类固醇药物治疗。
- **心脏毒性**:因心肌细胞不易发生细胞分裂,化疗很少发生心脏毒性。但阿霉素的使用与心肌病相关。另外,贝伐单抗(阿瓦斯汀)的使用与高血压的发生有关。
- **泌尿生殖器毒性**:铂类药物,特别是顺铂的应用常导致肾小管毒性。
- **出血性膀胱炎**:由环磷酰胺和异环磷酰胺引起。预防措施包括水化和使用利尿剂,治疗方法包括减少药物剂量或停药。**美司那**是泌尿系的保护剂,可与异环磷酰胺同时使用预防膀胱毒性。美司那对异环磷酰胺和环磷酰胺的代谢产物丙烯醛有解毒作用。

放射治疗

• X 射线或 γ 射线通过产生无氧自由基和多种其他反应破坏肿瘤和正常细胞,最终导致 DNA 和细胞膜损伤。

• 组织吸收的能量单位是 rad。1Gy=100rad,和 1cGy=1rad。**平方反比定律**是指某一特定点的照射剂量与放射源到该点距离的平方成反比。

临床放射源

• **远距离放射**:指外照射。外照射时患者取俯卧或仰卧位。通常骨盆外照射总剂量为 4 000~5 000cGy,每日剂量 180~200cGy,共 5 周。

• **近距离放射**:指将放射装置置于目标肿瘤内部或附近(如:插植和腔内照射)。对组织的辐射剂量主要取决于平方反比定律。

• 放射装置被称为宫内施源器或卵圆器 / 阴道施源器。宫内施源器的放置需在患者麻醉状态下并在影像学的辅助下完成。阴道卵圆器放置于阴道穹隆并维持施源器的位置,但其本身可能带有放射源。

• 阴道癌、子宫内膜癌和子宫颈癌均可使用高剂量率或低剂量率的腔内植入放疗。目前在美国和欧洲越来越常见的是用高剂量率(通常是 ^{192} 铱)取代低剂量率(通常为铯)腔内近距离放疗。高剂量率放疗的优势在于装置的放置无需麻醉或占用手术室时间,照射可在门诊进行,每次 10~20 分钟(一般需要 4~6 次),而使用低剂量率铯植入放疗需要住院 48~72 小时。

• 插植是另一种形式的近距离放疗,放射源被制成放射性丝或粒子直接植入组织内。空心的引导针以几何模式植入使放射源到目标肿瘤组织的放射剂量相对一致。确定引导针的位置后,通过针孔放入将放射源置入组织内之后取出引导针。插植放疗也可用于局部晚期宫颈癌或子宫内膜癌和宫颈癌盆腔复发的患者。

放疗的毒副作用

• 皮肤毒性:急性皮肤反应通常在治疗的第 3 周较为明显,表现为红斑、脱皮、瘙痒,治疗结束后 3 周内应完全缓解。每天多次使用外用类固醇激素或保湿乳膏可缓解症状并促进皮肤修复。若皮肤反应进一步恶化需停止治疗,可局部使用氧化锌或磺胺嘧啶银。会阴皮肤因处于温暖、湿润和不透气的环境,所以皮肤皲裂的风险高于其他部位。应指导患者保持会阴区清洁、干燥。放射剂量高于 6 500cGy 时可出现迟发性皮下纤维变性。

- **血液毒性**:受照射骨髓的体积和照射总量决定了骨髓抑制的严重程度。成年人活性骨髓的 40% 位于盆腔、25% 位于脊柱、20% 位于肋骨和颅骨。广泛照射这些部位可能使患者在治疗期间需要输血或皮下注射促红细胞生成素以维持血液功能。

- **胃肠道毒性**:可变现为急性或慢性。腹腔或盆腔照射后 2~6 小时常出现恶心、呕吐和腹泻。一线治疗主要是水化支持治疗和止吐、止泻药的应用。对于严重腹泻的患者,阿片类药物如鸦片酊、复方樟脑酊或可待因可用于减少肠蠕动,而醋酸奥曲肽(善得定)可用于缓解持续大量腹泻。有时为了缓解胃肠道副反应,分次减少放射剂量或中断治疗使必要的。1% 的患者可出现因肠粘连和肠瘘所造成的慢性腹泻、梗阻。组织内放疗或病变复发可造成小肠瘘或直肠阴道瘘。一旦复发被除外,患者可能需行暂时或永久性结肠造口以促进受累肠管的愈合。

- **泌尿生殖道毒性**:患者因尿痛、尿急、血尿和尿频症状可表现为膀胱炎。膀胱是相对可耐受放射的器官,但长达 6~7 周、剂量高于 6 000~7 000cGy 的放射剂量可导致膀胱炎。若尿培养结果正常则可诊断放射性膀胱炎。治疗包括水化、经常坐浴,使用抗生素和解痉剂也可能起到治疗作用。**出血性膀胱炎**导致的症状性贫血可能需要输血和住院治疗。通常需要连续膀胱冲洗清除膀胱内的血凝块,用 1% 明矾或 1% 硝酸银冲洗膀胱可缓解出血。连续膀胱冲洗仍有出血或仍有明显肉眼血尿的病情不稳定的患者,则需立即行膀胱镜检查并止血。

- **膀胱阴道瘘和输尿管狭窄**:放疗可能导致的远期并发症。肾造口、放置输尿管支架和较少见的外科干预可能是必要的。

- **外阴阴道炎**:继发于阴道组织红斑、炎症、黏膜萎缩、弹性消失和溃疡。阴道粘连和狭窄很常见,可引起盆腔检查痛和性交痛。可采用频繁性交或阴道扩张器扩张阴道。此外,使用雌激素软膏可促进阴道上皮细胞再生。放疗诱发的阴道炎还包括白假丝酵母菌病、滴虫性阴道炎和细菌性阴道炎。

- **疲劳**:最常见的神经系统副作用,可持续至放疗结束后数月。如同化疗所致的疲劳,纠正贫血、良好的睡眠保健、经常运动有助于减轻疲劳。与化疗引起的疲劳相同,纠正贫血、良好的睡眠和定期运动可缓解疲劳。

其他抗癌药物

- **激素治疗**:用于妇科恶性肿瘤治疗已有深入研究,包括他莫昔芬(对乳腺组织为抗雌激素作用,对子宫内膜和子宫肌为促雌激素作用)、**醋酸甲羟孕酮**(Provera)和释放孕激素的宫内节育器。这些药物对表达雌、孕激素受体的正常组织和分化良好的妇科肿瘤组织产生作用。

- 分化差的肿瘤组织上雌、孕激素受体常表达缺失。

不同部位肿瘤的一线治疗

上皮性卵巢癌

- 患有上皮性卵巢癌(epithelial ovarian cancer,EOC)的女性需行分期手术明确诊断并指导治疗。III 期和 IV 期 EOC 患者可先行细胞减灭术(使残留肿瘤组织直径小于 1cm),也可以在 3~4 个周期的新辅助化疗后进行。输卵管癌和原发性腹膜癌与上皮性卵巢癌的处理相同。IA 和 IB 期 G1、G2 的患者不能从辅助化疗中获益。任何分化的 IC 期患者和 IA 和 IB 期 G3 的患者应行 3~6 个周期以类铂类为基础的辅助化疗,可减少复发,改善总体生存率。

- III 期和 IV 期 EOC 患者应进行至少 6 个周期以上以铂类为基础的化疗。如前所述,对于因疾病程度、并发症或体质较差不适合手术的患者,可考虑新辅助化疗。III 期 EOC 患者首次手术残留病灶很小或没有残留者可进行静脉(IV)和腹腔(IP)联合化疗。多数近期 III 期临床试验中,IV/IP 联合化疗包括 IV 和 IP 紫杉醇,IP 顺铂。IV/IP 联合化疗较 IV 化疗的神经毒性、代谢毒性和血液毒性更强,但前者可显著改善无瘤生存期和总体生存率。

- 手术和以铂类为基础的化疗后病变持续或进展的 EOC 称为"难治性卵巢癌"。铂类化疗停药 6 个月以内复发称为"铂类耐药",超过 6 个月复发者成为"铂类敏感"。对于难治性和铂类耐药的病例常可选用拓扑替康、脂质体阿霉素、多西他赛、吉西他滨、紫杉醇周疗、贝伐单抗。铂类敏感的患者可选用铂类和另一种敏感药物联合化疗。

卵巢恶性生殖细胞肿瘤

- 和 EOC 相似,卵巢恶性生殖细胞肿瘤分期手术是非常重要的。希望保留生育能力的 I 期无性细胞瘤和低级别(G1)未成熟性畸胎瘤年轻患者,可行患侧附件切除。所有 I 期 ~IV 期的其他患者术后应行 3 个周期的**博来霉素**、**依托泊苷**和**顺铂**的联合化疗。无性细胞瘤的患者可选择术后放疗。

宫颈癌

• 对于病变局限于盆腔（IA 期 ~IVA 期）的宫颈癌女性，手术、化疗和放疗均有作用。IA1 期患者的治疗包括宫颈锥切和全子宫切除。对于 IA2~ⅡA2 期患者，放疗与根治性子宫切除术及双侧盆腔淋巴结清扫术的治疗效果相似。ⅡB 期 ~IVA 期的患者可选择放疗、以铂类为基础的同步放化疗和新辅助化疗后的根治性子宫切除术。

• 放疗同时的顺铂化疗可改善无瘤生存期和总体生存期。对于不能耐受顺铂的患者，可选用其他化疗增敏剂，如 5-FU。值得一提的是：行手术及放疗（或放化疗）联合治疗的患者于单独使用一种治疗方式的患者相比，其近期和远期毒副反应更多。

• IVB 期患者目前尚无可治愈的方法，主要是对症治疗。放疗可能有助于控制中央型病灶和远处转移。化疗药物包括：顺铂、异环磷酰胺、紫杉醇或吉西他滨。术后盆腔复发的患者可行放化疗或盆腔廓清术，二者的治愈率均小于 50%。远处复发患者的化疗药物选择同 IVB 期患者。

外阴癌

• 外阴癌的治疗目标为尽可能地保留尿道、直肠的正常功能和性功能，并缩小手术范围。早期外阴癌（浸润深度小于 1mm）可行局部广泛切除。当病变浸润深度距离中线大于 1mm 但小于 2cm 时，可行根治性局部切除及双侧腹股沟淋巴结清扫术。若病理提示两个以上淋巴结阳性时，需行盆腔淋巴结活检并开始放疗。局灶性晚期外阴癌采用新辅助放化疗、根治性外阴切除术和淋巴结清扫术或盆腔廓清术可能是有效的。对于有远处转移的外阴癌患者，没有有效的化疗方案。

阴道癌

• 早期阴道癌患者可行手术或放疗（腔内放疗伴或不伴插植放疗）。晚期患者（Ⅱ~Ⅳ 期）可仅采用放射治疗，或以铂类为基础的同步期放化疗。

子宫宫内膜样腺癌

• 目前认为子宫的子宫内膜样腺癌是由于雌激素过度刺激而没有孕激素拮抗造成的。长期的孕激素治疗可使 50%~78% 局限的、分化良好的子宫内膜样腺癌发生组织学消退。故激素治疗可用于希望保留生育能力年轻患者以及手术风险大于获益的多种并发症的患者。

• I期患者的标准术式为全子宫切除和双附件切除，II期患者的标准术式是根治性子宫切除和双附件切除。完整的分期手术主张行盆腔及腹主动脉旁淋巴结清扫。推荐行盆腔放疗，后者可以是阴道残端近距离放疗也可以是外照射。手术时发现有转移（III~IV期）的患者应行铂类或紫杉醇化疗，也可针对合适的部位直接进行放疗。

盆腔复发的患者可行手术切除和放疗。远处转移的患者的联合化疗方案同III~IV期患者。少数 G1 复发患者可行激素治疗。

子宫癌肉瘤

• 子宫癌肉瘤的初步治疗是经腹全子宫切除、双附件切除以及淋巴结清扫术。推荐行异环磷酰胺和紫杉醇化疗以改善无进展生存期和总体生存率。辅助性盆腔放疗有助于降低局部复发的风险，但不会提高总体生存率。

子宫平滑肌肉瘤

• 子宫平滑肌肉瘤的初步治疗是经腹全子宫切除及双附件切除术。阿霉素可提高初步治疗的效果，辅助盆腔放疗可减少局部复发风险，但不能改善总体生存率。对于复发或转移性的肿瘤，最有效的药物为吉西他滨和多西他赛。

妊娠滋养细胞肿瘤

• 尽管已生育的女性推荐行全子宫切除术，但是葡萄胎的主要治疗方法还是清宫术。当怀疑病变持续存在时（血清人绒毛膜促性腺激素水平升高或处于平台期）时，可采用甲氨蝶呤和四氢叶酸联合或及放线菌素单药化疗。初次化疗后复发的妊娠滋养细胞肿瘤（gestational trophoblastic tumors，GTT）患者可采用依托泊苷、甲氨蝶呤、放线菌素-D、环磷酰胺和长春新碱（Oncovin）5 药联合方案，简称为 EMA-CO。多药化疗后病变持续存在的患者可行全子宫切除术。复发性 GTT 转移至脑部的患者应行全脑放疗和环磷酰胺、卡铂和依托泊苷联合化疗。胎盘部位滋养细胞肿瘤因对化疗不敏感而应行全子宫切除术。

（尚晨光 译 张岩 审）

推荐阅读

American College of Obstetricians and Gynecologists. Clinical management guidelines for obstetricians-gynecologists. ACOG practice bulletin no. 65: management of endometrial cancer. *Obstet Gynecol* 2005;106(2):413–425.

Baekelandt MM, Castiglione M; ESMO Guidelines Working Group. Endometrial carcinoma: ESMO recommendations for diagnosis, treatment and follow-up. *Ann Oncol* 2008;19(suppl 2): ii19–ii20.

Byrd LM, Swindell R, Webber-Rookes D, et al. Endometrial adenocarcinoma: an analysis of treatment and outcome. *Oncol Rep* 2008;20:1221–1228.

Chemotherapy for Cervical Cancer Meta-Analysis Collaboration. Reducing uncertainties about the effects of chemoradiotherapy for cervical cancer: a systematic review and meta-analysis of individual patient data from 18 randomized trials. *J Clin Oncol* 2008;26:5802–5812.

Fiorelli JL, Herzog TJ, Wright JD. Current treatment strategies for endometrial cancer. *Expert Rev Anticancer Ther* 2008;8:1149–1157.

Gershenson DM. Management of ovarian germ cell tumors. *J Clin Oncol* 2007;25:2938–2943.

Greer BE, Koh WJ, Abu-Rustum N, et al. Cervical cancer. *J Natl Compr Canc Netw* 2008;6(1): 14–36.

Haie-Meder C, Morice P, Castiglione M; ESMO Guidelines Working Group. Cervical carcinoma: ESMO recommendations for diagnosis, treatment and follow-up. *Ann Oncol* 2008; 19(suppl 2):ii17–ii18.

Kyrgiou M, Salanti G, Pavlidis N, et al. Survival benefits with diverse chemotherapy regimens for ovarian cancer: meta-analysis of multiple treatments. *J Natl Cancer Inst* 2006;98: 1655–1663.

Morgan RJ Jr, Alvarez RD, Armstrong DK, et al. Ovarian cancer: clinical practice guidelines in oncology. *J Natl Compr Canc Netw* 2008;6:766–794.

Pectasides D, Kamposioras K, Papaxoinis G, et al. Chemotherapy for recurrent cervical cancer. *Cancer Treat Rev* 2008;34(7):603–613.

Reed NS. The management of uterine sarcomas. *Clin Oncol (R Coll Radiol)* 2008;20:470–478.

Temkin SM, Fleming G. Current treatment of metastatic endometrial cancer. *Cancer Control* 2009;16:38–45.

第 50 章

临终关怀

Lauren Cobb and Teresa P. Díaz–Montes

定义

临终关怀

• 临终关怀是指为患有严重疾病的患者提供特别的医学关怀。重点在于不考虑疾病预后的前提下,帮助患者缓解不适症状、疼痛以及严重疾病带来的压力。此外,还注重对患者及其家属进行心理上和精神上的关怀,包括建立支持系统以改善其生活质量。临终关怀团队由医生、护士以及与医务人员共同协作及为患者提供其他层面支持的其他专家共同组成。它适用于任何年龄任何期别的重病患者,可以与医疗行为同时进行。其利处包括:

- 帮助缓解疼痛、气短、恶心等其他不适症状;
- 正视生命,平静接受死亡;
- 对待死亡,既不急于求死,也不拖延逃避;
- 将心理与精神方面的患者关怀相结合;
- 为患者尽可能积极生活提供支持帮助;
- 为患者家庭面对困境提供支持帮助;
- 利用团队来解决患者及其家庭的需求;
- 提高生活质量;
- 在疾病早期即可以应用,可以与延长生命为目的的放化疗等其他治疗同时进行,无论在住院部(住院临终关怀单元或者咨询服务)、门诊或者疗养院都可以开展。

疗养关怀(临终关怀)

• 疗养关怀是由健康专家和志愿者提供的临终关怀。主要目标是为患者及其家庭提供医学、心理和精神支持。此外,它注重于帮助临终之人在过程中获得平静、宽慰以及尊严。关护者努力控制疼痛及其他症状,以让患者尽可能地保持机敏和舒适状态。通常疗养患者的预期生存时间不到六个月。疗养关怀可以在家中、疗养中心、医院或者有经验的护理机构进行。它帮助:

- 为患者在生命终末期提供临终关怀；
- 为患者及其家庭提供社会心理保健、护理支持、临时医疗关护及哀丧辅助。
- 医保覆盖临终关怀的条件：
  - 医生需出具患者生存期不足 6 个月的证明，但如果生存期超过 6 个月并不会因此受罚。
  - 患者需要有 A 类医疗保险资质。
  - 患者需选择一家医疗保险定点疗养院。
  - 患者优先于常规医疗选择了疗养关怀，但医保依然负担与终末疾病无关的常规医疗支出。
  - 患者保留常规医疗的权利，可以随时转回常规医疗。
  - 总地来说，保障舒适和生活质量是主要目标。"拒绝复苏"（do not resuscitate）并非必要。

伦理学问题

不复苏 / 不插管

- 不复苏 / 不插管（do not resuscitate/do not intubate，DNR/DNI）是一个困难的选择，患者往往希望由医生提出进行讨论。通常应该讨论解决以下问题，包括治疗的目标，患者对于延长生命还是保证生活质量的优先态度，患者对生命支持治疗的倾向性以及进行疼痛管理的目标。
- 患者可以决定接受 DNR/DNI，但是同时要求积极治疗；同样，患者可以决定姑息治疗，但仍希望全力抢救。
- 资料显示复苏和插管在癌症患者中很少成功。
- 出现以下情况时，急需谈及临终期处理问题：
  - 死亡不可避免或者患者有插管和复苏的高危因素（如：肺功能受损）
  - 患者有求死意愿
  - 患者或其家属希望商量临终关怀问题
  - 患者近期一直因疾病持续进展住院
  - 或患者备受病痛的折磨，而疾病本身预后较差

法律问题

- 患者的决定可能与医生或家属的意见不一致。

- 美国的医疗要求充分尊重患者的自主权。
  - 生存意愿和 DNR 要求可以使在患者不能表达自己的观点或不能做出决定时,仍能保证自身的意愿得以延续。
  - 患者代理人的决定与之前的决定存在分歧的现象十分常见。
    ○ 从伦理学和法律上来讲,代理人的决定必须遵从患者在有行为能力时做出的决定。
- 在一些法律案件中已经多次强调患者有拒绝或退出治疗的权利。
- 允许死亡与杀害行为是完全不同的。
- 医生辅助下的自杀行为(医生在了解患者意图的情况下为患者提供其意愿性自杀的手段)只在俄勒冈州和华盛顿州是合法的。
- 安乐死(在征得患者同意的情况下,通过人工干预结束患者生命)在所有州都是违法的。
- 当医生认为治疗无效或不适当时,患者及其家属仍要求进行治疗,此时也会发生争执。
  - 医生和患者或家属在没有达成共识的情况下停止医学处理时,会造成法律纠纷。
  - 目前对于这一问题还没有法律或社会的认可,可以求助于伦理委员会。
  - 对于教育、精神、心理需求的有效沟通常可解决争执。

临终关怀:疼痛治疗

- 疼痛是最常见的和最令患者恐惧的症状。
- 应通过各种方法积极治疗疼痛。
  - 世界卫生组织制定了疼痛阶梯治疗指南(图 50-1)。
  - 目前有多种辅助治疗手段,如:药物、介入和替代 / 补充治疗。
  - 疼痛可能为内脏痛、躯体痛或神经痛。患者的疼痛常常是多因素的。

疼痛治疗

非甾体类抗炎药

- 非甾体类抗炎药(nonsteroidal anti-inflammatory drug,NSAID)是 WHO 阶梯止痛指南中的第一步。
- 与阿片类药物有协同作用。
- 如为持续性疼痛需 24 小时给药,每日两次的给药方式可提高依从性。

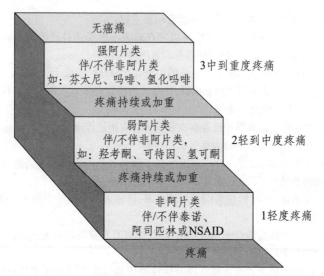

图 50-1 世界卫生组织制定了疼痛阶梯治疗指南缓解患者疼痛。 止痛药物应该按阶梯用药(非阿片类、弱阿片类如:可待因、强阿片类如吗啡)直至疼痛缓解。应该按计划给药而非疼痛时用药

- 各种 NSAID 药物的效果无明显区别。
- 副作用包括血小板抑制(某些 NSAIDS,如:三水杨酸胆碱镁,不抑制血小板)、消化道反应和神经毒性。副反应在年老、虚弱的患者中尤其明显。
- NSAID 在临床试验和接受化疗的患者中通常禁用。对于需长期使用 NSAID 的临终关怀患者应同时用胃肠道黏膜保护剂。
- 对乙酰氨基酚一般情况下有效而安全。

阿片类药物
- 阿片类药物是 WHO 阶梯治疗的第二和第三阶梯。
- 阿片类是临终患者尤其是严重疼痛者的一线治疗。
- 持续疼痛者可 24 小时给药,或冲击量后给予长效药物。
- 多种配方和剂型的药物如下(不同配方反应不同,并没有共识指出哪种最优):
  - μ 阿片受体是阿片类受体的一个亚型,在某些麻醉药的作用下可以产生麻醉效果。纯 μ 受体激动剂可以缓解疼痛:吗啡、芬太尼、奥施康定、氢化吗啡和美沙酮。

- ○ 吗啡:有口服片剂、溶液、酊剂、栓剂和注射用剂型。
- ○ 芬太尼:可以经皮肤给药,经黏膜给药,也有注射剂型。无活性代谢产物,肾功能不全的患者可用。相对不易诱导组胺释放引起瘙痒。
- ○ 氢化吗啡:可以注射或者口服,半衰期短。活性代谢物浓度低,适用于肾功能不全患者。
- ○ 奥施康定:有单药剂型和与对乙酰氨基酚混合剂型,有速释剂型也有缓释剂型。
- ○ 美沙酮:是 μ 激动剂,也是 N-甲基-D-天冬氨酸(NMDA)受体拮抗剂,可以逆转阿片类耐受性,半衰期长。有 QT 间期延长风险。
- ○ 肾功能不全患者禁用哌替啶(德美罗),因为其代谢产物会蓄积导致惊厥。
- ○ 部分性激动剂或拮抗剂(环丁甲羟氢吗啡或丁丙诺啡叔丁啡)有成瘾性,应避免使用。
- ○ 根据药物剂量指南(表 50-1),静脉用药的药效比口服用药强 3 倍,氢吗啡酮和芬太尼比其他阿片类药物药效强。

表 50-1　阿片类镇痛药:不同剂型的剂量当量

麻醉药	静脉或肌注剂量 (mg)	口服剂量 (mg)	半衰期 (小时)[a]	达峰时间 (小时)[a]
吗啡	10	30	2~3	0.5~1
氢化吗啡	1.5	7.5	2~3	0.5~1
哌替啶	75	300	2~3	0.5~1
芬太尼	0.1	可变	3~12	0.1~0.25
左啡诺	2	4	12~15	0.5~1
羟考酮	无	20	2~3	1
可待因	130	200	2~3	1.5~2
氢可酮	无	30	4~6	0.5~1
美沙酮	10	20	12~190	0.5~1.5

注:横向比较不同给药途径,纵向比较不同药物
[a] 指不经肠道的剂型(除非只有口服剂型)

重度疼痛

• 需使用一剂可快速起效快速代谢的静脉麻醉药,或者使用静脉给药的病人自控性镇痛系统(patient-controlled system,PCA)。

• 一旦急性疼痛得到控制,则应重新计算所需剂量,并转换为长效剂型。

副作用

• 可以通过更换麻醉药种类,改变给药途径,或对症治疗来减轻副作用。

• 恶心和呕吐的治疗措施见后文。

• 24 小时使用阿片类药物的患者通常伴有便秘,因此需要开清肠药,首选番泻叶。

• 镇静效果较为常见,不过患者一般会逐渐耐受。

• 瘙痒可使用苯海拉明或低剂量环丁甲羟氢吗啡治疗。

辅助用药

• 多作为镇痛药物的补充用药或协同用药。

• 这类药物可以减少麻醉药的用量,减轻其副作用。

神经性疼痛

• **糖皮质激素(如地塞米松)**通常一线使用,尤其有其他伴随症状的晚期癌痛患者。

• **三环类抗抑郁药物**可有效治疗神经性疼痛。

   • 副作用与其抗胆碱能作用相关:如:镇静、尿潴留、口干、便秘、烦躁不安和视物模糊。

   • 还可以导致心脏传导通路异常,并降低惊厥阈值。

• 其他类型的抗抑郁药[选择性 5-羟色胺再摄取抑制剂(SSRI)]亦有效,尤其是适用于合并抑郁的神经痛的患者。

• **抗惊厥剂**也可治疗神经性疼痛。

• **卡马西平**的起始剂量为 100mg 每天 2 次口服,然后快速加量。

   • 副作用包括镇静、眩晕、低钠血症、骨髓抑制和肝脏毒性。

   • 使用期间需监测血常规和肝功能。

• **苯妥英钠**起始剂量可以为 20mg/kg 或 1 000mg(以较低者为准)静脉给药,然后改为 100mg 每天 3 次。

   • 副作用包括贫血、食欲减退、恶心 / 呕吐、肝脏毒性、共济失调、骨髓抑制和超敏反应(如:发热、皮疹和肝炎)。

• **加巴喷丁 / 普瑞巴林**在一些癌症随机对照研究中证实效果较好。

   • 但需从低剂量开始缓慢加量。

- 主要副作用是镇静。
- 神经性疼痛的辅助用药通常需数周时间才会起效,对于急性疼痛应采用对乙酰氨基酚、NSAID 或阿片类药物治疗。
- **辣椒素**可有效治疗神经痛(尤其是疱疹),但使用时有烧灼感。其作用机制是降解底物 P。

骨痛

- **二磷酸盐**(破骨细胞抑制剂)对乳房疼痛及其他癌症骨转移均有效。可预防骨骼并发症。
- **类固醇和 NSAID** 对骨转移疼痛也有效。

其他疼痛症状

- 腹部内脏痉挛痛可通过治疗便秘缓解,也可使用或**山莨菪碱**等抗胆碱能药物治疗。
- **利多卡因**局部用药——治疗皮肌疼痛或黏膜炎;利多卡因贴可用于带状疱疹。

非药物治疗和有创治疗

- 大约 30% 癌症患者即使使用大剂量阿片类药物,疼痛控制仍不满意,而且当使用能够控制疼痛所需的足够剂量药物时,会出现不能耐受的副作用。
- **放疗**对骨转移有效。
- **化疗**对于肿瘤伴随症状如肠梗阻有所帮助。
- **麻醉 / 神经外科治疗**
  - 筋膜注射可以缓解局部肌肉痉挛引起的疼痛。
    - 疗效可持续数天至数周。
  - 神经刺激器是一种植入式的装置,其机制尚不清楚。
    - 该装置可以刺激脊髓或丘脑核团。
    - 脊髓刺激器是置入硬膜外腔的电极。费用昂贵,而且需要患者积极参与,不是终末期患者的理想选择。
  - 硬膜外或脊髓 PCA 可以减少麻醉药用量,从而减少副作用。
  - 对于单一神经、神经丛或皮区的疼痛可以选择躯体神经阻断。
    - 先试验性注射检验其有效性。
    - 如有效,可进一步采用神经阻断维持长期疗效。
    - 阻断可以影响运动、感觉或自主神经通路。

- 交感神经阻断可有效缓解内脏性疼痛
  - 通常不会引起本体感觉或运动功能障碍。
  - 颈丛神经阻断可以治疗上腹部内脏痛。
    - 阻断过程可以在荧光透视或 CT 引导下完成。
    - 几乎所有的患者都会发生一过性的低血压、腹泻和背痛。
    - 其他发并症包括一侧麻痹或腹膜后出血。
  - 上腹下丛阻断可以缓解盆腔内脏痛。
    - 79% 患者可以得到缓解,而且并发症较少。
- **手术**
  - 极为严重且持续的疼痛可能需要手术治疗帮助缓解。
  - 椎体压缩性骨折和长骨骨折需要及时手术治疗。
- **心理治疗支持小组、癌症咨询及精神支持**
  - 帮助患者接受诊断、减少其错误认识、帮助他们应对疼痛。
  - 行为认知技术,如渐进性肌肉松弛训练、注意力集中的呼吸和冥想等,仅适用于精神状态良好患者,但效果很好。
- 局部冷热交替治疗的副作用较少。
  - 可缓解肌肉疼痛。
- 经皮电神经刺激和针灸
  - 尚无随机对照试验证实其有效性,但尚未发现副作用。

临终关怀:症状和治疗

呼吸系统症状

呼吸困难

- **呼吸困难**是指呼吸时的不适感或气短。
- 可能病因包括肺栓塞、胸腔积液、贫血、肺转移、肺炎、焦虑及身体虚弱。
- 治疗相关病因(包括抗生素、抗凝、输血及胸腔穿刺)可以缓解症状。
- 吸氧和阿片制剂也可缓解症状,同时可以减少恐惧和焦虑感。
- 阿片的用量需要在基础用量上增加 25%,即升级疼痛治疗,以获得舒适效果。
- 苯二氮䓬类、糖皮质激素和支气管扩张剂也有一定效果。

消化系统症状

厌食症和恶病质

- 通常是机能减退的表现而非病因,可能预示死亡临近。
- **厌食**指食欲下降
- **恶病质**指极度消瘦状态,常见于癌症终末期患者。
  - 恶病质的生理机制尚不完全清楚,但可能与摄入减少及细胞因子的增加有关
  - 营养支持治疗效果不明显。
- 强迫进食往往不会增加体重,反而会引起患者的不适和呕吐。
- 治疗
  - 食欲刺激剂有助于恢复食欲,但可能副作用很多,且不改变预后。
    - 只有食欲极大程度影响生活质量,且利大于弊时采用。
  - 仅有两种药物经大量随机试验验证:
    - 地塞米松每天 4mg,副作用同其他激素长期应用的副作用。
    - 甲地孕酮每天 400~800mg,有液体剂型,也有长效剂型,但副作用明显。
  - 对于不能进食(如:肠梗阻)的患者可以静脉营养,相对预后较好(3 个月以上),同样亦有副作用。

恶心 / 呕吐

- 可因化疗、阿片类药物或疾病进展引起。
- 不同类型呕吐采用不同措施:
- 急性呕吐(操作或手术后 24 小时内)
- 迟发性呕吐(24 小时以后)
- 预期呕吐(患者既往有严重恶心和呕吐史,因此再次化疗时会有条件反射)。
- 治疗:24 小时持续给药效果好,可通过加用不同类型的止吐药来达到升级效果。研究表明极后区有多条介导恶心、呕吐的信号传导通路。
  - **抗胆碱能药物**主要作用于毒蕈碱受体。
    - 东莨菪碱 1.5mg 皮下注射,每 72 小时一次。
    - 副作用有口干、困倦和视觉改变。
  - **抗组胺药**最大的副作用是镇静。
    - 苯海拉明 25~50mg 每 6 小时口服或 10~50mg 静脉注射
    - 茶苯海明 50mg 每 4 小时口服一次

- 赛克力嗪 50mg 口服或肌注 4 小时一次,也可以 100mg 经直肠给药 4 小时一次。
- 氯环利嗪 25~50mg 每天 1 次口服。
- 异丙嗪 12.5~25mg 每 4 小时口服或肌注,或每 12 小时直肠给药。
- **多巴胺受体拮抗剂**
  - 吩噻嗪类有椎体外系副反应,苯海拉明可拮抗其副反应。
  - 氯丙嗪每 6 小时 5~10mg 口服或每 3 小时 2.5~10mg 肌注或静脉注射,或每 12 小时 25mg 直肠给药。
  - 氯丙嗪。
  - 氟哌啶醇。
  - 副作用包括静坐不能、肌张力异常和迟发性运动障碍。
  - 甲氧氯普胺(每 6 小时 5~10mg 口服 / 静脉注射 / 肌注)有轻度止吐作用,同时可以促进胃排空。
- **5-羟色胺抑制剂**很有效但是费用较高,副作用轻微(主要是头痛和便秘)。格拉司琼、多拉司琼、帕洛诺司琼均属于这类药物,临床效果相当。
- **神经激肽受体拮抗剂**是一个新选择。
  - 阿瑞匹坦可用于强致吐性化疗药的止吐治疗,但仅可短期应用,
- 其他止吐药的作用机制不清。
  - 糖皮质激素对于化疗引起的呕吐尤其有效。
  - 大麻素的止吐作用轻微
  - 屈大麻酚每 6 小时 5~10mg 口服为合法处方。
  - 苯二氮䓬类止吐作用轻微,但治疗焦虑效果好,也可以辅助缓解呕吐。
  - 有些小样本的研究显示针灸也有止吐效果。
- 预防
- 合理的预防治疗方案需要根据化疗药物引起呕吐的不同级别决定。
- 若既往使用某方案时发生严重呕吐,则治疗方案需要升级。
- 致呕吐性较低的药物不需要预防治疗。
- 呕吐风险低危组:可在化疗前给予地塞米松 20mg 单次静注或丙氯拉嗪 10mg 单次口服。
- 呕吐风险中-高危组:可以在化疗前给予 5 羟色胺抑制剂,如奥坦西隆(口服剂量与静脉给药相一致)联合地塞米松 8mg 静脉给药,化

疗后再予地塞米松 4~8mg 每天 2 次口服,至少 2 天,以避免迟发的
呕吐反应。

- 极高危致吐化疗药(尤其是顺铂),需要化疗前应用 5-羟色胺抑制
剂,加静脉地塞米松 8mg,再联合阿瑞匹坦 125mg 口服。化疗后给
予地塞米松 8mg 每日 1 次口服,持续 3 天,和阿瑞匹坦 80mg 每天
1 次口服,持续 2 天。
- 预期性呕吐必要时口服阿普唑仑 0.5~2mg 治疗。

腹水
- 腹水是晚期卵巢癌患者的常见问题。
- 但是可选择的治疗方法不多。
  - 一些小规模的临床试验显示大剂量的螺内酯有一定效果。
  - 治疗性腹腔穿刺放出大量腹水,能立即缓解症状
    ○ 效果只能维持 10 天。
    ○ 大量的引流会导致低血容量。
    ○ 反复穿刺会增加感染的风险。
    ○ 若引流腹水超过 5L,建议补充白蛋白。
  - 采用腹腔永久性置管可能减少感染率,患者可在家中引流腹水。

肠梗阻
- 肠梗阻在卵巢癌患者中常见。
- **小肠梗阻**
  - 如未发生肠坏死或绞窄,小肠梗阻通常可以保守治疗。初步治疗
  一般是鼻胃管胃肠减压和禁食。
  - 根据临床情况决定进一步治疗方案。
    ○ 对于预后较差的患者(如大量腹水、多发梗阻、肿瘤广泛转移或
    一般状况较差),一般进行手术治疗。
    ○ 手术可缓解肠梗阻,但术后并发症、围手术期死亡率高,再次梗阻
    常见。
  - 经皮胃造瘘置管可以引流减压。
  - 山莨菪碱或奥曲肽(0.3~0.6mg 皮下注射)可以减少胃液分泌和肠蠕
  动,从而减轻小肠梗阻引起的恶心、呕吐。已经严格随机试验证实。
- **结肠梗阻**
  - 不如小肠梗阻常见。
  - 主要治疗方法为手术。
  - 经内窥镜放置支架对姑息治疗有效。

- **急性假性结肠梗阻**
  - 症状类似机械性梗阻,应做影像学检查除外真性梗阻。
  - 患者需动态腹部查体和每日腹平片观察。
  - 通常禁食联合支持治疗即可缓解假性肠梗阻。
  - 同时需要纠正低镁、低钙和低钾血症。
  - 可以应用新斯的明 2mg 静脉注射一次,但有些患者应用后会出现心动过缓,因此需要在密切监护下使用,并备有阿托品。
  - 如果新斯的明无效,有失代偿表现或肠管直径 >13cm,可以考虑内镜下减压,放置直肠减压管。
  - 如上述方法均无效,可以考虑手术治疗。

便秘
- 接受阿片类制剂治疗的患者常伴有便秘,都需要预防和治疗。
- 治疗方案中可将不同类别药物混合使用
  - 纤维和大便成形剂不适用于终末期治疗。
  - 高渗性泻药可增加粪便中的水分,药物包括聚乙二醇 240~720ml 每日 1 次、乳果糖 15~30ml 每日 2 次、每天 15~30ml、25% 山梨醇每天 120ml 和每日甘油 3g 直肠应用或 5~15ml 灌肠。
  - 生理盐水泻药也具有高渗性,包括硫酸镁每天 15g 和枸橼酸镁每天 200ml。
  - 粪便软化剂(如:多库酯钠 100mg 口服每天 2 次,和液状石蜡每天 15~45ml)单用效果欠佳。
  - 兴奋类药物可增加结肠蠕动,可选用比沙可啶 30mg 每天 1 次口服,或 10mg 每天直肠给药以及番泻叶每天 1~4 匙。
- 粪便嵌顿应积极处理
  - 会使患者极度不适,甚至可引起精神状态改变。
  - 必须将粪便取出,之后再灌肠。应用聚乙二醇清洗结肠很重要,并应该采取积极的肠道治疗防止复发。

体质症状

疲劳
- 癌症患者发生疲劳的病生理机制尚不清楚。
- 疲劳会严重影响患者的生活质量。
- 可能原因包括贫血、长期应激反应、炎症 / 免疫反应、昼夜节律的改变、激素改变或直接的中枢神经系统毒性。

- 应该针对可逆的病因进行相关检查。
- 检查评估应包括对疾病进展情况的评估,用药效果及其相互作用的评估,还需评价血色素、电解质、疼痛、抑郁风险及药物副反应。
- 对于终末期患者,安抚患者家属是重要步骤。
- 治疗
  - 重度贫血者可输红细胞、注射促红细胞生成素、补充铁剂、叶酸和维生素 B_{12}。
  - 轻度锻炼可以减轻疲劳、改善轻症患者的体力。晚期患者应保存体力(限制性定时的活动)。
  - 睡眠卫生和认知行为治疗可提高睡眠质量。
  - 精神类兴奋药物不推荐使用(利他灵可以从每天早晨和中午各 5mg 开始服用。莫达非尼,一种非苯丙胺类活化剂,在一定情况下可以每天早上、中午各服用 100~200mg。)
  - 抗抑郁药可以缓解抑郁引起的疲劳。尽管去甲替林有镇静作用,但对于失眠或睡眠卫生不良导致的疲劳也有效,而安非他酮的激动作用更强。

神经系统症状

失眠

- 失眠往往可以通过治疗潜在的疼痛、焦虑、抑郁及解决社会心理问题来缓解。诊断时应除外谵妄。
- 如果上述治疗无效,可以短期应用安眠药。
- 但是,如果患者已经在服用安眠药,暂停用药有时可以帮助其恢复正常的睡眠习惯。
- 保持睡眠卫生通常有一定帮助。

谵妄 / 躁动

- 谵妄令家属十分困扰,且使得家庭看护很困难。
- 应根据患者的状态和意愿决定是否进行相关评估
- 谵望的英文单词(DELIRIUM)有助于提醒可能的病因和评估策略:

  D(drug):药物(尤其是抗胆碱能药物、雷尼替丁、劳拉西泮、阿片类)

  E(electrolytes,emotions):电解质和情绪(如低钠、低磷和高血氨)

  L(low O_2,lack of drugs):低氧血症或停药反应(如肺炎、肺栓塞及戒断症状)

  I(ictal):发作(中风、脑转移、癫痫)

R（retention）:潴留（如二氧化碳潴留、尿潴留、便秘）

I（ischemia,infection）:缺血或感染（短暂性脑缺血发作、中风、脑膜炎、泌尿道感染、肺炎）

U（uremia）:尿毒症（肾功能不全）

M（myocardial）:心肌病（心肌梗死、心动过速、心衰）

• 氟哌啶醇 0.5~1mg 静脉／口服／皮下注射,可迅速使谵妄的患者镇静下来,必要时重复给药,或联合使用劳拉西泮,每次 0.5~1mg,每隔 1~2 小时口服或静脉给药。

肿瘤远处转移症状

骨转移

• 骨转移会引起严重疼痛和病理骨折。

• 局部放疗可使 35%~100% 患者疼痛减轻,但毒性作用有黏膜炎、肠炎、皮炎和骨髓抑制。

• 通常单药治疗有效（随机试验证实）,但完全起效需要数周。

• 半身放疗用于广泛转移患者,但是并发症出现率较高,包括放射性肺炎等。

• 骨折或某些濒临骨折发生时可以手术固定。

• 二磷酸盐类药物可减少乳腺癌患者骨并发症的发生,但对骨痛及其他癌症的作用尚不明确。

• 可用 NSAID 和皮质激素。

• 尚未发现降钙素在缓解转移性骨痛方面的证据。

脑转移

• 脑转移初发症状为惊厥、恶心／呕吐、持续性头痛、神经症状或认知／人格改变。

• 通常需要 MRI 协助诊断。

• 有症状患者需给予地塞米松 10mg,之后每隔 6 小时口服 4mg。

　• 通常 24~72 小时内见效。

　• 接受这一治疗的患者有发生机会性感染的风险,应预防肺炎,尤其卡氏肺囊虫病。

　• 需要预防性使用质子泵抑制剂。

• 激素减量至最低有效剂量。

• 不需要预防性使用抗惊厥药物,但是发生惊厥的患者需要接受规范的抗惊厥治疗。

- 放疗可缓解症状、改善预后，取决于患者预后。

脊髓转移

- 脊髓转移可以导致骨痛、脊髓受压、骨折、软脑膜转移或恶性神经丛病。
- 硬膜腔外脊髓受压需要及早发现并迅速诊治，防止发生永久瘫痪。
  - 脊髓受压的最初表现为疼痛，进展为无力和反射亢进，继而发生膀胱和肠道的功能丧失和瘫痪。
  - 对所有新发或加重背痛症状的癌症患者均需进行 MRI 检查。
- 治疗
  - 糖皮质激素不但可以缓解疼痛，而且可以减少神经系统的并发症。
    ○ 低剂量方案：起始剂量为 10mg，然后每天增加 16mg，增加过程需 2 周以上。
    ○ 高剂量方案：起始剂量为静脉 100mg，然后改为 24mg 口服每天 3 次，剂量增加过程持续 10 天以上。此方案的副反应率较高。
- 脊髓受压应行紧急放疗或手术减压。
  - 放疗不仅能缓解疼痛，而且可以稳定神经功能失调。
  - 80%~100% 在放疗时还可行走的患者，都能维持神经功能，一旦功能丧失很难恢复。

其他情况

补液

- 对临终期患者，很难决定是否需要补液。是否补液要充分与家属和患者沟通。
- 补液不能改善患者不适。
- 漱口可以减少口渴的感觉。
- 可能延长死亡过程，并且增加分泌量和水肿症状。可能导致静脉通路开放困难。
- 可能减少电解质紊乱诱发的谵妄。

临终镇静治疗

- 除非有极端症状需要控制，否则极少采用。
- 临终时应用地西泮或苯巴比妥有待商榷。
- 开始镇静治疗前要和家属进行充分沟通。

临终喉鸣

- 患者临终前刺耳的喘息声被称为临终喉鸣。
- 东莨菪碱皮贴剂可以减轻这种痛苦的声音。

抑郁

- 尽管患者在明确最终诊断后会有情绪变化,但真正的抑郁应给予规范的诊治。
- 咨询和认知行为治疗是有效措施。
- 所有抗抑郁药均有副作用,用于治疗时均应考虑到副作用。
  - 三环类抗抑郁药有镇静和抗胆碱能效果(如:口干、便秘、尿潴留)
  - 选择性 5 羟色胺再吸收抑制剂(SSRI)比三环类药物的镇静和抗胆碱能作用都弱。
  - 氨苯丙酮会降低惊厥的阈值。

焦虑

- 苯二氮䓬类药物是紧急治疗焦虑的主要药物。
  - 短效药物包括阿普唑仑(口服,每日 3~4 次,每次 0.25~1mg)、劳拉西泮(口服/静脉注射/肌内注射,必要时每 3~6 小时,每次 0.5~2mg)。
  - 长效药物包括氯硝西泮(口服,每日 2 次,每次 1~2mg)、地西泮(口服/静脉注射/肌内注射,每 3~6 小时,每次 2.5~10mg)。
- 许多抗抑郁药也有抗焦虑作用,例如 SSRI。
- 如果苯二氮类药物效果欠佳,可以应用精神抑制类药物,如:硫利达嗪(口服,每日 3 次,每次 10~25mg)、氟哌啶醇(口服/静脉注射/皮下注射,必要时每 2~12 小时,每次 0.5~5g)。
- 其他药物包括:左美丙嗪(口服/静脉注射/皮下注射,每 4~8 小时,每次 10~20mg)、氯丙嗪(口服/肌内注射/静脉注射,必要时每 4~12 小时,每次 12.5~50mg),此类药物镇静作用更强,同时有止痛作用。
- 不典型抗精神病药
  - 瘦弱的老年人可选用奥氮平(口服,每日一次,每次 2.5~10g)或利培酮(口服,每日一次,每次 0.5~4g)。
  - 对于慢性焦虑患者,丁螺酮(口服,每日 3 次,每次 10g)有效,但需 5~10 天方起效。

精神和相关存在问题

- 患者在临终阶段会担忧能否保留人格尊严,担心人际关系缺乏,无力辨别生命的意义以及精神崩溃,这些都会让患者很沮丧。
- 心理咨询和尽早接受精神咨询往往可以有很大帮助。

(贾芃 译 张岩 审)

推荐阅读

Chase DM, Monk BJ, Wenzel LB, et al. Supportive care for women with gynecologic cancers. *Expert Rev Anticancer Ther* 2008;8(2):227–241.

Doyle D, Woodruff R. *The IAHPC Manual of Palliative Care*, 2nd ed. Houston, TX: International Association of Hospice and Palliative Care, 2004.

Grant M, Elk R, Ferrell B, et al. Current status of palliative care clinical implementation, education, and research. *Cancer J Clin* 2009;59:327–335.

Sepulveda C, Marlin A, Yoshida T, et al. Palliative care: the World Health Organization's global perspective. *J Pain and Symptom Manage* 2002;24(2):91–96.